U0229250

中华名医传世经典名著大系

恽铁樵传世名著

（上）

恽铁樵◎著

潘华信　点校

天津出版传媒集团

天津科学技术出版社

目　录

（上）

群经见智录

见智录续篇

内经讲义

伤寒论研究

金匮方论

金匮翼方选按

温病明理

热病讲义

（中）

药盦医案全集

临证演讲录

临证笔记

论医集

中医新论汇编

对祖国医学的贡献

（下）

病理各论

病理杂谈

脉学发微

神经系病理治要

风劳鼓病论

妇科大略

保赤新书

幼　科

梅疮见垣录

十二经穴病候撮要

论药集

验方新论

群经见智录

群经见智录卷一

武进　徐衡之

武进恽铁樵学　　受业　金山　何公度　参校

江阴　章巨膺

《内经》发源第一

春秋时当有别本《内经》

《内经》托始于黄帝，尽人知其不确，然其发源则甚远。今本《内经》为王冰修改之书，王冰之前，必更经多次集合与删节，今本去原本甚远，不能以文字推测也。今就《左传》秦和之言一探讨之，颇有可推想《内经》发源之远者。

秦和诊晋侯之言曰："天有六气，降生五味，发为五色，征为五声，淫生六疾。六气，曰阴阳风雨晦明也。分为四时，序为五节，过则为灾。阴淫寒疾，阳淫热疾，风淫末疾，雨淫腹疾，晦淫惑疾，明淫心疾。女，阳物而晦时，淫则生内热蛊惑之疾。"赵孟曰："何为蛊？"曰："淫溺惑乱之所生也。于文，皿虫为蛊，谷之飞亦为蛊；在《周易》，'女惑男，风落山，谓之蛊'，皆同物也。"

《内经》以气属天，以味属地，以五色、五声配五藏，与"天有六气"数语尽合。惟《素问》之六气为风寒暑湿燥火，此云阴阳风雨晦明；《内经》云"风胜则动，热胜则肿，燥胜则干，寒胜则浮，湿胜则濡泻"，与此处"阴淫寒疾，阳淫热疾"六句亦不同。晋侯淫溺惑乱而病蛊，意当与《玉机真藏论》"少腹冤热而痛，出白"之病同。

秦和引文字为说，引谷飞为说，引《周易》为说，独不及《内经》，何也？《汉书·艺文志》有《黄帝内经》《黄帝外经》，又有《扁鹊内外经》《白氏内外经》，其书皆无可考证。意扁鹊之著《内经》者，当是轩岐时人；战国时卢医治扁鹊之书，因号扁鹊，亦未可知。果尔，春秋时当有数种《内经》，且其书必为医师所秘藏，故不见于他种载籍。秦和所以独不及《内经》，又或者秦和博学，文学亦长，因"风寒暑湿燥火"为医家术语，语之不知医者，不易索解，不如"阴阳风雨晦明"为普通语言，不烦疏证，因而变其文以说。二者均未可知。仅据秦和之说，已可想见医学在春秋以前至少有千数百年历史，且可知春秋以前早已有《内经》之书。藉非医者秘不示人，《内经》之书名断无不见于他种古籍之理。《汉书·艺文志》所以有《内经》之名，则因汉朝求遗书也。

《内经》成书第二

内外经

《内经》之名，始见于《汉书·艺文志》。汉文帝时，淳于意奏对，犹言"黄帝扁鹊脉书"，不名"内经"。观意奏对各医案，是所谓《黄帝扁鹊脉书》者，当即今本《内经》（说详下章）。第观仓公医案，以脉色为主，则公乘阳庆所有者，当仅为今《内经》之一部分，故不言"内经"而言"脉书"。内者，对于外之辞。有"内经"，自必有"外经"。《外经》今不传，以《庄子·内外篇》例之，犹可得其想象。《庄子》成序云："内以待外立名，内则谈于理本，外则语其事迹。事虽彰著，非理不通；理既幽微，非事莫显。"又《内经》有"上经下经""揆度奇恒"之语，《病能篇》曰"上经者，言气之通天；下经者，言病之变化"亦是一例。准此，《内经》当为论患病原理之书，《外经》当为论治病方法之书。

汉以前无《内经》

然无论内外经，当非汉以前所有，其缘因无他，简策本不便，学问以记诵。战国时，学者竞言著述，医师则秘其真者，宣布其伪者；或传授子弟，秘其一部分，宣布一部分。医学在当时遂不能露头角于学界，而和、缓、越人仅仅以名医见称。推究所以致此之由，厥有二端：其一为自私自利而秘，孙真人谓"江南诸师秘《仲景要方》不传"，以后例前，当相去不远；其二为珍惜学术而秘，故《内经》常言"非其人勿教，非其真勿传"，以故公乘阳庆谓仓公"尽去而所学，非是也"。《内经》言脉者，仅《脉要精微》《平人气象》等数篇。仓公所得，似不止此数；《仓公传》中所用方名，亦为今《内经》所无，殆无不因于"秘"之一字。《内经》之名不见于汉以前之书，是不得谓汉以前有《内经》也。

《内经》有三种文字

《汉书·艺文志》云："汉兴，改秦之败，大收篇籍，广开献书之路。孝武时，建藏书之策，置写书之官。"又河间献王、淮南王亦竞求遗书。意《内经》必于此时出世，以献书可以得上赏也。夫既人守其师说，秘不示人，必多讹误，此时之《内经》必不易读，故仲景《伤寒》序云"观今之医，不念思求经旨"，则因难读，读者少也。

献书为求赏，自多多益善，故一时内外经并出，且至三家之多。且既人守师说，必彼此互异，或此有彼无，又必曾就所得数十种校勘一过，则必曾经侍医李柱国之手，有所增损删润。然则今日《内经》中，有春秋以前文字，有战国时人文字，有西汉人文字也。故其古者甚古，如《太始天元册》文"太虚寥廓，肇基化元"等十四句，绝似太公《阴符经》、老子《道德经》。《内经》中凡类此之文字，皆饶有古意，所当深思潜玩者。劣者甚劣，如岐伯对黄帝云"此所谓圣人易语，良马易驭"，此岂古代臣下对君主所宜有？较之《尚书》中都俞吁沸，宁不有雅郑之辨？凡若此者，恐皆识字不多之医生所为，而为李柱国、王冰修改时淘汰未尽者。其平易通顺，类《礼记》中《防记》《乐记》诸篇者，疑皆西汉人手笔也。宋儒谓《素问》为战国时人所为，盖未深考，想当然耳。

《内经》读法第三

当以怀疑的眼光读《内经》

居今日而欲知《内经》，当先研究《内经》读法。读法奈何？曰：就《内经》读《内经》，不易通也。《内经》之成书，既如上章所述，则不但文字复杂，理论亦必不能首尾贯通。观今《内经》篇次，气运七篇之外，余篇全不衔接，可知非原书体例；而六气、五藏、五声、五色、五味，全书一律，无"阴阳风雨晦明"等字样错杂其间，必曾经修改故也。

《汉书》以前不见"内经"之名，而《汉书》之"内经"多至六种。考《汉书》撰成之日至仲景之世，才及百年，而所谓"黄帝外经""扁鹊、白氏内外经"五种之名，均不见于著述，嗣后亦遂无可考者，忽然而有，忽然而无，殊不可解。如谓经董卓之乱，乘舆播迁，书遂散轶，则后世必有得之者。今考仲景以下，王叔和、皇甫谧、孙思邈均不言，是仲景之前已无此书。岂西汉时献书者惟利是图，多立名目，其实所谓"扁鹊""白氏"者，仍不过《黄帝内经》，后遂废去两种，仅存《黄帝内经》欤？

又所谓"扁鹊内经"者，岂即今之《难经》欤？《难经》之名，仅见于《新唐书·艺文志》，他无可考。即以文论，亦决非仲景以前文字。然则仲景以前，别有《难经》欤？仲景所根据之《难经》，若即《扁鹊内经》，又以何时改名乎？

各种古书，当以医籍为最不可究诘，其所以然之故，业医者私心多而通人少也。总之，无论是否如此，吾侪今日读《内经》，当以怀疑的眼光读之，不当盲无别择，一味信仰，遇不可解之处，曲为之说。甚且原文不误，注释反误，如张志聪之注《内经》，则流弊无穷矣。

错简举例

《内经》之章节，错简甚多。例如，《灵兰秘典论》云："未至而至，此为太过，则薄所不胜，而乘所胜也，命曰气淫不分，邪僻内生，工不能禁。"王冰注云："此上十字，文义不伦，古人错简。次后'五治'下，乃其义也。今朱书之。"此是王注朱书之有迹可寻者，全书类此者尚多。

错简误注举例

其次，书本错简，王注曲为之说者，亦复不少。例如，《刺热论篇》第一节："肝热病者，小便先黄，腹痛，多卧，身热。"第三节云："脾热病者，先头重，颊痛，烦心，颜青，欲呕，身热。"此两节明明当互易。凡病黄者，小便无不黄。《内经》以五行五色分隶五藏，黄，脾之色也；青，肝之色也。如云"脾病而色青，为木乘土；肝病而溲黄，为肝虚，脾无所制，因薄所不胜而见黄色"，然则

第二节"心热病者，……面赤无汗"，何以不云"面白"或"面黑"？一章之中不能自乱其例，此又可以反证吾说者也。

惟《甲乙经》于此两节不认为错简，而去"颜青"二字。王冰因《甲乙经》在前，遂亦不复更正。注第一节云："肝之脉，循阴器，抵少腹而上，故小便先黄，腹痛，多卧也。"按：多卧为脾病，脾为湿困则嗜卧；肝虚者多惊，肝郁者善怒，恒苦不能成寐。王注如此解释，则于"多卧"两字，囫囵吞枣矣。其注第三节云："胃之脉，起于鼻，交頞中，还出挟口，环唇，下交承浆，却循颐后下廉，出大迎，循颊车，上耳前，过客主人，循发际，至额颅，故先头重，颊痛，颜青也。"按：此处不当引胃脉，而当引足厥阴之脉。足厥阴脉环阴器，抵少腹，挟胃，属肝，络胆，上贯膈，布胁肋，循喉咙之后，上入颃颡，连目系，上出额，与督脉会于颠。文中"颊痛"字，当是少阳之兼见者。且如王注，"颜青"两字亦只滑过，是不可为训也。

经文不误，注家误释举例

其次，各家误解经文，致文理不顺，病理亦舛。遇此等处，觉理论不圆满，即当多方思考，务使底面平服，洽心贵当而后已。例如，《生气通天论》云："风客淫气，精乃亡，邪伤肝也。因而饱食，筋脉横解，肠澼为痔；因而大饮，则气逆；因而强力，肾气乃伤，高骨乃坏。"王冰注云："风气通于肝，风薄则热起水干，肾气不营，精乃亡。亡，无也。"《新校正》引全元起注云："淫气者，阴阳之乱气。"张隐庵释"精乃亡"为"出精"。今按：各家于三个"因而"，全无理会。不佞疑此节文字为西汉人手笔，故文从字顺，转折分明，本绝无难解之处，不知何因，各家尽误。今试申鄙意，释之如下。

"风客淫气"，谓风客于人身，而浸淫于气分。"精乃亡"者，精气于是日以消亡。乃，始也。"邪伤肝也"句，是自下注脚，即：何以精气日以消亡？因为邪伤肝也。精气既日以消亡，应当如何珍摄？却又因而饱食，因而大饮，因而强力，则当见痔与气逆与骨坏之病。"因而饱食"三句，是说不知摄生。三个"因而"，跟着上文"乃"字来。"因而"字意义，等于《孟子》"牛羊又从而牧之"句之"又从而"三字。须知"风客淫气"，"风"为主词，"客"为动词，"气"为受词，"淫"为副词。"精乃亡"句，"乃"字亦副词。"淫"言风之若何客，

"乃"谓精之逐渐亡，不得将"淫气"字释为一个名词，亦不得将"乃"字取消，释为"无精"或"出精"。

全书类此者虽不多，然即不佞所发见者，已不止一二处也。

讹字举例

其次，为字之错误。例如："肺移寒于肾，为涌水。涌水者，按其腹不坚，水气客于大肠，疾行肠鸣濯濯如囊里浆，水之病也。"《甲乙经》"水之病也"四字作"治主肺者"。似此之类，多不胜举。不能认为《甲乙经》与《素问》之不同为偶然，为无关系，当推究其何由而异？二书之说孰长？当何去何从？凡此皆极难，须于读书时用札记，积年累月，虽仅得数条，亦不为少。不佞尚病未能，第能贡其法于吾同业。倘仿而行之，数年之后，必有异也。

宜博考唐以前名家之说

其次，当博考唐以前医家之学说，以推求《内经》之旨趣。为此者，有两种意义。

其一，可以分析《内经》之真伪。

吾侪居数千年之下，读数千年以上之书，已为极难。而《内经》之成书，既如吾以上所言，即文字论，已有三种，其中背于经旨而无迹象可求者，当不在少数。讹误处既无迹象可求，以意会之，相去弥远，必当有证据，有比例。既得证与例，然后有系统，有范围。既定系统与范围，然后不合此系统，不在此范围之内者，乃知其非真矣。吾闻欧洲文艺复兴时代，学者研究柏拉图之学说，以其弟子亚里士多德之书为标准。凡亚里士多德书中所称引者，定为真相拉图之书；所未称引者，定为非柏拉图之书。吾侪若采此法以读《内经》，用唐以前诸名家之书以证《内经》，彼等去古未远，总较后人所见为真。彼等所言，有显然与《内经》之某节相背者，则此一节《内经》即在可疑之列。若此，虽不必尽中肯綮，已相去不远。更进一层，将诸名家学说交互印证，则当能得其统系，得其范围。

前此诸注家，往往据《内经》以驳正诸名家之说，其事适相反。夫据《内经》以驳后贤，乍视之，若甚正当；细按之，乃不合理论。此为学问之出发点，此点既误，人各见其一偏，于是纠纷并起，甚至门户水火，甚嚣尘上。时至今日，《内经》之残缺不完，依然如故，掷光阴于虚牝，无谓已甚，则此误点之关系，殊非细故也。

其二，可以实地应用，用《内经》学理以诊病。

须知书与病恒不相谋，往往有读书虽多，临病榻则茫然无措者。以故人之病，病病多；医之病，病方少。盖书有定而病无定，以有定之书应无定之病，其道必穷。譬之伤寒麻、桂两方，《伤寒论》之定例：风伤卫，有汗、恶风；寒伤荣，无汗、恶寒。有汗用桂枝，无汗用麻黄。释之者曰："恶风者，见风则恶；恶寒者，虽无风亦自恶寒也。"然则今有病人处深房密室重闱之中，而发热、有汗、恶寒，则医当穷于应付，谓是寒伤荣，则不当有汗；谓是风伤卫，则不当无风而亦恶寒。因之用麻黄或桂枝，不能有真知灼见，称有不当，祸不旋踵，则归咎《伤寒论》。故时医有恒言曰："十年读书，天下无可治之病。"凡若此者，皆为不善读书之人。医不读书，若何为医？岂真行医者不必多识字乎？仲景序《伤寒》云："观今之医，不念思求经旨，以演其所知，各承家伎，始终顺旧。"此数语，朴实忠厚，耐人寻味。

推究所以不善读书，皆因中国学术不能循序渐进，必待一旦豁然贯通之故。不佞常谓：中国人治学，为太极式的；西国人治学，为宝塔式的。西人治学，由浅入深，愈深则人数愈少，至于峰极，全国或仅得一人。而其学则有阶级可循，持之以恒，尽人可以造就，大有"发奋为雄，安在无土不王"之雅。中人治学，如宋人所谓无极，混混沌沌，不知经几何年月，忽然判分两仪，从此两仪而四象，而八卦，千头万绪，包举万有，故鄙谚有曰："一法通，万法通。"其所成就，视其所积，积厚者厚，薄者薄。既成之后，锲而不舍，则亦可以渐扩充其范围，惟不必尽人皆可造就，故诗有"别肠"，文曰"慧业"。若改此太极式，用宝塔式，辄扞格不入，此亦事理之最奇特者。是故苟非性之所近而治医，总不免事倍功半。"十年读书，无可治之病"，亦深知甘苦之言也。

虽然，读有方之书，施之实用，在性与医近，而能读书者，原不甚难；读无方之书如《内经》者，而欲施诸实用，恐非有十倍常人智慧之人而又苦学，不能为工。仓公之脉色，仲景之汤药，皆运用无方之书而施诸实用者，诚不得不推为医中圣人也。

宜集中精力，勿讲外观

所谓施诸实用者，非于方案中引一二句《内经》以壮门面之谓。吾观古今医案，案中引证《内经》各条，皆不免意在装潢门面。王冰注《内经》，可商处尚多；若隐庵之注，实功不掩过，而陈修园推崇备至，此可见历来医家之不求甚解，然则彼引证《内经》者，非装潢门面而何？仲景《伤寒》撰用《素问》，乃全书不见引证《内经》，仅序例中《阴阳应象论》数语，其余无迹象可寻，此真能读《内经》者。吾愿今后医家以能真实运用《内经》为目的，不必讲外观，精神有所专注，然后收效乃宏。专讲门面，荒其真实功力矣。

《内经》之总提纲第四

神转不回，回则不转

吾欲就《内经》全书觅一总提纲，以为吾书发端之语，意者其惟"神转不回"乎？《玉版论要篇》曰："揆度奇恒，道在于一。神转不回，回则不转，乃失其机。"此数语之各家注释，自一孔之见言之，殊未能满意。而此数语为《内经》全书关键，倘此处不能了了，即全书不能了了。在此吃紧关头，不容小有含糊，兹为讨论如下。

张注之商榷

张隐庵释此曰："此篇论脉因度数出入。五藏之气，相生而传，一以贯通，外内环转，如逆回，则为病矣。与《脉要精微》《平人气象》诸论之脉病不同，故曰奇病也。一者，神也。神者，五藏血脉之神气。盖脾为中央土，以灌溉四旁，五藏受气，转而不回者也。如逆传其所胜，是回则不转，失其相生旋转之机，故曰'五藏相通，移皆有次'。"

本文曰"道在于一"，张释"一以贯通"，不知何指？"奇恒"释为"奇病"，然经文并无奇病。相克而传之病为奇病，则病之不奇者又当何如？一既为神，又若何一贯？是否五藏血脉一贯？若云五藏血脉之神一贯，血脉之神与血脉介说若何？曰与《脉要精微》诸篇之脉不同，是否诸篇之脉，或回或转，均无关系？是否诸篇之脉，与五藏不一以贯通？然则奇病是否即一以贯通之产物？又，"脉因度数"，"因"字何解？是否"因"为介辞？是否"脉因"是一名词？如是名词，"脉因"究是何物？如是介辞，脉若何因度数而出入五藏？隐庵为清初人，其文字支离如此，且当时负盛名，而解释《内经》费解如此，宜乎《内经》一书至今日而在若有若无之间也。

王注之商榷

王冰注曰："血气者，神气也。《八正神明论》曰：'血气者，人之神，不可不谨养也。'夫血气顺四时递迁囚王，循环五气，无相夺伦，是则神转不回也。回，谓却行也。然血气随王，不合却行，却行则反常，反常则回而不转也，回而不转，乃失生气之机矣。夫木衰则火旺，火衰则土旺，土衰则金旺，金衰则水旺，水衰则木旺，终而复始，循环不已，此之谓转不回也。若木衰水旺，水衰金旺，金衰土旺，土衰火旺，火衰木旺，此之谓回而不转也。然反天常轨，生之何有耶？"

"血气者，人之神"，盖谓血气旺则神旺，血气衰则神衰，是血气之标著者为神，在理可通。云递迁囚王者，盖谓血气之在五藏者，有顺序变化之常轨；循环五气者，依五行相生之气而行，环转不已；无相夺伦者，谓次序不得凌乱，如是谓之神转不回，逆则为回而不转。譬之四序，成功者退。母气既传于子，则母气当衰，子气当旺，故木衰火王，火衰土王，为转不回；母气不传于子，则为回不转。此其解释，甚为圆满。其释"行所不胜曰逆"，曰"木见金脉，金见火脉，火见水脉，水见土脉，土见木脉"，例如脾病而见肝脉，则为回而不转之脉象，即其病为逆。释"行所胜曰从"，曰"木见水火土脉，火见金土木脉，土见金水火脉，金见土木水脉，水见金火木脉，如是者皆可胜之脉"。凡此，令人于临诊时但除去克贼之脉，即晓然于从逆之理，其道易从。隐庵谓相生而传为顺，相克而传为逆，毕竟囫囵颟顸。试问，从隐庵之说，临证时若何辨其为相生而传、相克而传？隐庵注不明了者，几于满纸皆是，较之王冰、张介宾，相去甚远。凡议论不能证之事实者，皆纸上谈兵也，况又不能自圆其说乎？

王注是矣。然"揆度奇恒，道在于一"，工者何也？如云一为神，神为血气之所标著之神气，此神气若何转而不回？如云转而不回者即是血气，是血气递迁、血气循环，则经文何以不说血气转不回，而曰神转不回？且血气明明是二物，何以言道在于一？又血气"递迁囚王，循环五气"，意谓人身五藏之气血随五行相生之常轨，以次传行，循环不息。如此解释，已毫无疑义。然试问：五藏之气与五行有何相干？五行又是何物？何故相生，又何故相克？假使王冰复活，则其答话当为："《内经》者，综贯三才。风寒暑湿燥火，天之气；五行，地之气；三阴三阳，人之气。人生一小天地，生之本，本于阴阳。天为阳，地为阴；日为阳，月为阴。大小三百六十日成一岁，人亦应之。"凡此皆《内经》中所集见，尽人能言者也。五藏与五行之关系，五行生克之理由，仅仅得此答语，不能谓圆满也。不佞所知者则异于是，今试将奇恒、揆度、回、转、道、一之理，解释如下。

释义

岐伯曰："奇恒者，言奇病也。"此即隐庵释为"奇病"之根据，岂知经文意义不如此也。"奇"对于"恒"言，恒，常也；奇，非常也。不病，人之常也；病，人之非常也。即奇，病也；恒，不病也。揆度奇恒，审察其人病不病也。岐伯曰"奇恒者，言奇病也"，盖谓奇恒之法乃揆度不循常轨而病之法，固不言循常轨而不病者。深一层言之，其人虽有病，苟循常轨，病无害也；其人虽无病，苟不循常轨，大病且来，预测之而不爽也。何以知其循常轨或不循常轨？曰：此所谓奇恒也，当有事于揆度，故曰"奇恒事也，揆度事也"。揆度奇恒，其道奈何？曰：道在于一。一者何？天也。故曰"善言人者，必有验于天"。天之意义若何？曰：远矣，大矣。虽然，亦即《内经》全书之所言也，不佞求之于《易》，然后知之。

《内经》者，言病者也。病为奇，不病为恒，奇从恒比较而出，故《平人气象论》曰："常以不病调病人，医不病，故为病人平息以调之为法。"准此以谈，是《内经》全书皆言奇病也，故隐庵释"奇病"为"奇异之病"，相去何止万里！王冰释"奇"为"反常"，固自不误，然循绎其所注释，实不足以尽经文之意义也。转为恒，回为奇，故"奇恒回转"可为《内经》之总提纲。奇恒之道在于一，则"一"又为总纲之总纲，不明了此"一"字，千言万语，均无当也。欲明白此"一"字，非求之《易经》不可。

《易经》第五

《易经》无神秘

自来言《易》者，辄有一种心理，以为此书参天地，通神明，阐幽显微，彰往察来，有不可思议、不可知能之神秘。《四库提要》注《易》者九十余家，其书汗牛充栋。不佞谫陋，未尝学问，然可以间接测知，此九十余家皆有上述之心理，不然不至《易》理至今不明，仅仅用之卜筮。自来医家皆言医通于《易》，而无明白晓亮之理论，亦上述之心理囿之。自一孔之见言之，《易经》简直无神秘，其有稍深之处，亦非不可以言语说明，而此书于《内经》则有密切之关系。今以数百字简短言之，或者不至取厌读者。

《易》之基础在四时

《内经》常言"少壮老病已、生长化收藏"，此十字即《易》之精义。含生之伦，无论动植，莫不有少壮老病已、生长化收藏。而尤妙者，在生则必长，少则必壮，壮则必老，老则必已，已者自已，生者自生，万汇纷纭，绝无一刻停息。毕竟孰为之？孰令致此？则时序为之也。夏暖秋必凉，冬寒春必温。假使无温凉寒暑之变化，则无生老病死之变化。自今日言之，南北极终年冰雪，动植不生，殆近于无变化者。古人虽不知有南北极，然早已洞明此理，故《内经》全书言四时，其著者如"彼春之暖，为夏之暑；秋之愤，为冬之怒"，如敷和、升明、备化、审平、静顺各纪之类。《易经》则曰："法象莫大乎天地，变通莫大乎四时。"知万事万物无不变易，故书名曰《易》。知万事万物之变化由于四时寒暑，四时寒暑之变化由于日月运行。欲万物不变，非四时不行不可；欲四时不行，非日月不运不可。故曰"易不可见，则乾坤或几乎息矣"，"乾坤毁，则易不可见矣"。四时为基础，《内经》与《易经》同建筑于此基础之上者也。

万物愈变愈繁

然尚有一义，为《易经》六十四卦之所由来，即万物愈变愈繁是也。盖仅言变化，变有常经；愈变愈繁，则变化莫测。《易》从一画而三，三而六，而六十四，所以象万物由简趋繁也。由简趋繁，有原动力，两性是也，含生之伦有雌雄，时序有昼夜寒暑，人事有善恶动静，皆相反而相成。两性不显，变化不见，《易经》谥之阴阳，象之以奇偶，故奇—以象阳，偶——以象阴。——从—变化而来，—为太极，——为两仪，故曰太极生两仪。——从—生，是阴生于阳也，故《内经》有"同出异名"之语（详见下文"七损八益"）。阴生于阳，阳能生阴，则两仪当然更生变化，故曰"两仪生四象，四象生八卦"。然易数何以尽于六十四？此则有精深之理，盖所谓法象莫大乎天地也。

物竞天择

四时为一周天，得三百六十五昼夜而强，过此以往，为另一周天，其数有尽者也。质言之，地球之大，可以测量计算，其数有尽；万物之由简趋繁，繁而更繁，生生不已，其数无尽。无尽之物，即生于有尽之四时，亦犹之——生于—，亦即无尽数之物生于有尽数之地。以无尽者托生于有尽者，则无尽者有时而穷，穷则变，变则通，故有损、益、剥、复，即"物竞天择，适者生存"之理也。

然此足以说明天地之数有尽，不足以说明《易经》之尽于六十四。太极生两仪，何不以两为尽数？两仪生四象，何不以四为尽数？四象生八卦，何不以八为尽数？曰：是必尽于六十四也。

余之太极第六

始于八，终于六十四

《易经》之图象，—以象阳，——以象阴。《说卦传》云："立天之道，曰阴与阳；立地之道，曰柔与刚；立人之道，曰仁与义。"此言圣人本天、地、人以画卦，故卦有三画；天、地、人之道，皆秉两性，兼三才而两之，故《易》六画而成卦；六画之变，尽于六十四，故《易》止六十四卦。今不必言三才，不必变六画，第就太极、两仪、四象、八卦绘为圆图，其数亦适尽于六十四，此则大可寻味者也。

周邵之《太极图》

宋周茂叔著《太极图》，明天理之根源，究万物之终始，以阴阳动静为说。不佞仅根据《宋史》，周之《太极图》何状，实未之见，其即世俗所传者乎？邵尧夫亦有《太极图》，景岳采入《类经》，其拙劣乃不可名状。

周邵所创者，是否即此两图？余固未深考，然亦不必深考，以余所欲知者非《太极图》之历史也。《宋元学案》黄晦木《太极图辨》一节，录之如下："考河上公本，图名《无极图》，魏伯阳得之以著《参同契》，钟离权得之以授吕洞宾，后与陈关南隐于华山，陈刻之华山石壁。陈又得《先天图》于麻衣道者，皆以授种放，种放以授穆修，修以《先天图》授李挺之，挺之以授天叟，以授子尧夫。修以《无极图》授周子，周子又得《先天图》于寿涯。"是邵康节之图为《先天图》，周茂叔之图本名《无极》也。

凡含生之伦，皆有两性，两性凝合而后生化，此为第一步。阳之中有阴，阴之中有阳也，则两半之中，各复含有阴阳。阴中之阳，不能独阳也，为之配者为阴；阳中之阴，不能独阴也，为之配者为阳，则分而为四，此为第二步，即四象也。四象既判，阴阳既分，则阴之中复有阳焉，阳之中复有阴焉，此为第三步。第三步之阴阳判为两，则其数为八，是为八卦。八卦之中复各含有小点，此小点为何物？吾意以此为太极，何以故？因此一点不复可分，故老子曰："有物混成，先天地生。"天地者，为既判之阴阳；混成者，为未判阴阳者也。证之近顷胎生学，凡动物结胎最初期，其形状，人胎与兽胎无别，遑论其为男女、牝牡。是未判阴阳之先，已有此混成之一物，则老子所言，竞非空想，乃视之可见、触之有质者。植物之种，羽虫之卵，皆是此物。推之人事，则现在几何学上之起点，亦是此物。

太极当以渐扩大

或谓：如汝所言，则何必止于八？继此而第四步、第五步，安见最小一点不可分？

应之曰：此非易理也。易理以有尽之数与无尽之生对勘而生变化，所以卦止于八者，为八之自乘为六十四，六十四，数之终也。试申言之。万物之变迁，当时间为之。时间者，虽有万钧之力，不能止其一秒，则此图当活看。譬如几何学上之一点，必引而长之，然后成线；不引而长之，则终为一点而已。今图中未判阴阳之点，不终为一点也，彼必受时间之鞭策，循由简趋繁之公例，渐扩渐大而判阴阳，而生两仪、四象、八卦。上图共含有八点，八点皆扩大，皆含有八卦，是六十四卦也。然则合一圆象中所含之八份而言，则为八卦；若就八分所含之一点分别言之，则一点为一太极。从太极起，至八卦止，生生不已，得六十四为一段落；其后之太极，再生两仪、四象、八卦者，当为另一段落，故易数尽六十四也。

六十四之意义

或问：— — 生于 —，是由一而二，二所以象天地；天地之中有人，因于二之中加一以成三；奇偶变化，三之变尽于八，因有八卦。是一与二，与三，与八，皆为有意义的，六十四之数何来？如谓八与八自乘而得，则何故自乘？且又何故不六十四自乘而为四千零九十六？

鄙意以为此问题不烦解释。《系辞》谓"生生之谓易"，何以能生？由于能变。何以能变？由于阴阳。故奇偶以象阴阳，八卦以象变化，八数自乘以象生生，至六十四截然而止，以示数之有尽、变之有穷。《易》卦终以未济，正如画龙点睛，揭出此层意义。此所以八必自乘，而六十四不再自乘也。

新陈代谢

更有一义，一圆象之中含有八卦，即八个太极，生生不已，至太极各复有八卦为止。其数起于八，尽于六十四。新者既生，旧者当谢。至六十四，而旧有之圆象不可见矣，则可以悟《系辞》所谓"精气为物，游魂为变"之理。先时有其物，今不可见，是游魂也；现在无其物，将来必有，是精气也。精气，远在太极未生以前；游魂，远在数尽已谢之后。准此以谈，是《南北史》中创《神灭论》之范缜，为能知鬼神之情状，而近顷欧洲之鬼学为无当也。又惟其因有尽而生无穷，则争竞以起，故《系辞》曰："作《易》者，其有忧患乎？"而西方"物竞天择"之学说，亦殊途同归矣。

《内经》与《易经》第七

《易经》与《内经》吻合之处

吾言《易经》，欲以明《内经》也。易理不明，《内经》总不了了；易理既明，则《内经》所有、《易经》所无者，可以知其所以然之故。既知其所以然之故，则《内经》所谓"揆度奇恒，道在于一"者，乃明白如话，不复有疑似者在矣。

例如，《易》理剥之极，则一阳来复，即《内经》所谓"寒极生热，热极生寒；阳胜阴复，阴胜阳复"者也。《易》之坎为水，中一画为阳；离为火，中一画为阴，即《内经》标本中气之理。《内经》标本中气，凡阳经必以阴经为中见，阴经必以阳经为中见，例如，少阴之中见为太阳，厥阴之中见为少阳，所谓"阳中有阴，阴中有阳"者也。《易》乾之"初九，潜龙勿用"，为阳气潜藏；"上九，亢龙有悔"，则其道穷，即《内经》"亢则害，承乃制，制则生化"之理也。此《内经》与《易经》吻合之处，非附会之谈，明眼人自能辨之。

然而书有一节相同或一部分相同，亦事所恒有。若《内经》与《易经》，则其源同也。欲知两书之同源，不当于两书同处求之，当于两书不同处求之。

《内经》言质

王冰不知"素问"之义，《新校正》引《乾凿度》之言曰："有太易，有太始，有太素。素者，质之始也。"此说精当不易。然《内经》言质之介说若何？不先明易理，殆不能有精确之答语。须知精气远在太极之前，游魂远在太极之后，皆《内经》所不言。精气、游魂不可见，《内经》则言其可见者，故《易·系辞》曰"能知鬼神之情状"，而《内经》则不问鬼神之情状，此为《内经》言质之明白介说。质为素，《内经》为黄帝君臣问答之辞，则"素问"之名，可以无疑义矣。

六十四为人生寿命之数

《易经》始于八，终于六十四，吾虽详释于前，然尚有待于《内经》而其义益显者。盖两书交互为证，则两书之不明者皆明。《内经·上古天真论》：一八肾气实，二八肾气盛，八八天癸尽。《内经》何以以八为言？盖即《易》之始于八，终于六十四。《易经》何以以六十四为止？盖即《内经》之《天真论》六十四，人之寿数也，天癸尽，人道毕，过此不死者为例外。两书皆演天人之理，所谓"善言天者，必有验于人"也。

《内经》有五行、甲子之所以然

《内经》言五行、甲子，《易经》不言五行、甲子。盖《易经》在说明阴阳消长、吉凶治乱之道，虽云"变通莫大乎四时"，明其变化可矣，无取乎计日；《内经》本四时以言病，则年月日皆所当详。故《易经》仅言天动地静，不言天地作何状，盖其所必要者，只在动静两字；《内经》则确凿言天地之状况，以所必要者在司天在泉之气化。不明天地之状况，气化之说不能言之成理也。

"大气举之"之真诠

兹录《内经·五运行大论》一节而讨论之。

帝曰：论言"天地者，万物之上下；左右者，阴阳之道路"，未知其所谓也。岐伯曰：所谓上下者，岁上下见，阴阳之所在也。……帝曰：何谓下？岐伯曰：厥阴在上，则少阳在下，左阳明，右太阴；少阴在上，则阳明在下，左太阳，右少阴。……帝曰：气相得而病者何也？岐伯曰：以下临上，不当位也。帝曰：动静何如？岐伯曰：上者右行，下者左行，左右周天，余而复会也。……帝曰：地之为下否乎？岐伯曰：地为人之下，太虚之中者也。帝曰：凭乎？岐伯曰：大气举之也。

尽人皆知《内经》言地圆，为我国古书中一大特色，然不能知《内经》何以言地圆。又惜其既知地圆，不知地动，为未达一间，致使力学不明，亚东物质文明遂迟至今日西人之后。然由今思之，《内经》所以言地在太虚之中，四无凭依者，正因司天在泉之气化。盖古人创此学说，即因体会得大地无凭之故，然实未能知其所以然之理，仅知有不齐之气候绕地而行，故岐伯曰："天地动静，五行迁复，虽鬼臾区其上，候而已，犹不能遍明。"司天在泉之说，仅知大地空凌无凭，即已足用，故亦不复深求，所以《内经》仅有此"大气举之"一语，此外更无一字论及地在太虚中作若何状况也。然则学术之发明，皆有一定程序，虽有圣智，不能无因而得。所谓因，即时机成熟之谓。吾侪若因《内经》知地圆沾沾自喜，以为亚洲人智慧不居人后，则未免感情用事，而失古代学术之真相矣。吾为此语，非贬《内经》，求其真耳。

气运学说有研究之价值

《内经》虽不知地动，然地之动与人俱。人为土著（二字借用），则地静之说，在知觉上诚有讹误，在测验气候事实上实无差别。《内经》治病能有功效者，亦正以此，故不佞认为，此学说有研究之价值也。以上所言，骤视之若于医学无甚关系，其实为《内经》症结，故不辞辞费如此。

释疑当研究五行、甲子

惟《内经》言病，与《易经》泛说阴阳消长者不同，故有"不知年之所临、气之所加，不可为工"之语。五行、甲子，即所以明年之所加、气之所临者也。五行、甲子最为现在通人所诟病，吾将因其为人所诟病，遂亦从而附和之乎？抑从而研究之，以祛此疑团也？

五行之研究第八

五行为近人诟病

五行之说，殆起于古之史官。上古史官辄兼巫祝之职，一切学术皆出焉。《汉书·艺文志》所载阴阳家言不啻数十种，后世因之，其流不可胜竭。其书之古者，多不传，若沿流以溯之，类皆带术数迷信气味。独《内经》不然，第《内经》亦言之不详，致使后人以《内经》之五行侪于阴阳家之五行。近世之排击五行者，求五行之理不可得，则以古代印度、欧西有四行之说，以反证五行说之不成立；又以近世化学八十原质，证明五行之当为八十行。凡此种种，不胜证引。一言以蔽之，五行者，迷信，腐败，不通，无价值而已。

夫在今世，排击五行，夫岂不易？譬之二十许少年，握拳振臂，向一九十许之就木老朽较腕力，彼老朽者宁有抵抗之勇气，顾为彼少年计之，亦复胜之不武。且不佞今兹不惮辞费，为五行之研究者，初非有爱于彼老朽而为之袒护，特欲平心静气以判决此老朽之后嗣是否当斩焉否耳。不佞谫陋，不能多所引证，今兹所言者，仅就其一己思想之所得，公诸当世，愿与当世贤达平心一讨论之。

五行为四时之代名词

《内经》言五行配以五藏，其来源本于天之四时。藏有五，而时仅四，故以六月为长夏，以配脾。何以言之？五行，木生火，非谓榆、柳、枣、杏可以钻燧取火也。如谓木生火是钻燧取火之意，则石亦能生火，是不仅木生火矣。金生水，亦非谓金能生水也。金类手触之而润，乃空气凝结，古人虽愚，不至认此为金生之水。火生土，亦非谓灰烬。土生金，亦非谓矿质。水生木，亦非木得水而荣之谓。盖如此解释，均属牵强。《内经》认定人类生老病死皆受四时寒暑之支配，故以四时为全书之总骨干。四时有风寒暑湿之变化，则立六气之说以属之于天；四时有生长收藏之变化，则立五行之说以属之于地。五行、六气，皆所以说明四时者也。今姑置六气而言五行。春为发陈，乃万物向荣之候，此时植物之生意最著，则用"木"字以代表春季。夏日溽暑，骄阳若火，则以"火"字代表夏季。秋时万木黄落，有肃杀之气，比之兵革，则以"金"字代表秋季。金，兵也。冬令冱寒，惟水亦寒，冬为夏之对，水为火之对，故以"水"字代表冬季。夏至一阴生，其时为一岁之中央，其气候多湿，故以"土"字代表长夏。

五行相生之理

其云木生火者，谓春既尽，夏当来，夏从春生也。火生土者，谓夏之季月为长夏，长夏从夏生也。土生金者，谓长夏尽为秋，秋从长夏来也。金生水者，秋尽为冬日也。水生木者，冬尽则为春也。春主生，所以能成生之功者，实拜冬日秘藏之赐。夏主长，所以能成长之功者，拜春日发陈之赐。秋主收，所以能成收之功，拜夏日长养之赐。冬主藏，所以能成藏之功，拜秋日成实之赐，故曰相生也。

五行相克之理

春行秋令，勾萌乍达，肃杀之气加之，春之功用败矣。夏行冬令，严寒折盛热，闭不得发，长养之功隳矣。秋行夏令，收束不得，发泄无余，秀不实矣。冬见长夏郁蒸之气，寒水不冰，当收反泄，盖藏竭矣。长夏为夏至阴生之候，行春令，则阳亢不和矣，故曰克也。其春行冬令，为至而未至，谓春气当至而不至也；春行夏令，为未至而至，谓夏气未当至而先至也。夏、秋、冬三时同。未至而至为有余，至而不至为不足，虽能病人，犹贤于克贼，不为克也。顾虽不克，其气则有偏胜，胜之甚者，必有反应。偏胜为胜，反应为复，故言胜复。敷和、升明、备化、审平、静顺，为平气；委和、伏明、卑监、从革、涸流，为不足；发生、赫曦、敦阜、坚成、流衍，为有余。有余、不足，皆能为病，遇所不胜之气则甚，病甚复遇克贼则死。《天元纪》以下七篇，皆言此也。是故五行相克云者，换言之，即春行秋令，即当生长之时见肃杀之气，以本气当受克耳。余三时同。五行之在术数巫祝口中，诚不免荒诞，然古代亦必有说，特吾侪不知耳。其在《内经》，当如此解释为长也。

五行六气为宾，四时为主

《内经》言：在天为六气，在地为五行，在人为五脏六腑，在药为五味，见之于面者五色，证之以耳者五声，其在食物有五谷、五畜、五臭，在地有五方，在天有五星，在时有五声、六律。凡此种种，自当以天、地、人为主，其他各种皆侔色揣称以为配合，由四时推论而得者。然若据此以攻击《内经》，如谓"水何以生咸？咸何能生肾？"则未为知言，以此非《内经》之破绽也。声、色、五味、谷、畜等为宾，六气、五藏、五行为主。若进而求六气、五行之所从来，则四时为主，六气、五行、五藏犹是宾也。以故《天元纪》以下七篇，皆以甲子为言，是即四时为全书总骨干之证据。今试证之病证。

四时为主第九

气血运行以四时为法则

春风、夏热、长夏湿、秋燥、冬寒，此不难索解也；肝风、心热、脾湿、肺燥、肾寒，此无从索解者也。何则？心肝脾肺肾，同是血肉，何得有寒热燥湿之分？

而《内经》所以言此者，则以人之五藏配合四时之五气，故五藏之燥湿寒热，直谓之假定的可也。《内经》盖认定人为四时之产物，而又赖四时以生活者。大地苟五四时寒暑之变化，则动植不生；有四时寒暑，然后有生物，是人为四时之产物，乃确实之真理，放诸四海而准者也。天食人以五气，地食人以五味，气与味皆四时为之，是人资四时以生，乃确实之真理，放诸四海而准者也。惟其如此，则人与四时自然息息相通，人身气血之运行，自然以四时为法则，而莫或违背。此为《内经》之基础，无丝毫含糊假借者。基础既正确，然后本此推论，则委曲悉当。

四时的五藏

是故春生物，授之夏；夏长物，授之秋；秋成物，授之冬；冬藏物，以待春之再生。故四时之序，成功者退，母气既衰，子气代王。《内经》以肝属之春，以心属之夏，脾属之长夏，肺属之秋，肾属之冬，则肝当授气于心，心当授气于脾，脾当授气于肺，肺当授气于肾，肾当授气于肝。故《内经》之五藏，非血肉的五藏，乃四时的五藏。不明此理，则触处荆棘，《内经》无一语可通矣。然此事甚费解，不辞辞费，再述病情以明之。

中西病理之不同

有人于此，初病腹满、浮肿，已而四肢皆肿，以手按之，肿处陷下，须臾复起。此为何病？何以故？则得两种答语如下。

其一，病名水肿。原因静脉血归流障碍，小血管内血压增加，或因管壁之渗漏机过盛。凡有以上原因，液体集于皮之蜂窝织内部，故肿。其远因，凡患心脏瓣膜病者，最易罹此证。

其二，病名水肿，肾病也。肾何以能聚水而生病？肾者，胃之关，关门不利，故聚水而从其类也，上下溢于皮肤，故肤肿。肤肿者，聚水而生病也。水之始起也，目窝上微肿如新卧起之状，阴股间寒，腹乃大，其水已成矣。其原因在湿土太过，阳光不治，而大寒在下，肾气伤也。故《气交变大论》曰："岁水不及，湿乃盛行。长气反用，民病腹满身重、濡泄、寒疡流水、腰股痛发、腘腨股膝不便、烦冤、足痿、清厥、脚下痛，甚则跗肿，寒疾于下，甚则腹满、浮肿。"

上第一答语为西国医学，第二答语为《内经》。以两说一相比较，则所同者为水肿之病名，至病理则完全不同。西说从血肉之躯研究而得，《内经》则从四时运行推考而得。若据西说以研究《内经》，则有最不可解之两点：其一，血管壁之渗漏机过盛，液质集于皮之蜂窝织内部，究与肾脏有何关系，而《内经》指为肾病？其二，所谓心脏瓣膜病者，谓心房回血管有三尖瓣、僧帽瓣，血行时此瓣司启闭，启闭不密，则脉搏不匀而心跳，此则《内经》所谓"宗气泄，左乳下跳动应衣"者也。患瓣膜病者，易患水肿，与手少阴心有关系，与足少阴肾无关，谓之肾病何也？而《内经》之意义，则谓"水不及，土太过，无阳则大寒在下，故肿"。且《内经》于此病独有方，云："治以鸡矢醴，一剂知，二剂已。"鸡矢醴，治脾者也。病源、病理既与实地考验者不同，何以治脾而效？于是可知《内经》之所谓肾，非即实地考验之肾。其物是，其名是，其用则非。《内经》谓"十一、十二月冰复，人气在肾"，又云"肾者主蛰，其华在发，其充在骨，为阴中之少阴，通于冬气"（其他不备举），凡此皆非解剖所能明了，亦非由解剖而得，乃由四时推考而得者也。

不知五行生克之理即本四时之生长化收藏而来，则求五行之说不可得；不知五藏气化亦由四时之生长化收藏而来，则求五藏之说不可得。五行、五藏不明了，则《内经》全书皆不明了。刻苦好学之士，只知其然，不知其所以然，凡不知所以然，勉强说法，必多误解，张隐庵之注释是也。下焉者不耐探讨，妄拾程明道之言，谓："气运之说，除非尧舜时五风十雨始验。"明道非医家，不料此语竟为后人口实。须知，将气运之说抹去，则《内经》且无一字。不知彼一面口中尊《内经》，一面谓气运之说不可从者，对于《内经》之见解何如也？至于今日欧风东渐，则多一重障碍。西医谓中国之药庸有可采取者，其说则谬。在西医云然，又何足怪？而为中医者，与之哗辩，谓"吾国医学，流传已四千年"云云，是欲以中国医学与西国医学争齿德也。

道在于一

是故《内经》之理论，即《易经》之理论。《内经》是否根据《易经》而作，无可考证；自古医卜并称，或者两书同时发生，亦未可知。《内经》所以言五行、甲子者，即根据四时以论病之故。《内经》所根据者既在四时，其所言藏府皆以四时为法则，顺四时者不病，逆四时者病。四时气候有不齐之时，不齐能病人；

饮食男女亦自有顺四时之道，违之则病；喜怒哀乐亦有乱藏府，循四时之顺序者，乱其序亦病；不幸犯克贼之时序，则病甚，正气不支，至于不胜之时日则死矣。圣人知之。故为无为，乐恬憺，顺时以养生。顺时云者，谓不犯不乱，使吾身藏府之气与天地运行之气合而为一也。能一者不病，不能一则病，故曰："揆度奇恒，道在于一。"《脉要精微篇》"补泻勿失，与天地如一，得一之情，以知生死"，是"道在于一"之注脚也。《难经》《脉经》《甲乙经》皆有言天人合一之处，惜言之不详。仔细探讨，总不如《内经》明了，故仅就《内经》言之。

甲子之研究第十

甲子纪数之说

《内经》最重要者为五行、甲子，最费解者亦五行、甲子；今人攻击《内经》，最是五行、甲子为其目标。五行既如我以上所言，甲子究何理乎？

或谓：甲子，上古用以纪时日者，一甲子六十日，六甲子得一年，如此而已。谓：甲子有生克，最荒诞。周天分三百六十度，《内经》六气为一时，四时为一岁，是每时得九十度。今测量家以水平至天顶为九十度，此九十度为三百六十度四分之一，犹之四时为一年四分之一。今云某干支与某干支相生克，犹之指测量用之圆仪中四十度与四十五度相生克，诞孰甚焉！

虽然，古人为此，岂遂毫无意识乎？因为如上之推想，虽未能尽当，甲子之不为计数，昭然可见也。

甲子所以齐不齐

地球绕日一周，得三百六十五日又四分日之一；月球绕地一周，得二十九日又二分日之一。物候每五日一变化，初五日东风解冻，次五日蛰虫始振，后五日鱼上冰是也；节气每十五日一更换，立春阅十五日雨水，又十五日惊蛰，又十五日春分是也。故五日为一候，三候为一气，积六气为一时，得九十日；积四时成一岁，得三百六十日为一年。此非实际一年，可命之为一气候年。气候年比之地绕日一周，少五日强；比之月绕地十二次，多六日。即地绕日一周，较气候年多五日强；月绕地十二次，较气候年少六日。有此参差，气候因而不齐，故三年一闰，五年再闰。然虽置闰月，气候之不齐，总无术以齐之。

甲子者，所以齐不齐也，故《天元纪大论》云："所以欲知天地之阴阳者，应天之气，动而不息，五岁而右迁；应地之气，静而守位，六期而环会。"岁，即年；期，亦年也。"五岁而右迁"，"五"字句；"六期而环会"，"六"字句。天地之阴阳，谓日月也。"五，岁而右迁"，谓日行（古人为日行）每岁右迁者五日，盖上者右行，下者左行，谓每一岁日在子午线之右多行五日也。"六，期而环会"，谓月每年在子午线之左少行六日，是月左迁六日也。日每年多五日，月每年少六日，如此者，年复一年，两相会合，故曰环会。日五而月六，总不得齐。五六之积数为三十，是必统三十年纪之，两数方无参差。今试画一圆圈，中央直径画子午线，分圆圈为两半，再分圈之四围为六十度，是每半得三十度。右半个三十度以五分之，得六个五；左半个三十度以六分之，得五个六也。三十年，共三百六十个月，七百二十个节气。月行每年少六日，积三十年共少一百八十日，是仅得气候年之半，不齐之数犹未尽也，故必重之，合两个三十年，其数乃尽，故经言："七百二十气为一纪，千四百四十气，凡六十年为一周，不及、太过，斯皆见矣。"此即一甲子必须六十年之理由。然经文"千四百四十气，凡六十年"云者，亦仅举其成数。因月行每年少六度，积六十年，适少三百六十日；而日行每年多五日强，积六十年，实多三百日零三百六十点钟，即三百十五日。此三百十五日，皆以闰月匀摊之，计一甲子凡置闰月二十二个，又减去小建三百五十一日，然后日月运行之数相等。总之，必六十年，然后太过、不及之数皆可见耳。故《内经》有"日行一度，月行十三度有奇"之文，月球绕地之精密计算，为二十七日七时四十三分强，惟月旋转时，地之自身亦在旋转，两数之差为十三度有奇也。此其大略。

凡以上所言，皆各家注释所未言。不佞既未习天算，又未习术数谶纬之学，故研求颇苦，不知古人亦曾有言此者否？盖一甲子何故六十日，最难得真确之答语，得此，为之释然。然则甲子非为计数而设，当了然矣。

天干地支数之由来

甲子之数六十，既如上文所言。天干之数十，地支之数十二，又何自来乎？曰：此即从五六产生者也。日，年多五日，故曰天数五；月，年少六日，故曰地数六。

月绕地而行，地绕日而行。以绕日之数属天，绕地之数属地，本极相当。古人初不知之，以为日月是敌体的，特以阳配天，阴配地耳。五六之和数三十年，其差度仅及周天之半，必重三十为六十，然后数尽，则五必重为十，六必重为十二，势有必然者矣。是故天干之数十，地支之数十二。

干支只是五六

犹有一义。《易经》《内经》皆以阴阳为说，可谓之两元的学术。一数而重之，亦阴阳之义也。故虽天干十，地支十二，而《内经》之旨所重者，只在五与六。故《天元纪》云："甲己之岁，土运统之；乙庚之岁，金运统之；丙辛之岁，水运统之；丁壬之岁，木运统之；戊癸之岁，火运统之。"又曰："子午之岁，上见少阴；丑未之岁，上见太阴；寅申之岁，上见少阳；卯酉之岁，上见阳明；辰戌之岁，上见太阳；巳亥之岁，上见厥阴。"皆两元之故，故五行有阴阳，如甲为阳土，己为阴土之类；故六气有正对，如子为正化，午为对化之类。又复交互言之，以地应天，以天应地，故天以六为节，地以五为制。

"天不足西北"释义

《内经》最不可解者，为"天不足西北，地不足东南"。又复申之曰："故西北方阴也，而人右耳目不如左明也；东南方阳也，而人左手足不如右强也。"手足、耳目数语无甚深意，或者出于附会，今姑置之。但"天不足西北，地不满东南"何解？一孔之见，以为即由日余五日、月欠六日而来。《内经》以地始于东南震位，上者右行，下者左行。月既常不足，是不足在东南方；以斗宿为天顶，以候日之有余，则有余在西北。然古人误认天动，以为日逆天而行，日之有余正是天之不足，故有"天不足西北，地不足东南"之说。

此原无关医理，吾所以言此者，一者见《内经》中此等为无关紧要文字，吾侪不必语语据为典实；一者所以正后人注疏谬误。盖不知此理，愈说愈歧也。其尤可笑者，以为天之西北、地之东南皆有大窟窿，宜乎西学东渐而后，视古说无丝毫价值矣。

甲子合五行宜有更圆满解释

审甲子之用，天干虽从日行多五日而来，在甲子之测气候，天干殆用以代表气候年者，故曰："天有十日，日六复而周甲，甲六复而终岁，三百六十日法也。"所以六复而周甲，六复而终岁，即因地支之十二与天干参差之故。地支从月行欠六日来，惟其欠六日，所以有参差不齐之气候；亦惟欠六日，方有气运之学说。然有一疑问如下。

古人以甲子纪日，其纪年者，则另有岁阳、岁阴之名，如甲曰阏逢、乙曰旃蒙、丙曰柔兆等为岁阳；子曰困敦、丑曰赤奋若、寅曰摄提格等为岁阴（见于《尔雅》《史记》，司马光《通鉴》年表犹用之）。今按：岁阳为天干，岁阴即地支，无他意义，故不备录。今《内经》岁运甲子，在古代当是岁阳、岁阴，此亦无须探讨者。惟甲子合五行，殆不得其解。一岁之中，四时之序合于五行，已如前章所述。一甲子之六十年，每年亦合五行，固知从主时之五行推演而来者。然五行既主时，又用以主岁，是四时有生长化收藏之作用，不齐之气候亦有生长化收藏之作用也。鬼臾区曰："五气运行，各终期日，非独主时。"其下文引《太始天元册》之文曰："万物资始，五运终天。"鬼臾区之所本者即此，不佞反复思之，不得其解。注家皆不能为根本之解释。吾言五行为四时之代名词，四时之变化由于天运，各年不齐之气候亦由天运，不过与四时大同小异。盖一昼夜之子午，比一年之二至；黎明、薄暮，比一年之二分。故《伤寒论》每经之衰王有时，是一年有寒暑之变化，一昼夜亦有阴阳昏晓之变化。一甲子既各年气候不齐，安得无阴阳乘除之变化？是以甲子合五行不为无理。五行既可为四时之代名词，似亦可为年岁的代名词。然此答语不甚圆满，不知有更圆满之答语否？

鄙意气运之说，本属难知，复无精密之测验，仅凭空洞之理想，此学总无发达之时。吾之所为，为读《内经》者释疑辨惑，却非教人向此中讨生活。吾侪当从有凭有据处切实探讨，以期寡过，斯得之矣。

世之自命能知五行、甲子者，聆其理论，类皆星命术数家言，此乃熊宗立以人之生年月日说《内经》之类。不佞于星命家言固未尝学问，然恐一落此等窠臼，不免堕入魔道也。

群经见智录卷二

武进　徐衡之

武进恽铁樵学　　受业　金山　何公度　参校

江阴　章巨膺

扁鹊医案第十一

《内经》自仲景、皇甫士安而后，已为定本；自王冰改后，遂为今本。观今坊本，与宋版林亿、高保衡等校正者，已有出入，则可知林、高等校本，视王冰本必有出入，此皆有迹象可求者。欲知今本之误，求宋版者可矣；欲知林、高等校本与王本之出入，非博考唐以前医书不可；欲知仲景时之《内经》真相若何，自非研求《伤寒》《金匮》，更求之古医案之见于古史者不可。不佞谫陋，固不足任此，惟无征不信，仅取《史记·扁鹊仓公传》及仲景《伤寒论》一讨论之，虽言之不详，亦可以见当日《内经》之一斑，且可以观古人如何运用《内经》也。

《史记·扁鹊传》第一案

扁鹊过齐，桓侯客之。入朝见，曰："君有疾，在腠理，不治将深。"桓侯曰："寡人无疾。"扁鹊出，桓侯谓左右曰："医之好利也，欲以不疾者为功。"复见，曰："君疾在血脉，不治恐深。"桓侯曰："寡人无疾。"扁鹊出，桓侯不悦。后五日，复见，曰："君有疾在肠胃，不治将深。"桓侯不应。扁鹊出，桓侯不悦。后五日，扁鹊复见，望见桓侯而退走。桓侯使人问其故，扁鹊曰："疾之居腠理也，汤熨之所及也；在血脉，针石之所及也；其在肠胃，酒醪之所及也；其在骨髓，虽司命无奈之何。今在骨髓，臣是以无请也。"后五日，桓侯病，使人召扁鹊，扁鹊已逃去。桓侯遂死。

此节仅望色，未治病，亦未言齐侯面色何似，似无讨论之必要，然扁鹊实运用《内经》，颇有迹象可求。《内经·阴阳应象论》云："邪风之至，疾如风雨，故善治者治皮毛，其次治肌肤，其次治筋脉，其次治六府，其次治五藏。治五藏者，半死半生也。"又曰："邪之客于形也，先舍于皮肤；留而不去，入舍于孙络；留而不去，入舍于脉络；留而不去，入舍于经脉，内连五藏，散于六府肠胃。"此两节经文大同小异。扁鹊所谓腠理，即《经》所谓肌肤；所谓血脉，即经脉；所谓肠胃，即六府；所谓骨髓，与经文五藏虽异，均言病之极深而已。其云汤熨、针石、酒醪，亦与《内经》相合。《血气形志篇》云："病生于肉，治以针石；病生于筋，治以熨引；病生于咽，治以甘药；病生于不仁，治以按摩、醪药。"又《玉版论要》云："其色见浅者，汤液主治；见深者，必齐主治；大深者，醪酒主治；色夭面脱，不治。"至其所以知齐侯之病者，亦与今《内经》合。《内经》屡言"上工治未病""上古使僦贷季理色脉而通神明，合之五行八风，变化相移，以观其妙，以知其要"，曰"善诊者，察色按脉，先别阴阳。审清浊，而知部分；视喘息，听音声，而知所苦；观权衡规矩，而知病所主"。观此，则知扁鹊所以知齐侯之病，初无其他巧妙，全是今《内经》所有者。

按：《内经》言病理虽主四时，而病之所由得不外三因，即五志为内因，六淫为外因，饮食男女为不内外因。凡病由腠理而肠胃，而血脉，而骨髓，皆为天之六淫。无论其为风寒暑湿燥火，当其在腠理，在血脉，在肠胃之时，病人当无不自知之理。今齐侯不自知而扁鹊知之，宁非不中于理？然惟不中理，斯为神奇。

间尝思之，仅有外因，无内因者，不病，是故大疫盛行之岁，死者枕藉，而不病者自若，西医谓之免疫性。譬如患喉痧（猩红热）者，一次病愈，则不复传染也。虽如此，苟其人起居无常，嗜欲不节，本体之正气不足抵抗外邪，则免疫者亦必不免。至于望色，尤有证据。例如颜枯黑者，知其肾病；傍晚颧赤者，知其阴虚；妇人目眶黑者，知其腰酸、带下；咳声如在瓮中者，知其中湿。此较之扁鹊之望色知病，有浅深之辨耳，其理一也。且扁鹊必有佐证。凡治一艺而名家者，其心思必灵活，当时之气候、齐国之土宜、齐侯之嗜好，之意志，之环境，必曾一一注意。常人用意不能如此，扁鹊之言遂神。是故国家虽有敌国外患，苟内政修明，谗间不行，总不亡国；见披发于伊川，知百年而为戎，此则事理通于医理者矣。

《扁鹊传》第二案

其诊虢太子尸厥之证曰：闻病之阳，论得其阴；闻病之阴，论得其阳。试入诊太子，当闻其耳鸣而鼻张，循其两股以至于阴，当尚温也……扁鹊曰："若太子病，所谓尸厥者也。夫以阳入阴中，动胃缠缘，中经维络，别下于三焦、膀胱，是以阳脉下遂，阴脉上争，会气闭而不通，阴上而阳内行下，内鼓而不起，上外绝而不为使，上有绝阳之络，下有破阴之纽，破阴绝阳之色已废，脉乱，故形静如死状。太子未死也。夫以阳入阴，支兰藏者生；以阴入阳，支兰藏者死。凡此数事，皆五藏蹶中之时暴作也。良工取之，拙者疑殆。"乃使弟子子阳厉针抵石，以取三阳、五会。

其云"闻病之阳，论得其阴"，与《内经》"知阴者知阳，知阳者知阴"及"从阳引阴，从阴引阳"合。《内经·缪刺论》云："邪客于手足少阴、太阴、足阳明之络，此五络皆会于耳中，上络左角，五络俱竭，令人身脉皆动，而形无知也，其状若尸，名曰尸厥。"此尸厥之名见于今《内经》者。《伤寒论》云："少阴脉不至，肾气微少，精血奔，气迫，上人胸膈，宗气反聚，血结心下，阳气退下，热归阴股，与阴相动，令身不仁，此为尸厥，当刺期门、巨阙。"观《内经》《伤寒》之尸厥，皆与《扁鹊传》之尸厥相同。《内经·缪刺》言络，《扁鹊传》亦言络。《内经》"手足少阴、太阴之络皆会于耳中"，即扁鹊所谓"当闻其耳鸣"。《内经》"身脉皆动"，即扁鹊所谓"脉乱"。《伤寒论》所谓"热归阴股，与阴相动"，即扁鹊所谓"阳人阴中，阳脉下遂"及"循其两股至于阴，当尚温也"。夫既有三个相同之点，固不能谓为偶然相合。然谓扁鹊所根据者即为今本《内经》，却又可疑。

扁鹊所谓"阳入阴中，动胃缠缘，中经维络，别下于三焦、膀胱，是以阳脉下遂，阴脉上争，阴上而阳内行下"者，固与《内经》"邪客于手足少阴、太阴、足阳明之络"者迥然不同，与《伤寒论》"少阴脉不至，肾气微少，精血奔，气迫，上人胸膈，宗气反紧，血结心下，阳气退下，热归阴股"者亦复殊异。然此犹可为说。三焦为厥阴之府，膀胱为少阴之府，胃为足阳明，原与《内经》大同小异；"阴上阳下"，亦与《伤寒论》吻合。然所刺各不同何也？

《史记·扁鹊传》云："刺三阳、五会。"《正义》云："三阳，《素问》

手三阳、足三阳；五会，百会、胸会、听会、气会、儒会。"

《伤寒论》云："当刺期门、巨阙。"

《内经》云："刺阳足大指内侧爪甲上，去端如韭叶，后刺足心，后刺足中指爪甲上各一痏；后刺手大指内侧，去端如韭叶，后刺手心主，少阴锐骨之端各一痏。"

今按：三阳之络为飞扬穴，属足太阳膀胱经，在外踝骨上七寸。又三阳络穴，属手少阳三焦经，在臂上大交脉支沟上一寸。扁鹊云："中经维络，别下于三焦、膀胱。"则"三阳、五会"之三阳，当属飞扬穴或三阳络穴。《正义》注以"三阳、三阴"为说，非是。五会：百会在颠顶，属督脉；臑会在肩前廉，去肩三寸宛宛中，为少阳与阳维之会；听会在耳前微陷中，上关下一寸，动脉宛宛中，张口得之，属足少阳胆经；气会在两乳下，属三焦；胸会去结喉三寸，为手足六经交会之点。扁鹊谓"会气闭而不通"，当是指胸会。阳入阴中，阳脉下遂，阴脉上争，致胃气不通而厥。督脉，阳络之总纲，取百会引清阳上升，取胸会开已闭之气，闭开阳升，浊阴自下，所谓"从阳引阴，从阴引阳"也；因阳气下行，别下于三焦、膀胱，故取膀胱之飞扬穴、三焦之三阳络穴，其理可通，则《史记》所言不误。

再按：《伤寒论》云"刺期门、巨阙"，期门穴在直乳下二肋端，乃足厥阴、太阴、阴维之会；巨阙穴在鸠尾下一寸，脐上六寸半，属肾脉，为心之募。因宗气反聚，血结心下，故取巨阙以散其结；因其病在络，而气迫血逆且厥，故取期门。

再按：《内经》足大指内侧，足太阴隐白穴也；足心，足少阴涌泉穴也；足中指，阳明厉兑穴也；手大指，太阴少商穴也；手心主，少阴之神门穴也，所谓手足少阴、太阴、足阳明也。夫病在手足少阴、太阴、足阳明，即刺手足少阴、太阴、足阳明，与"从阴引阳，从阳引阴"之说不合，此则当质之有经验者。所可异者，尸厥之为病，病状略同，病理亦略同，而治法则三书皆不同。《伤寒》异于《内经》，或者其病本殊异，以伤寒专为猝病之热病说法？若《内经》与扁鹊不同，将病异邪？《内经》误邪？抑扁鹊所受于长桑者，《内经》之别本邪？吾欲据《史记》以改《内经》，不知深于《内经》之学者谓何如也？

仓公医案第十二

《仓公传》凡二十五医案，仅节取其关系较显，可以了解者录之，以见一斑。

齐中御府长信案

齐中御府长信病，臣意人诊其脉，告曰："热病气也。然暑汗，脉少衰，不死。此病得之当浴流水而寒甚，已则热。"信曰："惟，然！往冬时，为王使于楚，至莒县，阳周水，而莒桥梁颇坏，信则揽车辕未欲渡也。马惊，即堕，信身入水中，衣尽濡，有间而身寒，已热如火。至今不可以见寒。"臣意即为之液汤火齐逐热，一饮汗尽，再饮热去，三饮病已，即使服药出入二十日，身无病者。所以知信之病者，切其脉时，并阴。脉法曰："热病，阴阳交者死"。切之不交，并阴。并阴者，脉顺，清而愈。其热虽未尽，犹活也。肾气有时间浊，在太阴脉口而希，是水气也。肾固主水，故以此治之。失治一时，即转为寒热。

此条骤视之，病情若不甚重，其实因有仲景之《伤寒论》，故医法为我辈所习知。在当时，庸工不辨寒热，类皆视为不治之死证。《伤寒论》中救逆诸法，皆为误下、误汗、误温而设。自非能手，孰能解此？故仓公奏对及之。其云"病得之当浴流水而寒甚，已则热"，即《内经·热病篇》"人之伤于寒也，则为病热"，亦即《伤寒论》"病反其本，得标之病"。云"汗出，脉衰，不死"，曰"阴并"，曰"阴阳不交"，皆与今《内经·评热病篇》吻合，"汗出而脉尚躁盛者，为阴阳交。病不为汗衰，脉不为病衰，复不能食，其寿可立而倾也。"此病非阴阳交，而仓公言阴阳不交不死，可见仓公所畏者，即为阴阳交。可知《内经》断为必死者，直无不死之理。"肾气有时间浊"，"浊"，一作"黾"。"黾"，猛也。此医案未言何时，观"暑汗，脉少衰"句，当在夏日。《内经·脉要精微论》云："夏胃微钩曰平""胃而有石曰冬病"。石，肾脉也。肾脉见于太阴脉口，是为肺之部。肺肾同源，皆为水藏。热病汗出，脉已衰，而肾脉仍时见于太阴之部，故知其病为冬时感寒而为水气也。以病理度之，其人目下必有横纹，或卧而微喘，或呼吸微有音。横纹、喘、有音，皆水气之客。据《逆调论篇》，所谓察色听声，声色合脉，病无遁形，仓公虽未言，其理可推也。

齐王后弟宋建案

齐王黄姬兄黄长卿家，有酒召客，召臣意。诸客坐，未上食，臣意望见王后弟宋建，告曰："君有病。往四五日，君腰胁痛，不可俯仰，又不得小溲。不亟治，病即入濡肾，此所谓肾痹也。"宋建曰："然，建故有腰脊痛。往四五日，天雨，黄氏诸倩见建家京下方石，即弄之。建亦欲效之，效之不能起，即复置之。暮，腰脊痛，不得溺。至今不愈。"建病得之好持重，所以知建病者，臣意见其色，太阳色干，肾部上及界腰以下者枯四分所，故以往四五日知其发也。臣意即为柔汤，使服之十八日所，病而愈。

按：《刺腰痛篇》筋脉之令人腰痛者，不胜缕指。惟云："衡络之脉令人腰痛，不可以俯仰，仰则恐仆，得之举重伤腰，横络绝，恶血归之。"言腰痛得之举重伤腰者，仅见此条。又《气穴论篇》："大寒流于谿谷，卷肉缩筋，肋肘不得伸，内为骨痹。"又《四时刺逆从论》云："太阳有余，病骨痹；不足，病肾痹。"据此，可知仓公知此病之故。

衡络之脉，令人腰痛，不可以俯仰。衡络，带脉也。《灵枢·经别篇》："足少阴之正，至腘中，别走太阳而合，上至肾，当十四椎出，属带脉。"带脉之来源为少阴，其别支之来源为太阳。少阴病，则腰强痛，不得俯仰，其病必从寒化、湿化。所谓风恒中身半以上，湿恒中身半以下。其病而痛，痛而著，所以知其必为寒湿也。此节有"天雨"字，中湿尤显。凡阳邪从下上行，阴邪从上下行。带脉者，膀胱、小肠亦病。寒湿本下行，寒胜痛，湿胜重，痛则气不举，气不举则气血皆坠。膀胱气化则溲出，寒湿胜则阳微，阳微则气不化，可以断定其不得小溲也。五色之诊，肾主黑。凡肾阳不足者，其颜必黑，故《五藏生成篇》曰："黑脉之至也，上坚而大，有积气在小腹与阴，名曰肾痹。"此与仓公所谓"肾痹"者相合，与"太阳色干，肾部上及界腰以下者枯"皆合。惟云"四分所"，云"往四五日知其发"，则《内经》所无，当为仓公之经验。

然有可疑之处。考之《内经·痹论篇》："痹之所由生，曰风寒湿。筋、脉、肌、骨、皮，各以其时受病，则痹有五。筋、脉、肌、骨、皮，五藏之合也。久而弗去，即由合入藏。居处失常者，风寒外客；饮食不节者，肠胃内伤。如此，则邪客于六府，故十二经皆有痹。"其肾痹之见证为遗溺，为胀，为尻以代踵、脊以代头。仓公曰"不亟治，病即人濡肾"，是即由合入藏之谓。其得之举重，仓公本不之知，乃宋建自言者。举重腰痛，由于横络之伤。力生于膂，横络附著于背膂。横络绝，则恶血归之；横络伤，则外邪从而客之。其所感者为寒湿，则为阴邪，阴胜阳微，肾病之色乃见于面，或者兼见卷肉缩筋，筋肘不得伸，不得俯仰。而黑色之外，又必见不足之色，故一望而知之。然《痹论篇》肾痹之证为遗溺何也？仓公谓肾痹之病不得小溲，与《内经》相反，颇不得其解。

《金匮·五藏风寒积聚病篇》："肾著之病，其人身体重，腰中冷，如坐水中，反不渴，小便自利，饮食如故，病属下焦。身劳汗出，衣裹冷湿，久久得之。腰以下冷痛，腹重如带五千钱。"此实言带脉为病。病名虽异，病源、病状实同。云"腰冷痛，腹重如带五千钱"，其不可俯仰，不言可知；得之劳汗，与得之举重亦同；"饮食如故"，宋建能赴黄长卿家宴会，故当饮食如故。然而《金匮》则言"小便自利"，若云"仅仅风寒湿三气由合传藏者则遗溺，得之举重则不得溲"，则《金匮》明言身劳汗出，因劳伤带脉，汗出受湿，实与天雨举重无异；若云遗溺仅指"传变之先，邪在合未入藏"者而言，则仓公固言"不亟治，将入濡肾"，此实一可疑之点。各家注释均未及。鄙意宋建之不得小溲，并非点滴俱无之癃闭。假使点滴不通四五日，在理不当能赴宴。然则所谓不得小便者，不过如淋病，小便不禁，涩痛不利。自其涩痛言之，是不得小便；自其不能自禁言之，可谓遗溺。是当活看。

齐王侍医遂案

齐王侍医遂病，自炼五石服之。意过之，遂曰："不肖有病，幸诊遂也。"臣意诊曰："公病中热。论曰：'中热不泄者，不可服五石。'石药精悍，公服之，中热。得数溲，亟勿服，色将发痈。"遂曰："扁鹊曰：'阴石以治阴病，阳石以治阳病。'夫药石有阴阳水火之齐，故中热即为阴石柔齐治之，中寒即为阳石刚齐治之。"臣意曰："公之所论远矣。扁鹊虽言如是，然必审病诊，起度量，立规矩，称权衡，合色脉、表里、有余不足、顺逆之法，参其人动静与息相应，乃可以论。论曰：'阳疾处内，阴形应外者，不加悍药及针石。'夫悍药入中，则邪气辟矣，宛气愈深。诊法曰：'二阴应外，一阳接内者，不可以刚药。'

刚药入则动阳，阴病益衰，阳病益著，邪气流行，为重困于俞，忿发为疽。"后百余日，果为疽发乳上，入缺盆，死。

此案，前言五石，后言诊法。五石与《内经》无关，不佞别有专篇考之，兹仅言其大略，亦可见《史记》足补医经之缺。

按：《巢氏病源》所载"五石散"，《千金》所载"寒食散"，《金匮》"侯氏黑散"，三方从一方化出，皆有痕迹可寻。《病源·寒食散发候篇》："寒食药者，世莫知焉（盖谓世莫知其所起），或言华佗，或曰仲景。考之于实，华佗之精微，方类单省；而仲景经有侯氏黑散、紫石英方，皆数种相出入，节度略同。然则寒食、草食二方出自仲景，非佗也。"巢氏之言，亦仅想当然耳。仓公之世，去仲景已三百五六十年，齐王侍医更引扁鹊，则五石方发源已远，几于不可究极。藉非《史记》，亦何从窥见古代医学之盛况哉？

其言诊法，《内经》虽无吻合之文字可证，然方法则不甚相远。《生气通天论》曰："阴者，藏精而起亟也；阳者，卫外而为固也。"准此，则阴在内，阳在外也，故《金匮真言论》曰："夫言人之阴阳，则外为阳，内为阴。"《阴阳应象论》曰："阴在内，阳之守也；阳在外，阴之使也。"《玉版论要》篇则云："阴阳反他，治在权衡相夺。"又云："揆度者，度病之浅深也。奇恒者，言奇病也""揆度奇恒，道在于一。神转不回，回则不转"。仓公曰："阳疾处内，阴形应外者，不加悍药及针石。"夫云"阳疾处中，阴形应外"，是阳在内，阴在外；阳当在外，反在内为逆，亦即阴阳反他之意。《内经》以转为顺，以回为逆，逆即回而不转之意。病人是否转而不回，抑系回而不转，此在诊病之医，当衡权揆度，故又云："奇恒事也，揆度事也。"仓公谓遂曰："公所论远矣。扁鹊虽言若是，然必审病诊，起度重，立规矩，称权衡，合色脉。"此可谓与《内经》吻合。其云："阳气既在内，刚药入动阳，阴病益衰，阳病益著，邪气流行，为重困于俞，忿发为疽。"此与《内经·阴阳别论篇》"是故刚与刚遇，阳气破散，阴气乃消亡"，及"开阖不得，荣气不从，逆于肉理，乃生痈肿"，又"阳气有余，荣气不从，乃发为痈；阴阳不通，两热相搏，乃化为脓"等亦皆吻合。据此，即谓公乘阳庆所谓古先遗传之黄帝扁鹊脉书五色诊病者，即为今本《内经》，亦不为过。

仲景《伤寒论》第十三

《内经》治法与《伤寒》互证之一斑

仲景《伤寒论》撰用《素问》，全无迹象可求，苟非仲景自言，直不知《伤寒论》从《素问》而出，此如九方皋相马，在牝牡骊黄之外。盖其所采取于《素问》者，纯系《素问》之里面，而非《素问》之表面。今不辞老生常谈，一讨论之，亦本书所当有事也。

《内经·至真要大论》云："微者逆之，甚者从之。"又曰："逆者正治，从者反治，从多从少，观其事也。"又曰："塞因塞用，通因通用，必伏其所主，而先其所因。"又曰："诸寒之而热者取诸阴，诸热之而寒者取诸阳。"《阴阳应象论》曰："不治王气。"又曰："其盛也，可待衰而已。"又曰："血实宜决之，气虚宜掣引之。"凡此所引，试为诠释。

逆，谓正治也；从，谓反治也。病热治以寒，病寒治以热，药与病相逆。热药所以祛寒，寒药所以清热，于理为正当，故曰正治。病寒治以寒，病热治以热，药与病相从。热药岂不助热？寒药岂不增寒？于理为反，故曰反治。今观《伤寒论》三阳证中，麻、桂解表，青龙愈烦，无汗者以麻黄发汗，里热者以石膏清热，药与病反，皆"微者逆之"之类；少阴病发热辄用附子，药与病相类，乃"甚者从之"之类也。以寒药治热病，以热药治寒病，有迎头痛击之势，故曰逆；以寒治寒，以热治热，药之寒热从病之寒热，故曰从。何故如此？则以病有真假也。病浅者，见证多属真象；病深者，见证多属假象，故微者当逆，甚者当从。

附子汤之附子二枚，麻黄附子细辛汤之附子一枚（此据明版赵开美本），真武汤术、附为主而兼白芍阴药，四逆、白通不兼阴药，则所谓"从多从少，观其事也"。热结旁流而反下之，通因通用也；气满腹胀而反补之，塞因塞用也。

"伏其所主"，《新校正》释"伏"为"制"，谓制病之本；"先其所因"，为求病之源。既得其本，而以真治真、以假治假也。《伤寒论》云："下利清谷，身体疼痛，急当救里；身体疼痛，清便自调，急当救表。"同是身痛、清便自调者，身痛是主病，所以身痛，为表寒，故表寒病之本也；下利清谷，清谷是主病，所以清谷，为里寒，里寒是病之本也。桂枝以救表，四逆以救里，伏其所主也。太阳证，发热、恶寒，宜发汗也。然热多寒少，其脉微弱不可汗，尺脉迟者不可汗。热多寒少，脉微弱为无阳，无阳者不可发汗，宜桂枝二越婢一汤；尺脉迟者血少，宜小建中加黄芪汤以养其血。发热、恶寒为病之主，所以热多、汗少、脉微弱，因于无阳；所以尺脉迟，因于血少。有此二因，虽当伏其所主，其因之关系甚大，不可不先事斟酌，故曰"必伏其所主，而先其所因"。抑"主""因"云者，当活看。每一方无不有两种以上用意，无非是"主""因"之故，例如大承气之朴、枳、硝、黄，病在燥矢不下，以大黄攻之，必协芒硝软坚；桃花汤之赤石脂、干姜，病在下利、便脓血，用石脂涩止散结，必用干姜以祛寒，皆有"伏主""先因"之意在。

至如"诸寒之而热者取诸阴"，天冬、玉竹、阿胶、鸡子黄，是其例也；"诸热之而寒者取诸阳"，萸、附、姜、桂，皆其例也。盖热之而寒者，阳虚之寒；寒之而热者，阴虚之热。故《伤寒论》有"身大热，反欲得衣，热在皮肤，寒在骨髓；身大寒，反不欲近衣，寒在皮肤，热在骨髓"之文，《内经》则曰"阳胜则热，阴胜则寒，阴虚则热，阳虚则寒"，其理皆相通也。不治王气，盛可待衰。柴胡愈疟，必以迎送，是其例也；血实宜决，抵当之类；气虚宜掣引，诸柴胡救逆皆其例也。

是故《内经》之治法为法律，则《伤寒》之用方即其例案，此仲景运用《内经》之最易见者也。

《内经·标本病传论》云："病有标本，刺有逆从，奈何？岐伯曰：凡刺之方，必别阴阳，前后相应，逆从得施，标本相移。故曰：有其在标而求之于标，有其在本而求之于本，有其在本而求之于标，有其在标而求之于本。故治有取标而得者，有取本而得者，有逆取而得者，有从取而得者……先病而后逆者治其本。先逆而后病者治其本，先寒而后生病者治其本，先病而后生寒者治其本，先热而后生病者治其本，先热而后中满者治其标，先病而后泄者治其本，先泄而后生他病者治其本。必且调之，乃治其他病。先病而后生中满者治其标，先中满而后烦心者治其本……病发而有余，本而标之，先治其本，后治其标；病发而不足，标而本之，先治其标，后治其本。谨察间甚，以意调之，间者并行，甚者独行。"

此所言乃先后传变之标本也。先后传变之标本，先病者为本，后病者为标。所谓刺有逆从者，即下文治反为逆，治得为从：即正治与病相反者为逆，从治与病相得者为从。

"有其在标求之标，有其在本求之本"，如《热病论》云："人之伤于寒也，则为病热。"寒乃病之所从生，本也；热乃病之传化，标也。其在《伤寒论》风寒伤荣卫，恶寒恶风。恶寒恶风，病也，所以有此病者，以感受外寒也。外寒即为病之本，以麻、桂祛其外寒则病愈，此"有其在本而求之本"也。迨寒既传变而化热，则但恶热，不恶寒，甚且汗出烦躁、大渴引饮。病本伤寒，而见如此热证，此由传变而来，寒为本，热为标也，治以石膏、芩、连，此"有其在标而求之标"也。

"有其在本而求之标"者，例如太阳证，外未解，医反下之，遂为结胸。太阳证其本，结胸证其标，治法主陷胸，但治其标，不治其本也。

"有其在标而求之本"者，阴病阳越，而热，而燥，而叉手自冒，此里寒为本，见于外者为标，治用真武、四逆、白通、通脉等者，但治其本，不问其标也，故曰："先病而后逆者治其本，先逆而后病者治其本，先病而后生寒者治其本，先热而后生病者治其本。"此所谓本，即指所先者而言。

其曰"病发而有余，本而标之，先治其本，后治其标；病发而不足，标而本之，先治其标，后治其本"者，则以病气强弱为言。例如"阳胜则热，阴胜则寒"，此有余为病也。一藏有余，则害及他藏；一经有余，则害及他经。阳本卫外，阴本内守。阳独胜，则侵犯阴之地位，渐渐从外内传，卒之阳反在内，即仓公所谓"阳病于中，阴应于外"，其在《伤寒》即太阳为病，从标阳而化热。病气有余，热则大炽，太阳未罢，阳明已病。如此者，则先解其太阳之邪。此在《内经》有公例，所谓"由外而之内者，先治其外；由外之内而甚于内者，先治其外，后调其内"。彼粗工凶凶，以为可攻，卒致结胸胸痞，或自利不止，甚且脏厥者，皆背《内经》之公例。惟仲景能研求《内经》而心知其意也，此"本而标之"之说也。

其"标而本之"者，可以隅反。盖病而不足，则不但不能侵他藏、他经，而他藏、他经反从而乘之，故当先治其标，后治其本。例如竹叶石膏为阴虚而热者设，新加汤为阳虚而寒者设。竹叶石膏之胃虚热而呕，胃阴虚也；新加汤之邪尽而痛，阳虚而痛也，为"阳虚则寒，阴虚则热"之病，是不啻《内经》"病发而不足"之注脚。

其曰"间者并行，甚者独行"，谓病浅者可以兼治，病甚者治当专力。观于四逆汤、大承气汤药力之单纯，可知"甚者独行"之谓何也。

"即病、不即病"存疑

《伤寒例》云："《阴阳大论》云：春气温和，夏气暑热，秋气清凉，冬气冰冽。此四时正气之序也。冬时严寒……触冒之者，乃名伤寒耳。其伤于四时之气，皆能为病，以伤寒为毒者，以其最成杀厉之气也。中而即病者，名曰伤寒；不即病者，寒毒藏于肌肤，至春变为温病，至夏变为暑病。暑病者，热极重于温也。"

按：此节病温、病暑，即《内经·热论篇》"凡病伤寒而成温者，先夏至日者为病温，后夏至日者为病暑。暑当与汗皆出，勿止"之文也。然《内经》并无"不即病者，寒毒藏于肌肤"之文。大是可疑，兹申鄙意如下。

其一，《经》云："阴胜则阳病，阳胜则阴病""阳胜则热，阴胜则寒""重寒必热，重热必寒"。又曰："阳胜则阴复，阴胜则阳复"。冬令天寒，人应以太阳，伤于寒则阴胜，阴胜例无不复，复则阳胜，阳胜者其病温，此所以春必病温也。凡阴阳偏胜，不能复则死；凡未至于死者，无有不复。复之迟早，则有种种关系。天之寒，寒至若何度数？人之抵抗力强弱何如？及伤寒在冬初或在冬梢？皆是《经》所以不言者，活法在人耳。惟冬伤寒而冬病，春伤寒而春病，其治不同，故别名之曰温病。凡胜而复，断无隔一季之久者。

其二，《内经》言"冬伤于寒，春必病温；春伤于风，夏生飧泄；夏伤于暑，秋必痎疟；秋伤于湿，冬生咳嗽"，盖就四时推论，自当如此。若云"冬伤于寒，寒邪伏于肌肤，至春不病，至夏至而病暑温"，则春伤于风，夏伤于暑，亦有隔季而病者乎？无，或有，皆当有迹象可寻。如"冬伤于寒，春必病温"，而春之病温有不仅由于伤寒者，故又有"冬不藏精，春必病温"之文。今春伤风，夏伤暑，隔季而病者，无有也。即伤寒，隔季而病者，《内经》亦无有也。

其三，今日西医实地考验，伤寒潜伏期不过十余日，多至二十日。西医所言病理，固迥然不同，谓伤寒之原因由于棒椎形之微菌。此层当于注释《伤寒》时继续论之，今非本文范围内事，不复深说。惟此潜伏期则确实可据，今谓隔季而病，究何理乎？

鄙意以为，冬季伤寒，阴胜而寒；春季病热，阳胜而热，胜之病也。冬伤于寒而春病温，非寒之伏，乃阳之复；春伤于风，夏生飧泄，非风之伏，乃阴之复也。经文寒温对待言之，似当从胜复之说为长，且经文可如下解释之。

"凡热病者，皆伤寒之类也"，其下文云："人之伤于寒也，则为病热。"此不限于冬令。人身非如兽类有天然御寒物，劳而汗出，或衣薄，或入冷水，皆能伤寒，伤于寒则病热。冬伤寒病热，春伤寒亦病热，夏伤寒亦病热，故曰"凡"。惟冬病热名伤寒，春病热名温病，夏病热名暑温，所以然之故，主时之经气不同也。主冬令之太阳、少阴，非即主夏令之太阳、少阴。四时皆如此，独不言秋者，省文也。观夏名暑温，则知秋必名湿温，而春之温病可名为风温。《热病篇》末节曰"凡病伤寒而成温者"句，似泛指四时之伤于寒者言，故曰"凡"。曰"先夏至为病温，后夏至为病暑"者，诏人以热病当从时令命名，此有深意，盖从时令命名，则从时令治疗也。然则《伤寒例》"寒毒藏于肌肤，至春不即病"两语，岂不有商榷余地？且从《伤寒例》之说，枝节横生，并《内经》亦不可解，以故纷呶聚讼，不可究诘。

或谓《序例》"此则时行之气也"句以上，皆仲景原文，引《外台秘要》为证，以《外台》"时行之气"句下有"王叔和曰"四字。然则苟非《伤寒论》在唐之前已有讹误，即不佞之解释《内经》为未当耳。姑存疑以待明者。

标本中气之研究第十四

从各家注释，则有三个疑问

《六微旨篇》云：少阴、太阳从标从本，少阳、太阴从本，阳明、厥阴从中。释之者曰：少阴本热，太阳本寒，标本不同气，故或从标，或从本；少阳标阳本火，太阴标阴本湿，标本同气，故从本。阳明燥金，太阴湿土为之中，则燥从湿化；厥阴风木，少阳相火为之中，则木从火化，故不从标本而从中气。问：何为中气？曰：一藏一府互相联络者为中气。

如此解说，则有三个疑问：（一）藏府互相联者何物？神经乎？血管乎？官能乎？可得闻欤？（二）本篇经文云"本之下，中之见也；见之下，气之标也"，此"下"字何解？若云"太阴之上，湿气治之；阳明之上，燥气治之"，经既云"上"，"下"者对"上"而言，则"上"字何解？若曰"天有六气，谓之六元，人之三阴三阳上奉之"，则"中"字何解？（三）注《伤寒》者每以《六微旨》

此节为言，毕竟《内经》之标本中见是否只说足经？抑《伤寒》亦言手经乎？如云《伤寒》亦言手经，其证据何在？如云《伤寒》只说足经，其理由何在？此亦聚讼不决之一问题，请申鄙意如下。

六气标本从天运来

《内经》全书皆言天，本篇言天者尤多，则标本中气自当从天运来。天运者，阴阳四时也。从阴阳四时说，则三个疑问均不难解释。六府与五藏相联络，非神经、血管、官能相联络，乃病状有相联络者，如心移热于小肠，肺移热于大肠，是其例也。因藏与府有如此显著关系，故一藏配一府，五藏配四时，十二经亦配四时，于是有标本气化。天有六气，三阴三阳上奉之；六气在天，十二经在人。天上，人下，故有上下；因是二元学说，故有中气。《伤寒》言足经者，因太阳、少阴主时之故。试申言以明之。

配肝藏之府，胆也，肝主春，胆亦主春；配心藏之府，小肠也，心主夏，小肠亦主夏；配肺之府为大肠，肺主秋，大肠亦主秋；配肾之府为膀胱，肾主冬，膀胱亦主冬。然试问：肾与膀胱，于冬有何关系？肝与胆，于春有何关系？则不能得其关系之迹象。今命肝为厥阴，胆为少阳，肾为少阴，膀胱为太阳，则与春，与冬有关系。故肝之为厥阴，肾之为少阴，非"肝是厥阴，肾是少阴"，乃命之为厥阴，命之为少阴。名也，非实也。肝与春，肾与冬，非肝肾之实与春冬有关系，乃肝肾之名与春冬有关系。此所以言《内经》非解剖的藏府，乃气化的藏府，质言之，时序的藏府耳。何以如此？则因人身生老病死之变化，以天地之生长化收藏为法则也。生老病死，言其大者耳，其实无时不变化，无刻不变化。此种变化，虽是血肉，却不能谓之血肉，无以名之，名之曰气，故言经气。经气者，气之有常经者也。天有六元，故人有六经。

厥阴、少阳释义

厥阴者，阴将尽也。阴尽则阳生，故与厥阴配者少阳，以此为六经之始，故曰：初之起，一日四分之，则厥阴之气司鸡鸣至平旦；一年四分之，则厥阴之气司小寒至春分。因是两元学说，其阴阳为交互的，同出异名的，故阴中有阳，所以少阳为中气，然此一时期主生长。凡百动植，所以能生长，皆赖有初生之阳气，决不赖垂尽之阴气。此所以厥阴之治，当从中见之少阳也。所谓从者，谓厥阴而病，当问其中见之少阳盛衰何如，从而消息用药，并非凡百厥阴之病只须治胆火也。

夏季之少阴、太阳

心主夏，在一日为平旦至日中，在一年为清明至夏至。在生长化收藏之五运，此居第二；比易卦之六画，此为五爻。故以君火当之，此一时期无祁寒盛暑，少阴主其上半，太阳主其下半，因寒暑相等，故少阴、太阳或从标，或从本。夏长为养，承受春之发陈。春时之有生气，为一阳来复之故，所谓阴中之少阳；夏日之有长气，即此少阳渐为壮火之故，而君火实为阳中之少阴。立夏而后，为一年阳气最盛之时，故主此时者为太阳，虽云从标从本，毕竟从阳化者顺，从阴化者逆，故曰"君火以明"，又曰"天明则日月不明"也。

太阴、阳明

肺主秋，为之配者阳明。岁半以前为阳，岁半以下为阴，而太阴与阳明合主秋季者，阳明之主秋，犹之厥阴之主春。厥阴，阴之尽；阳明，阳之尽也。经言"少火之气壮，壮火之气衰"，即是阳明为阳尽之证据。秋初，长夏之暑湿犹在，故太阴从本湿；深秋，阴气至盛，故阳明从中见之太阴。

冬季之少阴、太阳

肾为少阴，冬为寒水，肾主冬，则为重阴，故《经》又言少阴为阴中之阴。人之生不能纯阴，凡外寒者里必热，故少阴本热，寒热各走极端，故少阴或从标，或从本。又，人身三阴三阳，上奉天之六气，三阴三阳即经气，经气每与天之六元相反，故天热，人应以阴；天寒，人应以阳。太阳标阳而本寒者，本寒，天气也；标阳，人身之阳上应之也。阳与阴亦各走极端，故太阳或从标，或从本。是故主夏季之太阳、少阴从标从本者，为天与人相去不远也；主冬季之少阴、太阳从标从本者，为天与人各走极端也。知其各走极端也，则治有从逆，药有正反。知其不甚相远也，则刺宜浅，药宜轻，治法多宜和解清透。刘守真治温病称圣手者，实偶合此意。故曰：知与标本，用之不穷。

《伤寒》仅言足经之故

冬时天气寒，人应以在表之太阳。有时太阳不胜天气，则病，是为伤寒，此"阴胜则寒"之病，太阳从本化者也；人之伤于寒也，则为病热，此"阳复而热"之病，太阳从标化也。主夏季之少阴、太阳，手经也；主冬季之少阴、太阳，足经也。伤寒从冬伤于寒说起，其所论皆冬伤于寒之变化，故不言手经也。《温病条辨》谓温病传手不传足，可谓谈言微中，然是幸中，故用药多谬，远不如守真。守真亦只知其然，不知其所以然，故标本中气之说，迄未明了。

七损八益第十五

各家注释之矛盾

吾以"转而不回，回则不转"为《内经》之总提纲，盖不病者转，病则回，辨其回或转，可以知人之病与不病，此《内经》之第一步。若在全书中觅一语足以当《内经》理论之结穴者，则惟《阴阳应象大论》中之"七损八益"一语，岐伯论阴阳更胜之变。帝曰："调此二者奈何？"岐伯曰："能知七损八益，则二者可调；不知用此，则早衰之节也。"欲知七损八益为何物，当先罗列各家注解，然后以鄙意说明之，读者可以了然无疑。

王冰注云：用，谓房室也。女子以七七为天癸之终，丈夫以八八为天癸之极，然知八可益，知七可损，则各随气分，修养天真，终其天年，以度百岁。《上古天真论》曰：女子二七天癸至，月与以时下；丈夫二八天癸至，精气溢泻。然阴七可损，则海满而血自下；阳八宜益，交会而泄精。由此则七损八益，理可如矣。

按：王冰此注，只"阴七可损，海满而血自下"四句，然下两句不可解。既精泄，云何是益？且《经》言七损八益所以调阴阳，王注以房色当之，可谓失言。马氏因有采取之说，是直以左道为医也。《内经》全书何尝有一字涉及采取？凭空诬蔑，荒谬绝伦。隐庵则循文敷衍，谓："阳常有余，阴常不足。然阳气生于阴精，知阴精之不足，无使亏损，则二者可调。"是王冰主张阴可损，隐庵主张阴不可损，与马氏"采阴补阳"之说鼎足而三，各不相同。然则《内经》之真意究何如也？景岳注此最详，谓七损八益为生死之本原，是景岳亦认此为《内经》

重要语。今节录其注释如下。

此言生死之本原也。七为少阳之数，八为少阴之数。七损者，言阳消之渐；八益者，言阴长之由也。生从乎阳，阳不宜消；死从乎阴，阴不宜长。阳长阴消，阳退阴进；阳来物生，阳去物死。所以阴邪之进退，由于阳气之盛衰。故《周易》三百八十四爻，皆卷卷于扶阳抑阴。盖恐其自消而剥，自剥而尽，而生道不几乎息矣。（此颇有删节，惟原意已尽此）

景岳认七为阳，八为阴，与王、张两家不同；又别出"扶阳抑阴"四字，与马氏之"采阴补阳"同而不同。似此人异其说，将令学者何所适从乎？且如景岳之说，阴邪之进退由于阳气之盛衰，岂只阴能病人，阳不能病人邪？鄙意此处不能引《易经》为证。《易》以阳为君子，阴为小人，当然以阳为美，以阴为恶。若治病，则不许以意左右。况易道剥而必复，正与《内经》胜复之理相通，岂有自剥而尽之理？人病固有不能复而死、复甚而死者，转是《易经》无剥极而消之事。然则"七损八益"之真意如何？鄙意以为只循绎本文前后，便可涣然冰释，一切聚讼不能淆也。

七损八益为自然的

本节经文"岐伯曰：阴胜则身寒汗出，身常清，数栗而寒，寒则厥，厥则腹满死，能夏不能冬；阳胜则身热，腠理闭，喘粗为之俯仰，汗不出而热，齿干，以烦冤、腹满死，能冬不能夏。帝曰：调此二者奈何？岐伯曰：能知七损八益，则二者可调；不能知此，则早衰之节也。"是"七损八益"云者，调阴阳也，当注重"调"字，不当注重"用"字。如各家所言，则与"调"字不合。何以不合？仅循绎下文，便能知之。下文云："年四十而阴气自半也，起居衰矣；年五十，体重，耳目不聪明矣；年六十，阴痿，气大衰，九窍不利，下虚上实，涕泣俱出矣。故曰'知之则强，不知则老'，故同出而名异耳。智者察同，愚者察异。愚者不足，智者有余，有余则耳目聪明，身体轻强，老者复壮，壮者益治。是以圣人为无为之事，乐恬惔之能，从欲快志于虚无之守，故寿命无穷，与天地终，此圣人之治身也。""为无为之事，乐恬惔之能"，是圣人之治身。圣人治身，当然可以为法，以其能调阴阳也，然则调阴阳则在无为恬惔。无为恬惔，即后人所谓黄老学之精义，自今日学者言之，即自然主义。扶阳抑阴，采阴补阳，皆非无为恬儋。岂有抱自然主义之人，而无事自扰者哉？

释"同出异名"

"同出而异名"，各家均不得其解，兹不复赘述各注，遂申鄙意。

《上古天真论》男得八数，女得七数，是八为阳，七为阴也。此处七、八并言，自当与《天真论》同。所谓损益者，谓：阳亢，阴能损之；阴竭，阳能益之。阳亢，得阴则伏，是七之损八；阴涸，得阳则生，是八之益七。在男女如此，在个体亦如此。试以病证言之。少阴病，阳衰于外，阴争于内，则舌干而津液枯涸，以甘凉药润之，虽大剂连服不效，且胸痞愈甚，烦躁愈甚；得辛温大剂，则舌色反润，是阳能益阴之明证。煎厥之证，骨蒸潮热，当壮水以制火，水能制火，是阴能损阳少明证。火，阳也，得阴而伏；津液，阴也，得阳而牛。阴生于阳，阳涵于阴，不能离而为二，故阳亢则阴竭，阴竭者阳必破；阴盛则阳微，阳绝者阴亦消。阳破者死，阴消者亦死。至阳既破，阴既消，则死局已定，非人力所可挽回。凡经文言死证者，皆此类也。其未至于消，未至于破者，则为偏胜，审其何者偏胜，从而补救之，则医工之事也，故曰"调"。《内经》全书所言者，无非救济阴阳之偏胜。然此处七损八益之调阴阳，则有"治未病"意，故下文言圣人之治身。

阴生于阳，阳出于阴，此天然者也，不能以人力左右。惟感于风寒暑湿燥火而病，则当以药力救济。风寒暑湿燥火之能病人者，命之曰六淫。淫，不正当也。时序有不正当之六淫，中于人生之六经。六经应六气，本有定位，以不正当之气中于人身，则不当其位，阴阳之序乱，而偏胜之害见矣。若此者，当察其阴阳二气孰胜、孰不胜，是为察异，此言人身既病之后。当其未病之先，未尝无阴阳，而不见有胜、不胜者，为阴能涵阳，阳能生阴，二气本由一气而化，即前篇所谓"━━生于━"，故曰同出异名。上工治未病，能知七损八益之理，故曰智者察同。粗工必待偏胜已见之时，然后衡量二者多寡而调之，故曰愚者察异。察异于已病，譬之渴而穿井，斗而铸兵，故尝苦不足。察同于未病，则葆其天真，故常处有余。四十起居衰，五十体重，六十阴痿，言其常也。尚有不及此者，皆因不知七损八益。老而聪强者，无他谬巧，在能知七损八益。然须知七损八益是天然的，非可以人力左右，惟乐天知命为得之，故曰无为恬儋，从欲快志于虚无之守。若此者必能尽其天年，其曰"寿命无穷，与天地终"，谓能尽其天年，非谓长生久视也。

群经见智录卷三

武进　徐衡之

武进恽铁樵学　　受业　金山　何公度　参校

江阴　章巨膺

《灵素商兑》第十六

《灵素商兑》之可商

余君云岫，以西医著《灵素商兑》，其《内经》之知识，较之寻常中医，不止倍蓰，诚豪杰之士也。晚近中医，本为最衰落时代，不知《内经》为何物者，几乎百人而九十九。夫治一种科学，必兼具他种科学之常识而后可。西人治学如此，中人治学亦如此，故《千金方》论大医习业，不可不深明天人之理；凡五经、子、史、天文、易学，皆医生所当有事；若《灵枢》《素问》《甲乙针经》《伤寒》《金匮》，尤为医生所必知，固无待言。乃自我生之初，至于今日，举国视《灵枢》《素问》为绝学，无有一人能言其理者；当不佞二十许时，读内难《气穴论》《气府论》诸篇，辄为之头脑作胀，不但畏其繁，且不信万有不齐之经络可以如此整齐划一为之说也，询之老于医者，辄摇头谢不知；嗣见业医者类奉叶天士《医案》《温病条辨》为枕中鸿秘，勉强读之，其不可解等于《内经》，后遂弃去；至戊戌而后，校中文课，偶涉五行，为教师所呵叱，从此绝口不言医，且耻言曾治中医。吾知国人与我同有此阅历者，当有数千人也。

西学东渐而后，为西医者类勇猛精进，为中医者类故步自封，即有好学之士，亦不知从何处着手，则废然思返，或弃本业而入学校，或讲酬应而图诡遇，此中情形，本书无缕述之必要。总之，吾国医学，自古迄今，未见有根本解决之著作，所以然之故，我国人多崇古之习惯，少独行之魄力。《灵素商兑》应时势而产生，本篇则应有之反应也。

自一孔之见言之，《灵素商兑》所言者，未能抓着痒处，即《商兑》亦有可商之处。兹为避繁就简计，仅摘录《商兑》中数句及其中坚之一节。虽摘录，非有所趋避，吾欲说明《灵素商兑》无损于《内经》，亦非于《商兑》加以诋毁。至于余君云岫，与不佞在商务书馆同事数年，虽无交情，亦绝无恶感。今兹所为，尤非对人问题，此则所当声明者也。

《灵素商兑》论阴阳五行云："通观《灵》《素》全书，其为推论之根据、演绎之纲领者。皆以阴阳五行为主，故阴阳五行之说破，而《灵》《素》全书几无尺寸完肤。岂惟《灵》《素》，岂惟医学，凡吾国一切学术皆蒙阴阳之毒，一切迷信拘牵皆受阴阳五行之弊。邪说之宜摈也久矣。"

循绎此节，无他意义，不过深恶痛绝阴阳五行，致连及一切迷信拘牵，则所包者广，其语亦不为过。且看他下文如何说。

又云："自古文化未开，人民崇信鬼神，故治天下者神道设教。欧西医术出僧侣，中夏医术出于阴阳家，环球一辙，为人类进化、学术发达之公路，由之而莫能离也。《素问》云：古者治病，可祝由而已……古者'医'字从'巫'，此皆古代医出于阴阳家之佐证……《灵》《素》之渊源，实本巫祝，宜其笃守阴阳五行之说而不悟也。"

此节言阴阳家为古代之巫、《素问》所从出，故《素问》不可为训。然引《素问》"古者治病，可祝由而已"一句，实与事实相反。

又云："夫所谓阴阳者，犹物之有表里、动静，动植、男女之有雌雄，磁电之有反正，化学之有酸碱，凡物性相反者，皆得名之。其用止此，非有神妙不测之玄机。自阴阳家言之，遂为不可思议之种子。《素问·阴阳应象大论》：'阴阳者，天地之道也，万物之纲纪，变化之父母，生杀之本始，神明之府。治病必求其本。'是彼所谓阴阳者，神秘不可思议，为造物之玄宰……彼空气者，扩布于地面，属之阳乎？阴乎？空气近地者浓，远地者薄，将谓薄者为阳，浓者为阴乎？藉曰是也，则如酸素、盐素之类，属之阳乎？阴乎？此可知阴阳之说与其纲纪万物之法，至谬误疏漏，不足为精审学术之根基也明矣。"

上节言阴阳不过表里、雌雄、反正、酸碱，凡物性相反者是，自阴阳家言之，遂神秘不可思议，为造物之玄宰。又，纲纪万物之法无标准，谬误疏陋，不可为训。

其《五藏六府》节云："《素问》五藏有定义焉：'所谓五藏者，藏精气而不泻也，故满而不实；六府者，传化物而不藏，故实而不满。'此其谬误，凡稍知生理、解剖者，皆能晓然。今为逐条驳之。肝者，乃为胆汁、尿酸、糖质之制造所也，又有消灭门脉血液毒力之用。细检其结构，有胆汁细管发自肝细胞，而开口于胆管，所以输送胆汁于胆囊也。是则肝也者，摄取由肠管而来之诸材料，制成胆汁，泻之于胆囊，更由是而泄之于肠也。藏乎？泻乎？彼不知肝之医化学作用，又徒以肉眼检查，其解剖不能得肝胆联络之路之有胆汁细管，遂意其藏而不泻。在古人，科学未明，器械未精，无足深怪；至于今日，而又墨守旧说，而只敬之曰：是《灵枢》《素问》之言也。精粗、细密、是非之莫辨，妄人而已矣。（余藏从略）"

上节为西国解剖学以证《内经》之非，此为《灵素商兑》一书之中坚。余所录者，虽简之又简，《灵素商兑》全书之旨趣已无遗漏。则请申说不佞一孔之见，殊不自知其有当焉否也。

上所录者，共四节。

第一节羌无故实，谓阴阳五行为邪说，久宜在摈斥之列。

第二节谓《内经》渊源于巫祝，故笃守阴阳五行诸邪说。此却不可不辨。邪者，对于正而言，苟无正，则邪者且不见其为邪。是故欺人敛钱者为邪，有根据、有理论、有效果，志在利济者为正。若云中西医比较，中医为邪，则正如五十步之于百步，下文详之。

祝由，《内经》无之。《内经·移精变气篇》："黄帝问：古之治病，惟其移精变气，可祝由而已。今世治病，毒药治其内，针石治其外，或愈或不愈，何也？"此其意本在讨论毒药、针石，非讨论祝由，甚为明显。医出于巫，诚然，然亦不足为病。《内经》固为纯粹的科学，不言祝由；即祝由，亦未便是邪。古之祝由，初非现在之辰州符治病，大约《尚书·金縢》一篇是其真相；在今日学理可以比似者，为心灵学；梁任公《新大陆游记》中，教士治病一则，亦是此类；即现在愚夫愚妇求仙方有效者，亦是此类。天下事固有乍视之全不中理，而有精理可供研究，未许一笔抹杀者。

第三节，阴阳为表里、动静、男女、雌雄，是也；云"自阴阳家言之，遂为不可思议之种子，为造物之玄宰"，其意若日阴阳遂为迷信之症结，此须分别言之。术数之学，预言休咎，诚可谓阴阳为不可思议之种子。《内经》则不然。

自古言天者，其一为有意志之天，天能视，能听，有大权，能作威福。儒家有此天，他教亦有此天，所谓神道设教，可以命之曰宗教家之天。第二为无意识之天，可以测算，可以研究；天行祸患，可以人力胜之。中西算学家、天文家均是此天，可以命之曰科学家之天。《内经》所谓"万物之纲纪，变化之父母"，乃属后一种的。试观全书用时序说天，用五行、六气、甲子说天，用星辰躔度、音律说天，皆所以谋抵制天行之酷虐。全书无一语涉及迷信祸福，为纯粹的科学之天，此其显明，凡读《内经》者皆能知之，而余君必以为神道设教，何也？

至云"万物之纲纪，变化之父母"，此不为误，盖言生理之神秘也。地球有昼夜、寒暑，然后有生物；无昼夜、寒暑，即决无生物。阴阳者，质言之，昼夜、寒暑耳。然则阴阳不为万物之纲纪，何者能为万物之纲纪？阴阳不为变化之父母，何者为变化之父母？至于生理，确有神秘，今日中西医皆立于同等地位，皆未能勘破此神秘也。例如《素问》云"风生木"，《灵素商兑》驳之曰："木之生也，由种子；种之生也，由胎孕；孕之成也，由雌雄蕊之交。雌雄蕊之相近者，自为交接；其隔远者，或因蜂蝶，或因鸟，或因风。是风者，不过诸媒介中之一种，焉得以生木之功全归之？"《内经》"风生木"，原不如此解说。风是六气之一，木是五行之一，皆以配四时之春，故云。前文已言之。今《商兑》有此语，可即借以证明生理神秘有不易勘破者。今试设问曰：雌雄蕊交，何以能生木？则必曰：譬如动物之结胎，由于媾合，精虫与卵珠相合而成胎。问：精虫之组织若何？卵珠之组织若何？二者化合而成胎，能否用人工制造精虫、卵珠，且不由媾合而成胎？藉曰：不能。何以故？余虽不明医化学，可以断言西医当谢不敏也。然则西医言生理，至精虫、卵珠而止，犹之余之太极观至太极而止，二五一十，让一步说，亦不过五十步、百步之别。

如云西国医化学精密，《内经》粗疏，如阴阳无一定标准，为谬误疏陋，不足为精审学术之基础，此亦不然。《内经》之阴阳，其妙处正在活变。死煞句下，无有是处。此颇不易说明。中国学术皆有此种境界。譬之文字，西国有文法，有修辞学，中国无之；且习中文者不以程序，西文则由浅入深。然中文固自成为一种文字，亦自有其法度。自其浅者观之，亦何尝不廖误疏陋？《内经》之阴阳，固与文字蹊径不同，但初起疏节阔目，入后法度森严，正复与文学者相似也。

至于五藏，以西国解剖为言，何尝不是？然自我视之，《内经》壁垒峻整，初不因此摇动其基础。盖《内经》之五藏，非解剖的五脏，乃气化的五藏。例如，病者口味咸，属之肾，味苦属之心，味甘属之脾之类。又如，面色赤为火，属之心；黑为水，属之肾之类。其言病证，如心热病者，先不乐，数日乃热，热争则猝心痛，烦闷善呕，头痛，面赤无汗，此其为病，亦非解剖心脏而知之病，乃从四时五行推断而得之病，故下文云"壬癸甚，丙丁大汗，气逆则壬癸死"，此其推断死期，亦非解剖的心脏与干支之壬癸、丙丁有何关系，乃气化的心藏与壬癸、丙丁生关系也。故《内经》之所谓心病，非即西医所谓心病。西医之良者能愈重病，中医治《内经》而精者亦能愈重病，则殊途同归也。如云治医学不讲解剖即属荒谬，然吾即效《商兑》口吻，谓治医学不讲四时寒暑、阴阳胜复之理即属荒谬，亦未见《商兑》之说独是而吾说独非。

《商兑·自叙》又云："《灵》《素》杀人，四千余年于兹矣……毒有过于盗贼、虎狼、兵戎、刀锯、汤火、枪炮者矣……儒盖于思孟，医锢于岐黄，凿空逃虚，不征事实，其中毒久矣。不歼《内经》，无以绝其祸根……其学说、理论大谬，无一节可以为信……自岐黄而降，阐发《灵》《素》代有其人，扁鹊、仓公、仲景、华佗，瞀说充栋，皆为近世旧医之城社，顾独掊击《灵》《素》何也？曰：堕其首都也，塞其本源也。"

此则未免盛气虎虎。余总不愿反唇相稽，以吾撰著此书，目的在使今之中医先对于自己的学说了了，然后吸收他国新文明，固非反对西医而为此书，亦非欲使中医以《内经》为止境而著此书，则吾何谓作村姬之骂人哉？

《灵素商兑》既如此仇视《内经》，则吾有一问题，愿与著《灵素商兑》者一讨论之，若不吝教诲，非敢请也，固所愿也。事理有正必有反，证之学说，孔子，圣人也，其学说至今日有讨论之余地；杨朱，讲利己者也，其学说至今日亦复有研究之价值。故学者有恒言曰：善恶为相对的，非绝对的。如谓孔子之学说不许讨论，杨朱之学说不许研究，此为专制时代矮屋中功令。著者东国留学生，何由如此？何以《灵素商兑》对于灵素只从不善方面着想？如《灵素商兑》之说，是不许天下后世有研究灵素之人也。先人为主，于其所不知者不加思索而奴视之，非学者态度。仓公、仲景皆瞀说，是古人皆冥顽不灵者矣。此种语调，毅然公布，略不犹豫，其自信力之强，为不可几及。余谓《灵素商兑》之本身有可商者，此也。

结论

《内经》有种种不可解之处，苟不能活看，即不能得圆满之答语。例如东西本无定位，而《经》言"东方生风"。赤道之北，北寒南热；赤道之南，北热南寒，而《内经》则言"南方生火，北方生寒"。凡此，似乎知识上有错误，然不足为病。《内经》固言"圣人南面而立，前曰广明，后曰太冲"，且北政、南政其诊相反，则固未尝教人死煞句下。又，为无为，乐恬淡，为养生之极则，其意则在法天则地，与天地合一，故可译之为自然。自然云者，谓各如其环境，如其性情，不事勉强，不自暴弃。此中原有学问，不仅医理，故曰"圣人之养生"。不知此理，而为无病之呻吟、过度之斫丧，及张景岳之"扶阳抑阴"，马莳之"采阴补阳"，皆为庸人之自扰。又如不问环境如何，妄欲实行无为恬淡，卒之愈无为，愈不能恬淡；养生之方愈多，戕贼性灵愈甚，亦均之庸人自扰而已。又如"阴阳"二字，虽为《内经》之总骨干，而无标准可循，无界限可见。三阴三阳为定位，而阴中有阳，阳中有阴；寒阴、热阳为定例，而有真寒假热、假寒真热，所以能用药无疑者，全在天时之囚王，与藏府之配合、脉色之所著、证候之所见，复求病人之所感觉与其平日之所嗜好，交互比较，逐层推勘，去其众假，得其一真。此所谓活法在人，故岐伯曰："阴阳者，数之可千，推之可万。万之大，不可胜数，然其要一也。"其在人者，亦数之可数。

吾言治医者不当以《内经》为止境，闻者将谓吾夸，其实非夸也。西医之生理以解剖，《内经》之生理以气化。譬之养花种树，取花与树之果、核、根、菱、皮、干、蒂、萼、须、瓣，逐节研究其组织，以求其生理，此解剖者之所为也；辨花与树之土宜，不违天时，调其冷暖，去其害虫，时其灌溉，以遂其生长，此气化者之所为也。知其一，不知其二，其道有时而穷，此不以《内经》为止境之理由一也。且即就气化而言，若何能知天时，辨土宜？则天文有学，动植有学，地文、地质、物理有学，此不以《内经》为止境之理由二也。古者医出于巫，故《千金》言"大医习业，须精星命卜筮之术"。星命卜筮不足学，若今日者，则有解剖学、生理学、病理学、组织学、胎生学、心理学，皆贤于迷信家言万万，纵不能深入，苟一涉其藩，亦当贤于古人，此不以《内经》为止境之理由三也。

若夫号称中医，于《内经》之学理全未领会，是于自身未能了了，乃采用一二种西药以自炫，如阿司匹林发汗、爱梅丁治痢、卡四卡拉通大便之类。而嚣然自得，以为能改良中医，此则不但本书绝对不承认，西医且笑存之。又不但为西医所笑，若技止于此，则吾中医当去淘汰不远矣。

见智录续篇

反顺为逆，是为内格第一

【内经原文】

反顺为逆，是为内格。《素问·四气调神大论篇》

【恽文】

谓当其时而见逆象。例如：肝气条达，则意志舒发。胆气顺，则消化良，食欲增；肝气顺，则神经柔和，调节不失职，血行循常轨，腺体内分泌亦佳，则色腴志得，性欲亦应之，此健体当春时之境界。凡诗歌中描写春光之文字，皆含有此种意味，是即经所谓生气。此种生气，惟春时为独著，勾萌毕达，鸟兽挛尾，即是予人以显明可见之处。然惟健体如此，若病体则各种伏病皆於春融时发作。大病且多死于春分、清明之间。其小者，亦于春日感种种不适，如脘痛、头眩、呕酸等病。春季为肝脏之应，当此之时肝气当顺，而乃反呈逆象，是为反顺为逆。

反顺为逆者，命之曰内格，求其所以然之故，则因戕贼肾气，无以应春之生气之故。肾气之被戕贼，亦有种种不同；如非时多内，如经所谓冬不藏精，其一也；又肾为作强之官，技巧出焉。若用之过当，则亦伤肾，故曰不妄作劳，其二也；又如潜伏梅毒，辄应春气而剧发，是亦因伤肾之故，至春而见反顺为逆之现象者。凡此反顺为逆，皆因内脏无以奉生之故。脏气不能与天气相应反若相格拒，是为内格。篇名固是言养生，然此等处，实是内经之诊断法，当春而见反顺之逆，则知其病在肝，求其所以然之故，则知奉生者少，更合之色脉，则诊断可以无讹。

无外其志，使肺气清第二

【内经原文】

秋三月，此谓容平，天气以急，地气以明。早卧早起，与鸡俱兴，使志安宁，以缓秋刑，收敛神气，使秋气平，无外其志，使肺气清，此秋气之应，养收之道也。逆之则伤肺，冬为餐泄，奉藏者少。《素问·四气调神大论》

【悺文】

此言养生也。无外其志，谓收视返听，即《孟子》所谓求放心；亦即《中庸》所谓居敬；道家之讲吐纳。纵另有秘诀，而无外其志，总是骨干。盖收视返听则身无懈骨。神完者，斯气足，故曰使肺气清。

内闭九窍，外壅肌肉，卫气散解第三

【内经原文】

苍天之气，清净，则志意治；顺之，则阳气固，虽有贼邪，弗能害也。此因时之序。故圣人传精神，服天气，而通神明。失之则内闭九窍，外壅肌肉，卫气散解，此谓自伤，气之削也。《素问·生气通天论》

【恽文】

凡外感风寒，必由于内有食积，或者由于惊怖，或者由于其他内伤，故吾尝谓单丝不成线，此由于实地经验而知，殆百不爽一者。经以卫气之敬，由于肌肉之外壅，九窍之内闭，此与事实正合。卫气之作用是卫外，然所以能有此卫气，则根于内部，其云"九窍内闭"，"内"字亦见得古人立言不苟。

大筋软短，小筋弛长第四

【内经原文】

因于湿，首如裹，湿热不攘，大筋弛短，小筋弛长，软短为拘，弛长为痿。《素问·生气通天论》

【恽文】

详经文，此两语自是指全身普遍性萎软而言。王注完全非是，有何用处？按普遍性萎软之病，在成人曰缓风、曰食侏；在小孩曰脑水肿、曰慢脾。脑水肿即解颅，慢脾亦即解颅，不过颅骨已合者，不复放大，仅见神经瘫，则为慢脾。此种属脑症，故为普遍性萎软。惟其属脑症，故通常惊风为之诱因，成人之缓风病理亦同。

以我所知者，此种病之来源，有从胃而起者，小孩之惊风从胃神经起病者是也。然此种颇不单纯，不能谓食积必起惊，必内有食积，外有风寒、益以惊怖，然后成惊，是肝胃先病，卫气随病，然后成惊也。即成惊风，亦不必便变脑水肿，其转属脑水肿者，亦有两种：一种，是惊风予以羚羊则十九转属神经瘫；其二，由于先天性梅毒，羚羊能引病人大脑，使大脑神经变拘急而为弛缓。吾常见伧医，用大剂附子治一五岁小孩温病，药后热甚，又以大剂大黄攻之，遂惊且壮热。既而予以羚羊一钱，病儿神气全非，而头顶凸起，病家至是乃延余诊治。余望而欲走，不敢治也。五岁小孩颅已合，唯囟门未合，脑肿之甚，其膨胀力从软处攻走，以故囟门凸起，是羚羊能使惊风变脑肿之真确证据。他如成人中风，或伤寒阳明府证，误服羚羊，病人辄精神恍惚，手脚皆不能动，并谵语而不能，亦即大脑神经发瘫之故，可以推想而知也。其由于先天性梅毒者，因梅毒能使神经钝麻，既惊风复壮热，激动潜伏血中之毒素，入脑则亦为神经瘫。颅骨未合者，则为解颅。

其成人之缓风，病理略同。有产后四肢全不能动者，尝值三人，其二人未竟治，其一为福建人罗姓妇，则以川椒愈之。但此罗姓，为三人中轻者。病状为四肢全不能动，稍深则无语言能，又深则昏不知人，并饮食亦不能，溲便亦不能，升降息，出入废而死，而其最初一步为眼皮重。眼皮重乃朕兆之初见者，此之履霜，可以知坚冰也。大约于朕兆初见时，即用川椒一二分人寻常药中，病可立愈。若至四肢不动，然后治之，则难为力矣。有因子宫病而成慢性之神经瘫者，其初起为倦而无力，渐至懒于言动，其后乃终年卧床，饮食、二便自可，只是完全无力，所谓食㑊也。虎骨、乳没、川椒为特效药，愈之极难，大约需时二三月，药后见抽搐者为有效。医生不能知病愈须二三月，病家复性急，鲜有能收良好之结果者。有因潜伏性梅毒而成缓风者，其最甚者，可以涎唾不摄，目不能瞬，食物不能咀嚼，竟成不死不活之病。同乡庄某即如此，其症状当是三叉神经麻痹。凡缓风，无论即死与否，类皆见大脑神经病症，则痉则属植物性神经病证。以故，治刚痉之效药，用以治柔痉辄不应。

以上所述数症，仔细推勘，凡属缓风，殆无一不含有梅毒色彩者。按梅毒第一步，肾腺受之，其后渐传至肝、至肺、而至大脑。凡腺皆一个系统，故肾腺病者，淋巴腺亦病，吸收不健全，组织中常有过膆之水分溢出于皮肤，为局部湿疮。其已传至大脑者，则见普遍性组织无弹力，而为神经弛缓，当即经文所谓大筋软短，小筋弛长。但此所谓湿，乃因受毒腺体神经变性而显之症状，初非直接受湿而有之病。直接受湿，如冒冷雨则头重或腰间如带五千钱；其处于卑湿之者者，为瘴病或为脚气，此种为直接外铄之湿。以视上述之缓风，有深浅之分，治法亦迥然不同。是则可以补经文之阙，为居今之世，谈医学者不可不知者。

因于气，为肿，四维相代，阳气乃竭第五

【内经原文】

因于气，为肿，四维相代，阳气乃竭。《素问·生气通天论》

【恽文】

四维，四肢也。相代，谓此消彼长也。凡肿，先脚肿，次面部及手肿，是四肢头面皆肿也，最后脚肿忽退，是为四维相代。常人不知，以为退肿总是好消息，不知此乃阳气已竭之证。大都先脚肿，次手脚皆肿，其后脚肿退，则去死不远矣。

其云因于气，按通常所谓肿，无论气肿、食肿、水肿，并不四维相代，其相代，多属末传之候。惟肿虚之肿，初起眼下肿，属此种者，则无有不四维相代。他种肿胀，当其未至末传，四维相代之时，得适当治法，可以告痊。若肺肾病而肿者，虽仅初见于眼下，即已属不治之症。所以然之故，食肿病在胃，气窒塞，却其积则肿退。水肿病在淋巴，消水则肿退。气肿亦是胃气窒塞，得虾蟆灰则肿退。肺病之肿，则因藏府组织先坏，古人谓是肺不行水，以我经验所得，其说不确。盖此种不止肺不行水，乃因藏府坏变，各组织无收束力而肿，以故不可治。又曾值心房肥大症，其先心肌神经病，迨代偿能力告竭，心房乃肥大，其见症为浮肿、喘、汗，其脉则洪大无论，虽未至四维相代，其不可治则毫无疑义，亦因组织坏变故也。又女人血崩，血竭而黄，虚甚而肿，亦在无可挽救之列。故病有问来历，可以知死活者，此类是也。凡代偿能力告竭而见浮肿，其气已涣散，意本节首句气字，当作如是解释，然则不必四维相代，已可知阳气之竭绝也。

阳气者，烦劳则张，使人煎厥第六

【内经原文】

阳气者，烦劳则张，精绝，辟积于夏，使人煎厥。目盲不可以视，耳闭不可以听，溃溃乎若坏都，汨汨乎不可止。《素问·生气通天论》

【恽文】

煎厥者，肺肾为病，劳怯症也。其症状即下节，目盲不可以视，耳闭不可以听，溃溃乎若坏都，汨汨乎不可止。辟积于夏，辟积即襞帻，谓盛暑非拥絮不可。辟积二字为叠韵，用以为形容词，古人通假用之也。丹波氏《素问识》有考证，适此书为不知何人取去，余仅能言其大意。坏都之都，义同潴，谓蓄水池也，《素问识》亦有考证。"煎厥"与"薄厥"对待言之，皆言吐血。薄厥属肝，故云大怒。煎厥属肾，故云烦劳。吾乡里谚谓，痰夹血为金钱钓虾蟆，谓为必死之症。其语无意识，不足录，死症则确，即煎厥也。溃溃若坏都两语，谓在上涕泣俱出，在下梦遗滑精，在表自汗盗汗。煎是熯热，包括掌热、唇绛、液干等。厥是上行，包括气急，头眩痛、心悸、善怒等。目盲不可以视，谓眸子暗黑无神也。耳闭不可以听，谓耳鸣也。有人于此唇红舌干，颧赤掌热，肌肤津润，眸子暗而无光，涕唾不已，盛夏拥絮，其为劳病，宁必医者然后知之。经文简古，一经诠释，明白如话，如此岂非绝世妙文哉。

肾亏于下，肺萎于上，然后成此病。惟其肺萎，然后涕泣俱出。惟其肾亏，然后血液俱干。肾腺坏，则遍身之腺皆坏，无内分泌故也。液干，则血中酸素自燃，无有不显热象者。就症象言之，曰阴亏火旺。就原理言之，曰水不涵火。经文一煎字，已足包括此种种意义。热则上逆，冲气身上，两颧发赤，上盛下虚，头眩耳鸣，皆是也，一厥字亦足以包括此种意义。此煎厥两字之确诂也。

其云烦劳、精绝，明伤肾不必由于房室。肾者作强之官，技巧出焉，作强过当，即便伤肾，而房室自包括在烦劳之中。明乎此则对于此病洞若观火，自无以药试病之弊，亦何自贻头痛医头之讥哉。

天地者，万物之上下也第七

【内经原文】

天地者，万物之上下也；阴阳者，血气之男女也；左右者，阴阳之道路也；水火者，阴阳之征兆也；阴阳者，万物之能始也。《素问·阴阳应象大论》

【恽文】

此节示人以诊病之法，乃《内经》诊断学之纲领。天地者，万物之上下句，言诊病当准天地之四时。阴阳者，血气之男女句，言诊断当察病人之秉赋。左右者，阴阳之道路句，言治病当知痛苦之部位。水火者，阴阳之征兆句，言治病当知寒热真假、偏胜之机转。阴阳者，万物之能始句，言当消息阴阳以为治，而药物之用亦该焉。结之以无为恬淡，圣人之治身，则归重养生，揭出治未病是本书主旨。

七损八益第八

【内经原文】

能知七损八益，则二者可调，不知用此，则早衰之节也。《素问·阴阳应象大论》

【恽文】

各注都是非是。马氏谓是采阴补阳，尤属荒谬。道家炉鼎谬说，即出于此。《素女经》等恶劣书籍，亦以此为滥觞。此事与民族强弱，风俗淳驳，有绝大关系，不可不辨。余自著《见知录》初编解释此节，虽心知各注之非，而吾说亦不口口，耿耿于心者，迄今十年。近日重复，反复研究，乃知所谓"七损八益"，即在本篇之中，必上下文一贯，然后如土委地，凡节外生枝而为之说，无有是处。

今按"年四十，阴气自半"至"此圣人之治身"句止，皆所以释此节。其云阴气自半、至涕泣俱出，承早衰说。察同察异，有余不足，指知不知说。圣人为无为之事三句，即是知七损八益注脚。若问何者是七损八益？七八究是何物？则在上文。

上文云："阳为气，阴为味，味归形，形归气，气归精，精归化，精食气，形食味，化生精，气生形。"味归形：以下凡八句，即所谓八益也。此八句为全篇最精处。以今日生理学证之，悉数吻合。

"味归形"者，谓五味入口，所以养形也。上节清阳发腠理，浊阴走五脏，清阳实四肢，浊阴归六腑，消化系之工作已明白指出也、"形归气"者，此气字，指营卫。食物入口，肠壁吸收，则血有余液。凡人得食能耐寒者，卫气从血生也。得适当之食物，则肌腠丰腴无菜色者，荣气从血生也。"气归精"者，各腺得血液制造，以为内分泌也。"精归化"者，各腺健全，内分泌充分，则颜面晔然有光也。"精食气""形食味"者，谓精资于气，形资于味也。此两句不嫌与"味归形""气归精"重复者，味固归形，然世固有饮食不作肌肤者，是形不能资于味，故曰阴之所生，本在五味，阴之五宫，伤在五味，是味归形为一件事，形食味为又一件事也。"精食气"同"化生精"者，精固归化，则体气充分健全，精反资之以生，"气生形"同此两语，有推陈致新之作用在也。凡此八者，互相为益，故曰八益。而此八益之源，只是阳为气，阴为味，举味即该气，所谓同出异名也。凡人所以生，绝对不能在此八者之外，然而不能尽其天年者，则有七损故也。

何谓七损，本篇之喜怒不节，寒暑过度是也。曰天有四时五行以生长收藏，以生寒暑燥湿风。人有五脏化五气，以生喜怒悲忧恐，其数五也。曰喜怒不节，举喜怒，实该五者而言。寒暑者，寒热也。不言寒热，行文如此也。上文阴胜则阳病，阳胜则阴病，阳胜则热，阴胜则寒，言寒热，不该燥湿风也。是故，喜怒为五，寒热为二，是为七损。凡人之死，非刀兵水火与自杀，绝对无在此七者以外者也。（七损八益为术语，凡术语皆经多次沿革，含有极复杂之内容，而以极简单之语，包括之之谓。天之四时六气，地之五味，人之五脏五志，胥包孕于五之中。阴阳之变，可千可万，以寒热二字概括之，举此七者千差万殊，已无遗漏也。）阴阳更胜之变为病之形能，欲免于病，须使阴阳无更胜，故曰调此二者。不知七损八益，固无从调，亦既知之，调之奈何？曰阴阳四时者，万物之终始，死生之本，逆之则灾害生，从之则苛疾不起。是从为调。四气调神论篇所言，即调阴阳四时之方法也。七损云者，只是逆阴阳四时，此对付七损之办法也。八益云者，只在自身躯体之内，亦且只是一物，同出而异名而已。为无为之事，乐恬淡之能，纵欲快志，於虚无之守即是智者察同，即是对付八益的办法。从欲快志者，谓不忧不惧也。虚无之守者，谓知白守黑，不使尘事劳其心也。

上所释七损八益，不但于经文前后一气呵成，且可以见之事实。由吾之说，尽人可以修养，实较自来养生家言，为明白晓亮而无流弊。经文明言，同出异名，诸注家必横生枝节，谓是男女，谓是采补，岂非愚者察异乎。且如各注所说，则经文寸寸烂断，不得不以神秘目是书矣。采补之说，其毒深中人心，凡富人广蓄姬妾者，冈不由此。近来西人接腺之说，得行其术，亦无非此种谬说先为厉阶之故。风俗之媱秽，民族之积弱，梅毒遗传、流行之日广，至于今日，诚有不可终日之雅？安得以吾说，向尽人而强聒之哉。

善诊者，察色按脉第九

【内经原文】

善诊者，察色按脉，先别阴阳。审清浊，而知部分；视喘息、听音声，而知所若；观权衡规矩，而知病所主；按尺寸，观浮沉滑涩，而知病所生。以治无过，以诊则不失矣！《素问·阴阳应象大论》

【恽文】

此节为《内经》诊断法最明白易晓者。且亦文字从字顺，无诘屈难读之处，不知何由千古不明。大约注者，既不明病理，又复就文字上故意深求，遂致毫无意思。句读亦误，难怪时因临诊，丝毫无把握也。兹将我所得者，逐条分疏如下：

今人皆言，中医治病以脉为主，业医者亦云，以脉为主，乃持脉久久於病者，所苦仍茫然也，则以为此中有奥窍，吾未之知，是以不能按脉知病，于是求之《脉诀》《脉经》，问之老师宿儒，质之名医世家。岂知王叔和《脉经》先错、耆儒硕彦只知崇古，讲考据则可，治病则非所知。至家世业医者，仅有秘守之验方，若医学自其第一代始祖，即空无所有，子孙恃秘方，为无尽藏，席丰履厚，大都不知医学为何事，既不得要领，返而求之书籍，根据模糊影响之谈，如《脉经》中所言者，以之证诸病人之脉，寸如何，尺如何，关部如何，左右手如何，冥心孤往，自谓有得，有自知其去题万里。业之既久，更自以为是，讹以传讹，至其子孙，又俨然医学世家矣。如此中医如何与世界学者相见？及今不觉悟，总不能以结会立案。延长中医寿命也。

本条经文，善诊者，察色按脉，色脉并举，此真开口见胆之谈。脉所以应血行之循环，读吾书者，当已能知之。然仅就脉论，已不止此，脉之湛圆，关系血压；其波动，可测荣气；其歇止，可知神经；其躁疾，可知生死。若复与所显之色泽，合并考虑，则可以辨经阻之是否胎孕？内部各组织有无弹力？代偿作用能否维持？病能之机转或凶或吉？

所谓色，当然不止面色，唇之绛燥、齿之枯润、肌肤之索泽、眸子之明暗、爪下血色之死活皆该之。虚实寒热，表里真假，参伍错综，合之病症，其用无穷，此色脉之大略也。

眸子奕奕有神者，精满而能化也。眼白多赤脉者，血菀于上，肝胆热也。虹彩收小者，肾热精亏也。黝黑无光者，肾腺已坏也。颜额黑暗者，肾阳不足。颜额至目眶隐焦黄色，脾肾热也。人王部青，胸痞，温温欲吐也。鼻扇者，气管窒也。胸部起落者，呼吸粗也。语声啾啾者，痛在头也，咳声不扬者，痛在肋膜、胁下也。此知部分，视喘息，听声音之大略也。

病甚，欲登高而呼，形神如狂者，燥矢或瘀血。语无伦次，言而再言者，虚也。指胸动，常自挦其唇，阴液涸也。眼皮重者，缓风之朕兆先见者也。眼下忽现，卧蚕形者，将作肿胀也。肩息者，痰喘也。头倾者，肺量缩也。指尖如蛇头而久咳者，肺组织已坏也。其不咳不喘者，心肌神经病之属慢性者也。颅长过当，臃肿无度者，与夫童稚而面目如成人，头颈肩背显畸形不相称者，皆腺病不可治者也。肿胀而四维相代，脉乱而呼吸如咽者，死期已至也。此所谓规矩权衡，知病之所主也。按尺寸数语，则拙著《脉学发微》，已详言之，兹不复赘。

上所言者为大略，若欲详其原理，当考之《临床笔记》。或他年所得较多，当更著《脉学续编》以明之，今仅准此以谈。

色一也，声二也，脉三也，规矩权衡四也，合之四时五也。意古所称，五色诊脉当准此，非以青黄五色为诊也。上文邪气，湿气、水谷，则病之来路也。治皮毛，治筋骨，治藏府，病传之形能也。下文轻而物之，重而减之，衰而彰之，温之补之，越之竭之，则治法也。肺已虚，更泻以葶苈，肌肤已索，尚恣用厚朴，乃近日习见不鲜之事，此等医术殆所谓浑沌无窍者欤。

病之始也，可刺而已第十

【内经原文】

病之始起也，可刺而已。其盛，可待衰而已。故因其轻而扬之，因其重而减之，因其衰而彰之。形不足者，温之以气；精不足者，补之以味。其高者，因而越之；其下者，引而竭之；中满者，泻之于内；其有邪者，渍形以为汗；其在皮者，汗而发之；其剽悍者，按而收之；其实者，散而泻之。审其阴阳，以别柔刚，阳病治阴，阴病治阳，定其血气，各守其乡，血实宜决之，气虚宜掣引之。《素问·阴阳应象大论》

【恽文】

刺用于始起，是迎头痛击，不使成病。如刺疔疮，其最著者。盛可待衰，因体工有阴阳胜复，求治太急，用药太重，则以暴易暴，其最著者，如疟疾，服药须迎送，不于祁寒壮热时进药。轻而扬之，如解肌清透诸法。重而减之，谓先去其百分之一，使逐步递减，如《千金》用毒药之例，少服长服，持久调理，以渐取效。衰而彰之，如痈疽已溃，托毒向外。形与精，以深浅言。气与味，以厚薄言。高而越之，谓吐剂。下者竭之，如利湿。满而内泻，如陷胸。渍形为汗，如芫荽外熨。汗发如麻黄，按收如生脉。散泻如热病阳症，先汗后攻。阴阳指病，柔刚指药。血实决之，如虫蚁搜剔法。气虚掣引，如按摩。但气虚，似指气窒。

内经讲义

内经讲义
第一期

恽铁樵　著

《上古天真论》

"真"字与"真人至人"之"真"字，同义。《黄庭经》云：积精累气以为真，是也。"天真"之"天"字，等于《孟子》"良知""良能"之"良"字，乃不加穿凿之谓。上古天真者，谓惟上古之人，能保有此天真耳。

昔在黄帝，生而神灵，弱而能言，幼而徇齐，长而敦敏，成而登天。

《易·系辞》云：神农氏殁，黄帝氏作。《史记·本纪》：黄帝者，少典之子，生而神灵，以下五句，颂圣之词。吴岜山云：生未满百日曰幼。《史记·正义》云：年十五日成。徇齐之"徇"字，义同遍，言圣哲遍知而神速也。敦，厚也。敦敏二字，适相反。常人敦即不敏，敏即不敦，惟圣人能兼之也。成而登天，《史记》作"成而聪明"。据《史记·正义》，年十五日成，不当登天。此一节文字是全书小序，下文"乃"字承上文说，不是登天之后，再问岐伯也。

乃问于天师曰：余闻上古之人，春秋皆度百岁而动作不衰，今时之人，年半百而动作皆衰者，时世异邪？人将失之邪？

丹波元简云：黄帝称天师，见《庄子·徐无鬼》篇。马氏云：度，越也，与"渡"通。人将失之，《千金》作"将人失之"。

岐伯对曰：上古之人，其知道者，法于阴阳，和于术数，食饮有节，起居有常，不妄作劳，故能形与神俱，而尽终其天年，度百岁乃去。

马莳云：法天地之阴阳，调人事之术数。术数所该甚广，如呼吸按跻，及《生气通天论》"阴平阳秘"，《阴阳应象大论》"七损八益"之类。丹波氏云：《庄子·天道》篇，有术数存焉。《史记·仓公传》，问善为方数者，《索隐》：数，音术，数之数。《抱朴子》云：仙人以药物养生，以术数延命。

今时之人不然也，以酒为浆，以妄为常，醉以入房，以欲竭其精，以耗散其真，不知持满，不时御神，务快其心，逆于生乐，起居无节，故半百而衰也。

丹波氏云：《周礼》有浆人，又《孟子》箪食壶浆。铁按：浆是必需的，酒非必需的，以酒为浆，犹云将酒当饭吃。以妄为常，无在而不妄也。耗，《新校正》引《甲乙经》作"好"。今《甲乙经》作"耗"。好，谓嗜好，与欲字对待，语意自明。然周秦文字，虽多排偶句，字面不必如此齐整，作耗羡之耗亦佳。不时御神，别本作"不解"，亦是与知字对待。持满，是保泰持盈意。御神，即《孟子》求放心意。能养心者，能御其神。务快其心句，即妄作劳之注脚，以快心为务者，皆妄也，故逆于生乐。

夫上古圣人之教下也，皆谓之虚邪贼风，避之有时，恬淡虚无，真气从之，精神内守，病安从来。

潘之恒黄海云："皆谓之"三字，句法甚妙。前人注多不当，愚以为谓之者，语之也。语之云何？即下八字是也。言圣人之教不择人，而皆告之以避虚邪贼风。避之有时，时即八节、八风之时。丹波氏云：据潘氏此说，不必依全元起《太素》改易字句而自通。又云：老子恬恢为上，庄子恬淡无为，淮南子曰静穆恬澹。李善《洞箫赋》注：恬，静也。《说文》：憺，安也。恢淡，澹憺通用。铁按：虚无由于恬淡，则真气从之。凡如此者，精神内守，病不得入，是《内经》养生之主旨。盖病之由于外因者，罔不乘虚而入，病之由于内因者，必因气乱而起，不能恬淡，则藏气必乱。

是以志闲而少欲，心安而不惧，形劳而不倦，气从以顺，各从其欲，皆得所愿。

无为恬淡，不过纯任自然。观"形劳而不倦"句，可知非清静寂灭。

故美其食，任其服，乐其俗，高下不相慕，其民故曰朴。

其民故曰朴，别本作"日朴"。丹波氏云：唐人"曰""日"二字同一书法，见顾炎武《金石文字记》，"日朴"义较长。

是以嗜欲不能劳其目，淫邪不能惑其心，愚智贤不肖，不惧于物，故合于道，所以能年皆度百岁而动作不衰者，以其德全不危也。

嗜欲，《甲乙》作"色欲"。《新校正》全元起本，"道"下有数字，《千金》亦有数字。

帝曰：人年老而无子者，材力尽邪？将天数然也？

《曲礼》《说文》并云：七十曰老。此处"老"字，似当作七十以上解。

岐伯曰：女子七岁肾气盛，齿更发长。二七而天癸至，任脉通，太冲脉盛，月事以时下，故有子。三七肾气平均，故真牙生而长极，身体盛壮。五七阳明脉衰，面始焦，发始堕。六七三阳脉衰于上，面皆焦，发始白。七七任脉虚，太冲脉衰少，天癸竭，地道不通，故形坏而无子也。

褚澄《遗书》云：男子为阳，阳中必有阴，阴之中数八，故一八而阳精生，二八而阳精溢。女子为阴，阴中必有阳，阳之中数七，故一七而阴血生，二七而阴血溢。阳精阴血，皆饮食五谷之秀实也。张景岳云：天癸者，天一之气也。诸家俱以精血为解。然详玩本篇，谓女子二七天癸至，月事以时下，男子二八天癸至，精气溢泻，是皆天癸在先，而精血继之，分明先至后至，各有其义，焉得谓天癸即精血？本末混淆，殊失之矣。天癸者，天之水，丁名也。故天癸者，言天一之阴气耳。气化为水，因名天癸。其在人身，是为元阴，亦曰元气。第气之初生，真阴甚微，及其既盛，精血乃王，故女必二七，男必二八，而后天癸至，在女子月事以时下，在男子精气溢泻，盖必阴气足而后精血化耳。（下略）《质疑录》云：天癸者，天一所生之真水，在人身为元阴。丹波氏云：管子云人水也，男女精气合而水流形。《家语》云：男子八月而生齿，八岁而龀，二八十六岁而化。《韩诗外传》云：男子八岁而龀，十六而精化小通。女子七岁而龀，十四而精化小通。《通雅》云：小通，言人道也。亦可以互证。王注：冲任流通，经血渐盈，应时而下，天真之气，降与之从事，故云天癸也。此似指天癸为月事，马氏因讥之。然《应象大论》调此二者下，王注：调谓顺天癸性而治身之血气也。则其意亦与张氏略符。马氏直谓阴精，景岳已辨其误。隐庵、士宗并云：天癸，天乙所生之癸水，则全本于景岳。薛氏《原旨》云：天癸者，非精非血，乃天一之真，故男子亦称天癸，亦复同。铁按：经文既云天癸至，任脉通，月事以时下，天癸、月事，自是二物。其在男子云，天癸至，精气溢泻。精气、月事，皆因天癸，天癸至而月事下，月事下而能有子，分明是两层，若云天癸即是月事，犹之谓月事即是儿子，宁可通乎？顾各家皆云天一之精，又云天乙所生之癸水，此精此水，究是何物，费解已极，假使开环球医学大会，中医得分据一席地，此天一癸水之说，恐不能得诸硕彦之谅解也。鄙意此可分两层说明之。据汤姆生《科学大纲》，生理学家最近发明，人身之发育，由于腺体。腺有两种：有有管腺、有无管腺。有管腺主分泌，可见之液体，如汗、唾、泪等。无管腺亦主分泌液体，却不可见，其所分泌非精、非血、非脂、非膏，有之则四肢百体健康，无之则四肢百体萎缩，因名其所分泌曰合而孟。曾用动物试验，当发育期割去此腺，则猥琐不长。而各无管腺复各有专职，割去某腺，则某种官能萎缩。大略在新生理说腺篇。近顷，彼邦擅返老还童术者，无他谬巧，不过割开生殖腺，以山羊腺接之，虽齿危发秃，七十老翁经割后数月，能恢复壮岁聪强情状。经文云，天癸至，精气溢泻，天癸竭，肾藏衰，形体皆极，此天癸者，若欲指其物以实之，吾必以合而孟当之，此一说也。或者谓此不过比附之词，现时代解剖渐精，故有无管腺可以比附天癸，其实中国医学是一贯的，不必有此等比附，而确有至理，绝非模糊影响之谈，科学家言可以为佐证而已。《天元纪大论》云：应天之气，动而不息，五岁而右迁。应地之气，静而守位，六期而环会。天五地六，即《易经》天数二十有五，地数三十，天地之数，五十有五之文。（详细解说详后）《韩氏医通》云：男子八岁至六十四，女子七岁至四十九，即大衍自然之数。丹波氏云：阳主进，阴主退，天地之常理。大衍之数，五十有五，加九之阳数，则为六十四，进之极也；减六之阴数，则为四十九，退之极也。本篇八八七七，即是此义。上古圣人，仰观天象，俯察人文，《易经》一画为天，两画为地，三画为人，谓之三才，故卦有三画，天地人，即《易经》之源，一切术数，无非由此产生。《易经》是两元学说，故《系辞》曰：一阴一阳之谓道。惟其是两元学说，所以阳之中有阴，阴之中有阳，则一数变为二数，故曰兼三才而两之故六。天地人，初非各自为政，不相为谋者也，苟留心考察，在在可以得其交互之关系，是天之中有人，人之中有天，地之中有天人。天地人交互为说，则当三而三之则为九。数奇者为阳，偶者为阴，六数偶，故六为阴数，九数奇，故九为阳数。《内经》与《易经》，大致相同，故懂得《易经》，便懂得《内经》。女子七岁毁齿，十四小通，四十九而断绪，此非空言，乃是事实。男子之八岁毁齿，十六小通，六十四而精竭，亦同。人身有如许事实，于是七与八，四十九与六十四之四数，可谓人之数。月令之五日一候，三候一气，可谓地之数。五岁右迁，六期环会，可谓天之数。合天地人诸数，参伍错综，以观其变，而为之说，是为术数之学。谨候其气，毋失其时，即所谓和于术数。然则，天癸者，乃术数学中之术语。日至者，指人身于此时期成熟。曰竭，指人身于此时期衰老。如此而已，更不必加以凿说，而意义自明。顾虽如此，《韩诗外传》、《家语》，仅言龀齔，《内经》独言天癸，是古人已确知有此一物。老子曰：其中有精，其精至真。近顷科学家曰：宇宙间有一种潜势力，不可捉摸，无法可试验，然确知其有，因名之曰"以太""天癸"之名词，亦犹老子之言"精"，科学家之言"以太"。又《内经》有所谓藏德，亦复近似。（解见《阴阳应象大论》）但藏德指天说，天癸指人身说，皆精与以太之类，此又一说也。

丈夫八岁肾气实，发长齿更。二八肾气盛，天癸至，精气溢泻，阴阳和，故能有子。三八肾气平均，筋骨劲强，故真牙生而长极。四八筋骨隆盛，肌肉满壮。五八肾气衰，发堕齿槁。六八阳气衰竭于上，面焦发鬓斑白。七八肝气衰，筋不能动，天癸竭，精少，肾藏衰，形体皆极。八八则齿发去。肾者，主水，受五藏六府之精而藏之，故五藏盛乃能泻。今五藏皆衰，筋骨解堕，天癸尽矣，故发鬓白，身体重，行步不正而无子耳。

六八阳气衰于上，《甲乙》无"竭"字。形体皆极，丹云：《东京赋》马足未极，薛注：竭尽也。受五藏六府之精而藏之，与主不明则十二官危，十一藏取决于胆，心者五藏六府之大主也，文法同。

铁按：肾藏主排泄。若就形能言之，凡色欲过度者，面色不华则血病，阴虚而款则肺病，消化不良则脾胃亦病，此与五藏六府有关者，乃生殖腺之作用，非内肾之功能也。《内经》所言，即指腺之功能。若就现在所发明之合而孟言之，是饮食入胃，消化之后，由胃壁、肠壁吸收精华，输之血管，遍行于全身。由微丝血管分泌液体，输与各脏器。各脏器受之，分工制造而为各种液体。无管腺，即所谓各脏器之一，而合而孟，即所制造各种液体之一。今云肾受五藏六府之精而藏之，与西说不同。又合而孟，是各种无管腺之内分泌，不仅指生殖腺，《内经》似专指生殖腺，是亦不同。吾疑全身腺体，皆一个系统。喉症之喉头扁桃腺发炎肿，汗腺则闭，汗腺开，则扁桃腺肿消。梅毒之皮脂腺、汗腺，均与常人不同，原因在生殖腺之受。病又患颈病者，甲状腺肿硬，腋下腺亦随之而肿，其人必不能耐劳，食欲、性欲亦猛锐减退。似此种种，均各腺体有交互关系之显著者。鄙人不知西医，不知西国于此亦有说否，姑直书所见，以待能者之诠释。《内经》从生理病理之形能立说，所谓肾者主水，受五藏六府之精而藏之，皆是生理之形能。其云五藏盛乃能泻，不云肾藏盛乃能泻，亦有颠扑不破者在。假使仅肾藏盛，便无余事，则仅仅割换生殖腺，便能长生不死矣。今割换生殖腺，仍不能长生不死，可知一藏独盛之无益。然则，五藏盛乃能泻，岂非甚确？总之，人体秘密，探讨不尽。现虽知有合而孟，其真相若何？各腺体交互关系若何？各腺体与各脏器交互又若何？毕竟有不明了者在。吾人综合中西学说观之，则比较能得要领，是则读书之方法也。

帝曰：有其年已老而有子者，何也？岐伯曰：此其天寿过度，气脉常通，而肾气有余也。此虽有子，男不过尽八八，女不过尽七七，而天地之精气皆竭矣。

铁按：年老而有子，王注谓所生子女不过八八七七，不甚妥当，故马氏以为非是。《韩氏医通》主大衍之数，五十有五说，谓进九为六十四，退六为四十九，乃天地之常数。寻绎经文，"此虽有子"句，属上文，盖谓虽肾气有余者能老而有子，然普通一般，男不过尽八八，女不过尽七七，八八七七，天地之精气已竭，其肾气有余者，属例外者也。

黄帝曰：余闻上古有真人者，提挈天地，把握阴阳，呼吸精气，独立守神，肌肉若一，故能寿蔽天地，无有终时，此其道生。中古之时，有至人者，淳德全道，和于阴阳，调于四时，去世离俗，积精全神，游行天地之间，视听八远之外，此盖益其寿命而强者也，亦归于真人。其次有圣人者，处天地之和，从八风之理，适嗜欲于世俗之间，无恚嗔之心，行不欲离于世，被服章，举不欲观于俗，外不劳形于事，内无思想之患，以恬愉为务，以自得为功，形体不敝，精神不散，亦可以百数。其次有贤人者，法则天地，像似日月，辨列星辰，逆从阴阳，分别四时，将从上古，合同于道，亦可使益寿，而有极时。

丹云：庄子云：不离于真，谓之至人。又至人无己，神人无功，圣人无名。八远之外，《淮南·地形训》云：九洲之外，乃有八殡。注：殡，犹远也。

"被服章"句，王注以为上下不接，然实是上句注脚，盖言和光同尘。举不欲观于俗，"观"字去声。《国语》先王耀德不观兵，"观"即"耀"字意。逆从阴阳，张云：阳主生，阴主死，阳主长，阴主消，故贤人逆从之。铁按：盖谓逆之从之，各有其宜，即调阴阳也。

本篇均问答语，自"帝曰"以下，却是黄帝自述所闻，其精处，皆道家养生之言，然语颇荒渺，读者不以辞害意可也。

内经讲义
第二期

恽铁樵　著

《四气调神大论》

　　高本删"大论"二字，云：君臣问答曰论，无问答曰篇。吴云：此篇言顺四时之气，调摄精神，亦上医治未病也。刘云：《史记》春生夏长秋收冬藏，此天地之大经也，弗顺则无以为纪纲，故四时之大顺不可失。

　　春三月，此谓发陈，天地俱生，万物以荣，夜卧早起，广步于庭，披发缓形，以使志生，生而勿杀，予而弗夺，赏而勿罚，此春气之应，养生之道也。逆之则伤肝，夏为寒变，奉长者少。

　　发陈，发散敷陈之义。春气之应者，以人事应天道也。夏为寒变，隐庵云：木伤不能生火，故于夏月火令之时，反变而为寒病。然此说实不了当。愚意春之暖为夏之暑，秋之愤为冬之怒，是四时自然之功用，犹言春之生为夏之长，秋之收为冬之藏。逆春之生气，则夏时无所资以为长。其所以为寒变者，夏季空气温度高于体温，人体本寒所以能与天时相得者，赖有生气。生气足斯，与天时相得，则为长养；若生气不足，不能与天时相得，斯为寒变。

　　夏三月，此谓蕃秀，天地气交，万物华实，夜卧早起，无厌于日，使志无怒，使华英成秀，使气得泄，若所爱在外，此夏气之应，养长之道也。逆之则伤心，秋为痎疟，奉收者少，冬至重病。

　　景岳云：心属火，王于夏，夏失所养，故伤心，心伤则暑气乘之，至秋而金气收敛，暑邪内郁，于是阴欲入而阳拒之，故为寒，火欲出而阴束之，故为热，金火相争，故寒热往来而为痎疟。丹云："冬至重病"四字，以前后文例之疑衍。

秋三月，此谓容平，天气以急，地气以明，早卧早起，与鸡俱兴，使志安宁，以缓秋刑，收敛神气，使秋气平，无外其志，使肺气清，此秋气之应，养收之道也。逆之则伤肺，冬为飧泄，奉藏者少。

丹云："张志聪注：容，盛也，万物皆盛实而平定也，误。《说文》容，盛也，乃盛受之义，非盛实之谓。王、马、景岳并为容状之容，则与发陈、蕃秀、闭藏异旨。《济圣经》注云：容而不迫，平而不偏，是谓容平，此说似是。《五常政大论》以金平气为审平。《说苑》曰：秋者天之平。"冬为飧泄，景岳云：肺伤则肾水失其所生，故当冬令而为肾虚飧泄。丹云：飧本作"餐"，又作"飧"。《说文》餐，吞也。《玉篇》飧，水和饭也。《释名》飧，散也。《列子·说符》注：飧，水浇饭也。盖水谷杂下，犹水和饭，故云飧泄也。铁按：据此是飧泄乃完谷不化。就病证而论，夏多洞泄，秋多痢疾、滞下。若完谷，伤寒太阴症、少阴证所常有，无单独病。完谷者，是又未可泥也。

冬三月，此谓闭藏，水冰地坼，无扰乎阳，早卧晚起，必待日光，使志若伏若匿，若有私意，若已有得，去寒就温，无泄皮肤，使气亟夺，此冬气之应，养藏之道也。逆之则伤肾，春为痿厥，奉生者少。

吴云：肾气既伤，春木为水之子，无以受气，故为痿厥。痿者，肝木主筋，筋失其养，而手足痿弱也。厥，无阳逆冷也。铁按：冬主肾，主闭藏。肾主骨，伤肾则骨痿。春所资以为发陈者，即在冬之闭藏。今逆养藏之道，至于骨痿，则春之所资者仅矣，故云奉生者少。是痿乃骨痿，非筋痿也。痿由于伤肾，自当属骨，骨为肾之合也。秋季之伤肺飧泄，飧泄当属大肠，不属肾，大肠与肺相表里也。由此推之，夏为寒变，无胆火也。秋为痎疟，脉凝泣也。《疟论》云："得之夏，伤于暑，热气盛，藏于皮肤之内，肠胃之外，此荣气之所舍也。此令人汗空疏，腠理开，因得秋气，汗出遇风，及得之以浴，水气舍于皮肤之内，与卫气并居。卫气者，昼行于阳，夜行于阴，此气得阳而外出，得阴而内薄，内外相薄，是以日作。"证之病证，凡新秋犯冷雨者，辄患疟，是经文之注脚也。荣行脉中，卫行脉外。荣，即指脉管中所沈出之液体。经似言因受暑病，客于荣分，因而腠理疏，无以应秋气之收，故云奉收者少。因卫气之作用，是以日作。然则秋之痎疟，全因荣血受病，心之合也，病源是受暑，夏日心之应。此即五藏应四时之理，测天以验人，观四时推行之功用，而明人身病气传变之顺逆，历试不爽，然后创为学说。四时之作用，以术语显明之，曰生长化收藏。藏府顺逆之理，以术语显明之，曰金木水火土。今注家皆不明此理，皆用五行为说，似乎先有五行，然后有病理，即此倒因为果，已足令自古迄今研求医学者坠入五里雾中而有余。

天气，清净光明者也，藏德不止，故不下也。天明则日月不明，邪害空窍，阳气者闭塞，地气者冒明，云雾不精，则上应白露不下。交通不表，万物命故不施，不施则名木多死。恶气不发，风雨不节，白露不下，则菀槁不荣。贼风数至，暴雨数起，天地四时不相保，与道相失，则未央绝灭。

王注谓此节言天以例人，马氏、吴氏、景岳并同。隐庵则云：上节论顺四时之气而调养其神，然四时顺序，先由天气之和，如天地不和，则四时之气亦不正矣，故复论天地之气焉。丹云：王注虽取义深奥，却似混淆不明，当以志聪说为得。铁按：此节语多不能凿解，大约古人理想测天之说。藏德不止，故不下也两句，即天行健，君子以自强不息意，与近顷吸力互维之说相近。藏德两字，颇有哲学气味。藏之对为显，苟无所藏，即不能有所显。何以知其藏？即从日月之显明看出，故云天明则日月不明。藏德之德，若拟之人身，似即指生命之源。譬如真阳外越者，生命在呼吸之顷。即是天明则日月不明两句注脚。总之，无所藏，即不能有所著也。天气，清净光明者也两句，古人非认苍苍者为光明，因认天为阳，故如此说耳。邪害空窍，指耳目口鼻，即是无所藏不能有所著之意。邪害空窍指人，天明则日月不明指天，两句相连，似天人界限不甚分明，然正是周秦人文字古拙处。阳气者闭塞，至未央绝灭，连用排偶文字。藏用并举，皆所以说明天明则日月不明句意义。云雾不精，丹氏引《汉书》作"晴"字解，甚当。丹云：《史记·天官书》天精而景星见，注"精"即"晴"。《汉书·京房传》阴雾不精，均足为证。王注精微之气，似凿。高注：精，犹极也，不可通。《尔雅》天气下，地气不应，曰雾；地气发，天不应，曰雺。此说甚长，各家注均未洽。交通不表两句，王氏、吴氏、高氏、隐庵均"表"字断句，马氏、景岳、李仲梓均"命"字断句。吴云：阴阳二气，贵乎交通，若交通之气不能表扬于外，则万物之命无所施受，则名木先应而多死。景岳云：独阳不生，独阴不长，若上下不交，则阴阳乖而生道不能表见于万物之命，故生化不施。丹氏是吴说。铁按：万物命三字相连，不辞实甚，恐有讹字，是当阙疑。第就排偶文气观之，大意固自可通。菀槁不荣，景岳云：菀，郁同。槁，槁同。丹引《诗·小弁》菀彼柳斯，是隐庵以莼为茂木，稾为禾秆，误。未央绝灭，央即中央之央，半也。《诗·小雅》夜未央，注夜未半也。唯圣人从之，故身无奇病，万物不失，生气不竭。

丹云：自天气者清净至生气不竭，一百二十四字，与四气调神之义不相干，且文意不顺承，疑他篇错简。

逆春气则少阳不生，肝气内变。逆夏气则太阳不长，心气内洞。逆秋气则太阴不收，肺气焦满。逆冬气则少阴不藏，肾气独沉。

肺气焦满，景岳云：肺热叶焦，为胀满也。丹云：盖谓肺胀喘满等证。王注作上焦解，误也。独沉，《新校正》云：《太素》作"沉浊"，《甲乙》作"浊沉"，观上文焦满则《甲乙》为是。此处少阳、太阳、太阴、少阴，指时令言，非十二经络之太少。拙著《见智录》中标本中气节，言之极详。《内经》固以肺与大肠属秋，而太阴为秋季之主。然丹氏以为此处太阴、少阴当互易，其考据甚详，不可不知。丹云：此指时令而言者，以太阳、少阳例推之，疑是互误。《灵枢·阴阳系日月》云：心为阳中之太阳，肺为阳中之少阴，肝为阴中之少阳，脾为阴中之至阴，肾为阴中之太阴。《春秋繁露》云：春者少阳之选也，夏者太阳之选也，秋者少阴之选也，冬者太阴之选也。铁按：此不过备一说，无当要领，仍以《见智录》所解释者为长。

夫四时阴阳者，万物之根本，所以圣人春夏养阳，秋冬养阴，以从其根，故与万物浮沉于生长之门，逆其根则伐其本，坏其真矣。故阴阳四时者，万物之终始也，死生之本也，逆之则灾害生，从之则苛疾不起，是谓得道。

苛疾，小疾也。《说文》苛，小草也。《礼记》疾痛苛痒，郑注：苛，疥也。言能顺四时，虽癣疥之疾不生也。各注作苛疟解，吴云与痾同，均非是。高云：四时之太少阴阳者，乃万物之根本也，所以圣人春夏养阳，使少阳之气生，太阳之气长，秋冬养阴，使太阴之气收，少阴之气藏，养阳养阴以从其根。丹云：高氏此解，贯通前章，尤为切当。王注诸家及朱彦修说，并似失章旨。铁按：经文云：夫四时阴阳者，万物之根本也。阴阳二字，包在四时之内，非与四时对待者。下文春夏养阳，秋冬养阴，即就四时所著之阴阳，而养人身之阴阳以应之。然则质言之四时者万物之根本也，注家不明此义，必以阴阳为说，经旨遂尔不明。即如高注，四时之太少阴阳者，乃万物之根本也，是万物之根本乃太少阴阳，转将"四时"两字抛荒。谓万物之根本是太少阴阳，遂觉玄妙，不可思议。谓万物之根本是四时，遂觉平实，容易索解。上古圣人创为医学，果以玄妙不可思议之说炫人乎？且照鄙说，《内经》全书可以不烦言而解，何止贯通前章？

道者，圣人行之，愚者佩之。从阴阳则生，逆之则死。从之则治，逆之则乱。反顺为逆，是谓内格。

丹云："王注愚者佩之，佩服而已，非也。李冶《古今蛀》云：佩，背也，古字通。果能佩服于道，是亦圣人之徒也，安得谓之愚哉？滑伯仁云：佩当作"悖"。吴云：佩与悖同。"

是故圣人不治已病治未病，不治已乱治未乱，此之谓也。夫病已成而后药之，乱已成而后治之，譬犹渴而穿井，斗而铸锥，不亦晚乎？

宋本"斗而铸锥"，坊本作"铸兵"，丹云：当作"锥"字。

《生气通天论》

王注《六节藏象论》云：通天者，谓元气，即天真也。《宝命全形篇》曰：人生于地，悬命于天，天地合气，命之曰人。

黄帝曰：夫自古通天者，生之本，本于阴阳。天地之间，六合之内，其气九州九窍五藏十二节皆通乎天气。

薛福成圈点宋版《内经》，"夫自古通天者生"断句，盖本吴鹤皋本，似未妥当，"生"字既属上句，下文"之本"二字乃不成句，"之"字作"是"字解亦未稳洽，是当从隐庵。九州九窍并言，亦天人界限不分，凡类此者，均不必凿解。五藏十二节句，与下节参看。

其生五，其气三，数犯此者，则邪气伤人，此寿命之本也。

其生五，其气三，高主五行三才，景岳主三阴三阳，丹引杨上善《太素》注，在天为阳，在人为和，在地为阴。铁按：上文云，其气九州九窍五藏十二节皆通乎天气，下文此因时之序，则三五当指时令说。五日为一候，动植均生变化，人体应之，故云生。三五十五日为一气，故云气。若从诸家说，上下文反不能贯通，而经旨晦矣。数犯此者，即犯三五之生气。寿命之本，亦即三五之生气，言天气之生五，天气之气三，人身应之，乃生命之本也。

苍天之气清净，则意志治，顺之则阳气固，虽有贼邪，弗能害也，此因时之序，故圣人传精神，服天气，而通神明，失之则内闭九窍，外壅肌肉，卫气散解，此谓自伤，气之削也。

苍天之气两句，一天一人清净则意志治，不清净则意志乱，顺之则阳气固，逆之则卫气解散。苍天，泛指天，不专属春。"传"字，景岳、吴氏并云受也。然受必有授，似尚未洽，不如解作传经之传。所谓因时之序也，前篇春夏秋冬各有应付之法，是即传精神之注脚。

阳气者，若天与日，失其所则折寿而不彰，故天运当以日光明，是故阳因而上，卫外者也。

马云：本篇所重在人卫气，人之卫气，本于天气，故曰生气通天，此说最允当明白。

因于寒，欲如运枢，起居如惊，神气乃浮。

铁按：此节与下文暑湿气三节并列，文字颇错落，诸家解释互异，极不明了，细循之，恐有阙文脱简。就大段言之，寒属冬，暑属夏，湿属秋，气高氏释为风，则属春，是四季并举也。而第一节"欲如运枢"，照王注，深居周密如枢纽之内动，是御寒之道，非病证，暑湿气三节，则皆言病证，本书绝少如此文法。又体若燔炭是暑温，首如裹与大筋四句，似非一种病，末节独举肿之一证，高释为风淫末疾，又如何阳气竭，亦属可疑。又因于湿首如裹，是清邪中上之病，而拘与痿实非湿病，转是风病。鄙意以为，肿三句与大筋四句互易，颇可通。盖首如裹，湿在上也，湿热不攘为肿，四维相代。湿从下受也，今之病脚气者先脚肿，不即治愈，人腹攻心，则喘满而手亦肿，至手肿，则脚反不肿，则多不救。所谓四维相代，阳气竭也。此种确为因湿而病者。至于大筋緛短四句，乃内风为病。"气"字果如高释作"风"解，因于气下接大筋緛短四句，于理论经验皆合。

因于暑，汗，烦则喘喝，静则多言，体若燔炭，汗出而散。

丹云："王注'此不能静慎，伤于寒毒，至夏而变暑病也。'此说非也。朱震亨详辨之，当考《格致余论》。"景岳云："暑有阴阳二种，阳证由于中热，阴证由于中寒。烦则喘欬两句，言暑之阳者，烦固喘喝，静亦不免多言。盖邪热伤阴，精神内乱，故言无伦次。汗出而散句，是言暑之阴者。"此说一细审之，牵强纽合弥甚，不可为训。张志聪云："天之阳邪，伤人阳气，两阳相搏，故体如燔炭。阳热之邪，得吾身之阴液而解，故汗出而散也。"高云："若伤暑无汗，则病燥火之气，故体如燔炭。"此两说较长。铁按：此节经文极明了。因于暑汗，言因于暑而病者常汗也。夫云当汗，则其病无汗可知，惟其无汗，所以体若燔炭。热甚则喘而惊呼，故云烦则喘喝。正气虚则人阴分而见郑声，故云静则多言。烦则喘喝为初一步，为病尚在阳经。静则多言为后一步，为病已传人阴经。体若燔炭句，本当在烦则喘喝之上，今置之静则多言之下者，亦自有故。体若燔炭，言热壮也。热壮者必不静，静则热必不壮，此事理之显然者。暑病无不体若燔炭，惟传至阴经之后则否。暑病无不当汗，然当于初步体若燔炭时汗之，若既传入阴经，则汗之无及，虽汗亦不散，故云体若燔炭，汗出而散。

因于湿，首如裹，湿热不攘，大筋缏短，小筋弛长，缏短为拘，弛长为痿。

朱氏《格致余论》云：湿者土浊之气，首为诸阳之会，其位高而气清，其体虚，浊气熏蒸，清道不通，沉重而不爽利，似乎有物以蒙冒之。失而不治，湿郁为热，热留不去。大筋缏短者，热伤血，不能养筋，故为拘挛。挛小筋弛长者，湿伤筋，不能束骨，故为痿弱。因于湿，首如裹，各三字为句，义正而意明。马氏、景岳、隐庵、士宗并循原文而释，吴氏、薛氏从朱氏改定。铁按：朱氏解释前半，良是，惟云失而不治，湿郁为热，伤血不能养筋，热伤大筋，湿伤小筋，不免穿凿，亦未见有如此病证。凡拘挛痿弱之病，为血少为热，皆积久虚风内动所致，湿纵有之，亦为副因。

因于气，为肿，四维相代，阳气乃竭。

高云：气犹风也。《阴阳应象篇》云：阳之气，以天地之疾风名之，故不言风而言气。

阳气者，烦劳则张，精绝，辟积于夏，使人煎厥。

丹云："辟与襞同。《司马相如传》襞褶褰绉，师古注，襞积即今之裙褶。高云：重复也。汪昂云：如衣襞积。景岳云：病名，误也。"煎薄为对待名词，薄骤而煎缓。王氏《溯洄集》云：阳盛则阴衰，故精绝。辟积犹积叠，谓怫郁也。铁按：此条表面所言者，为劳剧阳张。底面意义，则为阴虚则热，烦劳伤精，故云精绝。详煎厥之煎字，亦阴虚涸竭之意。辟积于夏，盖即能冬不能夏也。

目盲不可以视，耳闭不可以听，溃溃乎若坏都，汨汨乎不可止。

四句并上节为一节，言若何是煎厥也。目盲不可以视，耳闭不可以听，以现有之病证证之，二者恒得其一，不必耳目俱废。《礼记》湾其宫而豬焉，郑注：

豬，都也。郦道元《水经注》水泽所聚谓之都。王氏《溯洄集》："都，犹堤防也。汩汩，水流也。"阴虚潮热，骨蒸肉削，在上则痰多，涕泣俱出，在下则遗精，寐中则盗汗，皆所谓溃溃乎若坏都，汩汩乎不可止者也。遗精、盗汗、痰多，皆有治本之道，涩止化痰无益，故云不可止。后人以煎厥对薄厥言，呕血倾盆盈碗者为薄厥，痰中夹红者为煎厥，义虽近似，而此段经文，总未了然。王氏《溯洄集》论此节最详，惟总不如吾说之直截了当。鄙人身膺此病，故知之最详，所谓多病知医也。兹录《溯洄集》一节于后，以资参考。

王氏《溯洄集》云：夫阳气者，人身和平之气也。烦劳者，凡过于动作皆是也。张，谓亢极也。精，阴气也。襞积，犹积叠。积水之奔散曰溃。都，犹堤防也。汩汩，水流而不止也。夫充于身者，一气而已，本无异类也，即其所用所病而言之，于是乎始有异名耳，故平则为正，亢则为邪。阳气则因其和以养人而名之，及其过动而张，亦即阳气亢极而成火耳。阳盛则阴衰，故精绝。水不制火，故亢火郁积之甚，又当夏月火旺之时，故使人烦热之极，若煎迫然。火炎气逆，故目盲耳闭而无所用。阳气欲绝，故其精败神去，不可复生，若堤防之崩坏，而所储之水，奔散滂流，莫能以遏之矣。夫病至于此，是坏之极矣。王冰乃因不晓"都"字之义，遂略去此字，而谓之若坏其可乎哉？又以此病纯为房患。以胀为筋脉嗔胀，以汩汩为烦闷，皆非是。铁按：王冰注不知所云，可谓于经文全无理会，不知当时何以悍然下笔。丹氏引《圣济总录》人参散，治煎厥气逆，头目昏愦，听不闻，目不明，七气善怒，方用人参、远志、茯苓、防风、芍药、门冬、陈皮、白术。鄙意亦不以为可，盖经文目盲耳闭，原非必悉俱之证，谓浮火在上，当有目盲、耳闭诸见证耳，溃溃若坏都，汩汩不可止，则煎厥必具之证。何以言之？《阴阳应象论》曰：年六十阴痿，气大衰，九窍不利，下虚上实，涕泣俱出矣。六十而衰，固属自然，初非因病，然其言涕泣俱出，则与煎厥实有相通之理，可以互证。盖同是出入废，则神机不守也。抑病至如此地步，其躯体已如坏都，则必有其他兼见之证。若能深明经旨，自能随证应付。无论《圣济》之方不佳，即属尽善尽美，亦安所用之。

阳气者，大怒则形气绝，而血菀于上，使人薄厥。

自此至形乃困薄，似章节多错简脱误。本篇四个阳气者，细为比较，此节"阳气者"三字似衍，说详下节。

有伤于筋，纵其若不容。

王注：怒而过用气，筋络内伤，此承上文作，各家亦无异议。然薄厥之病，血菀于上，果与筋纵有关系乎？今临床所习见者，为失血过多，不能养筋，阴虚内热，因热生风，则为拘挛拙搐，是筋急也。惟风湿则筋纵病，脚气初步，脚肿且重，筋脉不仁，确有纵其若不容光景。然则以此节连上文解，非是。

汗出偏沮，使人偏枯。汗出见湿，乃生痤痱。高粱之变，足生大丁，受如持虚。劳汗当风，寒薄为皶，郁乃痤。

丹云：汗出偏沮，诸注不一。考《千金》作"袒"，又《养生门》云：凡大汗勿偏脱衣，喜得偏风半身不遂。《巢源》引养生方同。《灵枢·刺节真邪》云：虚邪偏容于身半，其人深，内居荣卫，荣卫稍衰，真气去，邪气独留，发为偏枯。下文汗出见湿，劳汗当风，高粱之变，皆有为而发疾者，则作袒似是。足生大丁，《新校正》足读为"饶"，吴为"能"，张为"多"。潘楫《医灯续焰》云：足生者必生也，并为是。《春秋繁露》云：阴阳之动，使人足病喉痹，足字用法，正与此同。痤痱，《说文》痤，小肿也。《玉篇》，疖也。《巢源》有夏月沸疮。盖痱字即沸字从疒者。高粱，《孟子》朱注：膏，肥肉。粱，美谷。赵岐注：细粱如膏。铁按：但细粱如膏，决不生丁，肥肉美谷为是。丹又云：皶，字书齄、皰、瘟、膰、皵，并是查字。《外台》有粉皵，王注俗云粉刺是也。铁按：齄即俗所谓酒糟鼻子。《晋书》江东王氏，世代齄鼻。然则此病关乎遗传，不关劳汗当风寒薄之故，此则当怀疑待考者。又《内经》文字虽古，亦不过与《国策》《礼记》相近，其文气均有线索可寻。此节错简脱误，有显然可见者。兹先假定章节，再赘说明，以供学者探讨，假定章节如下。

阳气者，烦劳则张，精绝，辟积于夏，使人煎厥。目盲不可以视，耳闭不可以听，溃溃乎若坏都，汩汩乎不可止。大怒则形气绝而血菀于上，使人薄厥。有伤于筋，纵其若不容。（说明）本篇言阳气者凡四，而烦劳与大怒，同是自伤，《内经》惯用排偶文字，大怒上"阳气者"三字，当然是衍文，况煎厥薄厥，分明两排。有伤于筋句，论文法，"有"字为分词，独立其上，"有"其字或"若"字省去，证以现所习见之病。固有因肝气而脚软手酸，剧则四肢不仁，为风瘅者，与薄厥呕血完全不同。各家注解，均以此与上文薄厥连讲，以为筋纵即是薄厥之见证，然则有字赘矣。况呕血者，绝不见有筋纵之病。假使经文所言，与病不合，亦何贵有《内经》哉？阳气者，精则养神，柔则养筋。开阖不得，寒气从之，乃生大偻。陷脉为瘘，留连肉腠，俞气化薄，传为善畏，及为惊骇。营气不从，逆于肉理，乃生痈肿。魄汗未尽，形弱而气烁，穴俞以闭，发为风疟。汗出偏沮，使人偏枯。汗出见湿，乃生痤痱。劳汗当风，寒薄为皶，郁乃痤。高粱之变，足生大丁，受如持虚。（说明）说明阳气之功用，故用"阳气者"三字另提。开阖不得三句，承养筋说。陷脉为偻五句，承养神说。痈肿、风疟、偏枯、痤痱、大丁、皶痤，乃连类及之者，故将偏枯痤痱等四节移在风疟之后。其若不容，下接汗出偏沮，总觉无根，高粱之变节，移在劳汗当风下者，因受如持虚句似总结上文。若曰开阖不得，则躯体之于外邪，如持虚器而受物也。以受如持虚句作一小结束，文气乃起讫分明，且与下文肉腠闭拒三句，互相呼应。

内经讲义
第三期

恽铁樵　著

阳气者，精则养神，柔则养筋，开阖不得，寒气从之，乃生大偻。陷脉为瘘，留连肉腠，俞气化薄，传为善畏，及为惊骇。营气不从，逆于肉理，乃生痈肿。魄汗未尽，形弱而气烁，穴俞以闭，发为风疟。

吴云：为寒所袭，不能养筋而筋拘急，形容偻俯矣。丹云：《脉要精微篇》，膝者，筋之府，不能屈伸，行则偻俯，筋将惫矣。大偻，义正同瘘。马云：鼠瘘之属。隐庵云：《金匮》所谓马刀侠瘿。丹云：《说文》瘘，颈肿也。慧琳《藏经音义》引《考声》云：久疮不瘥曰瘘。《巢源》有三十六瘘。李梴《入门》云：瘘，即漏也。经年成漏者，与痔漏之漏同。但在颈则曰瘰漏，在痔则曰痔漏。腠，肉之理也。《阴阳应象论》王注：腠理，谓渗泄之门。俞气化薄，吴云：俞同输，有传送之义。薄，诸家均释为依薄之薄。汪韧庵云：寒气流连于肉腠之间，由俞穴传化，而薄于藏府，则为恐畏惊骇，此阳气被伤，不能养神也。铁按：汪说似较各家为长，而丹氏非之，则亦未可为据。鄙意俞气化薄之薄字，似当作厚薄之薄解。俞非井荥经俞合之俞，凡一身之穴，皆可曰俞。俞字有传送之义，则俞气者，乃周流于一身之气，然不曰荣卫而曰俞气，则又非周流之血。私意俞气二字，绝非偶然。瘘既为颈肿，考之西国病理总论，项下正是扁桃腺所在，此亦无管腺之一种，能输送合而孟，以供给全身健全者。凡患瘘者，本为损证，形神枯暗，肉削皮薄。经验稍多者，望而可辨其病之深浅。是即所谓俞气化薄乎？然则俞气云者，即健体所著之气色。俞气化薄云者，即损症所著之气色，与项下无管腺有关，故惟陷脉为瘘者，俞气化薄。瘘之为病，初非皮肤肌肉上事，故云陷脉善畏惊骇，则损证应有之候也。营气不从三句，楼氏《纲目》改定在大偻下。楼云：营气不从，逆于肉理，乃生痈肿十二字，旧本误在惊骇之下。夫阳气因失卫，而寒气从之为偻，然后营气逆而为痈肿，痈肿失治，然后陷脉为瘘，而留连于肉腠焉。丹云：楼氏改定如此，虽不知古文果否如此，其说则颇明备。魄汗，各家解释均未妥洽，丹氏之说最长。丹云：魄白古通。《礼·内则》白膜作魄膜。《淮南·修务训》云：奉一爵酒，不知于色，挈一石之尊，则白汗交流。《战国策》鲍彪注：白汗，不缘暑而汗也。

故风者，百病之始也。清静则肉腠闭拒，虽有大风苛毒，弗之能害，此因时之序也。

本篇大章旨，清净则意志治，因时之序，则贼邪勿能害。失时之序，则风寒暑湿伤之。烦劳大怒，则煎厥薄厥。开阖不得，俞气化薄，则有种种病变。所谓内闭九窍，外壅肌肉，至此复言因时之序，章法极分明。

故病久则传化，上下不并，良医弗为。

故阳畜积病死，而阳气当隔，隔者当泻，不亟正治，粗乃败之。

上下不并，当是阴阳脱离之谓。吴云：水火不相济，阴阳相离。隔者当泻，"泻"字当活看，即正治之谓。鄙意疑此两节当互易，上下不并两句，承不亟正治说也。观上文所叙病证，皆当从治之证，初非一泻可以了事者。"病死而"三字疑衍。

故阳气者，一日而主外，平旦人气生，日中而阳气隆，日西而阳气已虚，气门乃闭，是故暮而收拒，无扰筋骨，无见雾露，反此三时，形乃困薄。

此亦因时之序，仅就一日言之者。固是一岁有四时，一日有昼夜，然此中有深意。盖一岁有生长收藏，一生有少壮衰老，一月有盈虚晦朔，一日有晦明日暮，乃至天有晴雨寒燠之非时，地有山泽燥湿之互异，人有贫富劳逸之不同，就环境言之，几于移步换影，绝少雷同之事，随时应付，惟有洞明大略，与时消息。若食古不化，将执滞不通动作食息，必至无一而可。经文大段言岁立，有时仅言昼夜，盖生长收藏，固人身所资以为生者，而阴阳昏晓，与动作食息尤有密切关系。质言之，饮食有节，起居有时，不妄作劳，即养生之极则。有时又言人身之少壮衰老，如少壮老病已，与生长化收藏对待言之是也。人生之少壮老病已，即一岁之生长化收藏，然二者不能吻合。对于老病之解决法，为和阴阳，调四时，恬愉自得，则精神不散。而经文于昼夜及少壮老死不甚深言者，因三者相合其数巧历不能穷，必求精密，反非养生之道，故仅言大概，示活法在人，无反天和，即为得道。吾侪读此，当心知其意，但明大略，小节自不至有背经旨。若熊宗立以人之生年月日治病，求精反拙，是不知《内经》者也。

岐伯曰：阴者藏精而起亟也，阳者卫外而为固也。阴不胜其阳，则脉流薄疾，并乃狂。阳不胜其阴，则五藏气争，九窍不通。

"起亟"字，各家解释多穿凿。观与"卫外而为固"句相对，则"藏精而起亟"，当是与外相应意。"起亟"字不甚可解，或有讹误。吴氏改"起亟"为"为守"也，转觉不甚稳洽。其余各家，均嫌词胜于意。阴不胜阳两句，伤寒阳明少阴证最显。有燥屎则狂。伤寒末期，蹯卧，但欲寐，畏光，舌枯燥，溲赤，大便或利或否，利则粪水不多，得大剂附子，溲畅，诸恙渐回，更予附子则舌润，更予附子则大便畅下，而病霍然，所谓阳不胜阴，则五藏气争，九窍不通者也。

是以圣人陈阴阳，筋脉和同，骨髓坚固，气血皆从，如是则内外调和，邪不能害，耳目聪明，气立如故。

气立，景岳云：人受天地之气以立命，故曰气立。王云：真气独立。铁按：此是《内经》专门名词，凡专名皆从寻常语句节缩而来，则气立字望文生义，当不甚相远。

风客淫气，精乃亡，邪伤肝也。因而饱食，筋脉横解，肠澼为痔。因而大饮，则气逆。因而强力，肾气乃伤，高骨乃坏。

此节于上下文均不属，不知有无脱简。本节自为起讫，意义自明，而王注甚误。拙著《见智录》中详辨之，兹复录各家注释，以资参考。丹云：《说文》淫，浸淫随理也。徐云：随其脉理而浸渍也。肠澼为痔，吴云：肠中澼沫，壅而为痔。《续字汇》澼，肠间水。即根据《内经》本节，其实澼即"癖"字，以肠间辟积之水，故从水作澼。《外台》癖饮，或作"游饮"，与《庄子》澈澼洸之澼，迥然不同。肠澼二字，《灵》《素》中凡十见，多指赤白滞痢而言，唯本篇云肠澼为痔，盖古肠垢脓血出从谷道之总称。因而强力，王氏作入房解，吴氏、景岳同，士宗、隐庵、马氏，均云强用其力，下文为肾气伤，则王注为得。铁按：肠澼为痔，王注加"而"字，盖认痔之原因为肠澼。其实不然，循绎经文，先有邪气伤肝，然后风客淫气，既已风客淫气，又复饱食，则筋脉横解而为痔。肠游者，痔之病状，非痔之病因。筋脉横解，乃真病因。邪伤肝风淫气及饱食，乃两层远因。故患痔者，必觉一部分肌肉下坠作痛，因筋脉横解也。治痔者专从肛门着手，无论何药，不能奏效，亦因未能顾及筋脉横解之病因也。

凡阴阳之要，阳密乃固，两者不和，若春无秋，若冬无夏，因而和之，是谓圣度。

丹云：阳密乃固，《巢源》作"阴密阳固"。考下文云，阳强不能密，阴气乃绝，则《巢源》误。高云：上文云，圣人陈阴阳，内外调和，故此复言，因而和之。

故阳强不能密，阴气乃绝。阴平阳秘，精神乃治。阴阳离决，精气乃绝。因于露风，乃生寒热。

此节作韵语的是周秦文字。因于露风，即风与露，王氏、隐庵，均以露字作裸露解，不可从。

是以春伤于风，邪气留连，乃为洞泄。夏伤于暑，秋为疢疟。秋伤于湿，上逆而欬，发为痿厥。冬伤于寒，春必温病。四时之气，更伤五藏。

洞泄，与飧泄同。丹云：如空洞无底，故云洞泄。汉元帝《吹洞箫》注：洞，与筒同。《巢源》洞泄者，利无度也。《水谷痢候》引本篇文详论之，当参考。又《史记·仓公传》迥风，即此。《太平御览》作洞风疢疟。《千金》作瘖疟，即疟耳。秋伤于湿，秋令为燥，然秋之首月，近于长夏，其至而不及，则为湿所胜，其至而太过，则同于火化，其平气，则又不伤人。此经文所以于伤人只言风暑湿寒，而不言燥。上逆而欬，景岳云：秋气通于肺，湿郁成热，则上乘肺金，故气逆而为欬，发为痿厥。诸家皆言湿伤于下，景岳且引上文，因于湿大筋软短小筋弛长之文。铁按：因于湿，因于气，两条错简，既如吾以上所说，此处痿厥，谓是因湿中于下，尤为无理。上逆而欬，发为痿厥，两句相连，详上逆字，可知是精气上壅，上盛下虚，热则骨痿，虚则厥冷耳。自春伤于风起，至春必温病止，皆承因于风露说，四时之气更伤五藏，乃结束风暑湿寒四层。观四时之气，更伤五藏两语，可知《伤寒论》寒毒藏于肌肤，春不病，过夏至变为暑温之大背经旨。

阴之所生，本在五味，阴之五宫，伤在五味。是故味过于酸，肝气以津，脾气乃绝。味过于咸，大骨气劳，短肌，心气抑。味过于甘，心气喘满，色黑，肾气不衡。味过于苦，脾气不濡，胃气乃厚。味过于辛，筋脉沮弛，精神乃央。

肝气以津，马云：肝气津淫而木盛。景岳云：津，溢也。胃气乃厚，丹云：此盖脾约证。汪韧庵谓：胃气乃厚，言利不言害。其余酸咸甘辛，言害不言利。

谓古文不拘一例，殊勉强。上文阴之五宫，伤在五味，是故以下皆言味过则伤，岂有味过于苦，独言利之理。丹又云：此条五味偏过生疾，其例不一，言脾气者二，言心气者亦二，肝气胃气肾气各一，而不及肺气，未详何理，抑古误耶？

是故谨和五味，骨正筋柔，气血以流，凑理以密，如是则气骨以精，谨道如法，长有天命。

铁按：此节连上节，似均有讹误，当在盖阙之列。

《金匮真言论》

丹云：《汉·高帝纪》如淳云：金匮，犹金縢也。师古曰：以金为柜，保慎之义。

黄帝问曰：天有八风，经有五风，何谓？岐伯对曰：八风发邪，以为经风，触五藏，邪气发病。

《灵·九宫八风篇》：大弱风、谋风、刚风、折风、大刚风、凶风、婴儿风、弱风，所谓天有八风也。此无深意，即东南西北风加以东南、东北、西南、西北风，谓之八风，亦无不可。天有八风。与经有五风对待言之，一天一人，经即人之经气也，故岐伯云云。八风正，则无所谓经风，八风邪，则有经风。八风之邪，触于人之五藏，此邪风即发而为病，故经风有五也。吴氏以经字属风论，马氏说较长，亦言之不详，故赘释如上。

所谓得四时之胜者，春胜长夏，长夏胜冬，冬胜夏，夏胜秋，秋胜春，所谓四时之胜也。

丹云：此三十二字，文义不顺承，恐他篇错简，此节又见《六节藏象论》王氏补文中。

东风生于春，病在肝，俞在颈项。南风生于夏，病在心，俞在胸胁。西风生于秋，病在肺，俞在肩背。北风生于冬，病在肾，俞在腰股。中央为土，病在脾，俞在脊。

吴云：俞，输同，五藏之气，至此而转输传送也。丹云：经文俞、输、腧通用。《史记》五藏之输，注经穴也。《项氏家说》云：腧，象水之窦，即窬字也。见《难经汇考》。铁按：诸家之说皆是，然当知经输云者，乃从病证体会而得。例如欬嗽有引肩背作痛者，其部位在右胛骨与背脊之间，此所以云肺俞在肩背也。

遗精滑精，无不腰酸脚软者，故云肾俞在腰股也。肝病久者项大似瘿，俗名气喉，故云肝俞在颈项也。心俞在胸胁。《难经》云：忧虑则伤心。今之病心痛胁痛者，医均认为肝病，岂知经文固认此为心病。凡操心虑患久而成病者必见心跳，心跳者脉必有歇止，脉有歇止，是循环系有障碍，是心房瓣膜病也。然则认脘痛胁痛为肝病者，非是。故云心之俞在胸胁。脾之俞在脊。考之病证，小孩之乳积、惊风最显。凡小孩进乳太多，辄至成痉，痉为脊强，乳多则脾不运也，其他病证脾与脊有关者不多见，尚待考虑。至于东南西北中字样，即上文所谓经有五风，原指人身之风，非言在天之风也。春夏秋冬云者，以人身之五藏，配合四时，所谓经风触五藏发病，不必泥定春夏秋冬，死煞句下也。

故春气者，病在头。夏气者，病在藏。秋气者，病在肩背。冬气者，病在四肢。

故春善病鼽衄，仲夏善病胸胁，长夏善病洞泄寒中，秋善病风疟，冬善病痹厥。故冬不按跷，春不鼽衄，春不病颈项，仲夏不病胸胁，长夏不病洞泄寒中，秋不病风疟，冬不病瘅厥，飧泄而汗出也。

铁按：自东风生于春起至此，凡四节，逐层推勘，条理分明，惟第四节讹误，至不可思议，遂使此四节经义全晦。兹先考订讹误，然后为总说明如下。末句飧泄而汗出也，《新校正》云：详此六字，据上文疑剩，谓详审上文，不当有此六字也。李冶《古今黈》云：按本经《生气通天论》春伤于风，夏乃洞泄；夏伤于暑，秋为痎疟；秋伤于湿，冬为痿厥；冬伤于寒，春必病温。由是而言，春夏秋冬，无论启闭，政宜随时导引，以开通利导之，但弗发泄，使至于汗出耳。窃疑本经当云：冬不按跷，春必鼽衄，或病颈项；春不按跷，仲夏必病胸胁，长夏必病洞泄寒中；夏不按跷，秋必风疟；秋不按跷，冬必瘅厥。其飧泄而汗出也一句，飧字当析之为勿令二字，如此则词旨俱畅，可谓通论矣。大抵导引，四时皆可为之，惟不得劳顿至于汗出，则非徒无益，或反以致他疾，不特于闭藏之时为不可，虽春夏发生长育之时亦不可。王太仆不悟本经舛漏，坚主冬不按跷，则四时俱病，盖为纸上语所牵而肆为臆说也。利害所系甚重，余于是乎有辨。据此，则冬不按跷两句亦误。然自鄙意言之，王注固非，李亦未为得也，且勿论其解释按跷，及析飧字为勿令之支离勉强，抑其心粗胆大，实足令人惊怖。愚按：篇首天有八风，经有五风，何谓？岐伯曰：八风发邪，以为经风，触五藏，邪气发病，邪与经对待言之，经有五风，即四时之风配五藏者，曰经风乃不病人之风也。天之八风，发为邪风，以此邪风为五藏之经风，则五藏触此邪气，当发病，乃病人之邪风也。东风生于春至冬气者病在四肢，言经风之触邪而为病，其径路如此。故春善病鼽衄至冬善病痹厥，言触邪而为病者，此下当赘一语云，所谓四时之邪也。春不病颈项至冬不病痹厥，即经风之不病人者，此下当赘一语云，所谓得四时之正者。故冬不按跷两句，疑当在夏暑汗不出之上。飧泄而汗出也句，是衍文。所谓得四时之胜者七句，亦衍文。然此节起结两句，本当分属后两节，而两胜字皆误，至何以如此错误，则不可知矣。如鄙说，则经文条理分明，意义明了。如李说，则与经旨相背。首节无着落，不辨自明也。所谓俞者，非穴道，观春气在头，夏气在胸胁，可知经旨只言大略。

夫精者，身之本也，故藏于精者，春不病温。夏暑汗不出者，秋成风疟。此平人脉法也。

此节与下节不连，《新校正》亦云：是必有阙文，不必曲为解释。惟冬不按跷两句，当在夏暑汗不出之上，理由甚长。景岳、吴氏皆云：春不病温，言冬宜闭藏。夏暑汗不出，为夏宜疏泄。然移冬不按跷两句于此，则文气较厚。且冬不按跷，确与夏暑汗不出对待。又吾疑夫精者以下十六字，必由他处错简而来，否则只当反说，不当正说。故藏于精者春不病温，详其语气，明明承上文而言，必上文有冬不藏精春必病温之语，然后此语气为合拍也。

故曰，阴中有阴，阳中有阳。平旦至日中，天之阳，阳中之阳也；日中至黄昏，天之阳，阳中之阴也。合夜至鸡鸣，天之阴，阴中之阴也；鸡鸣至平旦，天之阴，阴中之阳也。故人亦应之。

丹云：平旦，平者中分之意，《说文》旦，明也，从日见一上。《日知录》：平旦，寅也，可疑。黄昏，《月令广义》云：日落而天地之色玄黄，昏昏然也。《日知录》云：黄昏，戌也，亦可疑。合夜，言暮而合于夜也，盖定昏之谓。鸡鸣至平旦，自子至卯也。铁按：此即一昼夜四分之耳，不必泥也，窃谓此等处可以不求甚解。王注章节，故人亦应之句属下节，鄙意夫字另起，此句属上节为宜。

夫言人之阴阳，则外为阳，内为阴。言人身之阴阳，则背为阳，腹为阴。言人身之藏府中阴阳，则藏者为阴，府者为阳。

肝心脾肺肾五藏，皆为阴，胆胃大肠小肠膀胱三焦六府，皆为阳。

三焦、膀胱，王注引《灵枢》，今《灵枢》中无其文。《本输篇》云：三焦者，足少阳太阴之所将，太阳之别也。与王注三焦者，上合手心主，足三焦者太阳之别名，意义略同。

所以欲知阴中之阴，阳中之阳者，何也？为冬病在阴，夏病在阳，春病在阴，秋病在阳，皆视其所在，为施针石也。

高云：冬病在阴，肾也。夏病在阳，心也。春病在阴，肝也。秋病在阳，肺也。

故背为阳，阳中之阳，心也。背为阳，阳中之阴，肺也。腹为阴，阴中之阴，肾也。腹为阴，阴中之阳，肝也。腹为阴，阴中之至阴，脾也。此皆阴阳表里内外雌雄相输应也，故以应天之阴阳也。

《内经》说来说去，只是四时，十二藏配十二月，与夫标本中见，无不是处相通，说详《见智录》，兹不具赘。

内经讲义
第四期

恽铁樵　著

帝曰：五藏应四时，各有所收受乎？

吴云：五方之色，入通五藏，谓之收。五藏各藏其精，谓之受。张云：言同气相求，各有所归也。

岐伯曰：有东方青色，入通于肝，开窍于目，藏精于肝，其病发惊骇，其味酸，其类草木，其畜鸡，其谷麦，其应四时，上为岁星，是以春气在头也，其音角，其数八，是以知病之在筋也，其臭臊。

丹氏引《白虎通》云：肝木之精也，东方者阳也，万物始生，故肝像木，色青而有枝叶，开窍于目。亦引《白虎通》谓，目能出泪而不能纳物，木亦能出枝叶，不能有所纳也。此说极牵强，不足为训。鄙意先有四时之生长化收藏，然后求之人身，拟其近似者，以生长化收藏配五藏之心肝脾肺肾。春日草木甲坼，人体亦意志发舒，《经》所谓发陈者也。然意志发舒，惟不病之人为然，若病则反感不适。春日之通常病不由外铄者，惟头眩呕逆，其甚者，筋脉不仁，多疑善怒，如是者谓之肝病，谓之逆生气，故云春气者病在头。心者，循环之总汇，体温之所由发也。古人体会入微，心知其意，故以心为火以配长气。呼吸之作用，吸酸除炭，有清肃意，与秋为近，且肺萎者涕泣俱出，肺痈者喘满自汗，肺叶焦者音哑，肺不能行水则肢体肿胀，皆清肃之令不行也。四序之秋，其作用正同，故以肺配收气。凡不藏精者神气浮而大骨坏，百病丛起，比诸冬不能藏，四序之功用悉隳，故以肾配藏气。生长收藏，为四序之功用，然必有所资。化气者，生长收藏之所资也。脾胃腐熟水谷，为躯体之所资，故以脾配化气。秋行春令，冬行夏令，四序乱则病起，欲说明乱之所以病，势不得不有代名词以为说，于是有金木水火土。春主生，生最显者莫如木。秋主收，草木黄落，有肃杀意，命之曰金。金非五金，乃兵也。夏为火，火之对为水，故命冬为水。天地之化工以土，故中央曰土，化气为生长收藏之所资，无在不有，故以土寄王于四时。五行有相生相克之异者，即四序乱，生长化收藏之功用隳败之谓，如春行秋令，冬行夏令，皆是用五行为说，则其词简也。此为《内经》之根，其他五声、五色、五味等等，皆从此推演而得，展转入细，遂成学说。吾侪苟心知其意，东方何以是木，木又何以是肝，可以不繁言而解。注家不明此意，专以五行为说，不可通之处，多方凿解，陈陈相因，愈说愈远，皆不可从。其味酸，《书·洪范》曲直作酸，义盖甚古。其畜鸡，《贾子新书》鸡，东方之牲也。上为岁星，《五行大义》云：岁星，木之精。铁按：古书涉及天文者，至今日已无价值可言，然亦未可尽废，吾侪就其信而有征者研求之，其不可知者阙之。例如日月运行之理，节气与大小建之所由来，此不必言医理，亦吾人应有之常识。至如肝之应岁星，其理不可究诘，是当阙疑者也。又月行与潮汐相应，日中见黑子，地球上之丰歉疾病，必生若干之变化，以此推之，则行星之影响于地球，为吾人所不知者必多。地球日月，比之祖孙父子，行星犹兄弟也，同在一太阳系中，安得不生关系，特非天文专家，恐无从研究耳。其数八，郑注《易·系辞》云：天一生水于北，地二生火于南，天三生木于东，地四生金于西，天五生土于中。阳无耦，阴无配，未得相成。地六成水于北，与天一并；天七成火于南，与地二并；地八成木于东，与天三并；天九成金于西，与地四并；地十成土于中，与天五并。王注所谓木之生数三成数八，即根据郑氏。日行本五岁而右迁，天干所以有十，殆因此故。郑氏为大儒，其说如此，读《内经》者不可不知，至其所以然之故，则莫名其妙，是真玄学，恐刻意求甚解，反与算命先生同化也。

南方赤色，入通于心，开窍于耳，藏精于心，故病在五藏，其味苦，其类火，其畜羊，其谷黍，其应四时，上为荧惑星，是以知病之在脉也，其音徵，其数七，其臭焦。

中央黄色，入通于脾，开窍于口，藏精于脾，故病在舌本，其味甘，其类土，其畜牛，其谷稷，其应四时，上为镇星，是以知病之在肉也，其音宫，其数五，其臭香。

故病在舌本句，丹云：按前文例，当云病在脊。《灵枢·经脉篇》脾是动则病舌本强，脾病在脊，他书无徵，亦一疑点。

西方白色，入通于肺，开窍于鼻，藏精于肺，故病在背，其味辛，其类金，其畜马，其谷稻，其应四时，上为太白星，是以知病之在皮毛也，其音商，其数九，其臭腥。

北方黑色，入通于肾，开窍于二阴，藏精于肾，故病在豀，其味咸，其类水，其畜彘，其谷豆，其应四时，上为辰星，是以知病之在骨也，其音羽，其数六，其臭腐。

隐庵云：木火金水，皆举成数，土独举生数，盖四者皆待土而成，土独无所待，故止一五而已。故病在豀，张兆璜云：豀者，四肢之八豀也。丹云：冬气者病在四肢，此说得之。铁按：本篇所言，多不可晓，例如水味咸。《洪范》润下作咸。郑注：水，卤所生。然水实不成，水亦非出于卤。他如金辛木臊，金腥土香，均不可究诘，固知是推演而得，然不能与事实相符。且岁星辰星云云，于治病关系，尤极窈渺，鄙意当存而不论，宁节省精神，致力于可知之处。吾为此言，固不虞识者齿冷也。

故善为脉者，谨察于五藏六府，一逆一从，阴阳表里，雌雄之纪，藏之心意，合心于精，非其人勿教，非其真勿授，是谓得道。

一逆一从，马云：反四时为逆，顺四时为从。隐庵云：此总结经脉之道，生于五藏，连于六府，外合五方、五行、阴阳六气，表里循环，有顺有逆。

《阴阳应象大论第五》

阴阳指人体，象指天地，言人身之阴阳，与天地相应。吴氏谓：应象者，应乎天地，配乎阴阳五行，语气殊欠明了。

黄帝曰：阴阳者，天地之道也，万物之纲纪，变化之父母，生杀之本始，神明之府也，治病必求于本。

自少而壮，曰变。自有而无，无而有，曰化。阴阳二字，如本节说，几乎不可思议，其实只寒暑晦明耳。地球之有生物，是否寒暑晦明而外别有原因，不得而知，然而无寒暑晦明，决不能有生物，则为不易之理。有寒暑晦明，则有生灭，亦惟有寒暑晦明，然后有生长化收藏。生长化收藏，不仅生灭已也，有进化之理在焉。有生有灭，又有演进之理，然后其道无穷，故《易·系辞》云：变通莫大乎四时。本节阴阳二字，说得神乎，其神不可捉摸，问阴阳究竟是何物？答曰：四时寒暑。问若何治病必求于本？答曰：无背四时寒暑。

故积阳为天，积阴为地，阴静阳躁，阳生阴长，阳杀阴藏，阳化气，阴成形，寒极生热，热极生寒，寒气生浊，热气生清，清气在下，则生飧泄，浊气在上，则生䐜胀，此阴阳反作，病之逆从也。

故清阳为天，浊阴为地，地气上为云，天气下为雨，雨出地气，云出天气，故清阳出上窍，浊阴出下窍，清阳发腠理，浊阴走五藏，清阳实四肢，浊阴归六府。

以上就文气分之为两节，意义自明。各家虽有注释，其实与不注释同。清气在下四句，即所谓阴阳反作。马氏谓：清阳宜在上，反在下，则有降而无升，故飧泄。浊阴宜在下，反在宜在上，反在下，则有降而无升，故飧泄。浊阴宜在下，反在上，则有升无降，故䐜胀。铁按：马氏说是也。人身在下者宜升，在上者宜降。肾在下，肾阳上蒸，化为津液。肺在上，肺气下降，则为溲溺。此清阳出上窍，浊阴出下窍之最著者。在上非无浊阴，能降则在下，在下本有清阳，能升则在上，是为健体，是即阴中有阳，阳中有阴之理。亦即地气上为云，天气下为雨之理。肺水喘满，肺气不降者也。伤寒少阴证下利完谷，肾阳不能升者也。故曰清气在下则生飧泄，浊气在上则生䐜胀。清阳发腠理，浊阴走五藏者，此指气血，即卫行脉外，荣行脉中之意。清阳实四肢，浊阴归六府者，言饮食之精华，营养四肢百体，而糟粕则由六府排泄体外也。

水为阴，火为阳。阳为气，阴为味。味归形，形归气，气归精，精归化，精食气，形食味，化生精。气生形，味伤形，气伤精，精化为气，气伤于味。阴味出下窍，阳气出上窍。味厚者为阴，薄为阴之阳；气厚者为阳，薄为阳之阴。味厚则泄，薄则通；气薄则发泄，厚则发热。壮火之气衰，少火之气壮，壮火食气，气食少火，壮火散气，少火生气。气味辛甘发散为阳，酸苦涌泄为阴。阴胜则阳病，阳胜则阴病，阳胜则热，阴胜则寒，重寒则热，重热则寒。

以上就气味反复言之。味归形两句，景岳云：五味生精血以成形，故云味归形。形之存亡，由气之聚散，故云形归气。气归精两句，不必多方凿解，盖气之盛衰，视精之耗，积著于中，则英华发外，精满者，气必盛，故云气归精，精归化。丹氏引《家语》男子十六，精化小通。（《通雅》：小通，言人道也。）为生化之义，此说颇长。精食气两句，食字与归字对勘，端义自明。精之所资者为气，形之所资者为味也。化生精，气生形两句，对气归精，精归化说，形之生灭，视气之聚散，气生形也。（气之盛衰，视精之耗羡，精生气也。）化为本书所言之峰极，所谓道之大源，精气形三者均资之，而精又气之所资以生者，故以精系属于化而曰化生精。味伤形两语甚妙，须知万物皆有主客，味与形二者，形为主也，味之所以可贵者，为其能养形也，以养形为目的，而取资于味，得味而形盛，所谓味归形也。若以口腹为目的，大嚼取快则厚味化热，为消渴，为疮疡，味伤形矣。藏于精者，气无不盛，气之源在精，气盛出于自然，故曰气归精。若以使气为能，则无有不伤精者，故云气伤精。精化为气，即化生精。气生形两句中间所省之一句，气伤于味，即味伤形之深一层者，味直接能伤形，间接能伤气也。壮火之气衰六句，承火为阳，阳为气说。少火，即少阳。壮火，即阳明。少阳为春之生气，阳明为夏之长气，少火由生而长，故气壮而生气。壮火盛极将衰之候，故气衰而食气。细观经文，似养生以阴为主，治病以阳为主。从味归形至厚则发热止，专就阴说，亦专就养生说，以味为资生之本，以化为生命之源。中间反复言其利害，文简而意误。壮火六句就阳说，此阳即从阴之能化而来，言养生者，贵少火之生气，不贵壮火之长气也。气味两句，总结上文，以下分言阴阳偏胜则病人。

寒伤形，热伤气，气伤痛，形伤肿，故先痛而后肿者，气伤形也，先肿而后痛者，形伤气也。

景岳云：寒则形消，热则气散。

风胜则动，热胜则肿，燥胜则干，寒胜则浮，湿胜则濡泻。

寒热燥湿，固是由人身感觉而定之名词，然《内经》之寒热燥湿诸名词，实指病状，必人体感寒而病，然后有寒可言，感热而病，然后有热可言。如本节之动痛濡泻，其最著者，惟本节所言，颇多可疑之处。如风胜则动，此即吾人临床所见之内风，若外风，汗出发热头痛而已。然内风乃热侵纤维神经，后人所谓血枯筋燥，非由感受风寒而病。马氏释风胜则动为振掉摇动之类，盖取《易经》风以动之之义，故名振掉摇动者为风，此可解也。寒胜则浮，却不甚可解。吴氏云：寒胜则阳气不运，故坚痞腹满而为虚浮。王云：热胜则阴气结于玄府，玄府闭密，阳气内攻，故为浮。据此二说，究竟寒胜则浮是何种病乎？玄府，毛孔也。感寒毛孔闭，汗不出，则脉浮紧，此即所谓浮乎？又太阳病，则浮脉应之。《经》所谓浮，即指太阳病乎？至如吴氏之说，坚痞腹满，本非寒病所有，而下接而为虚浮四字，尤属费解，直无讨论之价值。鄙意伤寒必太阳先病，太阳病者，在一身之表，所以浮脉应之者，盖寒袭于外，毛孔闭则不得疏达，本有之体温郁而为热，人之生理不病则气血平均，病则气血必奔凑于病处，以其补救，创处之出血，疮疡之臃肿，皆其例也。外寒袭体，毛窍骤闭，气血应之，即所以抵拒外寒，毛窍甚闭，气血奔凑，全身体温集于外层，欲驱逐外袭之寒而为壮热，如此者为太阳病。就一身言之，表为上层，是浮也，故浮脉应之，准此寒胜则浮确有至理。且懂得寒胜则浮，即懂得《伤寒论》脉浮可汗，脉沉迟者禁汗之为何故。所谓中医，乃一贯的学说，是处可以相通者也。热胜则肿，湿胜则濡泻两语，仍属不可解，各家都未措意。王冰注亦极不明了，谓热郁洪肿，湿攻脾胃则水谷不分。按水谷不分，据丹氏所考据者，即飧泄完谷。今之病此者，实非湿胜，乃洞泄寒中耳。且既濡泻，则湿有去路，必不病，亦不名为湿胜。热胜则肿，以疮疡当之，亦殊未洽。鄙意易为湿胜则肿，则与病理全合。易热胜则濡泻，亦较圆满。濡泻，疑与飧泄不同。飧泄，指大便洞泄言。濡泻，则汗与溲便均是协热下利，热结旁流，大便泻也。消证，小便泻也。自汗出，身灼热之风温，汗出濡也，皆属热胜之病。且寒湿皆为阴邪，易湿胜则肿，与上文阴胜则寒，寒伤形，形伤肿，亦合。燥胜则干，转嫌太浅易，尚待考虑。

天有四时五行，以生长收藏，以生寒暑燥湿风。人有五藏，化五气，以生喜怒悲忧恐。故喜怒伤气，寒暑伤形，暴怒伤阴，暴喜伤阳，厥气上行，脉满去形，喜怒不节，寒暑过度，生乃不固。

丹云：此上二节，经旨似有相矛盾，既曰寒暑伤形，又曰寒伤形，热伤气者，何也？盖言虽不一，理则有归。夫喜怒之伤人从内出，先发于气，寒暑之伤人从外人，先著于形，故曰喜怒伤气，寒暑伤形。分而言之，怒气从下而上，先发于阴，喜气从上而下，先发于阳；寒则气内藏，先著于形，暑则气外溢，先著于气，故曰寒暑伤形，喜怒伤气，又曰暴怒伤阴，暴喜伤阳，又曰寒伤形，热伤气。铁按：丹氏之言，固自有理。然经文矛盾处，尚不止此。如云寒伤形，热伤气，气伤痛，形伤肿，是寒伤形，形伤肿，不啼言伤寒则肿也，而下文云热胜则肿，是显然相反，岂热胜则肿之热，为重寒则热之热乎？又湿胜则濡泻，《新校正》云：谓即《左传》之雨淫腹疾，是亦以濡泻为飧泄也。腹为大阴，脾之部位，脾最恶湿，今虽不见有因湿而下利完谷之病（痢虽湿热，但湿为副因，故痢疾非燥药所能愈。），于病理未尝不可通，乃下文则云春伤于风，夏为飧泄，又秋伤于湿，冬为款嗽，将湿之即病者为濡泻，不即病者为欬嗽乎？将伤于湿为濡泻，伤于风为飧泄，无以异乎？凡此皆令人不可捉摸。孟莼生先生曾为余言，医经说病太通套，似是而非处甚多。莼生先生虽非医家，而此语则甚确，为内家所不能言。在理，科学之文字，无有不精密者，即如墨子、老庄，近人以科学眼光一为剖析，其文义之精，乃为前此所未梦见。独《内经》文字笼统，罅漏百出，攻苦之余，一为念及，辄令人爽然自失，此实中医衰落之一大原因也。

故重阴必阳，重阳必阴，故曰冬伤于寒，春必病温，春伤于风，夏生飧泄，夏伤于暑，秋必痎疟，秋伤于湿，冬生欬嗽。

重阴必阳，重阳必阴，与寒极生热，热极生寒同，与重寒则热，重热则寒亦同。此两语所以叠见者，初非偶然，盖言阳阴胜复也。下文冬伤于寒八句，即重阳重阴，亦即阴胜则阳复，阳胜则阴复之理。冬为阴季，伤于寒则为重阴，故春必病温，温为阳邪也。春为阳风，为阳邪，春伤于风，是为重阳，夏为寒中、飧泄，阴病也。由此推之，痎疟为少阳证，是经旨认暑为阴邪，夏为阴季，盖夏至之后一阴生也。此"夏"字必是长夏六月。前文春夏为阳，秋冬为阴，与此处之"夏"字不同。又湿为阴邪，秋为阴季，秋伤于湿，是为重阴，经旨必认欬为阳病肺燥而欬者。此就理论推之，毫无疑义。易曰：无平不坡，无往不复。惟偏胜无不复之理，故曰必。重阴必阳之"必"，即春必病温，秋必痎疟之"必"。世固有冬伤于寒，而不病春温者，经旨只言理之当然，不言事之或然，故曰必。喻嘉言改秋伤于湿，为秋伤于燥。汪韧庵谓为多事。喻固妄作，汪亦不明此理。

帝曰：余闻上古圣人，论理人形，列别藏府，端络经脉，会通六合，各从其经，气穴所发，各有处名，谿谷属骨，皆有所起，分部逆从，各有调理，四时阴阳，尽有经纪，外内之应，皆有表里，其信然乎？

端络，高云：端直络横也。会通六合，各从其经，四时阴阳，尽有经纪，仍是言天以验人，故岐伯以四时为对。

岐伯曰：东方生风，风生木，木生酸，酸生肝，肝生筋，筋生心，肝主目。其在天为玄，在人为道，在地为化。化生五味，道生智，玄生神。神在天为风，在地为木，在体为筋，在藏为肝，在色为苍，在音为角，在声为呼，在变动为握，在窍为目，在味为酸，在志为怒。怒伤肝，悲胜怒，风伤筋，燥胜风，酸伤筋，辛胜酸。

丹云：以下文为例，其在天为玄六句，系衍文。在天为风，"在"字上之"神"字，亦衍。肝所以生筋，因肝病者，恒筋脉不仁也。肝主目者，以肝病久，辄病目也。筋生心，据《元命苞》云：筋有枝条，像木。是《内经》所谓筋，殆指静脉，静脉通于心也。在天为风，在地为木，言肝配春之生气。在体为筋，在藏为肝两句并列，似经旨于五藏，只言其用，不言其体，故以体与藏对待为说。在志为怒者，凡怒之甚者，辄见拘挛，即所谓变动为握。拘挛，筋为之也。推肝之志为怒，故名曰将军之官。隐庵云：肝为将军之官，故其志为怒。此倒因为果也。须知所以名将军之官，因此藏之志为怒。所以知其为怒，因怒甚之变动为握。今云因其为将军之官，所以其志为怒，便觉不可思议，而将军之官一语，先不可通。

南方生热，热生火，火生苦，苦生心，心生血，血生脾，心主舌。其在天为热，在地为火，在体为脉，在藏为心，在色为赤，在音为徵，在声为笑，在变动为忧，在窍为舌，在味为苦，在志为喜。喜伤心，恐胜喜；热伤气，寒胜热；苦伤气，咸胜苦。

血生脾，亦从四时推演而来，以心配夏，以长夏配脾，夏之后为长夏，论春之生为夏之长，四时递迁，即是互相禅蜕。所谓相生，即禅蜕之义。是夏生长夏也，故云心生血，血生脾。心主舌，凡劳苦过当，往往血少，其舌辄碎。又血热者，舌辄绛。亡血者，舌枯萎。由此推之，知心主舌。在体为脉，脉即动脉。体与藏对待言之，与前节同，可知五藏皆不言体。

中央生湿，湿生土，土生甘，甘生脾，脾生肉，肉生肺，脾主口。其在天为湿，在地为土，在体为肉，在藏为脾，在色为黄，在音为宫，在声为歌，在变动为哕，在窍为口，在味为甘，在志为思。思伤脾，怒胜思；湿伤肉，风胜湿；甘伤肉，酸胜甘。

肉生肺，于病状无可徵，惟以四时推之。长夏之后为秋，秋配肺，长夏配脾，故云尔。在变动为哕，丹云：《说文》哕，气牾也。即呃逆。哕哕车銮声，言呃声之有伦序。鄙意脾气当上升，胸脘阻隔欲升不能则哕，故是脾之变动。

西方生燥，燥生金，金生辛，辛生肺，肺生皮毛，皮毛生肾，肺主鼻。其在天为燥，在地为金，在体为皮毛，在藏为肺，在色为白，在音为商，在声为哭，在变动为欬，在窍为鼻，在味为辛，在志为忧。忧伤肺，喜胜忧；热伤皮毛，寒胜热；辛伤皮毛，苦胜辛。

燥则百物不生，金为肃杀之意，故云燥生金。肺本应燥气，伤于湿则欬，故云在变动为咳。热伤皮毛，热，《太素》作"燥"，燥与辛本生肺，云燥伤皮毛，辛伤皮毛，皆自伤。

北方生寒，寒生水，水生成，咸生肾，肾生骨髓，髓生肝，肾主耳。其在天为寒，在地为水，在体为骨，在藏为肾，在色为黑，在音为羽，在声为呻，在变动为傈，在窍为耳，在味为咸，在志为恐。恐伤肾，思胜恐；寒伤血，燥胜寒；咸伤血，甘胜咸。

以上五节，如注家所释，无意味可言，岂经文真无意味乎？鄙意以为不从太初第一步著想，即多隔膜，岂但无味，简直误也。反复研求经旨，所谓生乃相得之谓，伤乃太过之谓。天地人对待为说，最是显明处。人之患病可以分类，非人各异其病也。病之为类，各有其时，如夏之洞泄，秋之痎疟，非毫无一定者，因此而深求天人之故。天有四时，人有五藏。五藏与四时之关系，颇有迹象可求。如多郁者，春时辄患头眩、呕逆，夏秋冬三时则否。而健体有春时则融融泄泄，意志体魄冈不发舒，与天时之生气相应，定病体之头眩、呕逆为肝病。从有病之肝推测无病之肝，于是定意志发舒者为肝德，故以肝配春时之生气。肝之德，不可见者也。肝之病，可见者也。就可见者以推测不可见者，就可见之病以推测不可见之生理，《内经》全书所言，皆如此也。积著于中，英华发外。凡英华外发者，必其中有所积者。无所积，即不能有所见。古人深信此理，放诸万事万物而准。故曰天明则日月不明，藏德不止，故不下也。天与人本相同者，天有藏德，人亦有藏德，此可以伤寒之六经说明之。伤寒之六经病，而后见者也。不病直无其物，不病之健体，六经之作用完全不显，是人身之藏德也。天有四时，四时有美德，曰生长化收藏。何以生？何以长？莫知其然。而然，不可见者也。第见春之发陈，夏之蕃秀而已。人体有五藏，五藏亦有美德，曰生长化收藏。亦莫知其然而然，第觉爪发、血脉、筋骨、意志，与四时之发陈、蕃秀相应，若合符节而已。彼头眩、呕逆者，逆生气者也。逆之，则病立见。顺生气者，第觉意志发舒，快然自足而已。夫意志发舒，快然自足，其著于外者也。有所著，知其必有所藏，夫是之谓五藏。五藏与六府对待言之，六府之所贵者，在泻；五藏之所贵者，在藏。故于府曰泻而不藏，于藏曰藏而不泻。然藏泻云者，不过与府对勘云，然非五藏名藏之真意义也。（此处肝与筋对待言之，筋曰体，肝曰藏，体之对为用，此处之"藏"字，当作"用"字解，亦非五藏名藏之真意义也。）五藏名藏之真意义，即藏德不下之"藏"。藏不曰五机件或五杂俎，知此藏字之所由来，则《内经》言生理之真意味可以知矣。注家泥定五藏，藏而不泻，自古迄今，莫能自知其非者。《灵素商兑》复以现时代解剖驳藏而不泻之说，皆非知《内经》者也。东南西北，限于禹贡地域，然不当凿解，其实即春夏秋冬。第观中央生土之说，可知非吾人心目中之东南西北。今人皆谓东西无定，系赤道以北，北寒南热，赤道以南，北热南寒，南北亦非一定寒热。吾谓古人纵不知此理，误认南方生热，北方生寒，然中央若何生土？中央亦无定位，生土更无其事。古人而为此说，岂非梦？《内经》所载《上古天元册》文，苍天龄天数语，仍不得要领，然则经文非欤？吾乃求之事实，东南为海，东风含水分多，西北为高原，西风含水分少，南为热带，故南风热，北为冰洋，故北风寒。而春多东风，以其含润也，故能吹枯殖朽。秋多西风，以其含水分少也，故燥而杀物。夏多南风，故热甚。冬多北风，故寒甚。问何以四季之风泰半皆有定？则因黄道与赤道略有参差之故。是西风生燥，北风生寒，固自不误。人生戴天而履地，食毛而践土，与天地息息相关。植物因节候而变化，动物因土宜而异类。人所资以为生者，即此动植，安得不随之而生变化？五藏不言其体，仅言其德，分天气为四时，四时分系，以生长化收藏以为说，分人体重要机件为五藏，五藏亦系以生长化收藏以为说。天人互相印证，验诸事实而信，验诸千百事实而信，则得一公例，复积千百公例而成学说，此其所根据，岂荒渺无稽者哉！

内经讲义
第五期

恽铁樵 著

故曰：天地者，万物之上下也。阴阳者，血气之男女也。左右者，阴阳之道路也。水火者，阴阳之征兆也。阴阳者，万物之能始也。故曰阴在内，阳之守也；阳在外，阴之使也。

前五节既明，此节不繁言可解。天地者，万物之上下。"上下"二字，谓覆载也。男女，即雌雄相配意，相配然后生生不已。气血，亦生生不已，故气血亦秉阴阳。即藏府，亦秉阴阳。故曰上下雌雄相输应。左右为阴阳之道路，极有深意，言人法天也。地球自转不已，日月推迁不已，谓之天运。人身血行谓之循环，自右而左顺而不逆，故左右为阴阳之道路。征兆，见端也。人体之阴阳不可见，病则见，火为热，水为寒，阳胜则热，阴胜则寒，阳虚则寒，阴虚则热，故曰水火者阴阳之征兆。能始字，高士宗据《易·系辞》乾知大始，坤以简能，即造物之化工。阳为阴使，阴为阳守，乃阴阳互相倚系，不仅雌雄迭相输应而已。

帝曰：法阴阳奈何？岐伯曰：阳胜则身热，腠理闭，喘粗为之俯仰，汗不出而热，齿干以烦冤，腹满死，能冬不能夏。阴胜则身寒汗出，身常清，数慄而寒，寒则厥，厥则腹满死，能夏不能冬。此阴阳更胜之变，病之形能也。

帝曰：调此二者奈何？岐伯曰：能知七损八益，则二者可调，不知用此，则早衰之节也。年四十而阴气自半也，起居衰矣。五十体重，耳目不聪明矣。年六十阴痿，气大衰，九窍不利，下虚上实，涕泣俱出矣。故曰：知之则强，不知则老，故同出而名异耳。智者察同，愚者察异。愚者不足，智者有余。有余则耳目聪明，身体轻强，老者复壮，壮者益治，是以圣人为无为之事，乐恬憺之能，纵欲快志于虚无之守，故寿命无穷。与天地终，此圣人之治身也。

帝问法阴阳，岐伯以阴阳偏胜致病为言，是不使偏胜即是调阴阳。知七损八益，即是不使偏胜，故景岳以扶阳抑阴释七损八益，马莳以采阴补阳释七损八益，皆不必深辨，已知其非是。此段可分四节、颇多精义，兹为分节解释如下：自阳胜则热至病之形能也，为一节。此一节内包括两小节，第一节阳胜，第二节阴胜，此两节意义之精，几乎不可思议。阳胜者，非阳胜乃寒胜也。何以知之？观于身热，腠理闭，喘粗为之俯仰，汗不出热，齿干以烦冤，腹满死，能冬不能夏数语乃半部《伤寒论》也。身热，腠理闭，喘粗，即伤寒太阳病，无汗而喘。腠理闭即是汗不出。经文最简，上文既云腠理闭，下文复言汗不出者，身热汗不出，是太阳病腠理闭，即前文寒胜则浮之浮字也。伤寒或已发热，或未发热，必恶寒。恶寒者，寒胜也。冬为寒，复伤于寒，则为重寒。伤寒所以必发热者，重寒则热也。其先恶寒，其后恶寒罢，但发热者，阴胜则阳复也。其先阴胜恶寒，其后阳复不复恶寒，则阳胜也。全体气血奔赴肌腠以御外寒，病全在表，气血亦全在表，此时表层热甚，热甚当出汗，汗出则热解。乃外层为寒气所束，汗不得出，邪正互相抵拒而表骤闭，乃为壮热。此所以既云腠理闭，又言汗不出也。热壮津液被炙，前板齿先燥，故云齿干。热甚则狂，故云烦冤。屎燥则神昏谵语，撮空理线，俯仰并作，故云腹满死。为之俯仰一句，吾诊吴修士之掌珠一案，可谓绝妙。注脚惟此句，似当在腹满死之上。统观全节，先太阳病，次阳明经府，条理井然，谓非半部《伤寒》邪？其能冬不能夏一句，丹氏《素问识》谓古时"能""耐"两字通用，当作"耐"解。鄙意大可不必。谓如此之病，可以辛凉苦寒诸阴药汗之、下之，不能用辛温阳药耳。阴胜则身寒汗出，身常清，此言亡阳。卫外之阳衰，则汗自出而身冷矣。清，冷也。阳亡则无阳，故曰阴胜。数，频数也。傈，战栗也。厥，四逆也。阴证或利或否，其宿积必不能下，服大剂姜附萸桂，大便行，胶粪下者，吉。伤寒少阴证，急下存阴，用承气者，乃阳明篇错简。少阴自利而用承气，无不死者。后人不解，大骂仲景，因不知伤寒论少阴篇错简。孟浪尝试之，故凡阴证，无论自利与否，宿积总不得下，必阳回然后积下而愈，故曰腹满死。能夏不能冬句，谓当用辛温阳药，不得用苦寒阴药耳。然则此数语又包括下半部《伤寒论》矣。各家注释无一而可，故余不惮辞费，至伤寒少阴篇，急下存阴用承气之非是。苟读王海藏《阴证略例》及窦材《扁鹊心书》，复治数十百人阴证，然后知余言不谬。至于《伤寒论》错简，从急下存阴一语知之。急下存阴，阳证治法，非阴证也。阴阳更胜之变一语，尤当玩味。更字读平声，更迭也。所谓阳胜者，非阳胜乃寒胜，寒胜而阳复热甚，故曰阳胜。所谓阴胜者，非阴胜乃亡阳，阳亡则无阳可言，故曰阴胜。不如此，不名曰更胜之变也。病之形能也句，丹氏作"形态"。吴鹤皋谓能即能冬能夏之能。鄙意二说均非。能字即作能力解较古拙，且有两层意义，作形态只一层意义。

七损八益，《素问识》云：本邦（此二字指日本）前辈所解，似得经旨。《天真论》云：女子五七阳明脉衰，六七三阳脉衰于上，七七任脉衰，此女子有三损也。丈夫五八肾气衰，六八阴气衰于上，七八肝气衰，八八肾气衰齿落，此丈夫有四损也。三四合为七损矣。女子七岁肾气盛，二七天癸至，三七肾气平均，四七筋骨坚，此女子有四益也。丈夫八岁肾气实，二八肾气盛，三八肾气平均，四八筋骨隆盛，此丈夫有四益也。四四合为八益矣。铁按：此说诚巧，然经旨恐不如此。信如此说，知之何用？鄙意七损八益，必古时成语，故岐伯仅说此四字，不复加以诠释。又此四字之意义，必为交互的，必非平列的。例如笔精墨良，窗明几净，是平列的。夫唱妇随，父慈子孝，是交互的。《内经》说阴阳，皆交互的。阴在内为阳之守，非阴自守也。阳在外为阴之使，非阳自使也。是即交互的证据。《天真论》男女天癸以七八为期，此处七八并举，意义当不甚相远。又七损八益一语，必与上文有关系，必解释此句与上下文不背，然后可以为定义准此。此四字所包之意义必广，必与上文之阳胜阴胜合，亦必与下文之无为恬憺合，而四十五十一段文字，决非间文。根据以上意义以为推测，则七损八益当如以下解释：七八对举，当然即《天真论》之七八，七为女，八为男，七八指男女说，亦指阴阳说，因是成语，故不言阴阳而言七八。孤阳不生，独阴不长，证之于病，伤寒传至少阴，阳亡阴涸之顷，津液枯涸，舌苔焦干，予大剂阴药必胸闷而懊，予大剂辛温，反阳回而舌润，此阳能益阴之明确证据也，是为八之益七。阴虚而热，反见阳越，上盛下虚，浸成煎厥，此当壮水以制火，所谓制火者，阳得阴而伏也，是阴能损阳，故曰七损。损字非必真损也，犹之制火云者亦非真制，恢复原状而已。于男女亦然。尝见贞女数人，皆未至四十已如老妪，此亦失损益之道而早衰者。七损八，八益七，是交互的。四十阴半，六十阴萎，乃生理之常，不知七损八益，必不及此数，谓反损益之原理也，故早衰。不反此原理且运用之，即老而聪强。若何运用？曰：纯任自然，为无为，乐恬憺，非可勉强。须识透此中要妙，知一切妄作无益，行所当行，止所当止，故曰纵欲快志于虚无之守。彼反七损八益原理者，纵欲快志于声色货利者也。若勉强学虚无恬儋者，等是妄作。虽若虚无，实不能纵欲快志，仍不免违反损益原理。诚能纵欲快志于虚无之守，则真气内充，祈寒溽暑不能为害，尚安有阴阳偏胜之事？不偏胜，是调也。故曰知七损八益，则二者可调。然回阳壮水，乃既病以后事。未病之前，阴内阳外，阴守阳使，互相依倚，不可识别，故曰同出异名。智者察同，是上工治未病。愚者察异，是斗而铸锥也。纯任自然为养生之极则，故云圣人之治身。

天不足西北，故西北方阴也，而人右耳目不如左明也。地不满东南，故东南方阳也，而人左手足不如右强也。帝曰：何以然？岐伯曰：东方阳也，阳者其精并于上，并于上则上明而下虚，故使耳目聪明而手足不便也。西方阴也，其精并于下，并于下则下盛而上虚，故其耳目不聪明而手足便也。故俱感于邪，其在上则右甚，在下则左甚，此天地阴阳所不能全也，故邪居之。

此节天不足西北云云，最难解释。或者以共工头触不周山为说，《内经》若有此种神话，何能治病？拙著《见智录》以日月所行之度数为说，殊不切当，未能贯通经旨。反复研求经旨，只在天地阴阳不能全一语。凡阳有余时，阴必不足；阴有余时，阳必不足。天为阳，西北方阴也，故云天不足西北。地为阴，东南方阳也，故地不足东南。阳有余为病，晴燥则剧。阴有余为病，阴寒则剧。阴不足为病，昼日则剧。阳不足为病，入夜则剧。凡病剧时，必天之阴阳与病相反之时，故曰天地阴阳不能全而邪居之。然此是言病，若不病时即不可见。经文右耳目不如左明，左手足不如右强，指不病者而言也。不病者虽无阴阳可见，所以明充类至义之尽，仍必有端倪可见也。

故天有精，地有形，天有八纪，地有五里，故能为万物之父母。清阳上天，浊阴归地，是故天地之动静，神明为之纲纪，故能以生长收藏，终而复始。惟贤人上配天以养头，下象地以养足，中傍人事以养五藏。

春夏秋冬，二分二至，八节之大纪也。东南西北中，五方之道理也。（此从高说。）言天地不免有所不足，而能以不足有余更迭为用，且有纪律，所以能为万物之父母。惟精为明之纲纪，所以能有纪律；惟其有纪律，所以生长收藏终而复始。所谓神明者，以人测天也。天之循环，孰为纲维？其事不可思议。天地无知，何能生有知之人？然则人有神明，天亦必有神明也，故曰神明为之纪纲。配天养头三句，谓常使清气在上，浊阴在下，五藏冲和也。浊气在上则生膜胀，清气在下则生飧泄。无为恬憺，则顺自然；以妄为常，则逆自然。逆则神明乱而纲纪败坏，故惟贤人能配天地以为养也。

天气通于肺，地气通于嗌，风气通于肝，雷气通于心，谷气通于脾，雨气通于肾。六经为川，肠胃为海，九窍为水注之气。以天地为之阴阳，阳之汗以天地之雨名之，阳之气以天地之疾风名之，暴气象雷，逆气象阳，故治不法天之纪，不用地之理，则灾害至矣。

上节神明为之纪纲句，以人测天，故知天有神明。此节申言天人合德以明。以人测天之不误，复申言治病当则天法地，意义极明了。天气通于肺以下十四句，别无深意，言天人之相似而已。

故邪风之至，疾如风雨，故善治者治皮毛，其次治肌肤，其次治筋脉，其次治六府，其次治五藏，治五藏者半死半生也。

从大不足西北起至则灾害至矣为一大段。此节另起，凡外感之病，从外面袭人躯体，经风不病人，邪风病人，故云邪风之至，疾如风雨。所谓疾如风雨者，非风之行程疾如风雨，乃风之既至，在人体之传变，疾如风雨也。故在皮毛之顷，当亟治皮毛，弗令得至肌肤，是为善治者。治筋骨、六府，已非万全之道，入藏得半，即非医学所许，虽幸而治愈犹下工耳。

故天之邪气感则害人五藏。水谷之寒热感则害六府。地之湿气感则害皮肉筋脉。

此节似承会道六合，各从其经说。天之邪气，即上文邪风，邪风本伤皮毛，惟其疾如风雨，故云害人五藏。水谷害六府，地湿害皮肉筋脉，亦终人藏。第湿气与食积，其最初着人体，则为皮肉及筋脉。伤寒法可以统治百病，因百病无不入藏者，既入藏则与伤寒之理通也。第此节横亘于中，与上下文不衔接，稍觉可疑。

故善用针者，从阴引阳，从阳引阴，以右治左，以左治右，以我知彼，以表知里，以观过与不及之理，见微得过，用之不殆。

此节文气与天不足西北一大段文字皆衔接。见微得过句省却"与不及"三字，谓见甚微之机，能得过与不及之理，则用之不殆也。

善诊者，察色按脉，先别阴阳，审清浊而知部分，视喘息听声音而知所苦，观权衡规矩而知病所主，按尺寸观浮沉滑涩而知病所生，以治无过，以诊则不失矣。

喘息日视最妙，胸部弛张，目可见也。西医以心肺脑三者为制命之部，故诊病必听、必打。听以验血，打以知肺。热病用冰枕，所以护脑。而此节所言无不符合。按心主血，肺主气，观色之荣瘁，可以验二藏之病否。按脉可以知心，视息听声可以知肺，观权衡规矩可以知脑。操之既熟，则能别阴阳，审清浊。更验之浮沉滑涩，则表里、寒热、虚实、上下，已了了于胸中，故云以诊不失，以治无过。王本以治字断句，可谓妄作聪明，羌无意义。

故曰病之始起也，可刺而已，其盛可待衰而已。故因其轻而扬之，因其重而减之，因其衰而彰之。形不足者温之以气，精不足者补之以味。其高者因而越之，其下者引而竭之，中满者泻之于内。其有邪者渍形以汗，其在皮者汗而发之，其慓悍者按而收之，其实者散而泻之。审其阴阳，以别柔刚，阳病治阴，阴病治阳，定其血气，各守其乡。血实宜决之，气虚宜掣引之。

此处运用两"而已"字，大有深意，非谓治病不过如此，须知《内经》所重者在审证。此节承上文说，上节为审证，此节为治法。审证既确，治法自然不误，故上工治未病，其本领全在知病之始起，庸工苦不知耳。若能于病之始起，灼然知之，真确无误，则治之之法可刺而已，岂有他哉？过与不及为病皆有其理，既明其理，则盛者可待衰而已。阳病治阴两句，非阳病必治阴，阴病必治阳也。凡病有实处，必有虚处，致虚因乎实则抉其实，致实因乎虚则补其虚，是为治本。所以有形伤气，气伤形之辨。此则阳病所以当治阴，阴病所以当治阳也。

内经讲义
第六期

恽铁樵 著

《阴阳离合论第六》

马云：阴阳者，阴经阳经也。论离合之数，故名篇。此与《灵枢·根结篇》相为表里。

黄帝问曰：余闻天为阳，地为阴，日为阳，月为阴，大小月三百六十日成一岁，人亦应之。今三阴三阳，不应阴阳，其故何也？

三阴三阳不应阴阳一句，各家均未注释，不知黄帝意中所谓不应者云何。详本篇后文所言，所谓不应者，当是天地之阴阳皆一阴一阳相对待，人身之阴阳乃以三为言，故帝欲问其不同之故。

岐伯对曰：阴阳者，数之可十，推之可百，数之可千，推之可万，万之大不可胜数，然其要一也。天覆地载，万物方生。未出地者，命曰阴处，名曰阴中之阴。则出地者，命曰阴中之阳。阳予之正，阴为之主，故生因春，长因夏，收因秋，藏因冬。失常，则天地四塞。阴阳之变，其在人者，亦数之可数。

此节吃紧处在阳予之正，阴为之主两句，隐庵"予"字作"我"字解，极牵强。各家作"与"字解，"正"字作正气解，亦非。鄙意正，即正月之正同意义，但不必读平声，即作端正之正，亦未尝不可。盖天覆地载然后万物方生，万物之生，必有地，又必有天，无地则无所载，无天则不复有时序。阳予之正者，天予之以时序也，故下文接生因春云云。所谓数之可千，推之可万者，即指万物。所谓其要一也者，即万物罔不由于天覆地载，天地一阴一阳也。未出地者，未受天气，为阴中之阴。出地者，已受天气，故命曰阴中之阳。阳予之正，阴为之主，虽万有不齐，不过一阴一阳。若阳不予之正，则生长收藏之功悉隳。凡此可以缕计指数者也。以人测天，以天验人，其在人身者，亦数之可数耳。两数字均当读上声。

帝曰：愿闻三阴三阳之离合也。

上文仅言推之可万，其要则一，在人亦同，故帝欲知三阴三阳若何与一阴一阳相合。

岐伯曰：圣人南面而立，前曰广明，后曰太冲。太冲之地，名曰少阴。少阴之上，名曰太阳。太阳根起于至阴，结于命门，名曰阴中之阳。中身而上，名曰广明。广明之下，名曰太阴。太阴之前，名曰阳明。阳明根起于厉兑，名曰阴中之阳。厥阴之表，名曰少阳。少阳根起于窍阴，名曰阴中之少阳。是故三阳之离合也，太阳为开，阳明为阖，少阳为枢。三经者，不得相失也。搏而勿浮，命曰一阳。

东西无一定地位，南北无一定寒热，观于大气举之一语，知古人已确知地圆，故圣人南面而立一语，为言阴阳之标准，岂但圣人南面而立？凡有生命者，就其所在之地位为标准，阴阳皆可得而言也。少阴之上曰太阳，太阴之前曰阳明，厥阴之表曰少阳，即所谓两经相表里。凡热病正气未衰，外邪中于身，则体温亢进，萃于邪所集处以驱逐之，则成壮热，而为阳证。正气既衰，不复能抵抗病毒，则门户洞开，外邪深入，神疲脉弱而为阴证。此即喜多村所谓实则太阳，虚则少阴之理。三经者搏而勿浮命曰一阳，即所以答黄帝之问也。盖三阴三阳云者，必病而后见。所谓阴阳之变，原非不病时所可见者，故搏而勿浮名曰一阳。搏，当即指脉之跳跃。天寒人应以阳，此足太阳所以主于冬季。寒伤太阳，全身体温奔集表层，抵抗病毒，夫是之谓"人之伤于寒也，则为病热"，于是见三阳之病证。如此则浮脉应之，是为"寒胜则浮"。若无病则脉不浮，则三阳证不可见。岂但不见三阳，阴阳均不可见，故曰搏而勿浮命曰一阳。惟其不可见而强名之，故曰命曰一阳，命曰一阴，即前文所谓其要一也。

帝曰：愿闻三阴。岐伯曰：外者为阳，内者为阴。然则中为阴，其冲在下，名曰太阴。太阴根起于隐白，名曰阴中之阴。太阳之后，名曰少阴。少阴根起于涌泉，名曰阴中之少阴。少阴之前，名曰厥阴。厥阴根起于大敦，阴之绝阳，名曰阴之绝阴。是故三阴之离合也，太阴为开，厥阴为阖，少阴为枢。三经者，不得相失也。搏而勿沉，名曰一阴。

三阴者，皆未出地者也。未出地者，不得天气，无阳可言，故曰阴中之阴，夫是之谓藏，故曰藏者为阴。阴在内，为阳之守。虽藏却有作用，其作用为德，故曰藏德。所谓开阖枢者，由微而盛谓之开，由盛而极谓之阖，由极而生谓之枢。阴极阳生，阳极阴生，生者阴阳专变之机枢。少阳者，初生之阳，少阴者，初生之阴，故少阴少阳皆为枢。由盛而极，极而生，生而再盛，为进行的，不息的，不得指定之处而名之，故曰阴阳通甄积传为一周。其云不得相失者，假如枢失其职，阴极而少阳不生，则少阳病，厥阴亦病，所谓逆春气，则少阳不生，肝气内变。阳极少阴不生，则阳明病，少阴亦病，所谓刚与刚，阳气破散，阴气乃消亡，乃阴阳失其迭为消长相济相成之常轨。不失常轨，全恃少阴少阳为转捩，故云枢。陈喻辈以少阳为两阳之关键，以热病之由里出表，由表入里必经少阳为言，于三阴遂无可解释。

《阴阳别论第七》

吴云：此篇言阴阳与常论不同，自是一家议论，故曰别论。铁按：此说非是。综观五家注释，于此篇经旨，全无领会。惟其不知本篇所言谓何，故疑与他篇不同，乃妄谓是别一家学说。其实别论云者，乃未尽之意，另篇申说耳。

黄帝问曰：人有四经十二从，何谓？岐伯对曰：四经应四时，十二从应十二月，十二月应十二脉。

本篇经文多不可晓，各家强为解释，言人人殊，均不免有矛盾处。然循绎经文，于治病关系极多，不容不悉心研究。兹篇所取各家注释绝少，惜心得有限，不能详也。

四经十二从，究是何物，殊不可晓。马氏谓四经是心肝肺肾，不言脾者，以寄王于四时也。王氏则谓春弦夏洪秋浮冬石为四时之经脉。两说皆通。十二从，固知不外十二经脉，然上句十二从应十二月，下旬十二月应十二脉，则十二从必非十二脉可知，故刘氏谓当阙疑。此节与全篇不相应，故更无从索解。

脉有阴阳，知阳者知阴，知阴者知阳。

知阴知阳，无范围可言，与下文连读，则知阳为胃脘之阳，阴为真藏之脉。

凡阳有五，五五二十五阳。所谓阴者，真藏也，见则为败，败必死也。所谓阳者，胃脘之阳也。别于阳者，知病处也。别于阴者，知死生之期。

阳为胃气，五藏应四时各有胃脉，是为二十五阳。阴脉为真藏，见则必死。毛弦洪实，无胃气者是也，其死可必，故见真藏者，但与之期日，不复言治法，故曰知死生之期。此究何理乎？必明其理，然后可得心应手，否则总属模糊影响之谈。鄙意凡病皆当分三步：第一步，如热为病，其热必壮；如痛为病，其痛必剧；如失血为病，必崩或薄，其血必多，其证状必甚劣；如痢为病，必里急后重且次数多；如欬为病，必喉痒痰多涕泗交作。继此而入第二步，则热不壮、痛不剧、血不多、欬不甚、痢则腹痛后重各证均见减少，此时脉必虚软沉微。继此入第三步，则颧红、掌热、潮热、骨蒸、不寐、善怒，且必兼见心肺脑诸证，其脉则反盛，或弦、或鞭、或数。大约第一步必见有余，即本身之正气尚能抵抗病毒也。第二步必见不足，在热病即所谓阴证，乃正气不复能抵抗病毒。第三步亦必见有余，此时之有余为假象，是正虚病实，所谓大虚有盛候，乃本身元气悉数暴露于外，不复能藏，此时之脉必无胃气，是当藏者不藏也。因当藏者不能藏，故曰真藏见，见必死也。阴与阳对待言之，阴为真藏，阳为胃气，五五二十五阳皆胃气，是平日只有阳脉，并无阴脉。即寻常按病，亦绝无阴脉，若见阴脉，确知其为阴脉，则死期可以搂指，故曰别于阴者知死生之期。

三阳在头，三阴在手。所谓一也，别于阳者，知病忌时，别于阴者，知死生之期，谨熟阴阳，无与众谋。

经文言阳必言阴，言阴必言阳，此处二十五脉皆阳，寻常疾病竟无阴脉，岂健体之脉无阴阳乎？是不合理论矣。故又申之曰：三阴三阳，所谓一也。一，即前篇搏而勿浮命曰一阳，搏而勿沉命曰一阴之"一"，阴阳本同出异名。观智者察同，愚者察异两语，则知健体之脉，质言之和而已矣。本无所谓阴阳，第就阳言之则曰一阳，就阴言之则曰一阴耳。此处对于藏脉言，藏为阴，则余脉部皆为阳。二十五阳之脉，本皆以候藏，惟阴阳和者有胃气，故对于无胃气，藏德外露者，加真字以别之。在头在手，疑有讹误。各家释在头为人迎，在手为气口，甚勉强。《内经》果以人迎候三阳，气口候三阴乎？且此处所重者，在所谓一也一句。在头在手字，审上下文，均无著落，必有讹误无疑，况经文决不以头字代人迎，手字代气口，以头字与喉字手字不伦也。经旨既明，此无甚关系者，阙之可耳。别于阳者四句，与上文复，别无深意，景岳谓可以衍文视之，甚是。

所谓阴阳者，去者为阴，至者为阳，静者为阴，动者为阳，迟者为阴，数者为阳。

去至、动静、迟数，自是言脉。

凡持真藏之脉者，肝至悬绝急，十八日死；心至悬绝，九日死；肺至悬绝，十二日死；肾至悬绝，七日死；脾至悬绝，四日死。

悬绝字，各家所释不一。滑云悬细如丝，王氏、汪氏谓指代脉，疑均非是。吾曾见真藏数次，附录以资参考。

冯梦老有旧属，已忘其姓，仅知其人曾为知县，改革后贫甚，居某会馆，患脚气。由梦老延诊，其见证实已攻心，其脉虚浮无力，稍重按即无有，诚有撒撒如羹上肥光景，其时尚能起坐行动。余思此殆真藏脉，且以意推之，当是肺脉，但不能知其始见此脉之日。观病情，脚气既攻心，必不出一候，因谢不能治，后其人四日死。吴福茨中丞，年七旬，向讲导引，三十年不病，偶右脚肿，不以为意，既而肿过膝，始延诊。又不肯服温药，乃详言病属脚气，为心阳不能制肾水也，非附子不为功，始允进少许，试可乃已。余以其高年重病，非速除不可，用大剂鸡鸣散，加附子三钱，浓煎收膏与之，连服五六剂，解宿粪甚臭，脚肿全消。一手脉略有歇止带鞕，鞕为肾脉，歇止则心脉也。余谓病虽瘥不可恃，然翌日竟能起，更两日步履、饮食、睡眠悉复常态。屏药勿服，自谓已愈。讵更六日而讣至，事后始知是日猝变，自变病至大渐，才一句钟。许指严与镇江朱某，皆病急性肺炎死。朱为学生，延余诊时，手足面部均肿，喘息仅属，脉起落微，而全数促且乱。余谢不敏，后三日死。诊指严时，已在临命之顷，亦面肿，气促甚，脉与朱同，微促乱较甚，爪甲均紫色。余谓此不过数钟耳。距余诊后三钟而殁。 杨凛知夫人脉弱，五日死。病状详伤寒研究中。其余类此者尚多，不备录。第有一层可谓余之心得，大约仅见鞕、结、代、促、乱，均不得谓为真藏脉，必其初不见，病至第三步而后见者，乃真藏脉也。伤寒鞕脉、乱脉，有得大剂附子而愈者，惟须与病情相合参。又凡热病末路，必兼见心肺脑三部病，纵不全见，必见其一，否则不死。又不止热病，一切病大都如此。即如脚气，本属湿病，至末期则见肺脉心脉，所以见心脉者，因血行障碍；所以见肺脉，因喘满且肿也。此参之西说，本之实验，于经文有合有不合，于见某脉几日死，亦竟未能证明。鄙意与其如注家以五行为说，毫无凭证，于医术无补，不如存而不论之为得也。

曰：二阳之病发心脾，有不得隐曲，女子不月，其传为风消，其传为息贲者，死不治。

王注二阳谓阳明，大肠及胃肠。胃发病，心脾受之，各家皆同。惟滑伯仁云：心脾当作"肺脾"，下文风消为"脾病"，息贲为"肺病"。风消，王注为枯瘦之义，汪心谷谓为消渴。息贲，马云喘息上奔。铁按：诸注皆不能证诸病情而吻合，疑皆非是。夫云胃病，则今之患胃者甚多，有所谓胃溃疡与胃多酸，其初起类皆消化不良，胃脘作痛，或呕逆涎多，不能食，不能寐，脾藏肿大，此病与脾有直接关系，与心无直接关系。或者心指脘痛而言，俗所谓肝胃气。《难经》云：思虑伤心，则类似肝病者，实是心病，然亦未便不得隐曲与不月。至云传为风消，传为息贲，尤非是。风消若果为消渴，消渴能食，胃病必不能食，息贲虽各病末传皆有之，然胃病则与息贲较远。鄙意当云：一阳之病发心脾，有不得隐曲，女子不月，其传为风消，其传为心掣，其传为膈。理由如下：一阳，少阳也，与厥阴为表里，凡少阳而病，皆由于多思虑忧郁，忧虑则伤心，多郁则脾约，故曰发心脾。胆火上燔，则上盛下虚，上盛之极则不寐，下虚之甚则阳痿，故云不得隐曲。女子不月，必先月事不调，月事不调之原因，思虑忧郁为之也。其传为风消者，肝胆病者心中疼痛善饥，恒欲得食以自救。凡食不得饱谓之消病，根于肝谓之风，故曰风消。心掣，吴张并云心动不宁。今肝病深矣，其脉必有歇止，脉一次歇止，心一次跳动，故曰其传为心掣。隔者，胸脘如隔，上下不通，则肝病末路所常见者也。

曰：三阳为病发寒热，下为痈肿，及为痿厥腨痟，其传为索泽，其传为㿗疝。

三阳，太阳也。厥，足冷。痿，无力。痟，酸痛。王云：在上为寒热，在下为痈肿，以膀胱之脉从头别下背，贯臀入腘中，循腨。索泽，楼英云：索泽，即仲景所谓皮肤甲错。㿗疝，刘云：㿗，同㿉，本作"隤"。《尔雅》《释名》：阴肿曰隤，又曰疝，㿗也，㿗㿗然引少腹急痛也。《经脉篇》㿗疝，《五色篇》隤阴，并同。铁按：三阳为病发寒热，即伤寒。广义的伤寒，即一切热病。热病无不从太阳起，故曰三阳为病发寒热。然本节当云：三阳为病发寒热，下为㿗疝，及为痿厥腨痟，其传为索泽，其传为息贲者，死不治。理由如下：伤寒太阳病，传阳明传少阴，乃伤寒专书所当言者，《内经》言其大者。痿厥腨痟，乃足太阳经脉为病，㿗疝乃膀胱与外肾为病，此两者为太阳另一种病，与寒热是两件事，因同为太阳病，故连类及之。其传为索泽，其传为息贲，乃接寒热说。热病传至少阴之后，往往皮肤甲错。息贲，即西籍所谓肺炎。肺炎虽阴证，不必便死，惟从太阳逐节传变，最后见肺病则无不死者。而诸种热病至死，亦十九见气喘者，故曰其传为息贲死不治。痈肿字，因无经验，不敢强释。

曰：一阳发病，少气、善欬、善泄，其传为心掣，其传为隔。

此处若改一阳为二阳，除去其传为隔一语，亦复甚合。阳明多血多气，此经既病，故当少气，证之病情亦合。吾见患胃病者，气弱异于常人。胃气上逆，故当善欬。善泄字，恐不仅指大便，凡痰汗皆该之。或问何故恣意改经文？应之曰：所贵乎《内经》者，为其能治病也。若《内经》所言，与病全不合，与病之传变全不合，亦安能治病，而犹尊之曰是医经之祖，不可不读？岂医学亦如虚君政体，必拥一木偶之君主，以壮观瞻乎？诸家纷纷注释，欲以明病理，有益治疗也。经文所言，全不能证之事实，多为曲说，徒乱人意。猝之读者不知所谓，即注者自身亦不知所谓，天下事之可笑，孰有甚于此者？毋怪近人谓王冰、张隐庵、高士宗辈之注《内经》，不过高压主义，于病理无补矣。或又谓古人之病，与今人不同，此尤无理。《内经·天真论》称上古之人，年皆百岁，本是一种崇古思想，春秋时学说类如此，在明眼人能自领会。须知黄帝至今，以甲子计，不过七十八甲子，不为远也。天演以万年为须臾，区区七十八甲子，论政治风俗文化，自然古今不同，至人类体质上之变化，则日月犹此日月，空气犹此空气，筋骨皮毛血肉，亦何能有累黍之差异？此在小有常识者能知之。惟古今人体质无几微之差，则知《内经》所言病理，决不能与今日所见者殊异。本此理以推论，则凡《内经》错简讹脱不可理解之处，根据病情之传变，以纠正之，乃最真确无误之方法。《内经》之所以难读，在讹字脱简，前后矛盾，复在注家模糊影响，言不中理。既有真确之方法，则矛盾处可以知所折中，而种种曲说可以不为淆惑，如此则经旨可以渐明，邪说可以淘汰，然后有我的医学，然后可进而与西方学术携手，则光明灿烂之中国医学，庶几有腾誉全球之一日。一孔之见，以为圣人复起不易吾言也。况彼头脑颟顸之注家，有时亦强改一二语经文，以迁就其懵儗无凭之曲说，既改之后，于经旨丝毫无补，徒令后之学者将信将疑，此其改经，视吾所为，孰得孰失，亦无须以口舌争也。

二阳一阴发病，主惊骇、背痛、善噫、善欠，名曰风厥。

此条即小孩之惊风，婴儿多进乳辄成惊，病起于胃，故是二阳，病兼神经，故是厥阴，肝脉之弦，乃神经紧张之故。详拙著《伤寒研究》，脾与胃表里，脾之输在脊，故背痛，病及神经，瑟瑟然惊，故主惊骇。饱自当噫，故曰善噫。欠伸不名为厥，欠为抽搐之渐，乃名为厥，故云善欠，病属厥阴。厥阴为风，此病之末路必致惊厥，故名风厥。以婴儿为言者，以余之陋，仅见婴儿有此病，就吾所见者言之耳。

二阴一阳发病，善胀、心满、善气。

隐庵云：心系急则气道约。善气，太息也。然此说亦不经，毕竟心系急，气道约，何所见而云然？仍非证之病证不可。

三阳三阴发病，为偏枯、萎易、四肢不举。

三阳为太阳，三阴为太阴。偏枯萎易，四肢不举，即类中之半身不遂，因是太阳太阴为病，故古方治此，多用麻黄，然此病实是内风，用麻黄往往不效，是当存疑。萎易，王注为变易。

鼓一阳曰钩，鼓一阴曰毛，鼓阳胜急日弦，鼓阳至而绝曰石。阴阳相过曰溜。

钩毛弦石，而分阴阳，各家均谓论四经之脉以应四时。钩当作"弦"，一阳之气初升，其脉如弦之端直，以应春之生气。然则所谓阴阳者，乃四时之阴阳。一阳初生是少阳，弦为肝脉，当少阳主政之时而见厥阴之脉，虽属阴脉，仍有阳和之气，然后阳中有阴，乃能应春之生气。鼓阳胜急日弦，弦当作"钩"，胜急，言其盛也。夏为太阳主政之时，太阳者，即由少阳渐长而来，夏之长气，亦即秉春之生气而来。钩脉，少阴也。太阳主时见少阴之脉，亦一阳一阴，然后能应夏之长气。鼓一阴曰毛，一阴谓夏至一阴生也，毛，肺脉也，肺与大肠相表里。太阳，阳明也。阳明与太阴同主一时，故《六节藏象论》云，肺为阳中之太阴，以在岁半以下，阳为宾位，故不曰鼓一阳而曰鼓一阴。阳虽宾位，阴中仍自有阳在，然后能应秋之收气。鼓阳至而绝，当云鼓阴至而绝，理由同上。石为肾脉，应冬之藏气，滑氏已有此说，惟滑谓此皆真藏脉，非是，此言平脉也。钩毛弦石之名，皆指平脉。阴阳相过句，丹云：溜、流，古通。然则经旨盖言脉动为进行的，即脉波之意，说详拙著《伤寒研究》。此节与上下文意义不相顺接，刘氏谓是他篇错简。

阴争于内，阳扰于外，魄汗未藏，四逆而起，起则熏肺，使人喘鸣。

此节亦与上下文不接，景岳谓是营卫下竭，孤阳上浮，恐非是。鄙意，喘鸣与息贲对勘，息贲即喘鸣，同是气喘，同是肺举叶张。然须知经文异其字面，初非偶然。息贲者，从三阳寒热传变而来，一传为索泽，再传为息贲，全是藏德外露，此病必在第三步之后，故死不治。本节所言，乃阴阳失职之害，阴者内守，阳者卫外，阴何以争于内，为卫外之阳失职也，阳何以扰于外，为内守之阴失职也，两者互相依倚，互相维系，不能指定孰先失职，惟病必由浅入深，则先病者必为卫外之阳，惟阳病不甚，则阴尚不至失职，阳病甚，则二者交相失。魄汗，不因暑而汗，乃藏液。例如，虚人心烦则自汗，古人谓为心液者是也。藏液见于外，是阴在外也。烦热见于中，是阳在内也。阴阳易位，故曰争扰。热聚于中，阳不卫外，阴反在外，故当四逆。曰四逆而起者，谓因而见四逆也。曰起则熏肺者，外既四逆，热聚于里，凡热皆上行，故熏肺也。喘而且鸣，喉间有水鸡声，肺水为病也，是即今人所谓肺炎。息贲不必喘且鸣，喘鸣不必在索泽之后。

内经讲义
第七期

恽铁樵　著

阴之所生，和本曰和，是故刚与刚，阳气破散，阴气乃消亡，淖则刚柔不和，经气乃绝。

薛福辰评点本，阴之所生和断句，盖本吴氏，与《生气通天论》自古通天者生断句，同一无谓。王注：阴谓五神藏。是和本曰和，当然四字为一句，本指四时，四时之主政，各为一阴一阳，故能有生长化收藏之功用。春时厥阴与少阳合，夏时太阳与少阴合，秋时阳明与太阴合，冬时太阳与少阴合。岁半以上阳主之，岁半以下阴主之，故春夏少阳太阳为主，厥阴少阴为宾，秋冬太阴少阴为主，阳明太阳为宾。天覆地载，万物方生，阴为之主，阳予之正，故少阳太阳，皆为阴中之阳，而太阴少阴，则为阴中之阴，凡此万物所生之本也。五藏之生，亦以此为本，能与本和者谓之和，须知四时之妙用，在阴阳相互，刚柔相济。否则不名为和，故曰刚与刚，阳气破散，阴气乃消亡。淖字，亦是阴阳不和。刘氏考证甚佳。《淮南·原道训》，甚淖而滑，注浔亦淖也。饘粥多滒者曰滒。《一切经音义》引《字林》，濡甚曰淖。（节录刘氏《素问识》。）然则淖，即刚柔不和之义。若举证以为例，燥湿不能互化者是也。小之口渴为热，为燥，为阴虚。口淡为寒，为湿，而病固有口渴甚而自觉口淡者。又如舌绛为热，津液干亦为热，而痰饮则为寒湿，然固有痰饮为患而见舌绛津干者。大之则筋枯血燥，涕泣自出，所谓溃溃乎若坏都，汩汩乎不可止者皆是。此处既云刚柔不和，经气乃绝，是淖字当指大者重者。经气乃绝，谓人身藏气不能与天时相应，即不能和本也。

死阴之属，不过三日而死，生阳之属，不过四日而死。所谓生阳死阴者，肝之心谓之生阳，心之肺谓之死阴，肺之肾谓之重阴，肾之脾谓之辟阴，死不治。

　　《新校正》云：别本作"四日而生"，全元起本作"四日而已"。刘氏《素问识》亦云：既云死，犹云生阳，其义不通。鄙意以上诸说皆非是。若云生阳，之下不当接死字，仅仅有此理由，亦太浅矣。吾有数疑点，本篇全是论死期，何得忽杂一"生"字？其一。所谓知生死之期者，即是知病之死期，非谓知死期之外，复能知生期，句中生死字非平列的，不辨自明，何得云四日而生？其二。又详不过字谓至某日当死不能过也，若云不过某日而生，藉非指死人说，亦复成何话说？有此三种理由，此句必是死字，可以断言。凡文字语言，所以达意，每一语必有其主旨，否则谓之无意识。今云不过四日而死，其主旨在教人知生死之期。若云不过四日而生，主旨何在乎？是无意识也。各家泥定生阳字样，全不问全篇主旨与本句主旨，可谓养其一指而失肩背者。再循绎文气，生阳死阴，必是古代医家习用术语，恐读者不知所谓，故有所谓以下二十一字之注脚。曰死阴之属，生阳之属观之，属字，则知生阳死阴非病名，既非病名，则生阳不能死人，死阴亦不能死人。经旨必指能死人之病，此能死人之病为生阳一类者，其死之口数为四日，为死阴一类者，其死之日数为三日，故曰生阳之属，死阴之属。然则经所指之病，为何病乎？鄙意此处苟无错简者，能死人之病，即是近上文之刚淖与远上文之阴争阳扰。阴争阳扰，魄汗喘鸣，本是一种至危极险之证候，所以致此至危极险之候者，在不能和本。刚与刚遇，刚柔不和，皆不能和本者也。不能和则阳破阴消，经气乃绝。至于阳破阴消，经气既绝，死局已定，欲知其死之日期，只须观病之属于何类，若死阴之属，不过三日耳，生阳之属，亦不过四日。生阳死阴，究何谓乎？于是释之曰：肝之心谓之生阳，心之肺谓之死阴，复连累而及之曰肺之肾谓之重阴，肾之脾谓之辟阴，都是死证。如此解释，三节一气可成，意义极为明了，临床时自能胸有主宰。如各家注释，皆令人十年读书，天下无可治之病者也。辟阴，辟字，王氏释作避，吴氏作僻。按辟字，古义最多。观上文重阴重字之义，则辟字当作鞭辟近里之辟字解。景岳作放辟解，亦觉未允。肝之心谓之生阳，意即上文一阳发病，少气、善欬、善泄，其传为心掣。盖五藏之病，皆先病府，由府入藏则病进，由藏再传则病深。其司岁半以上之藏气，顺传谓之生阳，逆传谓之死阴。司岁半以下之藏气，顺传谓之重阴，逆传谓之辟阴。此所谓顺传逆传，与转而不回，回则不转不同。回转乃辨病与不病，不病者藏气顺传法天谓之转，病者失其常态不能法天谓之回。此处则专就病说，凡病之末路无不阳破阴消，经气断绝，欲知败证已见之后之死期，不可不明生阳死阴。重阴者，生阳之类也，故曰生阳之属。辟阴者，死阴之类也，故曰死阴之属。重阴、辟阴不言日数者，重阴四日死，辟阴三日死也。

结阳者肿四肢，结阴者便血一升，再结二升，三结三升。阴阳结斜，多阴少阳曰石水，少腹肿。二阳结，谓之消。三阳结，谓之膈。三阴结，谓之水。一阴一阳结，谓之喉痹。阴搏阳别，谓之有子。阴阳虚，肠辟死。阳加于阴，谓之汗。阴虚阳搏，谓之崩。

就文气言之，结阳者起，至谓之崩，是一大段，音节甚古，当无错简伪脱。然所言病证，甚为复杂，究何理乎？上文所言，主意在别生死，故阴争阳扰，刚柔不和，皆言其最后一步。此节则言阴阳不和所生之病，是前列三节，承别于阴者知死生之期说，此节承别于阳者知病处也说。前两节言无阳者，此节言有阳者。所谓阴结，尚未至阳破阴消地位者。惟所言病证，不能悉举经验以诠释之，大是憾事。结阳肿四肢，此与脚气病自下而上者迥然不同。有某医喜用附子，于伤寒少阴证用附，痰饮用附，中风用附，颇多效者 n 然其人因习用之故，见解悉偏，于寻常轻病，亦多用附子。其媳患病延诊，据所述病情，初起不过伤风，然积久不愈，四肢肿已数月。视其前此所处方，则萸附姜桂，无虑数十百剂，然尚能行动如常，惟肢肿、面青、脉沉。余当时只知温药之非宜，予以轻剂宣肺，后亦未复诊，大约是不效，其病势热结于里无疑。结阴者便血，便血乃吾侪所习见者。然若何是结阴，颇费推敲，此病槐花可谓特效药。吾所愈者可十余人，最剧者为陶希丈。陶于早岁患伤寒，愈后腹胀，二十年不愈，且肝病极深，脉有歇止。就诊于某医，予以附子，遂便血。后虽得愈，然常发，脉有歇止如故。越五年，发愈频，偶感劳剧，复饮酒，遂大发。日如厕三次，觉大便甚润，其脉向有歇止，便血则否，当便血时其脉软缓，用药止其血，则脉复有歇止，后用千金槐实丸去温药，病良愈。仲景以脉有歇止者，为促结代。脉来缓，时一止，名曰结，为阴脉。促则其势剽疾，亦见歇止，为阳脉。岂结阴结阳，即谓此耶？然促结之脉，类一人一时并见，且见促脉者仍可服温药，殊不明其理。余自三十五后耳聋，因治聋，遂得药盅，脉如雀啄者垂十三年，中间曾患脚气，服附子四五剂而愈。又曾服当归龙荟丸，稍久，便血一次，屏丸勿服，血亦自愈，脉则至今有歇止如故。以上所记病情，颇与经文不合。自来医家记载，亦无如吾言之详者。脉有歇止，本心房瓣膜病，然经文当有研究之价值。今既不明其理，姑详叙吾所知者以待后贤。又结阴者便血一升数语，据王注谓是一盛、二盛、三盛，毫无标准，是注与不注同也。若云一次结则便血一升，如希丈之剧劳饮酒，愈而再发，所便之血，视前此多一倍为二结二升，若更犯之，再发当更多一倍为三结三升，如此解释，亦颇有意味，第不知究竟是否如此也。阴搏阳别，谓之有子，此亦可以实验证经文者。现在吾侪所根据以知有子与否者，在其人呕吐、恶寒、经阻腹不胀、脉滑有神，非能辨阴搏阳别之脉而知之也。王注谓尺与寸殊，阴中有别阳故，其语不能验诸事实。今之孕妇，何尝尺与寸殊，间或有之，不过十之一二，不能据为定法，亦显然矣。昧者谓古今之病不同，极谬。若谓古今之孕不同，度虽妄人不出此语，然则经文非欤？鄙意此殊不难解释。所谓阴搏阳别者，谓脉动也。搏而勿浮命曰一阳，搏而勿沉名曰一阴，皆言脉之和也。凡脉和者，无所谓阴阳。对于阳言则谓之阴，对于阴言则谓之阳，以阴阳本同出异名。不病时，无所谓阴阳也。惟孕则见脉动，后人所谓如珠替替然者是也。大、浮、数、动、滑，均阳脉。若无病不当见动脉，见动脉则为孕之征。动脉阳也，对于阳言故曰阴搏，其实阴搏即平脉耳。平脉之中，阳脉之动脉独见，故曰阳别。如此以候孕脉，百不爽一。必验诸事实而信，然后吾之解释可以心安理得，否则自欺而已。《内经》固不我欺，各家之注均不能心安理得，于是《内经》无丝毫用处。阴阳虚肠澼死，杨凛知夫人案是绝好证例。详《伤寒研究》，阴虚阳搏谓之崩。血崩亦今日所常见之病。既崩之后，脉无不芤。乍崩之顷，脉或弦盛洪数，不能一定，所以然之故，以致崩之原因不一也。经文其指将崩未崩之顷乎？且此句似与阴搏阳别句有关系。若曰阴平脉中独见阳动脉者是孕征，若阴虚而见阳脉者乃崩漏之朕兆，非孕脉也。据此推之，则阳加于阴谓之汗者，谓缓滑之脉也。脉缓为阴，滑为阳，滑脉见于缓脉之中者，知其病之将得汗也。结于阳者肿四肢，如吾所见多服附而脉沉，沉为阴脉，然病为热聚于里，则非阴聚，乃阳聚，故谓之结于阳。结于阳者，昏沉呓语，肌肤甲错，齿龂舌龂，在伤寒常见者，固不仅为肿四肢。然使谓他无所苦，但肿四肢者为阳结之主证，亦通。阴结便血，脉弱而有歇止者也。二阳结谓之消，阳聚于胃，则善饥，善渴，饮与食多于寻常，谓之消证。三阳结谓之膈者，热结于小肠膀胱。热结于小肠膀胱，当不得便泻。然不便泻不名为膈。凡呕吐不能饮食者，其幽门多闭，因下口闭，故上口不能纳，不能纳者方谓之膈。今云三阳结谓之膈，是否三阳结，则幽门当闭，尚有待于考证。三阴结谓之水，三阴谓太阴肺与脾也。太阴结在上为肺水而喘，在下为腹满而肿。一阴一阳结谓之喉痹，王注谓心主三焦之脉络喉。于三阴结三阳结一阴一阳结，其脉何如，未能详也。阴阳结斜一语，斜字尤不可晓，马云斜邪同，《灵枢·动输篇》有少阴之大络循阴股内廉邪入腘中，虽如此，邪训斜则可，斜代邪他处无之。且阴结阳结，何莫非邪，何以此句独云结邪，是马说不为圆满。鄙意疑斜字有误，不可凿解，不如缺之。

三阴俱搏，二十日夜半死。二阴俱搏，十三日夕时死。一阴俱搏，十日死。三阳俱搏且鼓，三日死。三阳三阴俱搏，心腹满，发尽，不得隐曲，五日死。二阳俱搏，其病温，死不治，不过十日死。

此节所谓搏，当是脉搏，然仅以脉搏定死期，必无是理。当然承上文而言，假使别无错简，则所承之上文，必为石水、消、膈、水、喉痹、肠澼、崩。然而苦于无可拟议，各家以生数成数为释，未能慊然于心，宁付之阙如也。

《灵兰秘典论第八》

取篇末语名篇。按第就职官著想，初无深邃医理，且有溢出医学范围之言，精光之道云云，几疑是灵慥，三复之然后知是全书之精华也。

黄帝问曰：愿闻十二藏之相使，贵贱何如？岐伯对曰：悉乎哉问也！请遂言之。心者君主之官也，神明出焉。肺者相传之官，治节出焉。肝者将军之官，谋虑出焉。胆者中正之官，决断出焉。膻中者臣使之官，喜乐出焉。脾胃者仓廪之官，五味出焉。大肠者传道之官，变化出焉。小肠者受盛之官，化物出焉。肾者作强之官，伎巧出焉。三焦者决渎之官，水道出焉。膀胱者州都之官，津液藏焉，气化则能出矣。凡此十二官者，不得相失也。

疑此即前篇所谓十二从，故曰十二官者不得相失。心者君主之官，神明出焉，与西国解剖不合，然经旨确是如此。圣人南面而立，前日广明，此广明之明，即日月之明，经意以为人身惟心之神明可以当之。心之象配火，其位为离，《易经》以离卦为人君之象，与此正同。今日解剖所得，知识全出于脑，不出于心，心为造血之器官，非知识之器官，此言是也。然脑仍是器官，神经乃知识所由之路径，识阅乃知识所居之屋宇。若问知识之本质，仍是一不可思议之物，并非脑与神经。

况所谓心者君主之官，神明出焉，竟是虚位，不言实质，故心独为君火。曰君火以明，曰藏德不止，曰天明则日月不明，《内经》理论原属一贯。现世科学，既未能抉破生命之神秘，即《内经》藏德一语，不得谓无价值。若泥定迹象以求之，《内经》固全书与实地解剖不合，不独此处可议也。心既为君主，自当有相传。《难经》云：人一呼脉行三寸，一吸脉行三寸，是最有节者，故曰治节出焉。胆为中正，决断出焉，不详其义。肝主怒，拟其似者，故曰将军。怒则不复有谋虑，是肝病也，从病之失职，以测不病时之本能，故以谋虑归诸肝。《素问识》云：《韩诗外传》舜甄盆无膻，注膻即今甑箄，所以盛饭，使水火之气上蒸，而后饭可熟，谓之膻。膻中之命名，正与此义吻合。李氏、高氏，谓膻中即心包络，非也。盖包中乃无形之气，心包络乃有形体者，岂可并为一谈。薛雪云：膻中亦名上气海，为宗气所积之处。吴云：膻中气化，则阳气舒，使人喜乐，不化则阳气不舒，而令人悲忧，是为喜乐之从出也，此说极为圆满。脾胃大小肠数语，意义自明。变化化物，义略同。作强之官，伎巧出焉，《古今蛀》云：作强乃精力之谓，伎与巧，苟无精力，何从得之，此说较各家之说为长。李云：肾主水，智者乐水，故云伎巧出焉，亦佳。鄙意病劳瘵多欲者，神昏气馁，不能作强，值事理之稍繁赜者，辄惮烦不耐思索。观病肾者与不病肾者之异点在此，于是知作强伎巧为肾之藏德矣。刘云：决渎是中渎之讹。《本输篇》三焦者，中渎之府也，水道出焉。《五行大义》云：三焦处五藏之中，通上下行气，故为中渎。今据仓廪受盛之例，决字疑是中字，否则是央字。《荀子》人其央渎，注中渎也。如今人家水沟，膀胱位居最下，三焦水液所归。《五行大义》引《河图》云：膀胱为津液之府。《韩诗外传》膀胱，凑液之府，气之化原，居丹田之中，是名下气海，天一元气化生于此，元气足，则运化有常，水道自利，故曰气化能出。萧京《轩岐救正论》云：津液主水，膀胱司水，水不自化，而化于气，此阴以阳为用，未免稍费工夫，故不曰出焉，而曰则能出矣。（节录《素问识》。）

故主明则下安，以此养生则寿，殁世不殆，以为天下则大昌。主不明，则十二官危，使道闭塞而不通，形乃大伤，以此养生则殃，以为天下者，其宗大危，戒之戒之！

主明下安，即指藏德。惟心有藏德，然后神明乃出也。而心则为火，自今日观之，经所谓藏德，以地心热力当之，极为吻合。古人不知地心热力，而据理推之，则已知确有此一物，故其辞隐而奥。景岳不得其解，幻为扶阳抑阴之说，不知心阳原是无可扶助之物，故《内经》养生，方法在顺时，归结在无为恬淡。自余各家，又未能知景岳之意，恣意哗辨，只是搔不着痒处，经旨乃愈晦矣。赵养葵《医贯》云：玩《内经》注文，即以心为主，愚谓人身别有一主，非心也，谓之君主之官，当与十二官平等，不得独尊心之官为主。若以心之官为主，则下文主不明则十二官危，当云十一官矣。盖此一主者，气血之根，生死之关，十二经之纲维也。赵氏亦已领会及此，惟于藏德字不明，遂格格不吐如此。

至道在微，变化无穷，孰知其原？窘乎哉！消者瞿瞿，孰知其要？闵闵之当，孰者为良？恍惚之数，生于毫厘，毫厘之数，起于度量，千之万之，可以益大，推之大之，其形乃制。

至道在微，谓天明则日月不明，其理甚微妙也。变化无穷，谓神明之作用也。

内经讲义
第八期

恽铁樵　著

《六节藏象论第九》

刘氏《素问识》云：自岐伯对曰昭乎以下，至孰多可得闻乎，七百一十八字，《新校正》云：全元起注本及《太素》并无，且取《通天论》自古通天者云云。及其气三以下三十一字，与《三部九候论》三而成天以下四十五字，凑合为说，其意竟不可晓。又且立端于始以下十二字，全袭《左传·文公元年》语，明是非旧经之文，故今除之，不及释义。运气别是一家，无益于医术。铁按：刘氏此说，未为尤当，他篇重出，及偶与《左传》雷同，不足为非旧经之证据。至云运气无益于医术，尤非通论。《天元记》以下七篇，统六十年周甲计之，诚无从证其是非，若一年之四季与一日之昼夜，实《内经》之灵魂，舍此不讲，《内经》全书均无有矣。自我言之，本篇乃应有之文字，且为必不可少之文字，苟无此篇，则他篇所言五藏与四时相应，皆不能彻底明了。且所恶于气运者，在一开口不离五行生克，《内经》本不教人如此讲。五行原是术语，假以明理者，后人之论，皆反客为主，从五行大做其文章，至今日则又因各注家过信五行，波及《内经》，以为此书无研究价值，令人为《内经》呼冤不置。

帝曰：余闻天以六六之节，以成一岁，人以九九制会，计人亦有三百六十五节，以为天地，久矣，不知其所谓也。岐伯对曰：昭乎哉问也！讲遂言之。夫六六之节，九九制会者，所以正天之度，气之数也。

制会，刘引《周礼》郑注，月计曰计，岁计曰会，制即制度。天与人会合，以数计之，故云制会。正天之度气之数，盖天之运行，本是四时行焉，万物生焉，无所谓度，人欲计之以验其有无相差，因有天度。四时之气候，本亦无所谓数，人设法以计之，然后有数可言。六六九九，所以正天之度，正气之数者也。

天度者，所以制日月之行也。气数者，所以纪化生之用也。

此节意义自明。将天度气数之作用揭出，章旨极为明白。不知诸注家何由误会，致如鼠入牛角，愈用力愈穷窘，猝之不能自圆其说，遂有许多曲说，歧之又歧。

天为阳，地为阴，日为阳，月为阴，行有分纪，周有道理，日行一度，月行十三度而有奇焉，故大小月三百六十五日而成岁，积气余而盈闰矣。立端于始，表正于中，推余于终，而天度毕矣。

日行一度，月行十三度有奇，大小月三百六十五日，积气余而盈闰，此是深一层之研究。何以言之？春生夏长秋收冬藏，人亦应之，其大略也。天运有常，气候不定，求其不定之故，即由于天度之畸零，则此畸零数不可不知，故进而研求气余盈闰之理。此理甚繁甚赜，终竟研究不尽。执简御繁之法，惟立端于始，表正于中，推余于终耳。所谓立端于始者，即后文求其至也皆归始春之义。表正于中者，王注：表，彰示也。正，斗建也。中，月半也。推，退位也。言立首气于初节之日，示斗建于月半之辰，退余闰于相望之后，此即求节气之法也。在历法未密时，所当有事。在今日，二十四节，历书中详尽无讹，更不劳医界推算。节候无误，即所谓天度毕也。

帝曰：余已闻天度矣，愿闻气数何以合之？岐伯曰：天以六六为节，地以九九制会。天有十日，日六竟而周甲，甲六复而终岁，三百六十日法也。

天运为天度，节候为气数，定三百六十日为一年，气数天度可得而言矣。天有十日，固是指天干，然此十日，仍是从三百六十之数来。凡三才之三，八卦之八，天干之十，地支之十二，甲子之六十，无非根于周天之数，故三百六十，乃各数从出之源。

夫自古通天者，生之本，本于阴阳。其气九州九窍，皆通乎天气。故其生五，其气三，三而成天，三而成地，三而成人，三而三之，合则为九，九分为九野，九野为九藏，故形藏四，神藏五，合为九藏以应之也。

此节仍言九九六六之会，故下节问何谓气。

帝曰：余已闻六六九九之会也，夫子言积气盈闰，愿闻何谓气，请夫子发蒙解惑焉。岐伯曰：此上帝之所秘，先师传之也。帝曰：请遂闻之。岐伯曰：五日谓之候，三候谓之气，六气谓之时，四时谓之岁，而各从其主治焉。五运相袭，而皆治之，终期之日，周而复始，时立气布，如环无端，候亦同法。故曰：不知年之所加，气之盛衰，虚实之所起，不可以为工矣。

五日为候，即地球上生物五日一变迁。三候为气，时序每十五日可分画一小段落也。因每岁是三百六十五日，日行岁右迁者五，实五运名词之所由来。《六微旨篇》云：日行一周天气始于一刻，日行四周天气始于七十六刻，日行五周天气复始于一刻，故曰时立气布，如环无端。所谓时立气布者，即岁立，亦即下文求其至也皆归始春之义。所谓候亦同法者，即申子岁，初之气天数始于水下一刻，二之气始于八十七刻六分，三之气始于七十六刻，四之气始于六十二刻六分，五之气始于五十一刻，六之气始于三十七刻六分，为一年之六气，候一年之六气，亦终而复始，其法与五运相袭同，故曰候亦同法，宜参观《六微旨篇》。然此亦是历法不精密时医师所当有事，若在今日，一检历书足矣。气之盛衰，虚实之所起，即后文太过不及。

帝曰：五运之始如环无端，其太过不及何如？岐伯曰：五气更立，各有所胜，盛虚之变，此其常也。

当是五气更立，各为主之气制其所胜之气，五气更迭为盛虚，故云此其常也。

帝曰：平气何如？岐伯曰：无过者也。帝曰：太过不及奈何？岐伯曰：在经有也。

帝曰：何谓所胜？岐伯曰：春胜长夏，长夏胜冬，冬胜夏，夏胜秋，秋胜春，所谓得五行之胜，各以气命其藏。

胜以德言，被胜以贼言。例如春胜长夏，言秉春之生气者，湿邪不能为害也。生气为春之德，湿则长夏之淫气。长夏胜冬，秉化气者，寒邪不能为害也。余藏准此。四时各有胜气，与五藏合德，即以其合德者隶属之，故曰各以其气命其藏。

帝曰：何以知其胜？岐伯曰：求其至也，皆归始春，未至而至，此为太过，则薄所不胜，而乘所胜也，命曰气淫。不分邪僻内生，工不能禁。（此处当从王注，不分至能禁十字，衍文。）至而不至，此为不及，则所胜妄行，而所生受病，所不胜薄之也，命曰气迫。所谓求其至者，气至之时也。谨候其时，气可与期。失时反候，五治不分，邪僻内生，工不能禁也。

何以知其至，在谨候其时，以时为标准，辨其太过不及。而五治以分，重心在何以知其胜，与谨候其时二语。

帝曰：有不袭乎？岐伯曰：苍天之气，不得无常也。气之不袭，是谓非常，非常则变矣。

夏之长，承袭春之生，秋之收，承袭夏之长，是谓有常。冬行夏令，春行秋令，是谓非常，则不能承袭。

帝曰：非常而变奈何？岐伯曰：变至则病，所胜则微，所不胜则甚，因而重感于邪则死矣，故非其时则微，当其时则甚也。

譬如春行夏令，湿为病，是生气所能胜者，虽病亦微。春行秋令，燥为病，燥能杀物，生气所不能胜者，则其病剧，若更有他种原因致肝病者，如盛怒薄厥之类，在法当死。

帝曰：善。余闻气合而有形，因变以正名。天地之运，阴阳之化，其于万物，孰少孰多，可得闻乎？岐伯曰：悉哉问也！天至广不可度，地至大不可量。大神灵问，请陈其方。草生五色，五色之变，不可胜视。草生五味，五味之美，不可胜极。嗜欲不同，各有所通。天食人以五气，地食人以五味。五气入鼻，藏于心肺，上使五色修明，音声能彰。五味入口，藏于肠胃，味有所藏，以养五气，气和而生，津液相成，神乃自生。

《新校正》云："自岐伯曰昭乎哉问也起，至可得闻乎止，全元起注本及《太素》皆无之，疑王氏所补。"然自第一节久矣不和其所谓也，直接悉哉问也，亦复答非所问，王氏或因此取他书补之，又或者王氏所注本与全注本不同，均未可知。观王氏于衍文标明今朱书之云云，则未必有所损益不加标识，然则王注本与全注本，本自不同耳。又此处帝问阴阳之化，于万物孰多孰少，而草生五色以下，亦复答非所问，是中间仍有脱简也。疑"万物"二字，当作"五藏"二字。

帝曰：藏象何如？

藏即五藏之藏，亦即藏德之藏，有所藏，然后有所著。帝欲知其所著者分属五藏若何，故曰藏象何如。

岐伯曰：心者，生之本，神之变也，其华在面，其充在血脉，为阳中之太阳，通于夏气。肺者，气之本，魄之处也，其华在毛，其充在皮，为阳中之太阴，通于秋气。肾者，主蛰，封藏之本，精之处也，其华在发，其充在骨，为阴中之少阴，通于冬气。肝者，罢极之本，魂之居也，其华在爪，其充在筋，以生血气，其味酸，其色苍，此为阳中之少阳，通于春气。脾胃大小肠三焦膀胱者，仓廪之本，营之居也，名曰器，能化糟粕，转味而人出者也，其华在唇四白，其充在肌，其味甘，其色黄，此至阴之类，通于土气。凡十一藏，皆取决于胆也。

藏象，在人为五藏之所著，在天为藏德之所著，故每节皆言通乎四时之气。不日四时，而日四时之气者，指生长化收藏。生长化收藏，藏德之所著也。心日阳中之太阳者，凡五藏主岁半以上者，皆以阳为言，从清明至夏至，阳中之太阳也。肺所主者，夏至至秋分，等于日中至黄昏，虽尚是白昼，已由阳人阴，故曰阳中之太阴。肾所主者，为秋分至冬至，等于合夜至鸡鸣，此与心为对，故曰阴中之少阴。肝所主者，为冬至至春分，等于鸡鸣至平旦，是由阴入阳之时，故云曰阴中之少阳，原文作阳中之少阳，上一"阳"字误。四序为递迁的，为进行的，不能画分界限，故心与肾，一为阳中之阳，一为阴中之阴，而肝与肺，则为阴中之阳，阳中之阴。心以太阳为言，肝以少阳为言，皆言其府，本是一藏一府，一阴一阳，互相输应。在岁半以上，阴为之主，阳为之使；岁半以下，阴为之主，阳为之潜故也。《灵·九针十二原篇》，心为阳中之太阳，肾是阴中之太阴，肺为阳中之少阴，肝为阴中之少阳，此专主时序说，亦可互参。此段王注与《甲乙》《太素》均有出入，鄙意但心知其故即得，深求之仍在可解不可解之间，实为无益。脾胃大小肠三焦膀胱，统属于土，经旨当指一化字，各家均器字断句，鄙意当能字断句，因器能作一名词，则此节经旨显然矣。盖器字指躯体，器能者，躯体之能力也。此"能"字与病之形能之"能"字同。化糟粕转味而出入，专以化为能事，故通于土气。而脾胃大小肠三焦膀胱所以一串说下，自各家不知此理，于是本节之经旨既不能明，却又生出一三焦问题，以为三焦本属虚位。《灵枢》所谓上焦如雾，中焦如沤，下焦如渎，而此处则云名曰器，是三焦为有状有体者矣。于是欲寻一三焦以实之，既大索不可得，则疑莫能明，纷纷聚讼。近世唐容川乃以油膜为三焦，乃益支离破碎，不可究诘。营之居也句，"营"字，景岳谓是水谷之精。刘云：《灵枢·营气篇》，营气之道，内谷为宝，谷入于胃，气传之肺，流溢于中，布散于外，精专者行于经隧，常营无已。《痹论》云：营气者，水谷之精气也。《营卫生会篇》，营气出中焦，其义并通。十一藏取决于胆，其义未详。

故人迎一盛，病在少阳，二盛，病在太阳，三盛，病在阳明，四盛以上为格阳。

寸口一盛，病在厥阴，二盛，病在少阴，三盛，病在太阴，四盛以上为关阴。人迎与寸口俱盛四倍以上，为关格。关格之脉，赢不能极于天地之精气，则死矣。

本节各家注释无一可取者。乍读不可解，再三研求，粗通其意。考之《灵枢》《难经》《伤寒论》，而疑窦滋多。兹先讨论本文，然后更及其他。本节最难解之处有四：其一，人迎寸口相差四倍三倍，以何者为标准，如云以意会之，两手脉之大小诚易辨，小一倍小两倍，则不可辨，何况更言三倍四倍乎？其二，三阳三阴之病，日日见之，时时见之，即将死之病，亦常常见之，卒无有两手脉相差甚悬绝者。其三，就病情体会，明明少阳病，其脉不必人迎盛于寸口，明明太阳少阴病，阳明太阴病，其两手脉不必相差至二倍三倍，岂但不必相差，简直绝无其事，则经文所言者究何指邪？其四，凡病从外之内，第一步在太阳，第二步在阳明，其少阳则非必见之证，若在三阴者。类都三经兼见，而病之传经而入阴分者，恒由太阳先至少阴，此证之《伤寒论》验之事实而不爽者。今云一盛在少阳厥阴，二盛在太阳少阴，三盛在阳明太阴，又何说乎？注家于此等处均不理会，循文敷衍，妄欲以其颠顸不通之见解，诏天下后世，谬甚。吾所得者，虽未敢云至当不易，然于以上所述四层，颇足以释疑辨惑。其说如下：一盛二盛，言气化也。本篇篇名《六节藏象》，上半篇皆言六节，下半篇则言藏象。藏象者，言五藏之所著，曰通乎气夏气，通乎春气，即谓生长化收藏也。藏者不可见，所可见者生长收藏。人生之生长收藏，与天地之生长收藏相应，故曰通乎四时。生长收藏配四时，五藏亦配四时，肝应春气为阳中之少阳，心应夏气为阳中之太阳，脾胃应长夏，为阳明太阴，曰化糟粕，转味而入出，明言此应化气也。是故一盛，病在少阳，非谓胆与三焦，亦非谓寒热往来，乃指肝病也。然所谓肝病，非解剖的肝藏为病，亦非通常肝气病，乃指生气病也。凡人五色修明，虽曰五气藏于心肺，其实皆生气作用。病之太初，第一步，必五色不修明。五色不修明，病最浅者，故一盛病在少阳。其曰二盛病在太阳，即上文阳中之太阳，乃指心，非指小肠与膀胱，亦非实质的心，所谓生之本，神之变，通乎夏气，盖言长气也。曰三盛病在阳明，则化气也，人生之所恃以维持生命者，即在化糟粕转味而入出，故化气病为最甚。其言厥阴少阴太阴者同上，亦言生气长气化气也。必如此解释，然后与上文有关系，然后先少阳厥阴，次太阳少阴，又次阳明太阴，乃为一定不易之程序。天覆地载，万物方生，阳予之正，阴为之主。其未出地者，名曰阴处，岁半以下，皆阴处也，故不言收气藏气。四盛以上为格阳，何谓乎？凡初步生气病者，在内则感不适，在外则颜色晦滞，然不必有若何病状。至长气病，则痛苦悉见，且其痛苦必甚剧烈，见邪正相争之状。继此而病更进，则正气必衰，不复能与病毒相抗，病人辄显奄然欲毙光景，此为各种疾病一定之程序。且第一步为病毒袭体，第二步为邪正相争，第三步为正虚邪实，天然段落分明。然病若止此，则人必不死，所以不死之故，化气之作用。虽衰，体力之消耗未尽也。正虚邪实，病无不进之理，继此更进，则已虚之正气复见，有余之象藏于内者，乃悉数暴露于外体，工之作用。至此全毁而成阴阳不相应之局势，故曰关格。暑往寒来，寒往暑来，阴中有阳，阳中有阴，此所以有胜复，故重寒则热，重热则寒，寒极生热，热极生寒，自阴阳不相应，则胜复之道穷。曰赢不能极于天地之精气则死者，赢，古通"盈"，盈科而进，科有进行意，正虚邪实，病进不已，自身之阴阳不相应，与天地之阴阳亦不相应，不复能循天道而有胜复，不能复，故死也。如此解释，则一盛、二盛、三盛、四盛，亦涣然冰释，而于赢不能极句，亦丝毫不假穿凿，不必如吴鹤皋改赢为赢，仍在若明若昧之间也。倍字必误，纵不误，亦非言脉，倍是指病进。《灵枢》文字尤多罅漏，直是因《内经》之误而误，兹又略为讨论如下：《灵枢》言关格者，《禁服篇》最详，其文云："寸口主中，人迎主外，两者相应，俱往俱来，若引绳大小齐等。春夏人迎微大，秋冬寸口微大，如是者名曰平人。人迎大一倍于寸口，病在足少阳，一倍而躁，病在手少阳。人迎二倍病在足太阳，二倍而躁，病在手太阳。人迎三倍病在足阳明，三倍而躁，病在手阳明。盛则为热，虚则为寒，紧则为痛痹，代则乍甚乍间。盛则泻之，虚则补之，紧痛则取之分肉，代则取血络且饮药，陷下则灸之，不盛不虚，以经取之，名曰经刺。人迎四倍者，且大且数，名曰溢阳，溢阳为外格，死不治。必审按其本末，察其寒热，以验其藏府之病。寸口大于人迎一倍病在足厥阴，一倍而躁病在手心主。寸口二倍病在足少阴，二倍而躁病在手少阴。寸口三倍病在足太阴，三倍而躁，病在的手太阴。盛则胀满寒中，食不化；虚则热中，出糜，少气，溺色变；紧则痛痹；代则乍痛乍止。盛则泻之，虚则补之，紧则先刺而后灸之，代则取血络而后调之，陷下则徒灸之。陷下者，脉血结于中，中有著血，血寒，故宜灸之。不盛不虚，以经取之，名曰经刺。寸口四倍者，名曰内关。内关者，且大且数，死不治。必审察其本末之寒温，以验其藏府之病。"此其所言较《素问》为详，文字亦较明白，无游移疑似之处，然与《素问》不合。即《灵枢》本文亦自相抵触，如云："寸口主中……名曰平人"，明明为两手之脉，曰："人迎大一倍于寸口病在足少阳"，则明明谓左手脉大，右手脉小，相差一倍，足少阳胆经有病。足少阳胆病，为口苦、咽干、胁痛、寒热往来乎？抑下厥上冒，徇蒙招尤，目冥耳聋乎？无论何种病证，皆见弦脉，不必左手脉大于右者一倍。此已不可解，且何故少阳为第一步？曰："二倍足太阳三倍足阳明"，即以伤寒病言之，太阳证之脉有紧有缓，阳明之脉有数有沉有洪大，甚且有脉伏不见者，果可以二倍三倍为候乎？且心识其为二倍，有何术证明其非二倍半或一倍半？此层尤不可解。盛虚紧代四字，明明四种脉，将皆指大者言之乎？抑该言两手乎？且人迎下之热寒痛痹，指定少阳乎、太阳乎？抑统三者言之也？寸口下之胀满痛痹脉血络，分指太阴少阴乎？抑为三阴共同之见证乎？详腹满寒中，食不化字样，似属太阴，热中、出糜、少气、溺变色，似属少阴，乍止乍痛似属厥阴，痛痹则三阴皆有之，果如此乎？抑非如此乎？文字视《内经》为浅，病理则不如《内经》之明晰。三倍四倍字，果可据此为典实乎？古代简策繁重，师弟授受，类恃背诵，观《素问》多韵文，即知其书之古，《灵枢》浅易，不啻倍蓰，且后出。不知经几许次口授，然后笔之于书，则其书亦难经之俦，错误在所不免。本节所言，似乎解释《内经》而未明《内经》之旨者，故吾仍疑四倍三倍之倍字不可为训。《难经·三十七难》云：邪在六府则阳脉不和，阳脉不和则气留之，气留之则阳脉盛矣。邪在五藏则阴脉不和，阴脉不和则血留之，血留之则阴脉盛矣。阴气太盛，则阳气不得相营也，故曰格。阳气太盛，则阴气不得相营也，故曰关。阴阳俱盛，不得相营也，故曰关格。关格者，不得尽其命而死矣。徐灵胎注《难经》本节下云：《灵枢·终始篇》云，溢阴为内关，溢阳为外格。并引《素问·藏象论》云：经文并无以阴盛为格，阳盛为关者。铁按：阴盛格阳云云，虽与《素》《灵》显然相背，然确有至理。须知病毒所凭借者为正气，正气盛病势亦剧，正气衰病状亦衰。凡病至于化气既病之后，已是末传，藏德暴露，是正气衰极反盛也。然须知此时之盛乃假象，看是阳盛，实是阳衰。又阴内守，阳卫外，阴阳互相倚依，互相维系，阳回则阴生，阳消则阴破，阳扰则阴争，故见阳格者阴无不关，以故就阳盛之假象言之，谓之阳盛而格，就真象言之，岂非阳衰而格？阴盛云者，实阳衰之互辞也。故《难经》不以显背《素》《灵》为嫌者，其所注意，实在牝牡骊黄之外。且交互言之，愈足发明经旨。鄙意以为此层可无疑义，所可异者，《难经》以病在府在藏，气留血留为言，与《内经》藏象之理不合，似《难经》亦与《灵枢》一辙，未能洞明经旨也。按：唐代张守节作《史记正义》，于《扁鹊传》全引《难经》为释，是唐人认《难经》为扁鹊著也。日本人丹波元简有考证，谓："书中多东汉人语。如元气之称，始见于董仲舒《春秋繁露》。男生于寅，女生于甲，《说文》'包'字注、高诱《淮南子注》、《离骚章句》，俱载其说。木所以沉，金所以浮，出《白虎通》。金生于巳，水生于申，泻南方火，补北方水之类，并是五行纬说家之言。而《灵》《素》中，未有道及者。"据此，则《难经》是东汉时书，非战国或西汉文字。《灵枢》朱紫阳以为浅甚，今观其文字，亦非西汉人手笔。《难经》中引《灵枢》之文甚多，则《灵枢》又在《难经》之前。仲景《伤寒论·序》谓：撰用《素问》《八十一难》，是否《八十一难》即今《难经》，尚未能断言。以关格而论，《灵枢》《难经》之浅，已可见一斑。恐仲景所用者，竟非此书。然则真古者，仅一《素问》而已。所贵乎古者，非徒因其旧说者。谓春秋时各种学派，全出于老子，老子世为周室守藏，夏商周三代菁英，老子皆见之，故一身为学术之源泉。是以春秋时之学术其较后来为可贵者，因后来之学术皆渊源于春秋，而春秋时之学术，则渊源于三代其所积为较深厚也。故《灵枢》《难经》《伤寒论》三书，在伯仲之间，总不能与《素问》相提并论，而《素问》之精义，三书亦未能悉数吻合也。奥理之发明，非可预期，积年累月，或仅得一两则。今吾于关格发见《灵枢》《难经》之弱点，故并论之。

伤寒论研究

伤寒论研究卷一

武进恽铁樵　学　　受业　武进　徐衡之　　参校
　　　　　　　　　　　　金山　何公度

总　论

　　光阴不倒流，人事因无不演进，此天地间唯一之原则。故历史为演进的，学术亦演进的，进步之迟速，则视环境之因缘，断无背此原则而反退化之事实。其有一事一物或一学科，亘数千百年之长时间，绝无进步可言。而且揆之近顷，反较从前远不如者，此非事实乃幻境。一旦环境变换，必如水之溃防决堤，有神速之进步，补偿其前此停滞不进中所损失之岁月。欧洲僧侣柄政时代，学术无进步可言，犹之我国。十九世纪一期之中，奔轶绝尘，则偿其前此迟滞中所损失之岁月矣。欧风东渐，我国固有学术，几无物不受破坏；然因有科学方法，古代诸子皆经一番整理，国人能读古书者，较之三十年前，人数之增多不啻倍蓰。则此后政治学术有奔轶绝尘之进境，已萌芽孕育于此三十年之中，亦未可知。凡此动机，皆环境为之因缘，愿医学则何如。

　　今日西医遍中国。西医之学说，有风起云涌之观。中医受其压迫，势力日缩。环境之变换，不可谓不甚矣，而中医界竟寂焉无闻。间有著书参用西说者，不过一枝一叶，无彻底之研究；间有研求古籍者，号称保存国粹，其实枝枝节节，不能为根本之解决。如此者已如凤毛麟角，不可多得。其大多数则不识不知，我行我素。《汤头歌诀》《温热经纬》，足以维持饭碗，于愿已足；学术进退之大问题，则视听所不及，思想所不到，宜乎漠然无动于衷。而黠者为标榜声誉计，为发展营业计，亦居然以出版品相号召。及视其所为，则满纸陈死人之唾余，参以不可究诘之呓语而已。出版者以标榜声誉为目的，购阅者若相喻若不相喻，亦卒以名誉归之，而于学术之自身则丝毫无补。环境之变换，不能有几微之影响，则何故欤？曰：若此者，亦幻象而已。

《内经》托始于岐黄，所言多不易了解，在昔已摒诸道家之列。欧风东渐，阴阳五行之说，益为国人所吐弃。其书遂若存若亡，此其一。医之为伎，不仅在读书，又在经验。而有经验者，类不能读书；能读书者，又苦无经验。是以心知其故者不能言，而能言者总不免隔靴搔痒。他国之医学，为学术界之一部分，而我国之医与学术界离而为二也，此其二。有此二因，医之迟滞不进，甚于他种学问，固宜。

地质之进化，动植之进化，人种之进化，罔不由于自然。若学术之进化，虽亦不外自然律之支配，要不能无仗于人为。鄙人一知半解，不足当著作固已。然既有此一知半解，在理不当自菲薄，以故雅不自量，贸然以医学之进步引为己任。虽我所贡献者，其成分或比诸沧海之勺水，泰山之一拳石，要之已尽其蚁驮一粒之义务。此则本书之所由作也。

西国医学日新月异，真理之获得，无岁无之。而我犹奉四千年前之《内经》、二千年前之《伤寒论》，以为治病方法尽在于此，播弄古董，自矜独得，不愿他人齿冷，岂非笑话。然则前此著《群经见智录》以解《内经》，今又作《伤寒论研究》以释《伤寒论》，果何为哉？曰，余固有余之思想。以当前之事实为因缘，以将来之进化为结果，则居今日而言医学改革，苟非与西洋医学相周旋，更无第二途径。夫所谓与西洋医学相周旋，初非舍己从人之谓。陈良之徒，见许行而尽弃所学；是陈良之学，值许行之学而败灭，有何改革进步可言！又非漫然杂糅之谓。今日时下少年，日本草帽，西洋皮鞋，中国长衫，又岂得指如此者而名为中国式服装？然则奈何，必须有整齐之系统，独立之组织。譬之流水，汇众流以为江河，而名从其源；譬之树木，吸肥料以荣枝叶，而生机在本。在昔魏晋齐梁，佛学渐次输入中国，至宋与吾所固有者化合而成理学，是即绝好先例。故鄙意以为中医无演进价值则已，中医而有演进之价值，必能吸收西医之长与之合化，以产生新中医。此则余之思想也。夫曰吸收，曰化合，一孔之见，以为是今后中医必循之轨道。然欲中医入此轨道，则有先决之问题。

吾闻中医之议西医矣，其言曰，西医解剖诚精，然只能验死体，不能知活人。人之生也，以神明气血，既死则气已绝，血已不行，神明已灭，有形之迹象可求，无形之功用终不可睹，则解剖究何益哉？今之中医能为此语者，盖十人而九，甚且借此自宽自解，不复有精进改革之志愿。吾忆《阅微草堂笔记》有一则讯传闻之不确，谓是乡里人谈城里事。中医之论解剖，殆可谓乡里人谈城里事也，此中医未能知若何是西医也。吾又闻中医之论热病矣，其言曰，伤寒从表入里，温病由里出表，于是有"伤寒下不厌迟""温病下不厌早"与夫"温病忌表"诸谬说（参观四卷"温病忌表案"）。此类谬说之书，且汗牛充栋，今日时医泰半宗之，是中医未能知何者为中医也。中医不知何者为西医，尚可强作恕词；中医而不知何者为中医，吾不知其立脚地点所在。中医学自金元而后逐渐退化，至前清而真理愈晦，皆坐不知何者为中医耳。戊戌而后，垂三十年，著作界不见有中医学说，皆坐吾中医既不知何者为中医，复不知何者为西医耳。天下断无不能知己知彼，而能取诸人以为善者。故求吸收求化合，当先求知己知彼。知己知彼，吾所谓先决问题也。是故著《群经见智录》以释《内经》，著《伤寒论研究》以释《伤寒论》。是告吾同业，中医毕竟是底样一回事；《伤寒论研究》兼及西国医学者，是告吾同业，西医毕竟是底样一回事。

仲景自序

吾读仲景《伤寒论·自序》，有一种异常感觉。以为欲得伤寒真理，非空绝依傍，摒去一切注释，专读白文不可。盖吾侪之思想，苟为注释所束缚，即不能有独到之心得；犹之仲景之治医，苟为当日时医所束缚，即不能横断众流，直入轩岐堂奥也。《自序》云："上古神农、岐伯、伯高、雷公、少师、少俞、仲文，中世有长桑、扁鹊、公乘阳庆及仓公，下此以来，未之闻也。"又云："观今之医，不念思求经旨，各承家技，始终循旧。"又云："感往昔之沦丧，伤横夭之莫救，乃勤求古训，博采众方。"观此数语，有可异者。世称仲景学医于同郡张伯祖，尽得其传，是仲景故自有师。其著《伤寒论》，自当在学成之后，在理多少当有祖述师说之处；而本论中救逆诸法，皆直叱当日医师用药之谬，无一语及于师承。且循绎序文中言，全不为其师少留余地。则可知张伯祖者，亦不过当日时医之一，亦"不念思求经旨，各承家技，始终循旧"之一人。而仲景之医，乃赤手空拳，为山平地。纯粹因感伤横夭，从勤求古训中得来本领，惟其如此。则其最初第一步思想，必为人之死以病，病之起以热。人类患病，何故必先发热欤？度当日时医之治伤寒，必有其习用之药，既投以习用之药，为事已毕，不复一劳其心，所谓承家技各循其旧也。若问患病何故必发热，则必瞠目不解。在二千年前，问何故发热，并世既无可质证，势不得不勤求古训。《内经》云："阳胜则热，阴胜则寒。"又云："阳虚则寒，阴虚则热。"是即何故发热之绝好答案，是即《伤寒论》撰用《素问》之发源地。吾为此言，有绝大关系。须知就本有医学治医，其事为因袭的，决不能轶乎固有范围之外。惟不满意于当时之业医者，而悬一何故患病，患病又何故发热之问题，从此处研求其事，为创造的。试以今日为比例，吾侪苟从《叶天士医案》或《温病条辨》《温热经纬》入手，不然，或从金元四家入手；或从张景岳、张石顽入手；或从陈修园、喻嘉言入手，无论取何途径，入之既深，即如驴子旋磨，冻蝇钻纸，竭毕生精力，穷年兀兀，至于皓首，终不能出其范围。若弃去一切而读《素问》，不通则已，通则豁然开朗，如登泰山之巅而望群峰，彼金元以下诸家，直嵺嶁耳。以是知仲景治医，不复知有断潢绝港，皆此创造的精神为之也。吾为此言，世人或以为狂妄。然人之欲善，谁不如我。并世不得知音，他日当有首肯余言者。而居今之世，欲求中医与西国医学相化合，而吸收其精华，不精研《素问》《伤寒》，其道亦无由矣。

《伤寒论》六经上篇

《伤寒论》第一重要之处为六经，而第一难解之处亦为六经。凡读伤寒者，无不于此致力；凡注伤寒者，亦无不于此致力。卒之能得真义者竟无一人。此处不解，全书皆模糊影响，有何医学可言。当忆某名人之言曰："中国仅许有良医，然断不能以其所学传授于人。"此两语骤视之极费解，然按之事实，确是如此。夫医术果良，自无不可以传授他人之理。必心所能喻，不能使人共喻，然后其术不传。若是者，非术之精微不可言喻，乃因其学说不能彻底明了故也。学说不能彻底明了，虽能生死肉骨，谓之不良也可。若鄙人所研求而得者，可以自喻，可以喻人，无丝毫模糊影响者存于其中。此则差堪自信者，今为之逐层推论如左。

自来注家皆言"太阳主一身之表""阳明主一身之里""少阳主半表半里"。吾请得申说其义曰：太阳之为病，常恶寒。恶寒乃皮毛上感觉之事，皮毛是躯体最外层。故"太阳主一身之表"，此可解者也。阳明病为胃家实，阳明腑证发热、神昏谵语，用承气汤下之，得燥屎则热解，谵语亦除。是发热谵语之故，由于燥屎，燥屎在肠胃，肠胃为躯体之里面，是"阳明主一身之里"，亦可解也。"少阳主半表半里者"，少阳之为病，发寒热，先寒而后热。释之者曰："病邪从里出表，至太阳则恶寒；病邪从表陷里，至阳明则恶热。"少阳之外一层为太阳，内一层为阳明，故曰少阳半在表半在里，此犹之可解也。然虽可解，而已有不可解者在。太阳有恶寒之病，太阳亦有发热之病，何以少阳之出表者纯粹恶寒？且皮毛为表，肠胃为里，此半表里之少阳，其在皮毛肠胃之间乎？至于三阴，其说乃不可捉摸。太阴为至阴，故无热可发；厥阴为两阴交尽；少阴为太阳之底面，故太阳之病有直传少阴者。考之诸家之说，大略相同，大都如此。夫三阳既有表有里，有半表里，则三阴当亦有地位可言。太阴为至阴，揆之"阳在外，阴在内"之义。既云至阴，即当居最里之地位；然而厥阴为两阴交尽，既是阴之尽处，似当较太阴所处地位为更里也。少阴为一阴初生，其地位近太阳，似少阴当为三阴之表。少阴为表，厥阴为里，岂太阴为半表里乎？遍考各家，均未言也。或又引《内经》"太阳为开，阳明为阖，少阳为枢；太阴为开，厥阴为阖，少阴为枢"之文。准此以谈，为开之太阳为表，则主开之太阴亦当为表；为阖之阳明为里，主阖之厥阴亦当为里；为枢之少阳为阳之半表里，为枢之少阴亦当为阴之半表里。然而各家均无此说，抑又何邪？肾与膀胱相表里，肝与胆相表里，脾与胃相表里。将膀胱之足太阳为表，肾之足少阴亦为表。胆之足少阳为半表里，肝之足厥阴亦为半表里。胃之足阳明为里，脾之足太阴亦为里乎。揆情度理，似乎此说为近似，然而各家均无明确之表示。何以于三阳则言之凿凿，于三阴则绝口不谈。揭开假面具言之，各家虽甚致力于六经，各家于六经之三阴，均未能彻底明了也。朱子有云："吾读书未尽一页，不敢读第二页；未尽一卷，不敢读第二卷。"所谓尽者，谓能尽行明了其意义也。今各家于六经之三阴既未能了了，何有于以后种种。而如喻嘉言者流，方且大放厥词，连篇累牍，刺刺不能休，是亦不可以已乎！吾近得东国喜多村氏所辑《伤寒疏义》，其序文中有一节，言六经极明白了当，为我国注家所未能言者。兹录之如左，亦他山之助也。

喜多村之言曰："本经无六经字面。所谓三阴三阳，不过假以标表里寒热虚实之义，固非藏府经络相配之谓也。"此义讨究本论而昭然自彰，前注动辄彼是纽合，大与经旨背而驰矣。此编（指《伤寒疏义》）六病诸论，所以不敢袭前人也。本论所谓三阴三阳，所以标病位也。阳刚阴柔，阳动阴静，阳热阴寒，阳实阴虚，是即常理。凡病属阳属热属实者，谓之三阳；属阴属寒属虚者，谓之三阴。细而析之，则邪在表而热实者，太阳也。邪在半表里而热实者，少阳也。邪入胃而热实者，阳明也。又邪在表而虚寒者，少阴也。邪在半表里而虚寒者，厥阴也。邪入胃而虚寒者，太阴也。惟表热甚，则里亦热。故里虽乃（义同"始"）热，而病未入胃，尚属之太阳。表寒甚则里亦寒，故里虽乃寒，而病未入胃，尚属之少阴。少阳与厥阴共，病羁留于半表里间之名也，阳明与太阴共，邪犯胃之称也。故不论表里寒热，病总入胃中者，谓之阳明与太阴。盖六病之次，阳则太阳、少阳、阳明，阴则少阴、厥阴、太阴。但阳则动而相传，阴则静而不传。然其传变，则太阳与少阴为表里，少阳与厥阴为表里，阳明与太阴为表里。是以太阳虚，则是少阴；少阴实，则是太阳；少阳虚，则是厥阴；厥阴实，则是少阳；阳明虚，则是太阴；太阴实，则是阳明。是乃病传变化之定理，三阴三阳之大略也。本文（指《伤寒论》）三阴三阳次序，原于《内经·热论》，非敢有错，盖义不得不然。惟至论病之传变，则固不得拘编次之先后也。前辈此义不晰，使人于暗中摸影，不亦疏也哉。

章太炎先生评：

大著引喜多村说，谓太阳虚即是少阴，少阴实即是太阳，少阳虚即是厥阴，厥阴实即是少阳，阳明虚即是太阴，太阴实即是阳明。此义柯氏已发之。柯以太阳为心，由今验之。太阳病在营卫，营即血脉，内属于心，是为心之表。而少阴则正是心脏，太阳虚，血脉不能抗客邪，则直薄于心。病见珩臂，为手足厥矣。若心脏本实，则客邪只能至周身血脉，而不能直薄于心，是以太阳病唯见表面发热也。柯又谓胃家不实，即太阴病，亦与喜多村同义。唯少阳厥阴，柯氏未论。盖少阳病多指三焦，少指胆腑；而厥阴则多指肝脏，少指心主，有不能互推之理。然厥阴病心中疼热，则病自在膈中，即膻中厥阴部也，亦与三焦相应。唯三焦虚，津液不布，故厥阴病必为消渴，与所谓"少阳虚即是厥阴"者甚合。

按喜多村所言，实有至理。我辈于六经不了了，在最初时尚耿耿于心，稍久渐渐淡忘。及为人治病稍久，则不复措意；岂但不措意，亦竟忘其所以，自以为了解。偶值后辈问难，方且多为遁辞曲说，卒至人我皆堕五里雾中。此即所谓"良医不能以其术授人"也。此中情形，不可谓非自欺欺人。头脑颠顶，几乎不可思议。试问从成无己、庞安常，以至雍乾间诸注家，谁能逃暗中摸影之诮者哉。

《伤寒论》六经下篇

喜多村之言，可谓深切著明。然古人创此学说，究何所根据？古人已知人身有藏府，何以不言藏府而言六经？六经之在人身，究在何处，可以明白为之界说乎？此皆医家所当切实研究，而不容小有含糊者也。前于拙著《群经见智录》已略言《内经》五行之理，兹复申言吾意，以解释伤寒六经。若以吾左方所言，与《群经见智录》所言互相参证，更合之喜多村之说，则临证时可以胸中了了，指下无疑。今问六经何自来乎？曰来从六气。六气何自来乎？曰来从四时。四时有温凉寒暑，万物以生长收藏。人处四时之中，每一时期，有一时期特殊之感觉。春夏和煦，秋冬凛冽，此其常也，反常则病。六气曰风寒暑湿燥火，风非空气动之风，寒非直觉之寒，火非燃烧物质之火。《内经》曰："风胜则动，寒胜则痛，暑胜则浮，燥胜则干，湿胜则濡泻。"风寒燥湿，乃气候之名词；动痛濡泻，乃人体所标著，此必天人相合而后见者。故问六气为何物，则径直答曰："六气者，人体感气候之变化而著之病状。"六经之三阳三阴，非与藏府配合之谓也。谓太阳是膀胱，少阳是胆，厥阴是肝，无有是处。肾与膀胱相表里，太阳可直传少阴。肝与胆相表里。少阳何以不直传厥阴？脾与胃相表里，阳明何以不直传太阴？仲景辨太阳之病，项背强痛，或恶寒，或恶风；少阳寒热往来；少阴蹻卧但欲寐。与肾、与膀胱、与胆何与？故问六经为何物，则径直答曰："六经者，就人体所著之病状为之界说者也。"是故病然后有六经可言，不病直无其物。执不病之躯体，而指某处是太阳，某处是阳明，则不可得而指名。然则何解于《灵枢》之经络？曰：经络云者，亦病而后有者也。《内经》言阴阳，是有其物也。岐伯曰："阴阳者，数之可千，推之可万。而循环回转，道在于一。"以无为恬淡、纯任自然，为养生之极则（说详《群经见智录》）。是不病之先，并无阴阳之明证也。阴阳且无有，更何有于经络！《灵枢》经脉，以病状言之，可以得其仿佛。以解剖图案比，对转无一相合者。例如阳明病有鼻孔干、眼眶酸楚、头痛、牙龈肿痛、发颐、绕脐作痛诸证。《灵枢·经脉篇》则云："足阳明之脉，起于鼻之交頞中（所以鼻孔干），旁纳太阳之脉（足太阳脉起于目内眦，所以眼眶酸楚），下循鼻外，上入齿中，循颊车（所以牙龈肿痛、发颐），上耳前，过客主人，循发际，至额颅（所以头痛）。其直者从缺盆下乳内廉，下挟脐（所以绕脐作痛）。"其他各经类此者正多。惟仅就伤寒言之，不过十之四五合者。其余十之五六，皆非伤寒病所能见者。以今日解剖之动静脉证之，乃无一相合。则经络之为物，亦等于伤寒六经，必病而后见，甚明显也。

《灵枢·经别篇》云："手阳明之正，下走大肠，属于肺。手太阴之正，入走肺，散之大肠。"此所谓肺与大肠相表里也。证之实地解剖，肺与心有密切关系（参观三卷"心房造血"节），似可云心肺互相表里。又血中废料在肺中由别道转入小肠，排泄于体外，即让一步说，亦当云肺与小肠相表里，似大肠决无与肺相表里之关系。然《伤寒论》之葛根汤有可异者。头痛项强恶风几几，此为太阳病，亦躯体外面皮毛上事。太阳阳明两经合病，则自利，自利乃大肠病。太阳主皮毛，亦曰肺主皮毛。太阳与阳明合病而见大肠之自利，正与"阳明之正，下走大肠，属于肺"，及"太阴之正，走肺，散之大肠"之文合。然自病证言之，一为恶寒，一为下利，是绝不相蒙之两种病证。而仲景则以一个葛根汤，一味不易，治此两种不同之病，而皆有效。然则自功效言之，岂非"肺与大肠相表里"有的确之证据乎！又近顷针科针虎口治牙痛极效。（按：虎口《灵枢》谓之合谷。）《灵枢·经脉篇》云："手阳明之脉，起于大指次指之端，循指上廉，出合谷两骨之间，其支者，从缺盆上颈贯颊，入下齿中。"牙痛有虚有实，刺法有补有泻。寻常风热牙痛，尽人知为阳明经病。刺虎口是有疏泻意，刺之而效，是《灵枢》所言正确不误也。然自今日生理言之，动静脉皆出于心，纤维神经皆出于脊。其血管之细者，四肢百体，无乎不达，究何所见而知虎口与牙龈有特别关系？皮毛与大肠有相通所在。凡事皆有其理。以今日解剖之精，所不能见不能知者。而谓我国四千年前之人，已知之见之，万无此理。虽《灵枢·经水篇》有"其死可解剖而视之"之语，须知此语不可为训。我国风气，认脔割尸体，为道德上干禁之事，以故藏府部位亦模糊影响。致后来有王清任《医林改错》之饶舌，凡此皆不容掩饰者。以事实言之，藏府部位，尚未清楚；以功效言之，其神妙，乃至不可思议，是诚千古之大谜。此层不得其解，虽欲研究，将无从着手，关系为绝大也。偶阅医賸（东医栎荫拙者著），有古代解剖数则。兹录其略，以推测《灵枢》所谓"解剖"。

其一云，赵与时宾退录。广西戮欧希范及其党，凡二日，剖五十六腹。宜州推官卢简皆详视之，为图以传世。其二云，王莽诛翟义之党，使太医尚方与巧屠共刳剖之。量度五脏，以竹筳导脉，知其所终始。云可以治病，其图今不传。其三云，晁公武郡斋读书志载存真图一卷，皇朝杨介编。崇宵间，泗洲刑贼于市。郡守李夷行遣医并画工往视。抉膜摘膏，曲折图之。其四云，闻见后录，载无为军医，张济能解人而视其经络。值岁饥，人相食。凡解一百七十人，以行针，无不立验。

以上凡四事，皆在王清任《医林改错》之前，而王莽一条最古。《素问》文字，就鄙见言之，有太古相传之文，有周秦人语，有汉人语（说见拙著《群经见智录》）。《灵枢》后出，识者疑其与《素问》文字不类，谓是王冰所辑。今假定《素问》成书于西汉，则《灵枢》成书至少当在新莽之后。《素问》不言解剖，《灵枢》忽言解剖，又不言若何解剖，其即巧屠刳剥、竹筳导脉之类似事乎！夫王莽之所为，就道德言之，与尚书所言"斮朝涉之胫"相去几何，其事不为清议所容，其图不传宜也。就医学言之，其所为虽粗，可谓医家实地解剖之始祖，其图不传，甚可惜也。精研医学之人，因其不为清议所容，不敢昌言，复因其不传可惜，因托言古代曾有其事。因此之故，仅有单词只句之"解剖"字样，见于《灵枢》，未可知也。今之医家，往往冥想，以为古代必有神秘之解剖学，惜其书不传，遂令西人专美。此种思想，良足自误。须知古学虽不传，必有迹象散见于古书之中。今从周秦诸子中，颇能觅得与《素问》类似之文字。（例如，《素问·脉要精微篇》云："阴盛则梦涉大水恐惧，阳盛则梦大火燔灼，阴阳俱盛则梦相杀毁伤。上盛则梦飞，下盛则梦堕；甚饱则梦与，甚饥则梦取。"《列子·穆王篇》："阴气壮则梦涉大水而恐惧，阳气壮则梦涉大火而燔灼。阴阳俱盛则梦生杀，甚饱则梦予，甚饥则梦取。"此决非偶然相同。吾疑《列子》引用《素问》，又《左传》秦和之言，亦与《素问》尽合，当亦是引用《素问》。此外，如《春秋繁露》"阴阳之动使人足病喉痹"，与《素问·阴阳别论》"一阴一阳结谓之喉痹"同。《吕氏春秋·尽数篇》云："精气之来也，因其轻而扬之，因走而行之，因美而良之。"与《素问·阴阳应象大论》因"其轻而扬之"三句亦同。其类此者苟再为搜索，当不止此数条）。而独不能觅得解剖之影响。即此可推断《素问》之为书，至少有若干成分是周秦时人手笔。同时更可推得，解剖之学，古时必无其事，是故《灵素商兑》根据《灵枢》"解剖"一语，证明古代解剖之粗。鄙人则以为此正余君云岫未之深思之故。须知根据《素问》《伤寒论》之学理，其精妙之处，直能迈越今日西国解剖学与显微镜所不能到之处；而其粗陋处，乃至不知藏府之部位，不明体工之作用，岂有如此不合理论之解剖学乎！

知识有两大支干：曰心之研究，曰物之研究。凡声光电化，皆物之研究；哲学论理，皆心之研究；若神学，则在宗教范围之内。我国向来无物的知识，各种学术皆偏于心的知识，又皆含有宗教气味。与西国唯心学说既微有不同，与彼邦宗教更性质迥异，此即近人所谓玄学。至就体功言之，西人之解剖学、微菌学、生理学，皆属物的研究，惟心思之作用不可解剖，故心理学之蹊径迥别。其方法专从试验动作感觉，以测心之能力。我国医籍亦讲体功。各种物的知识皆非所有，若《素问》所言，仍是玄学本色。惟其言病理之一部分，与《灵枢》之言经络穴道骨脉等篇，则别开生面，既非物的研究，亦无玄学气味，其方法与西国心理学极相似。不过心理学所推测者，为心的动作与能力：而我国之言病理，实为躯体自然之反应与其径路。质言之，《灵枢》者，古人以治心理学之方法研究人类躯体所得之成绩也，躯体物质也，痛苦愉快物质由发生之势力也。今之西医学从物质研求，以明势力者也。《灵枢》《素问》从势力研求，以推测物质者也。《灵枢》后出，其书真否不可知。要非全出于后人假托，假使此书果与《素问》同为古籍，其中所言，当已经数千百年之经验。其经络气穴，乃从种种病状测验所得者。但古文太简，谬刺之法早已失传。今日针科一二种有成效方法，不过一鳞一爪。后人不解，以为此书无从研究。其实苟知其方法，与西人治心理学相同，未尝无法整理，使成一种专科。若《伤寒论》之六经，所言甚简，苟知其为病后之界说，尤属易解，不必多为曲说，使人堕五里雾中也。

伤寒提纲上篇

提纲之说，出慈溪柯韵伯。全书仅六条：（一）太阳之为病，脉浮，头项强痛而恶寒。（二）阳明之为病，胃家实。（三）少阳之为病，口苦，咽干，目眩。（四）太阴之为病，腹满而吐，食不下，自利益甚。（五）少阴之为病，脉微细，但欲寐。（六）厥阴之为病，消渴，气上冲心，心中疼热，饥而不欲食，食即吐蛔。愚按：以此六条为提纲，于义实未安，有数事当知者。读者意中往往以为某经病，则当见某种病状，此误也。当知有某种病状，然后定为某经病，盖由前之说，不免认太阳为膀胱，少阴为肾，则与实际多所抵触。例如：遗精腰痛为肾病，踡卧但欲寐非肾病也；癃闭淋浊为膀胱病，项强恶寒非膀胱病也。又以经为主，则当先定经之径路，经之径路不可定（所谓未病时六经本无其物也），则必引证《灵枢》经络。引证《灵枢》经络，不能心知其故，即不能言之亲切有味。而曲说以起，且以经为主，则所注意者在经，而不在证。此实背仲景之义，仲景固注意病证者。日医丹波元简（著有《伤寒述义》）有云："盖仲景之旨，先辨定其病。辨病之法，在察脉证。故必就脉证以定其病，而后治法有由设焉。所谓病者何？三阴三阳是也。热为阳，寒为阴，而表里虚实互有不同，则六者之分于是立焉。所谓脉者何？其位寸口、关上、尺中、趺阳，其体浮、沉、迟、数、紧、缓、滑、涩之类是也。证者何？发热、恶寒、谵语、腹满、下利、厥冷之类是也。治者何？汗、下、温、凉及刺灸之法是也。"丹氏简直以三阴三阳为病，其说明白简当，读者易从，因采录于此。至千虑之一得，初不因读刘氏之书而后有此思想。不过刘氏此说，益足为我张目耳。又当知提纲一条，与下文各条，初不能如《春秋经传》《通鉴纲目》之整齐。第观少阳当以寒热往来为主，而少阳条无其文。少阴只"踡卧，但欲寐"五字，其实少阴见证又何只此二者？厥阴自当以厥为主，吐蛔乃非必有之事，而厥阴条有吐蛔无厥。凡此可见仲景下笔时，并不以此为提纲。后人读书，必欲强古人就我，遂随处感人不就之困难。喻氏之重定章节，舒氏之自为提纲，皆因此矣。

伤寒之为病，由外而之内。在外为初步，人内为传经。当其在外之顷，本论所揭橥者，中风与伤寒二者而已。有中暑者，暍病是也；有中湿者，湿病是也。二者皆另提在伤寒范围之外。其伤寒有兼见暑湿者，暑湿为兼证，风寒为主证。有从燥化者，有从火化者，是传经以后事。若其最初，则风寒二者而已。提纲之意义果何如乎？如谓每篇第一节为一篇之纲，既不甚允洽，亦且无深意。如谓每一经之病证，当以第一节为标准，则如少阳、少阴、厥阴等条，实不完备，是此说不成立。凡一经病证，当统全篇观之，方无遗义。如谓提纲云者，乃病之纲领，则鄙意当以中风伤寒两条当之。若每篇之第一节，不过为每篇之发端而已，不足当病之纲领也。且就文字言之，亦当风寒两条为纲领，然后全书条理分明。试申言之如下：

喜多村之总评云："经文所列诸例，有彼此互见而偏载其一端者，有一事而每条必详者，有略举而不更及者，有举大以该细者。"是诚读伤寒之不二法门。仲景之法，举脉可以知证，举证可以知药，举药可以知病。例如中风条云："太阳病，发热，汗出恶风，脉缓者，名为中风。"伤寒条云："脉阴阳俱紧者，名曰伤寒。"桂枝汤证云："阳浮者热自发，阴弱者汗自出。"麻黄汤证云："恶风无汗而喘。"葛根汤证云："项背强几几，无汗恶风。"桂枝加葛根汤证云："项背强几几，反汗出恶风。"葛根汤有麻黄，桂枝加葛根汤无麻黄。有麻黄者，以治无汗之项背强几几；无麻黄者，以治有汗之项背强几几也。以是知，凡云中风皆有汗，凡云伤寒皆无汗；凡用麻黄皆伤寒证，凡用桂枝皆中风证。桂枝有禁例云："若脉浮紧，发热汗不出者，不可与之。"大青龙汤有禁例云："若脉微弱，汗出恶风者，不可服之，服之则厥。"以桂枝禁例为准，则知凡用桂枝汤之证，或言恶风，或言恶寒，并无"汗自出"或"有汗"之文，可以测知其病皆有汗也。以青龙禁例为准，凡用麻黄，无论其为麻黄汤、大小青龙汤、麻杏石甘汤，但方中有麻黄者，其所举病证，或简或繁，而不及有汗无汗者，皆可以测知其无汗。或且明言有汗而用麻黄，如麻杏石甘汤条，既与禁例相抵触，即可测知本文之"自汗出"之文，必有讹误。推广言之，中风以桂枝为主，其病证小有出入者，则从桂枝汤加减。故本论中凡用桂枝之方，可谓之桂枝系，其伤寒之用麻黄亦然。兹为易于明了之故，试为列表，更从而为之说。

【桂枝系】

桂枝汤 太阳中风，脉缓，发热汗出恶风者，主此。桂枝本为解肌，若脉浮紧，发热汗不出，不可与之（按"解肌"字即发汗之意，故他条皆言发汗，此处出"解肌"二字，却与麻黄汤对待言之）。

桂枝加葛根汤 此条见证，较桂枝证多"背几几"三字。项强引背，有紧张意，似宜无汗，故云反汗出。反汗出，则当桂枝加葛根汤，若无汗则当葛根汤。

葛根汤有麻黄者也，苏颂曰："葛根主大热，解肌开腠理（按：葛根与桂枝异者，葛根凉而桂枝温，用此有解阳郁阳盛之意）。"

桂枝加附子汤　此条见证：发汗遂漏不止，恶风，小便难，四肢微急，难以屈伸。附子自为亡阳而设，汗漏不止，阳气外泄，阴液随亡，阴伤则筋脉不仁，回阳则汗止，同时回阳即所以存阴，此正《内经》阴阳同出异名之妙谛，庸手所不辨者。至太阳病本当发汗，何以发汗遂漏不止？则误汗也。凡本论汗之遂漏不止，下之遂利不止，皆为误治。治之苟当，必无此变。

桂枝去芍药加附子汤　此条见证为：下后脉促胸满，微恶寒。尤在泾谓："去芍药者，恐酸寒气味，足以留胸中之邪。"《续简易方》谓："芍药与失血虚寒之人不宜。"古人云："减芍药以避中寒。"鄙人于此条别无心得，姑从其说。大约脉促胸满，芍药非宜。

白虎加人参汤　服桂枝汤后，大汗出，烦渴不解，脉洪大者，主此。汪苓友云："此当是太阳证罢，转属阳明者，因是服桂枝汤后之变证。且与上条脉证相同（指桂枝二麻黄一汤），但加烦渴，用药霄壤。"按白虎加人参汤证，较之桂枝汤证，仅多"烦渴"两字。亦犹之大青龙汤证，较之麻黄汤证，仅多"烦躁"两字。大青龙当列之麻黄系，则白虎人参自当列之桂枝系矣。脉洪大烦渴，用白虎人参，与"阳盛必衄"可以互参。

桂枝去桂加茯苓白术汤　此条见证为：服桂枝汤或下之，仍头项强痛，翕翕发热，无汗，心下满，微痛，小便不利。按此条诸家解释，均属可商，兹择要一讨论之。日本喜多村云："此乃桂枝汤本方加茯苓白术，犹之桂枝加葛根汤，桂枝加附子汤之例。旧本误著去桂二字，而前注更画蛇添足，岂非可哂乎。"又云："案成注不及'去桂'之义，但云桂枝汤以解外，则成所注本无'去桂'二字欤。若不去桂而用此方于此证，或有效验。王肯堂以下，多谓水饮所致，然无的据。《医宗金鉴》则依桂枝去芍药之例，谓为'去芍药'之误，其说亦难从矣。"成无己云："心下满微痛，小便利者，则欲成结胸。今外证未罢，无汗，小便不利，则心下满微痛为停饮。与桂枝汤以解外，加茯苓白术利小便，行留饮也。"魏荔彤云："仍者，徒见其表证未解，不添里证而已。"鄙意"去桂"二字，良有未当。既本是桂枝证，服桂枝而仍头痛项强发热，则桂枝在所必用，何得去桂？或者"去桂"二字，因无汗而增人，然无汗则有取于麻黄，桂麻各半，桂二麻一，桂枝二越婢一，皆是。因无汗而去桂，只此一处，其他无可互证。且无汗去桂，殊不足以塞责，是"去桂"必误。然"去桂"既误，则"无汗"亦误。一、因无汗不得用桂枝。二、因翕翕发热，本是桂枝主治证。原文《伤寒论》往往引前节一语，省却数语，令人于方药中推勘得其所省者（参观后文"麻桂各半汤"释义），今"翕翕发热"一语，既是桂枝证，则"无汗"两字，当然讹误。三、循释"仍"字，亦可见"无汗"二字之说不去。盖首句"服桂枝汤"，意即谓桂枝证服桂枝汤。所谓桂枝证者，即"阳浮热自发，阴弱汗自出，啬啬恶寒，淅淅恶风，翕翕发热"。以如此之病证服桂枝当瘥。乃不瘥，仍头项强痛，仍翕翕发热，岂得云仍无汗乎。四、若云"翕翕发热"断句，"无汗"连下文贯至"小便不利者"为句。因无汗而去桂，犹可说也。去桂则本方为芍药、术、苓、甘草、姜、枣，果足治头痛项强、翕翕发热而无汗者乎。

以上就桂枝加减者，自属桂枝系。其白虎加人参一方，与麻黄系之大青龙及越婢恰为对待，列之桂枝系中，可以悟"阳盛则衄"之理。凡六方，皆治太阳中风者。此外从桂枝加减者，尚有新加汤、苓桂术甘汤、桂枝加厚朴杏子汤、小建中汤，则为救逆而设。与前六方小异，故不及焉。

【麻黄系】

麻黄汤 太阳病，头痛发热，身疼腰痛，骨节痛，恶风无汗而喘者，此汤主之。尤在泾曰："虽本文不言脉紧，然可从无汗而推。犹上篇伤寒不言无汗，以脉紧该之也。"柯韵伯曰："麻黄八证，头痛发热恶风同桂枝证，无汗身疼同大青龙证，本证重在发热身疼无汗而喘。"按头痛发热恶风，为太阳中风伤寒共有证，尚省去一"项强"在内。无汗身疼虽同青龙，然青龙本麻黄系，当以青龙汤属之麻黄，不当因青龙汤在前，而以麻黄汤隶属青龙。此甚明显，是青龙同麻黄证，非麻黄同青龙证。至于喘则有有汗无汗之辨，有汗之喘，麻黄不但不能止，且犯禁。若无汗之喘，王朴庄云："喘正因无汗，得汗则喘止。"是麻黄之定喘，乃因发汗之故，此屡验而不爽者（参观四卷"小女伤寒案"），是麻黄汤之定义当云。太阳伤寒，脉紧，发热，无汗，其余皆副证，不必尽具者也。第观下文"太阳阳明合病"一条，及"太阳病十日已去，脉但浮者"一条，可以证明吾说。本条禁例为"脉微弱，汗出恶风者不可与"。第本条未言于大青龙言之，大青龙较之麻黄汤重要成分，仅多一石膏。石膏有汗固不禁，因知脉微弱汗出之禁，指麻黄言也。

葛根汤　项背强几几，无汗恶风者，此汤主之。本方为桂枝汤加葛根麻黄，桂枝加葛根汤当然属桂枝系。此方列之麻黄系者，以无汗为伤寒条所统之故。寻绎病证与方药，是风寒兼病者，可与麻桂各半、桂二麻一相提并论。又葛根芩连，则为葛根汤所统者。葛根汤本可另立一系，兹为头绪简明起见，列之于此，期与总纲不背而已。再按葛根汤为表药中之凉药，惟其性凉，故兼治阳明，后条两阳合病主葛根，是太阳阳明药也。此条"项背强几几，恶风"，与阳明无涉。舒驰远谓葛根是阳明药，太阳篇中不得以此名方，似无深意。

葛根加半夏汤　太阳阳明合病，不下利但呕者，此汤主之。按满则加朴；呕则加半夏；汗多亡阳，则加附子；烦躁渴热，则加石膏。主治者为主方，加者为副药，其有不言所以。而副药变动者，即可知叙证有省文。汪苓友曰："成注里气上逆而不下者，但呕而不下利，愚以其人胸中必有停饮故也。"其说可从。

葛根黄芩黄连汤　太阳病，医反下之，利遂不止，脉促者，表未解也，喘而汗出者，此汤主之。按葛根汤所主治之病，其一为太阳病项背强几几，其二为太阳阳明合病自利，其三为合病不利而呕，其四为太阳误下而利。只此四条，葛根皆为主药。本方以芩连为副药，观他方副药随证加减之例，则知"喘而汗出"之为阳盛里热，芩连苦寒，所以正治。本论阳证皆正治，阴证多从治。舒驰远释此条谓，下伤脾阳，肾气涣散故喘，汗出为亡阳，而主张用术、附、参、芪、故纸、益智。其所说病证方药，与本文完全不对，不知何所根据。若谓太阳误下，必伤脾阳，正未必然。张令韶亦有"天气不降，地气不升"之说，皆近于武断，不可从。按此方治温病太阳证最效。

以上两方皆隶属于葛根汤者，因葛根汤入麻黄系，故并列于此。

大青龙汤　证同麻黄汤而烦躁者，此汤主之。按此方意义，各家解释均极精当，无俟赘述。方后云："汗出多者，温粉扑之。"日本喜多村曾著《温粉汇考》，不知其书若何，鄙意不过实毛窍止汗耳。余当用市上爽身粉，亦甚效。

小青龙汤　伤寒表不解，心下有水气，干呕发热而渴，或咳，或利，或噎，或小便不利、少腹满，或喘者，主此。按水气，诸家均释作水饮，冠以"或"字者，为不必悉具之证，其说是矣。但证之经验，有不然者，此病咳与喘为必具之证。细循方药，乃专治肺者，是所谓"心下有水气"，实即肺中有水气也，有可以证明吾说者。试条举如下：一、小青龙证凡两条。第一条"表不解，心下有水气"，喘咳为或然证；第二条专举喘咳，而著一"微"字。循绎第二条服汤已云，汤即小青龙汤，是两条实只一条。第二条之意义，乃服小青龙之后，本不渴之病而见渴者，仍主小青龙，然则第一条亦只咳与喘耳。太阳之病表不解，干呕发热，均非小青龙独有证。小青龙独有者，为心下水气与咳。诸家释水气为饮，谓水饮射肺则咳，是肺中有水也。肺中有水，例无不喘者。二、本论治水之剂曰五苓，曰真武，此处独不及茯苓附子者，以苓附与肺水无干也。三、宋·窦材著《扁鹊心书》，专用艾火、硫黄、附子，而不满意仲景。其书诚不无可议之处，然有一条如流行感冒之伤风咳嗽，窦独谓之肺伤寒，亦用附子，余曾试之而效。细辛、干姜、五味为镇咳之剂，凡遇肺水喘咳之证，小青龙加附子（有汗者去麻黄），殆无不效者。四、本年值此证最多。有曾经西医诊治而余接手者，有与西医会诊者，凡用听筒听之，肺中有水声者，例无不喘。有以上四者，本条"或喘"两字，转疑有误。详悉言之，姑不下断语，以待明者。又方后有"若喘去麻黄"之文。汗出而喘用麻杏石甘，太阳篇中凡两见。注家均谓麻黄能定喘，而疑此处去麻黄之非，以故尽有多数注家，疑此处方后加减为后人羼入，非仲景意。鄙意有汗用麻黄总属非是，亦竟未敢尝试。然无论如何，苟此处去麻黄而是，则麻杏石甘条为非，二者必有一错。若以加减法例本文，又安知本条所举之证无或误者。本论三卷"发汗后饮水多必喘"亦可与本条互证。

以上凡六方，皆统于"脉紧，恶寒，无汗，名曰伤寒"一条者。

桂枝麻黄各半汤 太阳病，得之八九日，如疟状，发热恶寒，热多寒少，其人不呕，圊便自可。一日二三度发，面色反有热色者，未欲解也。不能得小汗出，身必痒，宜用此汤。喜多村谓"面反有热色"句，直接上文"一日二三度发"，极有意味。盖本文"脉微者""脉微而恶寒者""面色反有热色者"，三节并列。但玩文气连用三个"者"字，意义固甚明显也。

桂枝二麻黄一汤 服桂枝汤，大汗出，脉洪大者，与桂枝汤如前法。若形如疟，一日再发者，汗出必解。宜此汤。循绎此节，颇有省文。夫曰"汗出必解"，可知是不汗出，即上节"不能得小汗出"。凡发汗当蒸蒸微汗，故云"取微似汗"，大汗出岂但热不解，且无有不致重行闭汗者。上文"大汗出"，下文"汗出必解"，即是大汗之后闭汗之故。熟玩语气，极为明显。

桂枝二越婢一汤 发热恶寒，热多寒少，宜用此汤。按此节"脉微弱者，此无阳也，不可发汗"一句，亦倒装文字。"不可发汗"云者，意谓不可与桂枝二越婢一汤。须知麻黄是汗药，桂枝亦是汗剂，诸家必欲将桂枝二越婢一汤释作非汗剂，遂不可通。

以上三条皆有麻黄，然实是太阳中风证，专为汗后闭汗而设者。"如疟状，发热恶寒，热多寒少。其人不呕，圊便自可"数语，三条皆同。一日二三度发寒热，面色反有热色，身痒者，桂麻各半；汗后闭汗，日再发者，桂二麻一；但热多寒少者，桂二越婢一。观大青龙、白虎均有烦躁，则应否用越婢，似当以烦躁与否为进止。凡副药皆随证而加，可以推测而得也。而"脉微不可发汗"，则三条皆同。第一条阴阳俱虚，不可发汗；第二条脉洪大与桂枝；第三条脉微无阳，不可发汗。三条合观，意义自明。质言之，脉微弱者，桂麻不中与也。余此说强半蓝本喜多村，其说甚是，故从之。

伤寒提纲下篇

抑余对于提纲，有不仅如以上所云者。本论以六经为病之地位，以传经为病之次序。始于太阳，终于阳明；太阳在外，阳明在里；由外之内，为一定途径。有直传阴经者，有由阴经还入胃腑者，断无已至少阳，阳明，少阴，厥阴之后，重复传至太阳者。此即《内经》所谓"善治者治皮毛，其次治肤腠，其次治筋骨，其次治藏府"。乃以由外之内，为一切热病之定例。《史记·扁鹊传》扁鹊诊齐侯之病，亦正如此。可见中国古说皆同。本论撰用《素问》及《阴阳大论》，自亦以治皮毛为第一义，以故第一卷开宗明义即云："伤寒一日，太阳受之。脉若静者为不传，颇欲吐，若躁烦，脉数急者，为传也。"又云："伤寒二三日，阳明少阳证不见者，为不传也。"又云："太阳病头痛，至七日以上自愈者，以行其经尽故也。若欲作再经者，针足阳明，使经不传则愈。"然此数节，尽人皆读，亦尽人可解。初无何种深意，故读者亦都等闲视之。岂知此中含有一大问题，吾人今后当尽力研究者乎。西国医学于一切热病，分类绝细，所谓伤寒、副伤寒、流行性感冒、肺炎、气管枝炎、脑膜炎、脊髓炎、肋膜炎……本书第三卷所列者，仅其一小部分之大略。各种炎症，十九皆有前驱证，又有转属证，语详第三卷中。

所谓前驱证者，大都头痛、骨楚、肢体倦怠、食欲不进，或恶寒或不恶寒，继而发热。虽不尽如此，多数皆如此。如此之证象，实即本论所谓太阳病也。夫曰传经，曰前驱，此其意义南辕北辙。由外之内，当其在外之时，有治外之法。治外之法用之而当，其病即愈。于在外之时，故可以使经不传。中国伤寒之名词，有广狭二义。广义范围极宽泛，《内经》所谓"凡热病皆伤寒之类"是也，实与西国急性传染病之名词相当。西国急性传染病，其病源为微菌；前驱云者，即病源菌所酿病证之前驱。既如此，治前驱无用。其意若曰，尚有大本管之制命病在后也。故伤寒必三候，而病有定型。此其不同之处，初非一二语可以了解，当于三卷中详为讨论，兹姑置之。仅就中医之传经言，则提纲之义，当如下文所解释。病之中于人身，即就广义的伤寒言之，就纯粹的中国旧说言之，亦不仅是外因。本论中之酒家、喘家、亡血家，皆是其例。以故当一种热病流行之顷，有病者，有不病者，皆内因之不同为之也。然精密言之，固不可忽视内因。而就大段言之，热病之总因，实关系天人交感之剧变，故古人认六淫之气，纯粹是躯体以外之物，侵袭入于躯体，即能病人。故寒曰伤，而风曰中，伤寒中风，皆太阳病，是风寒之侵袭人体，最初根据地即是太阳。病毒既得根据地，得步进步，从头痛、项强、恶寒、发热之表证，一变而为寒热弛张、咽干胁痛，则为少阳；再变而渴、不恶寒而壮热，则为阳明。有两种同见者，则为两阳合病；有三种全见者，则为三阳并病。亦有不经少阳而直传阳明者。何以直传，本论未言。以理揆之，当与天时、环境、禀赋有关系，特各经有各经治法。则经过少阳与否，于治法上无甚出入，惟病至阳明则告一段落。大分病毒至此而止，故曰"土为万物所归"，至阳明即无所复传。病毒以太阳为根据地，即以太阳为出发点，而以阳明为其目的地。病至阳明，渐渐化燥，苔黄粪结，故阳明主燥。此时若调寒暖，节饮食，无伤正气，多半可以得大便而自愈者，故曰不服药为中医。此为热病经常的程序，是为顺传。病毒初得太阳为根据地，法当解表。解表者，病在外层祛之向外也。若不解表，或解表不如法，则变端百出。譬之剿匪，不问国何以多匪，又不问匪何所依据，惟迎头痛击之是务，则势必溃决而为流寇。病在表从而下之，小之则为气上冲而热不解，大之则有结胸之变，利不止之变，头汗、喘逆、痞满、躁烦种种之变。病在表，有汗者当桂枝，无汗者当麻黄，背几几者当葛根，阳盛者当青龙、越婢、葛根芩连。若用之而误，则有无汗而喘之变，漏汗亡阳之变，阳盛而衄之变，惕润厥逆之变。若此者，病毒不能至其目的地而溃决四窜。同时正气虚，抵抗力益弱，于是病遂深入，而为阴证。此为不经常的，谓之逆传。试再申言之，以明其意义。

病由经常的程序至于阳明，治法多用攻下。何以故？尽人将曰此阳证也。阳证故正治，正治故治热以寒；若阴证当从治，从治故治热以热。此其答语，非不甚是，然吾以为甚不明了。凡曲说之起，皆因不明了之故。今吾为此书，期于尽人可以明了，故不当如此说。然则当如何说？曰：治病常先辨病，既确知病之所在。同时当问正气，病毒从其最初所根据之太阳出发，而少阳，而阳明，其势力愈进，则愈猖獗，至阳明而愈甚。毕竟病毒何所凭借，曰正气未衰也。反之，病毒传至少阴，论病则已剧，而热反不壮。所以然之故，病毒所凭借之正气已衰也。本身之体温兴奋至于峰极，病势之猖獗，亦遂至于峰极。若汗大出而热自壮，肉已削而脉反洪，则正虚病实，最为难治。其甚者，病久而脉不衰，汗多而热不解，更不能进食。如此者名阴阳交，交者必死，更无治法。若犹能食，在理可以延喘。故仓公谓安谷者过期。凡此种种，触处皆通。成效与学说两相符合，可以一以贯之者。是故病毒在三阳之时，在太阳当防其溃决，所以有种种方法；在阳明正气与病毒俱盛，当及正气未衰之顷，攻病毒而去之，故所用为三承气；及至于三阴，则正气已衰，病已深入，多半当以温药化之，故所用多芪附姜桂。温药何以能化病，此非求之《内经》，直不得其说。然《内经》为玄学的学说，或者以为以今日科学头脑当之，总未能慊然于心。吾有臆说，勉强言之成理，至实际尚有待于试验。盖谓人体有变化，则病菌当消灭（语详第三卷中，兹且不赘）。以上之理论既明。则提纲云者，统全书六经以言之。当以太阳一经为提纲，以六经之病皆从太阳一经起也。就太阳一篇言之，当以病之未离最初根据地者为提纲，以病在此处为病之第一步。而对付此第一步之病者，自为第一步治法，必先明此第一步之病与第一步治法。然后经常的顺传，与不经常的逆传，可以心知其故。如此则《伤寒论》易读也。兹以鄙人认为提纲者条列如左。

自"太阳之为病"起，至"病人身大热，反欲得衣"节为止，共十二条，皆论热病初步。就中"名曰中风""名曰伤寒"两条，为全书总纲领（"风温"一条另有说，详后）。"身大热反欲得衣"节，注家谓是后人搀入，今姑不置议。循绎此十二条，是泛论太阳病，乃全篇之发端。而第一节"太阳之为病"云云，又此发端之发语词。若认"太阳之为病"一条为提纲，则毫无意义可言。桂枝证

"太阳中风，阳浮而阴弱"，承"名曰中风"而言，其下一条亦然。第一条详，下一条略。此两条病情，皆病毒侵入人体最初时所有之现象。其桂枝加葛根一条，证与上两条同，惟多一"项背强几几"，亦为未传变时证象。此下一条论下后气上冲，即是病毒溃后之事，不能与桂枝证与桂枝加葛根证并论矣。

太阳上篇从"太阳中风，阳浮而阴弱"起，以下凡十九节，除最前三节外，皆传变以后事。然欲识传变以后病，当先识未传变时之病。故鄙意以为，凡本论病毒在最初根据地，未经出发者，皆提纲也。兹仅就赵开美本记其章数节数，以免词费。读者仅一检查，即了然矣。

辨太阳病脉证并治第五：

第一、二、三、十四节；

辨太阳病脉证并治第六：

第一、二、三、五、六、八、九、十、十一、十二、十四、十六、十七、十八、十九、二十、二十一、二十二、四十七节；

辨太阳病脉证并治第七：

第八、十一、三十三、三十四节。

右共二十七节，皆未经传变前之病证，皆麻桂证，皆承伤寒中风两条而言，中多反复告诫之辞。若约之，才五七节耳。凡热病之最初第一步，已无在以上所举之外者（痉湿暍霍乱除外）。我故曰，是乃真提纲也。若复以顺传各节分为一类，则太阳篇中各条，无不头头是道。太阳篇既了了，全书安有不了了者。

伤寒论研究卷二

武进　徐衡之

武进恽铁樵　学　受业　　　　　参校

金山　何公度

用药之讨论

中国医学，晦盲否塞。近顷种种曲说，不足厌人听闻，遂群以为无多价值。若中国药物，则群众公认以为有效者也。半夏止呕，首乌补益，腾誉欧土。近日西医方努力研究中药，而中医反蹈常习故，毫无建树，此亦吾医界所当注意者也。然药物之研究，循五行旧说，固无有是处。即用理化，亦未便能窥测奥理。吾观西医所谓特效药，其试验之方法，大都借重动物及考验微菌。例如血清为喉证特效药，其发明此特效药之途径，为先知喉证之病源为一种微菌，又知动物躯体有抵抗病毒之本能，然后推想喉证菌在血液中，抵抗病毒之质素亦必在血液中。既有以上之理想，然后以此菌种之动物之身。逾若干时，取此动物之血液，与所培养之喉菌混合，于显微镜中观此微菌之状态。若微菌遇此血液，失其自由发展之能力而慴伏不动，是为凝集反应。凝集反应者，微菌受制于血清之证据也。所谓血清者，即血上层之清液。既经以上之试验，然后用所采得之血清，注射于病喉者之身，则猖獗可怖之喉证，得此血清后，竟渐渐减退，不过五六日间，即已霍然。于是乃得一定例曰：血清者，治喉证之特效药也。余固未治西医，所言是否真确，是否无遗漏，未敢自信，但大分不甚相远。进此以谈，则理化或未足以测知药之效用。吾言至此，乃连类而及一种极奇而极不明了其理由之事实，为外国医学博士所不知，而我国喉证大家所未尝梦见者，今不避繁冗，详悉言之，并略及鄙人之理想，以资探讨。或者竟因此而于外国微菌学说有所辅益，于我国医学有所发明，亦未可知。凡事"作始也简，将毕也钜"。欧洲十九世纪之科学，极光辉灿烂之观。而其太初第一步，乃始于苹果落地。从苹果落地而明力学，因明天文，因明地质。声光电化各种，实导源于此。以此为例，今吾所言者虽甚细微，安知将来医学不从此改观也。

先是儿子阿通，十三岁，读书于尚公小学。年终开运动会，仅着单层体操衣，终日仅食冷馒头肉馅者三枚，既冻且馁。归则嚷饿，狂啖猪油拌面一大碗，即卧。翌晨，发热，无汗，恶寒而喉痛，其喉有白腐，而外面颈皮略肿。此事在十二年前，尔时余于医学尚属门外汉，略略涉猎时方而已。因属家人偕至马逢伯处，马为刺喉间令血出，更为开方，又予白药一包。其方已不记忆，惟忆有山豆根，此物气味极恶劣。余思此殆涌吐剂，白药粉则大约是石膏，然猜测而已，无从知也。服药后，喉痛愈剧。越宿，全喉皆白腐。当即延西医陆君，陆谓病奇重，当即注射血清。并云，此病最易传染，非送医院不可，否则危及一方居民。于是送某医院，在院每日皆注射血清。然热迄不退，弛张颇甚。至十一日而见疹点，即西人所谓猩红热，更六日而殁。某医院治喉证，极有名誉。然证之西籍，喉证之为病，愈者本只得百之四十五耳。嗣是余颇奋志治医。两年后，于伤寒之理论小有领会处。犹忆民国三年元旦，无所事事，偶念盖于此时一研求喉证治法。坊本《陈修园四十八种》中有《白喉忌表》一书，所言极无理，乃托之乩笔。阅竟，极不以为然，援笔作书后可千余言，大略谓此书背《伤寒论》理论，不可为训。其翌日午夜，小女毛头才六岁，呼喉痛。观之，一边有白腐如花生仁大，其证状发热恶寒、无汗。余以评《白喉忌表》时，即认定此种证状，等于伤寒太阳病。惟此病传变，始终不离咽喉，且舌绛口渴，是温热证状。其脉类洪数，大都无汗。无初起时得汗，则喉痛立瘥减，此表闭阳郁之证也。今不问其喉烂与否，仅解其表，而清其热，在法当瘥。其时已夜三钟，不及买药，姑俟明日。乃晨六钟视之，喉间白腐两边均有，其面积较三钟前增加一倍。病毒进行之迅速，良为可惊，即以麻杏石甘汤予服。而内子见报端广告有某药房保喉药片，急足往购，每半钟含药一片。向午汗出，傍晚热退，喉间白腐面积缩小，作黄色微带绿，其不腐处则作殷红色，痛则大瘥，是夜得安寐，翌晨霍然。余深信麻杏石甘汤之中肯，而内子颂保喉药片之功德不置。讵女儿才瘥，十二岁之儿子复病，病状尽同。余已有把握，不复惊惶。然颇欲知保喉药片与麻杏石甘功效孰胜，因勿予药，专服保喉药片。越三钟视之，白腐仍增大，惟不如不服药片者之速，痛亦不甚剧，而壮热无汗则略不瘥减。更进保喉药片，胸闷泛恶，不能受矣。内予隍急，促余予药。余曰，君谓药片佳，故余欲一观其成绩也。内子怒余以目，谓此何等事，乃作隔岸观火态度。余乃令摒保喉片弗服。更两钟，喉痛觉增剧，乃予麻杏石甘汤，喉遂不痛，越宿霍然愈矣。嗣是每值此证，予麻杏石甘，无不效者。余二十岁时，曾患此病。尔时在里中，服药不如法，濒危，亦多发红疹。叠服养阴药，经月始愈。其实幸而不死耳，苟初起时，用麻杏石甘。太阳既解，必无以后种种危象。近来中医界知此者渐多，"白喉忌表"之谬说不足惑人，而喉证可怖之声浪亦一落千丈。其实凡病之一药可愈者，皆小病耳。以故宋代窦材谓仲景《伤寒论》只治小病，其言虽不必尽是，固非全无意识之谈。惟小病当知治法，苟不知而误治，则小病必为大病。前此遇喉证谈虎色变，则因不知治法耳。又西医对于此病，有"一度患此，终身免疫"之说。凡免疫者，此种微菌不能为患。曾有某博士系终身免疫者，将培养菌吞服多许，并不患喉证，仅得微泻即愈。此事甚确，余曾躬亲尝试。余自二十岁患喉证，至儿子病时已十三年，余与内子昼夜看护。内子亦于二十岁时病此，故内子竟不传染，余则传染，然极轻，喉间虽有白点，着衣被覆略暖，得微汗即瘥。今年八月间，邹君聿文患喉证。延诊，其病极剧，热壮而口中臭气甚烈，喉间白腐满布。诊脉之顷，余觉遍身有异常感觉，且渐渐有恶寒意，心知是传染时光景。然颇欲知免疫者吞喉菌仅微泻之语真确与否，即亦不惧。视舌色时，且故意以鼻近其口，俾微菌吸入吾体。讵知其气味恶浊，不可向迩，斗觉胸中作呕，恶寒亦加甚。此时外间风甚大，诊毕且须冒风而归，心甚悔之。匆匆书方毕，遂归，谢绝其他各家之延诊者。抵寓后，令家人置消毒药水痰盂中，探喉而吐。以吐能去毒，且亦能得汗也。讵久久竟吐不出，惟略得汗，恶寒则止，于是避风取暖。约两钟许，胸脘不适处觉渐渐下移，已而腹中微攻动。可三钟得大便两次，而精神爽慧。余素患便结，此次乃如服微泻药然，此可证免疫之说。与免疫者喉菌不能为病仅微泻之语，信不诬也。今吾叙事实已毕，试系以理论。

就西国学说言之。喉证之病原为微菌，已无疑义。因凡患喉证者皆有同样之微菌，证一。将微菌种之动物之身而取其血清，此血清能使喉菌显凝集之反应，证二。且用此血清以治喉证，效果良佳，证三。故喉证之病源为微菌，已成铁案，不容有非难之词也。然而麻杏石甘汤能愈喉证，则为显明之事实。毕竟麻杏石甘何故能愈喉证，若云麻杏石甘或者能杀喉菌，此正不然。喉证血清能使喉证菌凝集，不能使伤寒菌凝集；伤寒血清能使伤寒菌凝集，不能使副伤寒菌凝集。菌之同异，当以凝集与否为断，形状其次焉者也。菌之凝集不同，血清之效用亦异，伤寒、喉证不能通用。至麻杏石甘本非治喉证之药，麻杏石甘汤之主要药只是麻黄，石膏已是副药，杏仁、甘草更是副中之副药。麻黄之作用，为发汗，太阳病无汗者可用，有汗者不可用，不问伤寒或副伤寒或喉证。石膏之功用为清胃，在《伤寒论》阳郁烦躁者用为重要副药。惟麻黄有一紧要分际，即病在三阳未离太阳者可用。若太阳证已罢，即不适用。因麻黄为汗剂，太阳即罢，不当更发汗也（《伤寒论》本文"喘而汗出"用此汤，与大青龙禁例相矛盾，疑"喘而汗出"句有讹字）。若病入三阴，则麻黄之不适用，更无待赘言（阴证有用麻黄者，仍是解表，如葳蕤汤、麻黄附子细辛汤皆是。是即喜多村所谓"在表而实者为太阳，在表而虚者为少阴"，故序例有"未入于腑者可汗而已"之说。此非本篇所欲讨论之点，今姑置之）。如此而已。今将麻杏石甘愈喉证与喉证血清愈喉证，两两比较而讨论之，则有大问题发生，有不容忽视者。理由如下。

喉证血清愈喉证，因此血清能制喉证菌，因喉证之病源为喉证菌之故。据商务出版之《内科全书》，以此令 Behring 氏血清为喉证特效药。惟宜用于发病初期，若毒素分布全身之后，则效力减少。麻杏石甘愈喉证，以麻杏石甘汤能发汗之故（喉证之初，恶寒战栗，体温升高达三十九度，咽头疼痛，西人谓之前驱证）。因发汗则热不郁，喉疼即瘥减，且喉头已腐烂者，不发汗则腐烂之面积渐渐扩大，发汗则腐烂之面积渐渐减少，以至于无。是喉之所以痛而且烂，执果溯因，不得谓非恶寒战栗之故。恶寒战栗，太阳证也。

然则喉证血清愈喉证，因血清能制喉证菌之故。麻杏石甘汤愈喉证，因麻黄能解太阳病之故。自西说言之，粟粒结核之前驱证，恶寒发热；黑死病之前驱证，恶寒发热；流行感冒、脊髓膜炎、丹毒等之最初一步，皆恶寒发热。是恶寒发热者，大多数急性传染病最初步之共同点。就中医言之，凡热病皆伤寒之类。凡热病皆由外之内，是太阳病者，乃广义的伤寒共有证。喉证之病源为微菌，微菌不减，喉证不愈。血清愈喉证乃因灭菌而愈，麻杏石甘愈喉证乃因太阳病解而愈。今谓病菌灭，太阳证虽不解亦愈，以无病毒，则太阳虽病，当在脉静不传之列，其理可通也。假使太阳解而病菌不灭，其病必不愈。若谓太阳既解，虽有病菌不足为害，其理不可通。今太阳解而病随愈，是必病菌因太阳之已解渐就消灭也。

然则血清可以制微菌，解太阳亦可制微菌，于是吾敢下一定义曰：太阳既解，病菌即渐就消灭。抑犹不止此，病不同，微菌不同。所取得之血清不同，故伤寒与喉证血清不能通用。凡属急性传染病，其前驱证有恶寒发热者，即为有太阳证。既太阳病解，微菌不能为害。故凡有太阳证者，第解其太阳证，而病无不愈，故麻黄能愈喉证，亦能愈伤寒（此是狭义的伤寒）。故更得下一定义曰：太阳病既解，不论何种病菌，皆渐就消灭（惟前驱证有汗者，如结核病等，不在此例）。太阳病解，不论何种病菌，均归消灭此何理乎？是即不知，不敢妄说，第吾观日本地震而有所领会。日本因建国火山脉之上，此次地震，仅三十秒钟，而横滨、东京同时为墟。其实地球未尝有变化，不过一小部分略略颤动耳。假使地球全体略略颤动，则地球上生物当无噍类。以此为例，则人体之表解汗出，其变化甚于地球一部分震动，微菌之消灭也固宜。然此不过理想，若欲证明其所以然，恐非科学更进步不可。然即准此以谈，吾敢昌言对于西国已成铁案之学说，有所怀疑。毕竟先有微菌而后有太阳病乎？抑先有太阳病而后有微菌乎？微菌为病源，是否真确，不致倒因为果乎？如云以甲之病菌，种之乙身，乙即患同样之病，是菌为病源之说甚确。然动植物皆有人为的、天产的，假定种菌的喉证为人为的喉证，自然发生之喉证为感气化剧变而生之喉证。假使吾谓自然发生之喉证，先有太阳病而后有菌，故解太阳而菌灭，亦有说以反证吾说之非乎（西国有郁血疗法，病理总论循环系节。有痹脱疽菌，因用人工郁血法，见其菌不活动，而渐就消灭之说，是亦体气变更，微菌消灭之一证据。又炎症是否由于微菌，西方学者现方聚讼，亦见该书炎证节下）。

右节所言，本为第三卷中材科。因证明药物试验之难，连类及之，遂致自乱吾例。今吾当承上文而言伤寒用药。试验药物，如西人之精密，犹且不能无疑义，则如我国科学不完备，治医者之无常识，将若何而后可乎？一孔之见，以为解决此事，非从《伤寒论》着手不可。伤寒一百十三方，为药共八十七味，河间刘守真所取用者仅四十一味，此可谓简之又简。盖第一步必如此简单，然后可以尽研究之能事。其理由如下：一、凡习用之药，正面之成效与反面之坏处，习医稍久者咸能知之。二、从各家著作及医案参互考证。凡习用之药，其用法类视不习用者，较为详确。三、流行感冒无岁无之。若河间所用之四十一味，萸附姜桂且不在其列。苟患三数次热病，即有遍尝之机会。药物去病，入腹之后若何状况，惟自服者知之最审。以自服之感觉，证古人之方案，则亲切有味，迥异空谈。须知河间之医，虽不无可议，然确系仲景一派，迥异于其他魔道，此则吾人所当公认者。故吾以为研究药物之初步，莫妙于从此四十一味入手。即审知如常用药之功效，与其反面之流弊。其第二步，当注意药之调节。例如甘草一味，其性平和，随方皆可加入。近日论者以为此味不过等于西医之矫正药、滑黏药、调味药，岂知其作用正不止此。此事说明，颇非易事，试为解释如下：

《伤寒杂论》云："经谓热淫于内，治以咸寒；火淫于内，治以苦寒。调胃承气君大黄之苦寒，臣芒硝之咸寒，更佐甘草之缓，调停于大黄、芒硝之间。又少温服之，使其力不峻，则不能速下，而肠中自和。"此说虽异于西国调味药，实颇近似矫正药。然究其实际，迥然不同。就调胃承气观之，或仅就三承气比较，均不足以明甘草之作用，是非证之积聚病不可。积聚之病名，详于《灵枢·五变篇》及《灵枢·百病始生篇》。《金匮要略》亦言"积为脏病，聚为腑病"，《灵枢》言病源极繁复，不易明了。《难经·五十六难》较详，然复杂更甚。后世医案，此病不甚见。近日医家识此病者，殆亦不多。以我推勘所得，于《灵枢》奥旨既无背，于西国解剖亦甚合。而病则易识，可以于临床时指下无疑，不致误入歧途。惟尚恨所言不能详悉，我不敢自秘，亦不欲自文，言有未尽。愿后之学者继起研究，至于穷源竟委，亦医学中一大快事也。

《灵枢·五变篇》之言积聚，专指肠胃。《灵枢·百病始生篇》则否，《金匮要略》之腑病当亦指肠胃。肠胃中有积聚，实即西医所谓胃病之一种。病虽属消化系，其原因实不仅因饱食。以我之经验体会而得者，此病之来源有三种：其一，用脑过当；其二，神经过敏；其三，吸鸦片。请一一分疏之。凡用脑则血聚于脑，用之过当则胃善饥，善饥则食不以时，且非时之需。自莫便于茶食，过甜则胃酸失其效力，油与面合，则不易消化。前者未消，后者继至，则胃为之撑大，而消化力乃益薄弱，于是有胃呆、满闷、便闭诸病。见其胃呆、满闷、便闭，而乞灵于泻药。得畅便则觉瘥，然此非推陈致新自然之体功。所谓自然之体功者，食物消化之后，由胃入肠，一路吸收其精华，以营养四肢百体；同时即将糟粕下逼，使之排泄体外。今以泻药下之，则胃壁、肠壁既无从吸收食物之精华，而糟粕之下降由于药力，亦非肠胃自然工作。于是有一部分为泻药所驱逐，必有一部分遗留于回肠屈曲之处。当得畅便之后，胃中骤空，则非更以食物填补不可。而用脑不已，饥饿愈甚，食物愈多，停积亦愈剧，而泻药之需用亦愈殷。于是转泻转填，转填转积，久而久之，遂成积聚。《灵枢》云："人之善病肠中积聚者，皮肤薄而不泽，肉不坚而淖泽。如此则肠胃恶，恶则邪气留止，积聚乃伤。脾胃之间，寒温不次，邪气稍至，蓄积留止，聚乃伤起。"所谓"皮肤薄而不泽，肉不坚而淖泽"，即食入胃后，不能悉化，以药下之，故肠壁不能吸收滋膏。所谓"脾胃之间，寒温不次"者，凡胃热然后知饥，凡胃寒然后消化不良，今知饥而复消化不良，故曰"寒温不次"。观《伤寒论》中救逆诸法，救误下者居其泰半。巴豆、甘遂，皆为古时医师常用之药，即此可窥见古代医师用泻药之风气甚盛也。故《素问》曰："大积大聚，衰其大半而止，过者死。"《素问》之意，固不患人不用泻，而惟患其泻之过当，尤可见古医喜用泻药。第古书均未言积聚因用泻药而起，则因尚有远因在泻之前耳。间尝思之，今日成此病之因缘，较前此为多，而上海尤甚。所以然之故，生计愈难，竞争愈烈，则用脑愈剧，食物备则尤易不节。而中西泻药且大登广告，报纸已无隙地也。神经过敏者，与用脑过当不同。用脑过当者，多属于文人；而神经过敏，则由于环境之压迫，即通常所谓肝气。肝气者，非肝病，乃神经病也，不过非癫痫之谓。忧愁忧思，则延髓、神经常紧张而不弛，神经末梢通于动脉之管壁，故多郁者其脉弦。胃之弛张蠕动，亦神经为之，故多郁者往往善饥而不能食。在伤寒谓之厥阴，在杂病谓之肝乘脾。惟其甚饥，虽不能食尝强食以自慰，则必感消化不良，为反胃、胃痛诸病。凡若此者，胃肠不能吸收充分之营养，恒苦精神疲乏，而大便燥结。若亦乞灵于泻药，则其结果与用脑过度者略同。若吸鸦片者，则因烟力神经兴奋，胃则善饥，故吸烟者恒喜甜食。及瘾稍深遂成习惯，每与茶食糖果种种不易消化之物为缘，而又常偃卧不运动，则其为积尤甚于以上二者。其结果亦不能不乞灵于泻药，则泻者自泻，积者自积，而积聚之病以成。凡有此病者，其脉必沉。此吾所谓病在里，则沉脉应之也。其人多瘠而面有痤痱（痱），即《灵枢》所谓"皮肤薄而不泽"。其舌苔必不匀，或一边有一边无，或满舌如常人而有苔一块不化。病浅者偶见之，病深者无时不见，而吸鸦片者尤显。吸鸦片之舌，常中心或根际一块光滑，初步如小豆，继而圆如小银币，余处之苔如积垢。凡具以上见证者，可直断其人有积聚病，百不爽一。所谓能合色脉，可以万全。古人望色知病，皆以此也。浅者为之，用骑墙语刺探俗所谓江湖术，品斯下矣。积聚病治法当攻下。《内经》仅言"大积大聚可犯，衰其半而止"，未言若何攻法。惟《千金》常言"大风"，而积聚之治法，类用风药。孙真人论病，凡积久者，泰半皆以风为主，用药亦多毒虫，故余有杜撰名词。凡舌苔不匀，大便不爽，如上文所云者，名之曰"风积"。因此病用他药攻之，所下之粪色黄，且病者总觉大便不能畅快。即用燕医生补丸，虽得大泻特泻，所下之粪，总属黄色。且病者于泻后，依然自觉腹有余积。惟用风药，则所下之粪色黑，且胶黏奇臭。经三数次攻下，嗣后遂继续自下黑粪。而胃纳日增，精神日见爽慧。故同是攻下，病不同则药不同。且攻药苟不对病，虽泻而各不去，即可知误攻之无益而有损。余因此悟得，凡当用大柴胡者，不得用三承气；当用调胃承气者，小得用大小承气。攻之小及，积固不下；攻之太峻，则反不能尽下，此亦物理之易知者。是调胃承气中甘草一味，不仅为缓和硝黄而设，可以心知其故矣。

其次，最多用者莫如人参。伤寒一百十三方，用参者凡二十二，而皆不为主药。非如独参汤、六君子之意在补益，人参之功用在补益，既意不在补益，又何故用之？吾乡邹氏所著《本经疏证》一书，言之最详，亦最有价值。因《本草疏证》所言者，纯用《伤寒》《金匮》两书之方参互印证，不下一武断语，亦不参以臆度，实为自来言药物者比较真确之书。其用五行阴阳说药之处，固未可拘泥，要之瑜可掩瑕。至余之所得，多半由于实验。虽不如《疏证》用力之勤，而实无背经旨，且亦简明易从也。余今为赅括之词曰：人参者，助药力者也。凡猛悍之药，走而不守，一发无余。欲其行稍缓，留稍久，与病相得，则用人参。用人参能令诸药行缓留久，而不减其功用，故曰增药力。是故无论汗下温清和，皆可用人参。惟有禁例，表不解者不可用人参。故小柴胡汤下云"若外有微热，则去人参"，以故在《伤寒论》中无人参与麻黄同用者。有湿者，不可用人参，故又云"渴者，去半夏加人参半倍"。病在下焦者，不可用人参，理中丸条加减法云"腹痛者，加人参"，"理中者，理中焦"，若少腹痛则不加人参矣。邪实正实者，不可用人参，故白虎证腹满、身重、口不仁、面垢不用人参。用参虽意不在补，然毕竟是补药。若病为邪实正实，则无犯实实之禁也。凡病在上焦则用之，欲药直达下焦则去之，故知人参能留药。因此可以推知诸柴胡证之用参，即桂枝证欲令蒸蒸发汗之意（桂枝柴葛同是解肌，柴胡亦发汗，不过较缓，故曰和剂，和字勿泥）。诸泻心汤之用参，即白虎加人参之意。诸附子干姜与参并用，即小建中用饴糖之意。如此则当去当加自有标准。若恣意用参，或畏参如虎，茫无理由者，皆不足为训也。此调节之说也。

本论又有当阙疑者，如十枣汤之甘遂、芫花、大戟，大陷胸之硝黄、甘遂，抵当汤之虻虫、水蛭是也。十枣汤条，诸注家因方中芫花、大戟，皆以水饮为言。然本文"其人漐漐汗出"以下七句，实未见有必用如此峻下之证据。仲景于大承气汤之用法，先之以小承气，转矢气者然后攻之，所以慎峻药也。今十枣、陷胸均十倍猛烈于大承气，而证据简单如此。十枣汤证谓是水邪并结之最剧证，仅注家如此说耳。本文之"心下痞鞕满，引胁下痛"一语，不足当十枣汤之主证，是必有阙文。至于陷胸，其力量不亚于十枣，而结胸之病证即因误下而来。先前下之既误，奈何更从而大下特下，是非救逆，且益之逆矣，是必有讹误，不可从甚为明显。其次，两方之分量亦一疑点，十枣汤云："甘遂、芫花、大戟等分，以水一升半，大枣肥者十枚。先煮取八分，纳药末。强人服一钱匕，羸者半之。"陶氏云："等分为诸药斤两多少皆同。先视病之大小轻重所须，以意裁之。"是水与枣皆有定，而甘遂、芫花、大戟反无定也，不可通。章太炎先生云："按十枣汤方下云，'右三味等分，各别捣为散，以水一升半，先煮大枣肥者十枚，取八合，去滓，内药末。强人服一钱匕，羸人服半钱匙。'半钱即是甘遂、芫花、大戟总定量，三味等分，即是甘遂、芫花、大戟分定量。"若以大陷胸汤为例，甘遂为一钱匙，芫花、大戟亦为一钱匙邪。甘遂重，芫花轻，自不当统以钱匙计。且十枣汤注家均谓病既急，药不嫌其峻，但何故用此三味，则遍考各家不得其说。而《伤寒论》本文所列之证据，亦与大陷胸、瓜蒂散大同小异，何故必用此峻药，亦从无为之说者。且大陷胸汤用甘遂一钱匙（影印宋《千金翼方》及赵开美原刻本均同）尤不可从。药量徐灵胎、陆九芝均有考，刘守真、许叔微均有说，而各家微有不同。今据东瀛影宋本《千金方》，一钱匙者，用五铢钱抄药末，令不落为度。一钱字者，用五铢钱一边抄药末令药掩五字，亦以不落为度。章太炎先生云："按五铢钱抄之不落，其剂甚轻，今当验之而后定其轻重。"吾今试以《千金》芫婆丸一为映证，则知甘遂用一钱匙当存疑矣。《千金》芫婆丸，药共三十味，甘遂居其一。每药各一分，甘遂得三十分之一。全料共三钱，合丸九十粒，每粒大如豆，约得三厘强，甘遂居三十分之一，才得一毫强耳。章太炎先生云："按《千金方》拾黍为一铢，六铢为一分，四分为一两，十六两为一斤。是所谓一分者，即一两四分之一也。若以一钱十分之一为一分者，起于宋时耳。"凡患积聚病者，与芫婆丸三粒，即得畅便，胶黏宿积尽下。《千金》服芫婆丸法云，"一日攻之，二日补之。倘六粒作一次服，则病者将不任受"。而审察三十味药，攻下之品仅甘遂一味，则甘遂之力量何如，概可知矣。此为余所躬亲试验，以之治自己，亦以治他人，最为可信者。若甘遂用一钱匙，此物本重一钱匙得二分余。即云，一钱匙，为一钱字之讹，亦得一分弱。重于芫婆丸三粒者且百倍，此非一经可注意之事欤。丹溪治疟曾用三花神佑丸。按三花神佑丸即本方加牵牛、大黄、轻粉，每服不过痧药大三粒，并可证此药不能多服。丹溪又有文懿一案，中脘食积痰饮，用甘遂一钱入猪腰中煨食，连泄七次，病遂瘥减。此则或者病重，或者非一次服食，未许贸然效颦。至大陷胸汤条下云："先煮大黄，以水六升，煮取二升，去渣。内芒硝，煮一两沸。纳甘遂末，温服一升。"则分量尤重，尤为可疑。章太炎先生云："以《千金》丸剂比较大论汤剂，似有可凭。然此诸汤剂，《千金》亦尽录之，则不能以丸剂之力生疑也。"总之，鄙意以为甘遂只宜合丸，不适用于汤药。抵当汤之虻虫、水蛭亦然。《千金》九江散用虻虫四十枚，水蛭一百条，其余各药约四十余味，合丸如绿豆大，以治风病良效。然日服一丸良佳，渐加至两丸，即感不适，至三丸则心荡，稍久须发尽白。今抵当汤用虻虫、水蛭各三十枚，煎汤去渣服三分之一。虽曰"有病则病当之"，其敢漫然尝试乎！病者之于药未达不尝，医生之于方，尤当未达勿用。然此为一孔之见，世有学识经验并富之人，于此三方曾有经验，知其服后作何状况，详细公布，则研究之一助也。

　　吾言研究药品当自服，读者疑吾言乎？无论中国无科学，理化均所不备，即两医苟不能备尝各药，亦终不成为良医。微菌于免疫者是否不能为害，必有待于吞服。若仅凭理论，总不能莫逆于心，是其证也。章太炎先生云："按药物疗病，大抵起于单方。盖草味之时，未有医术。偶患何病而偶服一草得愈，遂传之他人，历试不爽，遂著为本草。即唐宋以来，增附药品，亦是医家自知其效，必有单方在前耳。今西药中金鸡纳，即彼中患疟者所自求也。"又自古为大医者，无不由大病中得来，孙思邈、庞安常皆是，故曰多病知医。《千金方》屡言身有恶疾者，恒得遇仙。由今思之，何者为仙，不过多食常人所不食之物，因而知人所不知，能人所不能。古代多神话，遂相与哗然以为遇仙耳。凡人有奇疾，举世所不能治，如此者，无有不究心医学以冀自疗。夫有奇疾而究心医学，其病必为慢性。倘撄奇疾而不加以治疗，则始终为一种病，不必有何种异征。惟今日药之，明日药之，积年累月，则体功必呈绝大之变化。或旧病未除，而添新病；或病根既动，而元气骤虚；或治身之上半，而流弊在下；或治肠胃内部，而反应在外。假使其人自疗，二十年不死，病即不愈。其所经历，迥非读死书者所能梦见其万一，此为自古产生大医惟一之途径，丝毫无疑义者也。夫良医之成必由此途径，其事由于自然之机会，非可强人相遵从。此后中医改良，借助于科学，试验于动物，自当事半功倍。前此医之真良者必旷代一遇之，嗣后尽人可为良医，不必如古昔之艰难。然医之事业与他种不同，凡具有决心为良医之人，必当有先人地狱之气魄。则吾谓凡药当先自服食，亦未为尖言也。凡研究药物，当从《伤寒论》方药入手，其次《金匮》，其次《千金》。不由此道，纵记忆千万验方，徒增魔障。丹溪、东垣专以滋补为能，其所用药泰半皆本经上品，与《伤寒》《金匮》《千金》截然不同。在朱李自身，或不失为良医，然后人仅能师其短处，中国医学实由此衰落。至于叶天士之后，无理取闹，更无费吾笔墨之价值矣。魔障重重，如蚁旋磨，如眼前现象。假使长此终古，医学将何自改良？中医而不改良，亦终无自存之希望也已。

伤寒论研究卷三

武进　徐衡之
武进恽铁樵　学　　受业　　　　　　　　参校
金山　何公度

中医病理互证之难处

《伤寒论》六经，既如吾第一卷中所言，其为物略如几何学中之公例，乃抽象的而非实质的。西医所讲，则视之而可见，触之而有物者也。在古代无此实验学说，即亦无可如何。幸而生当斯世，西学东渐。前此不可见不可知者，今皆能知之见之。此不必言学，即揆之人情，度无不乐得此种学说与吾旧有者一相映证，因得释疑解惑，然后餍然快足于心者。例如太阳病恶寒发热，问何故恶寒发热，在吾旧籍所有者，为伤寒则恶寒，为人之伤于寒也；则为病热，为阳胜则热，如此而已。究竟发热时之皮毛、筋骨、血肉作何变态，则不可知。今有种种科学方法，证明血中之变态。虽仲景复生，当亦倾耳听之矣。况吾国旧籍残缺，难解者多，得实验学说一为映证，可以释疑解惑乎。又况吾侪以医为业，在在与西医相接触，有不许不知者乎？此吾书所以并列西方学说也。然有极困难之处，须知采集西方学说，不仅广异闻资谈助，以及供给御入口给之需。吾之采列西说，欲借此以证中国旧说也。欲中医知西方学说，以纠正自来我国相传之谬说。更欲吾中医，以古代学说与西国学说交互映证，确实指出彼短我长、彼长我短之处。使何者当因，何者当革，胸有主宰，然后吾国医学有进步可言也。惟其如此，则非采用一二种西药，与拾一二语西医唾余，可以了事。彼中医而用热度表，用灌肠器，解释中风病谓是脑充血，解释惊风病为脑膜炎，嚣然自命谓能衷中参西。若此者可以壮门面，于改良无与也。既欲扫除谬说，用中医学与西医学交互映证，则难处立见。其一曰病名，其二曰病变。

根本不同方法不同之两种学说，欲寻出其相同之一节互相比较，此非贸然可能之事。例如中国所谓伤寒，究为西国何病乎？商务出版之《内科全书》第一节即为伤寒。其原文为Typhus，是西国之Typhus，即中国之伤寒也。然中国伤寒有五，有温病、有伤寒、有风温、有湿温，其病状各不同。我国之风温、湿温、温热，又是西国之何种病乎？西国有Typhus，又有Paratyphus，译言异性伤寒或副伤寒。此副伤寒，又是中国旧籍中之何种病乎？中国伤寒之名词有广狭二义。广义的伤寒，即《难经》"伤寒有五"之伤寒，亦即《内经》"凡热病皆伤寒之类"之伤寒。凡《伤寒论》中所谓伤寒，所谓中风，所谓温病风温，皆隶属于此伤寒两字之下。西国对于种种猝病，统谓之急性传染病。吾谓中国广义的伤寒，与西国急性传染病之一名词颇为相当。中国狭义的伤寒，即《难经》"二曰伤寒"之伤寒，亦即《伤寒论》"头痛项强，发热恶寒，无汗，脉紧，名曰伤寒"之伤寒。此狭义的伤寒，与西国之Typhus颇相当，是此两种可谓比较的心安理得者矣。然西国之副伤寒所以别于正伤寒者，一因病型之不同，二因微菌之不同。而我国不讲病型，不知微菌，纵强指某种病谓即西国之副伤寒，总觉义有未安矣。此病名不能恰恰相当之难处也。

中国之伤寒，以太阳为第一步。有顺传，有逆传，有合病，有并病，更有酒家、喘家、衄家种种不同。当其未传之先，不过恶寒发热，或有汗或无汗，以及脉静、脉紧、脉缓之别。及其既传之后，参互错综，变化不可胜极。西国之急性传染病，种类极繁，而即Typhus一项，有合并病，有类似证，又复数十种，更参互错综，生无穷变化，尤不可胜极。今发一问曰，西国之遍身粟粒结核，为中国之何种病乎？吾知虽甚博学，将瞠目不知所对。又试发一问曰，中国伤寒之少阴证为最大之病，自来名家罔不注意研究，认为伤寒最难治之候。此少阴病者，为西国何种病乎？吾知虽甚博学，必瞠目不知所对。此则病变之名词既不同，一病之范围亦不同，无从互相质证之难处也。

西医有读中国医书者，吾友人中即不乏其人，然中医书至难读。金元而后医籍之多，可以汗牛充栋，以我之陋，所见者不过数十种。原未可以此数十种概括其余，然就大段言之，可以径直下断语曰：满纸呓语，无一佳书。由宋上溯至于《灵》《素》，就中《内经》《伤寒》确为最佳之书。而《内经》则满纸阴阳五行，《伤寒》则文字简古，益以错简讹字，随处皆是。又为群吠所乱，条理不明。

骤视之几不信凭疏漏残缺之旧籍，可以应变幻无穷之病情。而《伤寒》之六经，尤极费解。中医之读此者，类皆应以颠顶之头脑，绞不知所云之脑汁，又费无穷之岁月，然后若明若昧，自欺自慰，如吾第一卷中所谓名医不能以其术传人者。今之为西医而具有研究中国古学之志愿者，其人纵擅长中国文学，其脑筋则为欧化。以欧化之头脑读中国旧籍，宜乎爬梳抉剔，从五条理中寻出条理。其奈《内经》之五行，《伤寒》之六经，均不可解。而业医者之颠顶自大，尤足令人齿冷。于是引起其一种蔑视之心，而肆口漫骂矣。五行不得其说，六经不得其理，即在在捍格不入，虽欲条理亦无从条理也。

中医读西籍者尤等于零。所以然之故，西医书前此无译本，近顷始有商务书馆出版之《内科全书》《诊断学》等数种。其次则因中医能读古书者已属少数之少数。又其次则因中医之少常识，大多数与不论何种书籍相远也。因此之故，两种学说总不得有相接之机会。今吾不畏难而贸然为此，非曰能之。余于《内经》《伤寒》虽小有发明，毕竟兹事体大，而绵力有限。继今十年不死，或者斐然可观。若论今日，则犹未也。至于西医之学识，余所有者乃极幼稚不足道，然且伸纸舐笔窃比当仁者，则时势为之也。中医晦盲否塞，于今已极，物不可以终否。若更无人起而整理之，斯学必绝。抑西国医学果然丝毫无憾，中国医学果然荒谬绝伦，余亦何事饶舌？惟学问无穷，今日视为真理者，明日已觉其非；或今日视为无价值者，明日转觉其可贵。是中医当废与否，尚待考虑；西医尽善与否，亦尚待考虑。吾为国人考虑之先河云耳，此余所以不敢自菲薄也。

伤寒类西国病理略并论

伤寒原名 Typhus Abdaminalis，其原因为微菌。其证候有潜伏期，有前驱证，热度弛张有一定病型。本病有类似证，曰急性粟粒结核，曰阴性败血证，曰传染性骨髓炎，曰流行性感冒，曰鼠疫，曰急性发疹伤寒，曰旋毛虫病；有合并病，曰心脏变质，动脉炎血栓栓塞，手足坏死，血色素白血球减少，咽头炎，喉头软骨骨膜炎，扁桃腺及咽头伤寒，耳下腺炎，胃病，鼓肠，鼻黏膜充血衄血，喉头后壁溃疡，声门水肿，气管枝炎，肺炎，肾脏炎，不眠以及精神忧郁、神志昏迷等。以上为西国伤寒病理大略，语多不可晓，非详细解释不可。其合并证、类似证两项，尤非逐条详释，不能了然。是虽伤寒一证，且兼及急性传染病全体，非此不得明了。今本书短幅，实不能容，姑简单言之，择要言之，期于达意可解而止。若求精深，西籍具在，兹不备赘。其有参合中国学说及经验，可以交互映证，证明彼我是非之处。仅于每段加注说明，不复另立为篇，以归简要。

伤寒西说

伤寒菌形如棍棒，故名杆菌。长约三 mikron，阔约零五至零八 mikron。mikron 者，乃一百万分密达之一，其细已甚，非千二百倍之显微镜不能视之了了。此菌多在人之肠壁，及脾脏、肝脏、肾脏等处，故大小便中含有此菌甚多。伤寒病之传染蔓延，大半由大小便为之媒介。伤寒病患者以五岁至二十五岁为最多，年老者则少。经一次患病，多终身免疫。伤寒菌运动颇活泼，显微镜下可见。若遇患病者之血清，或免疫者之血清，则凝集。每年冬季此病较多，春夏较少。若饮料不洁，即为此菌传染之路径，故不卫生区域，四时流行不绝。潜伏期无定，大约九日乃至二十一日。全体倦怠，食欲减退，头痛，四肢酸，继以恶寒发热，甚或战栗。

右二节为伤寒病菌状况，与此菌潜伏人身之证状。微菌之发见，远在十八世纪之下半棋，今则久已蔚为专科，此为吾医界所当研究者。鄙人有妄想，以为吾医界当结合团体，集资办仪器，并广购西国菌学书籍与解剖模型，凡可以研究者皆研究之，纵无所得，亦贤于博弈。而人不我应，岂时机尚未至欤？

潜伏期可以证明中说不即病之谬

又按潜伏期云者，乃病菌已入人身而病状尚未显著之谓。所有一切急性传染病，其潜伏期多不出数日，或十余日，至多二十余日，此可以证明寒毒藏于肌肤。经春不病，过夏至始病，为大误。按"寒毒藏于肌肤"之说，仅见于《伤寒例》。其下文云："辛苦之人，春秋多温热病者，皆因冬时触寒所致。"此与"西人不卫生之地，四时流行不绝者"之说固相反，即与《内经》亦相反。《内经》所谓"人之伤于寒也，则为病热"，原有阴阳胜复意。故云"热极生寒，寒极生热"。

《素问·热论篇》末节"先夏至日为病温，后夏至日为病暑"，当即《伤寒例》所根据，但《内经》此节第一句，"凡病伤寒而成温者"，即是指一切热病，并非专指"冬伤于寒"说。自序例有"寒毒藏于肌肤"之说，杨上善复取以注经文。有"轻者夏至前发，甚者夏至后发"之说，此真想当然，而不明《内经》阴阳胜复之理者。阴阳胜复之理，轻者复亦轻，甚者复亦甚，是复之微甚，视胜之微甚，绝无复之迟速。视胜之微甚者，不知杨说何所根据。《序例》自第一句"阴阳大论"云起，至"此则时行之气也"止，《外台》此文下有"王叔和曰"四字，元和陆氏引之，以为"王叔和曰"以上皆仲景语。其实亦不为圆满之说。总之，无论是仲景语或叔和语，理论上讲不过去，便当怀疑。我国风尚崇古，自《序例》中有此，杨氏注《内经》又有相类之文，后人遂不复思索，嗣后据此而演成温病之说。谓伤寒由外入内，温病由里达表，反忘却《内经》"善治者治皮毛"之语。将温病、伤寒两个题目，大做其对待文字，又不明《灵枢》《素问》所言经络穴道，皆从体工之反应试验而出，以为古人别有知经络之妙法。不然便以为古书错简伪脱，又不然便以为此道失传，而同时对于自身，又欲抬高声价，仿佛《灵》《素》绝学，独有心得；而其头脑之中，除却正面反面对面侧面之八股知识之外，别无所有。于是见伤寒言足经，以为温病必是手经；伤寒由外之内，温病必是由里达表。于是有"温邪犯肺，逆传心包"之谬说。在著《温病条辨》《温热经纬》者之心理，以温病名书，殆欲与仲景《伤寒论》分庭抗礼也。卒之著者自身对于病理，委实茫无头绪。遑论读其书者，须知《伤寒论》中明明说："太阳病，身热而渴，不恶寒者为温病。自汗出，身灼热者，名曰风温。风温为病，脉阴阳俱浮。"后人知太阳主一身之表。仲景明明说，"太阳病，身热而渴，不恶寒者为温病"，何尝温病由里出表（吴又可谓瘟疫与伤寒迥殊，其邪从口鼻而入，彼自为崇祯间疫病说法，非现在常见之温病也）。病在表，则浮脉应之。自宋元至于清末，凡著医书者，皆知浮脉主表。仲景明明说"风温为病，脉阴阳俱浮"，何所据而谓从里出表？如云既出表则脉浮，其先在里脉必不浮。然则伤寒从外之内，仲景从外说起；温病果由里出表，仲景当从里说起。何得冠以太阳病，更云"脉阴阳俱浮"乎？就鄙见言之，彼治风寒外感病而恣意用生地、石斛等药，如清宫、增液之类，其书固当付之一炬。即彼持"温病下不厌早，汗不厌迟"诸谬说者，其书亦非烧不可也。

附：《伤寒论》"身热而渴"节订误

《伤寒论》："太阳病，身热而渴，不恶寒者为温病。若发汗已，身灼热者，名曰风温。风温为病，脉阴阳俱浮。自汗出，身重多眠，睡息必鼾。语言难出，若被下者……"愚按，此节有脱误，致从来不得正确解释，鄙意以为其文当如下："太阳病，身热而渴，不恶寒者为温病。自汗出，身灼热者，名曰风温。风温为病，脉阴阳俱浮。身重多眠，睡息必鼾。若发汗者，语言难出……"此虽无可印证，理由则甚充足。如本文"若发汗已，身灼热者，名曰风温"，是风温必待发汗之后始见，是风温为温病之转属病矣。闻伤寒误汗而成痉矣，未闻温病误汗而成风温也。且上文既云"若发汗已"，下文如何更接"自汗出"，又"若发汗已，身灼热者"文字不顺，"语言难出"为一种逆象，必误治然后见，不得与"睡息必鼾"并列。若从鄙说，不但上文文从字顺，即下文"若被下者""若被火者""若火熏之"四个"若"字一气贯下，亦复明白晓亮。

伤寒病型与传经

伤寒潜伏期内，虽恶寒发热，甚或战栗，病者往往犹能强起动作，不肯就床。迨第一周，证状渐见。每日体温列级上升，头痛躁渴，食欲不进，舌带厚苔，大便多闭，脾脏肿大。及二周，高热不退，脉仅增速。胸腹两部生蔷薇疹，其色类赤，大如豌豆，指压则褪。腹部稍膨，下痢闭结，殆无一定。触回盲部，较常过敏，压迫之则雷鸣。嗜眠昏懵，谵语时作。食思缺乏，舌苔干燥生裂，且带咳嗽，有气管枝炎之征，尿中则常现蛋白。至第三周，则热甚弛张，心机衰弱，危险证候，常伏此期。而最可怕者，为肠出血与穿孔性腹膜炎。此期苟有转机，则热渐下降，舌苔剥落，诸证缓解，日见平复。

以上为西医籍所述伤寒病之大概。恶寒发热与战栗，西人谓之前驱证，颇与《伤寒论》"太阳病，或已发热，或未发热，必恶寒"有相似处。其云"第一周，体温上升，头痛躁渴"，则与《伤寒论》"发热而渴，不恶寒者，为温病"有相似处。其云"苔厚、便秘、热高、脉数、腹鸣，嗜眠昏懵，谵语"，则与《伤寒论》阳明经腑证极相合。其云"第三周，热甚弛张，心机衰弱"，即《伤寒论》之少阴证。其云"肠出血与穿孔性腹膜炎"，与桃花汤证极相似。至"心机衰弱"

四字，与少阴证"脉沉微"三字尤为吻合（参观后文"心房造血"）。西说分伤寒为三周，中说分伤寒为三候。第一周似太阳，第二周似阳明，第三周似少阴，可谓大段相同。其细目不同之处，颇有理路可以推敲。

仲景太阳病本极繁复。所以如此繁复者，因有救逆各法，其不能与西说吻合宜也。阳明、少阴变化较少，故大段相同。西国有所谓病型者，即指此三候中之热度与脉搏。自初病起，逐日记其热度与脉搏，至二十一日止，列之为表。凡病伤寒者，无论千百人，此热度、脉搏之表如出一型，故曰病型。然鄙意以为病型不尽可恃，盖伤寒者，随治法而呈证象者也。此事极有关系，极不易说明。鄙人固愿竭其绵薄公布之，以质证于天下后世。惟吾不耐检查《温病条辨》《叶氏医案》诸恶浊书籍，抑备列各说。本书为经济所限，亦所不许。兹仅列西医治法，与仲景治法一相比较，更参以顺传逆传之说，亦可大段了了矣。

治疗法之讨论

西医疗病法云，本病尚无特效药，惟血清疗法成绩较佳。自古惯用诸剂，为甘汞、沃度等，然均非稳妥之药。故今日除预防及对证两法外，其道无由。预防法第一须注重饮用水，即不可不改良土地之卫生；而病者所用之便器、衣服、卧具等之清洁消毒，以及排泄物之处置，发病附近并户之封闭，菜蔬之不生食等，亦均为预防之要。对证疗法，在医者之随机应变。如解热法可试冷浴，解热剂大概用 Chininum hydrock boricum antipyrin lactophenium pyranidonum。若高热则心脏部用冰囊，四肢厥冷则用汤婆，心脏衰弱可用酒精剂或麝香、樟脑等，下痢或肠出血则用鸦片或 Tannalbin。本病一般证候之主要者，体温上升与脉搏不并增进，心力衰弱或肠出血肠穿孔，起则体温骤降，脉搏细小。恢复期中，则往往降至常温以下，精神感动、食物不慎则又易上升。故本病之热常可高至四十一度，脉搏不过仅达百数。舌苔中带煤色，干燥粗糙，褪色时，先从舌尖呈三角形。大便初期多秘结，渐转下痢，每日数次，下稀薄黄豌豆汁状物，往往放阿马尼亚臭，此等大便常混有本病杆菌。

今试为解释并讨论之。西医有根本疗法、对证疗法两种。所谓根本疗法者，例如伤寒之病源为杆菌，用药克制此菌，是抉去病根也。故用血清治病，可谓根本疗法。对证疗法者，有热则清热，无汗则发汗，咳甚则止咳，即头痛医头、脚痛医脚之谓。其解热用冷浴，疗热用冰囊，亦即对证疗法。中医对于用冰最不满意，然亦有愈者，于是置诸不论不议之列。岂知此种对证疗法，虽甚简单，故自有可用之理。须知热之所以高，乃因正气未衰之故。所谓阳明多血多气，高热之所凭借者，即此正气，此为实证阳证。我国古法，本有用寒衣寒食者，即白虎汤亦是此意。其有发狂上屋饮冷水竟愈者，亦是此类。虽其中差别甚多，大分是如此。若虚证热即不高，虚证而有高热，是格阳证，若用冰自无不死者。至于手足厥冷用汤婆，尤为与中国理论吻合。凡健全之体，上下表里左右如一，是之为和。病则有偏胜，故上盛者下必虚，气并于右者左不遂，热聚于里者外必寒。故《内经》谬刺之法，从左引右，从右引左；病在上者取之于下，病在下者取之于上。伤寒病手足厥者有虚实，虚者为阳微。仲景用四逆，所以补阳也；实者热聚于里，故肢冷，若用汤婆，则引里热向外达，确是正治。惟其预防法虽是正论，却不适宜于中国现在情形。况菌为病源之说，如吾所论喉证，尚不尢可疑之处，是菌学尚有不彻底者在乎？然此非吾现在所欲讨论之点。

对于病型之商榷

吾所欲讨论者，统观西国治伤寒之法，足以证明仲景《伤寒论》理论之真确，并足以证明伤寒病之真相。虽西国学说之精密，尚有未能见及者。此其关系，良非浅鲜。吾所以敢于自信者，以吾所说理论一贯，绝无枝枝节节者横亘于中也。西国病型说其第二周之证状，何以与仲景《伤寒论》阳明病证吻合乃尔乎。云伤寒尚无特效药，云除预防与对证两法外其道无由，如此，其治病方法，去不服药者几何。惟其以预防为治，以对证为治，故病得按部就班。由太阳而少阳，由少阳而阳明，此所以病型第二周与阳明病证极相吻合也。第一周之头痛躁渴、食欲不进、舌带厚苔、大便多秘。为太阳未罢阳明已见之候。第二周之腹部稍膨、下痢秘结，殆无一定。触回盲部，较常过敏。压迫之，如发雷鸣。嗜眠昏憒，谵语时作，是阳明经腑并见之候。触回盲部较常过敏者，即"胸下痞结拒按"之谓。下稀薄淡黄豌豆汁状物，放阿马尼亚臭，是转矢气热结旁流也。"干燥粗糙之舌苔，褪色时先从舌尖呈三角形"，须知此三角形非自然的，乃人为的。盖苔厚、口干、腹痛、拒按、矢气、谵语皆下证。而下有多种下法，本书第一卷中所谓"大柴胡、三承气不能通用"也。若用甘汞下之，必见三角形舌苔，其理由与积聚病同，不过有深浅久暂之别。凡经西医诊治之病而余接治者，已屡见不一见，且此三角苔不仅末期见之，若伤寒第二期用甘汞，固见此苔。即第一期，若用甘汞亦见此苔，所以然之故，当是一部分积除，大部分之积仍在也。是否等于太阳病误下，未敢断言，揆度情形，或不甚相近。若在第二期用甘汞，阳明腑证本是当下之证，虽见三角苔亦无妨。若第一周阳明腑证已见，太阳未罢之顷，遽用甘汞，病即逆传。西籍谓甘汞、沃度均非稳妥之药，则经用此药后，结果不良，已可概见。然不谓三角苔为此药造成，而以为伤寒至某时期必见三角苔，其说可商。大部分西医治此病因无特效药之故，只从预防着手。至于对证疗法，西医自身亦不认为满意之事，不过无特效药，只好取对证疗法。故西医之有经验者对于此病以预防为主要，以对证治疗为次要。至于甘汞等，现在已知其非稳妥之药，不敢轻用，惟其如此。于是病毒逐步顺传，而有病型可言。若用仲景法，病在太阳，即愈于太阳。若太阳误治，病即逆传而入少阴，有何病型可言乎？又如时医治法，病在阳明之经，往往用鲜石斛，病毒为甘凉所遏，辄发白㾦，此又一病型也（时医湿温法。有舌色焦红、斑疹、胸痞、自利、神昏痉厥者，谓是热邪充斥表里三焦，用犀角、羚羊、生地、玄参等药。其书汗牛充栋，宗其说者，滔滔皆是。自我视之，病纵能愈，亦是焦头烂额之上客。盖无论伤寒、温病，一用石斛，舌即光润，其后即有舌色焦红、斑疹神昏之一日）。然则病型之说果可泥乎？（用《温病条辨》或《温热经纬》法，出白㾦者，十人而九。用仲景法，绝无其事。无论伤寒、温病，苟未经误治者，愈期总在七日以内）至第二期阳明腑证毕见之时，西医固知此时当下。其下法有服微泻药者，有用灌器者，亦有用甘汞者。大约下之而当，其病可愈，否则肠出血、肠穿孔之病立见。既见肠出血、肠穿孔，即成不治之证，百无一愈。西籍谓此病死亡数大有差异，须视合并证何如，平均约百分之九乃至十二。夫百人之中仅仅死十二人，不可谓多，然此乃指无合并证者。若合并证为急性全身粟粒结核，或肠穿孔，即百无一愈。

合并证存疑

抑尤有一义。所谓合并证，吾疑有过半数即从误治而来。例如白喉为一种病，猩红热又为一种病。前述白喉用血清不解太阳，其后竟发猩红热。自余用麻杏石甘，十年来，未见于初起时用麻杏石甘，太阳既解，其后发猩红热者。而当日在该医院，实目击以白喉而发猩红热者，在十人以上。一时期如此，统一年计之，更可知矣。西人名此为诱因，谓白喉证可诱起猩红热也。血清为喉证特效药，然且如此，虽不得谓为误治，然从麻杏石甘则无流弊，从血清则有流弊，谓非当研究者邪！

其次余所见者，为急性粟粒结核（此条尚有疑义。因平君之子，西医未断定是否粟粒结核。姑书之以待高明之家，再加考核）。急性粟粒结核者，其病源为结核菌窜入循环器内，输送于各脏器，而生无数之粟粒大结核。结核菌窜入径路，以静脉为最多，即淋巴腺或肺组织。先起干酪性崩坏，继则邻近静脉为其腐蚀，内皮中遂生结核，故本证多属续发性。此外如肋膜炎、百日咳、麻证后，均可惹起本证。初病时诊断极难，或竟不能与伤寒败血脓毒证、重证流行性感冒及重证间歇热极相似，惟热型不规则而已。此病局部证候极微，重在全身证状。血中能证明结核菌则可下确断。若行腰穿刺，则脑脊髓液中亦得证明此菌。然此事极难，故诊断上以证明脉络膜粟粒结核为最要。

此病之证状，前驱证与伤寒同。发热之初，不带恶寒，体温渐升至四十度半，脉搏数，呼吸促，昏愦呓语，舌苔干燥，间发蔷薇疹、下痢，证状与伤寒绝似。惟热之经过则不规则，病者急速羸瘠，经一周而肺脑诸证状并作，加以呼吸困难，颜面苍白，项强，瞳孔左右不同，三周之间必死。

右二节为急性粟粒结核，此病外表可见者仅如第二节所云，而第二节所叙证状与伤寒同。所不同者，项强、热型不规则、瞳孔左右不同而已。吾初遇此证为平君海澜之子，九岁，延余诊时，已在起病二十日之后。其先为某某两君诊治，两君皆西医，为平君之友，亦吾之友。平君告余某某两君，皆疑此病为急性粟粒结核，但尚未能确断。余视其证状，脉数而不甚数，发热有汗不恶寒，热亦不甚壮，惟不退，有起落，日轻夜重，神志清爽，不能食，舌苔白腻，溲不多亦不甚赤，大便溏薄亦不泻。其病状实为伤寒之中风证，今人所谓温病者也。因其热有起落，汗出热不解，与以柴、葛、橘、半、苓泽，无甚出入。翌日改用葛根、葱白、石膏，热略退，仍不清。余以方得效，不复更张，嘱再进。复诊则热又略高，以其舌腻胸闷不欲食也，仍用柴葛加槟榔、厚朴，热又略高，余证无甚出入。余颇踌躇，因思病既在三候以外，例无不虚，虚即阴证，然实无可用辛温之理。因语平君，谓绵力恐不胜任，是日仅用当归、炙草略佐柴葛，其明日热又略退。然此病有一难点，汗多而热不解，体瘠已甚，大肉尽削，而脉带数，又不能食，若脉鞕则为阴阳交，法当死，不救。然虽脉未鞕，若终竟不退热，亦终竟不治而已。其明日，平君改延一不相识之西医，五日后复延余，病情亦犹是。惟神识较萎，脉则较大，热则较高，余知非佳朕。平君谓余，最后所延之西医，连诊数次，因其热不退，昨日予以猛烈之退热剂，大汗淋漓，热遂尽退。而颜额间反较常人为冷，手足亦冷，今日复热。仍延该西医，渠亦谢不敏，谓恐是急性粟粒结核。余思此实中国"阴阳交"之病，或者中国名阴阳交，即西国所谓急性粟粒结核邪。然病孩之颈项不强，瞳孔亦无异证，且病已近四十日，与西籍所谓急性粟粒结核证状亦不同。西医不能断言是否粟粒结核，殆即因此。若论此时病情自当作阴证治，然既是阴阳交，即用辛温大剂，亦终归无效，不愿尝试，遂谢不敏，又五六日方死。死前作何状，余亦不知。此病本有汗，实不当大剂发汗。因是误汗，所以脉鞕，是阴阳交之死证，乃由误药而来。嗣后五六月而遇嵩山路之病。

嵩山路某姓女孩六岁，初病时即延德医康科诊治。康不言何病，第云他病能治，此病不能治。病家大惊，乃延余。其病发热，起落无定，项强，瞳孔两边互异，脉不甚数。余谓此病在脑，乃神经系之见证，恐不可为。病家因告我康科之语。余思小孩因多食则成惊，凡惊皆兼神经系，此类是也，即左右瞳子互异，亦有愈者。意今之患目歧视者，幼年皆患此等病经治愈者。第不知当用何药，大约至宝丹、紫雪丹、牛黄丸之类。然可以幸中，不能必愈。因思病既不可为，不如以导滞为主，较为稳当。因其寒热起落、舌润且腻也，以达原饮轻剂与之。翌日复诊，病则大瘥，脉亦较佳。惟瞳子仍左右互异，热退不清，心知未可乐观，然不免作幸而可愈之想。讵又明日热则复高，项益强，目益歧视，只得谢不敏矣。此次所遇，当是真的急性粟粒结核。平君之子，在中国医籍，确为阴阳交。二者皆死证，惟阴阳交是否即急性粟粒结核，则尚未明。此病有先患他病而后病者，亦有起病即属急性粟粒结核者。惟阴阳交则无初病即交者，大约必经一再误治，然后见阴阳交之证。是否阴阳交之后，当再见颈项强直、瞳子不同，类似急性粟粒结核证状，亦均未实验，然此中确有须研究者。《伤寒论》云："疮疡家不可发汗，汗出则痉。"是疮疡而病伤寒，本非痉病，因汗而痉也。又伤寒第一卷云："太阳病，发汗太多因致痉，是不必疮疡家。"凡太阳证发汗太多者，皆能成痉。仲景解痉病云："颈项强急，恶寒，时头热，面赤，目脉赤，独头动摇，卒口噤，背反张者，痉病也。"其"衄家不可发汗"条下云："汗出必额上陷，脉紧急，目直视，不能眴，不得眠。"综以上数条观之，"直视不能眴"，及"背反张""口噤""头摇"，皆与西国神经系病有相似处，与脊髓炎、脑炎及急性粟粒结核有相似处。是吾谓合并病大半由误治而来，非吾个人之臆说也（《兰台轨范》云："痉病乃伤寒坏证。小儿得之犹有愈者，其余则百难疗一。其实者或因下而得生，虚者竟无治法。金匮诸方，见效绝少。"夫云坏病，是囚误治而来也）。惟仅就外面证状言之，仍不能无疑义。若吾中医亦能研究微菌，则前事可以确定。例如喉证解太阳之后，病菌即不能为患。是否得麻杏石甘之后，体中血清克制微菌之力即骤增倍蓰。又如伤寒误汗变痉，未误汗之先，血中为伤寒杆菌；既误汗之后，是否病毒窜入神经系，而为结核，成脊髓炎，或不难一一证实。又仲景伤寒法，是否能治一切急性传染病，抑限于某几种微菌之病，亦不难一一证实，则其初一步。吾侪本古人学说与西学相映证，其继一步。必能明前此所不能明，则为术必较古人为精，视西人尤密也。盖必如此然后不负先哲遗传之学说，彼《温热经纬》《温病条辨》以想当然之说，欲于仲景之外，别树一帜，多见其不知量耳。

流行性脊髓炎与痉病

急性粟粒结核固与痉病有相似处。然急性粟粒结核实非痉病，流行性脊髓炎乃真痉病。流行性脊骨髓炎，潜伏期甚短，仅数时或亦有三四日者。先寒战，继发热，体温三十九至四十度，热虽高，脉则缓。第二日即呈脑证状，头痛，荐骨痛，肢痛，昏愦呓语。其头痛常在后脑，兼见呕吐，肢体各处感觉过敏，畏强光高声。小儿则初起发痉挛，亦常限于一侧，有时大声叫号，所谓脑水肿性叫号者是也。皮肤血管运动神经，因兴奋性亢进，故稍受硬物摩擦即久留红斑，所谓脑膜炎性皮斑是也。此病一二日间，即现项强直证状，其项常反折向后，试扳之向前，则抵抗甚强，而患者呼痛。此时头向侧方及回转运动尚觉自由，及病侵脊髓膜，则起背强直，病甚则如弓之反张，下肢各筋起强直，则脚向前屈，上肢亦屈曲不能运动，腹部陷没如舟底，牙关紧闭，时发斗牙之音。脉搏初期甚缓，濒死则增数，此因迷走神经始盛而终衰故也。此病之原因，为细胞内脑炎球菌之传染而起。此菌多生存于细胞脓球等内，传染径路大约多从鼻孔或咽头、扁桃腺等处。

按此病，中医有认为湿温者，非是。《伤寒论》痉病湿病各五条，暍病两条。痉湿暍与伤寒相滥，痉病须不与湿暍相滥。何得认痉为湿（巢氏《诸病源候论》《千金方》均言，风伤太阳复遇寒湿，则成痉。成无己以降皆宗其说，此即湿温说之由来。独张介宾以为病在筋脉，筋脉拘急，所以反张；血液枯燥，所以筋挛。柯韵伯因以燥证断之，此可知湿温说之误。愚按，此病之原因，因纤维神经紧张之故。所以紧张，则因脊髓膜发炎之故，其远因是否为燥，殊未敢断言）。痉字与痓字相似，故别本《伤寒》常作痓。《千金》有痉无痓，观其所叙痓病，即是痉病。成无己云："痓当作痉。盖痓字训恶，痉字训强直。"成说是也。后人有痉是病名，痓是病症之说，近乎臆度，可商。《千金》云："太阳中风，重感寒湿，则变痉也。痉者，口噤不开，背强而直，如发痫之状。摇头，马鸣，腰反折，须臾十发。气息如绝，汗出如雨，时有脱易。得之者，新产妇人及金疮血脉虚竭，小儿脐风，成人凉湿，得痉风者皆死。温病人肾，小儿热盛，皆痉，喑厥癫皆相似……其重者患耳中策策痛……皆宜服小续命汤两三剂也。若耳痛肿生汁作痈节者，乃无害，惟风宜防耳，针耳前动脉及风府神良。"此其所叙述，较《伤寒论》为详。与西医籍述致病之原因尤极吻合，惟徐灵胎既云，"痉病百无一生，《金匮》方多不效"，则续命汤云云，恐亦未必有效（《金匮》主栝蒌桂枝汤、葛根汤、大承气汤。其葛根汤条，乃无汗欲作刚痉之病，与《千金》不合）。以理揆之，既云汗出如雨，复用麻黄，安能有济。况仲景固言疮疡家发汗及汗家重汗之皆能致痉乎？惟针耳前动脉及风府，既云神良，或当有效。特对于此病之用针，自己既无经验，亦未见他人为之，不敢妄下断语矣。吾次儿患痉病，经西医刁性德君治愈。旧事重提，刁君见之，或且怒我，惟余则甚感激也。吾书叙至此，稍嫌沉闷，此事有如小说。附志于此，可为读者破睡。

丁巳十月，吾次儿方十二龄。先病两日，自校归，与邻家狗竞逐而颠，胫股阳面微伤，当时亦无他。后二日发热，予以疏解剂，不应。渐神昏谵语，热不高，脉沉微，颈项强直。时余已治伤寒三年，知为痉病。然无术可处，因与内人商，送宝隆医院。雇马车往，院中助手医生诊之，曰，是脑炎也。现有新发明血清可治，惟本院无之，或虹口同仁医院有此。因电询同仁然后往，途中感风，病益剧，项反折，背反张，足踡曲，且时而大声叫号。即至同仁，主任医生刁君性德，先以灌肠器涤肠，得燥矢六七枚，病者神志遽清，项折背张如故。时为傍午，至下午四钟许，行脊椎穿刺。其法从尾闾上数第三、四节脊椎之间，以针刺入，其针有心，抽去则成一小管。督脉中水自针管中流出，以玻璃管承之。须臾之间，得药水两升许，既乃以皮带接针头，用血清注入，然后去针。垫病床，使病人头低脚高，俾注入之血清得直流入脑。血清既至脑，病者头痛甚，痛可一钟许而平。隔一日，再行脊椎穿刺。每注射一次，则项强略瘥减。按人脑自延髓而下，直至尾闾，俗名脊筋者，即督脉也。此脉中空，中贮脑汁，延髓神经密布于管壁里面。脑汁本澄清，微菌入之则发炎，督脉之管壁骤缩，故项反折而背反张；延髓神经为遍身神经之总枢，故此处紧胀，遍体均呈异状，而手足亦踡曲；此时抽出之水必混浊，以微菌满布也。督脉管壁有弹力，故针出之后，其针孔即闭，不虞渗漏。惟行脊椎穿刺，殊非易事。须知脊骨即所以护此督脉，针从脊骨夹缝中入，须深浅恰好，不得太过不及。不及针头不能入动脉管壁，太过则且透穿后壁也。小儿经三次脊椎穿刺后，项强愈十之七。惟刁君不令忌口，谓此非肠胃病，恣食无妨。嗣后遂发热，热有起落。有定时，而逐日渐增高，此在中医谓之转疟。转疟有大出入，凡大病末期，无不有此。正气能支者生，不能支者死。油干灯烬之顷，灯火辄乍暗乍明，正与此同一理，固非初病时寒热起落可同日语也。其时适邻号病房中亦有一脑膜炎，入院已经月，穿脊至七次。后其人不能食，以粥糜入皮带打入喉中，然其人竟死。余妻惩于大儿之喉证，以为久留医院中，恐亦无幸。翌日清晨，院中侍役均未起，嘱仆人雇马车，挈病儿迳归。医生知之大怒，然已无及。嗣是医院中门禁较严云，此为事后院役告余者。余妻虽挈病儿归，然颈项尚强，归后复用黄龙汤下之，粪中有一月前所食咸菜及肉片，嗣是调护月余始愈。然非经刁医生三次脊椎穿刺，病必不愈。余自经此次，于痉病知之独详。据刁医云，百中可愈一二。西医籍亦谓预后多不良，纵愈往往有贻后证。小儿经此次病后，入青年会，体魄颇强，亦无其他贻留病证。

　　按流行脊髓性膜炎，在急性传染病范围之内者，因脑炎球菌能传染之故。其脑膜炎属神经系范围者，种类甚多，固在本书范围之外，抑中国旧籍中亦竟无可对照，此亦西籍不可不研求之一端。至痉病在伤寒范围之外，而余列之于此者，则因伤寒有误汗而成痉者，在不可不知之列也。

伤寒论研究卷四

武进　徐衡之

武进恽铁樵　学　　受业　　　　　　　　　参校

金山　何公度

附列医案之所由

谚有"医生不治自家病"之说，此最可笑。余谓凡不治自病之医生，其术只可以欺人，而不肯自欺，不恕已甚。又历来医案，均是治愈者，间有附及不愈者，类都甚略。抑若其人当死，无研究之余地，此最不可。须知医案之用意，在研究医学。若仅详于治愈之证，则医学将何从进步？或谓详叙不愈之案，将于自身声名有害，此乃大谬。须知仲景《伤寒》自叙云，"虽未能尽愈诸病，庶可以见病知源"，是仲景固不以有不能愈之病而自讳也。或曰医者虽不能尽愈诸病，然总以勿与死人相值为良。若遇难治之病，不如弗治，则可以全名。此亦不然，医必先能辨若何之病为必死，夫然后能知若何之病为可生。病固有呻吟床褥必不死、起居如常必不活者。若终岁不与死人相值，必至死活不知而后已。曾是死活不知，而可以为良医者哉？张子和《儒门事亲》中所用只汗吐下三法，而其所列诸案，殆无不愈之证。夫汗吐下之法，仅能施于实证；若误施于虚证，祸不旋踵。岂子和所值尽为实证乎？假使实证与虚证各半，则汗吐下不能治之病，当如其所能治之数，此不能治之医案，皆绝好之研究材料，假使悉数列入，则后人误用汗吐下者当知所鉴戒。惜乎子和仅列治愈之一半也。吾惟自身多病，子女多夭折，吾之治医，最初即以治自己病为目的。先能自愈，然后愈人，故吾颇反对"不治自病"之说。吾书之列医案，所以证明前三卷中言之不详之处。固非专刻医案，然吾志在研究。故病重治之未能愈者，尤为至佳之材料，不肯割爱。若仅列治愈之病，鄙意以为索然无味。盖病之愈者，皆吾能力之所及者，将自己歌颂功德乎？如其不然，用意果安在也？本书非广告性质，故凡所治愈之病，无疑义足资研究之处者，悉摒不录。

温病忌表说之误事

五年前，戚家一十岁男孩。病发热，肢冷无汗，舌苔薄白不干，延余诊治。脉不甚紧数，而溲带浑浊，处方为葛根汤，麻黄仅三分。翌日复诊，病依然，盖因另延某医，谓此是温病，忌用表药，故未服。余曰："此非温病，乃伤寒也，既畏麻黄，代以荆防亦可得汗。"讵翌日，病仍无出入，盖某医与余戚亦至好，有病必延其人，已历年所。彼既云温病忌表，自不能无疑，遂致两人之药皆勿服。如是七日，每日延医，而每日勿药，病情亦全无出入，惟总无汗，热略增亦不甚。惟脉则益弱，余疑病当增剧。太阳病失表必传里，以表不解，则病无出路，既无出路，必陷里。若阳盛者则郁，郁甚当衄，如此其脉必洪数。今脉弱肢冷为阳微，舌不干里不甚热，脉弱者不可发汗，然当用桂二麻一。须知脉弱不可汗，与温病忌表之说迥不同。桂二麻一汤，麻桂各半，桂枝二越婢一，皆有麻黄，皆为表不解又不可汗者而设。脉弱不烦躁，越婢不适用，则桂二麻一或桂麻各半当矣。然前此用麻已不敢服，此时更无服吾药之理。乃介绍一友，业医久而名誉较好者。此医所开方为清水豆卷、冬瓜子皮、竹茹、连翘、枳壳、桑叶、生甘草。余大失望，而众人皆大赞其方之轻灵。余为介绍此医之人，亦无从反对，惟言此医轻则有之，灵恐未必。然竟服其药。更三日，病人脉见芤散。余谓此病，绝非不服药可以济事，彼轻药等于不服药而已。然今脉已芤散，稍久必变，于是亲友、探病者、荐医者纷至。某医用石斛，凡外感病用石斛最无理，平日常为余戚言之，此时亦竟勉强试服。其明日胸痞而便泄。又延推惊者至，据云，此是伤寒，非惊风。此人仅一剃头匠，能作此语，余颇以为奇。已而决计延德医康和，康谓是伤寒，予药水六滴。病人大烦躁，脉转数，半日许，汗出而痢止，热瘳减。嗣是遂由康科调治，病月余得愈。事后详其所用药水，盖鸦片也。此病若于初起时服葛根汤，三日可愈；其后若能服桂枝二麻黄一汤，亦一药可以转机。至康科用鸦片之时，乃中法服附子之候也。

治太阳不传经之证据

小女慧男，今九龄矣，读书绝聪慧。当初生六个月时，病发热，热壮、无汗、气喘，延友人诊之。予以清水豆卷，一剂依然，两剂依然，延六日，热壮气喘，暵热无汗，而药方总不变。乃改延陆菊轩先生，陆谓此伤寒也，热甚高，须用冰，大约须三礼拜。但此为婴儿，质小病重，愈否尤难必。内人闻用冰，大惧，期期不可。陆辞去。余思此必《伤寒论》之太阳证，当用麻黄。但陆为西医，西国伤寒，是否即中国伤寒，当时未涉猎西籍，无从得知。然无汗而喘，为太阳不解，已可断言。《伤寒论》麻黄汤条云，头痛、身疼、骨节疼痛、腰痛，凡此皆病者自觉证。今病者为婴儿，自无从知，惟热壮无汗、阳郁，桂枝绝不可用，乃用葛根芩连汤，加麻黄七分。方从傍晚定，踌躇至午夜始予服，服后仍无汗。天明喘略减，热亦略减。八钟许复予前方一剂，日午微有汗意，热退神清索乳矣。更延陆君视之，渠颇以为诧，言病已愈矣。此为余第一次治伤寒。吾乡有特殊之风尚，凡子弟毕五经者。辄令读医书，故吾幼时曾读《医学三字经》，及《素问》与《温病条辨》。此三书不伦不类，乃一炉共冶。自今思之，极为可笑。然当日觉《内经》不可解，《瘟病条辨》亦不可解，等是莫名其妙。戊戌而后，菲薄中医者渐多，吾亦耻言曾读医书。自经小女此次之病，然后知中国医学尚非全然无用者。麻黄所以用七分者，实因《世补斋医书》考定古量一两合今量七分六厘之故，嗣后用麻黄不过四分。若不及縠，宁继服一剂。余所以详录此案者，所以证明"治太阳而当，病即愈于太阳"之说，非仅理想也。

脉短必死之心得

律师杨凛知先生，与余为友三年矣。去年先生语余："吾友人中危险病，介绍于君凡六，而君愈其五。"然今其夫人病，竟不愈，嗣后当不复闻有此褒语矣。先是凛知先生之弟媳敏之夫人患病，发热第二日，即延诊。其病状，热状无汗，恶寒；脉甚数、近乎乱，且无胃气；胫骨酸楚，烦躁异常；且腰痛，少腹痛。余思此病来势之猛，乃不可思议。烦躁、壮热、恶寒无汗，是大青龙证。脉无胃气最吃紧，预后多不良，实兼少阴虚象。西籍之肾脏炎有一二相似处。足胫酸楚亦太阳证，腰痛、少腹痛则与月事有关，于肾虚有关。其时为八月下旬，病属伏暑感新凉而发之伤寒证，且夹虚者。问其经水，则将行而尚未行，为期尚有三数日，惟平时本不准。余思此病若更见经行，则益棘手。当及其经未行时，速与退热。衡量情形，非大青龙不可，处方麻黄四分，石膏三钱，桂枝四分。药后得微汗，恶寒止，而经行。腰痛胫楚愈剧，热亦不退。翌日复诊，脉仍乱，舌则干且糙，有厚苔。余知此必不可攻下，仅予小柴胡汤加葛根。腰痛腹痛，则用药外治。病十一日而退热，肌肉锐削，脉总无胃气。余惧其复病，乃竟渐愈。至二十余日脉转缓和，勉强能起。当此病初退热时，凛知夫人病，初病时不过发热，亦适值经来，然不过见滑数之脉，此非重证，大约五日可愈，因其有汗，仅予柴葛解肌。翌日未来延诊，以电话询之，据云病已瘥矣。越六日，复延诊，则壮热不解而泄泻，面有火色。脉仍滑数，舌见三角苔。余知其延西医用泻药矣。病人自言胸闷甚，且腹痛。余思凡见三角苔，皆误下，自当胸闷，惟脉滑数属热，当从葛根芩连加半夏瓜蒌以开胸痞，加当归甘草兼顾正气。一剂胸闷瘥，三角苔遽化，惟腹中不适。下利渐止，热则渐退，脉缓滑。凡热病，热退则愈，且脉甚佳，自是吉征。因语病家，谓已无妨。从此又六日不见招，方以为愈矣。讵黄昏时，杨君忽自来，谓昨日有中医某，本为亲戚。因延诊，服其药，初亦无他，讵今日忽呕吐不止，手足皆冷，汗如雨，恐其脱绝，故来延诊。亟往，见病者面白如纸，手足颜额均冷，口唇有白沫，目瞑，泛恶不止，脉弱而微。视其方不过六君子加益元散、熟地，论方良无理，益元散与熟地，不伦已极，不知何所命意而用此绝不相干之药味。然谓服此药后，即当呕吐不止，汗脱肢厥，其理由果安在乎？辗转思索，直莫名其妙。当时急不容缓，即以吴茱萸汤救之。计吴萸八分，人参一钱。服汤后，呕吐顿止，能言。其明日，神气萎顿，脉仍微软，胃闷解而腹中不适，下利不止，粪如胶饴，色黑而有红点。余知入窘境矣，盖西医所谓肠穿孔、肠出血者，即此证也。勉强予以参、附、炮姜、馀粮、石脂，药后脉略起，神色略瘥，饮食略进，而腹中总不适，利亦不止。虽次数略减，每次均有红点，更延七日而殁。自第二次反复后，粪中见红，即声言不救，而病家不复延他医。每日强余诊视一次，余惟自恨回天无术而已。殁之前两日，病人服参附而脉些微增数，仍有胃气，惟无神，此短脉也。须知不起谓之短，初非长短之谓，在理得参附脉气当旺。今仅些微增数，此《内经》所谓"阴阳虚，肠辟死者也"，《难经》"寸口脉平而死"者。生气独绝于内也，生气绝于内，脉则不变。苟非亲见，何由知之？吾当时因脉有胃气，尚疑其不遽死，事后始恍然，故详论之以告后来。

热至百零五度六不死

通常热病，热度以华氏表百零四度为极点，过此则病剧难治。重证百零四度零二，所常见者，其病往往难治。若至百零五度以上，则高明之家，将望而却步矣。然余曾值三人，皆百零五度零六，其二竟愈，其一延一日即死。惜已不甚记忆，兹简单记之。

前年友人某君介绍治一病人，其人肥而多痰而喘，热至百零五度零六。某君治之半月，日见增剧，最后见热度太高，不敢用药。因延余。诊其脉乱，二便均无，气上涌不止，向吸鸦片，此时因气壅不能吸，面部浮肿。余亦不敢治，谢不书方，嗣询知仅至是日夜半即死。承天英华学校校长周志禹君，病伤寒，热亦至百零五度零六。西医两人，皆谢不敏。杨凛知君延余往诊，其见证为夹湿者。脉不乱，有胃气，气亦不喘。余思论色脉不死，然因热太高，不敢许以可治。因其夹湿胸闷，热有起落。以达原饮开之，颇效。三日后，但欲寐，神志不了了。以真武汤继进，溲多寐酣，热亦退。前后共治七日，竟全愈。吾乡刘少英先生迁居嘉兴，其女公子患伤寒两月，由其孙世兄刘问筵延诊。其病大肉尽削，仰卧于床，不能动，不能言，终日进粥汤两羹匙，延喘而已。视前方，始而栀豉；继而石斛、生地，石斛凡三十余剂，每剂三钱，有五钱者；最后神犀丹、羚羊角、猴枣、紫雪，又用糯稻根须、冬瓜子。问筵语余，谓医生皆谓无药可用。余曰，此少阴证也，大肉已削，恐不救。予以轻剂麻黄附子，计麻四分，附一钱。讵是晚，脉遽增数，至于乱不可数。以热度表量之，则一百零五度零六。余思此必有药积，按其胸，鞭而眉蹙。踌躇至再，以舒驰远斩关丸予之，附子三钱，吴萸半之，柴胡亦钱半。药后至四钟，脉竟得和，热退至百零一度，调理月余而愈。此三证皆百零五度零六，第一证所以不敢治者，即因其气奔迫上涌。自今思之，殆勉强治之，亦必不愈。然则热度过高，非必死证矣。

以上所附医案，仅及吾所欲言者二十分之一。因篇幅不能容，暂止于此。

脉之研究

西国学说，可以与中国医学互证，而相得益彰者，随处皆是。而血行循环之理，可以证明脉学，为益尤多。常见病人明明滑脉，而前医方案以为弦脉；明明鞭脉，而前医方案以为滑脉。此皆由于以意会之，毫无凭证，所以失实。古书所言在我悉心体会，自以为是，在人亦悉心体会。自以为是，卒之我所是者，非人之所是，毫无标准可言。如云以师传为归，彼为之师者，有以异于吾之读古书而悉心体会者乎。大匠诲人？当与人以准绳规矩，今此事乃空空洞洞，不可究诘，是真医术自身膏盲之病也。吾为此书，期于明白晓亮，举凡一切模糊影响之谈，一扫而空之。对于脉学，自非有所贡献不可。抑吾所谓研究西学，吸取其精华，以辅益吾所固有者，于中西种种病证参互考订所得之数，远不如吾脉之研究所得之数，然脉之研究云者，非效法西医诊脉之谓。西医诊脉极简单，不过记每分钟脉搏之次数，记脉搏之次数，知迟数而已，于测度病情，实无多用处。吾所言者，仍是中国先哲相传、吾家所固有者，不过假西学以明之。向来空空洞洞不可捉摸之事，至此遂有准绳规矩可言。倘能用吾所言，更勤求古训，三指着肤，可以洞见症结，不必饮上池之水也。兹先言循环之理，然后言脉。

人身之血，运行不息。自右而左，如环无端，不能指定某一处为其起点。第知心为血行总汇之区，动静脉为血行路径。心大如人之拳，其中有房。房隔为四，分左右上下。在上之左右两房略小，血入而不出。在下之两房略大，血出而不入。右上心房有静脉通之，血由此静脉注入，由右上房入于右下房，此房有动脉通于肺，曰肺动脉。血自右下心房从肺动脉输入于肺，凡此皆浊血，浊血入肺，因呼吸作用，摆弃血中碳酸，吸收新鲜空气，则为清血。左上心房有毛细管，与肺相通，是为肺静脉。清血由此入左上心房，而达左下心房。与左下心房通者为大动脉，清血从此动脉输送于全身。动脉如树，有干有枝，枝复分枝，至于极细，遍布四肢百体，无乎不达。皮肤、爪甲、牙龈，皆有此分歧之小动脉密布，其末梢与静脉互相连结。凡动脉所到之处，即血所到之处。血行脉中，以养气供给躯体各部分，即摄取各部分中之碳酸入于血中，于是血质乃渐渐变浊。最后从静脉还入于右上心房，复入右下心房经肺动脉入肺，滤去碳酸，吸收养气，变为清血。复入左上心房，如此循环不息，心房弛张不已。无病之人，平均弛张，每分钟约七十二次。每心一弛张，即脉一跳动，心房之张，中空而受血，心房之弛，则挤血令出，而入于动脉。动脉管壁有弹力，管中所容之血，恒略逾于管所能受之量，故动脉管壁常略略紧张。心房之门，皆有瓣膜。左下房曰僧帽瓣，右下房曰三尖瓣，动脉之口曰半月瓣。而动脉之中节节皆有瓣膜，谓之栓塞。此种瓣膜，职司启闭，心房弛张，瓣膜启闭随之。血顺行则瓣膜启，逆行则瓣膜闭。瓣膜所以阻血之倒行。惟其如此，心房一弛张，血则激射而行。前者既去，后者续来，弛张有力，则全身血行皆其势力所及，血乃直注于动脉末稍。此西国循环学说之大略也。准此以谈，则有可以推断者如下：心房一次弛张，血行一次激射，脉则一次跳动，是脉之跳动次数与迟数，即心之弛张次数与迟速。而心房之跳动，直接为血之关系，间接因动脉末梢无乎不达。则为四肢百体关系，循环系之发明，在十八世纪三百年前，无有能言此者。而我国《内经》即言"诸脉皆出于心"，此非附会之谈，宁非一极可惊之事。且不但此也，凡我国古医籍言脉者，几无一处不与循环系理论相合，尤属咄咄怪事。所以能如此者无他，即吾所谓就势力推测物质之故。就势力推测物质，所言恒较就物质推测势力者为粗。然而恒能测知物质科学力量所不到之处。今西医有多数病源不明了，而中医反能治之者，即因此也。兹试言吾国之脉，《内经》尝言"脉无胃气者死"，此语费解已极。毕竟若何是胃气乎？证之西国循环系之说，然后容易了解也。心房一次弛张，血即一次激射。前者既去，后者续来。前后相续之顷，一起一伏，有源泉混混光景，故西人谓脉动为脉波。须知"波"字最妙，脉之行有弹力，然以树枝低昂为喻则不可。盖树枝低昂虽亦有弹力，非继续进行者，脉则继续进行者也。脉动为继续进行，然以时钟、秒针为喻则不可。盖秒针以喻齿相衔之故，其跳动进行如逸矢，两动之间之一歇止则小却，其路线为折垒的，如其针轴所附轮齿之状。脉之起如水浪之起，脉之落如水浪之落，其路线如云行版所画之曲线，恰如波纹。唯然则"波"之一字，为甚当矣。脉行如波，可以状其圆。圆，生机也，是为胃气。然若何为无胃气？则当明以下各节。

当知心房弛张与脉之起落相应，心房苟大弛大张，则脉当大起大落。反是若心房不甚弛张，则脉当无甚起落。伤寒传至末期，往往脉无甚起落。西医籍谓之心脏衰弱，仲景《伤寒论》则谓之脉微。脉微者，即脉不甚有起落之谓；心脏衰弱者，即心房不甚弛张之谓。心脏衰弱与脉微，乃一件事，非两件事也。王叔和

《脉经》解释脉微云："极细而软，按之欲结，若有若无。"其说非不明了，但总不如吾说之可以自喻，可以喻人。此证之西方学说，而吾旧说乃益明了之明证也。心脏弛张自有其适当之度数，以不病人之脉为彀，则脉微者为不及彀。吾尝以脉气宽不宽为言，此虽杜撰，然为便于说明之故，"宽"字颇合用也。然仅仅不宽，不过不及彀。其起落之间，仍有进行相续如波纹然者，是仍有圆活意，若是者谓之微而有胃；如其起落不宽之甚，跳动太促，无圆可言，谓之但微无胃。其次当知脉之迟数，通常以寒则脉迟，热则脉数。其实血行疾则脉数，血行缓则脉迟。伤寒太阴证恶寒甚，则脉迟，至阳明化热则脉数。此寒迟热数之说也。然伤寒之中风证，热高汗出者，脉恒缓，风温暑温亦然，故西籍谓伤寒之脉搏不因高热而增数。章太炎先生云："西人所指伤寒，多局于'肠窒扶斯'一证，非全部伤寒。"是寒迟热数之说，非确切之事实。惟血速则速，乃确切之事实，此可于饮酒及吸鸦片者证明之。无病之人脉本缓，饮酒则增数，弊则数甚，醉至过于适当之程度，则面青而脉乱。有烟瘾者不得烟，则涕泗交下，其脉迟，得烟则脉起，醉则与酒同，亦能使脉乱，皆因烟酒能使血行增速之故。然烟酒皆能刺激神经，血行所以增速，因烟酒刺激神经，使神经过度兴奋之故。然则与其谓血行增速而脉数，毋宁谓神经过度兴奋而脉数。神经兴奋，何以血行增？则因心脏本体之肌肉，与动脉管壁，皆有纤维神经密布之故。血行脉中，灌注于四肢百体，供给养气，吸收碳酸，以维持生活，此其常也。若四肢百体有所工作，则血乃比诸军队之粮饷，其所供给者愈多，而掌军需司分配输送之职者，厥惟纤维神经。车夫之腿，铁工之臂，所以特别发达者，即因其腿与臂工作过多，全身血脉供给于此处者独多。譬诸工厂林立之区，积久遂成富饶之地也。反是，知识界之人通年用脑，其四肢百体不甚发达，惟脑则健。此殆如中央集权之国家乎？由此可以推知用脑则血聚于脑，用腿则血聚于腿，更可推知急奔者心跳之为何故。急步登楼与尽力驰骋，是肢体有非常工作，顷刻之间，需血甚多，心房尽速供给，弛张奇速，逼血速入动脉。弛张之速度过于一定之程限，瓣膜不及启闭，遂致弛张之程序为乱，而心房感震荡焉。此时其人之脉搏必乱，不待言也。乃至有一非常之事，将为未为之顷；与夫非常恐怖之事，将至未至之时，心房亦感震荡者，即神经之作用也。神经以为将供给非常多量之血，遂预先使心房启闭增速，是故遇事抱杞忧者，谓之神经过敏。吾因此乃恍然于《内经》所谓"足得血而能步，掌得血而能握，目得血而能视"之真意义。《内经》诚有昧乎其言之哉？轩岐之世，安得有解剖？即让一步说，《内经》是战国时物，因《灵枢》有解剖字样，谓古时确有解剖，亦不过巧屠剐剥，竹筵导脉，何能如今日科学之精？而《内经》以目视、足步、掌握必得血为言，又谓"诸脉皆出于心"，此与循环学说相异者。不过文字今古繁简不同，此外岂但相同。且能直透至精之处，毕竟《内经》何以能如此，毋亦从势力推测物质，则物无遁形耳。脉数之甚以至于乱，乱则无至数可言，既无至数可言，复安有波行圆活意，是乱脉既见，即无胃气可言也。

其次为芤脉。《脉经》云："芤脉浮大而软，按之中央空两边实。"戴同父云："营行脉中，脉以血为形。芤脉中空，脱血之象也。"戴说可谓见垣一方人者。夫血行脉中，其量常微溢于脉管所能容，以故脉管常微微紧张。如此则吾人诊脉之顷，必觉指下湛然。若失血则血之在脉管中者分量减少，减少过于适当程限，则脉管非但不紧张，且扩然而宽，于是指下觉中空，故云芤脉如慈葱。虽芤而起落之间，宽缓有圆意者，谓之芤而有胃；若但芤无圆意者，谓之无胃（《内经》本无芤脉，此云"但芤无胃"，是鄙人杜撰语。不过说明"有胃则生，无胃则死"，非引成语也，他节皆同）。

其次为弦脉。《内经》以弦脉属春，以肝配之。凡患肝气者，辄见弦脉。在《内经》曰："端直以长。"《脉经》曰："如张弓弦。"巢氏谓："如按琴瑟弦。"戴同父谓："弦软病轻，弦鞭病重。"今按肝病脉弦为事实，非可以口舌非难者。显肝病何以脉弦，鄙意必动脉管壁纤维神经紧张之故。肝病云者，非解剖的肝脏为病，乃因忧郁而病之谓。忧郁则与神经有直接关系，第观此病初步必脉弦，为时既久，必宗气跳动，病者自觉其心房震动，即西医所谓心房瓣膜病。以后来之见证，测初病之弦脉，则谓脉弦为纤维神经紧张之故，当不甚相远。弦脉见而起落之间，仍真气相续，有圆意者，谓之有胃气。如循弓弦仅如树枝之低昂者，为但弦无胃。

其次为鞭脉（按：鞭脉仅见于后人注释），《内经》《脉经》均无鞭脉，《金匮》有"弦则为寒，芤则为虚，虚寒相搏，此名为革"。芤则虚软，芤而弦，是虽虚不软也。弦则怵指，弦而芤，是虽弦无力也。观宋代窦材谓"伤寒末期，脉有阳和之气者生，鞭者死"，是鞭脉即革脉；所谓阳和之气者，即胃脉。革脉弦而且芤，非必神经紧张而又失血之谓，乃虚甚而筋脉不仁之故。仲景谓"弦则为寒"，亦即无阳和之气之意。《脉经》谓"革脉长病得之死，猝病得之生"。吾疑此脉必传经至少阴始有，猝病所不有者，以弦芤相并，无胃气可言也。

又其次为散脉。散脉者，涣散不聚。《脉经》《难经》虽有散脉，均计之不详。或者彼所谓散脉，非吾所谓散脉。吾所谓散脉，"不聚"两字足以该之。血量逾于脉管能容之量，则指下湛圆，断乎不散，是散亦血少近芤。然见此脉者，不必失血，且其至数其缓，每分钟不过七十至左右。而病人之热，或在一百零三四度，所谓热不与脉俱进者。然此脉之来源，实非血少之故，乃因神经麻痹之故。据西哲所研究，有因血管运动神经受细菌毒而麻痹者，此于温病、伤寒高热时恒见之，其病尚可救。如前所记吾戚家小孩，为康科治愈者是；有因延髓血管运动中枢障碍之结果而然者，则为脑炎延髓膜炎之见证，其病往往不可救，如前所记平君之子及嵩山路某姓小孩，又吾次儿为刁君信德治愈者皆是。故同是散脉，须问是何种病，此《内经》所谓"能合色脉可以万全"之谓也。凡《内经》谓"无胃者死"，以我经验所得者，无胃之脉有死之趋向，不必竟死也；惟恒不易治，必须有极深之学理与经验，用药而当，然后可十愈六七。此即《金匮》所谓上工。古书俱在，人人可卖。毕竟中国之大，知此者几人。嗟乎！岂易言哉。以上所述虽简，然中国脉学，已可窥见一斑。吾尝作冥想，谓脉可以绘图列说。嗣见西国《诊断学》中已有脉行之图，可证中西心理之同。惟其所为脉图太简，不足以明中国脉学。即今吾所言者，亦仅吾所欲言者十成之五六。继此有得，吾当更出专书，此当俟之他日。

喉症用麻杏石甘为效之良，备如本书所言。此是实地经验之谈，毫无疑义者。惟此外尚有例外三种，不可不知，兹特补记如左。

第一种喉症兼麻疹者，即通常所谓烂喉痧，亦即西医所谓猩红热。须知烂喉痧病，不定痧子与喉痛同见。有同时并见者；有先喉痛喉头见白腐，三数日后，然后才见痧麻者；亦有迟至七八日，然后见者。当其初起，但见喉症，未见痧点。须麻杏石甘之中，兼用透发之药，如薄荷、葛根、无价散。其重者，并用芫荽菜外熨，一日七八次。此种喉痧，与单纯疫喉不同。单纯疫喉，见太阳寒化证，兼见阳明热化证，太阳寒化，脉紧无汗，当然麻黄。阳明热化，口渴躁烦而热壮，当然石膏。若其病是喉痧，先见喉证，未见痧子。若予麻杏石甘，于病固有益无害，但不中肯綮，即不能取效。此种病有特征，当病之初起，喉痛，喉头有白点，壮热，无汗，形寒。其外面结喉之旁，甲状腺所在之处，必略为高起。单纯疫喉，并无此特征。若见结喉之旁微肿，胸脘痞闷异常，即是有甚重之痧麻蕴而未达之证据。当初起时，病者可以不躁烦。舌质虽绛，舌面仍润。如此者，可用麻黄、葛根、牛蒡、薄荷、杏仁、防风、无价散，外面急用芫荽菜外熨。汗透之后，除去麻黄，继续再进再熨。必见痧点，或者肤红成片。成片者为麻，红点者为痧，不论痧麻，仍旧进药，仍旧外熨，直至胸脘不闷，喉不痛为止。其病在两三日内，即可以霍然。如其不知此，却有大危险。

第二种是食积。单纯疫喉病者，喉痛之外，太阳阳明症并见。若会逢其适，病者发病之先。曾有宴会，或者中菜或者番菜，大嚼之后，然后发病。如此，则病人胸脘必异常之痞闷，痛而拒按。此种实是疫喉之外，兼患结胸。因胃气被窒，阳明经气不行，其舌色反不见热化征象。喉症为重症，结胸亦重症，两病并发，殊非细故。如此则当兼治结胸，须用小陷胸汤、槟榔、枳实与麻杏石甘同用。其槟榔不得过一钱，否则可以见呃逆，脏气受伤，则益发难治。外面中脘之部，并可用皮硝扎缚，以助药力。

第三种夹阴。凡喉症用麻杏石甘，得汗则喉痛差，汗闭则喉痛剧。若是夹阴之症，初起用麻杏石甘，未尝不效。其后可以汗，虽出而喉仍痛，其汗出若与喉痛无关者。此种病之特征：一、得汗之后，其喉仍痛，喉痛与汗出为两件事；二、尔时之喉痛，与未得汗之先不同。凡疫喉之痛，妨于咽饮，必兼见形寒骨楚头痛。若夹阴之痛，则其痛如刀割，病者并不见头痛、形寒、骨楚诸标准，却必见手背凉、冷汗之少阴症。如此者，鄙意必须兼治少阴。虽用附子亦所不恤，所谓"有病则病当之"。惟此病用附子，并未实验，不过照病理推敲，当该如此。余有戚患此，适余病不能与，后来由西医治愈。余恐穷乡僻壤，值有此症则无从延西医，且西医亦不必尽良，故与学者作商量之词如此。

又喉症吹药，用锡类散良。此药各药铺都有。

民廿四岁乙亥六月铁樵补记

金匮方论

金匮方论
第一期

恽铁樵　著

前年因儿辈学书，偶检包慎伯《艺舟双楫》，其论文中有"子居昧盖阙之义，古人所未言者言之，古人不敢言者亦言之"。谨按：《大云山房文集》中有日月蚀一篇，纯粹是科学，在乾嘉时能作此言者甚少，殆包先生所谓昧盖厥之义者欤？尔时余适著此书，因思《金匮》一书，历二千余年无人敢非议者，余乃大胆为之，其能免包先生之消乎，于是中辍，时壬申冬初也，今两年矣。孙君永祚见而善之，谓弃之可惜，因而付印而书，仅两册，余则病甚，不复能续。抑《金匮》是整个的医学，人类疾病，包括无余，精神不佳，固不足以济事，学识不及殻，尤不足以济事。若强作解人，即是仲景之罪人，自问无状，一知半解之阅历，百不逮一，即此中止，藏拙亦好。此两卷，用为讲义，为同学先河之导，要无不可，非敢自拟于名山事业也。

民国廿三年甲戌仲冬铁樵自识

痉湿暍病脉症第一

无汗为刚痉，有汗为柔痉，此说可商，已详《伤寒辑义》按。痉为神经系病，与肝胃关系最密，汗非其重要之点，刚柔当以神经之紧张、弛缓辨之。一、二、三、四各条都言太阳病，是仲景所说之痉大半是伤寒转属症，不是现在所习见之流行特发症，宜乎以有汗无汗为辨。转属属风寒，因藏气不平衡而病，特发属伏邪，藏气不平衡之外，兼有微菌。

第四条，太阳病发汗太多因致衄。

第六条，疮家虽身疼痛，不可发汗，汗出则痉。此两条确是事实，发汗则夺血，血少神经枯燥因而成痉。所谓疮家，如湿疮鬎痢等，此种病本是皮脂腺溃坏出脓，其血分本感枯燥，若复从而发汗，便是虚，此所以汗之必痉而悬为厉禁。

第七条，身热足寒，颈项强急，恶寒，时头热，面赤目赤，独头动摇，卒口噤，背反张，痉病也。此数语不啻将急性脑炎病状绘画而出，颈项强急、头动摇、背反张，皆延髓膜紧张之故，故西医谓此病是脊髓膜炎。云若发其汗者，寒湿相得，其表益虚，即恶寒甚，此因病灶不在肌表，发汗是诛伐无罪，是本病之外加以虚虚。详此数语，仲景固明白告人，痉病与有汗无汗无关，惟发汗则有大害。云发其汗已，其脉如蛇，如蛇者脉缓软甚，血之进行，指端可觉之谓，此因发汗夺血过当，血压骤低故也。

第九条，夫痉脉，按之紧如弦直上下行，此是刚痉脉象。遍身纤维拘急，故见此脉，此中有不可不知者数点。纤维紧张为刚痉，其病状为拘挛；纤维弛缓为柔痉，其病状为瘫痪，此其一。上条脉行如蛇，乃血压骤低之故，一日、半日体气得复，其脉即仍见弦紧，故脉行如蛇，与直上下行并非对待文字，此其二。纤维所以拘急，由于夺血液少，神经枯燥，纤维所以弛缓，则有两种，其一因延髓中迷走神经兴奋之故，其二因交感神经中枢麻痹之故。其所以麻痹，亦有两种，一种因本身病毒，一种因旧有伏湿，伏湿之病，古人所不知，当于面色、手爪、舌苔辨之，至辨别迷走兴奋而瘫与交感中枢麻痹而瘫，以项强与否为断。

第十条，痉病有灸疮难治。此当是因误灸而痉，即《伤寒论》所谓焦骨伤筋气难复也。徐注：瓜蒌桂枝汤、葛根汤嫌不远热，大承气汤更虑伤阴，故曰难治。愚按：现在流行症脑病之从热化者，亦与误灸之症不甚相远，若如徐说，仅仅有桂枝、瓜蒌、葛根、承气诸汤，又岂但误灸者难治。《玉函》瓜蒌桂枝汤后云：诸药不已，可灸身柱、大椎、陶道。（此穴未详待考。）可灸与否，自有标准，今云诸药不已，便是可灸之理由，岂非笑话？而丹氏则云，据此痉病不必禁灸，一样颠顸，凡此均属可疑之甚者，不足为法。

第十一条，身体强几几，然脉反沉迟，此为痉，瓜蒌桂枝主之。按：身强几几是神经拘急，脉当紧，今反沉迟，是迷走神经兴奋，其头必后仰，此即现在习见之脑脊髓膜炎，当从《千金》用胆草为主。读者但检《药盒医案》即可了然，断非瓜蒌桂枝汤所能治；迷走神经兴奋脉虽迟，其病不从寒化，若用桂枝汤等于误灸。病者四肢拘急，即疾速加甚，神昏谵语，亦疾速加甚，所以然之故，桂枝之反应属热，热则上行，脑炎之为病，本是少阳火化，胆气上逆，头脑被熏灸而神昏。今用桂枝，是抱薪救火，瓜蒌虽凉性，但其作用只是化痰，此病之症结则非痰，可谓完全不妥当。吾尝因此疑《金匮》是伪书，此非纸上空谈，可以证之事实，其余类此者不胜搂指，故本书之著非得已也。

第十三条，无汗而小便反少，气上冲胸，口噤不得语，欲作刚痉，葛根汤主之。此亦大谬而特谬，无汗小便反少，是分泌方面事，可谓与神经无涉，何以知其欲作刚痉？汗与溲不出，热无出路，因而壮热神昏者有之。气上冲胸四字，亦说得不明白，冲气上逆可以说气上冲胸，然是肝肾两经病，若汗不出热壮则气急，当云无汗而喘，不当云气上冲胸，此是伤寒太阳病症，与冲气上逆截然为两件事。若太阳病症而用肝肾病之术语，则读者将何从索解。凡此皆可以见本条之显然不通，既是刚痉而用葛根汤主治，又属大误，因麻黄、葛根、桂枝均是伤寒太阳症药，不是神经系病症之药，此种错处，亘二千年无人纠正，宜乎徐灵胎谓痉病百无一生，盖用此等牛头不对马嘴之方，当然百人死百也。

第十五条，痉为病，胸满口噤，卧不著席，脚挛急，必齘齿，可予大承气汤。此条亦误。按：上下龈均属阳明，盖肠胃神经与颊车神经有连带关系，故见齘齿，可以知胃肠有积，因热化而神经紧张，波及运动神经，则四肢挛急；波及脊椎神经，则躯体作弧形反张而卧不著席。肠胃有积，其胸当满，神经既病，其口当噤，凡此皆本条之可通者。若云可予大承气汤，则嫌其太粗。何以言之？凡痉有因胃中有积而痉者，亦有因热甚而痉并不关积者，是既痉便可以见齘齿，齘齿两字不足为当用承气之标准。因积而痉者，去其积则痉止，不因积而痉者，攻其积反虚虚。若问无积何以致痉，则其答语为气候关系，当求之《内经·天元纪》以下七篇。近顷西人以为微菌是病源，余从各方面研究以为其说不圆满，此事尚在研究中，现在未能详言之也。又大承气之用法，当以《伤寒论》太阳篇所言为标准，齘齿而痉，不足为用大承气之标准也。

《金匮》痉病至此为止，既错且略，委实不足为训，读者可求之拙著《神经病讲义》。《金匮辑义》各注家所说可取者什一，可废者什九，学者能明白原理自不为群言所淆。

第十七条，太阳病关节疼痛而烦，脉沉而细者，此名湿痹。湿痹之候，小便不利，大便反快，但当利其小便，自此至三十三节多与《伤寒论》重复，较详而有凌乱痕迹，大段可遵，较之痉病，迥乎不同，盖痉病是伪书，此章却是真本。湿之为病就生理言有天人之辨，其属于人者，为组织无弹力，淋巴不充分吸收，体内有过剩水分，聚于胃，聚于胸，则为饮；聚于腹，则为腹水；聚于皮下，则为水肿；著于脚，以渐上行者，为脚气；见于皮肤者，为湿疮；入于经络者，为关节疼痛，诸如此类，皆是湿病。其属天者，就科学言之，空气所含氧素少，氢素多，人感之为病，则见湿症，其最著者为湿温，就中医旧说言之，则为六淫之一，其病亦为湿温。《内经》以时令为言，一年之中夏秋之交最多湿病，故此一时期谓之湿令，以配五藏之脾。又有岁会之说，则以甲子为言，其理甚玄妙，鄙人尚未能确言其理。此外近顷所见花柳中毒症，有种种变化，外病如风湿皮肤病，内病如关节痛等等皆是。余尝杜撰名词，谓之伏湿，此湿病大较也。详仲景所谓湿，与痉、暍并列，谓此三种病与伤寒相滥，则其所言者为湿温，其病多见于夏秋之间，乃中六淫之气而发热者。而本条（第十七条）及下一条言湿痹、言发黄，都与湿温小有出入，故云有凌乱痕迹。详本条关节疼痛而烦，乃是历节痛风之类，其病理为风、寒、湿三气之邪著于溪谷关节，因而作痛。其云大便反快者，亦可信，《内经》本云湿胜则濡泻。云脉沉细，按：沉细之脉恒见于痛甚之病，是亦不误，病此者有发热之可能，不过不当云湿痹。又关节疼痛，小便不利，大便快，亦不足为夏秋间湿温症之标准，是亦凌乱痕迹之一。究竟原文如何，已不可知，吾侪欲明病理，不得不如此研究，注家所说都非是，不可为训。尤在经引东垣之说，谓"治湿不利小例非其治也"。此则真确可遵。丹氏引《医说》、引《信效方》谓湿温不可发汗，亦可遵。水肿可汗，其他各种湿病便非汗能愈，尤其是湿温，汗之则泄泻不止，病必增剧，皆为学者所不可不知之事。

第十八条，一身尽疼，发热身色如熏黄。此种是急性黄疸病，此因胃中有积，输胆管被挤，胆汁混入血中，则身黄如橘子，湿温症常有此一种传变，并非湿温皆黄也。

第十九条，"若下之早则哕"亦真确可遵。湿温不可汗，复不可下，湿化积未除者，乃可下之，故以早下为戒。此等处学者宜十分注意，不背古训，财不踏杀人罪恶，非细故也。哕之理由详《伤寒辑义》按语，兹不赘。程注、丹注均可诵，惟湿温不得用干姜。

凡湿温之效药桂枝、白术、茆术、防己、茵陈、猪苓、茯苓、木通皆是，寒湿胜者有可用附子之症，并非见舌润即可用附子，而干姜尤当慎。医者往往见泄泻，则放胆用干姜，岂知用姜之后，泻不止，变为痢者，几占百分之九十九，此为病随药变，医者都不审。又下之早句，不得滑过，发热之病，但头汗者，其胸中必痞，本是可下之症，所争者在迟早，故云若下之早则哕，以此知病候可贵。又丹田有热句，当从丹注存疑，鄙意疑是"丹田有寒，胸中有热"。

第二十条，湿家下之，额上汗出，微喘，小便利者死，若下利不止者亦死。甚确，额上汗出微喘，见之于攻下之后，即是死症，此与下之息高同为败象。小便利句，反嫌其赘，既下后额汗微喘，不问小便利不利，皆难救也。

麻黄加术汤、麻杏薏甘汤、防己黄芪汤此三方，为后来治湿温各方所从出，但亦多可商之处。术仲景之时不分苍、白，据刘守真《伤寒六书》当是茆术。凡湿温汗不出者甚少，多半有汗，有汗不可用麻黄。薏仁力甚平淡，无多用处，且质重，今方中麻黄半两，薏仁亦半两，不可为训。又湿家一身尽疼，麻黄不能止痛，茆术、薏仁亦不能止痛，止痛当用秦艽、防己、羌活、防风，盖湿病而痛，无有不兼风者。其从寒化者可用川乌，为效甚良。防己黄芪汤，黄芪亦不可为训，此物生用治外症托脓良，炒熟则补，湿温断无可补之理。《伤寒》《金匮》方是谓祖方，后人往往不敢反对，岂知两书中之方，除少数有效者外，其余都不可为训。仲景之书，孙思邈至晚年始得之，其间二百年，转展传钞，于庸医之手，原文错谬脱落，必非其旧，而方尤甚。庸医所重视者是方，其所隐匿者亦是方，经一次传授，多一次错误，吾侪今日若不本生理病能纠正，更无办法。又祖方甚简，后来东垣处方必十余味，当以东垣为是。盖病有主从，无单纯表症，亦无单纯里症，虚实寒热亦然，用药于主症不对固不效，不能兼顾副症亦不效，此所以处方不能太简。

第二十九条，"伤寒八九日，风湿相搏，身体疼烦，不能自转侧，不呕不渴，脉虚浮而涩者，桂枝附子汤主之。"不能自转侧是重，凡中湿无有不觉体重者，故重之一字，可为诊湿之标准。脚重是脚有湿，头重是头有湿，乃至眼皮重亦是湿之证据。不渴字亦当注意，不渴即是口中和，是从寒化之病，故可用桂枝，可用附子，就经验言之，桂枝解表退热之外，其最著之作用是化湿，附子温降回阳之外，其最著之作用是止痛。

第三十二条，风湿相搏，骨脊疼烦掣痛，不得屈伸，近之则痛剧，汗出短气，小便不利，恶风不欲去衣，或身微肿者，甘草附子汤主之。骨脊痛，汗出恶风，可为用附子标准之一。

第三十四条，太阳中暍，暍即暑温。西国医书谓之日射病，其为病状有发热漐漐汗出，辄兼见形寒，亦有不汗出者，壮热如燔。本文云身重而疼痛，暑温乃夏至以后病名，一年之中此为湿季，其病无有不兼湿者，兼湿故身重。云脉弦细芤迟，此指有汗者而言，肌表不固，汗出漐漐，血压骤低，故脉必芤。此亦太阳病，太阳为膀胱之经，从寒化，故此病之重者见手足逆冷，既四逆，其脉当然芤而迟。"小有劳，身即热"两句似赘，亦尚无大关系，无汗者可以发汗，若本有汗，且漐漐然而多，则禁汗，故云发其汗则恶寒甚。太阳虽从寒化，暑病却是热与湿并而为病，例不可温，故云加温针则发热甚。其云数下之则淋甚，却不经见。此病不可下，下之则利不止，所圊皆是水。肌表既不固而多汗，复因误下而圊水，水分骤然被夺，体工急起代偿。必胸脘痞闷而呕，其病形乃与霍乱相似。自来真假霍乱聚讼纷纭，所谓假霍乱，即是此种。亡阳四逆泄泻不止，益以呕吐，全与霍乱相混，此后一步亦可以见转筋，不过病势不如霍乱之暴。真霍乱未至转筋之前，温之即愈，此种假霍乱，为暑温坏症，误温之，热不退，泻不止，却转为痢疾，嗣后可以变化百出，不可究诘。故诊病对于病历亦甚重要，各注总不能鞭辟近里，可以参观，不可以为训。

第三十五条，主白虎人参汤，颇嫌不甚恰当。壮热汗多，前板齿燥，渴而引饮是白虎症，但形寒是太阳症。《伤寒论》中形寒用白虎，愚已疑之，暑症而用人参白虎，尤为可疑。白虎之标准在口渴、壮热引饮、躁烦，此数种条件不具者，不得轻用。所以然之故，因具有以上条件，即是阳明经病燥化、热化之候，石膏、知母是阳明药也，所以兼太阳者不得用白虎，人参尤其非是。

第三十七条，身热疼重主一物瓜蒂散，此固无大害，然亦不真确。刘河间知此等药不适用，故有清暑、解毒乃六一散诸方，为效甚良。《伤寒》《金匮》方之靠不住，于此亦可见一斑。

治暑温银花为最有效，此是清暑主药；六一散亦效，利溲则病毒有出路，且小便利则大便不泻；甘露消毒丹亦是效药，其无汗者可以发汗，发汗却不用麻黄，其唯一妙品是香薷，香薷之效与麻黄同，用量亦同，然伤寒宜麻黄，暑温宜香薷，不得互易。因麻黄是温性，能发汗，不能除湿，香薷是凉性，能消炎，且能去湿故也。《内经》于暑症本有"体若燔炭，汗出而散"之文，故有汗者禁汗，无汗者当干也。拙著《内经纲要》释标本中气，谓伤寒天人相去远，暑症则不甚相远，故伤寒可用重药，暑温不能用重药，语尚中肯，可参观之。

珍暑温之准在舌色，发热舌红质绛，舌面仅有味蕾无苔者，无论有汗无汗皆是暑温。伤寒初起病在表，辄见薄滑苔，其后化燥则黄，化热则干，胸中寒口中则润，舌质不红，都与暑温舌色不同。又此病传变凡泄泻者必呕，中间热壮多汗，常多晶瘔，末传阴虚则多枯瘔，晶瘔因反汗而见，枯瘔因皮脂腺坏变而见，是皆伤寒所无者。湿温、伏暑亦有白瘔之变，所谓伏暑，指秋凉后热病，其舌色与暑温同，若不见光红质绛舌色，是伤寒系温病，非暑症也。

百合狐惑阴阳毒病证第二

病有古时有而今时无者，百合狐惑是也，愚颇不信百合有如许效力，因未见如仲景所言百合病，无从证实。狐惑之症，云如伤寒状，默默欲眠，目不得闭，卧起不安，蚀于喉为惑，蚀于阴为狐，不欲饮食，恶闻食臭，其面乍赤、乍黑、乍白，蚀于上部则声嘎。此种病亦不经见，今之喉症可谓蚀喉，但非甘草泻心汤所能治。第十九条云：蚀于下部则咽干，苦参汤洗之，蚀于肛者，雄黄熏之。现在都无其病。《千金》有猫鬼病，六朝人患者甚多，今亦无之，蹊径颇同是当阙疑。

金匮方论
第二期

恽铁樵　著

疟病脉症并治第三

伤寒治寒热往来主小柴胡汤，今人治伤寒者多喜用此方，然十无一效，愚以为是食古不化。此胡治胁下痛而呕者为效甚良，若寒热往来，胁下不痛不呕者，不但无效，且能增病，经数十次经验，无一或爽，是亦经文当根据病能以纠正之一种。本书所谓瘅疟、牡疟，皆不可据以治病，白虎桂枝汤、蜀漆散，亦与小柴胡汤同一无用，学者若泥古，便受害无穷，兹将余所心得者，详尽言之如下。仲景之六经，所谓太阳乃足太阳膀胱之经气，此气从寒化，故无论发热不发热，凡恶寒者是太阳。所谓阳明乃是阳明胃之经气，足阳明为敦阜之土，从燥化热化，故渴不恶寒者阳明，太阳为一身之表，为躯体之外层，斯阳明为在里矣。凡太阳病之恶寒者，无有不转属而为燥化、热化之阳明病，初一步寒伤肌表而恶寒，是为阴胜而寒，继一步阳明化燥、化热，但恶热，渴不恶寒，是为阳复而热，此《内经》阴胜阳复之说也。疟疾之为病，当其发作时，恶寒手冷胸闷口淡，其甚者恶寒至于战栗，可谓等于完全寒化之太阳症；须臾，恶寒罢而发热，唇干齿燥口苦躁烦，热甚欲去衣被，则完全等于化热化燥之阳明症。此种既不在一身之表，亦不在一身之里，其病出则恶寒，入则恶热，兼有太阳、阳明两经之候，而阴阳胜复只在半日之间，故古人谓此病是半表半里。伤寒为病，阴阳胜复，须两三日，或多至七八日，既化热之后，便不复恶寒，若用药退热，热退之后，即亦不复发作。疟之为病，胜复之时间既甚短，且其退热不须用药，既退之后，至一定时间则再发作，此明明与伤寒为两种病，但亦是荣卫为病，与各种热病为同类。古今中外解释疟疾病理虽极显明，而总有一间未达，余尝悉心体会而得下列之理论。西人谓此病是疟虫，其虫寄生于蚊体，由蚊之媒介而入人体，故夏秋之间多蚊之区最多此病。此虫既入人体，即疾速繁殖，其繁殖之法不以生产，以分裂。其分裂之时间，大约相距可廿四点钟，故当其分裂之时，体中荣气受其纷扰，则形寒而壮热。分裂既罢，无所感觉，则寒热自罢，再届分裂之时，则再发作，此所以寒热往来，休作有时。而此疟虫之中亦有数种，有廿四时分裂者，亦有四十八时分裂者，以故有逐日疟，有间日疟。若躯体内有两种害虫并殖，则其寒热发作乃间日重轻。此其理论颇圆满，疟虫显微镜中可见，治以杀虫之药如金鸡纳霜，则病愈，效果与理论相合，毫无疑义，似乎此病已极明了，无须再探讨矣。然仔细考察，西国此说，不过此病之一部分，其大多数则不如此。以余所知，凡寒热往来发作间歇之病，有寒、热、虚、实、暑、湿种种不同，其种类如下。（甲）发热形寒，先寒后热，每日发作，其见症头痛口苦咽干，当其冷时，手爪发紫，手冷，当其热时，唇干舌绛，面赤目赤，此种为正式疟疾。（乙）病形与甲条同，间日发作，此种亦正式疟疾。（丙）发作有时，但热不寒，色脉不虚，逐日一次，热退清楚，此种是温疟。病情与甲乙两项不同，药效亦不同。（丁）发热起伏，日轻夜重，弛张颇甚，而退不清楚，此种乃温病似疟，治以疟药，病反增剧。（戊）病情如正式疟，间一日发作，或间两日发作（俗名三日两头疟），延长至一二年不愈，胁下痛而有块，面色黑，此种即本书所谓疟母。（己）病形如疟，寒热均不甚剧，其发作阅七日乃有一次，其人面色黄黑，瘠而无神，舌苔润，见湿象，此种古书不经见，西书有回归热一种，颇近似。然回归热不定七日，此则绝不爽期，则又非回归热，余为定杜撰名词，谓之来复疟。（庚）病形如来复疟而重，病者行动如常，惟面色黄暗，其发作之时间则以半个月。若气候晴暖，环境愉快，则可以经月不发，若值劳乏，或居湿地，亦可以半月中再发，此种殆与回归热略相似。（辛）色脉都见虚象，下午发热形寒，休作有时，有汗，先寒后热，与正式疟极相似。其副症兼见咳嗽、脊痛、胁痛，亦有腰腿酸者，若误认是疟，予以疟药，则病不愈，而反渐渐增剧，此种是劳病，西人已知之，《欧氏内科学》中言之颇详，余曾屡值之。（壬）初起是他种病，至末传而见寒热起伏，往往先热后寒，色脉纯见阴虚症象，此种可谓与疟疾相滥，其实与上列八种都不同，然而是习见不鲜之事，亦非可治以疟药者。准此以谈，西人疟菌之说仅一部分，今试言以上九种病理与其治法。

（甲种）日发正式疟。（乙种）间日发正式疟。其标准有三：一、头痛；二、爪下隐紫色（爪下紫色仅发寒时，则寒罢壮热爪下色便不紫）；三、寒时必战，热时必壮。若用热度表量之，可以至百零四度以上，乃至百零五度、零六度。通常热病至百零四度以上则难治，疟则不然，而西医不知，见热高而惧，遽用冰冰之，随手而变，可以成重病不救。余曾值此数次，西医望而却步，余心知是疟，从容治疗，三数日即愈，余从前医案中周志禹一案即是。有此三标准，用疟药治之，并照疟疾禁忌，无有不愈者，小柴胡汤效，金鸡纳霜亦效，常山亦效，尚未未尽之处，容后详之。（丙种）但热不寒，其与温病异者在退得清楚，是热退清为此病之标准。此种须用常山，他药不效，若用小柴胡汤、金鸡纳霜，其病可以逐渐加重，医者见不效，妄用他药尝试，歧路之中更有歧路，可以一路病随药变以至于死，《临床笔记》中所载章先生之病即是此种。常山如何用法，医案中详之。（丁种）是温不是疟，其标准在退不清。此种当以青蒿、白薇为主，小柴胡、金鸡纳、常山者不效，且都能使病加重，至于用青蒿、白薇乃主药，其他副药当随症加之。如见食积当消导；见湿当燥，当分利；见痞当泻心；见虚当补益，副药与病相当，然后其效捷于影响。至于积，有肠、胃之分，宜如何消导；湿有表里、上下、虚实之分；痞有陷胸症、泻心症之分，丝毫不得错误，此所以当学。（戊种）以面色黑为标准，块是疟母，其块所在，必在胁下，亦有在正中当脘下脐上之处。照例疟从少阳来，由府病藏，肝之部位在胁下，疟母当偏于胁下，不当在正中。然吾曾值在正中者两次，候其色脉属中毒性，则不是单纯疟母，此种有甚繁复之学理，当于论中毒性时详之。其单纯疟母，鳖甲煎圆实是无上效方，此方所用药，望而知为古法，庸医不能知此，当然用之亦不能十全，如此则不敢轻用，惟其不敢用，所以此方尚留真面目，由此可以推知其余《金匮》《伤寒》各方分量药味均经庸手变乱，淆人耳目，古书难读，可太息也。（己种）余仅见一次，其人病温，经安徽医生误用附子，久久不效，每日服附三钱，至半年以上，其病卒不愈，面色黑而瘠，舌中心一块润，眠食行动均不适，经七日则有小小寒热，延至年余乃死。此种是误药坏病，有伏湿不得出，其所以七日一发，则因节候关系。经言其生五，其气三，三五日乘，十五日为一节候，故五日为一候，三候为一气，七日者十五日之中心。例如称物，称纽处为力点，称权为重点，两者之间为昂点，七日乃一节候之昂点也。（庚种）乃虚损一类病，其造成之原因亦因外邪未净，早服补药所致。余曾值此用常山为主，佐以化温补虚之药，合成丸药，每日服少许，半年其人竟愈，面色亦转。然假使不忌口，或剧劳，其病辄再发，其所以半月发者与节候相应也。（辛种）是肺病，其标准在自汗、盗汗、掌热。此种病其来以渐，非十日、半月事，假使误予疟药，可以汗出如濯，经一次出汗，则病深一次，此种治法详医案传尸劳症方后说明。（壬种）大病末传而见寒热起伏，乃正气不能自支之见端，最是可怕之候，当然不能与疟疾相提并论，内经言疟日早日晏之理，已详伤寒按中，兹不赘。

中风历节病脉证并治第五

《内经》言：风者百病之始也。反复研求，此语先有商量，根据人体形能言之，风有两种。其一，即所谓六淫之气，太阳感受，则荣气起变化，荣病卫亦随之，荣者血液之行于肌腠者为其大部分，此为荣卫之荣。若内分泌出自腺体，内分泌健全则英华著于外，此所著者亦名为荣，乃井荣经俞合之荣。前者为猝病所有事，后者为本元盛衰所有事，自当分别言之，不得相混。六淫之风中于人体，皮毛肌腠受病，荣气凝泣，在外则恶寒。恶寒者卫病也，或汗出，或不汗出，汗腺分泌不循常轨，亦卫病也，在内则胸痞。痞有因食积不消化而然者，有因积痰、积饮不得运行而然者，假使荣卫不病，胸中不痞，荣卫与中宫息息相应，在病能上灼然可见凡。伤寒、温病、积聚、痹着，其病之来路无非因荣卫先病之故，盖荣卫病脾胃亦病，肌表排泄失职，则抵抗外侮之力不充，消化吸收既病，则里面藏气不平衡，暑湿燥热诸气皆得中之成病。此所以说风为百病之始。其二，是躯体内各种神经纤维起变化，运动神经病则动作不从意志命令，此种亦谓之风。详其所以各风之故，因神经病常瞤动，风动也，故神经病谓之风。神经拘急而动者谓之风，神经弛缓而瘫者亦谓之风，后人有风缓之名，即对于神经拘急而定之名词。此外感觉纤维钝麻者亦是神经病，则亦谓之风，《千金》有七十二种大风之名，皆此类也。第一项之风，可谓之外风，第二项之风，可谓之内风。《内经》百病之始云云，乃专指外风而言，后来《金匮》《千金》《外台》诸书皆袭用《内经》

语，而不分内风外风（古书皆分内外风，惟引用《内经》风者百病之始一语，则该内、外风而言之，是不啻谓内风亦百病之始，是不可通矣），甚不妥当。《金匮》开首即言痉，此处又言中风，痉是内风，中风亦是内风，而所用风引汤、防己地黄汤等则为治外风之药，挈症又极不明了，此皆非纠正不可。

云："风之为病当半身不遂，或但臂不遂者此为痹，脉微而数，中风使然。"详此数语即是内外风混为一谈，半身不遂是内风，其病源在菱形沟中桥髓脚与后脑侧索道，其病源为肾虚，为中毒性。臂不遂有外风，亦有内风，更有涉及腺体者，绝对不能与半身不遂相提并论。云"此为痹"详各种痹乃肌肤感觉不仁之谓，其病在浅在神经，又与臂不遂异致。盖臂不遂有因湿著而不遂者，有因运动神经病而不遂者，有因肌肉削而不遂者，属神经者谓之风，属肉削者谓之枯细，属湿者，属中毒性，岂是简单数语所能明了者。云脉微而数，尤其与事实不合，中风之脉分时期，分种类，因病候而脉不同，绝少微数之脉，固知古文简，然无论如何简，亦不当使病理错误至此。谓古人为时代所限，不能将内、外风分析明白，但亦不当自相矛盾至此，此皆甚可疑者，兹为逐条详解于后。

第十一条，挈症可疑既如上述，《千金》附子散亦不妥当，附子之为物辛温而下降，其药位在小腹，其效用在回阳，假使霍乱吐泻，病者汗出肤冷，所为亡阳，得附子则汗敛。所以亡阳之故，体工公例表虚则生内寒；所以呕吐之故，下虚则客气动隔，浊气在上，阴寒在下，浊气在上则生胀膜，清气在下，则生飧泄。霍乱之病，阳亡于外，清浊例置于内，以故在肌表则汗出而肤冷，在中脘则非常不适而呕吐，在肠部则洞泄无度不能自制止，藏气大乱，体工之救济程序亦乱，全身水分奔集肌表而为汗，奔集于肠而为泻，体温随之外散，故肤冷，全体水分暴竭故目眶陷而螺瘪。此时用大剂四逆汤，则汗敛泻止，手足温而病机转，是附子为亡阳而设也。（按：单用附子仅辛温下降，并不甚热，得干姜则大热，故误用附子尚不至立刻杀人，误用四逆则反应之热象非常剧烈，此所以治霍乱非四逆汤不为功。）假使病者为脚气，寒湿从下受，以渐上侵，至入腹之后，病者胸中不适，欲吐而不能食，此种旧说谓之心阳无权，亦谓之肾水凌心，其实亦是清浊倒置，用附子可以逼寒湿下行。（单用附子辛温下降之力量不大，附子与吴萸并用则下降之效用甚显著。）又如通常所谓燥湿不能互化，在上不能食，在下不得便，新陈代谢之令不行，如此亦宜附子。（此种当萸、附并用，更加柴胡少许，柴胡之药位在身半以上，两侧，至于头部，所谓少阳药，故旧说谓柴胡性升。凡下行之药，体工之自然救济力往往与药力相持而起反应，故冲气上逆者，用旋复代赭镇之，则上逆益甚，若下行之药迫病邪下降，方中用少许升药为反佐，则体工之反应不起，而药效乃非常健全，是为治医者不可不知。）又如多内者肾虚，其肾藏无热力，如此则头眩气喘，所谓肾不纳气者是也，其人腰脚必冷，欲救济其肾藏无热，亦当用附子，因附子药位在小腹，故专能治此病。（此种当与补肾药同用。）其他如寒疝之类，亦当用附子，皆可类推。伤寒之少阴症，寒邪在肾藏之经，《伤寒论》麻黄附子细辛汤乃其特效方，亦皆药效与体工相应，显然与人以可见者。以上所说可谓用附子之标准，但此与神经系无涉，今治中风之半身不遂而用附子散可谓风马牛不相及。方中附子、桂心、细辛、防风、人参、干姜乃回阳去寒之药，乃伤寒病少阴症效方，中风之病，虽亦有因肾虚而得者，其瘕结则在神经，今用此方为治，是与《内经》伏其所主之论不合，且细辛能开肾，肾虚之人，假使方中不用五味子而有细辛三分以上，其人可以脱绝，此皆为吾所亲见者，故此节不可为训，毫无疑义。

　　第十二条，脉浮而紧，紧则为寒，浮则为虚，虚寒相搏，邪在皮肤云云。全节皆不妥当，而此数语为甚，但脉紧不能断为寒，但脉浮不能断为虚，虚寒相搏，不能断为邪在皮肤，且虚与寒又若何相搏，此种论调，乃王叔和《脉经》中习用语。《伤寒》《金匮》都是叔和所辑，恐两书中有此种论调处都是叔和之言，治医必明病理究药效，理论必与事实相符，如此然后有进步，可谓理论与事实相符是进步之原则，不合此原则者，不可为训。

　　第十三条，侯氏黑散，此方与《千金方》五石散只数味相出入，真确为古方无疑。五石散钟乳、矾石，钟乳疗病之原理是增益体中石灰质，矾石与信石为同类，当是增益体中砒素。此五石散之反应是热，古人因谓石药能化火。按：五石冷服，渐渐觉热，热乃冷食，冬日着单衣，浴冷水，愈冷体温乃愈高，可以赤身卧雪中，热气蒸腾，不知寒冷，故五石散亦名寒食散。王仲宣患风症，仲景劝服五石散，仲宣不肯服，其后竟落眉而死。落眉《千金》所谓大风，就今日病理学言之，是腺病，寒食散中重要成分即是钟乳、矾石，如果寒食散能治大风，是钟乳、矾石能治腺病矣。本方有矾石，云治心中恶寒不足者，与五石散之效力相合，惟此方自古无人敢尝试，余曾服毒药多许，亦未曾试服此方，因现在药店中无矾石。方后云六十日亦可信，因凡此等毒药每服少许，每日一次，必须一二月之久，然后有效力可言。

第十四条，脉迟而缓五句，仍是《脉经》论调。其云邪气中经，则身痒而瘾疹，心气不足，邪气入中，则胸满而短气。瘾疹近乎现在所为风湿症，胸满短气，病既由于邪气，恐不足为大病，而主风引汤，亦在不可理解之列。现在治中风以人参再造丸、回天丸等为效方，就余所研究者观之，羚羊、犀角及诸重药当有分际，当有界说，否则总不健全，侯氏黑散、风引汤亦须继续研究，此当悬为后图，现在尚未遑暇也。《金匮辑义》本方之后丹波氏附有考证一段甚详，其云《外台》引崔氏，永嘉二年，大人小儿频行风痫之病，张思惟合此散所疗皆愈，数语极可注意。永嘉为晋元帝年号，所谓崔氏即崔行功，为东晋名医，既云得病不能言，或发热，半身掣缩，或五六日或七八日死，观此掣证，实是现在之流行性脑炎，丹氏解释风引二字，谓即风痫摩引之谓，亦甚妙。就余经验所得言之，《千金》《外台》多效方，然则此方治流行性脑症必效无疑，不过流行性脑病必经数十年然后一次盛行，医家亦都视为惊风，风引汤始终未散尝试，殆因此晦而不显。按：滑石、寒水石、石膏其反应是凉性，作用能消炎，流行性脑炎目赤唇燥多从热化，滑石一味使病毒从小便出，理亦可通；紫石英、龙骨是镇剂，不使胆火上行，熏炙头脑，与胆草之作用为近；此病多兼食积，用大黄亦合理；惟干姜一味，与大黄等分，殊嫌太重，盖反佐之用，药量宜轻。然此仅为理论，至此方可否治脑炎，毕竟当以实验为主，近来屡次见时医用紫石英治脑症不效，但彼非用风引汤全方，则亦未可据以判断此方之无用也。

第十七条，头风摩散曾见人用之不甚效，验方用公丁香、蓖麻子、川乌，陈绍酒煮，醮汁摩头良效，于理论上亦较此方为长。

第十八条，历节黄汗谓病因汗出入水中；二十条、风血相搏；二十一条、饮酒汗出当风，所说病源都不如现在西国病理。二十二条、肢节痛脚肿如脱，头眩短气，温温欲吐，主桂枝芍药知母汤，此方恐亦不效。

第二十五条，病历节不可屈伸乌头汤主之，此却有效。后世定痛诸方用川乌当是本此，惟有效成分只是乌头一味，麻黄、芍药、黄芪、甘草不可为训，恐为效未心良。

第二十七条，矾石汤治脚气冲心，此条竟谬。脚气冲心为寒湿自下上行，矾石性收涩，功效能清血，用以浸脚，与脚气攻心可谓丝毫无干。尤注谓矾石性燥，能收湿解毒，此则尤谬。脚气当令其湿仍从脚出，如吾《病理概论》中所言，今以性燥收湿之药浸脚，既与冲心无关，又不许病毒有出路，此何说也？乃知中医诊病用药无标准，由来旧矣。

第二十八条，续命汤确是古方，惟云治风痱身体不能自收，口不能言，则谬。此种都有错，如何错法已不可知，不必强为解释。身体不收，口不能言是风缓，即今所谓神经瘫，用风引汤反不如吃生矾之有理致，毕竟是否各方次序凌乱，都不可晓。

第二十九条，《千金》三黄汤，烦热心乱恐亦非黄芩所能济事，但此方尚有理致。《近效》术附方便不可信。至三十条、崔氏八味丸治脚气上人少腹不仁，则又大谬而特谬，此即现在附桂八味丸，断非能治脚气之方，《外台》亦误，甚可怪也。

第三十一条，越婢加术汤治肉极，注中《外台》引《删繁》肉极论脾病则肉变色。按：风病而肉变色，今所见者者为中毒性，确是疬风，但决非越婢加术所能治。因风病至于肉变色，关系神经、腺体、血液、淋巴。石膏能消炎，麻黄只能发汗，白术能燥湿健胃，增加组织弹力，与腺体神经受毒而变性丝毫无关。丹氏谓孙奇等所录彼此凑合，就病理言之，真是凑合，其可疑之处在方与病不合，不止甲书与乙书互异而已。

金匮翼方选按

金匮翼方选按
第一期

中风八法

一曰开关

卒然口噤目张，两手握固，痰壅气塞，无门下药，此为闭证。闭则宜开，不开则死。搐鼻、揩齿、探吐皆开法也。

白矾散（《圣济》）　治急中风，口闭，涎上，欲垂死者。

白矾二钱，生姜一钱（连皮捣，水二升，煎取一升二合）。

上二味合研，滤分三服，旋旋灌之。须臾吐出痰毒，眼开风退，方可服诸汤散救治。若气衰弱，不宜吐之（此方以白矾涌泄为主，佐入生姜，辛以开之也）。

又方：

白矾如拇指大一块（为末），巴豆二粒（去皮膜）。

将上二味于新瓦上煅，令赤为度，炼蜜丸，芡实大。每用一丸，绵裹放患人口中近喉处，良久吐出痰，立愈。一方加皂角一钱，煅研，取三分吹入鼻中（按：巴豆为斩关夺门之将，用佐白矾以吐痰，因其性猛烈，故蜜丸含化，是急药缓用之法）。

铁按：中风从寒化者，唇舌都润，舌质不红，口液奇多，喉间痰声辘辘，目瞑或虽张而无神，其眼球不能自由转动，左侧卧则目向左，右侧卧则目向右，此在旧医书谓之"目连搭"，其舌常萎缩。此种因三叉神经麻痹，滑车神经与舌咽神经都是其分支，详《惊风详说》讲义。唯其如此，所以舌萎，目连搭，会厌之肌肉亦不能自由运动，故痰声辘辘而不能吐。凡猝然中风，即见此种症象者，当用辛温下降，如干姜、附子、吴萸之类。当用有刺激性之药使麻痹之神经得苏醒，则痰涎自出。第一方白矾、生姜，其生姜一味，即是富有刺激作用。凡药性，其药位最当注意。生姜之刺激作用，不在舌尖而在咽喉，故能取效。若问何以在咽喉，则无理由可言，惟有求之经验。

第二方巴豆所谓斩关夺隘，因此药能呕能泻，其性奇悍。食停上膈之结胸症，用此可以取效。惟只宜用巴豆霜，且只能以厘计，至多到一分。至于中风，其症结是神经麻痹，照此用法，开关是否有效，未经试验。惟既经煅过，用量又少，当然无害。此后尚有急救稀涎散及胜金丸两方，都不甚好。稀涎散用猪牙皂角、明矾，此种药只宜擦牙，不宜内服；胜金丸用藜芦，尤其凶悍，都属可商。经验上用之而有效者，最好是苏合香丸。开关云者，指猝中之后，最初用药而言。苏合香丸能刺激神经，亦能令病者呕吐，凡用一丸，温开水化，灌入病人口中。如不能咽，可听其徐徐渗入。无论见寒化症象、热化症象都可用，寒化者可加姜。

二曰固脱

猝中之候，但见目合、口开、遗尿、自汗者，无论有邪无邪，总属脱证。脱则宜固，急在元气也。元气固，然后可以图邪气。

参附汤　按：此方为急救之法，药止二味，取其力专效速也。

人参、制附子。

用人参须倍于附子，或等分，不拘五钱或一两，酌宜用之，姜水煎服。有痰加竹沥。

铁按：所谓脱，是涣汗、遗尿、目无神。若万分危急，可用艾灸关元、气海。艾炷如莲子大，隔姜一片，约至少三壮，多至七壮。关元在脐下一寸半，气海在脐下三寸。

三曰泄大邪

昔人谓南方无真中风，病多是痰、火、气所致，是以近世罕有议解散者。然其间贼风邪气，亦间有之。设遇此等，岂清热益气理痰所能愈者。续命诸方，所以不可竟废也。下略。

小续命汤

麻黄、川芎、桂枝、防己、杏仁、黄芩、芍药、附子、甘草、防风、人参。

三化汤

厚朴、枳实、大黄、羌活。

肘后方

鸡屎、大豆、防风。

荆芥散　荆芥一味，略炒为末。

华佗愈风散　治妇人产后中风，口噤，手足瘛疭如角弓；或产后血晕，不省人事，四肢强直，或心眼倒筑，吐泻欲死者。亦只此一味，微炒为末，每服三钱，豆淋酒调服，或童子小便服之。口噤则抉齿灌下。药下如神。王贶《指迷方》加当归等分，水煎服。

豆淋酒法　黑豆二升，熬令声绝，酒二升，纳铛中，急搅，以绢滤取清，顿服取汗。

铁按：以上诸方，与现在所见中风症，全完不合。中风热化者多属肝胆上逆症，寒化者多属湿痰或中毒性，其症结则神经为病，绝对不是麻黄、桂枝、人参、附子可治之病。余颇致疑于《金匮》方不可用，即是因此。假使有表证而当用麻、桂，有寒证而当用参、附，乃中风兼见之副病，绝不能说小续命汤可以治中风。三化汤用大黄、枳实、厚朴，是因有积可知，羌活虽是风药，不能谓有此一味，即是治风之方。故余于原书絮症，悉数阙之，因此等旧说，无益于事，徒乱人意。且中风之为病，最显著最多数之病原是饮酒、多内。饮酒则神经可以中毒，多内则生殖腺早衰，以故中风多在五十左右。准此以谈，是此病无有不兼虚弱性者。发汗、攻下之药，可以充佐使之选，断不在主要之列。中风之意义是动作不仁，动作不仁乃神经为病，然则既云是风，便不是麻黄、桂枝、大黄等药可治。且中风之原因多半是虚，即有当用此等药之副症，亦须审慎。

四曰转大气

大气，不息之真气也，不转则息矣。故不特气厥类中，即真中风邪，亦以转气为先。经云：大气一转，邪气乃散，此之谓也（喻嘉言曰：中风症多挟中气）。

八味顺气散（严氏）　凡患中风症者，先服此顺养真气，次进治风药（中风正气虚，痰涎壅盛者，此方主之。严用和曰：内因七情得者，法当调气，不当治风；外因六淫得者，亦当治气后，因所感六气治之）。

人参、白术、茯苓、陈皮、青皮、台州乌药、香白芷各一两，甘草半两。

上咬咀，每服三钱，水一盏，煎七分，温服。

匀气散（《良方》） 即顺风匀六气（此方即前方去茯苓、陈皮而加天麻、紫苏祛风疏表；沉香、木香降下敛逆，法更周至）。

白术一钱，乌药一钱，人参一钱，天麻一钱，沉香、青皮、白芷、木瓜、紫苏、甘草各五分。

上锉作一贴，姜三片，水煎服。

铁按：以上两方，都平正可用。但尚嫌其近乎国老药，学者倘能明白病理，更能明白药之效用，尽可不必泥定成方。

五曰逐痰涎

或因风而动痰，或因痰而致风，或邪风多附顽痰，或痰病有如风病，是以掉摇、眩晕、倒仆、昏迷等症，风固有之，痰亦能然。要在有表无表、脉浮脉滑为辨耳。风病兼治痰则可，痰病兼治风则不可。

涤痰汤 治中风痰迷心窍，舌强不能言。

制南星、半夏（泡七次）、枳实（麸炒）、茯苓各二钱，橘红一钱半，石菖蒲、人参各一钱，竹茹七分。

（此方功效极缓，王道无近功也。）

水煎一钟半，生姜五片，煎八分，食后服。

铁按：此方之有效成分只是胆星、石菖蒲，其余都是副药。凡副药有两种作用，其一对副症而言，如有痰则加二陈，虚则加生草，有外感则加羌、防是也；其二对主药而言，如用生军嫌其峻则用甘草调之，用厚朴嫌其燥则用人参调之是也。明乎此，则古方可以随意加减。又舌本强，语言不便利，仅服南星、菖蒲，不定能取效，加回天丸则其效如神矣。

清心散 治风痰不开（按：此方即喻氏用牛黄丸之意，但牛黄丸方，诸书互有异同，不如此方之简要也）。

薄荷、青黛、硼砂各二钱，牛黄、冰片各三分。

上为细末，先以蜜水洗舌后以姜汁擦舌，将药末蜜水调稀，搽舌本上。

铁按：此方甚好，用法亦好。惟牛黄须注意，此物能清心热，然不能去外感。假使是阳明热误用，病者必见精神恍惚。又此物宜于中毒性之病，凡中风而有爪疥、鹅掌者，或皮肤隐黑色、汗出而臭者，皆属中毒性，若见神经瘫之见症尤其是中毒症。必其病为中毒性而又热化者，然后牛黄是适当之药。

六曰除热风

《内经》之气多从热化，昔人所谓风从火出者是也。是证不可治风，惟宜治热。《内经》云：风淫于内，治以甘凉。《外台》云：中风多从热起，宜先服竹沥汤。河间云：热盛而生风，或热微风甚，即兼治风也；或风微热甚，但治其热，即风亦自消也。

竹沥汤　治热风，心中烦闷，语謇涩。

竹沥、荆沥各五合，生姜汁三合。

上三味相和，温服三合，水酒调服良。一方竹沥、荆沥、梨汁各二合，陈酱汁半合，相合微煎一二沸，滤清，细细灌入口中。治中风不语，昏沉不识人。一方竹沥五合，人乳汁二合，三年陈酱汁半合，三味相和，分三服。治热风，舌强不得语，心神烦闷。一方竹沥二升，生葛汁一升，生姜汁三合，三味相和，温分三服，日夜各一服。

铁按：荆沥，药店中不备，《本草纲目》谓是黄荆，余对于此，略有疑义，阙之为是。

地黄煎（《千金》）　治风热，心烦闷，及脾胃间热，不下食。

生地汁、枸杞根汁各二升，生姜汁一升，酥三升，荆沥、竹沥各五升，栀子仁、大黄各四两，茯苓六两，天冬、人参各八两。

上先煎地黄等汁成膏，余五物为散，内搅调，每服一匕，日再渐加至三匕，觉利减之。

铁按：此方甚好，所谓每服一匕者，一方寸匕也。人参之量倍大黄、栀子，十一味药总和之，服一方寸匕，大约大黄得一方寸二十分之一，不过一两分而已，此等处学者最当注意。酥，药店中亦无有，是羊酥，乃羊奶之奶油。何以用此，其义未详，亦当阙疑。

七曰通窍隧

风邪中人，与痰气相搏，闭其经隧，神暴昏，脉绝者，急与苏合、至宝之属以通之，盖惟香药为能达经隧，通神明也（按：合丸集辛香以走窜经络，寒闭者宜之。至宝丹取精灵以直达心脏，热闭者宜之。盖寒从外袭，宣发阳气；热从内陷，宜清透营阴也）。

苏合香丸（徐洄溪云：此辟邪祛秽之圣方。）

白术、朱砂（研）、乌犀角屑、青木香、香附、诃子（煨，取肉）、白檀香各二两，龙脑（研）五钱，熏陆香、安息香（另末，无灰酒一升熬膏）、苏合香油（入安息香膏内）各一两，麝香（研）七钱半，沉香、丁香、荜茇各二两。

上为细末，入药研匀，用安息香膏并炼白蜜和剂。每服旋丸如梧桐子大，清晨取井花水，温冷任意，化服四丸，温酒亦得，空心服。

铁按：开关与通窍隧意义略同。尤氏之意，开关指初起时闭证而言，通窍隧则指半身不遂而言。然半身不遂、肢体不仁都属运动神经为病，并非窍隧不通。读吾讲义者，类能知之，但心知其意，勿泥可也。

至宝丹　方详《准绳》，兹不赘。徐洄溪云：安神定魄必备之方，真神丹也。

八曰灸腧穴

中风卒倒者，邪气暴加，真气反陷，表里气不相通故也。灸之不特散邪，抑以通表里之气。又真气暴虚，阳绝于里，阴阳之气不相维系，药石卒不能救者，亦惟灸法为能通引绝阳之气也。

灸风中腑，手足不遂等症。

百会一穴：在顶中央旋毛中陷可容豆许，系督脉。

发际：是两耳前两穴。

肩髃二穴：在肩端两骨间陷者，宛宛中举臂取之，手阳明大肠经。

曲池二穴：在肘外辅曲肘曲骨中，以手拱胸取之横纹头陷中是，手阳明大肠经。

风市二穴：在膝外两筋间，平立舒下手着腿当中，指头尽处陷者宛宛中，足少阳胆经。

足三里二穴：在膝眼下三寸胻外廉两筋间，足阳明胃经。

绝骨二穴：在足外踝上三寸当骨尖前动脉中寻按取之足少阳胆经，为髓之会，一名悬钟。

灸风中脏，气塞，涎潮，不语，昏危者，下火立效。

百会一穴。

大椎一穴：一名百劳，在项后第一椎上陷中，督脉。

风池二穴：在颞颥后发际陷中，足少阳胆经。

肩井二穴：在肩上陷鲜中缺盆上大骨前一寸半，以三指按取之当其中指下陷者中是，足少阳胆经。

曲池二穴。

间使二穴：在掌后三寸两筋间陷中，手厥阴心包络经。

足三里二穴。

灸风中脉，口眼歪斜。

听会二穴：在耳前陷中张口得之，动脉应手，足少阳胆经。

颊车二穴：在耳下二韭叶陷者宛宛中，开口得之，足阳明胃经。

地仓二穴：在侠口吻旁四分近卜有脉微动者是，足阳明胃经。

凡㖞向右者，为左边脉中风而缓也。宜灸左㖞陷中二七壮，艾炷大如麦粒，频频灸之，以取尽风气、口眼正为度。

灸中风卒厥危急等症。

神阙（任脉）用净盐炒干，纳脐中令满，上加厚姜一片，盖之灸百壮，至五百壮，愈多愈妙，姜焦则易之。

丹田（脐下三寸）、气海（脐下一寸五分）（任脉）。

二穴俱连命门，为生气之海，经脉之本，灸之皆有大效。

凡灸法，炷如苍耳大，须结实，其艾又须搓熟，去净灰沙及梗。初得风之时，当依此次第灸之，火下即定。《千金翼》云：愈风之法，火艾特有奇能，针石、汤药，皆所不及也。

灸法，头面上炷艾，宜小不宜大，手足上乃可粗也。又须自上而下，不可先灸下后灸上。

赵氏云：口之㖞，灸以地仓；目之邪，灸以承泣（足阳明）。苟不效，则灸人迎（足阳明）。夫气虚风实而为偏，上不得出，下不得泄，其气为风邪所陷，故宜灸，经云陷下则灸之是也。

范子默记崇宁中，凡两中风，始则口眼歪斜，此则涎潮闭塞。左右共灸十二穴得通气。十二穴者，听会、颊车、地仓、百会、肩髃、曲池、风市、足三里、绝骨、发际、大椎、风池也，依而用之。无不立效。

罗谦甫云：凡治风，莫如续命汤之类。然此可以扶持疾病，要收全功，必须艾火为良。

铁按：人身血行于脉中，卫行于脉外。卫为气，通常与血对待言之，实即血中取出之热力。若言经气，即是将两者合并言之。而经气两字，又该淋巴言之。卫出于血，淋巴亦出于血。血行脉中者，谓血行微丝血管之中也。卫行脉外者，谓热力卫一身之外层，所谓太阳者是也。言三焦、溪谷都是指淋巴。淋巴所行之处，为皮里膜外肤腠之间，溪谷之会，筋肉之分。此三者，在躯体之中，皆运行不息，与外界冷暖燥湿、潮汐之涨落、月魄之盈亏、时序节候之转变，息息相通。太过则病，不及则病，不通则病，上下四方不平衡则病。针灸艾火之所以能治病之理，即是治此三物，不通者使之通，不平衡者使之平衡，有余不足亦能治之。例如下脱者艾火可以升之举之，上燔者针灸可以引火归源。所谓不平衡者，例如上盛下虚，身半以上充血，身半以下贫血；又如皮肤湿疮，水分浸淫于外，其内部则枯燥等是也。古云：从阴引阳，从左取右；病在上者，取之于下，在下取之于上；陷者举之，高者抑之，塞者通之，中满者泄之。此其大略也。惟针灸之道，虽微妙而奇难，传者久失古意。若照《针经》《针灸大全》等书治病，等于对谱着棋，无有不失败者。本书本节所言，虽录原文，不过存其旧时面目，其实无多用处。

亡阳汗脱，灸关元、气海神效。肺气上壅，灸关元亦效。此则为余经验所得者。凡灸，热力入里，甚于附子、干姜。故凡见阴虚症象，唇舌从热化者，都在当禁之列。

以上八法，不过约言治要耳。而风气善行数变，症状不一，兹更备举诸风条列如下。学者习而通焉，则思过半矣。

拟五脏中风分治之方

（新定）肾风苁蓉丸

苁蓉、牛膝、熟地、黑豆、防风、石斛、虎骨、当归、山药、独活各七钱半。蜜丸梧子大，每百丸空腹食前酒下。

（新定）**肺风人参汤**

人参一两，桔梗五钱，麻黄八钱，杏仁廿一粒，羚羊角三钱，白鲜皮三钱，防风一两，石膏七钱，甘草五钱。

上为散，每服三钱，水煎，去滓，温服。

（新定）**脾风白术汤**

白术、白茯苓、防风、防己各七钱五分，人参、甘草各五钱，白芍、附子、麻黄、苡仁各二两。

上锉如麻豆大，每服三钱，水煎人生姜汁半分，同煎取七分，去滓，服无时，日三。

（新定）**心风犀角丸**

人参二两，犀角一两，远志、生地黄、天冬各五钱，石菖蒲五钱，赤箭五钱，紫石英五钱，防风七钱，茯苓三两，细辛三钱，丹砂一两（即辰砂），龙脑、麝香各一钱。

上为末，蜜丸，鸡豆大，每服一丸，温酒下，无时。

（新定）**肝风天麻散**

天麻二两，川芎一两，人参一两，犀角七钱，羚羊角一两五钱，乌蛇三寸，柏子仁、酸枣仁、钩藤各一两半，甘菊一两。

上为散，豆淋酒下一钱匕，渐加至二钱匕，日三夜一。

铁按：本节言五脏之风，而无其症状，读者用讲义中已读之知识，再观其方药之主要，亦可以得其大概。惟无絜症，总不便于初学，兹特以意补之。又病候有不可知者，药物有不中用者，都不可不知，今为说明如下。

一、肾风。中风之为病，本是属肾，但观此病之大多数发作，必在五十左右，是即肾腺萎缩，内分泌不充，然后有中风之病。可知凡中风，都是肾虚。凡初中时遗溺不自禁者，肾气虚竭故也。腰腿酸者，肾虚症也。颜额黑者，肾脏寒也。气上壅，喘不能自还者，肾不纳气，不能与肺协调也。自汗、盗汗见寒化症象者，肾寒也。病者未至五十发白者，肾腺衰也。眸子之边，为眼白所掩；黑珠四周，形一白圈，此名老人圈。凡有此者，则肾脏亏，肾水枯也。汗出多者，有脱绝之虞，喘息急者亦然，都不可治。苁蓉丸方甚和平，可用。

二、肺风。凡所谓肺风，古人常以喘咳为标准。旧医常谓不咳不是肺风，其实不然。尽多不咳嗽之肺病，且中风为病，本来咳嗽者，猝然患中风，便不能咳，故不能以咳为肺风标准。凡面色苍白无血色，呼吸窒，气管中多痰声，病在肺也。手臂酸，手指胀，面白唇红，目光无神而喘者，病在肺也。两肩促，头前倾，背微驼者，病在肺肾也。久咳吐血，病在肺也。凡以上所谓病属肺者，皆属虚证。第二方人参汤中之麻黄不适用，桔梗亦不适用，开肺太过也。凡麻黄、桔梗可以医肺为风束之实证，而中风之兼属肺证者，无有不属虚，是则必须纠正者。又本方中羚羊角不可用，亦须注意。

三、脾风。脾风者，为湿化之证也。肠部少弹力，神经迟缓而涎多，舌本强，目连搭者，是其候也。此有两种，其一是平素体肥痰多，其二是中毒性。向有伏湿，血分不清楚，现在所见者，多半属后一种。大约古人所见者，都属前一种。凡病人有爪疥、鹅掌、鼻渊、黄带诸症者，是中毒性。白术汤仅能治前一种病，方中麻黄尚需斟酌。

四、心风。心者，君主之官，神明出焉。就解剖讲，不可通；验之事实，却甚真确。中风为病，神志不清楚者，都可谓之心风。观本节之犀角丸，是犀角地黄汤加减，则可知本书所谓心风，乃病之从热化者。其舌质必绛，血液必干，否则犀角、地黄，恐不适用。方中远志、菖蒲是手少阴引经药，然远志当慎。此方和丸，仅服芡实大一丸，颇嫌太轻。

五、肝风。凡言肝，皆挟胆病。肝从风化，则瞤动不仁；胆从火化，则热而上逆，此为中风病之常轨。本方用犀、羚、乌蛇，亦治中风正式主要药方。惟读者须注意服散，只能服全方药量总和数之一钱匕。一钱匕者，用一五铢钱抄散不落为度。

金匮翼方选按
第二期

中风失音不语

失音者，语无声音，盖即瘖也。夫喉咙者，气之所上下也。会厌者，声音之门户也。其气宣通，则声音无所阻碍。若风邪搏于会厌，则气道不宣，故令人失音。其邪气入脏者，则并不能言语也。《外台》云：肝风，其口不能言；脾风，声不出，或上下手。又云：脾之脉挟喉连舌本，心之别脉系舌本。今心脾脏受风邪，故舌强不得语也。河间云：内夺而厥，谓肾脉虚弱，其气厥不至舌下，则音瘖不能言，足废不能用，经名瘖痱，地黄饮子主之。比而论之，失音者，语言如故而声音不出，为脏之虚也；舌强不能语，虽语而謇涩不清，痰涎风气之所为也。不语者，绝无语言，非神昏不知人，即脏气厥不至舌下，要须分别治之。

河间地黄饮子

熟地黄、巴戟（去心）、石斛、山茱萸、苁蓉（酒浸，焙）、附子（泡）、五味子、肉桂、麦冬、白茯苓、石菖蒲、远志（去心）各等分。

上为末，每服三钱，水一盏半，生姜五片，枣一枚，薄荷七叶，同煎至八分。服无时。

铁按：上所言不尽可靠，中风不能言，大份关系头脑。"宣通其气""邪风中于会厌"，此等说法都不妥当。然年来仔细考察，觉生理学所言，亦有未尽。中风之不能言，类别之有如下种种。（一）无语言能，此种是神经瘫。知识既不清楚，舌咽运动神经复不灵活，故不能语。此种是中毒性，多见于末传者，无法治。（二）猝然中风，口眼㖞，神志昏迷，不能言。用药治之，险象减少，神志清楚，却仍旧不能言。余所治此等病，有二三个月然后能言者，亦有二三星期即能言者。此种多见于初期，大约是三叉神经分支麻痹之故（三叉神经是何种神经，详《惊风详说》）。所以初起不能言，病势渐渐减退，其神经之钝麻者，得以渐恢复，遂即能言也。（三）有神志清楚，行动如常，却不能发话。前年曾诊如此者一人，病者为三十许女子，其夫有潜伏性梅毒，其病初起是中风，其后中风已愈，三四年不能言，其神志极清楚，神气亦好，惜其人不知书，否则虽不能言，必能作笔谈。曾来治十余次，予风药、补药，精神、饭量都较好，而不能言如故。此其病之症结也，必在头脑。但何以有此特殊症状，则不能言其故。

此外尚有不能发言者多种，或者属痰，或因中毒，多半舌本强，语言不清，并非绝对不能言。治风、治痰、治湿，用之得当，都可取效。故西说有是处，亦不定全是；中国旧说十之九是杜撰，不可通，然中风之证，调其脏气竟能取效，亦绝对不是治头脑可以济事者。

凡猝中，初起见种种险状，如眼㖞、口张、舌缩不能言、遗溺诸症，虽极险恶，其实并不危险。由此种症状前进，有各样均见差减，脉缓和有胃气者，是渐转佳境。此由医治得法，脏气渐缓之故。虽不能言，逐渐调理，必然日有起色。有初起猝中，三数日后则目光转枯，脉无胃气，四肢或一肢自动，如此者，是转入险恶境界。此由于医治不得法，其病由浅入深。凡见一侧肢动摇者，绝对无治法，不出一候必死。

宝鉴茯神散

茯神心一两（炒），薄荷二两（焙），蝎梢（去毒）五钱。

上为末，每服一二钱，温酒调下。此治风气挟痰不语之剂。

口眼㖞斜

足阳明脉循颊车，手太阳脉循颈上颊，二经俱受风寒，筋急引颊，令人口㖞僻，目不能正视。又云：风入耳中，亦令口㖞，缘坐卧处对耳有窍，为风所中，筋牵过一边，连眼皆紧，睡着一眼不合者是也。

《外台》治中风，面目相引，口㖞，牙车急，及舌不得转方。

独活三两，竹沥、生地黄汁各一升。

三味合煎，取一升顿服之即愈。（徐云祛风舒经活血）

铁按：以上各方，都可选用。

偏　风

偏风者，风邪偏客身之一边也。其状或左或右，手不能举，足不能履。《内经》所谓风邪之气，各入其门户，所中则为偏风是也。亦有阴阳偏废，左右不相贯通，或凝痰、死血、壅塞经络者，其状与偏风等也。盖左右者，阴阳之道路，不可偏也，偏则阴阳倾而隔矣。经络者，血气所流注，不可塞也，塞则气血壅而废矣。和则利阴阳，流瀹经络，治内伤之道也；大药攻邪，针熨取汗，治外感之道也。

甄权防风汤　疗偏风。此方扶正达邪，兼治六淫，用宜随证加减。

防风一两，羌活二两，川芎一两，白芷一两，葛根二两，杏仁二两，白术一两，人参二两，牛膝一两，狗脊一两，萆薢一两，薏仁二两，麻黄四两，石膏二两，桂心二两，生姜五两。

水一斗二升，煮取三升，分三服。服一剂觉好，更进一剂。灸风池、肩髃、曲池、支沟、五枢、阳陵泉、巨墟、下廉，合七穴，一度灸之即瘥。

铁按：中风之病，原理既明（读过《惊风详说》讲义之后，此一类病理，当比较明白）。以上所录药物，足敷应用，余都径略。欲求深造，当须博考群书，是在学者自己。

又有无故而口眼㖞斜者，余曾值此种病多次，仔细考察，仅面肌神经一侧紧张，其余都无病症，此种不可谓之中风。故古法只用鳝血黏头发牵引，或用蓖麻子摩擦其紧张之一侧，其病即能自愈，不必多服风药。

历节痛风

历节风者，血气衰弱，风寒袭入关节，不得流通，真邪相攻，所历之节，悉皆疼痛，故谓历节风也。病甚则使人短气，自汗，头眩欲吐，肢节挛曲，不可屈伸。亦有热毒流入四肢者，不可不知。

历节肿痛，的是湿病，由饮酒当风，或许出入水所致，经云湿流关节是也。挟寒者，其痛如掣；挟风者，黄汗自出，其遍身走痒，彻骨疼痛，昼静夜剧，发如虫啮者，谓之白虎历节。

铁按：此即西人所谓关节炎，其病灶在肌肉之分，溪谷之会，所谓三焦者是也。其所以致痛之原因，是血中老废成分不得外达之故。若波及两骨三关节面者，即屈伸不利，而其病较剧。所谓白虎历节，当是中毒性。现在因有西医，复有流行治梅毒之药，故此等病都成变相病症，与古书所说吻合者甚少。

没药散

没药（研）半两，虎胫骨（酥炙）三两。

二味捣末，每服二钱，温酒调下，日三。

白头翁酒　治诸风攻痛，四肢百节。

白头翁草一握，捣以醇酒投之，顿服。

白花蛇散（此方专于祛风）

白花蛇（酒浸去皮骨）二两，何首乌（去黑皮）、蔓荆实、牛膝（酒浸）各四两，威灵仙、荆芥穗、旋覆花各二两。

上七味，为散。每服，空心温酒调下一钱至二钱。

抵圣散

虎胫骨（不计多少，打破，酒浸，蘸酒旋炙令黄脆为度）。

上一味为散，每服半钱，入薄荷末一钱，人参末半钱，煎乳香酒调下。《仁斋》云：虎骨酥炙黄槌碎如末，每骨一升，以酒三升浸五日，空心服一盏，冷则煖之。

麝香丸　治白虎历节，诸风疼痛，游走无定，状如虫啮，昼静夜剧，及一切手足不测疼痛。

全蝎三十个（生用），黑豆二十一粒（生用），地龙去土五钱（生用），大川乌八角者三个（生用）。

上为细末，入麝香半字约三分同研匀，糯米饮糊丸，如绿豆大。每服七丸，甚者十丸，夜卧令膈空，温酒下，微出冷汗一身便瘥。

许叔微云：予得此方，凡是历节及不测疼痛，一二服便瘥。在歙州日，有一贵家妇人，遍身走注疼痛，至夜则发如虫啮其肌，多作鬼邪治。予曰：此正历节痛，三服愈。

铁按：定痛诸方，以《本事》麝香丸为最有效。盖中毒性病症，必使病毒有出路，方是正当治法。此方与蠲痛小活络丹药味相同，此丹药肆中有现成者可购。

余尝用以治一男子痛风，方中本云，小活络丹半粒药化服，乃其家可调护者，用一粒悉入药中。药后至夜半，发热汗出，肘臂、胸膺，凡关节之处，肌肉之会，发出红紫色痓痱甚多。其人大惊，以为是药误。黎明即急足延余，候其色脉甚平衡，神气极清楚。解衣视之，所发之物如黑桑椹。余乃贺之曰：从此免除大病矣。予调理药，霍然而起，是因毒得出故也。其余痛风，用此方效者，不胜搂指。

又本书尚有大枣汤一方，附子、麻黄、黄芪同用，颇未达其意。又有犀角汤一方，犀角、羚羊角、大黄并用，鄙意以为此等药方，甚不平正，既未能洞朋其意，当在未达不当之列，不宜谬然学步。故两方删而不录，一孔之见如此，不必便是定论，读者酌之可也。

鹤 膝 风

蚰蜒丸

蚰蜒一条（头尾全者），白附子、阿魏、桂心、白芷各一两，乳香三分，当归、芍药、北漏芦、威灵仙、地骨皮、牛膝、羌活、安息香、桃仁各一两（生，同安息香研），没药三分。

蜘蝼即全蝎也，气味甘，辛平，有毒，主诸风，瘾疹及中风，半身不遂，口眼㖞斜，语涩，手足抽掣。

上十六味，蜘蝼、桃仁、白附、阿魏、桂心、白芷、安息香、乳香、没药九味，同童子小便并酒二升，炒熟，冷后入余药为丸，蜜丸如弹子大，空心温酒化下一丸。

铁按：此方只能做丸，每服只能一粒。方中阿魏一味，消瘀祛积，力量奇雄，不是煎剂材料；威灵仙引药下行，略如牛膝，力量过之，其药位亦在腰膝部，与牛膝同，但误用之，流弊甚大，故寻常煎剂，敬而远之为是。

鹤膝风是虚证，其部位是肾之领域，此痛之症状，膝骨放大。鄙意腿胫骨节骱之关节面骨衣必有损坏，然后见此症。其病与骨劳症相类似，初起时酸痛无力，腿鱼肉松即是渐削症象，当此之时，急用峻补之剂，内外并治，有可愈者。内治宜大补剂，寻常补药之外，如故纸、巴戟、苁蓉、附子等，都可酌用。外治用五圣散极效。若大肉既削，膝骨放大之后，虽能保留生命，复原则为难关。如其兼有中毒性者，不可治。

风　缓

风缓即摊缓，其候四肢不举，筋脉关节无力，不可收摄者，谓之摊；其四肢虽能举动，而肢节缓弱，凭物不能运用者谓之缓。或以左为摊，右为缓，则非也。但以左得之病在左，右得之病在右耳。推其所自，皆由气血虚耗，肝肾经虚，阴阳偏废而得之；或有始因他病，服吐下之药过度，亦使真气内伤，营卫失守，一身无所禀养而然也。（《圣济》）

风缓者，风邪深入而手足为之弛缓也。夫脾主肌肉四肢，胃为水谷之海，所以流布水谷之气，周养一身。脾胃既虚，肢体失其所养，于是风邪袭虚，由腠理而入肌肉，由肌肉而入脾胃，安得不为之缓废乎？又人之一身，筋骨为壮，肝主筋，肾主骨，肝肾气虚，风邪袭之，亦有肢体缓弱之症，是当先祛风而后益之。（《仁斋》）

天麻浸酒方　治摊缓风，不计深浅，久在床枕。

天麻、龙骨、虎骨、骨碎补、乌蛇（酒浸，去皮骨）、白花蛇（酒浸，去皮骨）、羌活、独活、恶实根、牛膝各半两，松节（锉）、当归、川芎、败龟板（酥炙）、干熟地黄、茄根、附子一枚（炮，去皮脐）、火麻仁、原蚕沙（炒）各一两。

共十九味，㕮咀如麻豆大，用酒二斗浸，密封，春夏三口，秋冬七日。每服一盏，不拘时温服。此和营散邪之法，是寓补于攻也。

四斤丸　治风寒湿毒与气血相搏，筋骨缓弱，四肢酸痛痒痹。

宣木瓜（去瓤，切，焙）、天麻、牛膝（焙）、苁蓉（洗，切，焙）。

上四味，各一斤，用好酒浸，春秋五日，夏三日，冬十日，取出焙干，为末，外用熟附子、虎骨酥炙各二两为末，用浸药酒面糊丸桐子大，每服三四十丸，食前温酒或豆淋酒下。

一方加当归三两，乳香、没药、五灵脂各半两，麝香一钱，名大四斤丸。

又《三因》加减四斤丸，去天麻，加鹿茸、熟地、五味子、菟丝子等分为末，炼蜜丸。

铁按：风缓之症，就予所见者言之，与本书所说者颇有出入。此病有急性者，属惊风一类，即前此讲义所谓柔痉。余曾治一人，其头颈骨完全无力，仰则后脑着背，俯则下颌着胸，余用仲景大建中汤小剂，九剂而愈，附子八分，川椒二分（此案是十年前事，现在讲义中不录，故附识于此）。有慢性的，脉弛缓异常，眠食无恙，神志亦无恙，而不能动。此种，男子是肾病，女子是子宫病。余曾治一人，用补剂及种种富有刺激性之药品，都不效，后用乳没药、川椒入鸡蛋壳中，与母鸡伏一星期，取出，加木瓜、天麻、虎骨、苁蓉、牛膝，药后手脚均抽搐，但病人感畅适。每服药一次，必抽搐一次。连服十余日，其病霍然而除。当时所用分量，已不记忆。又有中毒性而见神经弛缓者，凡中风两目连搭，无语言能力者，都不属此种。小孩惊风有先天性梅毒者，结果亦往往见神经瘫。准此以谈，风缓二字，不能用为病名。《圣济总录》亦以风缓另列一类，其弊与本书同，是当纠正，以故本篇仅录数方，聊备一格，其余都从删节。

风瘙痒

风瘙痒者，表虚卫气不足，风邪束之，血脉留滞，中外鼓作，变而生热，热即瘙痒。久不瘥，淫邪散溢，搔之则成疮也。

防风汤淋洗方

防风、苦参、益母草各三两，白蒺藜五两（炒），荆芥穗、蔓荆子、枳壳各二两。

每用三两，水一斗，煎至八升，乘热淋洗患处。

松叶酒方

松叶一斤，酒一斗，煮三升，日夜服，出汗。

胡麻散　治脾肺风毒，次注皮肤，瘙痒，手足生疮，及遍身痦瘰，发赤黑靥，肌热疼痛。

胡麻（炒令香熟）、枳壳各二两，防风、蔓荆子、威灵仙、苦参、川芎、荆芥穗、何首乌（米泔浸透，去黑皮，炒干）、甘草（炙）各一两，薄荷半两。

上为散，每服二钱，温酒下，或炼蜜丸橘籽大。每服三十丸。

洗方　（忠永堂松年大伯常用此方治遍身痦瘰作痒，以之浴身后，先父用之无不效）

豨莶草一握，蛇床子五钱，苍耳子一两，防风五钱，紫背浮萍半碗。

煎汤，熏洗数次。无不愈者。

铁按：风瘙痒，固有此名，其实即是风湿，详风湿所以能见于皮肤，乃体工自然之救济。其病之来源，由于厚味饮酒者，其病毒由胃肠入血分，由血分传腺体，达三焦。其由于房室中毒者，直接从腺体入各组织，一部分随淋巴入三焦，达肌腠，其发作与气候相应，其病状则有种种不同。风瘙痒其最轻者，以能外达为佳，正当治法当顺生理之自然，助之外达，一面用内服药，正本清源，则有效而无流弊。若外治逼之向里，便是庸手，且流弊甚大，癣疥之疾，可以成心腹大患。故诸外治方，都不宜尝试。此种病，当是湿症一类，不是风症一类。

诸湿统论

湿气不一，有天之湿，雾露雨是也。天本平气，故先中表之营卫。有地之湿，水源是也。地本平形，故先伤皮肉、筋骨、血脉。有饮食之湿，酒水、乳酪之类是也，伤于脾胃。有汗液之湿，汗液亦气也，由感于外。有人气之湿，太阴湿土之所化也，乃动于中。天之湿汗之，地之湿渗之。饮食之湿，在上吐之，在中夺之，在下者引而竭之。汗液之湿，亦以汗取之。人气之湿，属太阴所化，在气交之分。土兼四气，寒热温凉，升降浮沉，备在其中，当分上下中外而治，以兼化四气，淫佚上下中外，无处不到也。大率在上则病头重、胸满、呕吐，在外则身重肿胀，在下则足胫跗肿，在中则腹胀中满痞塞，其所用药亦兼寒热温凉以为佐使而治之。

湿之为病，有自外入者，有自内生者，必审其方土之病本。东南地下，多阴雨地湿，凡受必从外入，多自下起，是以重腿脚气者，多治当汗散，久者宜疏通渗泄。西北地高，人食生冷湿面，或饮酒后寒气怫郁，湿不能越，或腹皮胀疼，甚则中满水蛊，或通身浮肿如泥，按之不起，此皆自内而生者也。审其元气多少，而通利其二便，责其根在内者也。然方土内外，亦互相有之，但多少不同，须对症施治，不可执一也。中湿与风寒气合者为痹，其寒多者为痛，为浮肿，非求附桂不能去也；其风多者为烦剧，为流走，非麻黄、薏苡、乌头不能散也；其湿多者为坚满，为气闭，非甘遂、葶苈、枳、术不能泄也。

铁按：此段讲义论甚旧，却是甚好。假使不明白生理之形能、疾病之形能，虽熟读此书，必不能应用。我国旧医以授受为贵，凡号称儒医者，文理虽佳，动笔辄杀人，即是读此等书不能彻底明了之故。今函授诸同学，已尽前，一年讲义，则生理形能，病理形能，都已有过半明白，倘能将类此之旧说熟读潜说，于治病必有神悟。所有旧书都是至宝，可以化腐朽为神奇，西方新医学，不足与之抗行也。

散湿之剂

按：湿为阴邪，凡阳虚病湿者，仅用散法而不兼扶阳则阳益虚而湿不去。仲景圣桂枝附子汤之方宜取法焉。

麻黄加术汤　《金匮》云：湿家，身烦疼，可予麻黄加术汤，发其汗为宜，慎不可以火攻之。

麻黄三两（去节），桂枝一两（去皮），甘草一两（炙），白术四两，杏仁七十枚（去皮尖）。

水九升，先煮麻黄，减二升，去上沫，纳诸药，煮取二升半，去滓，温服八合，覆取微汗。张石顽云：术宜生用，若经炒焙，但有健脾之能，而无祛湿之力矣。

按：此治寒湿在表之剂也。寒固当汗，而湿在表者亦非汗不解，故以麻黄发汗，以白术除湿。取微汗者，汗大出湿反不去也。

麻黄杏仁薏苡甘草汤　治风湿一身尽疼，发热日晡所剧。此病伤于汗出当风或久伤取冷所致也，方详《金匮》，兹不赘。

羌活胜湿汤（东垣）　治湿气在表，脉浮，身虚不能转侧，自汗或额上多汗，此为风湿。

羌活、独活各一两，川芎、藁本、防风、炙草各五分，蔓荆子三分。

如腰痛中冷沉沉然者，有寒湿也，加酒洗汉防己、附子各五分。

按：此治风湿在腠理及关节之剂矣。吴鹤皋云：无窍不入，惟风药为能，故凡关节之疾病，非羌、独活等，不能效也。

渗湿之剂

五苓散　通治诸湿肿满，呕逆，泄泻，痰饮，湿疮，身痛，身重。此方用辛甘淡药利水为主，而白术扶土为辅；下方以苦辛甘药燠土为主，而以茯苓渗湿为辅。同一温利，而邪之轻重，体之虚实，在用者宜审之。

猪苓、茯苓、白术、泽泻、桂枝。

上为末，每服三钱，服后多饮热水，汗出愈。

肾著汤（《三因》）　治伤湿身重，腰冷，如坐水中。

干姜（炮）、茯苓各四两，甘草炙、白术（生用）各二两。

上每服四钱，水一盏，煎七分，空心温服。以上温补之剂，湿兼寒者宜之。

铁按：麻黄加术汤，麻黄汤加术也，必先有麻黄证，兼见湿症。所谓湿，不但是痛，其自觉症，四肢必重。用麻、桂，病从寒化，无汗者宜之。麻杏苡甘汤，无汗湿胜，不从寒化之痛宜之。羌活胜湿汤，风湿并胜，头痛，鼻塞，骨节痛，身重而恶风者宜之。五苓散之标准，在渴而小便不利；肾著汤，寒湿入肠者宜之，其标准全在身重腰冷。重属寒，冷则为寒湿。腰重而冷，则为肾脏寒湿。麻黄加术属太阳经，麻杏薏甘属脾，羌活胜湿属胃，五苓散属膀胱，肾著属肾脏。此五方专治六淫之湿，所谓天之气也。其干姜、麻、桂用法标准不可误，此外随副症增减药品，可以意消息。

金匮翼方选按
第三期

清热渗湿汤

黄柏（盐水炒）二钱，黄连、茯苓、泽泻各一钱，苍术、白术各一钱半，甘草五分。

上七味，水二钟，煎至八分服。温利之剂，主以辛，辛以散寒也。清渗之剂主以苦，苦以清热也。此清渗之剂，湿而热者宜之。

下湿之剂

湿甚则积而为水，渗利之法不足以去之，此下湿之剂是决水法也，当参看水气门。

铁按：此方亦是散，只能服总和数之一二钱。

舟车神佑丸　治水肿水胀，形气俱实者。

甘遂、芫花、大戟各一两（并醋炒），大黄二两（酒浸），青皮、陈皮、木香、槟榔各半两，黑牵牛头末四两，轻粉一钱，取虫加芫荑半两。

上为末，水丸，空心服。

铁按：此是治水肿之药，他种病不得通用。凡水肿，其症结是皮下聚水，头面、手足、胸背、腹部无一不肿。胸脘背部都平，无骨可见，用指按之，其肌肉随手下陷成拗堂，其手腕之肌肤及脚背均作灰褐色，头颈一侧有动脉跳动者，是其候也。古方开鬼门（即是发汗），洁净府（即是利小便），都不甚有效。惟用十枣汤或舟车神佑丸有效。得药之后，水从大便出。连下二三次，其肿即渐消。此与西医放水不同，放水一二日后，必定再肿，用十枣或神佑丸则不再肿。吾尝谓放水是将错就错，用药下之从大便出是拨乱反正，此语殆不远事实。甘遂、芫花、大戟为有效成分，其力量至雄，认症苟不清楚，误投祸不旋踵。凡用此方，宜用散，最好用枣肉和丸，至多不过半钱匙，不知再加。此言药量。凡水肿之病，用甘遂、芫花、大戟，最好在初期，并无危险，若在三四日之后便须注意色脉。脉洪大异常者不可服，脉溢出寸口者不可服，气喘、目光无神者不可服。因此等都是败象，其病当死，服之无益也。此言服药之病候。凡水肿之病，忌盐；凡用甘遂、芫花、大戟，忌甘草，都不可不知。此言药之禁忌。

霄木膏丸（万见疝症）

补骨脂（炒）、毕澄茄各四两，木香二两，黑丑二十两炒香取十二两，槟榔（用酸粟米饭裹湿纸包火中煨令纸焦，去饭用）四两。

上为末，水丸绿豆大，每服三十丸。

上下分消之剂

除湿汤（《百一》）　治伤湿发热，恶寒身重自汗，骨节疼痛，小便闭，大便溏，脚痹冷。皆因坐卧卑湿，或冒雨露，或着湿衣所致。

生白术、藿香叶、橘红、白茯苓各一两，炙甘草七钱，半夏曲（炒）、厚朴（姜制）、苍术（米泔浸，炒）各二两。

上㕮咀，每服四钱，姜七片，枣一枚，水煎，食前服。此方合平胃二陈加藿香、姜、枣。

升阳除湿汤　治伤湿肿泻，肠鸣，腹痛。

升麻、柴胡、羌活、防风、半夏、益智仁、神曲、泽泻各五分，麦芽曲、陈皮、猪苓、甘草各三分，苍术一钱。

上作一服，生姜三片，枣二枚，水煎，去滓，空心服。

东垣云：虽有治湿必利小便之说，若湿从外来而入里，用渗利之剂以除之，是降之又降，重竭其阳而复益其阴也，故用升阳风药即瘥。大法云：湿淫所胜，必助风以平之也。愚谓湿病用风药者，是助升浮之气，以行沉滞之湿，非以风胜之之谓也。又湿在上在表者，多挟风气，非汗不能去也。荆、防、羌、麻祛风之品，岂能行湿之事哉！

铁按：凡湿邪中于肌表，发热、头重、四肢重、不能转侧，是属六淫为病，可以说是天之气。凡脚气，湿从下受，病多得之处于湿地；水肿之病，多半从脚气转属，凡如此者，可以说是地之气。若饮酒房室，或冒雨，或伏湿因而病湿者，都属人事之不减。如此分法，与本书篇首湿邪总论之意思相合，亦复头头是道，不能混淆。又升阳除湿汤，凡清邪中上，头重、目眡痛、背拘急等症候宜之；若脚气，当抑之下行，不可升。又湿温得柴胡往往泄泻，都不相宜。

膈噎、反胃统论

膈，隔也。饮食入咽，不得辄下，噎塞膈中，如有阻隔之者，故名曰膈噎。又其病正在膈间，食不得下，气反上逆，随复吐出，故又名隔气。反胃者，饮食入胃，全无阻隔，过一二时辄复吐出，有反还之意，故曰反胃。甚者朝食暮吐，暮食朝吐，有翻倾之义，故小名翻胃，不似噎膈之噎，然后吐，不噎则不吐也。

噎膈之病，有虚有实，实者或痰或血附着胃脘，与气相搏，翳膜外裹，或复吐出，膈气暂宽，旋复如初；虚者津枯不泽，气少不充，胃脘干瘪，食涩不下。虚则润气，实则疏瀹，不可不办也。

饮食下咽，不得入胃为噎，食不下通，气反上逆为塞。东垣有谓：阳气不得出者为塞，阴气不得降者为噎。岂非谓食入从阴，而气出从阳耶！其文则深，其旨反晦。至谓先用阳药治本，后用诸寒泻标，吾不知其何所谓矣？

子和论膈噎，累累数百言，谓之阳结热，前后闷涩，下既不通，必反上行，所以噎，食不下。夫膈噎，胃病也。始先未必燥结，久之乃有大便秘少若羊矢之症。此因胃中津气上逆，不得下行而然。凡胃病及肠，非肠病及胃也。又因河间三乙承气之治，谓膈噎之病，惟宜用下，结散阳消，其疾自愈。夫脘膈之病，岂下可去？虽仲景有大黄甘草，东垣有通幽润肠等法，为便秘呕吐者立，然自是食人辄吐之治，非所论于食噎不下也。独其所谓慎勿顿攻，宜先润养，小著汤丸，累累加用，关扃自透。或用苦酸微涌膈涎，因而治下，兹势易行，设或不行，蜜盐下导，始终勾引两药相通者，其言甚善。盖痰血在脘，不行不愈，而药过病所，反伤真气，非徒无益矣。故以小丸累加，适至病所，无过不及。以平为期，则治噎之道也，但须审是痰是血而行之耳。

铁按：此即现在所谓胃病，古人定名有可商之处，说理尤其与事实不相吻合。医者值此等病，既不能洞见症结，遂不免用套方应酬，于是胃病用中药得愈者寡矣。余于此病，阅历亦极有限，今就其所已知者论列如下。西国论以病灶定病名，其论胃病，又多酸症、扩张症、溃疡症、急性胃炎、慢性胃炎，此其所说是胃病，亦是胃病，对于定名，无复问题。若中国医术则不然，例如呕酸而痛是肝胃证，胃阴枯竭，食不得入，是虚弱症。他如隔食呕痰，则与痰饮相滥；朝食暮吐则其原理不明。又有胃部炎肿窒塞，因而手脚、头面发肿者，则入之食肿门。有一种胃壁受伤，炎肿而痛，痛而发呕，旧医书大都不详其病状，但以噎膈两字括之。又热病胃部窒塞，肝糖不得下行，口中发甜，则谓之湿。医者于此种病，常用平胃散敷衍，因而坏事者十九，此其所以然之故。中国治病，其重要方法不出形能两字，关涉太多，遂不能划然分界。又因有多数病症原理不明，故说法亦无可取，治法亦颇难于成立，颇思以余经验所得，重新为之条理。惜乎余所得者，亦甚有限，不足自成一笔，故迄今尚病未能。现在就本书所言者，仍其次序，随处为之说明，不知者阙之。此可谓补苴罅漏，暂时苟安而已。

痰 膈

痰膈，因七情伤于脾胃，郁而生痰，痰与气搏，升而不降，遂成噎膈。其病令人胸膈痞闷，饮食辄噎，不得下，入胃中必反上逆而呕，与痰俱出。治法宜调阴阳，化痰下气。阴阳平均，气顺痰下，病斯已矣。

《和剂》四七汤 治喜怒忧思悲恐惊之气结成痰涎，状如破絮，或如梅核，在咽喉之间，咯不出，咽不下，此七情所为也。中脘痞闷，气不舒快，或痰饮呕逆，恶心，并皆治之。

半夏（制）二钱，茯苓一钱六分，紫苏叶八分，厚朴（姜制）一钱二分。

水一盏，生姜七片，红枣二枚，煎至八分，不拘时服。

铁按：半夏之主要功用是化痰，仲景大半夏汤用以治呕。其所以能止呕之故，亦即因其能化痰之故。此事颇不易说明，多半涉及医化学。余于医化学无多知识，不敢强作解人，仅能就物理方面说明，颇苦言之不能详。然有说胜于无说，故仍不自藏拙也。凡脾胃病多半是治痰，必先明白痰之变化，然后可以明白药之效力。

详痰之为物，即是水，躯体中水分皆属之淋巴，淋巴能调节静脉中之血，故其路径是半循环，能津润各组织，普及于躯体各部。溪谷之会，肤腠之间，则为三焦中之荣气，又供给各腺体制造之用。腺体之制造，随地而异，其在肾冠腺所造者，关系健康，则为内分泌；其在生殖腺，关系生殖，则为精液；其在消化系，如胃酸，如胆汁，皆是腺体吸收淋巴制成之液体。其在气管壁膜之下，亦有小腺制造黏液，其作用是保护气管，调节其与外界相接触；其在食管壁之下亦有小腺体制造黏液，其作用是使食道滑泽，食物入咽，容易下行。此两处之黏液，即所谓痰。大约虚甚而热化，则痰液皆干而痰少，故阴虚而热者无痰。组织无弹力从寒化，则此种小腺体之分泌浸多。故衰弱性为病，神经无弹力则痰多；感寒为病，此种分泌过剩，则痰多而薄。本是保护气管壁而分泌黏液，分泌过多，则此分泌物反足为呼吸之梗，如此则咳而驱之。分泌愈多，咳则愈甚，更迭演进，则为病态。此言在气管中之痰，其在食道者，因分泌过多，反为食之梗。若从热化，则为胶黏液，为黄色硬块；若从寒化，则为水，其在胃部则为多酸。因其足为食道之梗，则呕而驱之，此即胃病作呕之理由。

形能上肝胃相连，若肝胆从热化，液干痰少，组织炎肿，则为胃炎。胃气被窒，胆汁从脉管壁溢出，混入血中，则为黄疸。兼有虚弱性，津液干，血从热化，组织衰弱而枯燥，则食物膈不得下，而无食欲。在生理上，消化之功用，神经司之。凡涉及神经之病，都以阵发。又习惯上饮食有定时，故胃之弛张与工作有节律。食物入胃，若无消化能力，食物不能化，即是作梗之物，生理之本能，必迫而去之。因此种之原故，所以有朝食暮吐之病。胃病之变化，不可究极，以上所言是大略之大略。

呕之原理如此，故半夏之能止呕，是因其能去痰。旧说半夏辛温滑降，凡痰不易出，得此则易出；痰不下行，得此则下行。古无痰字，痰即是饮。薄痰是饮，干痰亦是饮。半夏之治痰，对于痰薄者为宜。因服半夏之后，其反应是燥化；又此物有毒，能使神经钝麻，故必须制用。胃病淋巴过剩，则有行水之必要，故有取乎茯苓。凡痰饮为梗，水分过利之病，其症结往往因组织无弹力，故有取乎厚朴。厚朴富刺激性，其反应是燥化，故与痰饮呕酸之病为宜。此方（指四七汤）看似不重要，其实治胃病之主要药，无过乎此三物者。其苏叶一味，则居于次要地位。

丁香透膈汤（《和剂》） 治脾胃不知，痰逆恶心，或时呕吐，饮食不进。

十膈五噎，痞塞不通，并皆治之。

人参、砂仁、香附各一两，青皮、木香、肉豆蔻、白豆蔻、丁香各半两，陈皮、沉香、藿香、厚朴各七钱五分，草果、半夏、神曲、甘草一两五钱，麦芽五钱，白术二两。

每服四钱，水一盏，姜三片，枣一枚，不拘时热服。

铁按：丁香与吴萸略同，药位在中脘。砂仁、香附、青皮、木香、肉豆蔻、草果、厚朴，无一不燥，用为调节者，仅人参一味。仔细考详，此方配制，并不算好，湿痰聚于中，脾不健运，胃不消化，组织无弹力，此等药品足供选择，非直抄老方可以济事。絮症中所谓十膈五噎，不必凿解，旧医书中往往有此等论调。《千金方》中常说，七十二种大风，其实无由举其名而云然。读者如欲知之稍详，《沈氏尊生方》中所举较备，可资参考。

涤痰丸

半夏曲、枯矾、皂角（炙，刮去皮弦子）、元明粉、白茯苓、枳壳各等分。

上为末，霞天膏和丸，量人虚实用之。

铁按：此方枯矾、元明粉、皂角都是极悍之剂，必脉与神气全无虚象，病症完全是实证，然后可以酌用，虚则此方无可用之理。霞天膏当同现在市上流行之牛肉汁，仅此一味，不足以调节皂角、枯矾、元明粉也。

血　膈

丹溪治一少年食后必吐出数口，却不尽出，膈上时作声，面色如平人。病不在脾胃而在膈间，其得病之由，乃因大怒未止，辄食面，故有此证。想其怒甚则血苑于上，积在膈间，碍气升降，津液因聚，为痰为饮，与血相搏而动，故作声也。用二陈加香附、韭汁、萝卜子，二日以瓜蒂散、败酱吐之。再一日又吐痰，中见血一盏；次日复吐，见血一钟而愈。

一中年人，中脘作痛，食已乃吐，面紫霜色，两关脉涩，乃血病也。因跌仆后中脘即痛，投以生新血推陈血之剂，吐血片碗许而愈。

一中年妇人反胃，以四物加带白陈皮、留尖去皮桃仁、生甘草、酒红花浓煎，入驴尿以防生虫，与数十帖而安。

一人咽膈间常觉有物闭闷，饮食妨碍，脉涩稍沉，形色如常，以饮热酒所致。遂用生韭汁，每服半盏，日三服，至二斤而愈。

一人食必屈曲，下膈梗塞微痛，脉右甚涩而关沉，左却和。以污血在胃脘之口，气因郁而为痰，必食物所致。询其去腊日饮刮剌酒三盏，遂以生韭汁冷饮细呷之，尽半斤而愈。

一贫叟病噎膈，食入即吐，胸中刺痛，或令取韭汁入盐梅卤汁细呷，入渐加，忽吐稠涎如升而愈。此亦仲景治胸痹用薤白，取其辛温能散胃脘痰涎恶血之义也。愚谓此不独辛温散结之义，盖亦咸能润下也，而酸味最能开膈胃，止呕吐。品味不杂，而意旨用密，殊可取也。

一妇年及五十，身材略瘦小，勤于女工，得噎膈症半年矣，饮食绝不进，而大便燥结不行者十数日，小腹隐隐然疼痛，六脉皆沉伏。以生桃七个，令细嚼杵生韭汁一盏，远下。片时许，病者云，胸中略觉宽舒。以四物六钱加瓜蒌仁一钱，桃仁泥半钱，酒蒸大黄一钱，酒红花一分，煎成止药一盏，取新温羊乳汁一盏，合而服之，半日后下宿粪若干，明日腹中痛止，渐可进稀粥而少安。后以四物出入加减，合羊乳汁，服五六十帖而安。

江应宿治一老妇，年近七旬，患噎膈，胃脘干燥，属血虚有热，投五汁汤二十余日而愈。其方芦根汁、藕汁、甘蔗汁、牛羊乳，生姜汁少许，余各半盏，重汤煮温，不拘时徐徐服。

滋血润肠汤　治血枯及死血在膈，饮食不下，大便燥结。

当归（酒洗）三钱，芍药（煨）、生地黄各一钱半，红花（酒洗）、桃仁（去皮，麸炒）、大黄（酒煨）、枳壳（麸炒）各一钱。

水一钟半，煎七分，入韭菜汁半酒盏，食前服。

秦川剪红丸（《良方》）

雄黄（另研）、木香各五钱，槟榔、三棱（煨）、蓬术（煨）、贯众（去毛）、干漆（炒烟尽）、陈皮各一两，大黄一两半。

上，面和丸，梧子大。每五十丸，食前米饮送下，吐出瘀血及下虫为效。

气　膈

气膈病使人烦懑食不下，时呕沫。淳于意作下气汤治此疾，一日气下，二日能食，三日愈，然下气汤方不传。

一村夫，饮食新笋羹，咽纳间忽为一噎，延及一年，百药不效。王中阳乃以荜茇、麦芽、炒青皮、去穰人参、苦桔梗、柴胡、白蔻、南木香、高良姜、半夏曲共为末，每服一钱，水煎热服。次日病家报云，病者昨已痛极，自己津唾亦咽不下，服药幸纳之胸中，沸然作声，觉有生意，敢求前剂，况数日不食，特游气未尽，拟待就木，今得此药，可谓还魂散也。王遂令其捣碎米煮粥，将熟即入药，再煎一沸，令啜之，一吸而尽。连服数剂，得回生，因名曰还魂散。后以之治七情致病，吐逆不定、面黑目黄、日渐瘦损、传为噎症者，多验。但忌油腻、鱼腥、黏滑等物。

《永类钤方》治噎膈不食：黄犬干饿数日，用生粟或半干饲之，俟其下粪，淘洗粟令净，煮粥，入薤白一握，泡熟去薤，入沉香末二钱食之。

救急疗气噎方

半夏、柴胡各三两，生姜三两，羚羊角、昆布、通草炙甘草各二两。

水八升，煮三升，分三服。

疗因食即噎塞如炙脔至膈不下方

射干六分，升麻四分，木通一钱，赤苓八分，百合八分，紫菀头二十一枚。

水二大升，煎九合，去渣，分温三服，食远。

虫　膈

张文仲《备急方》言，幼年患反胃，每食羹粥诸物，须臾吐出，贞观中，许奉御兄弟及柴、蒋诸名医，亲敕调治，竟不能疗，断疲困候绝旦夕，忽一卫士云，服驴小便极效。遂服二合，后食只吐一半；晡时再服二合，食粥便定。次日奏知宫中，五六人患反胃者同服，一时俱瘥。此物稍有毒，服之不可过多，须热饮之，病深者七日当效，后用屡验。

广五行记永徽中，绛州有僧，病噎数年，临死遗言，令破喉视之。得一物似鱼而有二头，遍体悉似肉鳞，置钵中跳跃不止。以诸物投钵，悉为水。时寺中刘蓝作靛，试取少许置钵中，虫绕钵畏避，须臾虫化为水。后人以靛治噎疾，每效。

铁按：以下各条，不言病理，仅有方药，治法托诸空文，不如见之事实，亦未尝不是一法。惟颇嫌其挈症不清楚，读此书者于临症之顷，不能知何者是噎膈，何者是气噎，用药无标准，则不免于偾事，抑又不止此。凡旧所谓噎膈症即现在西医所谓胃病。若照旧说，噎、膈、反胃为三症，痰、食、气、虫、血为五膈，其范围实有在胃病外者。照现在西医所说之胃病。有扩张性、溃疡性、炎肿癌肿性、多酸性，其所言病症，又有在旧说三症五膈之外者。此种纠纷，欲为之条理，非撰专书不可。以余谫陋，尚病未能，今仅为粗略的探讨，以明大概，并就鄙见所及，经验所得，觍缕言之。将来无论公家私人，对于新旧学说，加以整理，吾说当可为壤流之助。

其一，若云噎、膈、反胃为三种病，噎当从《伤寒论》作为噎气之噎。《伤寒论》干噎食臭，主旋覆代赭汤。干噎食臭确是胃气上逆，食不得化；膈为食停上膈，隔不得下；反胃，食物已下，重复吐出。如此则三种病各于文字上似乎较顺，于病理亦合。

其二，血膈恐即是癌肿性，癌当是转属病，不是特发病。必先病胃炎，唇舌紫绛，喉间隔塞，治之不得法，从急性变为慢性，然后有局部充血之可能，否则恐于病理不合。

其三，本书所说之虫膈，是一种不经见之奇病，不可为训。古书常言三虫，敝同学孙君永祚，曾考得巢氏之说，所谓三虫者，是蛔虫、赤虫、蛲虫。若云虫膈，三虫之中，惟蛔虫可以当之。然蛔虫十九在肠，有因寒热之故而从口中出者。此不谓为虫膈之症，然则虫膈之症，常以西书节虫之说当之，较为适当。盖节虫有黏着在肠壁，亦有黏着在上膈者。（详附注）

其四，胃病之食入辄呕，固有因感寒痰涎阻塞胸脘因而作呕，其适当之药，是厚朴、半夏、沉香、公丁香、吴萸、茅术、胆星诸品，此种即本书所谓痰膈者是也。另有一种舌苔剥，口味甜，胸脘闷，呼吸促，其舌面并不十分干，色脉都不十分虚，惟口中之涎成泡沫，口唇则干而红。此种见症，虽不是虚症，其实是胃阴涸竭，当用石斛、竹茹。其无外感者，可以洋参或人参须。因其虚症不显。而又口味甜，医者往往误认以为是湿，大胆用平胃散或开关利膈散，鲜有不误事者。最坏是此种药入咽，当时并无若何坏象，不过病随药变，渐渐增重，病者可以至死不悟，医者亦意杀人而不自知，此其病全在古人说病理说得不清楚。凡医生医术之劣，应酬必工，文过护短诸恶习，又不能痛自针砭，常常将错就错，不肯诚信反省，且振振有词，谓误药则病变如何如何。岂知误药病变，其势并不骤，亦有并不误药而反见坏象，即所谓瞑眩者。此等事欲加纠正，除明理之外，更无办法。须知胃病口味之甜，是因中宫阻塞，肝糖溢出脉管之外，所以发甜。若舌剥其苔薄砌，则是虚。若口涎作泡沫，即是胃热津液少，此是鄙人经验所得。古人曾否言之，余未之见，故余颇病古书说理不详。又有一种胃病，可谓物理症，其得病之原因，在过分多吃。因多吃之故，胃壁褶撑大过当，遂不能收缩。因中部撑大，上口下口都闭，因此连水不能入，无论何物下咽即呕。此种，西人之惟一治法是开割。以余所见，被割者多死，即幸而不死，亦复衰弱异常，不能长久延喘。此种实无适当治法，只有禁止食物，外面用皮硝（如热化者方可用），或者尚有一线希望。若用厚朴、茅术等燥药，吴萸、干姜等温药，巴豆霜、槟榔等攻药，都无是处。用攻药如大陷胸汤，或者可愈，但余无此经验。鄙意以为即使能愈，亦不可为训。凡此都是食入即呕之病，不详细说明，仅用噎膈两字，谓遂可悬为定法，无此情理。

其五，反胃既是食入即呕，此病名与病理尚合，似乎可用（指反胃两字之名词）。其病状有深浅，浅者食入即吐，深者朝食暮吐。喻嘉言照《金匮》法用进退黄连汤，其方之主要，在黄连、干姜两味，病偏寒化者则重用干姜，偏热化者则重用川连，故云进退，乃吾就实地经验言之。病从寒化者，竟不能用干姜，且朝食暮吐之病，其所吐之物，完全不化，是因胃中无热力之故。准此以谈，则泛胃又竟无热化者，且推究所以朝食暮吐之故，由于胃之收缩有定时，其病与消化神经有关，则进退黄连汤似尚须加治神经之副药。就病理上说，关虎肚与戍腹米当有效，惟余尚未有充分经验，曾经用之有效而已，故注于此，以待后来。本书所谓用犬干饿饲生米，俟此米从粪便中出，淘洗洁净，用以入药，此即戍腹米，药店中有卖。此盖利用犬胃中之消化元素，以补病胃者之消化力，其理想甚通，亦确能发生效力，是则古人之高明处。关虎肚以虎骨为例，此物必能治胃中神经之病。

按：普通虫病，蛔虫之外，惟芽胞菌与寄生节虫最多，两种虫都在肠部寄生。节虫有在食道者，则其病状与本书所谓虫膈极吻合。此种虫细如丝线，其头部独大，能固着于肠壁膜，黏附不脱，故名。其头为吸盘，此虫既入人体，则附着于肠或食道之内壁，吸取壁膜之黏液以自肥，其躯体乃渐渐增长至数寸，则节节脱落，其头之附着于肠壁者不动，其脱落之躯体，从粪便出，至田中则入于蔬菜或草之茎叶中，此菜与草为其第一宿主。若猪或牛羊吃此草与菜，此虫乃入于牛羊之躯体，而居其肌肉之内，此牛羊为其第二宿主。若人类以此牛羊为肴馔，煮之不熟，其虫不死，入人体则附着于肠壁，由小而大，既经成长，又复节节脱落。故此种虫为三段生命，而人类独受其祸。凡患此种虫病者，其面色常黄，其肠部或胃部或食道，凡虫之所在处，则作痛，痛以阵发，能令人呕吐涎沫，痛甚面色见贫血而隐青。病者之胃纳则佳，故见面黄、痛阵发、呕涎而胃纳佳者，虫症也。

金匮翼方选按
第四期

黄　疸

已食如饥，但欲安卧，一身面目及爪甲、小便尽黄也。此为脾胃积热而复受风湿，瘀结不散，湿热蒸郁；或伤寒无汗，瘀热在里所致。是宜分别湿热多少而治之。若面色微黄，而身体或青黑赤色皆见者，与纯热之症不同，当于湿家求之。

加减五苓散

茵陈、猪苓、白术、赤苓、泽泻。

大茵陈汤

茵陈蒿半两，大黄三两，栀子四枚。

水三升，先煮茵陈，减一半，内二味，煮取一升，去滓，分三服。小便利出如皂角汁，一宿腹减，黄从小便出也。如大便自利者，去大黄，加黄连二钱。

寇宗奭治一僧因伤寒发汗不彻，有留热，面身皆黄，多热，期年不愈万。

茵陈、山栀各三分，秦艽、升麻各四钱。

为散，每用三钱，水四合，去滓，食后温服。五日病减，二十日悉去。

搐鼻瓜蒂散（《宝鉴》）

瓜蒂二钱，母丁香一钱，黍米四十九粒，赤豆五分。

为细末，每夜卧时先含水一口，却于两鼻孔搐上半字，便睡至明日取下黄水。

许叔微云：夏有篙师病黄症，鼻内酸疼，身与目黄如金色，小便赤涩，大便如常。此病不在藏府，乃黄入清道中，若服大黄则必腹胀，为逆；当瓜蒂散搐之，令鼻中黄水出尽则愈。

孟铁方

瓜蒂、丁香、赤小豆各七枚。

为末，吹豆许入鼻，少时黄水流出，隔一日用，差乃止。一方用瓜蒂一味为末，以大豆许吹鼻中，轻则半日，重则一日，出黄水愈。

铁按：黄疸与谷疸实是一种病，其所以发黄，为胆汁混入血中，故用药亦无甚差别。此病之特效药是茵陈，其余都是副药。各种副药中栀子为治黄最有用之药。因此病无寒证，凡发黄都是热，栀子能清肝胆之热，恰恰与病相得，故栀子、茵陈是治黄之主方。瓜蒂散搐鼻出黄水一种，是湿邪在上，其症必头重而目黄头胀痛且重而发黄，用普通疏风药必不效。所以然之故，其病是湿邪，不是风邪，用瓜蒂搐鼻去黄水最是稳捷有效之法，此种湿是由外铄。讲义中药盒医案常有鼻流黄涕用辛夷、防风、白芷者，其病与此不同，亦是湿邪，但其湿是从下上传，其病深而难治，此则不可不知。

谷　疸

始于风寒而成于饮食也。《金匮》云：风寒相搏，食谷即眩，谷气不消，胃中若浊，浊气下流，小便不通，阴被其寒，热流膀胱，身体尽黄，名曰谷疸。又云：谷疸之为病，寒热不食，食即头眩，心胸不安，久久发黄，为谷疸。茵陈蒿汤主之。

茵陈蒿汤（即前大茵陈汤）　此下热之剂，气实便闭者，宜之，不然不可用。

茯苓茵陈栀子汤（《宝鉴》）　治谷疸心下痞满，四肢困倦，身目俱黄，心神烦乱，兀兀欲吐，饮食迟化，小便瘀闷发热。

茵陈一钱，茯苓五分，栀子、苍术（去皮炒）、白术各三钱，黄连、枳壳、猪苓、泽泻、陈皮、防己各二分，黄芩六分，青皮一分。

长流水煎，去滓，空心温服。栀子、茵陈泄湿热而退黄，黄连、枳壳泄心下痞满。热能伤气，黄芩主之。湿热壅胃，二术、青皮除之。湿热流注经络膀胱，二苓、防己利之。

胆矾丸（《本事》）　治男妇食劳，面黄虚肿，痃癖气块。

胆矾（无石者）　三两，黄蜡二两，大枣五十枚。

用石器入头醋三升，下胆矾、大枣，慢火熬半日，取出枣子，去皮核，次下黄蜡，再熬一二时如膏，入腊茶二两，用和为丸，桐子大。每服二十丸，茶清下，日三。

许叔微云：宗室赵彦才下血面如蜡，不进食，盖酒病致此，授此服之，终剂而血止，面色鲜润，食亦如常。

治湿热黄病助脾去湿方（《乾坤生意》）

针砂（溜净水淘白色，以米醋于铁铫内浸一宿，炒干再炒三五次候通红）二两五钱，陈粳米半升（水浸一夜粉作块，煮半熟），百草霜一两半。

上三味捣千下，丸如桐子大。每服五十丸，用五加皮、牛膝根、木瓜根浸酒下。初服若泻，其病本去也。

脾劳黄病方（《摘元》）

针砂四两（醋炒七次），干漆（烧存性）二分，香附三钱，平胃散五钱。

为末，煎饼丸如桐子大，汤下。

黄病有积神方（《先醒斋笔记》）

苍术（炒）、厚朴（姜汁炒）、橘红、甘草、楂肉、茯苓、麦芽各二两，槟榔一两、绿矾（醋煅研细）一两五钱。

为末，枣肉丸如梧子大。每服一钱，白汤下，日三服。凡服矾者，忌食荞麦、河豚，犯之即死。予每治脱力劳伤，面黄能食，四肢无力，用造酒曲丸、平胃散加皂矾（煅透）、针砂，淡醋汤下十丸，日二。

铁按：以上方药都甚好，而掣症不明，次序凌乱，可以使读者随入五里雾中，可谓瑕瑜不相掩，功不补患。兹为重新说明如下：凡黄病都是胆汁混人血中，其胆汁所以能混入血，大份由于食积。因有食积之故，胃肠膨胀，输胆管被挤，胆汁不得流通，然后从脉管壁渗出，此亦有种种不同。其有因风寒而停积者，食积阻于中宫，寒邪束于肌表，里面之积与外面之外感交互为病，因受寒化热，肝胆气逆，血皆上壅，因发热之故，积不得下，痞塞愈甚。如此则先热而后黄，是由伤寒转属为疸。其风寒偏胜者，即本书所谓谷疸。就形能考察，胆汁不但能助消化，并且能助淋巴运行。若胆汁不循常轨而发黄，则淋巴亦不能循常轨而有过剩之水分。组织中有过剩之水分，而又壮热不解，久久郁蒸，则从水化，以故凡发黄都兼湿。其热甚而湿重者，即仲景所谓瘀热在里，身黄如橘子者是也。读书须注意古方中之药品，凡用茵陈者，为其发黄也；凡用栀子者，为其热郁也；凡用大黄者，为有食积阻隔不得下行也；凡用茯苓、猪苓、泽泻者，为小便不利、水无出路也；凡用防己、厚朴者，为组织中水分已经郁蒸而为湿热也。以上所说，都是阳黄，不是阴黄。古人分阳黄、阴黄之法，谓身黄如橘子者为阳黄，色淡者为阴黄，大谬不然。及按之事实而不合，则又枝遁其词，谓发黄而寒者为阴黄，发黄而见阳明证象者为阳黄，是则尤其大谬不然。因如此说法，可令人无所适从，不能施之实用。须知阳黄是胆汁混入血中而发黄，其最容易辨别之处在目。胆汁混入血分之黄，眼白必先黄也，其次则在小便。因血中既混有胆汁，全身液体不能分析清楚。则小便亦黄也，阴黄乃白血球增多，红血轮减少，是血色素本身起变化而黄。凡患此疾者，其手掌之皮必无血色。所以然之故，人身气为阳，血为阴，手背属阳，手掌属阴。胆汁之所从出在肝脏，白血球之所从出在脾脏。《内经》谓肝开窍于目，脾主四肢。阳黄验之于目，阴黄验之于掌，皆中国诊断法之精妙处。且阴黄之病，眼白与小便都不黄也。明白此理，无论黄如橘子，或黄如生姜，都不能淆惑。阳黄与阴黄，其病理既如此不同，用药当然不相假借。凡古方中用针砂者，皆治阴黄之药也。针砂是铁，能使减少之红血轮增多，能使已淡之血色素变红，此与现在医用铁精相似。然阴黄之病亦复有种种不同，此须问患阴黄者何故红血轮减少。其一是食积，因积肠胃不通，可以发肿，由肿而转属阴黄；其二是失血已成血崩之症，失血过多，组织起代偿作用而肿，亦由肿转属阴黄；其三是伤力，益以营养不良，则亦由肿而渐成黄胖。此三种都属虚证，但其症结却是因血行不通之故。所谓全体皆虚，一部分独实，则当注意其实处是也。方中用干漆，即是此理。治此等病，须取效以渐，又须与补药同用，勿伤其脏气。近来药盦医案中有冉姓医案，可以参看。

酒疸

小便不利，心中懊侬而热，不能食，时时欲吐，面目黄或发赤斑，由大醉当风入水所致。盖酒湿之毒为风水所遏，不得宣发，则蒸郁为黄也。

茵陈蒿汤 治酒疸心中懊侬，小便黄赤。

茵陈蒿、葛根、赤苓各五钱，升麻、秦艽、瓜蒌根各三钱，山栀五分。

水煎三钱温服，日二，以瘥为度。

小麦饮 生小麦二合，水煎，取汁顿服，未瘥再服。

大黄汤　治酒疸懊侬，胫肿，溲黄，面发赤斑。

大黄（炒）二两、山栀、枳实、豆豉（炒）各三合。

水煎四钱，温服，日二，加茵陈亦得。

葛根汤（《济生》）

干葛二钱，栀子二钱，枳实、豆豉各一钱，炙草五分。

水煎温服，无时。

女 劳 疸

色欲伤肾得之。《金匮》云：额上黑，微汗出，手足心热，薄暮即发，膀胱急，小便自利，名曰女劳疸。盖黄疸热生于脾，女劳疸热生于肾，故黄疸一身尽黄，女劳疸身黄额上黑也。《仁斋》云：脾与肾俱病为黑疸。

凡房劳黄病，体重不眠，眼赤如朱，心下块起若瘕，十死一生，宜灸心俞、关元二七壮及烙舌下，以妇人内衣烧灰酒服二钱。

范黄亦云：女劳疸气短声沉者，取妇女月经布和血烧灰，空腹酒下方寸匕。日再，不过三日必瘥。

阴 黄

病本热而变为阴，为阴症能发黄也。韩祗和云：病人三五日服下药太过，虚其脾胃，亡其津液，渴饮水浆，脾土为阴湿所加，与热邪相会发黄，此阴黄也。当以温而治之，为两手脉沉细迟，身体逆冷，皮肤粟起，或呕吐，舌上有苔，烦躁欲坐卧泥水中，遍身发黄，小便赤少，皆阴候也。

茵陈橘皮汤（韩氏）　治身黄，脉沉细数，热而手足寒，喘，呕，烦躁，不渴者。

茵陈、橘红、生姜各一两，半夏、茯苓各五钱，白术二钱五分。

水四升，煮取二升，分作四服。

小茵陈汤（韩氏）　治发黄，脉沉细，四肢及遍身冷。

附子一枚（炮作八片），炙草一两，茵陈二两。

水四升，煮取二升，分三服。一方有干姜，无甘草，名茵陈附子汤（韩氏）。

茵陈理中汤　治身冷面黄，脉沉细无力，或泄，自汗，小便清白，名曰阴黄。

人参、白术、炮姜、炙草、茵陈。

上哎咀，每服五钱，水煎。

铁按：以上三节，均可商。其酒疸一节，所著症状与病理不合。今就鄙人实地经验所得著之于篇，以资比较。饮酒可以使人中毒，并不能使人发黄。常见人嗜饮数十年，中年而后，气喘面赤，或有赤癜，或者满面痤痱，唇舌都绛，面部汗孔皮脂腺皆松浮，头部无冬夏自汗出，此所谓酒风。其浅层感觉神经及交感神经都因中酒精毒而钝麻，因容易出汗之故，其过剩之水分，容易疏泄，故不能发黄。因神经受病之故，却容易中风。其有发黄者，或者因发热之故，或者因食积之故，仍旧是胆汁混入血中，并非酒家特殊之病，故酒疸之名目，事实上不成立。茵陈、大黄、瓜蒌根、栀子，亦非酒家特殊之药。

女劳疸一条，《金匮》云：额上黑，微汗出，手足心热等等，鄙人所见不广，竟未曾诊过此种病。余所见女劳疸有二种：其一是急性的，唇舌都从热化，而兼有伏湿者。余见最重者二人，皆吐血，其一人由余治愈；其又一人先服西药，后来腿部生痈，由外科医治，不知究竟。其症状眼白黄，初起壮热，满面棕红黝黑，唇舌于绛且紫，其面色望而可知是有伏湿者。余用种种大凉药，如知母、石膏、黄芩、黄连、梨汁、蔗汁、荸荠汁等与茵陈、栀子同服。恐其热无出路，再用薄荷、葛根、茅根等为之解肌；恐其湿无出路，再用薏仁、车前、木通、赤豆等为之分利。吐血则用茜根、侧柏、童便、墨汁炒黑、荆芥制其妄行，安其亢暴。治之二十日，霍然而愈。其又有一人，症状与此全同，二人都喜作狎邪游，此种与寻常黄疸病不同者正在血分不清，肾腺有毒，此为现在欧化世界极普通之病状，或者非古人所习见。又一种属慢性的，病状与本书所说亦完全不同。三十年前，曾见一人年未弱冠，面部姜黄色，全无血气，肌肉颇不瘠，惟神气稍呆，且行动举止不似少年，有早熟意味。余医案中往往有规矩权衡不合之语，即是指此种神气而言，盖其腺体病者。然何以有此，当时余不知医。问其人何故面色如此，据云十四岁时，其兄挈之入妓院，旋有事他去，将渠寄居妓院中，属之老鸨可十日许，此十日中，为诸妓所嬲，遂致于此。后来余推究其故，童稚大摩腺未全消，肾腺不发达，此须听其循序发育，不得促进，促进则体工为乱，故有此早熟症象，虽幸而不死，其人亦成废物，尸居余气，灵慧全无。此种当是正式女劳疸，然却无治法。后来曾见类此者数人，其父兄都不审，以为是少年老头，余则心下了然，灼知其故，但不肯言明耳，于此可知教育后辈之难。古人男女七岁不同席，实有不得已苦衷；今人提倡解放，打倒礼教，彼又安知流弊所及，可以成禽兽世界，岂止早熟而已。

阴黄不但本书如此说，各种旧医书都如此说。但平心考虑，云脾脏为阴湿所加与湿热相会而发黄，脉沉细，四肢逆冷，如此者，名为阴黄，当治以温药。鄙意治以温药不错，名为阴黄则错。因其是寒湿，属足太阴，自然当温，但所当温者是病症，并不是发黄当温。古人亦知发黄依然与阳黄同其蹊径，故云与湿热相会而发黄，即谓此种发黄依然是胆汁混入血中，不是血色素变化而黄。假使名此种为阴黄，则白血球增多，赤血球减少之黄病，将何以名之，此其一；其次名此种为阴黄而日当温，则与白血球增多之黄病如何分别，而又针砂诸药方，又将如何用法。有此二个原因，故余认阴黄之说为不妥当，当加以纠正。瘀热在里，身黄如橘子者，名之为阳黄，其所见之副症因食积者，谓之谷疸。其太阴中寒夹湿，可以说阳黄兼寒湿症，血色素起变化而发黄者谓之阴黄。其有伤力而得者，谓之阴黄伤力症，或者谓之力疸。其有失血而得者，谓之阴黄。夫血症，或者谓之血疸。如此则名实比较相副，而说理亦容易明白，各种药方各从其类，若网在纲，有条不紊矣。

罗谦甫治真定韩君祥暑月劳役过度，渴饮凉茶及食冷物，遂病头身肢节沉重疼痛，汗下寒凉屡投不应，转变身目俱黄，背恶寒，皮肤冷，心下硬，按之痛，脉紧细，按之空虚，两寸脉短，不及本位。此症得之因时热而多饮冷，加以寒凉过剂，助水乘心，反来侮土，先伤其母，后及其子，经所谓薄不胜而乘所胜也。时值霖淫，湿寒相合，此为阴黄，以茵陈附子干姜汤主之。《内经》云：寒淫于内，治以甘热，佐以苦辛；湿淫所胜，平以苦热，以淡渗之，以苦燥之。附子、干姜辛甘大热，散其中寒为君；半夏、草蔻辛热，白术、陈皮苦甘温，健脾燥湿为臣；生姜辛温以散之，泽泻甘平以渗之，枳实苦辛泄其痞满，茵陈苦微寒，其气轻浮，佐以姜附，能走肤腠间寒湿而退其黄为使也。煎服一两，前症减半，再服悉愈，又与理中汤服之数日得平复。

李思训谓发黄皆是阳症，凡云阴黄者，皆属坏而成阴，非原有阴症也。茵陈、干姜汤是治热证坏而成寒者之药，学者要穷其源，盖即于本病主治药内加热药一味以温之，如桂枝汤加大黄之意。

铁按：罗氏此案，为旧医案中最有精彩者。观其说明，用茵陈术附方法可谓不惜金针度人，是以其昭昭使人昭昭。李思训跋亦甚好，更以余说补之，黄疸一症，可说十九已经解决。

本书此下有建中汤一条，云是虚黄，按此用建中汤，既非茵陈症之阳黄，亦非针砂症之阴黄，不过虚而无血色而已。学者注意病人之眼白与手掌，则可以不为旧说混淆，且虚证当用建中证在江浙两省极所罕见。鄙人无充分经验，不敢妄说，学者自己研求可也。伤寒发黄一症，已详《伤寒论》。急黄一症，其原理未详，病症亦未见过，都从盖阙，仍抄录原文于后，以备参考。

虚　黄

病在中气之虚也，其症小便自利，脉息无力，神思困倦，言语轻微，或怔忡眩晕，畏寒少食，四肢不举，大便不实，小便如膏，得之内伤劳役，饥饱失时，中气大伤，脾不化血，而脾土之色自见于外。《金匮》云：男子萎黄，小便自利，当与虚劳小建中汤。又《略例》云：内伤劳役，饮食失节，中州变寒之病而生黄者，非伤寒坏症，而只用建中、理中、大建中足矣，不必用茵陈也。

表邪发黄

即伤寒症也。东垣云：伤寒当汗不汗，即生黄。邪在表者，宜急汗之，在表之里宜渗利之，在半表里宜和解之，在里者宜急下之。在表者必发热身痛，在里者必烦热而渴，若阳明热邪内郁者，必痞结胀闷也。

麻黄连翘赤小豆汤（发汗之剂）

麻黄（去节）、连翘、炙草、生姜各二两，赤小豆一升，杏仁四十个（去皮尖），生梓白皮一升，大枣十二枚。

潦水一斗，先煮麻黄，再沸，去上沫，内诸药，煮取三升，分温三服，半日服尽。

茵陈五苓散（渗利之剂）

茵陈蒿末一钱，五苓散五分。

水调方寸匕，日三服。

柴胡茵陈五苓散（和解之剂）

五苓散一两，茵陈五钱，车前子一钱，木通一钱五分，柴胡一钱五分。

分二服，水一盏半，灯心五十茎，煎服，连进数服。小便清利，愈。因酒后者，加干葛二钱。

急 黄

卒然发黄，心满气喘，命在顷刻，故名急黄也。有初得病身体面目即发黄者，有初不知黄，死后始变黄者。此因脾胃本有蓄热，谷气郁蒸而复为客气热毒所加，故发为是病也。古云发热心颤者，必发为急黄。

瓜蒂散（《广济》）疗急黄。

瓜蒂、赤小豆、丁香、黍米各二七枚，熏陆香、麝香（另研）等分，青布二方寸（烧灰）。

上为细末，白汤下一钱，得下黄水，其黄则定。

消渴统论

消渴病有三：一、渴而饮水多，小便数，有脂如麸片甜者是消渴也；二、吃食多，不甚渴，小便少，似有油而数者，是消中也；三、渴饮水不能多，但腿肿，脚先瘦小，痿弱，数小便者，是肾消也。（《古今录验》）

消渴大禁有三：一饮酒，二房室，三咸食及麸。能慎此者，虽不服药，自可无他；不如此者，纵有金丹，亦不可救。慎之慎之。

李词部曰：消渴之疾，发则小便味甜。按《洪范》云，稼穑作甘。以理推之，淋锡醋酒作脯法，须臾即皆能甜也。人饮食之后，滋味皆甜，积屯中焦，若腰肾气盛则上蒸精气化入骨髓，其次为脂膏，其次为肌肉，其余则为小便。气燥者五脏之气，味咸者润下之味也。若腰肾虚冷，不能蒸化于上，谷气则尽下而为小便，故甘味不变，下多不止，食饱虽多，而肌肤枯槁。譬如乳母谷气上泄，尽为乳汁，消渴疾者，谷气下泄，尽为小便也。又肺为五脏之华盖，若下有暖气上蒸，即润而不渴；若下虚极，即阳气不能升，故肺干而渴。譬如釜中有水，以板盖之，若下有火力，则暖气上腾而板能润，若无火力，则水气不能上板，终不可得而润也。故张仲景云，宜服八味肾气丸，并不可食冷物，及饮冷水。此颇得效，故录正方于后云。

八味肾气丸（方见肾劳）　服讫后，再服后方以匦之。

黄连二十分，麦冬十二分，苦参十分，生地七分，知母七分，牡蛎七分，瓜蒌根七分。

为末，牛乳为丸桐子大，暴干浆水或牛乳下二十丸，日再服。病者甚瘥后须服一载以上，即永绝病根。一方有人参五两，以上见《本事方》。

又疗消渴口苦舌千方

麦冬五两，花粉三两，乌梅十个（去核），小麦三合，茅根、竹茹各一升。

水九升，煎取二升，去滓，分四五服，细细合咽。

痰饮水不消便中如脂方（雀氏）

黄连、瓜蒌根各五两为末。

生地汁和并手丸如桐子大，每食后牛乳下五十丸，日二服。一方用生瓜蒌汁、生地汁、羊乳汁和黄连任多少，众手捻为丸如桐子大，麦冬饮服三十丸，渐加至四五十丸。轻者三日愈，重者五日愈，名羊乳丸。

麦冬饮子　治膈消胸满，烦心，短气。

人参、茯神、麦冬、知母、五味子、生地、生甘草、葛根、瓜蒌根。

上等分，咬咀。每服五钱，水二盏，竹叶十四片，煎至七分，去滓，温服。

河间云：心移热于肺为膈消。膈消者，心肺有热，胸满，烦心，津液燥少，短气，久则引饮，为消渴也。麦冬饮子主之。

麦冬丸　消渴之人，愈与不愈，常须虑有大痈，以其内热而小便数故也。小便数则津液竭，津液竭则经络涩，经络涩则营卫不行，营卫不行则热气留滞，必于大骨节间发痈疽而卒。当预备此药，除肠实热，兼服消渴方。

麦冬、茯苓、黄芩、石膏、玉竹各八分，人参、龙胆草各六分，升麻四分，枳实五分，生姜、瓜蒌根各十分，枸杞根。

为末，蜜丸桐子大，茅根、粟米汁一并丸，日二服，若渴则与后药。

瓜蒌根、生姜、麦冬汁、芦根各三升，茅根（切）三升。

水一斗，煮取三升，分三服。

冬瓜饮子 治消渴能食，小便为脂麸片，日夜无度。冬瓜一个，割开去穰，入黄连末十两，仍将顶盖好，热灰中煨熟，去皮细切，研烂，用布取汁。每服一盏，日三夜二服。

葶苈丸 疗消渴成水病浮肿方。

甜葶苈（隔纸炒）、瓜蒌根、杏仁（麸炒黄）、汉防己各一两。

为末，蜜丸桐子大。每服三十丸，茯苓汤下，日三。

白术散 治诸病烦渴，津液内耗，不问阴阳，皆可服之，大能止渴生津。

干葛二两，白术、人参、茯苓、炙草、藿香、木香各一两。

为粗末，每三钱，水一盏半，煎至一盏，温服。

猪肚丸 治消渴。

猪肚一具（洗净）、黄连、白粱米各五两，花粉、茯神各四两，知母三两，麦冬三两。

上六味，为末，内猪肚中，缝密置甑中，蒸极烂，乘热入药皿中捣为丸，若硬加蜜，丸桐子大。每服三十丸，加至五十丸，日二。

铁按：消渴，今人都知是糖尿病，但大份是如此，若细按之，却不是一句话。中国所谓消症，渴饮无度，溺多肉削，为膈消，亦云肺消；能食尽多不得饱，亦不作肌肉，如此者为中消，亦云食消；腰酸痛，口渴引饮，小便多，溲之量倍于饮之量，是为饮一溲二，如是者谓之肾消，亦云下消。其有溲与饮量相等，尿后其中有沉淀，浮面有油光，虽不必饮一溲二，亦是肾消。仲景谓饮一溲一者可治，饮一溲二者不可治。然《欧氏内科学》饮一溲二者是尿崩症，行脊椎穿刺法有效，用脑垂体后叶制为膏剂服之有效。尿崩症与糖尿病完全相同，所不同者，尿量倍于饮量，而尿中无糖，有时亦含糖，但非为糖尿病，不过偶然有糖而已，此与中说不同者一。《欧氏内科学》对于糖尿病除调节饮食之外，无相当治法，中国则有治法，此其不同者二。糖尿病原因颇多，其最重要之原因，《内科学》谓其症结在减岛。减岛者，为胰子一部分之细胞群。胰子乃消化系之一脏器，中国所未言者。又糖尿病有真糖尿，有假糖尿。所谓假糖尿，为尿中偶然含糖，并非组织中糖分向下崩溃之谓。故假糖尿容易愈，病者亦不必渴而消瘦，此亦中国所未言者。旧籍肺消、肾消都属之肾，其病原多半日沉溺色欲而来，故古人谓司马相如病消渴且惑于卓文君之故。中消、食消，其病原因嗜厚味，此两层皆与事实合。西国人对于糖尿病不禁肉食，但禁糖质，是则中西两说之不同。凡此都足以供参考。余病甚，不能查书，仅就记忆所及，言其大略。欲求精深，学者自己研求可也。

又本书所列诸方，猪肚丸治中消为最效，冬瓜饮子亦效，葶苈丸、白术散疑不可用，葶苈丸鄙人无经验，白术散则不妥当。吾乡盛氏有中年妇，患消渴，初起病不甚重，医者用白术散，其食量骤增，每日须吃粥廿四斗碗，更加莲子、燕窠各一斗碗，如此者亘半年不愈。后延余诊，用竹叶石膏汤，以西洋参代人参，得略瘥。用白虎汤加生蛤壳、怀山药则更好。但其人有心肌神经病，十指作鼓槌形，故迄未能痊愈。经余治消症之后隔三数年，又延诊一次，消病良已，惟因心肌神经病之故，他症峰起，迄不得健全，故吾疑消症不可用参、术。

温病明理

温病明理卷一

武进恽铁樵　著

受业武进徐衡之　江阴章巨膺　参校

温病、伤寒之辨别，可谓是中医之症结。明清两朝之医学，只在此问题上磨旋，门户之见，谬说之兴，均由此起。著书汗牛充栋，而医学晦盲否塞。吾意非以极明了之文字，达极真确之理由，将前此所有诸纠纷一扫而空之，使此后学者有一光明坦平之途径，则中国医学，直无革新进步之可言。然万绪千头，不知从何说起，为之提笔四顾，为之满志踌躇。

今有一病于此，甲医曰：是伤寒也。乙医曰：是温病也。温病与伤寒异治，汝不读吴鞠通《温病条辨》、王孟英《温热经纬》、叶天士《临证指南》、戴北山《广温热论》，恶足以知之。甲医则曰：《内经·热病论》云：凡热病，皆伤寒之类也。汝不读《内经》，又恶足以知之。病家茫然不知所从，取决于余。余曰：《难经》云伤寒有五，有热病、有湿温、有风温、有温热，是温病者乃五种伤寒之一。二说皆是，病家益无所适从，则延西医。退而自维余所言者，不过一种调和口吻，于医学何补，且吾中医对于疾病定名如此混沌，不信可以长此终古也。因慨然有正名之计划，此为余对于温病之第一步。近人崇拜天士为医圣，谓鞠通《温病条辨》可以与仲景《伤寒论》分庭抗礼。乃《条辨》主三焦学说，既与仲景完全不同，其所用药亦与伤寒论完全不同。吾乃研究三焦之学理，《条辨》《经纬》《指南》之用药，复留心时医宗其说、用其法者治病之效果，乃稍稍明白此中有未发明之学理，有江湖术之黑幕。余乃毅然欲证明此未明之学理，与抉破其所隐之黑幕，是为余对于温病之第二步。

戴北山《广温热论》云：世之治伤寒者，每误以温热治之；而治温热者，又误以伤寒治之。此辨之不明也，于是书开首即揭明五种辨别法，兹撮要录之如下。

一辨气：伤寒由外入内，室有病人无病气，间有有病气者，必待数日之后转入阳明经府之时。若温热之气从中蒸达于外，病初即有病气触人，以人身藏府津液逢蒸而败。（下略）此节言伤寒无臭气，温病则有臭气。

二辨色：风寒主收敛，面色多光洁；温热主蒸散，面色多垢晦，或如油腻，或如烟熏。望之可憎者，皆温热之色也。

三辨舌：风寒在表，舌多无苔，即自有苔，亦薄而滑。渐传入里，方由白而转黄转燥而黑。温热一见头痛发热，舌上便有白苔，且厚而不滑或色兼淡黄，或粗如积粉。传入胃经，则兼二三色，或白苔即燥。又有至黑不燥者，则以兼湿之故。在表时不用辛温发散，在里时即用清凉攻下，斯得之矣。

四辨神：风寒中人，自知所苦而神清。传里入胃，始有神昏谵语之时。温热初起，便令人神情异常而不知所苦。大概烦躁者居多，或且扰乱惊悸，及问何所苦，则不自知。即间有神清而能自主者，亦多梦寐不安，闭目若有所见，或亦以始初不急从凉散，迁延时日，故使然耳。

五辨脉：温热之脉，传变后与风寒颇同，初起时与风寒迥别。风寒初起脉无不浮，温邪从中道而出，一二日脉多沉。（下略）

铁樵按：上五辨法，惟辨脉一节不易使人共喻，因将原文删节，仅留脉浮一语。盖自古脉学本极费解，多言则徒乱人意也。至其余四节，皆言病证，甚明了，可以为法，故并录之。温病以戴北山此书为最，其好处在以详言病状为主，不可哆谈模糊影响之病理为主。其言治法，纯以公开经验所得，使人共喻为主，不以引证古籍炫博炫能为事。此其胸襟在利人济物，大公无我，迥非流俗人所能望其项背，至其实际。所以启发后人者，功亦不在管夷吾尊周攘夷之下，即如鄙人初步治医，即从此书入手，至今虽略有所得，亦未敢为荃蹄之弃。然有当知者，戴氏此书是医家正宗，较之《条辨》《叶案》高出十倍。若谓吾侪信奉此编，即此已足，正未必然。须知此书浅而狭隘，读之既久，恒偏于用凉，转以凉药误事亦往往不免。又其辨舌一节，亦未可为训。热病舌色，惟质绛者，非凉不可，若糙若燥，均有宜用大温之候。读者将吾讲义统前后综观，自能明白。此吾对于戴氏书所欲言者，至于温病正名，其说如下。

温病、伤寒，《内经》统谓之热病，西医书统谓之急性传染病。急性传染病而发热，病状近似伤寒者，细别之可二十余种。曰伤寒，曰副伤寒，曰流行性感冒，此三种殆完全相似。其不同之处，在病前之潜伏期与既病之热型。注一然西人初不据潜伏期与热型为辨别，其所以分定病名者在微菌。伤寒之菌形如杆棒，副伤寒之菌亦形如杆棒，惟用伤寒血清试验，则其反应凝集力甚薄弱。此两种病在临床诊病时，不能区别。即取其血中微菌于显微镜下观之，亦不能区别。惟统观此病之热型，及试验两种菌之凝集力则迥然不同，故不得谓是一种病。流行性感冒之菌，则较短，两端钝圆，其感染亦与伤寒菌不同，至病状即俗名重伤风者是。菌既不同，病状又不同，故是别一种病，不能与伤寒混而为一。

就以上三者言之，假使不验微菌，几不能区别其病。或谓伤寒为热型有定之病，副伤寒为热型无定之病，流行性感冒是重伤风，则三者显然判别。岂知热型有定云者，指不服药而言，若服药则有定者可以变为无定。重伤风指鼻塞、咳嗽、发热者而言，此种类似之热病正多，如粟米热、猩红热，其初一步皆与流行性感冒同也，是故就微菌定名，可谓比较真确。然中国医学，向来不讲微菌，只能于病型注意。抑就微菌定名，不过比较真确，并非绝对真确。例如起病鼻塞、头痛，继而发热、形寒，此所谓重伤风也。然同是重伤风，却有三种不同，曰气管枝炎性，曰肠胃性，曰神经性。其咳嗽非常剧烈，咳甚至于气急鼻扇者，是气管枝发炎也；其舌苔厚、不欲食、腹满或痛者，胃肠有积，则所谓肠胃性也；其遍身疼痛、眩晕不寐、后脑疼痛者，则所谓神经性也。三项根据商务译本《内科全书》而参以实验。大约咳甚者，其末路则为急性肺病；有积者，其末路则为伤寒肠炎；神经痛者，其末路多为脊髓膜炎。伤寒为杆菌，脊髓膜炎及急性肺病属连锁状球菌，是病不同，菌不同也。而此种急性病证，通常变动不居。初一步为重伤风，继一步转属而为伤寒，而为急性肺病，甚或变为脑脊髓炎症，皆甚习见之事。而病之变动不居，有自然传变者，有因药而传变者。既变之后，今病非昔病，则微菌当然随之而变。此固但凭理想，未曾实验。然谓既成肺病、伤寒之后，而其微菌仍是通常流行之伤风菌，于理论不可通。此种大都以当时之病症为准。其初一步之伤风，则指为本病之诱因，然则泥定微菌而名病，不免有时失之不确，故曰：不过比较真确，非绝对真确。抑中医无验病菌之必要，验病菌云者，不过学理研究上之事，非临床诊病时事。假使诊一热病，必须验菌，则每一医师，每日不能诊五个以上热病，此为事实上所办不到者。况验菌亦非解决热病之惟一方法，故中医于此事，为当知之常识，至于采用，尚可缓图。惟就微菌以定名，虽非绝对真确，尚是比较真确。若吾中医于各种热病，胥名为伤寒、温病，而复以极颟顸之头脑当之，并伤寒、温病之界限亦划分不清。纷纭聚讼，只是人云亦云，而无独到之见解；辟除旧说，无精密之计划，说明范围，委实是绝对糊涂，不可终日者也。

古人于定名不甚讲究，说理则精。对于艺术授受之间，最为珍惜，以择人为前提，不喜标榜。对于著书，尤极审慎，大约非道高德美、举世钦服者，不得有著书资格，浸成风气，尽有自嫌炫嫁。虽有著书资格，而亦退让自处，宁怀宝以迷邦者。又漆书竹简，至为不便，故对于文字亦极讲究，绝无轻率动笔，自罹灾梨祸枣之诮者，结果遂无书不简，无文不深。因此，苟非口授，多不能了解书中何语，于是师傅乃弥复矜贵，此为东汉以前学术授受之大略。今观仲景《伤寒论》全书，以六经为提纲，而六经之界说反不如舒驰远所定者整齐明了；全书章节层次，又不如喻嘉言所重订者之较有条理。书中风温、温病，既言之不详，而痉、湿、暍与伤寒相滥，亦未言若何相滥，凡此自古相传，疑有讹脱，其实有讹脱亦不尽讹脱。凡书中不备者，皆口授所当有事。或因其理由复杂，语长必须口授，则不书；或其病理如粟菽水火，学者所必知，而又为当时学者所习知，则亦不书故也。年湮代远，简册仅存，异说蜂起，而定名遂在若可解、若不可解之间。

《难经》云：伤寒有五，有中风，有伤寒，有湿温，有热病，有温病，其所苦各不同（《难经·五十八难》原文）。徐灵胎注云：伤寒，统名也。下五者，伤寒之分证也。又引王叔和《伤寒略例》"不即病者，寒毒藏于肌肤，至春变为温病，至夏变为暑病"之语。又云：《伤寒》第四篇，先叙痉、湿、暍三症。痉为伤寒之变证，暍即热病，湿即湿温。又引《素问·热论》"先夏至日为病温，后夏至日为病暑"数语（以上为徐氏解释《难经》五十八难文字之撮要）。其于"所苦各不同"一语，未加注释。自余观之，徐氏之注，实与不注同，且叔和寒毒藏于肌肤之说，于理不可通，是读《内经》仅解表面浅层，因有此种谬说，尤不足为训。且循绎徐注，暍即热病，不知此热病与温病若何分别？且越人五种伤寒之中，并无暑病，则暑病名目何属，在五种伤寒之外乎，揆之情势当不尔。况叔和认伤寒过夏至为暑病，是暑病确是伤寒之一种，将毋叔和所谓暑病，即《难经》谓所热病乎，则暑病即暍病矣，而灵胎又未言，亦令人疑莫能明。曰暑病热极重于温，然则温病岂非热微轻于暑乎，藉曰是也。无论如此不成为疾病上界说，抑文义上亦不辞已甚。如云：读者不能如此执滞，独不闻不以辞害意乎。则吾敢反驳之曰：名不正则言不顺，不得援孟子说诗以为口实。诗自有诗之蹊径，故云：以意逆之，是为得之，对于病名岂可同日而语。若伤寒、温病、热病、暑温、湿温，不能言其不同之处，而日以意逆之，又何怪今之时医，一例以豆豉、豆卷、石斛应付各种热病乎。所可怪者，滑伯仁、徐灵胎以下，乃至现在之读《难经》、引证《难经》者，丝毫不置怀疑，吾实不胜佩服。吾佩服此等人头脑颠顸，为不可几及也。《难经》自是古医书之一种，唐张守节《史记正义·扁鹊传》中所引，即为今本《难经》文字。虽《隋书·经籍志》不见其目，唐人已认此书出自扁鹊，昭然无疑。然书之佳否，当以说理精粗为断，不以年代古近为衡。考《难经》全书所言，皆《内经》中表面文字，于《内经》之精义丝毫不曾有得。假使扁鹊读《内经》，亦只见五行六气，不知形能藏德，则所谓见垣一方者，直可谓时无英雄，竖子成名矣。故吾于《难经》一书，总不敢绝对信奉。若五十八难之不可为训，不过其一端而已，此非本篇主要问题，特因论温病定名连带及之。而温病名词，转因《难经》五十八难文字添出许多缴绕，则无从为之辩护。自有吾说，庶几后之学者，可以减少一条歧路也。

至于《内经》，则吾无间，然《内经》定名以时，温病定名，若从《内经》法则，厘然划一，无有疑义。《经》云：东方生风，南方生火，西方生金，北方生水，中央生土；风属春，火属夏发，金属秋，水属冬，土属长夏；春曰风，夏曰热，秋曰燥，冬曰寒，长夏曰暑、曰湿，此所谓四时五行六气也。四时五行六气之说最长，而迄无彻底解释。本讲义认此为《内经》用以说明医学之工具，此中亦无何等精义，一切旧说，皆在存而不论之列。吾侪第知五行为六国秦汉时最盛之学说，四时乃《内经》之根本，六气则因天行之气能病人者有六，故以为言。即此已足，不必更深求以自取魔障。或曰：是则然矣，但此何关于温病之命名？曰：温病者，热病也；热病者，伤寒也。寒伤躯体最外层，太阳受病，体温起反应则发热，是为热病。春有热病，夏有热病，秋有热病，冬有热病。冬之热病，伤于寒也。因太阳受病，体温集表而为热，故曰：人之伤于寒也，则为病热。冬之热病是伤寒；春之热病仍是伤寒；夏之热病，秋之热病，依然是伤寒。故曰：凡热病，皆伤寒之类也。是故谓春之热病伤于风，夏之热病伤于热，秋之热病伤于燥，长夏之热病伤于湿，无有是处。何以故？凡热之而热，寒之而寒，惟死体为然，生物则否。验之于各种生物，此例尚不甚明了；验之于人体，则灼然可见。以手搏雪，寒也；然须臾之间，反应起则灼热。夏日拥炉，热也。汗出多，毛窍开，则振寒。故冬日伤寒，可以病热；夏日伤热，则起痧气，而为霍乱吐泻，服十滴水辄愈，是其病寒也。故谓受热而病热，无有是处。须知受热竟不病热，《内经》说明此理，谓夏至一阴生，热在外，寒在内，故其病多洞泻寒中。霍乱有转属而为热病者，则因其初病时亦感寒也。乃若伤湿则为脚肿、为皮肤病，而患疮疡亦不发热。其长夏而病发热者，依然是伤寒也。

同是伤寒，何以不胥名曰伤寒。热病即温病，同是伤寒而病热，何以不胥名曰温病，而或名温病，或名伤寒？曰：此时令之关系也。春夏秋冬，有生长收藏之作用，人体应之，其在不病时已迥然不同。春夏秋冬之不同作用，于何验之？曰：验之于地面上之动植万有。人体应生长收藏之作用，于何验之？曰：验之于饮食、嗜欲、意志，其平时之不同者生理之形能也。其病时之不同者，因生理之形能不同，疾病之形能随之不同也。其不同奈何？曰：冬之伤于寒也，起初振寒不适，既而发热，其发热也，毛窍闭，汗不出；春之伤于寒也，初起亦洒渐恶寒，而为时较短，毛窍开，汗自出；夏之伤于寒也，壮热喘渴，无汗则体若燔炭，有汗者则初起即热，纵有形寒，只须臾耳；长夏之伤于寒也，壮热多汗，其舌质必绛，口味恒甜。不同之点，此其大略。又感寒而病，当热未发，先感不适，此即躯体之忍耐力。举其似者以为喻，例如午餐本十二钟，偶有特种原因，迟至两钟，不过略感饥饿，未尝不可忍，是即胃之忍耐力。又如觉寒而添衣稍迟，觉热而去衣稍迟，未尝不可，是即躯体外层之忍耐力，其理同也。西人谓此为前驱症。冬日伤寒，前驱症长；春夏伤寒，前驱症短，此亦不同之点。其次为既病，冬月伤寒，往往三候，热最高时，在第七日乃至第十五日。十五日以后，则日轻夜重，弛张颇甚。此在仲景《伤寒论》谓之传经，西人则谓之病型。春夏伤寒，则不如冬月伤寒之有规则。又其次为兼证，冬月伤寒发热之外，必兼见头痛、项强、体痛，春月伤寒常兼咳嗽、骨楚，夏月伤寒常兼泄泻，此其大较也。同是伤寒，何以前驱不同，病型不同，兼证不同。是可知四时之生长收藏，影响于躯体生理之形能，因而变更疾病之形能，其事至确。春为风，故春病热者曰风温；夏为暑，故夏病热者为暑温；长夏为湿，故长夏病热者为湿温。其病本是伤寒，因时令之异而兼六气之化，故命名如此。然而冬有非时之暖，春夏有非时之寒，气有未至而至、至而不至之时。于是冬日之热病，有与春日同者；夏日之热病，有与冬日同者。就前驱症辨之而定名，于是冬日有风温，夏日有伤寒矣。

凡热病之定名，从病形不从病能。病形者，病初起之三日所见之病状；病能者，既病之传变与转属。例如温病可以变疟，疟为后起病，乃由温病转属者，因温病有变疟之可能，故曰病能。病无定，自不可以命名，命名既从病形，自皆在初起之时。六气中之燥气，为热病病能上事，非病形上事。盖有热病而化燥，无初起兼见燥化者也。又燥属秋令，秋季前半，长夏暑湿未退，秋季之后半，新凉感冒，已与冬月为邻，故无燥温之名，不佞所谓正名者大略如此。至于前所谓第二步，更于下章详之。

温病明理卷二

武进恽铁樵　著

受业武进徐衡之　江阴章巨膺　参校

仲景言伤寒主六经，《温病条辨》则主三焦。三焦之说，《灵枢》最详，"营卫生会篇"所谓"上焦如雾、中焦如沤、下焦如渎"者是也。就此三语观之，其义盖谓身半以上为上焦，身半以下为下焦，中脘胃府所居之地为中焦。沤，如《诗经》"可以沤麻"之沤，有蕴酿之意，谓脾胃腐熟水谷也。水谷既腐熟，糟粕从下而出，故云下焦如渎，谓二便也。糟粕既下行，精华自当上行，如何上行，必有赖于蒸化，然后能输连于四肢百体，蒸则如雾，故云上焦如雾。古人不知胃壁肠壁皆能吸收滋养料供给各组织，仅凭理想，故云如雾、如渎。此原是笼统语，该括言之，初不指一脏一腑，别无深意，亦与病之传变无关，不能与《伤寒》六经并论，其为明显。"营卫生会篇"又云：上焦出于胃上口，并咽以上，贯肠而布胸中，走腑，循太阴之分而行，还至阳明，上至舌，下足阳明，常与荣俱行于阳二十五度，于阴亦二十五度一周也，故五十度而复会于手太阴矣。中焦亦并胃中，出上焦之后，此所受气者，泌糟粕，蒸精液，化其精微，上注于肺脉，乃化而为血，以养生身，莫贵于此。故独得行于经隧，命曰荣气。下焦者，别回肠注于膀胱而渗入焉（以上为《灵枢·营卫生会篇》原文）。细绎文字，颇觉生涩，文并不古，亦非不通。惟骤视之，所纪颇凌乱五次。其云：上焦出于胃上口并咽以上，当是从胃上口直至咽喉以上，此处不过是食道，何物循此食道行？荣乎？卫乎？经气乎？血液乎？《经》未明言。如云：上焦循此食道行，则语殊费解。盖谓从胃上口至咽为上焦之一部分，则语意显明。云：上焦出胃上口，并咽以上。上焦是何物，殊不能知其命意所在。咽以上三字之下，接贯肠二字，肠之地位，在中脘以下，自咽至肠，中间距离太远。继云：而布胸中，则又自下而上矣。藏府内景，本不易明，似不宜故揲其辞，使读者索解不得。曰：走府循太阴之分而行，更不知"府"字何指。其下之太阴、阳明、足阳明，无一语不生涩，亦在在不可究诘。似闻某医校列《素》《灵》为课本，不知教员对于此等处如何解释。教员纵能循文敷衍，听讲之学生又若何了解？如云：讲者自讲，听者自听，了解与否，双方均非注意，则其蒙懂又足令人佩羡不置矣。

顾虽如此，就生理之形能上观之，《灵枢》所言，却自有其价值，不过仍与热病之传变无与。凡人口渴甚，饮水则润，渴非口中干，乃胃中燥。得水而润，亦非口中润，乃胃中吸收液体。几经转折，传之唾腺，唾腺分泌唾液，然后润也。审是，所谓自胃上口并咽以上，自非无故，且不日至咽，而日并咽以上，是指口中津液尤为显明。凡食物入胃，消化之后，胃壁吸收液体，以资营养。由胃入肠，肠壁亦事吸收液体，以资营养。苟从饮食入胃之后，潜心体察，可以不须剖验而得，且人之感饥饿，不在胃中而在腹部。《内经》云：胃实则肠虚，肠实则胃虚。故肠胃更迭为虚实，其意若曰肠实、胃实者病，肠虚、胃虚者亦病，欲明肠胃不同实、不同虚，故其措词如此。若就生理之形能言之，肠实者，胃不妨虚；肠已虚者，胃则非实不可；感饥饿者，不在胃而在肠，故有枵腹饥肠诸成语，不曰枵胃饥胃也，此则贯肠两字之所由来。回肠间苟有燥矢，则苦不得寐，其甚者燥烦不安，又甚者神昏谵语。神昏谵语，谓是心包络病，乃想当然之语，于实际无有是处。谓是脑筋错乱，亦尚可商。盖燥矢结于肠而不寐烦懊者，乃神经节为病，因肠壁纤维神经与交感神经、运动神经皆相通之故。阳明府证之扬手掷足，因肠壁纤维神经病影响于运动神经之故。其燥烦不寐，则因肠壁神经影响于交感神经之故。交感神经听命于神经节，间接受治于大脑，故曰神经节为病。神经节者，胸中之事也，此病之形能也。因病之形能以推测生理之形能，则知食物入胃，必下于肠，入肠之后，其影响最著者在胸中，必有其输送精微之道，故曰：上焦如雾，布于胸中。此"布胸中"三字之所由来。然则此一节文字译之为今人通用文字，当云：上焦从胃上口上行至于咽上，从胃中部下行至于肠，仍输送其精气，布于胸中。

走府句。"府"字颇难索解，若根据《素问》及《难经》，则此"府"字当指气街，曰：循太阴之分。观下文手太阴句，则知此是足太阴。还至阳明句，观下文有足阳明句，则知此处为手阳明。其云：常与荣俱行于阳二十五度，于阴二十五度，五十度而会手太阴，是其所言者，即是卫气（阴阳各二十五度，详《灵枢·卫气行篇》，可参考，文繁不备录）。盖惟卫与荣俱行，证之他处，无三焦与荣卫俱行之文也。惟岐伯谓荣出于中焦，卫出于下焦，而言上焦独详，似中下焦统于上焦者。《难经》谓三焦者，水谷之道路，气之所终始，正与《灵枢》此节相合。出于胃上口并咽以上，贯肠，而布胸中，是说水谷之道路。"走府"以下至"复会于手太阴"矣，是说气之所终始。如此解释，未尝不言之成理。

其云：中焦是荣气，曰泌糟粕，蒸津液，正是说的熟腐水谷，使清者向上，浊者向下，是泌糟粕蒸津液也。云：化其精液，上注于肺，则仍是上焦如雾之事，不过其所主者在荣卫。谓荣出于中焦，故如此说，不得泥定地位，致与上焦纠缠不清。其云：上注于肺者为血，行于经隧者为荣，经隧即豁谷肌肉之分，脏器得此而滑润，故古人谓荣为内部湿润之气。今日有西国学说，则知微丝血管有渗润，淋巴液有循环，可以补我国古书之不足。而"荣"字真确解释，自当以微丝血管中之渗出液体当之，其言下焦意义自明。综以上所言者观之，三焦，言水谷之出入，与其精微化为荣卫之大略者也。其言上焦自胃上口并于咽以上，自胃上口下至于肠，复自肠上至胸中，不限于中脘以上之地位也。中焦起于胃中，化精微上入于肺，化血复从血中分泌液体，行于偏身之经隧，不限于中脘之地位者也。三焦之可以分别言者，大略如此。与《温病条辨》之言三焦，丝毫无相通之处。《条辨》颇推崇叶天士，其云：凡温病者，始于上焦，在手太阴，是即天士《广温热论》开卷第一条所谓"温邪犯肺，逆传心包络"者也。以手太阴为上焦地位，未尝不是。肺原属藏府之最高者，然《灵枢》则明言中焦化津液上注于肺脉，鞠通岂未之见乎。又其全书用药以轻者归上焦，重者归中焦，尤重者归下焦，纯以地位为主，不问荣卫气血，亦与《灵枢》不合。《灵枢》固主荣卫，不主地位者也。然则苟非鞠通不曾懂得"营卫生会篇"文字，即彼所谓三焦者，不是"生会篇"之三焦，吾乃遍考他处之言三焦者。

（一）《灵枢·本输》篇云：三焦者，中渎之府也，水道出焉，属膀胱，是孤之府也，是六府之所与合者。

（二）《难经·三十八难》：府所以有六者，谓三焦也。有原气之别焉，主持诸气，有名而无形。其经属手少阳，此外府也。

（三）《灵枢·经脉》篇：三焦手少阳之脉，起于小指、次指之端，上出两指之间，循手表腕，出臂外两骨之间，上贯肘，循臑外，上肩而交出足少阳之后，入缺盆，布膻中，散络心包，下膈，循属三焦。其支者，从膻中上出缺盆，上项经耳后，直上出耳上角以屈，下颊至𬱟。其支者，从耳后入耳中，出走耳前，过客主人前，交颊至目锐眦。是动则病耳聋，浑浑焞焞，嗌肿、喉痹；是主气所生病者，汗出，目锐眦痛，颊痛，耳后、肩臑、肘臂外皆痛，小指、次指不用。

《灵》《素》言三焦者，大都不外以上三节。至于如《素问·六节藏象论》《灵兰秘典》等篇，偶然涉及，无此详也。第三节《灵枢·经脉篇》所言，最不易明了。然中医实以为根本。不明经络，无以言医。然求之今日医界中人，不过能记诵而止，若深明其理，则自古医籍中已无之。遑论今日兹为释疑辨惑起见，为言其原理，俾读者可以自修而止。至于详细，余亦不能言也。凡经络云自某处迄某处，经某处者，皆从病与生理之形能来。例如《灵枢·经脉篇》之言三焦，前半所说，均从后半病形产生。先有耳聋、嗌肿、喉痹之病，相其阴阳，辨其深浅，定为手少阳之病。复视其兼证，有目锐眦痛，颊痛，耳后、肩臑、肘臂外痛，小指、次指不用，于是定诸痛处为手少阳之经。其中复有错综交互，如云：交出足少阳，布膻中，散络心包，是手少阳一经，与足少阳、手厥阴有交互关系也。所谓经气亦如血行，如环无端，不知其所自始。**然躯体而有病，必有其始病之处，又必有其痛苦之区域。**从其区域分之，因有十二种；从其始病言之，因有手六经、足六经。例如疟疾之形寒，有从背起者，有从手起者，其明证也。古人最讲究针灸，而砭石又在针灸之前，以事理推断之，必有甚深远之历史。惜鄙人读书不多，不能考证耳。度此事之缘起，必如今日妇竖皆知之刮痧，其后演进而为砭石，再进而为针灸。十二经之井、荥、经、俞，则多从针灸之成效而定名，故今日已不能知其最初得此之所由。嗣后由针灸而汤药，则为道稳而取效亦神，则属最后之进步矣。今日吾人所当知者有二事。其一古代所传之汤药，其用法皆隶于经络，某经病当用某药，从之则效，违之则否。故当用葛根者，不得用麻黄；当用大黄者，不得用巴豆，非如西药仅言汗下，无复别择，此治中医所以不可不讲十二经。其二健体之经气不可见，逆之则见，而经气之所以逆，由于气候之六淫者三之一，由于起居饮食者三之一，由于七情者三之一。故寒暑病人、饥饱病人、意志拂逆病人，不逆经气，则能遂其生而尽天年；逆经气，则不能遂其生而夭折。所谓有道之士，善养身者，能遂其生而已矣。上工能治未病，能知经气之顺逆，及其未病，拨乱反正而已，此十二经原理之大略也。经气不可见，逆则见之于病能。循经治病谓之工，然非上乘。能知若何便逆经气，若何便顺经气，守顺避逆，乃真上乘。《素问·上古天真论》所言，乃上乘也。西国最新发明者曰细胞、曰内分泌，其实经气较之二者尤精。惜乎古文太简，《灵枢》之学说，又真伪参半。果能懂而理之，发挥而光大之，则中西携手之后，西国医学当更进一步。此则欲于医学有所发明，尤不可知经气。今之反对中医者，谓中国医学不能出国门一步，固非定论。而业中医者，惟因饭碗问题，惟恐中医被取缔，妄欲结乌合之众以为党，以与潮流相抗，而号于众曰：吾欲保存国粹。彼等野狐禅之医学，岂是国粹，亦安有保存之希望。若真国粹，决不消灭，何劳保存。谓中医将灭亡者，杞人忧天而已。今姑置此，而言三焦。然则三焦有三种：其一，"三焦者，决渎之官"，专指分泌尿汁说；其二，三焦者，水谷之道路，气之所终始，专指消化力与卫气说；其三，三焦，为手少阳经，为十二经中之一。滑伯仁、徐灵胎皆云：言决渎之官者，为下焦气化之三焦；言手少阳者，是有名无状之三焦；言消化与卫气者，是有名有状之三焦。准此以谈，是古人定名不讲究也。然无论何种，与《温病条辨》皆不合，是《温病条辨》之三焦，乃第四种三焦。

假使有精当之学理，真确之经气，原不妨于古人所言者之外，别树一帜。然必其所言者，于古人相发而后可。如其与古人所言相背，则必古人所说之理论不圆满，吾能证明其误处而后可。若表面崇古，里面反古，用以欺世敛钱，原滔滔皆是，不足深责，著书垂后，则其罪不胜诛矣。今《温病条辨·上焦篇》曰：凡温病者，始于上焦，在手太阴。鞠通自为注曰："古来但言膀胱主表，殆未尽其义。肺者，毛皮之合也，独不主表乎……温病由口鼻而入，自上而下，鼻通于肺，始手太阴。"此语实费解之至。愚按：古人言藏府与言经气有别，盖藏府是实体，经气是气化。六淫之邪，中人而为病，言气化不言实体。《内经》言"邪风之至，疾如风雨（此邪风字不问从西北来、从东南来）。故善治者治皮毛，其次治肌肤，其次治筋脉，其次治六腑，其次治五脏。治五脏者，半死半生也。故天之邪气，感而害人五脏；水谷之寒热，感而害于六腑；地之湿气，感而害皮肉筋脉"。此节经文与上文阴阳及东南西北各节息息相通，所谓"阴阳更胜之变，病之形能也"。治皮毛谓病在皮毛也，不是言肺之合，是言躯体之外层；其次在肌肤，言稍进，非言脾之合；其次在筋脉，言更进，非言肝之合；其次在六腑，言人里；其次在五脏，言里之无可再里。假使指皮毛为肺之合，肌肤为脾之合，筋脉为肝之合，则六腑为何者之合乎，是不可通。又认皮毛为肺之合，是必邪风之害人。初一步肺受之，继一步传之脾，继一步传之肝，继一步遍传于六腑而后可。证之实际，无论伤寒温病，皆不尔，是更不可通。是故自来释《伤寒论》者，开口即言太阳是膀胱，鄙人绝对不敢苟同。故本讲义解释太阳病，直曰：太阳者，躯体之最外层。今曰：凡温病者始于上焦，在手太阴，此何说也。其次不可解者，为伤寒从毛窍入，温病从口鼻入。大约鞠通创温病自口鼻入，为其最得意之语。不知此说绝不可通，试逐层推敲之。

（一）《内经》言：凡热病皆伤寒之类，凡邪风之害人，皆始于皮毛。今言：从口鼻入，由里出外，是必温病在《内经》"凡热病"三字范围之外而后可。

（二）既言从口鼻入，鼻通于肺，故在手太阴。然则口通于脾，不在足太阴乎？

（三）《经》言：天之邪气，感则害人五脏。此言不治皮毛，即有害五脏之可能。所谓病能也，曰水谷之寒热，感则害于六腑，此真从口入者，更证之于实验。饮冰而洞泻，触秽而为霍乱，空气中微菌传染为各种疫病，此真从口鼻入者。若云天之邪气，感亦有从口鼻入者，于《内经》无征。

（四）鞠通谓伤寒言中风，是西北方之寒气。彼所言之温病，风为火母，乃从东南方来解冻之温气。寒气从毛窍入，温风从口鼻入，不知出何典记，有何理由，诚咄咄怪事。就《温病条辨》之第一节略为钩稽，其不可通已如此。而党于鞠通者，方浓圈密点，大赞不已，将谓天下后世人无不可欺，不亦慎哉。

温病明理卷三

武进恽铁樵　著

受业武进徐衡之　江阴章巨膺　参校

《温病条辨》之三焦，如吾前卷之说，读者可以灼知彼之所谓三焦，非《灵》《素》之三焦矣。而其温病从口鼻入之说，亦不成立。伤寒从皮毛入，《素问》固已明白言之，然必其人内部有弱点，然后外感得以乘之，否则虽寒不伤也。例如《素问》认各种热病皆伤寒之类，而曰：冬伤于寒者，春必病温；冬不藏精者，春必病温。是即明明指出非内部有弱点者，纵有寒亦不伤之意。何以言之？冬者闭藏之令也，冬不藏精，是逆冬气，逆冬气则春无以奉生，固至春当病。冬之冱寒为阴胜，春之和煦为阳复，阴胜者阳无不复。当冱寒之顷，生物所以不死者，赖有抵抗力。而其所以有抵抗力者，在于能藏精。至于阳复之时，益然有生气者，亦即此所藏之精为之，是为生理之形能上事。若冬不藏精，则在冬时无抵抗力，而寒胜太过，至春复无以应发扬之气候，则生理之能力绌矣，然未至于死。有胜必有复，且胜之甚者，其复亦甚，惟生理之能力既绌，例无不病。故冬不藏精，春必病，而所病者必是温。《内经》言阴阳凡三级，就一日言，曰昼夜昏晓；就一岁言，曰生长收藏；就一生言，曰生老病死。生老病死，亦即一生之生长收藏也。故人生当三八肾盛之年，虽冬不藏精，春不必病温。何以故？一生为大，一年为小，大德不逾，小德自有出入余地。《经》言春必病温，指一年说也。故必病温云者，乃指理之必然，非为事实上有如印板文字。王朴庄驳喻嘉言有"士如归妻，迨冰未泮"之笑话（见《世补斋医书》后附之迴澜说），其实两人皆未之深思，故言多而意不达。

惟其内部有弱点，然后外邪得以乘之。故同是溽暑，同是冱寒，而有病有不病。不过病因亦有主从，定名必从其主，伤寒、温病皆以时为主。若论病因，温病不纯是外感，伤寒亦不纯是外感。例如伤寒阳明腑证，其病为燥矢。假如无从口入之食物，安所得燥矢？今创一义曰：伤寒太阳证，是寒邪从肌表入；伤寒阳明证，是病毒从口入。自矜创获，以为识见不亚于仲景，而精密且过之，天下后世其许之乎？否也。且鞠通既认定温病从口鼻入，温邪是由里达表，何以第一方却用仲景之桂枝汤，岂非自相矛盾之甚者。

鄙人志在昌明中医学，不得不辟除谬说，并不欲以口舌与古人争胜，以为名高。王孟英、吴鞠通、叶天士之书，疵谬百出，若欲一一纠正，叠纸等身，其说不能尽，吾则以为是喧宾夺主，不暇为也。惟三人之谬说，流毒于天下已如此，苟不能有精切简明之方法指示后来，则其黑幕总无从揭破，而流毒遂无有穷时。今吾节录陆九芝《世补斋医书》中论文两篇，先以证明《条辨》《经纬》《叶案》之谬，非吾个人之私言，然后说明何故虽有九芝之说，而叶派流毒，不为减杀。庶几前此之将言将疑者，读吾此篇，灼然洞见症结，则以医为业者，或减少一造孽之途也。陆九芝先生对于温病之议论，摘录如下。

论叶天士《临证指南·伤寒门》方

叶先生《临证指南》卷五以风寒分门，而寒门所有者六方，并非伤寒大证，即在太阳一经，亦仅言其至小。此书行后，遂不闻以《伤寒论》治病，今之置寒水六气于不讲者，大抵即由于此。而《伤寒论》中之细微曲折，亦更无能道其片语者矣。乃有门人华玉堂者，于此一门后，大放厥词，谓人但拘仲景之法，皆见闻不广，胶柱鼓瑟，不知变通，以明仲景之不足法，而以此六方为治伤寒一大宗。徐灵胎曰：此即俗名着寒之病，偶称小恙，不入经络者也，何必牵引伤寒大证。发诸议论，及细阅此编，竟无伤寒之门，即此为伤寒之法：不禁失笑。夫医者之学问，全在明伤寒之理，则万病皆通。故伤寒为病中第一证，而学医者之第一功夫也。此编独阙此一门，则平日所习何书，所治何病？此非此老之过，抑编此书者，胸中茫无定见耶？灵胎说如此，尚不知此案与此药，亦未必定出自先生也。昔梁苣林《中丞浪迹丛谈》载叶先生轶事一则，为龙虎山张真人在吴，于万年桥停舆，让桥下天医星（铁樵按：天医星是何星座，张天师又何以异于酒肉道士，以事理推测，是必天士行贿张天师，因而放此谣言，不图能瞒过雍、乾时人，而不可以欺天下后世。然则天士之为江湖医，已昭然无可逃矣）。过去，而是日是时，不先不后，天士小舟适从桥下摇橹行来，中丞于此不溢一词。而其下即引纪文达语，谓天士不事著述。今所有医案十卷，为门人取其治验，附以论断，非天士本意也。石埭堂殿撰，亦谓先生少所著作。《指南》一编，冗杂不足以传，乃先生弃世后，门下学者汇萃而成，其方不尽出先生之手。然则此书明是及门假托，为一时渔利之物。奇在所作医案，每以不了语气，及上下之不联属，又每以"也"字易"矣"字，谓是其师汉魏文，然犹无害于病者。若此伤寒一门，则俗医正怕读伤寒书，正谓伤寒方难用，遂若照此六方，法已大备，更不必问途于仲景。而又因此作江南无伤寒之说，非皆不辨真赝，而徒震其名之害耶。呜呼！自有李士材《医宗必读》，而世不知有血证；自有此《临证指南》，而世不知有伤寒。叶先生为吾苏大医，享盛名于雍乾时，必不至此。彼华玉堂邵甫辈，造此大孽，且坏先生身后名，安得不为先生一雪此愤哉（九芝曲为辩护，犹是推崇前辈，稍存忠厚之意。然事理昭然，岂容讳饰。铁樵注）。

丹溪之言曰《格致余论》，戴人之言曰《儒门事亲》，宁陵吕氏之言曰：人子不可以不知医。修谓有父母者不知医，不得为孝子；即有儿女者不知医，亦不得为慈父。当今之世，诚何恃而不恐，正不徒一物不知，儒者之耻已也。

论《临证指南·温热门》席姓七案

席姓脉左数，右缓弱。此为温热病脉。阳根未固，温热与阳根无涉。阴液渐涸，阳邪之甚。舌赤微渴，亦阳邪也。喘促自利，溲数，三焦大热。晡刻自热，神烦吃语。日晡所阳明王时也，初诊只有晡刻神烦。夫温邪久伏少阴。此沿喻氏之说，其语即始于此。古人立法，全以育阴祛热。古人治温，决不育阴，"全"以下语气未了。但今见证，阴分固有伏邪，阳伏于胃，病在阳分。真阳亦不肯收纳，乃阳邪之充斥，非真阳之不纳。议仿河间浊药轻投，河间从无此法。不为上焦热阻，独此未用一药。下焦根柢固立，与下焦根柢无关。冀其烦躁热蒸渐缓。不去其热，热何由缓。

熟地炭、茯苓、淡苁蓉、远志炭、川断，五味。方谬。

又再诊　晚诊阴中伏邪，阳伏于胃。晡时而升，的是阳明。目赤羞明，睛不和也。舌绛而渴。渴为温病。与育阴清邪法。以阳邪而育阴阴愈，育阳邪愈，固而云法乎。

生地炭（生熟地之所贵在滋膏，而炒为炭则无用，亦断无先熟后生之理）、元参心、川斛、炒麦冬（麦冬无炒用者）、犀角、石菖蒲（二味并开心窍，送邪入心）。

又三诊 脉左数、右软。此时脉尚未变。舌干苔白，小溲淋沥，腻涩之效。吸气喘促，呼气促是脱，吸气促乃是闭。烦汗，的是阳明。乃肾阴不承。非也。心神热灼蒙闭，一去胃热蒙闭即开。议以三才汤滋水制热，岂阴虚而火炎耶，此时之邪热非滋水所能制。用三才加茯神、黄柏、金箔。邪必益锢。晚进周少川牛黄清心丸一服。助犀角送邪入内。

又四诊 昨黄昏后诊脉，较之早上，左手数疾顿减。脉象陡变。惟尺中垂而仍动，阳邪内陷矣。呓语不已。若有妄见，胃热蒸心益甚矣。因思肾热乘心，胃热而非肾热。膻中微闭，神明为蒙，自属二字何解昏乱。全不识阳明病。随进周少川牛黄丸领邪入心。一服，俾迷漫无质之热，热本无所为质，暂可泄降，并未一用泄降之药。服后颇安。并不能烦躁矣。辰刻诊脉濡小，脉又变矣。形质大衰。生熟地炭既立根柢，何至形质大衰。舌边色淡，下利稀水。邪下陷矣。夫救阴是要旨，撤热是要旨。读仲景"少阴下利篇"，太阳阳明亦有下利。上下交征，此句如何接得上。关闸尽撤，必以堵塞阳明为治。昨日犀角，昨晚牛黄，尽开诸窍，一变而为堵塞，况阳明无堵塞之理。以阳明司阖，阳明之阖，不如是讲。有开无关，下焦之阴，仍从走而泄矣。生熟地炭之功何往。议用桃花汤。

人参、赤石脂、干姜、粳米。此方补涩而温适，与清泄苦降相反。

又五诊 晚服照方加茯苓此时病已垂危，药之出入必不在一味茯苓。

又六诊 脉左沉数，右小数。堵塞后脉又变矣。暮热微汗时烦，辰刻神清。只有辰刻神清矣。虚邪仍留阴分，实邪仍留阳分。议用清补。当用寒泻。

人参、茯苓、川斛、炙草、黑穞豆衣（何用）、糯稻根须（何用），金匮麦门冬汤。全与温病无涉。

"温热门"。再有张姓一案，初仅形寒畏冷，用复脉汤去参桂，加甘蔗汁。及三诊，阴液尽涸，阴气欲绝。复脉汤有麦地，何以阴涸阴绝。

再有顾姓一案。初尚能饮酒纳谷，用犀角、生地。再诊目瞑舌缩，神昏如醉。心开窍于舌，犀角送邪入心，故舌缩。

再有陈姓一案。初不过夜烦无寐，不嗜汤饮，亦用犀角、生地。及三诊，阳升风动。用生地，阳当不升；用犀角，风当不动，何又升动若此。

凡此所用药后，种种变相，皆《指南》所自言。何以用其法者，皆不一问，其药之取效，固有如是者乎？

《指南·温热门》共四十余案。其余席姓，复诊者七。初诊左数、右弱缓，为温热病应有之脉。邪在阳明，是为时气，非阴虚火炎、骨蒸筋热之病，亦非上盛下虚、阳光飞越之病，与阳根未固、真阳不肯收纳，有何干涉。乃必曰：久伏少阴，而欲育阴以立根柢。此在劳怯病中尚为下乘，岂可以之论温热时邪哉。及复诊者，再而吸气喘促，心神蒙闭，非熟地、生地炭腻膈留邪，犀角、石菖蒲送邪入内之效耶。再与天冬、地黄、人参之三才，加以牛黄协犀角之力，脉之数疾顿减，一变而为濡小，或并外热之不见，并于是乎内陷矣。牛黄之服后颇安者，并烦躁之不能也。所以形质大衰，而即下利稀水。温病不撤阳邪，种种变相已露。尚曰：救阴是要旨，而一任其阳邪之伤阴，以致关闸尽撤，有开无关，即用桃花汤以堵塞之。此在"痢疾门"中，尚是末传之治。而始之仅为晡刻神烦者，至此而仅有辰刻神清矣。其人之终日昏沉，内风扇动，粒米不进，举室惊惶，已可想见。六诊、七诊只胜得稻根、橹豆敷衍成方，而终之以一服麦门冬。嗟乎！此病之初，人迎数盛，气口濡弱，伤寒成温之候也。此时一用仲景之葛根芩连汤辛凉解散，病即外达，一汗而解，热退身凉、神清脉静矣。即不然，而须专清里，则仲景之白虎汤、栀子豉汤，辛寒泄热。里气一清，外邪自解，亦无不热退身凉、神清脉静矣。余为治三十年，凡遇温热病，无人不如此，无时不如此，无地不如此，无不于十日内赖之以安。惟尚未能起床出门，往往受人促迫耳。今观此案初诊之议，邈若山河，及四诊而一路之病随药变者，败坏至此，事已不可为矣。独有下利一证，或尚是热结旁流，为挟热之利，非燥屎即谬闭。若一投仲景之大小承气，尚能起死回生。乃华玉堂从未梦见，反谓见闻甚广，不肯胶柱鼓瑟，辄投石脂、干姜温之、涩之，病到如此不堪地步，一味人参，聊以塞责。此外则橹豆之衣也、糯稻根之须也。一筹莫展，胜有麦门冬一方。如不欲战，于此而云病尚有活理，谁其信之。温热法从此失传可恨哉！

今之抱一册为市医捷径者，名曰叶派。余初不解温病之十有九治者，何至于百无一生。及观此案之始终本末，而知编此一册者，正利其日后必然之状。已预定于始初立案之时，以为先见之明，言无不中，而病家即以其言无不中，果服其先见之明。孰能知其人之本非此病，而移病凑药，使之病随药变耶。此所以人愈死，而名愈高也。则此一案之在病家，尚可安于不问哉（吴子音三家医案伪，薛洁燔三诊其害亦同于此）。

合论顾景文《温证论治》、吴鞠通《温病条辨》

《温证论治》，在华邵辈所编《临证指南》之外，乃顾景文者，假托叶先生之语，而刻于唐笠三《吴医汇讲》者也。唐刻有小引云：先生游于洞庭山，门人顾景文随之舟中。以当时所语，信笔录记，一时未经修饰，是以辞多估屈，语亦稍乱。读者未免眩目，不揣冒昧，窃以语句稍为条达，前后少为移掇。惟使晦者明之，两先生立论之要旨，未敢稍更一字也。据此则所刻云云，已经唐氏加以删润，尚且如此不堪，然则顾景文之原本，当更何如。不意托名大医，便能行世，贮春仙馆刻之，拜石山房刻之，种福堂又刻之，而其贻祸于病人者，直如此其大也。顾所记名曰《温证论治》；而章虚谷乐为之注，改其名为《外感温热》。王孟英又乐取之，谓仲景所论温热是伏气，叶氏所论温热是外感，故以"温邪上受，首先犯肺，逆传心包"十二字揭之篇首，以自别异。果如其说，则所称温热者，不过小小感冒，即俗所谓小风热、小风温。如目赤、颐肿、喉梗、牙疼之类，却只须辛凉轻剂，其病立愈。然何以不出数日，遽入心包为一场大病，以至于死。若不数日而病即入心，即可死者，则必非如其所说只须轻剂之辛凉，且何以如其所言，不即愈于辛凉之轻剂耶。夫其所谓热入心包者，不可谓世无其病也。然总不在仅称外感，仅病及肺，仅用此无名轻剂之时，是故古之人不轻言热入心包也。而顾其姓者，确凿言之若此。迹其所以有是作者，似欲以所用轻剂愈人之病也，似又欲以所用犀角愈人之病也。乃用其所谓轻剂而病不解，渐欲入营，血液受劫，心神不安，斑点隐隐，即随其所用，不言何物之轻剂，次第而来。然则用轻剂而液受劫者，轻剂不可用矣。用其所谓犀角而斑出，热不解，胃津告亡，肤冷至一昼夜，仅仅未成脱证，亦即随其视同花露之犀角，次第而来。然则用犀角而津告亡者，犀角又不可用矣。此皆顾景文自己所说，皆顾景文自己告人。夫病之教人以必用此药，教人之必不可用他药者，不过恐以他药使病增重，不过欲以此药使病速愈，不过期其后此之种种恶候，一用此药，尽消弭于无形。故必谆谆告诫，不惮烦言，饷遗来学。而人之生其后者，有心济世，乐为之反复引申。一刻再刻，使其愈病之法，昭然若发聋振聩。而惟恐其弗传，断无因其用此法则液受劫，用此法则津告亡。而谓此劫液亡津之法，有未可任其不传者，然而后之人，则必用其法矣。一用其法，则所说液劫津亡者，即于初用轻剂、接用犀角时预言之，而无不准。若有先见者，然并恐不用其法，则血液未定受劫，胃津未定告亡。而所谓先见者，便不十分稳足，何由取信于病家。此所以生其后者，万不肯不用其法也。人心愈幻，其法愈巧。后数十年，而又有吴鞠通者，鞠通即本顾景文"温邪上受，首先犯肺，逆传心包"之十二字而为《温病条辨》。自条自辨，可发一笑者也。开卷捏造温病以桂枝汤主之为仲景原文，继复承《指南》之讹，以喻西昌治瘟之法，谓是刘河间之所以治温，两失已不待言。乃以温病之本在中焦者，先移之于上焦，谓切不可用中焦药。痛戒中焦之芩、连，而其下即云：热邪久羁，吸铄真阴，邪热久羁，肌肤甲错，皆鞠通所自言，皆鞠通自己所告人者。先是自制银翘、桑鞠两方，即顾景文之辛凉轻剂不名一药，而鞠通为之引申者也。嗣是方名清宫，用犀角、牛黄；方名增液，用元参、麦冬；以及一甲、二甲、三甲之复脉汤、小定风珠、大定风珠，无非滋腻伤阴，引邪内陷，病至此不可为矣。而因之中焦篇，亦或有偶用芩、连、膏、黄时。凡温病之一用芩、连、膏、黄，无不可去邪撤热者，鞠通又若未尝不知。然苟非布置上焦，则热邪未必久羁，真阴即未定劫铄；苟非诃斥芩、连，则邪热未必久羁，肌肤又未定甲错。顾景文延之数日，鞠通再加"缓缓"两字，何以必缓缓也，不可解而实可解也。此所以后乎鞠通者，亦万不肯不用其法也。以滋腻留邪之药，缓缓延之。热邪方盛之时，阴无不伤，病无不死。陶节庵之一提金、刹车锤、截江纲，书名之恶极者也；此之一甲、二甲、三甲，定风珠，方名之恶极者也。病何等事，医何等人，顾可儿戏若斯乎！

再论"温邪上受，首先犯肺，逆传心包"十二字

此十二字者，《温证论治》之所以发凡而起例者也。初不言邪之何以独伤肺，肺之何以遽传心。但云若论治法，宜用辛凉轻剂。延之数日，夫人病之热惟胃为甚。胃热之甚，神为之昏，从来神昏之病，悉属胃家。即使热果人心，亦必先病及胃。病苟仅在于肺，则断无神昏之事，即断无人心之理。乃于病之明明有神昏者，特将"神昏"二字始终不提。又明知神昏不属于肺，即暗将神昏移人于心。其曰上受、曰先犯、曰逆传者，皆所以抹煞胃病之故。再加未人心包，邪专在肺二句，说成此时之病，不心则肺，一肺即心。若绝无与于阳明胃者，而不可用胃药之语，适在此种种胃病之时，欲成一家之言，翻尽千古之局，锻炼周内，病家

不能呼冤也。其时病者，或为太阳、阳明两经递病，或为太阳、阳明两经合病。太阳行身之后，由背贯胸；阳明行身之前，由胸彻背。肺为华盖，位在胸背之上，而胸为近。胃为五脏六腑之海，其清气上注于肺，注者射也。太阳之邪射肺，阳明之邪亦射肺，而阳明为近，故必阳明胃之热降，而在上之肺气始安。所病本只在胃，肺仅为病所累。于此而必曰肺病，势必徒用肺药，转将胃之支脉络于心。胃热之最易蒸心者，一任其逼近心包，日逼日近，而神昏益甚，又以为此即心病、此即肺病之传心。轻剂已后，即用犀角，将胃中之药，非特搁置弗道，并且禁绝勿用，遂领胃中射肺之邪直攻心脏。是其所以逆传者，全赖此药以为之也。夫胃者，腑也；肺与心脏也，本是腑病，而偏要说成脏病，遂乃舍腑治脏，夫岂有藏府而亦可以不分者。人病腑为轻而脏为重，此时一治其腑，病无不除，亦何至领邪人脏，死于非命哉！独无如兔园册子，只有顾景文之《温证论治》、吴鞠通之《温病条辨》等物，以为道在是矣。宜乎今日盛名之下，并藏府之不言也。

再论"胃病有神昏，肺病无神昏"之理

世间原有一种肺病，其小者为咳呛、喷嚏、颐肿、喉梗之类，其大者为哮喘、咯血、肺痈、肺痿之类，皆不闻有神昏而至谵妄者。既曰肺病，断不能有神昏。既曰神昏，断不仅为肺病。既不神昏，断不病及心包。既不病心，断不需用犀角。是皆可以理断，而不必尽通乎医道者也。鞠通所谓上焦病者，即景文所言之肺；鞠通所谓不可用中焦药者，即景文所不言之胃。乃于景文延至数日上，再加"缓缓"两字，胃不及待，酿成大热。或亦一用膏、黄，似乎已胜顾说，而随即以清宫、增液者，使胃病仍归不治。夫人之所病者胃，而医之所言者肺。神之所以能昏者在胃，而医之所以治神昏者在心。类皆善用移字诀，而此之所移又为移字诀中最大之祸。明明一部《伤寒论》长留天地间，其余急去热邪，阴始可保，为仲景之白虎、承气汤，小之而一去其热，阴即不伤。此仲景之葛根芩连诸方，辛从甘以化阳，苦从甘以化阴，阴阳和而时雨降，顷刻间有嘘枯振槁之能者，概从摈弃，且若恶闻，岂无意乎？风寒温热，寻常病耳，似此惝恍迷离，既令人于伤寒方视若畏途，并以一二肯用伤寒方者目为怪物，登仁寿而免夭札，只看《伤寒论》之兴替何如。余既合论两家而并畅发此论，所望病家之曾受此害者，一权于肺胃之间，而恍然有悟也。

温病明理卷四

武进恽铁樵　著

受业武进徐衡之　江阴章巨膺　参校

铁樵按：九芝先生之反对叶派可谓热烈，而其崇拜《伤寒论》之坚定，亦迥非我辈后生小子所可几及者。须知此非细故，从来学成专家，非有专一之热诚信仰不能为功。一种学问，殚半生之心力，孳孳为之数十年，然后薄有成就。因而受护之说惟恐不周，排斥反对之说惟恐不力，以故门户水火之见，有不期然而然者。故曰：人有不为也，而后可以有为。若无所不为，则未有不流于浅薄者。然而鄙人有不能已于言者，十五年来，与我同治医学之人，其初皆研究伤寒，其后辄流入叶派，谓其于伤寒人之不深，所以见异思迁。固然谓今之时医皆叶派，苟俪然立异，将群起而排之，使无立足之地而后已。犹之举国皆饮狂泉，转以不狂者为狂。结果，不狂者非尤而效之，而亦佯狂不可，是亦一充足之理由。然而彼初崇伤寒后崇叶派者，果不见叶派有些微效果，而徒因趋时之故乎。果从九芝先生之说，遂无不治之温病，而彼等卒未肯一尝试乎，吾知其必不然矣。两年来，吾曾处心积虑留意于此，而得发见以下各节。

第一，温病自温病，伤寒自伤寒，伤寒法不可治温病。戴北山取伤寒方剪去热药，兼采刘河间双解凉膈等方，陶节庵三一承气、黄龙汤等方，吴又可达原、三消、清燥养营等方，其议论谓伤寒病在太阳，常恶寒，传入阳明之后，始恶寒罢而恶热。若温病，初起即发热、渴、不恶寒，故伤寒有麻桂证，温病绝少麻桂证。"太阳病，身热而渴，不恶寒者，为温病。"本是仲景之言，仲景如此说，谁则敢反对者，故其议论有挟天子以令诸侯意味，后之人无有敢反驳者。然用其法以治温病，有时不能取效，于是创为种种调和之说，有真温病、假温病之分。

真假温病之名，不见经传，特于朋辈议论时习闻之。所谓真温病。即指吴鞠通、王孟英之所谓温病；所谓假温病，即指《伤寒论》中仲景之所谓温病。此不过谈议时敢为此言，若偶然为医杂志中论说，不敢形之于笔墨，盖不敢质言仲景所说温病是假温病也。昔人用麻桂治热病不效，刘河间专用凉药，遂享盛名。于是有创为调和口吻者，谓江南无真伤寒，不识南阳、长沙，皆非北地，其语遂成笑柄。此与现在真假温病之说，今古为一丘之貉也。鄙意则以为此所谓温病者仍是伤寒。不过冬日伤寒，无论已发热、未发热，势必恶寒；春日伤寒，有开始即发热而渴不恶寒者，无所谓真假，即此便是真温病。若今人所谓真温病，古人不名为温病，其解释如下节。

第二，温病有两种，一种是暑温，一种是湿温，两种皆夏秋间习见之病。今人名之为温病，古人却不名之为温病。《伤寒论》痉、湿、暍与伤寒相滥。湿即湿温，暍即暑温也。何以知之？六气中之湿气浸淫于皮肤，则为湿疮。若从下受，则为脚肿。此两种病，岂能与伤寒相滥。滥如滥竽之滥，谓其病相似，猝然不易辨别。而真际则迥然不同者之谓，与伤寒相似，则其病必发热。其与伤寒真际不同，因其病是中湿，而非感风寒。然则非今日所谓湿温病，更有何病以湿名而发热者乎。今人所以名湿温，为其病喜燥而恶湿，而又发热。此其定名，本自不误。《伤寒论》文字简古，既云与伤寒相滥，发热已在言外，无须更著温字。暍字文义，本是伤暑，伤暑、伤寒相滥，非暑温而何，此两种病，与伤寒迥然不同，限于夏秋间有之。平时而有湿病者，必有意外湿邪而后有，如冒雨溺水等事。平时而有暍病者，亦必意外触热而后有，如炭晕等。

第三，湿暍病之与中风、伤寒本是两种病，第差别甚微。而同是伤寒，同是中风，其间复有更微之差别，故有麻、桂、青龙、葛根、白虎等治法。然此等差别，虽各有不同，而其治法之第一步，不外解肌解表。若湿、暍两种病，则与伤寒绝对不同者有两点，所感受者为暑为湿，而非风寒，绝对不能解肌解表，此其一。伤寒传至阳明，当清当下，忌用香药；湿暍为病，凡伤寒清下之剂皆不适用，而必须香药，此其二。

何以绝对不能解肌解表，此理最易明白。读吾书者，皆知冬日玄府倾向于闭，故感寒者汗不出而恶寒、脉紧。春日玄府倾向于开，故感寒者汗出、发热而脉缓。若夏日空气热度高于人身之体温，则非复玄府启闭之事。章太炎先生近著《霍乱论》，有数语极为明显，可以证明吾说。略谓冬日空气浓厚，中含酸素多，呼吸入血，则体温高而血行速。夏日空气稀薄，中含酸素少，呼吸入血，则体温低而血行迟。以上霍乱论原文，文字简古，此仅译其大意，当请之章先生将《霍乱论》原文加注公布之。愚按：此真一语破的之言。血行速则抵抗力强，皮毛固，汗不易出；血行迟则抵抗力弱，皮毛松，汗自出。冬日空气热度低于人体甚远，非抵抗力强不可。夏日空气热度高于人体亦甚远，非但无取乎抵抗，并且有待于疏泄。而一则皮毛紧，一则皮毛松，一则汗不出，一则汗自出，各方面适于生存之事相因而至，此之谓天造地设。惟冬日抵抗力强、皮毛固，固风寒侵袭仅及表层；惟夏日抵抗力弱、皮毛松，故暑湿侵袭无不深入。病者，恒多汗而脉沉缓，惟其如此，故绝对不能用解肌发表法。须知汗自出，血本易燥，更从而汗之，血中水分愈少，则热且愈高，此《内经》所以表虚者禁，虚虚也。其有夏日发热而无汗者，往往热可炙手，是则当汗，《内经》所谓体若燔炭，汗出而散者是也。但无汗之证当归人伤寒类，非与伤寒相滥之暍病。暍病专指中暑、无汗之证，则暑而兼风寒者，表热可炙手复无汗，其脉必浮紧，与纯粹暑温不同矣。

　　吾知读者于此必有一急欲知之之事，即湿暍之病理是也。伤寒之病理，为风寒侵入肌腠，体温集表以事驱逐，则为壮热。其中风证之有汗者，因玄府倾向于开，体温反射以祛外感。因玄府之开反不得力，祛之无效，体温继续奔集表层，遂成有汗壮热之局。此其病理，已于《伤寒论讲义》一二三卷详之。若湿暍病之病理，则与此不同，盖纯属空气与血之关系。中暑之病，因外界空气热度太高，体工方以排泄为事，若复猝然遇更高热之空气，则排泄之力增加，液体锐减，血乃渐干。复因所吸空气酸素不足，故体内存积之酸素悉数自燃以为救济，则呈壮热。同时高热空气中之少数酸素，既不足补偿血中之所损失，复不足如量供给肺脏之呼吸，于是病者乃感窒息。故凡中暑之病，无有不汗，多胸闷、舌干、质绛者，此病若以伤寒之发表解肌当之，是液体涸竭之时，复从而涸竭之也。以故暑温证误投汗药，往往见齿衄、舌衄，是即血液既干，复强责其汗之故。盖微丝血管必得血中液汁濡润，然后能弛张伸缩，以调节血之流行。今一方因排泄汗液过多而血干，一方因血中存积之酸素燃烧而血愈干。若更强责其汗，责微丝血管不得濡润，不能弛张伸缩，斯破裂矣。丈许之绳，引而绝之，其断绝处必其纤维最弱处。今血管破裂，必先见于龈与舌，必此两处之血管为最薄弱。然则齿衄、舌衄，乃遍体血液破坏之见端。故温病而见齿衄、舌衄，乃败征也。或问：酸素在血中，何以知其有存积。应之曰：吾以理测之，知必有存积。最易见者，莫如肺中之空气与胃中之食物，当行深呼吸之顷，肺虽极端弛张，仅能呼出肺中积气全量之半，当极感饥饿之时，亦仅耗去胃中食物全量之半。苟无此半数之储蓄、则将丝毫不能忍饥饿与窒息。空气稍浊，便当晕绝；进食略迟，亦即饿死矣。是人体之有忍耐力，皆此储蓄为之；安有血中酸素而无存储之理。

既明以上之理，湿病乃容易明了。长夏所以称湿令者，即因空气酸素太少之故。盖空气中成分，除却酸素，只有氮气。氮气能令各物霉腐，即所谓湿也。长夏空气中酸素少，人体血中酸素亦少，而湿之足以病人者，偶然被雨，或浴后当风，或衣湿反汗皆是。当此之时，更感风寒，或停食积，则病发热，是为湿温。

湿温之发热与伤寒同，亦因风寒侵袭外层，体温起反射而热。所不同者是湿，此病必自汗，即因血中酸素少、血行迟，复因长夏溽暑，汗腺皆开，以事疏泄之故。故病此者，肌肤皆津润。空气中氧气成分少，氮气成分多，则在在皆觉湿润，此为湿病之一原因。而自汗太多，病者不敢易衣，往往多反汗，此亦湿之副因。于是与伤寒有两异点：其一苦于不得化燥，九芝先生尝谓阳明无死证，愚则以为伤寒由太阳传阳明，非由轻而重，乃是由重而轻。何以言之？太阳从寒化，变化最多；阳明从燥化，清之即愈故也。今湿温之为病，详其发热之由，亦是体温反射，则与伤寒略同。惟因湿重不得化燥，则病型与伤寒全异。往往初病三五日，谓是太阳证既非是；谓是阳明证，亦似是而非也。其二苦于胸脘痞闷。空气中氧气约得十分之二而强，氮气可得十之八。若将氧气除去，其纯粹之氮气可以令人窒息，故氮气亦称窒素。长夏患湿病，血中氧气既少，空气中氧气又少，则安得不闷？闷甚，脾胃之升降失司，至于呕泻交作，与霍乱相滥者有之，此则与伤寒之心下温温欲吐者迥然不同。伤寒与香药无与，此则非紫雪不可也。

或问：湿温之热为体温反射之热，暑温之热为血中氧气燃烧之热，于何辨之？曰：暍为中暑，暑为热，为夏时所独有。故《经》云：后夏至日为病暑，夏至之后，岂无伤寒，但论天时，故当如此，原非可以凿说。暑为热，然长夏之空气是湿，故暑温之为病，无有不兼湿化者，以故前人谓暑是湿热二气。体工对于外界高热之侵袭，惟一方法，只是出汗，汗出多则血干，同时汗出多则玄府洞开，反见洒淅形寒。此时之寒，非外界有寒侵之，但因疏泄太过，无以保存其固有之热。

此时若拭干其汗，就凉处休息，原可以不病，若仍勉强触热则病，引冷亦病，当强烈之风亦病。因触热则汗愈多，血亦愈干，最后必至闷瞀而绝。此于沙漠中旅行，不能得滴水者，有此惨死状况。若在人烟稠密之处，无有不引冷自救者，则其病缓者为暑温，暴者为霍乱。亦有霍乱之后转属而为暑温者，此种病有两个特异之点，其一大汗壮热，其二舌绛而润。汗则血干，润为兼湿，舌绛为血中仅有之氧气自行燃烧，以故既汗多又热壮。因空气湿重，病兼湿化，故舌虽绛而仍润也。若伤寒中风证之热，汗多者舌不绛，舌绛者津不润，一望可辨。且伤寒类之春温、风温，无有初起即舌绛者，故曰体温反射与酸素自然为不同也。

于是《条辨》《经纬》《广温热论》之言，可以节节证明其误。血原属心，舌色之绛，是血热之见端。古人因《内经》有心不受邪之说，故归其病于心包。心包者，心囊也。暍病之所以神昏者，因血干高热。血干则行缓，调节血行之脉管神经起反射则紧张，热高则神经受炙，影响及于延髓则神昏。当其未神昏之时，必先见手指震战、唇舌瞤动，是即纤维神经紧张之见端也。心囊并不能使人神昏，故谓神昏为热人心包者非是。神昏由于神经起变化，神经所以起变化，由于血燥与酸素自燃。用凉血药则差减，生地、元参是也，犀角则误。病属空气与血之关系，谓为从口鼻入，则根本错误。谓为温邪犯肺，逆传心包，亦去题万里。至欲于伤寒六经之外，别创一三焦之说。既未懂得六经，尤未懂得三焦。谬说流传，杀人千万，是投畀豺虎而不足蔽辜者也。惟其根本谬说，故说理无有是处，用药亦无有是处，清官、增液、一甲、二甲、大小定风珠，一派滋腻之药，无非痴人说梦。《条辨》既误，《温热论》亦误，《温热经纬》亦误。王孟英于《温热论》后所加按语，神气虎虎，不可一世。自今日视之，客气而已，江湖而已。九芝先生谓照阳明治法，葛根芩连清之，无勿愈者，此可以施之伤寒类之温病，不能施之与伤寒相滥之湿暍。顾其言虽误，其所以为此言，则因灼知《条辨》《经纬》之误，而又见彼等假经文以炫世售欺，故深恶痛绝之。而为此言，是其心公而非私。视鞠通孟英辈，有泾渭之分已。

至于此病之传变，为不佞所已发现者，大约顺传为泄泻。初起壮热、汗多、脉数、胸闷，舌绛而边红润，此时多泛恶而不泄泻，进药则呕吐不能受，可用川连、小朴、银花、鲜藿香、姜半夏、竹茹。胸闷呕剧、药不能受者，先进辟瘟丹半分或一分，即能受药。热壮者加甘露消毒丹一钱半，和药兼服。两剂之后，必热势减而见水泻。其热仍未清者，原方加炒扁衣、建曲、芡实、苡仁。若热已清，仅水泻者，重用芡实，加荷蒂以止其泻。舌润者可加厚朴，切弗用干姜。因病从暑温传变而来，是挟热利，非寒泻也。若转痢者，从痢疾治。其逆传者，甲种多见筋惕肉瞤，手指震动，甚则谵语。此多因误发其汗，致血愈干，神经受影响所致。见血则危，重用鲜生地以凉血稀血，则或可挽救。误用温药者，亦有此种逆传。乙种为出白㾦，白㾦古书无之，始见于《吴医汇讲》叶氏《温热论》。谓白㾦透明者无妨，色白如枯骨者必死。译本西医籍亦言白㾦，而不详其所以然。以余所知者，透明之白㾦，有由反汗而见者，大分与痱子相似。其白而灌浆者，亦有不甚显明者，则石斛为之也。石斛用以治热病，亦始于叶氏，此物最为热病所忌。鲜生地可用，石斛不可用也。何以言之？生地黄之功专能凉血，血之就干者，得此可以转润，故暑温证之汗多舌绛者最宜。石斛则非血分药，《本经》言其能厚肠胃，实与血分无与，且此物之功效专能生津。暑温无不兼湿，生津则助湿，胸痞乃益甚，所以不可用。至服此辄出白㾦，当是与腺体有关。津液从唾腺生，唾腺与胃腺、汗腺关系最接近。因助湿之故，胃腺津润，膈间痞满，汗腺因起变化。伤寒以冷水噀之，肌肤起粟，其理与白㾦因石斛发生有相似处。真相如何，未敢武断。从经验言之，有此病能，则不可诬也。湿病仅不化燥，即不退热。若不发汗，不用温化，可以久久不变，久久不愈。一用温药，变端立见。若误发汗，亦危险。若以香燥化之，三数日之间，即庆安全，此其大较也。以上所说，仅能施之于真确之湿暍，若误施之于伤寒，为祸甚烈。其必要之条件，在夏秋之交、溽暑之时，一也。暑病汗多、舌绛、边润、脉数；湿病舌白润、口渴、脉软、汗多，二也。无论湿暍必胸闷，三也。同是六七月之交，山林空气清，中含酸素少；城市空气浊，中含酸素多。湿暍之病，多发于都会人烟稠密之处，因空气为制造此病之源故也。举世聚讼，缴绕不已之温病，不过如此。鞠通、孟英必著为专书，妄引经文，多方掩著，不肯直接爽快说出。致后人读其书者，愈读愈不得要领。今之时医，乃以羚羊、犀角为习用品，以石斛为藏身之窟，不问伤寒温病。此指伤寒类之温病。甘凉之剂，一例混施。最可恶者，以石斛施之风温、痧疹，致咳嗽、发热之病，十九成急性肺炎；当出痧子者，痧不得出，终成内陷。病家不知其故，医家不知其故，覆辙相寻，滔滔皆是，皆吴鞠通、王孟英所造孽也。本篇尚有未尽之义，当于医案中详之。

温病明理卷五

武进恽铁樵　著

受业武进徐衡之　江阴章巨膺　参校

　　此书为民国十五年拙著，为前届函授讲义之一。至今八年，复检一过，觉此中所言有是处，有误处。是处苦于成分不多，误处在所说不彻底。八年来自已有无进步，不得而知。但证以今年所诊之温病，较前为彻底，殆无可疑。凡读前人书，最重要者在能得其进步之迹象，余书不足当著作。然后余治医者苟能见余进步之程序，则可以收事半功倍之效，以故不废旧说。其未彻底之处，另著于篇，庶学者汇而观之，容易得窍，此则区区之微意也。

　　余近年确知温病是手经病，然《温热经纬》《温病条辨》诸书则始终反对，凡《温病条辨》中所列方药亦都不以为可。兹本《内经》与所经验，说明十二经络之诊法，更列治愈与不愈医案，证明《温病条辨》方药之非是。于其所未知，则付诸盖阙，不强不知以为知也。

　　十二经络为手三阳三阴、足三阳三阴，《灵枢》详言经络之起讫与所经过。然熟读之，临诊茫然，虽熟读亦无用处。鄙意此当根据《内经》与《伤寒论》，《伤寒论》仅言症状之所著，虽文字简古，然其道若大路然，学者不难遵循。《灵枢》言经络，其说愈详，乃愈无用处。此是两书不同之处。医学以有补实用为目的，当然宜遵照《伤寒论》办法。若就《灵枢》所说，即使委曲凿解，其事亦等于射覆。

　　按：《伤寒论》言六经完全是足经，推原其所以然之故，即因伤寒是冬病，冬气通于肾，故所言不涉手经，是即仲景撰用《素问》之旨。伤寒之六经以症状为标准，简明言之，其条理如下。

　　曰：足少阴经，肾脏之经气也。肾脏经气病，其所著之病状为脉沉微，但欲寐、蜷卧、自利、自汗、郑声，此所举数端为少阴初步见症之真正现象。曰：足太阴证，腹满自利。曰：足厥阴证，阴阳不相顺接，手足厥逆，利而自冒。以上所说与《伤寒论》本文颇有出入，然极真确，与本文之意丝毫无背。余所发见者已散见于各讲义，但此事不厌其详，不嫌重出，更为详细说明如下。

冬气通于肾，冬伤于寒则肾病。寒从皮毛入，未至于虚，则脏不病而病腑。虚则及脏，脏器坏则死。今所著之症状不是脏器坏，是脏之经气病。经者常也，就病时现象之所著，可以知平时经气之功用。既明平时经气之功用，可以知病时痛苦之深浅。如此转展推勘，是为形能之学，其可得而说明者。肾为一身之基础，为精气之所藏。《内经》之法，春生夏长，秋收冬藏，以故冬气通于肾。《经》云：天癸至则精气溢泻，天癸竭则面焦发槁。天癸者，肾之经气也。就新生理言之，即腺体之内分泌，其著之于外者为莹澈之面色。又云：肾者，作强之官，技巧出焉。此经气病则面色不华，精神萎疲，神气蒙昧。见之于外者则为但欲寐，但欲寐者，虚也。其次为郑声，郑声者，虚之甚也。据已病之症状以推测不病时之经气，则《内经》所言明白如话也。既灼知不病时之经气，则候病者之面色、神气、症状、睡象而知病程深浅至若何程度。如观指上螺纹矣。脉沉微者，轻按之不见，重按之始见者谓之沉，起落不宽谓之微。脉沉微，复汗出，神气不振，但欲寐，而自利，在外者如此，则知其内部组织全无弹力。此所谓少阴证，与三阳证绝对不相混也，其有症状悉同。而脉硬者，脉硬则非复沉微。其脉近乎洪，近乎紧，然而自汗如故，但欲寐如故。或者兼见自利恶寒，则知脉硬非因组织有弹力，乃因纤维神经起代偿。仲景又言脉紧、汗出、恶寒、自利而咽痛者属少阴。是见病人之咽痛，合之少阴之症状与脉象，可以测知不但纤维神经起代偿，腺体亦起代偿。咽痛为喉头扁桃腺痛，与肾腺是一个系统，此种咽痛与阳明热化之咽痛绝对不相混也。蜷卧者，脚酸也；神经纤维受病，故汗出。酸则有拘急意，故蜷卧。然则蜷卧是神经性病，病之兼神经性者涉及厥阴范围。所谓肝之变动为握，神经属肝故也。神经硬化，腺体起代偿，而汗出自若，恶寒自若，甚至自利昏沉自若。其内部完全不相协调，故曰阴阳不相顺接。少阴证而兼见阴阳不相顺接之厥阴证，是其病为深一步，是脉沉微为少阴初步，脉硬化乃少阴之第二步也。自利不止而腹满者，为兼见之太阴证。肠系膜神经都无弹力，所以满，必自汗、恶寒，但欲寐、自利诸症兼见，然后是太阴。此与湿热滞下迥然不同，故太阴可以附子理中，而湿热滞下则绝对不可用之。

脉紧、无汗、恶寒、项背强痛为麻黄证，脉缓、有汗、恶风、项背强痛为桂枝证，此两证皆谓之太阳病。此为膀胱之经气，其地位在一身之表，其病较之少阴证为浅。膀胱为肾之府，凡病之初步，病腑不病脏，故曰善治者治六腑，其次治五脏，此所以阳病为浅一层病也。太阳从寒化，脉虽紧必恶寒，热虽壮仍恶寒，唇不绛不干，舌质不红，舌面必润，所谓寒化也。初一步寒化，继一步热化，热化者不恶寒，舌质必绛，舌面必干，如此者为阳明。何以热化？寒化者为阴盛，热化者为阳复。《经》云：阴盛则阳复。凡活体有胜必有复，此所以初一步寒化，继一步热化也。阳明属胃，由太阳而阳明，乃自然之传变，此所谓病能也。其寒热有起伏，寒时纯是太阳证，热时纯是阳明证，而其病之变换在半日之间，如此则谓之少阳。凡此种病其口必苦，苦为胆味，故是足少阳。足少阳之为病，必头痛；因其病从热化，故必呕；因其脏气与胃相连，故热化则上行，上行则胃逆；此则少阳之证状也。

以上所言者为足六经，因有仲景《伤寒论》之故，吾侪只须说明其理，便尔厘然明白。若手六经，古人无真确解释，大都本《灵枢·经络篇》敷衍塞责。余甚不以为然，以为不明其理，但剿袭古书，而欲使他人明白，是以其昏昏使人昭昭，故余欲为创造的说明，此意怀之多年，乃今始言之无疑义，不宗《灵枢》经络之说，亦犹之仲景之言足六经耳。

风、寒、暑、湿、燥、火，为天之六气，过当而能病人者谓之六淫。六淫中人，五脏六腑应之为病，病种种不同，在人身，藏府地位不同；在气候，四时寒暖不同。就一年言之，有生长收藏：就一生言之，有生长老病已；就一日言之，有黎明薄暮日中夜半。用以上种种交互参合而言之，是为《内经》之法。故《内经》之言五脏，是气候的五脏，是四时的五脏；其言病皆主气化，用十二经络说病，其所言皆气化之病也。通常以为热病是气化病，其余非热病，为脏器病。此语非是《内经》除四时六气之外可谓无一字，则气化病实包括一切。为便于说明计，热病当另提讨论，则是一定之程序而不容紊乱者。

热病，发热之病也。冬季发热是伤寒，春夏发热依然是伤寒，故曰凡热病皆伤寒之类也。春主风，夏主热，长夏主暑，秋主燥，冬主寒，是六气配四时之大略。因时定名，冬之热病谓之伤寒，春之热病谓之风温，夏至前之热病谓之温病，夏至后之热病谓之暑温。夏秋之交溽暑，空气稀薄，中含养素少窒素多，其时以湿胜，当此之时患热病，则谓之湿温。八九月燥气主令，其时之热病多半原因于夏日受凉，反夏之长气，无以应秋之收气，因而病热，如此则为伏暑，此为根据四时以定名之大纲。而日月五星之运行有岁差，其气候不能整齐划一，故有至而未至、未至而至之不同。如此则春之时亦有伤寒，至而未至也；冬之时亦有温病，未至而至也。因此之故，其病之变化遂不可究诘，仔细考察，无论如何变化，竟不能逾此大纲。例如伤寒之为病，初一步脉紧、无汗、恶寒，而夏至后之暑温亦有壮热、恶寒、无汗之症，所谓体若燔炭汗出而散者是也。此种暑温，当其最初时与伤寒无异，不过恶寒、无汗之时间甚短。按此种即是夏日之伤寒，亦即是非其时而有其病，但毕竟与伤寒不同。正如历史所记隆冬之时桃李花，竟有花落结实者，如此则谓之冬行春令，其结实可谓冬行秋令。此反常之气候，非其时而有其事，毕竟其花其实与春秋两季正式之花实不同，此与夏至后有伤寒其事略相似。夏至之热病无汗形寒者，谓之非时之伤寒固不妥当；谓此种热病初起与伤寒相似，不过恶寒之时间甚短，实是暑温，不是伤寒，如此说法亦不妥当。因初起与伤寒无异，则当其发病太初第一步，医者不能辨别其为伤寒为温病，则在此时期中用药无标准，必须俟其甚短之形寒时期过去，然后可以断定其为暑温。如此不但于治疗上不健全，即说理亦不健全。然则奈何？曰：此当以时为主，不以病症为主，时令即是真确之标准。何以故？须知暑温之发热形寒在最初时期表面与伤寒无异，其里面与伤寒完全不同。如何不同？冬气通于肾，伤寒为肾病；夏气通于心，暑温为心病。初期只治腑，不治脏。肾之府为膀胱，心之府为小肠，一为足太阳，一为手太阳也。故同是发热，伤寒以发汗解肌为主，暑温则以利小便为主，足太阳之邪从肌表解，手太阳从溲溺解，所谓心邪从小肠泻也。以故暑温即使无汗，亦用香薷。得汗之后，即当注意利小便。伤寒之特效药是麻桂青龙诸汤，暑温之特效药是六一散、凉膈散（此方有硝黄，暑温积不在肠者不可轻易尝试。且名为散，当研粗末，将全方之药总和，用药末三五钱煎汤服，与寻常剂不同也。近人鲜有知此者，每照方直抄，芒硝五分、七分，大黄一钱、钱半，如此则与河间创此方之本意不同，而容易闯祸）、甘露消毒丹、青蒿、白薇。病与伤寒不同，药亦完全与伤寒不同。执果溯因，就方药之效力，亦可以测知伤寒温病之分属足经手经。抑又不止此，吾更能以事实证明之。伤寒末传为少阴，其特效药为附子。

附子之药位在小腹，肾之领域证也，此可以明足少阴之为肾。暑温之末传在心房，其脉初步（此指已末传之初步）恒缓滑而起落宽。浅人往往误认此种是好脉，岂知乃心房肿大之证据，初一步脉缓滑起落宽，继一步其脉便散，此时病人有极显明之证据，即面无血色、自汗不止、心悸气急而手脚肿。须知缓滑而起落宽者果是好脉，即不当面无血色；心房果有弹力，即不致自汗而发肿。盖缓滑起落宽之脉乃在由好变坏之中途，是乃过程中一个时期所见之脉象。良医所以能知之者，全凭脉与面色合并考虑。又吾从各种病证推勘得一公例，内脏不坏，面部与手足不肿，此可以证明心房之为手少阴。今年夏间所诊温病，如苏州叶姓小孩医案、大夏大学傅君小孩医案、上海文庙路潘姓小孩医案，皆可供参考。尤妙者是大夏傅君之小孩，此小孩两岁，患病由鄙人诊治，只服中药，不服西药，却另延西医三人，隔别诊断。余断为心脏病，西医用爱克司光镜照见心房聚水。事后傅君始详细告余，傅为余杭章太炎先生之婿。此病治愈之后，太炎先生及三西医均极口赞扬中国医学，而不知此中国医学乃由鄙人从《内经》中悟出，从来未经人道者也。此即仲景所谓痉湿暍与伤寒相滥而异治之所以然之故。暑温是暍病，据此推论，痉与湿温易知也。春主风，春气通于肝，其脏是肝，其腑是胆。春日之热病初步，必鼻塞、咳嗽、骨楚。风为之也，必口苦、头痛且眩，其头痛恒在两太阳，或呕，或胁下痛，足少阳之经气为之也。长夏之湿温，恒腹满自利、骨节痛、身重难以转侧、口味淡而不渴，足太阴足阳明之经气为之也。夏暑汗不出者，秋为痎疟，疟之病灶在募原，其实即是三焦，《病理各论·疟痢篇》言之甚详，则手少阳之经气为病也。如此则十二经络岂不如快刀破苦竹，迎刃而解哉！以上所言为热病，其非热病之属手经者变化甚多。鄙人壬申癸酉大病，即属手太阴阳明、手少阳三焦之病，其病理甚深，附见于临证笔记。大夏大学傅姓、苏州叶姓各医案，都另有专篇，兹不赘。但就上文所说热病病理衡之，则本书（指《温病明理》）所言尚多不彻底，不彻底故所言不干脆，则温病治法仍不能彻底解决，今撮要重新讨论之。

　　本书所列《临证指南·温热门》席姓七案，就鄙人现在研求所得之医学观之，其为错误已不待言。第一方熟地、苁蓉、远志、川断、五味子，先已大错特错，热病为伤寒类病，岂有开场即用腻补之理。其脉案云阳根未固；云温邪久伏少阴；云古人立法育阴祛热；又云真阳不肯收纳，河间浊药轻投等语。可谓不知所云，文理不通，病理不通。当时欺人骗钱，乃更著书垂后，是真小人而无忌惮者。此等人鄙人竟不屑骂，骂之适足污我笔墨，最好请西医余云岫骂之。彼固善骂中医者，《临证指南》一类书，非得余君善骂之笔，殊令人不快意。今姑置之不论，惟陆九芝先生所说亦复大有商量。如云人迎数盛，气口濡弱，伤寒成温之的候也。此其所说是伤寒系风温，不是夏秋间暑温。仲景葛根芩连汤亦只能治伤寒系风温，不能治真正暑温。所以然之故，暑温本是汗多，葛根能发汗。温病之正当治法，当用牡蛎、小麦敛汗，不当用葛根发汗。如其发汗，则病必增剧。所谓增剧者，病随药变也。病变之后，类都不认为温病，故虽误不自知其误。白虎之用，必须口渴、大汗、躁烦，而暑温往往热不甚、壮渴不引饮，投白虎亦都病随药变。故石膏、葛根在暑热有时可以为副药，不能视为特效药。所以然之故，葛根是足太阳药，石膏是足阳明药，暑温是手太阳手少阴病也。秋季痢疾用葛根为副药颇有效。所以然之故，秋痢是手阳明病，其脏是肺，其俞在肩背，适于葛根之药位相当，故痢疾之兼有外感者得葛根，其外感即解，因葛根能祛肩背所受之风寒故也，然亦限于背恶寒热化而汗不多之证。若痢疾腹痛、汗出甚多，葛根即在可商之列。九芝说下利一证可用仲景大小承气，此语亦可商。须知温病下利是因汗出太多故，与伤寒阳明腑证迥然不同。此盖为体工起变化而利，非为食积或湿热下注而利，当以止汗为主，不当以攻下为主，此皆经数十百次经验而莫或一爽者。又既知暑温之为小肠病、心房病，则古人温病下不厌早之说，亦属可商矣。

热病讲义

第五种第一期

热病讲义
第一期

恽铁樵　著

　　此书为病家作也，人不能不患病，尤其是不能不患热病，此语殆无可反驳，亦有年至四十、五十，从未患热病，或竟不曾患任何种病者，此种例外，不过千万人中一人。果真从不患病，当然不必讲常识，否则我这书是不可少的。无论做何事，都要有相当的资格，没有资格，包管做不好，有了病自然要讲调护，这调护也要有资格，不然也是做不好的。我仔细考察，患病是百人而百，都不能免，有调护资格的可是居少数。别的病犹之可也，热病是最多，又最是急性多变化，调护稍为外行，危险就在眉睫之间，如此情形，岂不是人生最要提前研究的一件事么。

病　名

　　热病发热，是摸得出的，既热之后，有多数病不肯自退，必须吃药，否则就会渐渐重起来，至于不可收拾，这是大家都知道的，所以一见发热，通常就忙着寻医生了。但是经医生诊断之后，或者是伤寒，或者是温病，或者是湿温，病名不一，服药好了便罢，如其不好，不免再看医生，若再不好，不免要换个医生。在这当儿，可是作怪，甲医说伤寒，乙医却说温病，病家莫名其妙，再寻个大名鼎鼎的医生评判一下，谁知那医生说是湿温，那末三个医生三样说法，真是各人各法。单是病名不同，倒也罢了，三个医生既说出三个病名，当然开三样方子，但是病只有一个，至少有两张方子不对，不对的药吃下去，那病当然有增无减，病家到此时，自然发慌了。那末请西医来看看罢，西医的诊断，名目甚多，有肋膜炎，腹膜炎，脑膜炎，肠炎等等名词，就中只有一种，就是那肠炎又叫作伤寒，这个名词到与中医嘴里常说的病名相同，其余无从拟议。倘然有一个病，中医三人说了三样，再请西医，那西医若断为伤寒，总算中医三人之中，有一人与此西医同了，病家于是信这一个中医，或者竟一面请断为伤寒的西医吃西药，一面更请断为伤寒的中医吃中药，中西并进，双管齐下，病家以为如此，可以好得快些，岂知这办法去事实很远，等到病日重一日，中西医都挽救不来，那末求神拜佛，杂药乱投，病人是不救了，病家弄得人翻马仰，总算心力交尽了，归结只有四个大字，叫做死生有命。以上所说的，是习见不鲜之事，并不足为奇，所奇者病家事过境迁，只算没有这回事，不过以前请教过的医生再不请教，换别的医生，那末天下老鸦一般黑，或还一蟹不如一蟹。尤奇者是医生，这样的事差不多每月都要遇到几次，结果只有趋避愈工，应付愈乖巧的，从来也没有人将此中情形加以一番详细探讨，把个中曲折说出来，使得大众明白的，这就是鄙人做此书的原因了。

伤寒、温病、湿温、暑温、痉异治

伤寒、温病、湿温、暑温、痉，共是五种病，这五种病，病情各不相同，虽同是发热，各有各的见症，各有各的治法，并且各有各的原因，并不能把名称通融。医生不能分别，一大半是医生自己头脑颟顸，一小半是古人没有将这界限划得很分明，如今听我一一道来。

伤寒是发热，温病也是发热，其不同之处，是伤寒初起必定怕冷的，口不渴的；温病初起是只怕热不怕冷，口渴的，这是一层。伤寒有有汗的，有无汗的，即使有汗，汗亦不多，而且尽管有汗，还是怕冷（古人指有汗的怕冷名为恶风，指无汗的怕冷名为恶寒，这可说的是术语，不必从风寒上面强为分别）；温病出汗，汗较多，绝对不怕冷只怕热，这是两层。伤寒传变化热之后，和温病大略相同，却也有不同之处，伤寒可以用重药，甚且非重药不愈，温病只须轻药，用重药亦有好的，但是已非正轨，不过这个不同非有显而易见的证据罢了，这是三层。

说明《伤寒论》有"太阳病或已发热或未发热必恶寒"之文，又有"风温为病，脉阴阳俱浮身灼热"之文（本条原文有讹字，故仅举大意）。两条合而观之，便是伤寒、温病显别所在。此中有时与地之分，同是发热，若在隆冬，或虽非隆冬而有非时之寒，必为伤寒；若是春日，或虽在冬日而有非时之暖，必为温病。又若在大陵山高水深之区，所有热病，多属伤寒；若在近海，如江浙，江河中水平线与平地相去不盈丈者，所有热病多属温病。合之时与地与所见之症，以定名，则治法有标准，此事极有关系，因病之传变不同，药效亦不同也，然此两种虽有分别，其实是一个系统，故拙著《伤寒研究》中，曾为之定名，谓此种温病，是伤寒系温病，拙著《内经纲要》论标本中气，解释足经、手经处，尚稍有意味，读者可参观之。

《伤寒论》云，痉、湿、暍，与伤寒相滥，揣度仲景本意，是教人休将痉、湿、暍三种病，误认作伤寒。因为痉、湿、暍三种病，都是发热的，都和伤寒差不多，故云相滥。因为三种病各有各的治法，绝不能用伤寒治法，故仲景怕人不明白，特别提出来讨论，惜乎《伤寒论》本文言之不详，刚痉柔痉，仅用有汗无汗为分别，与病理不合，徒滋后人疑议。又葛根、瓜蒌实亦不能治痉，注家莫明其故，牵强附会，总无健全解释，故有疑仲景别有痉湿暍专书者，究之是否有专书失传，亦丝毫不能得有力证据。今根据西国生理，参之疾病形能，合之临床经验，已灼然心知其故，兹为分别说明如下。

痉病，即现在流行性脑炎症也。何以言之？痉，痉挛也，痉挛即抽搐，运动神经为病也，《欧氏内科学》分脑炎症，有流行性脑脊髓膜炎、恶性脑髓膜脊炎、大脑炎、脑水肿等，古人为时代所限，不能详细分别，固不必造为曲说为之辨护。惟神经为病，有最显别之两种症候，即神经痉挛，与神经瘫是也。神经痉挛为神经紧张，恰与刚痉之名相合，神经瘫为神经弛缓，恰与柔痉之名相合，故谓仲景所谓刚痉，即指神经痉挛之病，所谓柔痉，即指神经瘫之病，丝毫无疑义，亦无可反驳者。不过神经瘫为病，什九皆汗自出，神经痉挛为病，有有汗者，亦有无汗者，此种病不以汗为重要。假使神经瘫之病，止其汗，其瘫自若，神经痉挛为病，发其汗，其痉自若，是不当以有汗无汗为言。故云以有汗为柔痉，无汗为刚柔痉，不中病理，徒滋后人疑议，此亦无可反驳者。

从此更深求之，确有令人疑莫能明之处，无论刚痉、柔痉，葛根、瓜蒌实不能治固然，然《千金方》之胆草，《小儿药证真诀》之全蝎、白花蛇，用治刚痉，确有良效。孙思邈与钱仲阳，皆得古方，非自己发明者。两人皆在仲景之后，钱氏为赵宋时人，年代相差尤远，史称其得古《颅囟方》；孙思邈之《千金方》，乃集古来经方，疑即《汉书·艺文志》中经方，散轶之后，孙氏褒集之成书者，顾何以孙氏、钱氏所能见之书，仲景独未之见。又吾曾以《金匮》大建中汤治神经瘫，成效非常之良，《圣济总录》谓神经瘫之病为风缓，所制方中辄有川椒、附子，似即根据大建中而变通用之者。然则仲景治柔痉固自有其方，决非葛根、瓜蒌实，乃灼然可见之事，是则谓《伤寒论》为残缺不完，良非虚语。吾敢谓一得之愚，较自来注家想当然之说为有力也，无论刚痉、柔痉，必发热，今流行性之脑脊髓膜炎，是其铁证，盖必发热后为炎，当其初起时，亦有仅头痛而不发热者，但必颈项强而恶寒，此正与伤寒病同。伤寒为流行性，痉亦流行性，伤寒发热，痉亦发热，伤寒头痛项强，痉亦头痛项强，伤寒无论已发热未发热必恶寒，痉病亦然，此所谓相滥也。

民国二十二年六月初版

第五种第二期

热病讲义
第二期

恽铁樵 著

　　湿即湿温，湿温为病，热不高而汗多，舌色白润而腻，口味淡，有甜者。其为热清之不解，下之不解，误汗血中液干，则转属为痉，或且动血，而舌衄、齿衄、鼻衄，延日既久，则虚甚而见白痦，可谓全与伤寒异治。有服大剂辛温而愈者，然不过十之一、二，其十之八、九，结果皆不良。至于十五年前，见一外路老医，用附子大剂愈中风，尔时莫名其妙，以为此人之技，迥殊凡近，乃虚心请教，凡亲戚故旧有病，病重为吾所不能愈者，必介绍此医。乃彼所处方悉是附子，伤寒少阴症固附子，湿温症亦附子，暑温未传亦附子，伤寒系之风温亦附子，乃至痧子内陷亦附子，温病末传转属为痉，亦附子。初疑何附子症之多，然观其成效，固自不良，十人中至少有九人死者。后有商务书馆同事吴君之子暑温，热盛时自饮水一瓶，病遂变重，余认为不救，病家必欲设法，余乃介绍此老医，其处方亦附子。余不以为然，盖引冷病进，便认为可温，头脑未免太简单，药后不见好亦无大坏处，病家更延之，渠固除附子之外无他法者，连进六七剂，病人齿衄，其量之多，至污被盈方尺，溘然而逝。又有友人沈姓之妻患间疟，此医亦予以大剂附子，疟瘥却不清楚，阅七日小寒热，一次形神萧索，规矩权衡完全非是，病家连延此医至四十余次，而四十余方无一非姜、桂、萸、附，越时亘一年，服附可二百剂，然后淹然就毙。沈君以为附子为寻常医生所不敢用，此医能用之至如许之多，其技不劣，且此药服之不当，必冲血，今不尔，是病不可为也，卒不咎医。不知附子服之不当，其为祸并不如常人意想中之烈。所以然之故，因体工有救济作用，服之既多，且与相习，如饮酒吸鸦片然，然中毒，则必不可免，惟其医药之实际如此，社会之心理如彼，故用附子之医得售其技，即彼医自身，亦莫名其妙，方且以能用附子自鸣得意而不知，其为祸之烈至如此也。后又有友人病水肿者，亦经此医予以附子，不效，后延余，用十枣得瘥。经此数病之后，方知彼老医并非有过人之能，然仍不能彻底解决，嗣后屡见服附子反见寒象，明明痉挛，因中附子毒，然而舌色甚润，其病亦卒不愈，尝深思其故而不可得。又屡见外路医生用重量麻黄、细辛、附子，其人面色神气均不中规矩权衡，然卒不死，且能在马路上步行，不过神气萧索，如行尸然。太炎先生有女弟子某太太，亦服多量附子、天雄、姜、黄"至数百剂"，其人神志无变动，面色特异，非黄非黑，皮肉均板滞，望而知为久病，味觉、月经，亦都异常，自言遍身不适，莫名病状，综言之，不健全而已。余谓屡见服多量附子者均作此状，不知其故，特总非佳朕，太炎先生亦疑莫能明也，自余诊同乡庄君中风病后，乃悟此为麻痹性分泌，向所疑者，乃完全冰释。观误服附子恒起痉挛，故东国人谓此种痉挛是中附子毒之证状，则知附子专能使神经紧张。又附子之性下行，纵服之不当，头部不充血，故因中附子毒而单独见神昏谵语者，乃绝无之事，先见痉挛，因而神昏者则有之，是可知附子之毒，体内当其冲者为交感神经。凡服附子而当者，舌本干而能润（旧说以此种为肾阳上蒸）；服附子不当致痉挛者，其舌亦润，后者之润，较前者更甚，则可知当附子之冲者，普遍的是交感神经，最重要之症结，则在分泌神经。痉挛而舌润，因神经钝麻，不能管辖腺体，诸腺乃为麻痹性分泌也，其钝麻愈甚者，其分泌亦愈多，卒之全身见纯寒证象，《内经》对于此种之解释，为重阳必阴，热极生寒。彼迷信附子之医，于《内经》既不求甚解，于生理或又仅得其粗，见服附子反增寒象，则放胆用之，愈用重量之附子，而寒象愈增，直至于死，彼且振振有词曰，如此重量之附子服之，犹且寒颤舌润，是病不可为，医者无罪也，彼又安知寒颤是因神经中毒，而痉挛舌润是因腺体麻痹而分泌乎。凡病皆有急性、慢性，药误之坏病亦然，中附子毒而起痉挛，三数日即死者，急性也；服大剂至数十百帖，规矩权衡不合者，慢性也。又凡病有其相似之处，例如湿温，其大多数在长夏，然因非时之寒暖，居处饮食秉赋之不同，有形似湿温，其实是伤寒者，值偏于用附子之医而愈，乃偶然幸中，于此不精求用附子之标准，妄谓湿温可以辛温愈之，悍然不顾，一例施之，则幸而获救者什一，不幸而被杀者什九也。湿温所以不能与伤寒同治之理由，及用药之标准，说详后。

又吾人诊病，于程度之差，最当注意，凡症象之显著者，皆其已臻峰极者，此种症象，其来皆以渐，河流溃防，最初不过蚁穴，荫日之木，其始不过毫毛，故善诊者见微知着。例如暑温出白㾦，本非难治，时医不知其理，以为白㾦是体内病毒外达，常有见四五身乃至七八身而死，辄相与诧怪，以为白㾦已见如许之多，何以病毒兀自未净，于是畏白㾦如虎。凡已见白㾦者，固尽人皆知白㾦，其未见白㾦者，乃疑神疑鬼，向皮肤上仔细寻觅，见一、二颗粒，便以为是白㾦，此不知病理，并不能见微知着也。余则先观色脉，见有虚象，然后审察其皮肤，凡见肤粟者，可以断定其将出白㾦也。又如惊风，亦是令人谈虎色变之病，当未惊之先，通常于指纹辨之，此亦甚不的确，纹紫为热，热不必成惊，且不必指纹，凡唇红而干者即是热证，岂不视辨指纹更捷。且里热之证多手冷，冷则指纹靠不住，须辨人王部之色，人王色青，唇绛者，惊风殆不可免。更有一次，一孩尚未发热，见其目光不正，而一手冷，余断为必发惊，且重，已而果然，凡此皆因病程浅深而著不同之症状，故履霜可以知坚冰之将至，病理与事理原无异致也。前述太炎先生之女弟子，因多服大剂辛温，知识神气无恙，而皮色板滞，是慢性麻痹性病程之较浅者，内分泌为病，未影响于知识神经者也，所以如此，亦如酒家之能容纳多量酒精，然中毒则不免，迷不知返，亦终必死而已。吾所说之老医，死已多年，今如彼之迷信附子者更不乏人，若明白以上种种，岂不灼然可见其非是，故余不惮词费，详论之以审后来。

喝即暑温，西书译本所谓日射病者也，此种病盛行于夏秋之交。其症状有两种，一种壮热无汗，当汗，《内经》所谓体若燔炭，汗出而散者也，此种多见于夏日；一种起病即有汗，且形寒，已而发热，此种多见于秋凉之后，通常所谓伏暑者也。此两种病，舌色皆红润，可谓特征，其治法亦与伤寒绝不相蒙，兹更□而论也。

伤寒、温病、痉、湿、喝所以异治之理由

伤寒、温病皆发热，痉、湿、喝亦发热，其热同，其所以热不同，痉、湿、喝三种发热，亦各不同，伤寒温病发热同，治法却不同，皆有其理由，皆有其标准。

伤寒、温病何以发热，因受寒而热也，受寒何以发热，寒邪中于肌表，腠理闭而抵拒外寒，体温集表祛逐外寒，因此发热，如吾《伤寒辑义案》中所释者是

也。同是邪中肌表，同是体温逐邪，何故有伤寒、温病之辨？曰：此在外有时与地之异，在内有手经与足经之辨，如吾《内经纲要》标本中气篇所释者是也。同时同地，同是感邪，有病有不病，病而互异者何也？曰：此有主因，有副因，主因为天之气与人之自身调护，副因则年龄、禀赋、劳逸、居处皆是，而食积尤有关系，外感为病，必有内因，所谓单丝不成线也。伤寒之病状，初一步为恶寒，继一步为发热，是为初期，与之相伴而见者，为头痛、项强、骨楚、腰酸、腿酸，或者温温欲吐，手指尖凉。其传变则视副因而异，化热为阳明；其症状渴不恶寒，寒热往来者为少阳；色脉兼虚象者，则脉弱口中和，头汗、体踡、欲寐，是为少阴。实者为三阳，虚者为三阴，三阳有兼见者，有单见者，三阴则多兼见者。兼腹满者为太阴，兼指冷及诸神经性痛者厥阴，此所谓六经，此其大较也（各经均有变化，读者可求之《伤寒论》）。伤寒系风温，多在春寒时，除时间与伤寒不同之外，其症状多从咳嗽起。其单纯咳嗽、多涕鼻塞、不发热者为伤风，若遍身骨楚与相伴而见者必发热，发热即为风温，其咳嗽是此种热病之前驱证，其开始亦有形寒者，然为时甚暂，多半有汗，亦有无汗者，居极少数。其与伤寒显别之处，为唇红、舌燥、口渴，简要言之，不是麻黄汤证，不是桂枝汤证，其形寒者，所谓背几几，乃葛根芩连症，其无汗者亦必为大青龙症也。江浙两省所见者，虽冬日亦多属此种，故《伤寒大白》谓江南无真寒。

痉病大纲为刚、柔二种，若论其细目，种类亦甚多，《千金方》中分风懿、风痹等，皆痉也，不过古人为时代所限，不能知神经系统之真相，故所言多不的确。金元诸家，真中、类中、痰中、风中缠绕不清，钱仲阳囿于小儿惊风，不敢与成人中风相提并论，而小儿惊风一症，用五脏虚实分之，究竟不能真确，故此证之方药，仍是出于《千金》《真诀》等书，惟分类则当以西国生理为准，否则真相不明，即将来无由进步，关系非浅鲜也。

痉有初起与伤寒冷完全相同者，如发热恶寒，手冷、脉弱、项强、头痛诸症，所不同者，痉病初起即目光异常，神识不清，而有谵语，此种以我经验所得者，共有两种病因。其一是气候关系，属流行性，此种照西国人所考验，谓是空气中微菌，自是有一部分真确，然要非单纯微菌为害，可以断言，或者先有病而后有菌，亦未可知，此事尚待论定，兹不赘。其二因受晾倾跌，受惊必在饱食之后，由胃神经传脑，倾跌则伤在胫膝者，必见脑症，若伤在头部者，则不见脑症，即使伤及神经，亦只见一足舞蹈，《内经》谓病在上取之于下，在下者取之于上，古人盖积多次经验，然后下此定义。就解剖学上言之，神经之根在脑，而末梢分布于肢体，各有其职司，其势力所及，各有其领域，西人谓之神经单位，病之初期恒限于一个单位，不波及其他处，所以故伤在头部，病反见之于脚，伤在脚，病反见之于脑。以上所说两种病因，所成之痉，多属植物性神经痉挛证，或为脑脊髓膜炎证，治之得法，都可以十愈七八，并非甚难治之病。从前徐灵胎谓百不愈一，现在西医治脊髓膜炎成绩不良，皆未明治法耳。此外如一侧性不仁，及三叉神经为病，与夫见麻痹性分泌之病，都难治，纵有愈者，亦不及什一。至于柔痉，虽云大建中可治，然亦难，柔痉又恒与脑水肿为缘，既见脑水肿便不可救药，即不死亦等于死，无办法也。暑温为病，标准在舌，凡中暑者，其舌必红，一种在长夏溽暑之时，初起时热可灼手而无汗者，即《内经》所谓体若燔炭，汗出而散者也；一种在秋后者，舌亦红，汗自出，而肌肤津润，常发热与形相伴而见，故可用桂枝。然此种皆手经病，与伤寒足经不同，故只宜轻药。手经、足经云者，乃古人术语，甚费解，其真意义，天人寒暖相去不甚远而病者为手经，相去悬殊而病者为足经，详解在《内经纲要》标本中气篇。暑、湿温有相似处，暑温恒夹湿，则因长夏气候本多湿故，又两病均能作白痦，亦其相似之点，惟舌色则暑病必红，所以红，血中水分气失者多，酸素自燃为病故也。

湿温之为病，亦自汗发热，肌肤津润，其特异之点在舌色，舌苔色白而润，白色甚显，舌面味蕾小颗粒，望之甚分明，却口渴唇燥，往往唇焦裂，舌仍甚润，胸脘痞闷异常，常泛恶，最剧者口中甜，凡此数端，几为湿温必具之条件。所以舌润肤津之故，因空气中含炭窒素较多，养素较少，人体感之而病，则各组织皆失弹力，淋巴细胞吸收不健全，体内有过剩水分也，水分过剩，故舌润肤津。酸素作用低降，故舌质不红，同时血中因所失水分太多，致血液有干燥之患，故唇燥而焦。就形能言之，舌之所著为组织水分过剩，唇之所着为血液干燥也。

准以上病理，伤寒为病，因感寒，体温起反应之故，其初步体温集表者太阳，其后因食积、药误等副因，体温攻里则为阳明，化燥胃实，则为阳明府证，虚则为三阴。伤寒系温病与伤寒略同，亦有表里化燥等变化，惟较之伤寒则有手经、足经之辨。以上两种乃天之风寒为主因，人之躯体寒暖、饮食调护不适当为副因，主副因合而病人，体温起救济作用，所以发热也。

痉之为病，乃神经为之主因，其发虽亦是体温救济作用，却是副因，乃因神经失职，不能调节血行，致抵抗力薄弱，风邪乘之，为第一步；风邪既入，未病之神经仍驱使体温为之救济，因而发热，却因发热之故，引起显著之神经病证，是为第二步，此即痉病之真相。

暑温发热亦为体温集表，其症结却在血热，因外界高温迫血妄行，妄行太速，汗腺不及宣泄，则热无出路，肌肤可至灼手，故以发汗治暑温，可谓发乱反正手段。其伏暑为病，以舌红为标准，亦即是血热为病，《伤寒论序例》有"寒毒藏于肌肤经春不病，至夏至后发为暑病，暑病者热极重于温也"，之文，此节文字，可谓全无理致，后此病理日明，此种谬论，不攻自破。今所谓伏暑，并不如《伤寒序例》所言，有暑毒藏于肌肤，经夏不病，至秋发为温病，无论是寒毒，是暑毒，肌肤中必不能藏，更无讨论余地。然则何以有伏暑，鄙意天有四时以为生长收藏，动植物禀此而生，丝毫不能违反生长收藏之公例，故养生极则，当不识不知，顺帝之则，夏日当生活于暑，冬日当生活于寒，如此方能应生长收藏之气。《易》云：尺蠖之屈，以求伸也；龙蛇之蛰，以存身也。正是指明此理，当屈不屈，势必欲伸不能，故《内经》谓夏暑汗不出者秋为疟疾，是即伏暑之铁板证据。盖夏天不经过暑的生活，到秋天各脏器感着新凉便不能有适应的抵抗力故也。如今通商大埠，冬天火炉汽管，夏天风扇冰水，都是违反生长收藏公例之物（《经》谓：冬伤于寒，春必病温。意冬当退藏于密，故云冬不能藏，无以应春之生气。肤腠缜密必不伤寒，凡伤于寒皆因不密，电炉汽管不密甚矣，故此解释并不背《经》旨），故通商大埠，春日患风温，秋凉患伏暑者最多。

热病讲义
第三期

恽铁樵　著

　　湿温为病，主要原因是长夏秋初，空气中所含养素太少，窒素太多，人体感之为病，各组织无弹力，淋巴细胞不能充分吸收，遂是处显水分过剩，故此病仅长夏有之。是五种病病源不同，病理传变亦不同，治法安得强同，假使学者泥于伤寒可以包括各病之说，如喻嘉言欲以桂枝汤治痉病，则有杀人而已，今乃言其治法。

热病治法

　　古人论病，下焉者多曲说，不足为训，上焉者，其所根据之理，为《内经》《易经》，所谓哲理医学，若非东方学术具有甚深之根柢，简直无从索解，以故学医者不能明了。旧时学者虽明了，苦于无经验，仍不免隔膜，此医学所以愈趋愈下。至于用药，固然较理论容易学步，然又绝非现在科学方法所能解决，以故近年汉药研究之呼声甚高，于中国医学之进步，绝无成绩可言。本编固为病家便利而作，然却是研究医学之正轨，丝毫不敢与学理背驰，不过所言者有畔岸。其一，本其经验所得较有柄握者言之，其不知者阙之；其二，伤寒及伤寒系温病，治法悉本仲景《伤寒论》，惟以初起可以弭患无形者为限，庶不习医之病家可以按图索骥，其病已传变症情繁复，非延医不可者，则付之入缺如，而在此范围以内之各方，本吾经验所得，详细说明其方意与用法之标准，庶几手此一编者不致有未达不尝之憾。其湿暍两种病方药，多采取金元以后各家，叶派亦在其中，所恶于叶派者，因其议论荒谬，且在在带有江湖气味，故深恶而痛绝之，若其对于暑、湿温所创之效方，则功不可没。吾人治医，立志在昌明国学，利济后来，凡事只求一是，更不暇为门户之争，岂可以人废言哉。痉病包括小孩惊风、成人中风，以流行性之脑症为主要，方药本之《千金》及《药证直诀》，惟仅以躬自经历之验方为限，亦举尔所知之义也。

伤寒治法

太阳病，发热，头痛，项强，恶寒，口中和，无汗，麻黄汤。

麻黄　桂枝　杏仁　炙甘草

说明：

1. 江浙医生不敢用《伤寒》方，此风不自今始，其实《伤寒》方极其平正，而且果真是伤寒病，简直非《伤寒》方不可，读此书者，但照本书第一卷中所说，既真确辨明病是伤寒，便可以放心大胆用《伤寒》方，稳健两字，是靠得住的。

2. 第一条所列病证，有两个要点，须切实注意，第一是无汗，第二是口中和。如其有汗，麻黄是禁药，切勿尝试；如其口渴、舌干、唇绛，桂枝也是禁药。只要是真确无汗口中和，此方是唯一无二的妙方，可以药到病除。所谓口中和，就是舌面润，舌质不绛，唇不干绛，不渴。

3. 药量，麻黄桂枝可以七分，杏仁三钱，甘草七分，照此药量是中剂，若病重者，麻桂加倍。因为适用此方的是真伤寒，假使不是隆冬严寒犯了大寒气，假使不是在水平线离地平数十丈的地方，真伤寒是不会有的，既是真伤寒，药轻了不济事，所以七分是中剂。

4. 以上所列的证是主证，这个麻黄汤是主药，有一事不可不知的，就是病是活的，书是呆的，病决不会照书害的，那末发热、项强、头痛、恶寒之外亦许胸闷、泛恶，亦许腰酸、胫酸、遍身骨楚，那要将他药加入。附见的证是副症，加入的药是副药，这个须得平时有研究工夫，对于医药有真确常识才行，若能将拙著各书统读一过，也就可以将就应付得，本编中恕不赘述了。

太阳病，发热，形寒，头痛，项强，口中和，汗自出，桂枝汤。

桂枝　白芍　炙甘草　生姜　红枣

说明：

1. 桂枝多则一钱，少则七分，白芍钱半，生姜钱大一片，红枣选大者三个去核，以上分量是中剂，病轻者减半服，重者倍服。

2. 本方之作用是退热、敛汗，假使本来无汗，本方是禁药。读者对于敛汗两字有疑义么？须知服桂枝汤病者汗出热退是极寻常的事，几占十之八九，然而不是发汗，因为病者本来一面怕冷，一面汗出，乃是漏汗，惟其是漏汗，所以用白芍，白芍是收敛的，寻常多汗之病，用桂枝可以止汗，故知桂枝不是发汗的，生姜却有发散性质，仲景恐人误会，说本方作用是和营，这和营两字极为费解，不能彻底明白，于医理上有许多窒碍，当提出另外解释。有许多《伤寒》注家，不明桂枝汤中用白芍意义，舒驰远更议论横生，欲去白芍，其实何尝是正当议论，兹就鄙人所发见者，为简要说明如下。

人体之汗，生理学家谓是排泄血中废物，与调节体温之用，此两语当然与事实相合。中国旧法以为发汗能驱逐体中风寒，此就药效言之是如此，实际当不如此，如谓发汗驱逐风寒，岂非认风寒藏于肌腠么？究竟风寒若何藏于肌腠，归结是想当然之词，并不能有何种方法证明，亦不能有沁心贵当之理论，吾就形能上考察，觉此中有甚奇之秘密，为前此尽人所不知者。其一汗与脑有关系，其二汗与肠有关系，其三汗与菌有关系，其四汗与腺有关系，其五汗与血有关系，其六汗与神经有关系。

《金匮翼》引方古庵论咳嗽云，肺主皮毛，人无病之时，荣卫周流，内气自皮肤腠理普达于外，风寒外束，则内气不得外达，便从中起，所以火升痰上。此虽论咳嗽，却能体会得体工变动之真相，热病所以头痛者，即是此理。风寒外束，汗不得出，其热上行，辄脚冷而头痛（其有汗头痛者，由于发热，热皆上行，头脉跳动，额上脉动者，必头痛。所以然之故，血聚于头也，凡体中之血至于部，必由颈动脉，此脉兴奋，则聚血过于适当程度，自无不头痛者，惟伤寒太阳症头痛，则由于卫气被束），古人以头痛为表证未罢之证据。

余先时亦只人云亦云，不知其所以然。嗣见肝阳头痛，脑症头痛种种，所阅历者既多，乃悟得其理，痛虽不同，病理同也，若于初起时汗之，使卫气不外束，头痛即止，岂非汗与脑有关系乎。

余每年必患痢，且每痢必剧，病情极险恶，于是刻意求防患未然之道，因体会得一事。即肠中不适，其病因乃在肩背受寒，肩背暖，遍身有微汗，则腹部较舒适，肩背寒，遍身几几，则肠中欲痢之感觉骤增。此在痢疾将成未成时则然，若已成痢，则腹中疗痛，即遍身汗出，是必肠神经丛与身半以上皮层之感觉神经末梢，有特殊之联带感觉。古人以为肺主皮毛，又云肺与大肠相表里，是亦一种显明事实，是则汗与肠有关系也。

喉症为菌病，得麻杏石甘，为效奇良，痢之初步，汗亦能减其劳，多半热病皆有菌，而多半热病，在适当时期可以汗解，是汗与菌有关系也。

汗与腺之关系，暑温白痦即其显著之证据，时医类皆误认白痦为病毒外达，故见有白痦四、五次发，病反日濒于险者则大疑，谓何以见白痦如许之多，而病邪仍未净。余从形能考察，则知痦与痧、麻不同，痧、麻是病邪外达，痦是皮脂腺枯，以故凡白痦至数次者，其肌肤必枯索无泽，盖其初步因虚甚。皮下小腺体起反应，而血液涸竭，无物供给，腺体不能得原料以制造分泌，其兴奋一往不返，此所枯也。其见之再见者，此种小腺当发热间歇之时，富有再生机能，以为补偿，以生理之习惯言之，即平时亦必有新陈代谢，不过平时是正常的，可以从容应付，病时是反常的，等于竭泽而渔。凡白痦多见一次，则其复元当较难一层，若见至七八次，衰弱症象，非常险恶，即是油干灯烬之时，是皆可以推理而知也。更从他方面观之，暑温发热自汗，凡自汗者本禁汗，医者不察，专以退热为事，与以豆豉、豆卷、葛根之类，汗出愈多，则必见白痦，盖夺去血中水分液枯涸，无物供给腺体，则近皮层之小腺先枯也。据此谓汗与腺有关系，岂得谓之臆说哉。

人体中最不可缺者是水分，最能为患者亦是水分，其调节之法，欲增加水分之量则饮水，欲减少水分之量则排泄。排泄之法以汗与溲，故汗多者溲则少，泄多者汗则无，凡此皆其按部就班，从容应付之健全工作。若纯然不能饮则为湿为饮，若引饮无度则为湿、为消，若饮少溲多则其所排泄者为体内之膏。古人谓之饮一溲二，病名肾消，为不治症。若纯然不能排泄，无溲亦无汗，所有水分悉聚于皮下，则为水肿，若无故自汗，寐中盗汗，则为血中夺液，此皆脏气之乱，不能从容应付之病态也。古人以自汗为心液，盗汗为肾液，固已明明指出血与腺与汗之关系。心房主造血，所谓心液者，谓自汗夺血中水分也；所谓肾液者，肾主腺，盗汗则腺体不得供给（此另有说），谓盗汗夺腺体之水分也，惟其夺血为汗足以杀人，故仲景有亡血家不可发汗之训。又《伤寒论》强责少阴汗则动血，古人以少阴属肾,肾虚各肾腺已不能得血液,此时复强责其汗,则遍身脏器无处不感恐慌,血液既枯,黏膜燥硬,亦无处不可出血,故云未知从何道出,若尿血、便血,则属肠血,未必与汗有直接关系,即使因夺汗而尿血、便血,身半以上尚能自支,然夺汗则血干,酸素自燃,法当曍热,殆无有不见之于上者。故又云,若从口鼻出,为下厥上竭,为难治,是皆汗与血之关系也。

《伤寒论辑义按·卷二》三十五页:"病常自汗出者,此为荣气和,荣气和者外不谐,以卫气不共荣气和谐故尔,以荣行脉中,卫行脉外,复发共汗,荣卫和则愈,宜桂枝汤。"此节文字,乍视之似尚可解,然本有汗,何以是卫气不共荣气和谐。复发汗后既云愈,当然是卫气与荣和谐,和谐与不和谐,其不同之状况若何。谓复发汗之后不汗出,当无此理,谓复汗之后亦汗出,宜有分别,于是不得不求之生理。按汗为调节体温,腺之启闭,末梢神经司之,自汗出者,此神经失职也,桂枝富刺激性,入胃后其效力发生于肌表,故云桂枝能达表,末梢神经失职,得桂枝汤刺激之,其神经重复敏活,当其失职而自汗出之时,汗腺之启闭不灵,觉热固汗,凛寒亦汗,此种即所谓漐漐汗出。漐漐字,形容其不辍也。得桂枝后,热则汗,冷则闭,启闭与冷暖息息相应,是之谓和,故曰愈。和营卫云者,此其真相,是则汗与神经之关系也。

综以上六者观之,不特伤寒发汗和营,因之退热,其理可以明了,即若何当汗,若何不当汗,亦可以有真确标准。而痉、湿、暍所以与伤寒异治,亦可以不烦言而明白,其有未尽之义,以下各节,当于有关系时随处说明之。

太阳病,项背强几几,无汗,恶风,葛根汤。兼见下利者,亦葛根汤,不下利呕者,葛根加半夏汤。

葛根 麻黄 桂枝 生姜 芍药 甘草 红枣

说明:

1. 此是《伤寒论》三节并为一节,几几旧读殊殊,谓恶寒似鸟飞。几几然,章太炎先生云诗,云赤鸟几几,几几是拘谨之意,可以形容病者项背拘紧不适之状,是其字为几案之几,非鸟飞之几,此义较长。旧说背为阳,葛根是阳药,自今言之,葛根之效力,殆发生于背部者,故以背几几为用此药之标准,发热而下利,为用此药第二标准。利即大便泄泻或溏薄之意,非痢也,利字乃不爽利之对面,此方仍须用之于真伤寒,其加半夏,乃有呕之副症,即加半夏为副药,其主证无变动，非另一病也。

2. 此方中有麻黄，假使有汗，仍是禁药。方中有桂枝，假使口渴、唇舌燥绛，虽恶寒亦是禁药，因唇舌燥绛而渴，便是温病，即使用麻桂，亦须参加凉药，此方不中与也。

3. 背几几形寒，葛根为特效药，下利则有陷意，葛根为举陷药。

4. 葛根之量以一钱半为率，不瘥，可继服一剂，半夏必须制过，余同前。

太阳中风，脉浮紧，发热恶寒，不汗出而烦燥者，大青龙汤主之。

麻黄　桂枝　甘草　杏仁　生姜　红枣　石膏

说明：

1. 《伤寒论》本文有脉微弱，汗出恶风者，不可服之，服之则厥逆，筋惕肉瞤，此为逆也之文。古人指此为大青龙禁，其实只是有汗不可服麻黄，况有汗而烦躁，乃温病非伤寒，麻黄汤当然禁用，石膏不禁也。

2. 大青龙麻、桂并用，明明是伤寒方，原文却云太阳中风，不云太阳病，可知此种病，必冬有非时之暖，春有非时之寒，然后见者。脉紧无汗恶寒口中和，是麻、桂标准，烦躁是石膏标准，两种症证并见，是大青龙标准。此种在江浙罕见，大约既烦躁，必唇干口渴，多属麻杏石甘证，或越婢症，非大青龙症也。

以上共四方，凡真伤寒初步，病在太阳时，不出此四种。读者按照病症，根据说明而用之，可以立时取效，即使为慎重起见，延医诊治，不自用药，仅根据本书以衡量医生所处方药，亦可以免庸医误药之害，小病不致变成大病，小事可以化为无事，即论所避免之烦恼，与节省之时间与金钱，巧历不能计算生已。其余《伤寒论》中各方，或属传变以后事，或属误药而变坏病之救逆法，小有出入，毫厘千里，本编恕不具述。

温病治法

温病之界说，前卷已详言之，读者必须经切实探讨，认得真确，然后可以无误。凡温病无论有汗、无汗、恶寒或否，皆唇红舌绛口渴，其病为阳盛，王叔和说阳盛者，桂枝下咽而亡，即是指此种。由今日实地考察，虽不如叔和说之甚，然阳盛为热病，桂枝为热药，凡初步之病，当治热以寒，治寒以热，所谓正治，若以热治热，则其变为热深厥深，非但不能退热，反使热向里攻，是不可不知也。

伤寒以《伤寒论》为准，温病亦当以《伤寒论》为准，凡《伤寒论》中祖方，用辛凉不参以温药者皆是治温病之方。刘守真懂得此理，享一时盛名，戴北山亦懂得此理，故所著《广瘟疫论》中，引用祖方，凡桂枝、姜、附等热药，均加以括弧，不过古人为时代所限，不能言之彻底耳。

民国二十二年九月初版

上海四马路新群印刷所承印

热病讲义
第四期

恽铁樵　著

　　准以上所言，凡《伤寒论》中祖方无热药者，皆治温病之方，此论陆九芝主张甚力。就余所实验者证之，诚无以易其言，然范围却不止此。例如咳嗽伤风，旋发热者，可以说咳嗽为发热之前驱，亦可说热病是伤风所转属，其单纯伤风不发热者，固不名为温，其发热者种类甚多，春寒为病，秋凉为病，以及痧、痲、喉症皆是，皆不能治以伤寒法，然而用祖方中之无温药者，则无不可愈，以成效言之，则此种皆风温也。温病，发热，唇红，舌燥，渴不恶寒，躁烦，无汗而喘者，麻杏石甘汤。

　　麻黄（四）　生石膏（三钱）　杏仁（三钱）　炙草（五分）

　　说明：

　　1. 此却是余杜撰者，自来伤寒温病，纠缠不清，而温病之界说与种类，亦自古无明了解释，窃谓断不能长此终古，兹分条所根据者，悉本年来所发明之学理与经验，事属草创，挂漏当然不免，然真确切于实用，自知尚有一日之长。

　　2. 石膏在《伤寒论》中，以烦躁为主，而在温病却是副药，此中亦自有妙理。温病唇红舌绛，本多烦躁，然石膏之用，却不为此。凡外感病但其人非有宿疾者，当起初期发热之时，正气总不虚，不虚即是实热，法当正治，治热以寒，若治热以热，则表热向内攻，外而反见寒象，此指姜、桂、附、萸而言。热药之次一等者，虽误服亦不致厥，然必不奏效，例如发汗非麻黄不可，而麻黄则为温性，温病初起，如本条者，本习见不鲜之事，若用麻黄发汗，必然无效，因以热治热也，故石膏之用，实为调节麻黄之温性，令与病相得，是石膏为副药也。

3. 分量，此所列者最为适当，乃经多年试验而得者，有时药力不及够，则继进一剂。所谓药力不及够者，乃药与病相得，诸症减十之一二之谓。若药后感不适，或添见他种病症，即是药与病不相得，不可大意，须仔细考察，从速纠正，故平日对于病理药效之知识，须养之有素，至少须将拙著各书悉数读过，更与有经验之医生商量，则误事自少也。

温病，发热，无汗而喘，不烦躁，指尖微凉，舌质红，边尖光，下利者，葛根芩连加麻黄汤，渴甚者加花粉、连翘、知母，利甚者加灶心土。

葛根（一钱五分）　黄芩（一钱）　黄连（三分）　麻黄（三分）　杏仁（三钱）　炙草（五分）

说明：此种多属内陷失表之症，《内经》谓陷者举之，重用葛根，即是举陷。药后泻止者，常见咳嗽，凡如此者，必见红点，须严谨忌口，荤油亦不能通融，无论胸背面部，略见红点，即须照痧子调护法办理，可以万无一失。

发热，怕冷，无汗，头痛，喉痛，喉间扁桃腺有白点，余处皆红（指喉头），麻杏石甘汤，方见前。

说明：

1. 此症有两种，其一，仅烂喉，若起首即用养阴药遏之，则病毒无出路，喉烂愈甚，最后见红疹，其病多不救，此种本可以不见红疹，因失表之故，蕴酿而成。十余年前，上海时医治喉症，奉白喉忌表为枕中鸿秘，此书不知何人所作，托之乩笔，昧者不察，信为真仙语，遂杀人如草，亦劫数也。一种为开场即与红疹同见，所谓烂喉痧，乃一种流行疫证，无论何种，皆用麻杏石甘汤，无不应手奏效，捷于影响。若有汗不恶寒者，麻黄禁用。

2. 此病之用此方，以发热、形寒、无汗、喉有白点为标准，但此证具，不问舌润与否，口渴与否，皆当用此方，皆效，万无一失。其与红疹同见者，可加葛一钱半，其有表寒湿者，可于本方中加厚朴三分，防己五分，赤苓三钱。吾曾值一孩患喉症，因冒冷雨起，其舌润，口味淡，在理万难用石膏，然麻黄证毕具，吾乃以本方与厚朴与防己同用，应手而效。

3. 喉痛与汗互为进退，得汗则痛瘥，汗闭则痛剧，经一度用麻杏石甘后，得汗而瘥，须臾汗闭，其痛复剧，可更用一剂继进，复得汗，痛复瘥，经二次汗后其痛乃不复作，汗亦不复闭，嗣后可继进甘凉如鲜生地、知母、甘中黄之类。

（可参看拙著《伤寒研究》）

4. 凡与红痧同见者，可兼用芫荽外熨，熨法如痧子调护法。

5. 喉头白点，初起时以在扁桃腺者为限，若在喉之后壁，小舌之下者，非喉症。

6. 亦有初起发热形寒喉痛，扁桃腺有白点，而有汗者，可用葛根芩连加石膏，合普济消毒饮，其方如下。

葛根（一钱五分）　黄芩（一钱）　黄连（三分）　生石膏（三钱）　牛蒡（一钱五分）　马勃（八分）　冬姜蚕（一钱五分）　板蓝根（三钱）　甘中黄（八分）

发热有汗，初起微形寒，须臾即罢，骨楚头痛，或咳或否，或自利者，葛根芩连汤。

葛根（一钱五分）　黄芩（一钱）　黄连（三分）　炙草（五分）

咳者加象贝三钱，杏仁三钱，骨楚头痛甚者加防风一钱、秦艽一钱五分，呕者川连三分、姜半夏一钱五分。

说明：此种为最普通之病，凡春秋两季，气候转变，凉暖骤更之时，所在多有，此方投之，什九可以奏效。其标准在舌，须舌面味蕾不变，若舌色光红者，或干如蒙血皮者，或鲜明如锦者，或薄砌如漆者，或剥者，或白润味蕾粒粒松浮者，皆非此方所能治。质言之，舌色如常人者，外见发热头痛诸证，此方可以应手效也。

湿温治法

湿温号称难治，然仔细考察，其难治者乃坏病，若本病并不难治，且治法甚简单，远不如伤寒之繁复。此全在辨症，辨症不清，用药小误，病则随手而变，小误则小变，大误则大变，一误病变犹浅，再三误病变遂深，凡变者，皆所谓坏病，而通常号称难治之湿温，其实皆坏病也。通常时医习用之套方，如豆豉、豆卷，又如四川医生之麻黄、细辛、茰、附、姜、桂，其在儿科如回春、保赤、抱龙诸丹，其在西医开场之用泻药与灌肠，凡此，皆与暑湿温之病不合，以此等等治之皆误，误则变，而体质有强弱，受病有重轻，病候有深浅，于是其变症乃不可胜竭，此可于拙著医案随时探讨之，兹仅言其最初之治法。最初治法虽极简单，然初步不误，可以弭患无形随手而愈，是则上工治未病之说也。

发热，形寒，脉缓，热不甚高，肌肤津润，舌苔纯白，舌而润，味蕾粒粒竦起，口味淡,却渴而引饮,躁烦,畏光,真湿温也,茅术白虎汤主之。形寒甚,汗津者,本方加桂枝;筋骨疼痛者,加防己、秦艽;呕吐或胸闷者,加川连、半夏。

焦茅术(四分)　生石膏(三钱)　知母(一钱)　淡芩(一钱)　赤白苓(各三钱)

说明:茅术性温燥,能发汗,能化湿,为湿温要药,刘守真《伤寒六书》中,曾特笔标明"茅术一味,学者最宜注意"之语。湿温为热病,以湿胜血行缓,水分过剩,若温之,则热甚而湿仍不化,清之则闷甚而胃不能受,惟茅术与石膏、知母同用,则纠纷悉解,然仅宜于湿胜之证,若暑温掌热肤燥者,误用之,为祸甚烈。

暑温治法

刘河问号称治温圣手,于湿温用《活人》方茅术、白虎,于暑温创六一散,试之皆效,惟所创双解散及局方凉膈散两方,则用之宜审。双解散可谓有其理有其理无其用,断无如许药物,并为一方,而不可省之病。即凉膈散亦只能师其意,无取画依样葫芦,外解暑邪,内消食积,消积有需消黄时,非消积必用消黄,况病有主从,就暑温言,当然暑为主,有有积者、有无积者,是积为副,又病候亦须讲究,无论伤寒温病,其里症至于用消黄程度,外证都已在已解之时,若初步表里证并见者,总须以表证为主,里证不过消导而已。至于《温病条辨》中方,桑菊饮不过一种套方,银翘散确能解暑,其有效药只是银花一味,香薷饮亦效方,至于清宫增液则非是,大小定风珠则谬,彼不知风为何物,妄欲以鸡子黄定之,而名其方为定风珠,似乎鸡子黄是主药,此则足以误人。《吴医汇讲》中论白痦亦谬,其发见白痦可谓有功(叶氏之前无言白痦误认白疹),是里病外达,则功过不相掩。此皆为时代所限,痧子是血病,白痦是腺病,古人无由知此故也。

潺暑中壮热无汗,舌质红绛,唇色亦绛,来势暴者是暑温,中暍为病也,香薷饮主之。

香薷(四分)　银花(二钱)　薄荷(一钱)　连翘(三钱)　淡芩(一钱)
川连(三分)　六一散(三钱)

说明:

1. 暑温来势,殆无有不暴者,受热病热,属于阳刚一面的,故与阴柔为病不同,曰溽暑,曰唇舌绛,皆此病特异之点。病势虽暴,发之骤,则为病浅而易愈,故《内经》云,体若燔炭,汗出而散,寻绎此二语,是来暴而去速之意,惟其为病不深,故不能用重药,是即《内经纲要》中手经之理,人不知,往往以重药误事,老于医者知轻药能愈,重药不能愈,而不明其所以然,则以用轻药为秘诀,而眦议用重药者,无理由而眦议人,不足以服人,于是被眦者乃抬高《伤寒论》以压倒主张用轻药者,卒之彼此皆争章气,医术上真理如何,则无法以说明之。彼抬高仲景者,亦终竟未能知仲景,徒有汗牛充栋诸曲说书籍,是即中医过去之情形也。鄙人固主张根本解决,能根本解决,则可以不争,拙说明否根本解决,可以此后医界之明昧定之,以故鄙意以为都毁誉无足介意,原非可以口舌争也。

2. 香需为本病特效药,假使用麻黄必不应,若因不应而重用,即随手而变,此所以与伤寒异治也。

立秋后天气初凉,感冒发热,骨楚头痛,热有起伏,往往如疟,一日二三度发,舌红者,为伏暑,不得根据《伤寒论》如疟状一日二三度发一条,当以青蒿白薇主之。

青蒿　白薇　防风　秦艽　川连　炙草

说明:伏暑之病,以舌红或绛为标准,此病最忌发汗,汗之则虚而耳聋,又忌攻下,攻之,则胸痞泄泻不止,虽葛根亦宜审慎,故云不得根据《伤寒论》如疟状一条。其汗多者,如因肌表不固而形寒,可用桂枝龙骨牡蛎,加黄芩以减桂枝之热性;若但汗多不恶寒者,甘麦大枣汤,凡此皆所以止汗也,热盛兼湿者,可用甘露消毒丹。

此症有两种极普通之传变,苟不知其治法,无有不致命者,其一是泄泻,其二是白痦。泄泻在未虚时,乃因积而泻,可以消导,苟已虚者,必见舌绛无津,且有谵语,此种是肠神经硬变而泻,予犀角地黄则愈,若误用消黄攻之,或理中温之,即随手而变危笃之证。白痦亦有两种,一种是小水泡,时医谓之晶痦,谓是从气方来;一种初起是肌肤起粟,其后为灌浆小蕾,最后可以多数小蕾并成一片,如天泡疮,当其为灌水蕾时,时医谓之枯痦。以我所知,晶痦乃反汗之湿气所成,枯痦乃脾体枯萎,枯痦之前一步为肤粟,后一步如天泡,则为余所躬亲经历,就经验所得,却非甘凉不可,石斛尤其是特效药。本草仅言其能厚肠胃,时医只知其能养阴，不知此物专能嘘殖已枯之腺体，大约有帮助内分泌作用，故一见肌肤起粟，手掌暵热，便当重用甘凉，掌未热，肌肤未粟，却不可用。

痉病治法

形寒发热，头痛项强，如伤寒状，后脑酸痛，连及颈项，目赤，躁烦者，痉病也。若复寐中惊，手指自动者，痉病已确，不问有汗无汗，葛根芩连加胆草良，无汗者可协麻杏石甘汤。

葛根（一钱五分）　川连（三分）　淡芩（一钱）　炙草（六分）　龙胆草（二分，酒炒）

说明：

1. 上为痉病最初步，不用其他痉药者，因痉难属神经系病，往往有与痧子并见者，若开首即用痉药，往往误事，且此病之初步，亦不外卫气被束，热向上行，《内经》云，高者抑之，胆草苦降，正与经旨相合。

2. 照仲景用药之例，无单纯寒，亦无单纯温者，无单纯攻下，亦无单纯升发者，有之惟四逆、大承气病势重且急，故用纯热纯攻药以为急救，其余各方，类皆攻补兼施，温凉并用，如麻黄、大黄与甘草同用，细辛与五味子同用，桂枝与黄芩同用，柴胡与枳实同用，大都缓急相济，开阖相承，温凉升降之药，合而煮之，并不虞其力量之相消，反足收互助之效用。此种不但说得好听，议论既有其理，验之事实而信，然后著之于篇，固不能以爱憎为是非也，本方之葛根与胆草，即是师古人之意。验之事实而确有成效者。（古人七方十剂之说界说不明，故不用其说。）

发热后脑酸，颈项反折，抽搐，目上视，神昏，谵语，或目岐，目斗，两目作一侧视，其抽搐，一日数次，或数十次作，甚且叫号者，为刚痉，最凶之候，犀角地黄协诸风药恣予之。

乌犀尖（二分，磨冲）　细生地（三钱）　天麻（三钱）　独活（一钱）　虎骨（三钱，炙）　蝎尾（二分，炙，研冲）　当归身（三钱）　龙胆草（三分，炒）　安脑丸（两粒　药化服）

说明：上药分量为最适当，不必增损，病重每三点钟进药一剂，无间昼夜，以愈为度。

说明：

1. 流行性脑症，非脑病也，不过卫气被束，热向上行，薰炙及于头脑，因而神经紧张，故见抽搐，假使是脑病，便非此等药所能愈，胆草苦降，所以制止向上之热，以视西国人用冰枕，巧拙之差，相去甚远。故此方以胆草为主药，凡降药必与升药同用，然后体工不起抵抗，而无反应之虞，故用胆草必协犀角，是犀角反是副药，不论药价之贵贱也。

2. 安脑丸为一切脑症之特效方。其重要成分为金钱白花蛇，此物甚贵，每条蛇重二分五厘，须价九元，初因药价太昂，迟迟未公布，不料脑炎盛行时，登报发售，为忌者所中伤，致化验立案，耗去数百金。现时代是处荆棘，遇事韬晦，不敢自眩，犹且如此，每念及此，令人不怡，辄不愿将其所心得者公布于世也。

病初起如伤寒一二日即见痉，痉后眼皮重，目上视，郑声，舌萎软，肌肤津润，手冷，是为神经瘫，必遍身无力所谓风缓，即柔痉也，大建中加副药如副症良。

说明：

1. 上所列症不必尽具，病浅者仅见一二症即是，重者且不止此，如惊风详说中史姓小孩案是也。

2. 神经系统极繁复，译本皆科学化的国文，阅之令人头脑作胀，不易明了，学者如欲一涉其藩，可观拙著惊风浅说。

结　论

西国人所谓伤寒，谓一种热病而有杆形菌者，其定病名以菌为主，绝非中国所谓伤寒。不过此种杆形菌之热病，其热之起伏，有似乎伤寒，日本人因以伤寒译之，于是我国所译西籍，亦袭用其名，病家不察，以为西医所称之伤寒，即中医所谓之伤寒，固属非是。医者复不知深求其故，人云亦云者有之，明明风温，因西医断为伤寒，胸中无主宰，手眼无标准，徒因西医之言，遂放胆用《伤寒论》中麻、桂诸方悍然不顾者，亦有之，而病人冤矣。

西国定名以菌为主，菌杆形者谓之伤寒，乃有类似之热病，菌亦相类，不过其菌略弯，其病之热型亦略异，往往不须三候而愈，此种译为副伤寒。凡副伤寒与伤寒，欲知之真确，必须验血中之菌，如其不验血，临床仓猝之顷，不能知也。而我国病家喻此者绝少，往往延一西医，俟其诊毕，即问此为何病，西医如云，尚未能断定是何病，则病家必不满意，若曰，君既诊脉，又经打诊听诊，尚不知其为何病乎。彼西医苟老于世事者，岂有不知此意之理，后彼固不甘心示弱，又藐视病家之无常识，遂贸然应曰，此伤寒也，此种真是习见不鲜之事，而谓西医口中之伤寒为可恃乎。

今年夏历七月间，诊一病，其人夏日多饮冰，感秋凉而病，呕吐泄泻交作，此种本是伏暑新凉为患，其呕泻乃发热之前驱，今年流行暑温多如此。病家问余，此是伤寒否，余曰：非是，当是伏暑新凉为患，乃暑温之一种也。曰：顷有某中医，谓此病形似霍乱，将来恐变伤寒云。余甚奇之，病既非霍乱，且霍乱又何得变伤寒。继乃悟彼医为此言，盖逆料病家必延西医，而西医之诊断什九为伤寒，彼乃预作此语，万一如其所料，则病家当服其有先见之明也，此医之揣摩不可谓不工。《阅微草堂笔记》中有云："人家婢女，令其做事，蠢如鹿豕，及作奸犯科，往往神出鬼没，不可思议者，所在多有。"为医生者不能于病理研求，以期寡过，却于此等处工为巧佞，其异于作奸犯科之婢女者几希？准以上所谈，可谓歧路之中，复有歧路，本书之作，诚不得已也。

凡病皆有其重心，例如太阳症，重心在表，阳明症，重心在里，此固然矣。乃至表更有其重心，里更有其重心，表证而头痛甚者，重心在头也；里症而躁矢结者，重心在肠也。风温咳嗽，因剧咳肺组织兴奋，支气管变窄，因而气急鼻扇者，重心在支气管也；咳甚两胁震痛者，重心在肋膜也；腹部震痛者，重心在复膜也。重心所在，血气则奔集其处以为救济，热亦随之，其处乃比较他处更热且痛，甚且肿，西国指此种为病灶，中医以藏府名病，西医以病灶名病，肿与热与痛三者毕具，则谓之炎，此所以有肋膜炎，腹膜炎，支气管炎，诸名色也。吾初意以为中国热病诸名色，与西国热病诸名色，可以寻得其相当者，今乃知其不然。今之号称新医学，侈口谈衷中参西者，其为说无是处，则因不从病理切实探讨，不能根本解决故也。不能根本解决，又宁能知肋膜炎是风温，腹膜炎仍是风温，阳明府证为肠炎，少阴自利，仍是肠为哉。

民国二十二年十一月初版

上海四马路新群印刷所承印

中华名医传世经典名著大系

恽铁樵传世名著

（中）

恽铁樵◎著

潘华信　点校

天津出版传媒集团

天津科学技术出版社

药盒医案全集

丁　序

　　我国医学历年既久，邃古不出神祇范畴，及中古而渐趋实验。近代自科学昌盛以来，欧美、日本之学相继侵入，乃与国学时有争竞，不洽之处，中西新旧之说于以起矣。尝考我国医学学派之分歧，迨金元而更甚，各家立论虽异，要旨各有独得之妙。其所以各自成派者，实亦环境使之然耳。若刘河间以火立论，所著《原病式》等书主重降心火而益肾水，是以处方不离于寒凉，而成一寒凉之派也。张子和推衍河间，其所著书主重攻下，次则汗、吐，以其治病首在驱邪，邪去则正自安，畏攻最足以养病，故成一攻下之派也。盖刘张两氏皆生于北方，北人饮食厚浊，夏则吞冰，冬则围炉，病邪属实，有非寒凉攻下者不能驱其病也。李东垣独异其旨，以脾胃为重，谓土为万物之本，著《脾胃论》发明补中益气及升阳散火诸法而成一补土派也。盖李亦北人，为富家子，其所以交游者率皆养尊处优之辈，嗜欲逸乐乃为若辈恒情，而行道时复值元兵南下之际，人多流离失所，饮食无常，以致脾弱气馁，影响消化，非补土必不足以奏效，此李氏之所以偏重于补土者。朱丹溪，南人也，生于承平之世，目睹南人体弱人柔，嗜好特多，于是推衍刘、李、张三家之义，创阳常有余、阴常不足之说，主用滋阴降火之法而获大效，此朱氏偏重养阴不为无故也。四家各就环境立说，不泥陈规，其革故鼎新、富于创作精神实堪钦敬。今者得一人焉，能辨别新旧得失，体认中西异同，屏除杂说，别开生面，贯通融会，不落恒蹊，武进恽先生铁樵是也。先生少攻怯卢，长醇国学，寝馈于医学者复有十余年，所成《保赤新书》《脉学发微》《生理新语》《温病明理》《伤寒论研究》等书若干种，皆为环境之需要，时代之作品，不仅一时传诵，洛阳纸贵，学者恒仰为宗师，其有裨于实用可知矣。非具大智慧大手笔者曷克臻此，顷章君巨膺搜辑乃师遗著医案，颜曰《药盦医案全集》。杀青有日，问序于余，因略叙数语，乐为介绍如此。此时在中华民国二十五年六月。

中央国医馆理事

丁仲英　识

上海国医分馆副馆长

谢　序

恽君铁樵长余数岁，与余同产孟河之滨。少更艰苦努力学问，初治旁行文字，继则词章诗赋无不通晓。民国初年与余同事商务印书馆，余辑史地之学，君主《小说月报》。彼此均在壮年，诙谐杂沓，精神蓬勃。唯时吾国小说尚囿言情之作，君独扩其范围，凡不能列入专书记载者概归纳于其所编辑中，务以高尚文辞相砥砺，号于众曰：吾之小说实大说也，非有此偌大文词，乌能得知识阶级之所好。馆中韪其言、从其策，期年而声誉鹊起，销数顿增，成绩大著，而君之文名从此播矣。

余编辑之暇辄悬国医之帜，为治病之招。君见而羡之，遂亦悬壶于租界会乐里，即努力于伤寒学。未久而洞彻了解，常谓余曰：仲圣之学，贯彻始终，仲圣以下，无非旁门邪道。当今之世，非发挥仲圣之精理合今日新科学之说不可。非仲圣复起，吾谁与归？遂本斯旨，创设中医函授学校，于寓所布告全国，远近信徒者万计，开国医界未有之局面，而医业亦从此大盛。顾余治学远在早岁，孜孜多载，仅得尺寸；而君发创于中年，遽能于牝牡骊黄之外别树一帜，为革新家所宗，名遍海内，慨余先进，深叹勿如。

君赋性机警，目光锐敏，异趣横生，长于交际。但卞急殊甚，于是肝火易升，耳痒日剧，痒则努力爬搔，久搔遂成聋病。聋病既深，卞急遂退，而皮肤风病又作，须眉尽落。君检《千金》方法为治，服药数月，果然须眉复生，皓然尽白，几于变易面目。迨后又治佛学，修净土宗，自谓确有心得。然耳聋而医业盛，眉白而医名振。治佛未久即逝，逝时与众不同观耳。君云台所述似亦得佛性，故综论君之形状，殆今世奇人，非天资聪颖者不能有此造诣。君所著书二十余种，久已风行社会。丙子初夏，其高足章巨膺君将刊印医案，索序于余。于余曰：吾师之处方也，其治疗有新思想而不泥于古法，有旧法则而运用新知识，谨慎处十分稳健，大胆处十分冒险，而所投皆中；至于案语，明白晓畅，如哀梨并剪，饶有文学风味，迥出于古今医案之上。章君亲炙有年，确能得恽案真味者，校刊行世，为后学津梁，洵医林盛业。爰述往事，附弁简端，作佛头之粪，恽君有知，当亦抵掌称快也。

中华民国二十五年六月武进谢利恒　序

章　序

　　今世医案作品多矣，皆其后人搜集旧方成书，亦多治验方案，垂示后学固未尝不可传也，然其及身著作仅医案一种而无著述，但有治验而无理论，集案成书，不足称著作也。若既有等身著作，复有全集医案，则治验与理论可相印证，斯恽氏医案有足尚矣。

　　恽师医案行世，今后数十年中将趒医案。闻者异之曰：行道十年，集案数百，犹是医案也，人人优为之，安得曰恽氏之后遂鲜医案作品？对曰：客知名医多矣，而知其行道之术否？今世所谓名医，盖有成名之术焉。视疾无论轻重，方案危词耸听，防变、防厥字样每殿案末，而用药专尚平淡，动辄淡豆豉、大豆卷，成则居功，败则卸过，博得稳当之名，为其成名之基，但求无过，不求有功，安足为后世法。如此名医，医案千篇，防变、防厥，豆豉、豆卷，是有其书，等于无书也。然则恽氏医案基于实学，所治皆验，是又不然。治者许其可治，不治者预言生死；病浅者不以悍药创其正，病重者竟以猛剂去其毒。案语明白晓畅，不作湿土燥金模糊影响之谈；处方中病，不袭医方程式平淡敷衍之弊。举世滔滔，名医多矣，实有泾渭之分焉。

　　是书集戊辰己巳年间稿，师初无印行之意，曰治医贵乎明理，当导学者致力于实学，医案刊印恐学者舍本逐末，故其所著书次第付梓，而是案竟未刊印，今学者要求是书者綦众。念吾师学说，学者已饫闻矣，而施诸应用，不免尚多捍格，欲求理论与治验一炉共冶，亟有待于是书。因即董理旧稿，删其重复不足者，于癸酉甲戌年稿补充之。书成，适值师殁周年，至是师等身著作除尚有数种在函授讲义中，未刊者付刊，绝版者再版印行，已备追念知遇，聊尽绵薄云尔。

丙子大暑门人章巨膺敬　序

恽先生传

海宁孙世扬　撰

恽先生讳树珏，字铁樵，江苏武进人也。父讳金相，游宦台州，而卒时先生才五岁，兄十一岁尔。明年又丧母，族人收之，返武进之孟河堡居焉。先生自幼孤苦，即刻意读书，年二十六入南洋公学，毕业课最当。清光绪、宣统间，中国始不竞文士，多译西洋小说，欲以是变国俗。先生译英吉利人却尔斯佳维所著，曰《豆蔻葩》，曰《黑衣娘》，曰《波痕荑》，因一时传诵，咸谓与闽县林纾所译异曲同工也。民国兴小说猥众，大抵饾饤堆砌，号为鸳鸯蝴蝶派。先生主编《小说月报》及《小说海》，一切摈之，而雅洁者是取。于是有逋峭者曰：此非小说，乃大说也。亦有推重者以为小说中马丁路德云。先生体羸多疾，旧医、德意志医治之皆不愈，子女亦多不育，于是发愤究医术。盖孟河近世号为名医之地，先生所闻于乡先进者亦已久矣。先是镇海余严作《灵素商兑》，以西洋医法摧破旧说。先生见之叹曰：《内经》之论藏府，以气化言之，以时序言之，初不重解剖也。不知解剖固不可为医，不知四时寒暑阴阳胜复又岂可为医耶？遂作《见智录》以应之。以为人类四时所产而又资四时以生活，是故《内经》之法以四时为主。四时有风、寒、暑、湿、燥、火之变化，故立六气之法属之天；四时有生长收藏之变化，故立五行之法属之地。五行六气，凡以说明四时者也。唯人资四时以生活，故气血运行以四时为则。四时之序成功者，退母气之衰，子气代旺。是故以肝属春，以心属夏，以脾属长夏，以肺属秋，以肾属冬；谓肝授气于心，心当授气于脾，脾当授气于肺，肺当授气于肾，肾当授气于肝，周而当复始焉。观于病郁者，当春必剧；伤于暑汗出者，传为心肿；肺弱者，秋无不咳；冬伤于寒，病在足少阴，此一例也。冬不藏精，春乃病温；逆春伤肝，夏为寒变，盛暑引冷，秋必痎疟。肺病之久，传为肾病，此又一例也。以是推勘仲景之书而立四时热病之大纲，曰伤寒者，冬病也。冬气通于肾足少阴也，肾之府膀胱足太阳也，热从寒化，故伤寒必恶寒。曰风温者，春病也。春气通于肝足厥阴也，肝之府胆足少阳也，风从火化，故曰风温，甚者下厥上冒。曰温病者，先夏至日之病也。曰暑温者，后夏至日之病也。夏气通于心手少阴也，心之府小肠手太阳也，寒从热化，故暑温必多汗。曰湿温者，长夏病也。长夏气通于脾足太阴也，脾之府胃足阳明也，燥从湿化，故湿温必口淡且甘。曰伏暑者，秋病也。秋气通于肺手太阴也，肺之府大肠手阳明也，燥从湿化，故伏暑往往泄泻而传为痢。夫热病者，由浅入深，由外之内，故善治者治皮毛，次治六腑，其次治五脏。然而藏府之相联络，非谓其血管神经之相联络也，亦由病状传变测之尔。于是一腑以配一脏，五脏以配四时，十二经以配六气，于是有标本。中气者，本也；天气者，标也者；脏气也，中见者。脏气所可变化者也，人以三阴三阳上奉天之六气相为正负。天热人应之以阴，天寒人应之以阳。然少阴太阳主夏而从标从本者，天与人相去不远者也。少阴太阳主冬而从标从本者，天与人各趋极端者也。知其各趋极端也，则治有逆从，药有正反；知其不甚相远也，则刺宜浅，药宜轻，治法宜和解。若夫仲景所论者，伤寒也，病发于冬，系之足经，故可用重剂。河间所补苴者，温病也，病发于夏，系之手经，故但取轻剂。近世戴北山作《广温热论》，录仲景方悉去其温药，盖心知其意者。吴鞠通作《温病条辨》，谓温病传手不传足，亦可谓谈言微中矣。然仲景辨伤寒与痉湿暍，以为相滥，相滥者谓其均是发热也。人之伤于寒也则为病热，是之谓。阴阳胜复，热者卫之，岁气也；汗者，荣之脏气也；内分泌者，腺之脏气也，是之谓经气。伤寒始得之，病在卫；稍进，病在荣；更进，病在腺。其热化者，传为阴虚生内热；其寒化者，传为阳虚生内寒。然则《伤寒论》虽列六经，其病候实只三种。太阳有荣卫之别，阳明有经腑之辨，少阳非并病则合病也，不别为一候；三阴者，少阴为主，太阴厥阴为副。盖腺统于肾，肾腺为本，汗腺为末。内分泌失职则亡阳烦躁，少阴证也。腹中统于脾，组织无弹力则腹满自利，太阴证也。神经统于肝，内脏神经硬化则阴阳不相顺接，厥阴证也。此三者必兼见，例如霍乱吐利之后，必见亡阳，亡阳之后必见转筋，遍三阴经也。其不见兼见者，在厥阴为痉，在太阴为湿。夫痉而发热，盖西医所称流行性脑病也；湿而发热，湿温是也；暍而发热，近世所称暑温也。发热之为胜复一也，而时序不同，病之脏气不同，所从得之复不同。仲景概以伤寒方施之，盖亦疏矣。痉者，得之饱食惊怖倾跌而复感寒，其发作不应时序。然其岁气之病者，肝胆肠胃也，其病所则神经也，此非瓜蒌桂枝汤之治甚明。神经之病大别有两种，神经紧张者殆所谓刚痉也，神经弛缓者所谓柔痉也。然而仲景以无汗有汗辨刚痉柔痉为无当病理矣。案《千金方》治惊痫用龙胆草，钱仲阳则用全蝎、白花蛇，今以治神经紧张者有验。《圣济方》治风缓用川椒、附子，盖仲景大建中汤法也，今以治神经弛缓者亦有验。推治痉之法而致于诸风，原小儿之病以及成人，则神经系统病证无不可为也。湿温者，得之感寒而复伤湿。其为病也，组织弹力不足，淋巴吸收不健，水有余剩而血失所资，是燥与湿不互化也。湿在上则头重而发黄，湿在下则腹满而泄泻，故曰湿温，不可发汗，而《金匮要略》方有用麻黄者，何其相反也？暑温者，得之伤热而复感寒，体若燔炭，汗出而散者，手少阳病也；自汗出，小便不利，传为心囊聚水者，手少阴病也。心邪当从小肠泻之，而《要略》主以白虎加人参汤，又岂可试耶？若其病发于秋者，所谓夏暑汗不出，秋为痎疟也，是以谓之伏暑。夫人所以应夏暑者以汗与溲，饮冷当风刚汗不出，汗不出则荣行于溪谷，三焦者，有所沉淀而不得排泄。溪谷者，肌腠之间也；三焦者，皮肤藏府之间也，通言之曰三焦，局言之曰募原，此所谓半表半里也。荣滞于半表半里则寒热起伏而传为疟，少阳为枢也。误汗而腺枯则传为白瘖，心肾相应也。误汗而泄泻其传为痢，肺与大肠为表里也。痢者，肠无弹力以致里急后重，治在手阳明，不可温之。然腹满自利者亦肠病也，而仲景系之太阴。脾约者，燥矢结于肠间，而仲景云在胃中。此脏气合于时序之证也，盖释《伤寒论》者，自方中行、喻嘉言以还数十家，大抵泥于文义而不征之病情。叶天士、吴鞠通辈知伤寒温病之有别，而言之不能成理，后先聚讼逾三百年，得先生之说而纠纷悉解矣。于是先生以医闻于时而小说之名反不显，其有病为众医所不能起者必归先生，先生咸乐应之。凡所治何人何病，其状何如，施何方药而愈，不愈者，予何期日，具载《药盦医案》及临证笔记。其尤可纪者，宣氏子年十余岁，病热十日以上不解，比先生诊之，寸口、人迎脉皆不至，左乳下亦不动，问其所服饵，则犀角、远志辈，以及牛黄丸、紫雪丹也。先生曰：心房已寂而呼吸不促，爪下血色不变，是静脉尚未绝也，法在十二点钟内不死，失此不治或再误治遂死。无汗则非脱，不泄泻则非陷，是表实失汗也，汗之脉当出，遂以麻黄三分，葛根一钱，杏仁三钱，炙甘草六分，柴胡八分、吴茱萸二分为一剂，令煮服。或曰：使西医治此，必注射强心剂。先生曰：注射强心剂必致脉暴出而死，以强心剂是姜附之比，救里不救表故也。于是病人服汤后战栗发狂，继以微汗而寐，脉则微续，更服药十日而愈。余杭章公闻之曰：恽氏昔有南田之画、子居之文，今得铁樵之医，可称三绝矣！其比拟如此。先生三十后患失聪，诊病必先瞪目注视，定其病名云何，病所何在，何从得之，及可治与否，然后持脉，庶几所渭望而知之者。素好围棋，以为治病如弈，须顾全局，读《伤寒论》如看棋谱，须在无子处着想。云凡先生卖医上海者二十年，其宿疾亦逐年传变，尝患心痛，得缪仲醇治朱国桢法，服苏子五钱而瘥。然自知沉痼不可疗也，于是近取诸身，远取诸治验以证诸说，以旧说合之西医法而辨其术孰为精粗，论其治孰为工拙，以成一家之学，积所著有《伤寒辑义》《按伤寒后》《按药物讲义》《霍乱新论》《温病明理》《热病讲义》《神经系病理治要》《金匮方论》《读金匮翼》《金匮翼方选》《按病理概论》《病理各论》《脉学发微》《生理新语》《医学入门》《保赤新书》《梅疮见垣录》各若干卷，悉付刊以问世，四方遥从请业者盖数百人焉。民国二十二年夏，中央国医馆有建议统一病名者，欲以西洋译名为准而罢旧名之不可正者。先生持不可为书驳之，有曰西洋医法以病灶定名以细菌定名，一书包举气管支炎、肋膜炎、腹膜炎、胸水、腹水以及流行性脊髓膜炎、日射病、虎列拉诸病，如今尽用此等译名而不废六经之法，则似枘凿不能相入；如废之则是使旧书医尽弃其学而学于西医也。《易》曰：天下同归，而殊途一致。而百虑西洋科学以日新为贵，未必为一定法；中国旧说本经验而立，未必无可通之道。试就诊断较之，亦有此善于彼者，如诊热病，手按病人颜额及其手掌，较其热孰甚即可测其热为虚为实。实热攻肌表颜额，虚热攻四肢也。于是体温表之精密，反为粗疏矣。又如诊经水不至，属瘀者环唇必见青色，属孕者脉滑而唇四白之色荣。瘀与孕，子宫之事也，而关于环唇静脉，何以通之？其一观于阉人之无须，则环唇与肾腺有关系可知也；其次观于经阻而少腹痛者，上唇见青色，则冲任之血与上唇有关系可知也；其次观于孕者，唇四白之色荣则是。瘀者血凝，故静脉见青色；孕者血活，故唇四白之血荣，更可知矣。如此逐步推测，以为诊断之法，所谓形能也。子宫、卵巢、生殖腺与环唇静脉之途径，盖解剖所不能见，是形能之法有时胜于解剖也。胎元胎盘均是血肉，爱克司光所不能别，而形能之法可以断有孕无孕，是形能之法有时胜于爱克司光也。由是观之，中国医术自有其途径，则其命名也自有其系统。

今欲统一病名，自当以旧名为主。苟中国本无其名，则不得不取于译名尔。要之，统一之名当取其名实相副，一望可喻者。即不能然，亦当各取界说，使可相别异而止。例如常言肺病或曰肺劳或曰劳病，此几不可分辨矣。所谓肺病者，盖肺肾病之一种，病所在肺，病源在肾，故其为病遗精、盗汗而吐痰夹血，此乃《素问》所谓煎厥，溃溃乎如坏都，汩汩乎不可止者也。以其潮热、掌热、柴瘠，有如煎熬，故谓之煎；以其气血上逆，故谓之厥。此《素问》之病名，今所当取者也。所谓肺劳者，即《金匮》之肺萎肺劳之一种也。其为病，面无血色，肺量缩脑，吐痰透明如胶，肺系组织失其弹力所致也，故当以肺萎之名为正。所谓劳病者，亦劳病之一种，其病始于易感冒而咳久，咳而不愈，在男子则遗精，在女子则白带，渐至卧不能起，足百日而死。故谓之百日劳。未死数日之前面色死尚不变，故谓之桃花痄。痄者，注也，一人死，传染同血统者；一人更六七年，然后如此传染不已，有似挹注也。《外台秘要》名之曰尸痄，此亦今之所当取者也。至于阳黄阴黄，解说错乱，今当详其病理、药效，以立别名。所谓阳黄者，胃肠积食而胀大，输胆管为挤，胆汁不通利，从脉管壁渗出，混入血中，故发黄。自病之形能观之，发热则食积不下；肝胆逆则血菀于上；胆汁溢则淋巴不健而致湿，故谓之湿热。凡方用茵陈者，为其发黄也；用栀子者，为其热郁也；用大黄者，为其食积不下也；用茯苓、猪苓、泽泻者，为其小便不利水无出路也；用防己、厚朴者，为其湿热郁蒸也。若乃白血球增、红血轮减、血色素变而发黄者，治之以针砂，此犹西医法用铁补血也。其病得之食积，胃肠不通以致作肿，肿传为发黄，一也；或得之失血太多，组织代偿而作肿，亦传为发黄，二也；或得之伤力，营养复不足，亦先作肿，传为发黄，三也。此皆虚证，以其血行不利为实，故可用干漆。然非瘀热在里、身黄如橘子色者，比而《金匮翼》以与谷疸同列，何其无别异也。至所谓阴黄者，韩祗和云：脾土为阴湿所加，与热邪相会而发黄，当以温药治之。脉沉细迟，身体逆冷，皆阴候也，此属寒湿，固当温之；然其病为胆汁混入血中，而非血色素有变，则阳黄之类也，名之曰阴寒，将何以别于针砂证乎？今谓瘀热在里，身黄如橘子色者，当称阳黄；其副证因食积而见者，谓之谷疸。其太阴中寒夹湿者，谓之阳黄兼寒湿证，其血素变而发黄者乃当称阴黄。因于伤力者，谓之阴黄伤力证或曰力疸。因于失血者谓之阴黄，失血证或曰血疸。如此异实异名，名闻而实喻，则施治亦不致有误矣。书既出，市医亦多称统一病

名不便议，遂寝。先生秉心正直，与人语坦率无隐，亦自大笑，见人一艺，奖借
睢恐不至。当主编《小说月报》时，有投稿者，酬金如例，及校勘以为杰作，亟
增其酬，再三书谢乃已，小说家至今以为美谈。既以医自给，又勤撰述，积病早
衰，须发尽白，手足拘挛，以善服饵，故神明不敝。民国二十四年七月卒。卒前
一日病甚，尚改定《霍乱新论》一事，云子道周、女慧庄世其学。

赞曰：近世旧医震慑于西洋科学且自丧其所守，先生理医经，旁证西法而折
衷于治验，故能自尊其道，独立而不惧也。其论霍乱吐利责之胃气不降、脾气不
升。脾气者，内呼吸也。动脉静脉之交输养气收炭气，命曰内呼吸。其枢在气海、
关元，故系之太阴，此盖西医所不能道。苟不为新旧宠辱之见，科学非科学之辨，
而一是以愈病为职，则先生之说其不可废。故删其纲要，以为先生传，庶使后之
学者有所考征焉。

旧著鳞爪

武进恽铁樵　著

自来医案，鲜有佳者，徐灵胎《洄溪医案》颇佳，然药无分量；俞震东所辑《古今医案按》最为详备，贤于《名医类案》正、续编，然集古人医案，既非我自己用药，便不免多所隔膜。喻嘉言《寓意草》乃其手自定，观其自叙，可谓自负不可一世，然有一事令人大惑不解，《寓意草》中每至至危极险之时，辄以旋覆代赭奏其效，后人多踵而用之，然吾已数十次见人用此，无一效者，甚且败事，故余迄未敢一用，毕竟效罄者皆非与，抑《寓意草》尚有不尽不实者在邪？近人余听鸿先生《诊余集》则较为鞭擗近里，章太炎先生颇赏之，然就中孩食碎磁一案，谓语邻夸诞，审视良是。该书付印时其世兄非常审慎，且曾由不佞审查一过，不图犹有此白圭之玷，则医案岂易言哉。此编别无他长，是只不打诳语，诸后人可以取法。惜吾十余年来所诊病不留底稿，今所忆者仅较大数案，余都不复省记。近来各案因留底稿，故较详细，然如前此之用大方者反不多觏，若论后来取法，多以普通者为佳，大病本少，大方亦难用也。

余最初为人诊病，为家七太爷眉卿之第五子。七太爷住北城都路贞吉里，其五少爷当时生才十四个月，壮热，不啼，不乳，亦无涕泪、便溺，延医诊视，予以普通应酬，方之豆豉、豆卷等，服后无效，神色则愈昏迷，亘两日夜，了无变动，乃惶急无措，专足至商务编译所延诊。七太爷所以急而招我者，因闻小女慧男生才七个月患伤寒，中西医均束手，而吾以麻黄汤自疗之也（此案已载入拙著《伤寒研究》中，此不赘）。余视其病证，脉数，肢温，热盛壮，微有汗意，舌苔不绛不糙，唇亦不干，惟目光无神，目珠微向上，按其腹部不硬，按胸部则眉蹙。其时为七月，余思时虽盛暑，却与暑湿无关，是食停上膈证。《经》云："在上者，因而越之"，是可吐也。因为书瓜蒂散：生豆豉三钱，生山栀三钱，甜瓜蒂五个。因方中无贵药，嘱其仆即近处小药店中购之。既而购药者归，谓无甜瓜蒂，仅有南瓜蒂。余思南瓜蒂甚大，五个殊太多，乃改用两枚，并谓病家药后如不吐，可以鸡羽探喉。归后殊不放心，翌晨自往探视，云药后吐泻并作，已能啼矣。亟往视之，才入室，见病儿目灼灼向余审视。余喜曰：愈矣。视其所下，皆黄粪，成块者甚多。甚多此证，停积虽多，舌无黄苔，用表药既非其治，用攻药亦不能一药而愈，以承气证未具也。当时用瓜蒂散，只欲其吐，不虞其泻。嗣后乃知，此儿以食物太多，上中下三焦皆满，腑气不通，故不啼不乳；矢未燥故腹部不拒按；栀、豉有升降作用，故吐泻并作。抑栀、豉之力不是去积？其所以能升降全赖瓜蒂上口开、下口亦开也。然则因食停上膈而用吐，可谓知其一未知其二，此病用此方可谓是幸中，而此方与此病为此丝丝入扣，实非余当时能力所及，乃由事后反复思索而悟得者，实不可谓非幸中。嗣是此五少爷者竟不复病，直至八岁时始以小感冒延诊一次，今十二龄矣。此可见仲景方之高绝，非其他方药所可几及。余每用伤寒大方愈病，其人必亘七八年始以小病就诊者甚多，不仅此一症为然也。

是年九月，家四太爷延诊其第六子，病孩为六个月婴儿，壮热，脉数，无汗，不啼、不乳两日夜，气促鼻扇，目光无神。病家恐出痧子，以纸捻蘸油燃，烛其面部。余以纸捻向东西移，其目珠乃不随光转动，试以电灯亦然。视其前方，不过豆豉、枳壳，初起发热，至是凡六日，第四日陡增重，则因是日曾服金鼠矢半粒，药后下青色粪，遂不啼、不乳。初服金鼠矢，热势略杀，是日复壮热，始惊惶。余有两儿一女，皆因发热时医予以香药而殇者，而此孩才六个月，且气促鼻扇，目不能瞬，计已无望，因不敢处方。家四太爷固强之，仍逐层推敲。久之，忽有所悟，因用生麻黄四分、葛根一钱、黄芩八分、炙甘草六分，仅四味，嘱尽剂。翌日复诊，诸恙悉瘥，目能动，啼且乳，微汗出，热且退矣。原方去麻黄加枳实、竹茹，霍然而愈。此病之机括，全在初服金鼠矢，热略减，既而热复壮，须知初时之热减非热退，乃热陷也。金鼠矢一名万应锭，为秘方，在北京甚有名，亦回春丹之类，仅服米粒，大便能奏效。使病孩下青色粪及痰，可知药中必有甚猛烈之品，如甘遂、牵牛之类。热陷为误下太阳，误下则为结胸，胸结则体温集表者反而内攻，而表热乃不壮。药中麝香奇重，麝本能开闭，热既内攻，麝乃不达表而窜里；麝能蚀脑，既不达表而窜里，斯无有不引热入脑者，引热入脑，则热之在表者反低而脉反迟，脑脊髓炎之险证见矣。故儿科用香药于热病即多不救，不必见险证败象而后知之。吾初见病孩，目光不随烛光转移，以为热已入脑，六个月婴儿热既入脑，法在不救，故不敢用药。继思热既复壮，是仍有外出之机，因势利导，当仍可达之，使从外解。其目不能瞬，确是胃气为药力所抑，胃神经起变化影响后脑，间接及于目珠之滑车神经。若后脑发热，即成一往不返之局；今表热既复壮，生机自在，所谓忽有所悟者，此也。吾乡先辈刘少寅先生，光绪中为嘉兴府知府，后即入嘉兴籍，其所居曰保忠埭民五。少寅先生之女公子病，由其孙问筹世兄来沪延诊。病者二十二岁，尚未出阁，其病证初起发热，医谓是温病，服药不效，前后易五六医，延时两月，愈病愈重。旧方纸厚寸许，略一审视，初起豆豉、豆卷，其后均鲜石斛为主药，共四十余纸，每纸石斛三钱，有五钱者，最后则为霍山石斛，综计所服各种石斛至少当有十二两；又其后则为羚羊角、犀角；又其后旋覆花、代赭石；其后紫雪丹；最后则为橹豆衣、糯稻根须。嗣是五日无方，盖已谢不敏矣。视病人则不能动不能言，肉削殆尽，热不退而脉数，遍身无汗，日进粥汤一两羹匙，舌色灰腻厚润，热百零四度，溲有而甚少，气短蜷卧似寐，目尚能瞬而已。病家问如何，余曰此坏证病也，纯为药误，恐不可救。病家自固请挽回，余思既远道来此，亦断无不用药之理，乃为处方，方已不记忆，仅忆是麻黄附子为主，炙麻黄五分、炙附子块一钱。书方已，由问筹偕往游鸳鸯湖。时为八月既望，烟雨楼中光线绝佳，楼外烟云，湖中舟楫，水面菱芡，界为方罫，如铺绿茵，款乃时闻，光景清绝，为之留连竟日。问筹意在泥吾行，游兴既阑，复往饭店晚餐，延至九钟，当日已无火车可行，乃偕归。因病人不能言，亦不能动，故药后无所表见。余诊其脉，其数度如梨园中之板鼓，骤如急雨不可数，急以寒暑表试之，得百零五度零六，为之大惊失色。病家问如何，余挢舌不能答也。乃至其家厅事中，屏人独处深长以思，已而复入诊视，按病人之胸脘，觉鸠尾骨膲中板然而硬，复四旁按之，察其有无边际，则硬处大如五寸碟子，俨如癥瘕，乃处方如下：制附片三钱，柴胡一钱半，姜半夏钱半，吴萸钱半，薤白三钱，炙甘草一钱，云苓三钱。煎成已十二钟，即予服十之七。寻思药已入腹，更无推敲余地，苟不予药，宁有幸者冒险不悔也。乃嘱问筹四钟时醒，我是夜竟得酣寐，黎明时更入诊，脉已软缓，以热度表测之，得百零一度，心为释然。然乃将头煎余药并二煎予服，至八钟能言矣。将原方去柴胡，减附子为一钱，吴茱半之，其余副药略相称。嘱服四剂，以十点钟车返沪。越四日，复延诊，他无所苦，惟腹胀不得大便，便仍以半硫丸下之，计每次一钱，服两次而便行。嗣后竟弗药，仅以糜粥调理，至翌年五月始完全复原，遍身肌肉再生，可谓绝处逢生也。按：此病本是伤寒系之温病，医者误认以为暍病，而以叶天士医案之法治之，遂致误入歧路。夫暍病是暑温，在伤寒范围之外；通常所谓风温、温热，乃伤寒之类之热病，在伤寒范围之内。此古人所未明者，且叶天士、顾景文等仅知暑温不可用伤寒法，而不自知其石斛、羚羊、犀角杀人反掌，即暑温亦不可用，后人复漫不加察，谬种流传，滔滔皆是，固不必为嘉兴医生咎也。以上所说，可参观《温病讲义》，至吾所用之方，为变相真武汤，为舒驰远所常用者，半硫丸则宋人窦材《扁鹊心书》法，此两法若何可用，若何不可用，说详后。

凡病未经误治者，纵险，可挽回者多；既经误治而见败象，则十死八九，因脏气扰乱，反应之救济易穷故也。余治张锦宏掌珠一案，其病之险尤甚于嘉兴刘氏。张锦宏者，常州奔牛人，与丁君仲英为襟兄弟，向在丁处，民六岁暮，其掌珠患伤寒，初由余继鸿兄诊治，予以豆卷、栀、豉等不效，病渐内传。张延余诊，其病为阳明腑证，予以调胃承气汤，热不解；更予小承气汤，时已逼岁除，病仍不解。除夕、初一未复诊，初二则病变。舌润汗多，胸闷，肢冷，神志不清楚，脉数微硬，盖少阴证见矣。问所以致此之由，因连进承气不效，仲英予以银花、连翘、竹叶、芦根等药，初意以为甚平稳之药，恣服无害，不图寒凉过当，遂见阴证也。余曰：今则非附子不可，时座上贺年戚友强半医生，闻附子无不谈虎色变，仲英欲余负责。余曰：彼此稍有交谊，故略尽绵薄，余岂欲耽之邪？时有窃笑于旁者，余不顾，处方用附子钱半，柴胡一钱，即诊嘉兴刘姓所用方，第分量较轻耳。仲英留余雀战，其意盖不能释然于附子，余斗牌技至劣，是日负至四十余元，然附子之药效则良佳，得酣寐竟日，醒而热退矣。继而十日不大便，复有微热，余以半硫丸下之，得干粪，精神复爽慧，从此慎摄，可以逐渐复元，余亦不复往。二月初忽以急足来迓，谓病有变。余莫明其故，姑往诊视，则目上视，环唇汗出，两手无脉，一手脉仅两至。问所以致此之由，因服半硫丸得大便后，又便秘半月，鉴于前此用药之难，不敢予药，以灌肠皮带导之，不图遂有此变。锦宏请处方挽救，余谢不敏。仲英谓此时更能挽救，其技始真能服人。余哂之曰：凡事成之至难，败之至易，治病较之寻常事件尤甚。此病所以不能挽回者，因伤寒之变化至中阴溜腑止，前此便秘用半硫丸，即是溜腑自尔，日得大便后又半月不更衣，其生机即在此处。何以故？以阴病变阳也。今以涤肠法躐其自复之脾阳，吾疑公等之不欲其生也，奈何复言挽救？锦宏声泪俱下，锦之环境甚窘，而爱女如此，余亦爱怜女儿甚于儿子者，且余之儿女多死于医，不觉为之下同情之泪。寻思凡败象之见，其来渐者不可救，暴者拨乱反正却有可愈之理。因令购艾绒于关元穴灸之至八九壮，毫无影响。余曰：此当以五十壮为期，业已目上视而无脉，灸与不灸均之是死，计无复之。遂不返顾，至九十壮汗敛，脉两手皆有，乃以大剂参附频频予服，一面继续再灸至七十余壮，病者呼痛始止。是日薄暮至夜半，进附子、人参各三钱，两钟时再灸，至黎明又五十余壮，脉见缓滑。余曰：可矣。止艾炷，以千槌膏盖灸疮处，饮以米汤，病者得美睡。从此不敢妄予药，病亦竟不复变，至七月间，肌肉充盈，病乃全除，精气全复。

　　自西法治病盛行后，向患便闭者殆无不知有灌肠皮带及打密唧筒。因中国古法仅有蜜煎导，而药肆中又不备此物，诚不如西法之灵捷便利也。然有两种病不可用为余目击，其害至数十次无一或爽者。一为伤寒之阳明经证，二为痢疾。伤寒最喜化燥，最忌漏底化燥，则一清可愈，漏底则阴证立见。惟阳明腑证当然可用，其非伤寒大便燥结者亦可用。至于痢疾里急后重，所苦者即是粪不得出。西医往往涤肠，即非医生亦往往有此感想，以为涤肠总无大害，不知病理不如是简单也。痢疾之滞下，初起十九属湿热，其有从洞泄变痢者，亦在化热之后，以故太阴腹满症往往有用理中遽变滞下者，故初步皆用寒凉攻下，《伤寒论》之白头翁汤用连、柏、秦皮即是此理。舒驰远长于用温短于用凉，因疑白头翁汤非仲景方，其意盖以凉药为疑，不知痢疾初步之无寒证也。然痢疾之后重在肛门之闭结，而其病笃则在肠胃。又肛门之所以闭，由于气坠，故用枳实、大黄攻其胃肠之积热，会病势差减，用升麻、川芎升举其下坠，则病势更减。若用灌肠法，胃肠之积绝不因此荡涤，而下坠之气则因荡涤而更甚，用一次虽不能愈病，尚能减热而稍松，用多次则大肠由热变冷，白头翁汤之阳证变为桃花汤之阴证，甚且有亡阳而大汗肢冷，非附子大剂不能挽救者。张女之病从前后药效推断，其为灌肠败事，丝毫无疑，是今日治医者不可不知也。

　　病有至危极险，用全力治之幸而得愈，而旁人视之殊平淡无奇；亦有病非重证，药中肯綮，应手奏效，而病家医家咸惊为神奇者。凡技术之稍精深处，罔不如此，所谓文章得失，寸心知也。以下所列四案即有如次蹊径，而真价值则在"毋失病机"四字。治病欲臻如此境界，须头脑空灵，屏除私意。病家之贫富，自身之名誉与夫其他一切缴绕，悉数度外置之，精神集中于病人之身，更须病家之信任，能专医者之学力及彀如此，则回生起死。古今人相去正复不远，平心言之，年来一日诊数十病，上午敝精于门诊，下午仆仆于道途，日日如此，心力都尽，此种境界，那复得到，病机之逸者不可胜算。孟子曰：大匠能与人规矩，不能使人巧，此同事情之公例。然读者须知，欲臻神妙之境，舍规矩不能；真正神妙之事，从规矩不得。学力及彀，规矩之事也；精神集中，神妙之阶也。讲义明学理是规矩，医案则字里行间有妙境之阶梯在焉。知有浅深，能有大小，苟能精神集中，则小者有小妙境，大者有大妙境。吾所能知，乃其浅者小者，学者苟能积理较深，则用吾之言，必有大妙境在后。是不龟手之药或以封，或不免于洴澼洸之谓也。

王君依仁，丁甘仁君之门人也，住上海小东门，由甘仁之世兄仲英延诊，病可两候，发热有汗不解，曾吐血，气急，脉带硬。自言夹阴，曾用麝香、鸽子。问曾服泻药否，曰无之。脉硬发热，最惧气急，因硬脉为无阳气，急则大有出入。假使曾服泻药，是下后息高，不治。下后息高所以不治者，为不当下而下，脏气乱，故使气急。王之气急固不甚剧，然使是脏气乱，则当以次增剧。又问吐血如何症状，则因旧有此病，近日固未发，视前方大半凉药，病人自始小腹不痛。余思虽非夹阴，却是肾虚之体夹阴。指房后受凉而言，则小腹必痛，寒在下，药力不及，当用麝香、鸽子，不痛即如是用麝，反嫌虚虚。是当从治，以附子补火无疑。因用附子一钱，佐以归、芍、甘草以护其阴。写方既毕，仲英乃示我以乃翁之方，则附子八分，参须八分，他佐药今已不复省忆。余曰：此与拙方用意略同，不过分量较轻耳。仲英谓病家见是附子，不敢服，故延阁下。余曰：既尊大人已处方，自当即服，犹且犹豫，则拙方更不敢服矣。仲谓家严今日往苏州诊病，彼等恐无以善后，故不敢服，今请君负责，吾当立主服尊方。余曰：诺。时为上午十一钟，余乃辞去。是时余尚在商务书馆馆课，既毕，傍晚五钟许，至福州路丁氏医寓，仲英出诊未归，余向西餐店购小食。食顷，仲英来，一见即叹曰：王依仁已矣。余曰：何如？曰：殆已绝望。余曰：既未死，便不尔，请姑言病状。曰：已昏不知人，且动风。余沉吟为间，曰：嘻，是不可以不往。仲英似惊怖余言。曰：若敢往乎？余曰：如此时不即往，其人乃真死矣。仲英亦神王，曰：然则吾当陪君一行。即街头雇人力车驰而往，抵王寓门前，陈冥器纸制肩舆一，又一纸制包车，下衬以禾槁，其家人方燃火也。仲英掣余衣角。余曰：是不死，当速入，入则室中无虑数十人，余挤至病榻前，则帐帏已撤去，病人仰卧，口中狂呼如唱歌，数女人执其手。余不暇他顾，急从人丛中伸手按其脉，脉乃缓软，因摇手止彼等勿号哭及叫喊，且曰：是决能安全，倘有不测，惟我是问。众闻言皆愕眙。余且诊脉且语众曰：室中宜静人宜少，须臾当得寐，更两钟可神志清楚，谈话如常人。众自将信将疑，余不复申辩，就医室中坐。是时人虽多，余相识者绝少，仅与仲英谈话，询知其尊人尚未归，因问曾延某君否，曰彼于五钟时曾来问服其方否，曰尚未。余曰险哉。余之疾驰而来正为此业。仲英曰：是诚怪事，君未见其方，何以知不可服。余笑曰：彼所开之药方第一味当为羚羊角四分，尚所测误者，则余此来为多事矣。即有人启抽屉出其方，其首列之药果为羚羊片八分也，余曰何如。众乃相顾而嘻，余因言羚羊不可服。谈可一钟许，病者神志已清，诊脉之顷，问答如平人，且自言遍身舒适。从此平剂调理渐愈。翌年遇友人席上，壮健过于未病时，血证竟不复作。

此病所以用附子，其标准在脉硬而有汗。凡有汗者，脉当缓纵，不缓亦不硬，硬却是阴证。至其手脚痉挛而发狂，乃上热下寒。药本当冷服，避去上焦之热。因事先未虑及此，习惯药皆热服，热遇热遂起剧变。然毕竟是瞑眩，不是药误，故表面虽发狂，里面已阳回，脉之硬者转为缓和。附子之性质辛温而下降，热既下行，浮火自敛，至药力远于下焦，其狂自止。此本非甚棘手之证，因焚冥器、撤帐帏，遂若病者已在大渐之顷，此全由于病家神经过敏者，又是医生不佞，反因此浪得虚名，其实较之张锦宏君之掌珠，其易不可以道里计矣。

承天英华学校校长周志禹君，于民九秋杪由缪子彬君介绍延诊。其病为发热不解，脉数带滑，胸脘痞闷不能食，大便不行可三数日，病约五六日，舌润苔白，别无败象，亦能寐，不气急，惟晚间热加壮，有谵语，有溲，有汗。如此而已，而其家人则异常惊惶。叩其故，向服西药，因晚间热度臻至百零五度零六，西医欲用冰而其家人犹豫未决，西医两人咸谢不敏辞去，故合家惊惶失措。思谵语是热高神经受炙所致，然气不喘，脉不乱，规矩权衡不坏，总无死法。观其舌色，是温热病之夹湿者。热有起落，可以从少阳治。舌润而白，胸脘痞闷，若从少阳治，即柴胡、槟、朴乃对症之药也。因用吴又可达原饮，药后热势顿减，胸闷亦宽。明日复诊，已无复危险可言，仅予归、芍养营。然神志虽清，体力却不健，舌色仍润。又明日已全无热度，三数日后忽见迷睡，脉微，肢凉，微汗，其见证纯属阳虚，乃于归芍方中加附子八分，两剂霍然起矣。

此病实不曾费力，而病家至今以为中医有时神效有不可思议如此者。周君之戚某君本有名西医，既称道拙技，偶值疑难病，辄约余会诊，是余第二次浪得虚名也。十余年来三次值热度百零五度零六，第一次即嘉兴刘女士之病，又一次为友人余继鸿君约至上海城中会诊一男子，其人可四十余岁，体肥而喘甚，脉乱，余谢不敏，未书方，嗣闻当夜即逝，是百零五度零六之热度，固非易愈者。

陶希泉姻丈之第三女公子，今九龄矣。当其初生才四个月时，病伤寒。初延余诊，见其发热，呕乳，与以荆、防、二陈，热不解。第二日余往外埠诊病，遂延某君，亦陶宅向来延诊之熟人，药后仍无出入。第三日壮热，不啼不乳。第四日复然。余归，陶宅已两次急足来探询。急往，则某君方为之针十指，云是肺闭，其法如《刺疟篇》刺十指螺门，每刺令出血，以纸拭之，纸方尺，拭血斑斓满之，而小孩不啼，某君谓是闭证。希丈之夫人，余族祖姑也，儿时又曾从余受业，以此因缘两家往来颇频。祖姑问余何如，余曰：此病不可服香药。又问如何是香药，余曰如太乙紫雪、万应回春各丹，凡有麝香者皆是。某君闻余言，似不谓然，默默辞去。祖姑殊惶急不知所可，余坦然曰：此病吾能愈之。希丈曰：如此甚佳，请阁下下榻此间，不但医药惟命，且借重看护，何如？余俯首肯其语曰：良佳。苟非余躬自看护，则不能操必愈之券。乃为处方，第一剂用麻黄三分，黄芩六分，杏仁二钱，枳实八分，炙草四分。药一次尽服。时为黄昏八钟，越两钟视之，不得汗；十钟时继进一剂。更越两钟视之，仍不得汗，不啼不乳亦不寐，形神颇躁扰。加麻黄为四分，黄芩八分，杏仁三钱，更予服，仍一次尽剂。越两钟视之，仍不得汗，诸恙如故，躁扰之外亦别无败象。余思仲景总不欺人，所以不汗者，必此病人不当服麻黄汤，然麻黄汤为大方，婴儿仅四个月，倘施之不当，安有不变者？况壮热无汗，不用麻黄解表，将更用何药乎？已而忽悟洁古谓葛根是阳明药。《经》云伤寒三日，阳明，脉大。盖热壮而脉不大，惟痉病为然，若伤寒则脉无不大者。王朴壮于阳明脉大之下注云：此义未详，鄙意则以为此节经文当于阳明字断句，若曰伤寒三日，若已传阳明者，其脉则大。换言之，即伤寒二日，若脉大者即可定其为已传阳明。夫但恶热不恶寒，脉缓而汗出者，尽人可知其为阳明也。若已传阳明而仍无汗，又值不能言自觉症之婴儿，则将于何辨之。故经文又出"三日脉大"四字，以教人识证之法。今病已第四五日之交，而热壮无汗，此非用麻黄汤之候，乃用葛根汤之候也。沉思至此，瞿然而起曰：愈矣。即于前方加葛根一钱半再予之，尽剂，药后可半钟许。颜额两手胸背足部均蒸蒸得微汗，向之躁扰者至此遽静，热亦渐杀，至黎明竟沉沉睡去，候其颜额，热渐退矣。余乃就榻假寐，至八点钟起，早膳毕，视婴儿仍酣寐，诫乳妈弗无故醒之，听其尽量酣睡，余则出而应诊，至下午四钟始毕事，复赴陶宅，则病孩仍未醒。余甚以为奇，亟趋视之，才揭帐帏，嗷然啼矣。乳妈喂以乳，儿饥甚，大口咽有声，乃嘱勿多予。嗣后仍有小潮热，更三日出痧疹，得大便，然后霍然而愈。当时某君闻余言不可服香药默默辞去，其意盖以为如此闭证，不用紫雪、至宝等丹开之，更无治法，此非余之浅测，时下儿科手笔大都如此。岂知苟予香药必然不救，余之儿女以类此之病经时医投辛凉轻剂失表于前，复用玉枢、紫雪误开于后，以致夭折者两人。近十余年来，见类此之病误用香药致不可救药者更指不胜屈。假使余不辨，函授不着医案，此中曲折何能公布于天下后世。此事而不能公布于天下后世，余总觉如骨鲠在喉，不吐不快。

有住英租界南京路逢吉里金姓者延诊，不知其为何许人也。病者为三十余妇人，其病至重，发热可二十余日，肢寒脉软，热不退，昏不知人，舌色灰腻而润，不能食，大便如水，不能起而更衣，粪尿皆壅，以败絮臭秽殊甚，其最可怕者，遍身均微见痉挛，手指瞤动而谵语时作，目直视，自言自语。省其所言皆鬼话，谓堂中有某某人在其床前碰麻雀，床上更有姊妹邀彼至某处，据其所言，几乎满室皆鬼。按其胸腹不知痛，亦不见蹙额手拒诸反应动作，而前板齿则燥。视前方计二十余纸，皆上海著名高价之中医，而某甲之方最多，近二十纸，每纸皆石斛三钱，有五钱者。石斛之名称不一，曰鲜石斛，曰金钗石斛，曰铁皮石斛，曰风斛，曰霍山石斛，曰耳环石斛，每方之药价从一元四五角起，其最高价一剂可二十元余。因注意病者之生活程度，病者居住仅一楼面，所谓楼面者，一楼一底之房屋。仅租赁楼房前半间之谓上海四五等贫家之居处也，此半间屋中破旧藤椅一，板一，桌一，旧红木橱一，旧铁床一，床上蚊帐补缀如衲衣，观此陈设与其所住楼面之经济程度恰相称。再注意研究其病情，发热三候，神昏谵语，益以自利，不问可知是伤寒。伤寒之误治曰误下、误汗、误清、误温，无不可以原谅，独无用甘凉之石斛遏热不出之理。即让一步说，照叶派治法亦自有变换，断无一味石斛自始至终三候不变之理。夫能生死肉骨，自是良医，苟其动辄杀人，为害犹非甚烈，在病家闻此医之多杀将裹足不前，在医者因营业之不振将发奋而研究，是医而杀人，其结果则为演进，始而为庸医，其后来犹有不庸之时。若其用药既不能活人，复不能杀人，则将终生为庸医。近人且辗转效尤，习医者专门以不死不活为目的，而病家之受祸乃酷矣。若此病者，本届窭人，但因求愈心切，忍痛出高价以延医，更忍痛出高价以买药，残喘仪延，债台已筑，天下吃亏事宁有过于此者？余于是对于某医深恶痛恨，后年余偶值此医于病家，渠又出其惯技，风斛、霍斛、铁皮斛，涂鸦满纸，而病者则为一出痧子之小孩，已拜石斛之赐昏不知人矣。余恨极几欲饱以老拳，其实两人前此且不识面，无论恩怨，此医见余以盛气凌之，亦自莫名其妙，此殊堪喷饭者也。今姑置此而言金姓之病，此病为伤寒已不待言，所当考虑者是伤寒之阳明腑证抑是少阴证。少阴有自利，俗称漏底。伤寒阳明亦有热结旁流之症，少阴自利是粪水热结旁流，亦称为粪水，绝相似而至难辨。又阳明矢燥则谵语，少阴亦有谵语。自来医家分谵语为两种，一种曰郑声，一种曰谵语。谵语者，语无伦次，其人如狂；郑声者，语音细微，言而再言。郑声为虚，谵语为实；实者阳明，虚者少阴。然纸上言之了了，施之实际仍不能无疑义，所以然之故，病情变动不居绝不能与印板文字恰恰吻合。病有弃衣疾走，登高而呼者，实之极端也。有仅仅唇吻辟阖，恍恍惚惚，若有所见者，虚之极端也。走极端者易辨，邻疑似者难知。古人又以小便之清赤辨虚实，舌苔之润燥辨虚实。其言则是，而事实上则全非。少阴证有舌燥溲赤，得大剂附子、吴萸后舌转润而溲清长者。《内经》所谓阳扰于外阴争于内则九窍不通，舌无津溲短赤即九窍不通之谓也。古人又以脉辨虚实，谓脉任按者为实，沉微者为虚，则更不然。脉缓软而沉，沉而弱，沉弱而不至于伏，皆阳明腑证所有者，以大剂承气攻之，其脉始出，正是习见不鲜之事理。由详《脉学发微》：少阴证脉数，数而硬，硬而忤指者，比比皆是，予以大剂附子，其脉转和，所谓脉有阴阳和之气，即指此也。此外，又有肝阳胆火载痰逆行、神经剧变、笑啼并作者，此病与伤寒迥殊，而医者不察，往往混施医药，致多不救者。此当于他日详之。今只言伤寒，伤寒之阴阳虚实既如此难辨，则将奈何？曰：医学所以贵乎根本解决也。读者知脉之所以硬由于纤维神经起反应之故，则阳明证不能滥于少阴；知肠胃扩张过当，手足可以见抽搐，则少阴不能滥于阳明。何以故？因阳明证是阳盛而热，第二步事；少阴证是阳虚而寒，阴虚而热，第三第四步事。就种种方面推考，灼然可见，不致有混淆也。金姓妇之病，脉软舌苔灰润而腻，即此二端，便可知非第三第四步事，非阳虚或阴虚之证，然则非大承气不为功。假使其家而富有者，即处方之后更无其他问题。今病家贫如此，而承气之用极有出入，药力太重将伤及元气，太轻则药不及彀，最好用轻剂药后，六点钟如无动静，斟酌情形，继进一剂。此即仲景一剂分数次服之法也。吾因其贫为之节费，因语之曰：病诚危，药后必须再诊，吾当自来，不必更送诊金也。乃为处方：生大黄一钱，元明粉六分，朴四分，枳实一钱，嘱一次尽剂。六钟后更往，谵语略少，别无动静，脉软如故。嘱更进一剂。明日复诊，已得大便，鬼物悉不复见，神志清楚，热亦渐退矣，更调理五六日竟愈。自第二次复诊至于全愈，其家不复送诊金，余亦置之。嗣知其家固不贫，病家之夫曰金樽声在汇中西饭店管账，年收入二千元，逢吉里之楼面乃其母家也。是年中秋金君赠予以甚丰盛之礼物，且登报道谢，又广为介绍。鄙谚有云：君子落得为君子。余固不敢以君子自居，然虽俚语，亦耐人寻味也。

武进　　　　　　恽铁樵　　著

子　　　　　　　道周　　珍藏

　　　　　　宝山　顾雨时

受业　　黟县　李鸿庆　编集

　　　　松江　仲添澜

受业　　　　　　章巨膺　增选

卷一　伤寒门

王童　二月十一日

昨晚吐呕，今日泄泻，颜额间不发热反冷，面无血色，青络满布。此属感寒，来势甚暴，故如此病状。若发热，便入正轨，照伤寒治。

桂枝四分，枳实八分，小朴（炒）三分，炙草六分，竹茹一钱五分，川连三分。

周孩　二月十八日

头热，肢寒，舌润，头痛，二便自可。此伤寒太阳病证也，药后宜避风吃素，可以即愈。

炙麻黄二分，淡芩六分，竹茹一钱五分，桂枝三分，枳实八分，炙草六分。

木左　二月十八日

见风头眩，泛恶，脚酸骨楚，不发热。非不发热，乃伤寒前驱证。

桂枝三分，川连三分，炙草六分，秦艽一钱五分，麻黄二分，子芩七分，杏仁三钱，法夏一钱。

二诊　二月十九日

进麻、桂后，骨楚略减，得微汗，仍头痛，其舌色已化燥，当再清之。

淡芩八分，川连三分，防风（炒）八分，橘红一钱五分，竹茹一钱五分，蔓荆子（炒）一钱，花粉一钱，茅根三钱。

陈幼　三月十二日

形寒发热，头痛，环唇青色，盗汗。桂枝汤主之。

桂枝三分，炙草六分，赤、猪苓各三钱，白芍一钱，淡芩八分，方通八分。

杨左 三月十二日

发热形寒，有汗，舌苔黄，是已化燥，乃太阳传阳明之候。

桂枝二分，法夏一钱，苡仁三钱，方通八分，淡芩一钱，炙草六分，赤苓三钱，茅根三钱，川连三分，葛根一钱。

郑幼 三月十五日

发热，舌润，头汗，口不渴，腹鸣，口苦，寒热错杂，已十日，宜桂枝和营。

桂枝二分，炙草六分，赤芍一钱五分，象贝三钱，淡芩八分，川连三分，木香八分，杏仁三钱，枳实八分，竹茹一钱五分，瓜蒌二钱，葛根六分。

姜左 三月十五日

舌苔黄厚而润，汗多，表热解。据说入夜掌热，然证象不虚，乃阳明证之已入腑者。

小朴（炒）三分，竹茹一钱五分，麻仁丸五分，炙草六分，枳实三分，川连三分，归身三钱。

郑小姐 三月十六日

遍身有汗而热不解，绕脐痛，转矢气，是有积也。

腹皮三钱，焦谷芽三钱，淡芩八分，竹茹一钱五分，楂炭三钱，枳实八分，馒头炭三钱。

张童 三月二十四日

热甚壮，当是停食感寒。现在不可攻积，当先解表。此是伤寒，勿轻视。

羌活五分，枳实一钱，楂炭三钱，炙草六分，葛根一钱五分，竹茹一钱五分，荆、防（炒）各六分，香葱白两个。

黄左 八月二十日

病经三候，气急，舌苔劫津，胸痞，呃逆，四肢逆冷，肌肤津润。此是亡阳四逆，生命危险至于峰极，恐难挽回。就病理论，舌苔之枯，并非内热使然，实是上下隔断、肾气不能上承所致，故此病不宜寻常凉药。

制附块一钱五分，杏仁三钱，薤白一钱五分，炙草六分，吴萸六分，细地三钱，炒白芍一钱五分。

夏孩 八月二十六日

壮热有汗，头痛而咳。病属伤寒，为时已一候，现方趋剧，亟宜慎食。

葛根一钱，橘红一钱五分，淡芩八分，香葱白一个，象贝三钱，防风八分，枳实一钱，杏仁三钱，茅根三钱，竹茹一钱五分。

徐孩 九月初五日

壮热泄泻，舌尖光，舌面有苔颇糙。表邪陷里之候，证属伤寒，颇重，宜慎。

葛根一钱五分，竹茹一钱五分，腹皮三钱，木香一钱，枳实一钱，楂炭三钱，建曲三钱，扁衣（炒）三钱，茯苓三钱，香葱白二个，馒头炭三钱。

黄右 九月初六日

恶风多汗，形寒发热，气急，脉软滑数，舌干绛，少阳失治所致，虚甚。里虽热却拒外界之冷，故嗜热饮。甚难治。

茅花一钱五分，杏仁三钱，防风六分，淡芩八分，炙苏子三钱，牡蛎三钱，赤芍一钱五分，干首乌三钱。

二诊 九月初九日

舌色甚好，脉较前佳，未全和，咳嗽，多痰，吐尚爽，咳却不爽，须宣达。

象贝三钱，橘络一钱五分，桑叶三钱，炙苏子三钱，杏仁三钱，炙草六分，防风四分，归身三钱，牡蛎三钱。

三诊 九月十一日

剧咳，发热，气急，脉数，汗多，热夜甚，时形寒，苔润。症势不但缠绵，且有险。

桂枝三分，淡芩八分，杏仁三钱，橘红一钱五分，葛根一钱，炙草六分，象贝三钱，炙苏子三钱，桑叶二钱，茅根三钱。

李右 九月初六日

头痛发热，形寒，口苦，脉滑。清之。

葛根一钱，川连三分，杏仁三钱，竹茹一钱五分，淡芩八分，象贝三钱，枳实八分，茅根三钱。

楼小姐 九月十一日

壮热，昨有汗，今日汗闭，舌苔黄且干，脉数，气急。表里并病，太阳、阳明并见，当先事汗解。

炙麻黄三分，炙草六分，淡芩八分，知母一钱，枳实炭一钱，竹茹一钱五分，杏仁三钱。

二诊　九月十二日

身凉，脉静。外感已除，可以补。

归身三钱，川连三分，竹茹一钱五分，潞党一钱，炙草六分，枳实八分，焦白术一钱，炒白芍一钱，苡仁三钱。

孙孩　十月十四日

发热十日以上，迄不退，昨忽泄泻十余次。从两阳合病治。

葛根一钱五分，建曲（炒）一钱，淡芩（炒）八分，竹茹一钱五分，炒扁衣三钱，腹皮三钱，枳实（炒）八分，馒头炭三钱。

程右　十月十六日

舌露底，耳聋，胸闷，脉滑，热不甚却不肯退，昨有谵语，溲多腹痛，头亦痛。

按：舌露底是营少，不宜燥药；耳聋、谵语，病入少阴，有危险；胸闷亦营虚之象。

大生地三钱，川连三分，川、象贝各三钱，归身三钱，瓜蒌皮一钱五分，杏仁三钱，白芍一钱五分，知母一钱，法夏一钱五分。

二诊　十月十八日

舌苔露底，近乎劫津；舌旁隐青黑苔，是温邪传入厥少之候，故手指战动。咳甚剧，剧则致呕。咳不足患病，却有趋重之势。热不肯退，拟犀角地黄清之。

乌犀尖一分，川芎六分，归身三钱，炙草六分，鲜生地三钱，白芍二钱，杏仁三钱，瓜蒌皮一钱五分，川、象贝各三钱，川连三分，法夏一钱。

顾左　十月十八日

咳，多涕，形寒，口苦，骨楚。白是感冒，然血分亦不清，故见症稍复杂。

荆、防各八分，羌活五分，杏仁四钱，前胡一钱五分，秦艽一钱五分，象贝三钱，橘红一钱五分，炙苏子三钱，赤、猪苓各三钱，炒车前三钱。

二诊　十月二十日

咳，发热，形寒，骨楚，无汗。汗之，药后避风。

炙麻黄三分，炙草六分，象贝三钱，枳实八分，淡芩八分，秦艽一钱五分，杏仁三钱，竹茹一钱五分，茅根三钱。

三诊　十月二十一日

汗后仍微热，晨间微恶风，舌苔厚，是有积。脉略滑数，当解肌。

葛根一钱，川连三分，竹茹一钱，腹皮三钱，淡芩八分，枳实八分，楂炭三钱，赤、猪苓各三钱，方通八分，茅根三钱。

四诊　十月二十四日

脉滑数，舌质绛干，却不咳，泄泻，干呕，热颇微。据脉象无大害，舌色却不甚平正。证属伤寒之已化热者，乃伤寒系之风温，因感风故骨楚，泄泻是陷，是两阳合病。前方本中肯，药后泻乃会逢其适，又少服，故病不除。

秦艽一钱五分，荆、防各七分，淡芩六分，扁衣（炒）三钱，葛根一钱，川连三分，木香一钱，建曲一钱，茯苓三钱，香葱白一个。

郭右　十月二十四日

暵热无汗，头痛骨楚，均极剧，肌肤指甲亦痛甚，口苦而腻，喉痰窒如锁。病属伤寒，其痛为神经痛。可从肝治，治肝为佐治，太阳为主。

羌活四分，秦艽一钱五分，乳、没药（去油）各五分，桂枝二分，防风六分，制香附一钱五分，干首乌三钱，归身三钱，蒺藜三钱，淡芩八分，柴胡五分，胆草二分，法夏一钱。

李宝宝　十月二十七日

发热，泄泻。里热甚炽，是已化热之阳明经证。

葛根八分，竹茹一钱五分，腹皮三钱，枳实八分，淡芩八分，楂炭三钱，橘红一钱五分，炙草六分，木香一钱五分。

张左　十一月三日

伤风咳嗽久不愈，色脉均佳，亦不骨楚。此所谓不见阳明少阴证为不传者，无妨，但须忌荤。

象贝三钱，橘红一钱五分，桑叶三钱，杏仁三钱，炙草六分，法夏一钱，炙苏子三钱，炒防风八分。

王孩　十一月七日

面色舌色甚不平正，发热，呕吐，肢凉。已七日，粪色尚未化热，此伤寒之较重者。

葛根一钱，川连（炒）三钱，扁衣（炒）三钱，小朴（炒）二分，木香一钱，建曲（炒）一钱，云苓三钱，炙草六分。

冯左 十一月十日

发热第二日，脉细数，面尚有火色，舌有裂纹，头痛，胫酸，溲少。不廉，以后必多变化，有危险。所以然之故，因初病即已见少阳、厥阴、少阴也。无汗当汗之，急解太阳减其势。

炙麻黄三分，淡芩八分，杏仁三钱，归身三钱，知母一钱，炙草六分，秦艽一钱五分，川连三分，葛根一钱。

阮童 十一月三日

舌尖剥绛如血，中部及根际均厚苔，壮热，无多汗，咳全不爽。病已两候，即不成肺炎，亦可以直传厥阴。阴虚甚，不可强责其汗，有危险。

葛根一钱，象贝三钱，桑叶三钱，知母一钱，荆、防（炒）各七分，杏仁三钱，归身三钱，淡芩八分，茅根三钱，枳实八分。

二诊 十一月四日

舌干苔不匀，脉已见缓滑，热尚炽，头部有汗。躁烦略减，是佳朕，仍有险。

荆、防各八分，杏仁三钱，枳实八分，楂炭三钱，象贝三钱，橘红一钱五分，腹皮三钱，葛根一钱，生石膏一钱五分，淡芩八分，炙草六分，归身三钱，茅根三钱，川贝三钱。

三诊 十一月五日

病略减，仍剧。舌苔可以消导，热退清尚须时。

枳实一钱，象贝三钱，炙苏子三钱，生石膏一钱五分，楂炭三钱，杏仁三钱，炙草六分，葛根一钱，腹皮三钱，橘络一钱五分，淡芩八分，茅根三钱，馒头炭三钱。

四诊 十一月七日

脉甚平正，神气亦好，惟热不退，且肌肤暵燥。热退尚须时日。

小朴三分，淡芩八分，炙草六分，象贝三钱，枳实八分，栀皮一钱，杏仁三钱，橘红一钱五分，葛根八分，炙苏子三钱。

王孩 十一月十七日

发热有汗意，舌苔结，其发有前驱症，是伤寒条件毕具，症势尚顺，可无妨。

葛根一钱五分，竹茹一钱五分，象贝三钱，橘红一钱五分，枳实八分，淡芩八分，杏仁三钱，川连三分，小朴（炒）二分，花粉一钱。

二诊　十一月十九日

热退，咳剧，痰多。色脉无恙，稍弱，须数日当瘥。

象贝三钱，桑叶三钱，炙草六分，杏仁三钱，赤苓三钱，橘红一钱五分，归身三钱，苡仁四钱，方通八分，防风八分。

汪孩　十二月十二日

热无汗，啼无泪，迷睡，声不扬。曾服保赤散。表邪正炽，攻之内陷，故尔泻是邪陷之证，较有险。

葛根一钱五分，杏仁三钱，橘红一钱五分，建曲（炒）一钱，象贝三钱，桑叶三钱，炒扁衣三钱，炙草六分。

二诊　十二月四日

热未清，泻未止，微有汗意，虽无泪不妨。次数多，当止之。

葛根一钱五分，木香一钱，建曲（炒）一钱，象贝三钱，茅根三钱，炒扁衣三钱，芡实三钱，杏仁三钱。

邱宝宝　十二月十四日

舌苔厚带灰，唇热，热不扬，有谵语。病系食复泻，是热结旁流证兼厥阴，不能径行攻下。

枳实一钱，腹皮三钱，焦谷芽三钱，葛根一钱，竹茹一钱五分，楂炭三钱，归身三钱，炙草六分，麻仁丸（入煎）四分，馒头炭三钱。

吴孩　十二月十三日

呭唇弄舌，唇焦躁烦，壮热，无汗，手指有力，并见抽搐，病起于痰晕，旋又吃馒头，发热之后又误服回春丹，脏气皆乱，故见症甚不平正，有险。

炙麻黄三分，葛根一钱，杏仁三钱，炙草六分，生石膏二钱，楂炭三钱，枳实八分，腹皮三钱。

王官官　十二月十九日

感寒因而发热，补太早邪无出路，故泄泻。舌色、脉象尚无他，疏之可愈。误补尚贤于误用抱龙、回春诸丹，故病型尚未大坏。

葛根一钱五分，桑叶一钱五分，建曲一钱，炙草六分，象贝三钱，橘红一钱五分，芡实三钱，归身三钱，杏仁三钱，炒扁衣三钱，云苓三钱，腹皮三钱，楂炭三钱，木香一钱。

邓孩　十二月十二日

热本已退，现在又热，寐安，呼吸匀，手足亦温，唇绛，口渴，脉自可。溲初清，旋即转白色。是伤寒太阳阳明合病证，为势不重，避风，慎食，当即日霍然。

淡芩八分，竹茹一钱五分，方通八分，炙草六分，花粉一钱，赤、猪苓各二钱，葛根一钱，茅根三钱，象贝三钱，杏仁三钱，橘红一钱五分。

张世兄　十二月十六日

先龈肿喉痛，现痛虽止，喉头仍肿胀，并见头眩，舌绛。照例已化热，却仍形寒口淡，是表证未罢也。证属伤寒之较轻者，然多变化。

炙麻黄三分，板蓝根一钱五分，生草五分，淡芩八分，竹茹一钱五分，葛根一钱，赤芍一钱五分，枳实八分，茅根三钱，炒牛蒡一钱五分，炙僵蚕一钱。

蒋竹庄先生　一月四日

颇似伤寒前驱症，恐其发热。本有微汗，不须发汗，惟总当宣达。

象贝三钱，桑叶三钱，橘红一钱五分，葛根一钱，杏仁三钱，炒防风八分，炙苏子三钱，炙草六分。

二诊　一月五日

形寒，有汗，是伤寒太阳证；其不热，非不发热，乃未发热；咳而气急，是兼肺炎性者。

桂枝三分，淡芩八分，杏仁三钱，炙苏子三钱，葛根一钱，象贝三钱，橘红一钱五分，炙草六分，炒白芍一钱五分，秦艽一钱五分，炒防风五分。

三诊　一月六日

肾气较佳，热亦退，惟苦汗多，咳亦尚剧，舌色已化燥，可清。咳为余波，尚有三数日。

象贝三钱，白芍二钱，竹茹一钱五分，杏仁三钱，牡蛎三钱，枳实八分，炙草六分，橘红一钱五分，归身三钱。

四诊　一月八日

肺气敛则剧咳，头昏且重，是有湿，因剧咳震动亦有之。腰酸当利溲。

云苓三钱，浮小麦三钱，炙款冬一钱，杏仁三钱，炒车前三钱，炙桑皮一钱，炙紫菀一钱，象贝三钱。

钱左　一月十日

舌绛如血，苔黄，甚渴引饮。感寒化火故如此。

鲜生地三钱，竹叶十片，葛根六分，淡芩八分，枳实八分，生石膏一钱五分，川连三分，猪苓三钱，方通八分。

徐宝宝　一月十一日

壮热无汗，自咂其唇，唇色紫绛，溲如米泔，热有百零四度，病已二十余日。阳明证俱，太阳未罢，且见虚象，将传阴分，有危险。

川连三分，芦根三钱，梗通八分，归身三钱，淡芩八分，赤苓三钱，车前三钱，犀角三分，茅根三钱，猪苓三钱。

陈先生　一月十七日

发热，是感寒，现已化热，形寒，气急，有汗，鼻干，是葛根芩连证。

葛根一钱五分，枳实一钱，杏仁三钱，淡芩一钱，秦艽一钱五分，炙苏子三钱，川连三分，象贝三钱，橘红一钱。

颜孩　二月八日

表热颇壮，面色晦滞，有口疮。昨有汗，现汗闭，此病颇险。

炙麻黄三分，淡芩八分，杏仁三钱，葛根一钱五分，炙草六分，橘红一钱五分，象贝三钱，秦艽一钱五分，炒防风八分，茅根三钱，芦根六寸。

二诊　二月九日

脉较缓和，热未清，面色晦滞，略差减，再予透达。

象贝三钱，桑叶三钱，炙草六分，杏仁三钱，橘红一钱五分，炒防风六分，葛根一钱五分，淡芩八分，茅根三钱。

林先生　二月十九日

感冒，春寒行，且发热，先事疏解。

秦艽一钱五分，赤、猪苓各一钱五分，炙草六分，羌活四分，象、川贝各三钱，桂枝（泡汤）三分，炒防风八分，杏仁三钱，淡芩八分，胆草一分，葛根八分。

潘公展先生　二月二十日

形寒发热，腹痛泄泻，口淡亦苦，脉舌无甚变动。是感寒尚未化热，舌苔白厚是有积，亦尚未可攻，须略候之。

木香（煨）一钱五分，竹茹一钱五分，炒扁衣三钱，秦艽一钱五分，小朴（炒）三分，淡芩八分，楂炭三钱，腹皮三钱，枳实八分，葛根一钱五分，老姜（煨）

一片，建曲（炒）一钱。

郑右 二月二十七日

发热，形寒，无汗，舌润，目赤。是感寒，须防转属脑炎。

炙麻黄三分，淡芩八分，胆草二分，葛根一钱五分，秦艽一钱五分，炙草六分，杏仁三钱。

袁宝宝 二月二十九日

发热无汗，无涕泪，唇舌瞤动，行且成惊。

炙麻黄三分，杏仁三钱，胆草三分，葛根一钱五分，淡芩一钱，茅根三钱，象贝三钱，川连三分，芦根四寸，川贝三钱。

二诊 三月一日

热退，咳甚剧，舌色仍未清楚，防出麻疹。

葛根一钱五分，川连三分，杏仁三钱，淡芩一钱，象、川贝各三钱，桑叶三钱，橘红一钱五分，炙草六分，胆草二分。

陈右 三月五日

咳，形寒，头痛，胁痛，呼吸不舒，脉尚可。先疏外感。

炒荆、防各八分，橘红一钱五分，秦艽一钱五分，象贝三钱，炙草六分，归身三钱，杏仁三钱，制香附三钱，胆草一分。

恽右 三月十七日

感寒发热，胸闷，形寒，骨楚。是伤寒系症，传变必速，宜亟除之。

葛根一钱五分，羌活五分，姜夏一钱，秦艽一钱五分，炙草六分，竹茹一钱五分，川连三分，归身三钱，瓜蒌霜一钱五分。

陶左 三月十七日

发热冷汗，自是桂枝证。惟舌色脉象均不平正，此病恐有问题，其先证是肝逆肾虚。虽有冷汗，桂枝不中与之也。

淡芩八分，枳实八分，竹茹一钱五分，白芍一钱五分，川连三分，葛根八分，腹皮三钱，楂炭三钱，蔓荆子（炒）一钱。

二诊 三月十八日

项强，冷汗较好，舌黄而剥，内热较瘥，而见表热，里病有外达之倾向。仍当桂枝解外。

桂枝三分，枳实八分，川连三分，楂炭三钱，淡芩一钱，竹茹一钱五分，腹皮三钱，炙草六分，猪苓三钱，炒车前三钱。

以上己巳年案

岳小姐 十一月一日

伤寒太阳证悉具，行且成急性肺炎。汗之，药后避风。

葛根一钱五分，象贝三钱，橘红一钱五分，炙麻黄三分，炙苏子三钱，炙款冬一钱，杏仁三钱，桑叶三钱，炙草六分。

宋先生 十二月廿二日

时邪感冒，太阳未罢，遽服泻药，因而腹胀，其表证仍不解，且益甚。势当先解外。

葛根一钱五分，川连三分，茯苓三钱，秦艽一钱五分，薄荷一钱（后下），枳实一钱，扁衣三钱（炒），防风八分（炒），淡芩一钱，竹茹一钱五分，建曲一钱（炒），焦谷芽三钱。

二诊 十二月廿四日

舌苔鲜明，热有起伏而夜甚，腹微胀，微躁烦。此因太阳未罢，遽用泻药，表邪内陷，正气遂虚，所以如此。手微战动，少阴证兼见神经性，此不可忽视。

炙麻黄二分，杏仁三钱，葛根一钱，象、川贝各三钱，炒防风一钱，归身三钱，姜半夏一钱，薄荷一钱（后下），炙草六分，秦艽一钱五分，川连三分，新会皮一钱。

三诊 十二月廿五日

舌色化燥，脉洪滑带数，自觉口中燥，引饮，大便色红，薄粪，有药气味。此肠胃不和，肠与胃不能协调则胃气上逆，此所以头痛非常。大段不错，尚无大害，更两三日可全愈。

枳实一钱，花粉一钱，归身三钱，扁衣三钱（炒），竹茹一钱五分，秦艽一钱五分，知母一钱，建曲一钱（炒），淡芩一钱，白薇一钱，赤、白苓各三钱，川连二分。

四诊 十二月二十七日

热有起伏，喉面面红肿，面部见红点，口臭，舌苔燥，亦厚腻，舌尖微见劫津苔。此是冬温夹斑之候，泄泻多为病进，泻止红点出为病退，现在虽见轻减，仍在吃紧之际。

炒牛蒡一钱五分（研），象、川贝各三钱，白薇一钱，川连三分，炙僵蚕一钱五分，杏仁三钱，扁衣三钱，薄荷一钱，防风一钱，钗斛三钱，淡芩一钱，竹茹一钱五分。

五诊　十二月二十九日

下午热高，舌苔黄糙，大便不实，呼吸、脉搏均佳，喉痛尚未全除。病无问题，只是好得太慢。

白薇一钱，木香一钱五分，赤、白芩各三钱，炙苏子一钱五分，炙僵蚕一钱五分，扁衣三钱（炒），归身三钱，象、川贝各三钱，川连三分，建曲一钱五分（炒），炙草五分，枳实八分（炒）。

谢先生　十月二十日

肢凉，脉沉而有热象。此非无阳而厥，乃热深厥深，循此以往，可以见神经中毒性麻痹症。病型不循常轨，经气乱故也。

炙草六分，细生地三钱，橘皮一钱五分，桂枝二分，茯苓三钱，天冬三钱，姜半夏一钱。

二诊　十月二十二日

手脚转温，舌见热象，脉亦不沉。此非气候关系，厥回故尔。

归身三钱，竹茹一钱五分，茯神三钱，炙草五分，枳实一钱，橘络一钱五分，桑枝三钱，滁菊一钱五分。

王小姐　九月三日

壮热，多汗，胸闷，呕吐。胃气上逆，脏气脬逆，遂成下厥上冒之象，所以头晕便闭。

枳实八分，川连四分（姜炒），防风六分，连翘三钱，腹皮三钱，竹茹一钱五分，赤芍三钱，法夏一钱五分，楂炭三钱，橘络三钱。

二诊　九月三日

壮热，脉滑，病在阳分。热所以壮，不全是病，乃大汗之后，汗闭所致；被覆太多能致大汗，亦能因此闭汗，经此转折反虚。

葛根一钱五分，枳实一钱五分，淡芩八分，瓜蒌仁一钱五分（去油），竹茹一钱五分，炙草六分，黑荆芥八分，川连四分。

三诊　九月六日

唇干口渴，味淡。热不解而气急，是当用葛根芩连例。

葛根一钱五分，川连三分，枳实八分，杏仁三钱，淡芩八分，法夏一钱五分，炙草六分，瓜蒌仁一钱五分（去油）。

马先生　十二月二十九日

病一月余，初起发热脚酸，当即是伤寒太阳证；厥阴者，骨酸楚。现在延日已久，色脉尚未大坏，病邪已传阳明。舌色黄厚，苔满布，腹胀而矢气，是有积，为阳明腑证。潮热溲多，其矢将硬，现在尚未可攻，当先导之。

枳实一钱，楂炭三钱，赤、白苓各三钱，瓜蒌霜一钱五分，竹茹一钱五分，葛根一钱，归身三钱，腹皮三钱，焦谷芽三钱，川连三分，馒头炭三钱（柴火中煨，候冷，打碎入煎）。

二诊　十二月三十日

舌苔四边甚糙，中间黄厚。药后虽得大便，不多，是有结粪未下。温证夹斑夹食，是当攻之，得畅便热当退，斑当尽达。

白薇一钱，枳实一钱，归身三钱，薄荷一钱（后下），秦艽一钱五分，竹茹一钱五分，炙僵蚕一钱五分，炙草六分，炒牛蒡一钱（研），麻仁丸五分（入煎）。

三诊　十二月三十日

脉尚平正，热度不甚高，夜间略重，舌苔异常之厚，脐部并不拒按，大便有厚重意，恐其转痢。舌苔太松浮，非可孟浪攻也，仍当导之，并与解外。

白薇一钱，枳实一钱，怀膝一钱五分，楂炭三钱，川连三分，乳、没药各三分（压去油令净），腹皮三钱，薄荷一钱，姜半夏一钱，白头翁一钱五分（酒洗），木香八分，葛根一钱（煨），枳实导滞丸四分（入煎）。

四诊　一月一日

舌苔黄厚而黑糙，燥异常，渴而引饮，是因胃热，其内部已化燥。可以攻之；表热甚轻，有微汗，不恶寒，太阳已除，腹鸣矢气都是可攻证据。惟恐久病体虚不能任受悍药，拟师大柴胡、黄龙汤意变通用之。

生锦纹五分，人参须七分（另煎），腹皮三钱，全瓜蒌一钱，制香附二钱，焦谷芽三钱，玄明粉三分（后下），煨葛根八分，归身三钱，炙乳、没各三分（去油令净），秦艽一钱七分，钗斛三钱。

五诊　一月二日

下后舌苔不遽化，亦常有之事。现在却糙燥异常，甚不平正，当与胃病有关。关节痛本有特效药，惟与此种舌苔不甚相宜，只得另行商量。

钗斛三钱，细生地三钱，橘络一钱五分，西洋参一钱五分，元参一钱，炙乳、没各四分（压去油令净），丝瓜络一钱五分，赤、白苓各三钱，秦艽一钱五分，生白芍一钱。

另：秦艽一钱五分，细辛三分，羌活一钱，防风一钱，炙川乌六分，乳、没药各一钱。

上药研筛后入乳、没药，绍酒调敷痛处，外用布缚。

六诊　一月三日

色脉都平正，热亦退，舌苔不化。昨所进药为补剂，近日舌色胃气较佳，饮水亦少，即此可知不能再攻。肠胃受创，攻泻即嫌克伐；肠胃有权，自能驱积下行。现在病已无险，不宜好事喜功，再用重药。

西洋参一钱五分（另煎），炙虎骨三钱，竹茹一钱五分，独活七分，钗斛三钱，茯苓、神各三钱，川贝三钱，桑枝五钱，秦艽一钱五分，枳实一钱，焦谷芽三钱，腹皮三钱。

七诊　一月四日

脉甚好，神气亦较昨日为佳，苔厚不化，多矢气，仍有结粪未下，但非重要之点，当再导之。左臂不能动，左腿亦痛。此虽无大紧要，恐其成痹，须亟治之勿延。

枳实一钱，炙草五分，秦艽一钱五分，楂炭三钱，人参须七分（另煎），炙虎骨三钱，生军三钱，姜半夏一钱五分。

另：羌、独活各三钱，细辛五分，川乌一钱五分，艾叶一钱五分，公丁香三十个，没药一钱五分，荆、防各三钱，桂枝一钱五分。

上药研粗末，用布两块将药末铺在布上，上加棉花，缝成手巾状，置痛处。须棉花一面向外，外用热水袋熨之。

八诊　一月五日

色脉神气都好，惟舌苔不化，自觉腹中仍有结粪。仍当带补带攻。左手不能动，此运动神经与肠神经有关，积净自愈。

西洋参一钱五分（另煎），腹皮三钱，归身三钱，人参须一钱五分（另煎），钗斛三钱，炙草六分，枳实一钱，楂炭三钱，枳实导滞丸八分（入煎）。

九诊　一月六日

脉甚好，苔厚不化，知饥不思食。新陈代谢机能失职，亦属不妥。自当设法斡旋，必有效而不蹈险乃得。

西洋参一钱五分（另煎），枳实一钱，炙虎骨三钱，全瓜蒌三钱，竹茹一钱五分，石斛三钱，元明粉四分（后下），秦艽一钱五分，姜半夏一钱，生石膏一钱五分，小活络丹（化服）半粒。

十诊　一月七日

大便又通四五次，脉象已虚，苔仍未化。此因旧有胃病之故。既别无所苦，热亦清楚，不可再攻，反当补，补之，其苔当化。

人参须一钱（另煎），枳实一钱，知母一钱，西洋参二钱（另煎），竹茹一钱五分，赤、白苓各三钱，钗石斛三钱，姜半夏一钱五分，制香附三钱。

十一诊　一月九日

热退脉静，四肢酸痛亦除，惟舌苔干糙依然，且不知饥。大便虽有，新陈代谢之令不行，胃中无液，脘上脐上有时觉胀。症结就在此部分，其处为十二指肠，为第二道消化冲要之区。

西洋参三钱（另煎），枳实一钱，瓜蒌三钱，麻仁三钱，花粉一钱，钗斛三钱，楂炭三钱，归身三钱，制香附三钱，馒头炭一钱五分（湿纸包，柴火煨，令表里皆焦，候冷入煎）。

十二诊　一月十一日

苔仍不化，糙燥异常，腹鸣，矢不得下。旧有肝气病，若理气则稍嫌燥，攻则嫌于脉虚。煎药拟双并顾，另用霍山石斛代茶。

归身三钱，麦冬三钱，钗斛三钱，沉香化气丸一钱五分（入煎），西洋参一钱五分（另煎），知母一钱，细生地三钱，枳实导滞丸四分（入煎）。

另用霍山石斛代茶，约每天五分，用炭墼炖服。

十三诊　一月十二日

舌苔仍不化，胸腹皆不拒按，脉略虚尚调。此苔不化当非食积，是必司消化之神经纤维钝麻所致，乃胃病之一种。

人参须一钱（另煎），炙关虎肚二钱，枳实八分，钗斛三钱，姜半夏一钱，归身三钱，西洋参一钱（另煎），竹茹一钱五分，细生地三钱，焦谷芽三钱。

十四诊　一月十四日

舌苔仍未化，不过已有胃气，虽虚亦较前日为佳。大份已妥当，此后最重要之问题是要少吃。

人参须一钱五分，橘红一钱五分，炙关虎肚二钱，钗斛三钱，归身三钱，竹茹一钱五分，川贝三钱，知母一钱，人参再造丸一粒四分之一（化服）。

十五诊　一月十八日

有多量宿粪下行，是肠已有权，能行其新陈代谢之令。惟胃之内分泌不灵，消化不能充分，食后觉痞塞，舌苔不化亦因此。

人参一钱，知母一钱，枳实一钱，生石膏一钱，钗斛三钱，炙关虎肚二钱，竹叶七片，川贝三钱，蒺藜二钱，钩尖三钱（后下），回天丸一粒四分之一。

十六诊　一月二十二日

色脉神气都好，舌苔亦化。伤寒除，旧有之胃病亦除。右手不能举，肉削。当有小小问题，此亦关系用脑。年事富，倘能静养，容易恢复。

片姜黄八分（切），归身三钱，枸杞三钱，炙虎胫骨三钱，炒绵仲三钱，川贝三钱，钗斛三钱，菟丝子三钱，橘红一钱五分，仙露半夏一钱，炙关虎肚三钱，茯苓三钱。

十七诊　一月二十四日

今日下午又见热度，虽不甚，总是顿挫。推究原因，食复、劳复两俱有之，当无大害。其手脚不能运动自如，关节炎未能净除之故，此与胃神经亦有关系。

炒枳实一钱，姜半夏一钱五分，茯苓三钱，腹皮三钱，焦谷、麦芽各三钱，秦艽一钱五分，楂炭三钱，白薇一钱，归身三钱，小活络丹半粒（化服）。

以上丁卯年案

邵右　十一月七日

仅天明时有微汗，现在仍无汗，形寒，口淡，脉沉。此当发大热，现在尚未热，须从速避风。病为正式太阳证，麻桂不误，可加重。

炙麻黄四分，淡芩一钱五分，羌活八钱，桂枝四分，秦艽一钱五分，炒防风一钱，炙草六分，杏仁三钱，茅根四钱（去心）。

药头煎分两次服，如第一次服后得畅汗，后半勿服。

二诊　十一月八日

昨予麻黄汤，药后得汗，仍形寒，脉气依然不宽，舌色则润，口味仍淡，再当解之。

桂枝三分，炒荆、防各一钱，羌活四分，葛根一钱，川连三分，秦艽一钱五分，淡芩一钱五分，竹茹一钱五分，香葱白二个，杏仁三钱，归身三钱。

张左　十一月十七日

感寒停积，腹泻太早，表邪方盛，遽行攻下，遂致诸般不适。现在已化热化燥，因是误下之故。脏气受创，当有三五日不适，此种仲景谓之小逆，亦坏病也。

淡芩一钱，焦谷芽三钱，秦艽一钱五分，茅根三钱，竹茹一钱五分，花粉一钱，羌活五分，炒防风一钱，枳实一钱，川连三分，归身三钱。

二诊　十一月十九日

热退未清，泄泻未全止，舌露底色如赭，干而鲜明，脉涩，其虚已甚，宜从速存阴。

钗斛三钱，元参一钱，木香一钱，麦冬三钱，归身三钱，腹皮三钱，细生地三钱，炒扁衣三钱，竹茹一钱五分。

三诊　十一月二十日

昨日神志不清楚，气上逆而见呃逆、脘闷。今日舌苔已有胃气，脉气不宽，然亦尚平正，是其病已见机转。昨日上午仅见劫津苔，并未见恶候。据所述，夜晚所见各症是极凶恶之病候。是昨晚所见上午劫津苔之应，今早所见乃昨日药方存阴之效也，于此可以见诊病之难。

钗斛三钱，竹茹一钱五分，佛手一钱五分，归身三钱，腹皮三钱，瓜蒌霜一钱，枳实一钱，川贝三钱。

沈右　十二月十一日

发热形寒，头痛，腹痛。现值经行，病一候，热起伏作阵，无退尽时，亦发作无定时。舌苔抽心，口味甜，目光无神，环唇青。此中宫受伤，其热行且入血分，颇费周折，治之得法，亦须一星期。

白薇一钱，细生地四钱，炒延胡一钱，青蒿一钱，归身三钱，川楝肉（炒）一钱，炙龟甲三钱，赤芍一钱五分。

沈右 十二月十二日

寒热起伏，恶寒特甚，一日二度发，月经昨日净，有汗，骨楚。症属伤寒，不是疟。鼻中所出物是血，血锭是衄。此亦坏病，不是自然如此。

葛根一钱，橘红一钱五分，秦艽一钱五分，荆、防（炒）各一钱，炙草六分，象贝三钱，薄荷一钱，归身三钱，杏仁三钱。

三诊 十二月十三日

仍形寒手不冷，痰有血，不宜温药，虑其动血，再事疏解。

炒黑荆芥八分，羌活四分，象贝三钱，秦艽一钱五分，防风一钱，杏仁三钱，枳实一钱，竹茹一钱五分，香葱白二个，白薇一钱，淡芩一钱，桂枝二分（泡汤代水，去渣）。

四诊 十二月十四日

热退形寒，除色脉都平正，现在月事淋沥不净。此是肾虚，与寒热为两件事，外感既除，可以补。

归身三钱，菟丝子三钱，木香一钱五分，绵仲（炒）三钱，制香附（醋炒）三钱，川芎四分，细生地四钱，棕皮炭三钱。

吴左 十二月十二日

喉痛，无汗，形寒，色脉无恙。喉头并不红肿，亦无白点。惟无寒特甚，恶寒是太阳证，总当疏解。其喉头不红肿，是未化热化燥。

炙麻黄三分，淡芩一钱，枳实一钱，防风（炒）一钱，葛根一钱，竹茹一钱五分，炙僵蚕一钱五分，炙草六分，杏仁三钱。

二诊 十二月十三日

病情虽略好，湿太重，满面是风色，头痛，脚不良于行。热虽退，仍有问题，便闭不当攻。

赤、白苓各三钱，丝瓜络一钱五分，防风（炒）一钱，茵陈一钱，川连三分，秦艽一钱五分，淡芩一钱，炒车前三钱，草薢一钱五分，九龙丸（二小粒，吞服）。

尹左 十二月十四日

咳嗽，形寒，头胀，脉缓，有微汗。是伤寒太阳病桂枝证，其不发热是未发热。

葛根一钱，象、川贝各三钱，秦艽一钱五分，桂枝三分（泡汤去渣煎药），橘络一钱五分，茯苓三钱，杏仁三钱，防风（炒）一钱，炙草五分。

沈右 十二月十六日

形寒发热，无汗，口渴引饮，胸脘痞闷，泛恶，呕绿水。当然危险，形神枯瘠，神志不清，难治。

葛根一钱，姜半夏一钱五分，楂炭三钱，淡芩一钱，枳实一钱，腹皮三钱，川连三分，竹茹一钱五分，秫米三钱（姜炒），瓜蒌霜一钱五分，归身三钱。

方左 七月二十一日

壮热四天，昨天始得汗，现在又无。面赤，唇干绛，手掌手腕背亦热，神志不清楚，有谵语。夏月感寒，肝胆从热化，成下厥上冒之局，所以面赤而脚冷，属重险之候。

香薷三分，淡芩一钱，仙藿香一钱五分，银花一钱五分，薄荷一钱（后下），竹茹一钱五分，花粉一钱，生甘草六分，辟瘟丹半分（研细，冲）。

当日晚改方，去香薷加梨汁一酒盅、西瓜汁二酒盅。辟瘟丹加半分。

二诊 七月二十二日

表热较退，已有汗，神识仍不清楚，仍有谵语，胸脘硬，拒按，有矢气，此有积。病情较昨日略好，仍旧在至危极险之中。此虽有积，不能用承气，因下厥上冒，冒是虚象，悍药下之，恐其有变。

枳实一钱，焦谷芽三钱，银花一钱五分，竹茹一钱五分，腹皮三钱，川贝三钱，鲜藿香一钱五分，冬瓜子三钱，赤、白苓各三钱，钗斛三钱，白薇一钱，薄荷一钱，紫雪丹二分（冲），枳实导滞丸六分（入煎），皮硝三钱（夹布一层缚中脘）。

当日晚改方去紫雪丹，又去皮硝。

三诊 七月二十三日

神气清楚，脉颇静，表热亦退，舌质不红，是里热亦无多。惟大小便不通，当通之。现在最要者是慎食，假使吃坏，却不得了。

钗斛三钱，竹茹一钱五分，楂炭三钱，赤、白苓各三钱，枳实一钱五分，焦谷芽三钱，腹皮三钱，炒车前一钱五分，鲜藿香一钱五分，梗通一钱，生甘草六分，归身三钱，银花一钱五分，绿豆衣三钱，西瓜皮三钱。

李孩 十一月二十日

发热无汗，热高，迷睡，舌尖红，溲少，又呓语。大便虽行，迷睡是积，惟其有积，然后热高，有呓语。病属伤寒，但并不难愈，惟须注意调摄。

楂炭三钱，胆草一分（泡汤代水），香葱白二个，葛根一钱五分，炒荆、防各一钱，枳实一钱，腹皮三钱，馒首炭五钱，薄荷一钱，淡芩一钱，竹茹一钱五分，焦谷芽三钱。

二诊　十一月二十日

色脉无恙，高热不退。有二件事当注意：第一是忌口，荤腥面食都当忌；第二勿强去其热。

薄荷一钱，枳实一钱，腹皮三钱，炙草六分，白薇一钱，竹茹一钱五分，木香一钱五分，归身三钱，淡芩一钱，葛根一钱五分，焦谷芽三钱。

卞左　十一月廿日

发热形寒，下部汗出，满面风色，舌苔白。病属虚体伤寒，最是难治之候。

葛根一钱五分，赤、白苓各三钱，橘核（炒）一钱五分，秦艽一钱五分，小茴香（炒研，八分），荔子核十个（炒，存性），制附片六分，川楝肉（炒）一钱，草薢一钱五分，香葱白二个。

二诊　十一月二十二日

是中毒性腺病疝，因淋而起。寒热是外感，汗出恶汗是伤寒。虽与淋是两种病，但外感是乘虚而入，故与寻常伤寒不同。太阳少阴并病而不见阳明证，此即所谓两感，最难治之候。

制附片四分，秦艽一钱五分，炙草六分，赤、白苓各三钱，桂枝二分，归身三钱，泽泻八分，葛根二钱，草薢一钱五分。

孙孩　十一月二十七日

无表热却有里热，面有火色，唇绛，涕泪都无，咳嗽气急，神色不安详。须防惊，其肺部已虚，而咳仍不爽。现在流行病本是风邪束肺，此孩之外感却深入有险。

炙麻黄三分，防风（炒）三分，竹茹一钱五分，川贝三钱，焦谷芽三钱，葛根一钱，淡芩一钱，枳实一钱，杏仁三钱，腹皮三钱，楂炭三钱，炙草六分。

二诊　十一月二十八日

药后无甚出入，神气安详，色脉亦好。此是失表证，天气骤寒，所以不易出汗，还当解表。

葛根一钱，腹皮三钱，竹茹一钱五分，炙草六分，炒荆、防各一钱，焦谷芽三钱，川贝三钱，炙麻黄二分，淡芩一钱，枳实一钱，杏仁三钱，归身三钱，馒首炭五钱（入煎）。

三诊　十一月二十九日

咳全不爽，微见鼻扇。既失表又伤肺，风邪深入，所以如此。现在气管炎肿，不宜再用汗药，无食积不宜攻也。

麦冬三钱，淡芩一钱，竹茹一钱五分，五味子四分，川贝三钱，归身三钱，细辛一分，枳实一钱，杏仁三钱，瓜蒌霜一钱五分，炙草六分，橘白、络各一钱。

四诊　十一月三十日

咳全不爽，眼皮渐肿，略有清涕。风寒深入而肺虚，病势可谓奇重，调理须费时日。

麦冬三钱，杏仁三钱，炙草六分，五味子二分，川贝三钱，炙款冬一钱，细生地四钱，炒防风一钱，归身三钱，橘白、络各一钱，生姜一小片。

五诊　十二月一日

咳较瘥，得寐，神气亦较好，痰仍不能吐。肺虚且寒，当略温之。

麦冬三钱，干姜炭一分，细生地四钱，五味子三分，杏仁三钱，橘白、络各一钱，川贝三钱，炒防风一钱，炙草六分。

尤左　十一月三十日

发热形寒，微咳，痰薄。初起是伤风，现在是热病，乃伤寒之最轻者。

葛根一钱五分，炒黑荆芥一钱，竹茹一钱五分，香葱白（连须）二个，薄荷一钱，秦艽一钱五分，赤、白苓各三钱，老生姜一小片，炒防风一钱，枳实一钱，焦谷芽三钱。

徐左　十二月五日

神昏谵语，唇舌干绛，舌苔如荔子壳，齿鼬，气促鼻扇，已四日夜不得寐，常用手自挦唇鼻，目赤。病已两星期，现在热入营分，大虚之候，有险。

乌犀尖（磨冲）二分，钗斛三钱，杏仁三钱，鲜生地四钱，川贝三钱，天、麦冬各三钱，归身三钱，茯神三钱，橘白、络各一钱，茅根（去心）三钱，茅花一钱五分。

二诊　十二月六日

药后病不见瘥，仍神昏谵语，唇鼬，齿焦，目眳，气急鼻扇，日夜不安，寐常摄衣摸裳，据眼光与气急，恐其肺已坏，脉数甚，病情奇重，诚无多希望。

乌犀尖（磨冲）二分，杏仁三钱，茅根（去心）三钱，天、麦冬各三钱，鲜生地五钱，川贝三钱，归身三钱，炙紫菀一钱，北沙参一钱，橘白、络各一钱，钗斛三钱。

药分两次服，每服隔开四点钟。另用皮硝三钱隔布一层缚当脐。

徐童 十一月二十六日

初起发热，旋即水泻，见四肢颤动，神昏。先曾服中药，后入医院。现在泻止而腹胀，胸满而呕黄水，有白㾦，自搔鼻，神气不安详，饮食不得入肌肤，嗓干，手掌热，肠胃窒塞不通，而又见甚重之虚证。起病迄今已二十天，照此情形，有万分危险，甚少希望。因虚甚不能用药使呕，更无用泻药之理，但胃肠窒塞不通，药不能受，则无办法。

生山栀一钱五分，瓜蒌霜一钱五分，川连二分，南瓜蒂（切）二个，姜半夏一钱，归身三钱，枳实一钱，竹茹一钱五分。

上药煎一大腕，分做六分，先缓服一分，不问能受与否，若吐则听吐，约两钟后再缓服一分。此病若能受，即当有大便，然后进另方。

另方：

钗斛三钱，麦冬三钱，川贝三钱，细生地一钱，杏仁三钱，归身三钱，茯神三钱。

服前方如其见吐或见大便，可接服此方。此药煎要浓，水要少。病人如其闷甚，可以加紫雪丹一分；如其夜半热高神昏谵语，可加犀角屑一分冲服。

萧右 十一月二十六日

发热有起伏，下午为甚，入夜较重，神昏谵语如狂。此非邪祟，乃阳明少阳为病，是流行性感冒。

葛根一钱，竹茹一钱五分，瓜蒌三钱，薄荷（后下）一钱，枳实一钱，归身三钱，淡芩一钱，白薇一钱，胆草（酒炒）二分，川贝三钱，杏仁三钱，川连二分。

包右 十二月十一日

发热形寒，略有汗，热仍不退，呕泻交作，现在呕已止。此是感寒所致。舌润唇干，略有湿病，是昨天起。宜吃素，避风，小心调理，不日可愈。

炒荆、防各八分，木香一钱五分，川连二分，淡芩一钱，葛根一钱，扁衣三钱（炒），枳实一钱，生、熟苡仁各三钱，川贝三钱，建曲一钱（炒），竹茹一钱五分，赤、白苓各三钱，薄荷一钱（后下），伏龙肝一两（煎汤代水）。

以上甲戌年案

邱宝宝 一月八日

发热五日夜不退，面色暗，肌肤干，眼下微浮，气急鼻扇，溲少，大便不约，无汗，迷睡，微捻指。是伤寒夹食夹惊之候，病颇重，有险。

葛根一钱，橘红、络各一钱，木香一钱五分，安脑丸一粒（吞服），薄荷（后）一钱，枳实一钱，腹皮三钱，楂炭三钱，象、川贝各三钱，竹茹一钱五分，胆草一分（泡汤代水），焦谷芽三钱。

二诊 一月九日

热仍壮，无涕泪，无汗，神气较昨为佳，舌色亦好。是危险减少，惟此病不算轻，现在亦尚未出险，饮食寒暖都当谨慎。

薄荷一钱（后下），枳实一钱，杏仁三钱，扁衣三钱（炒），葛根一钱五分，竹茹一钱五分，木香一钱五分，炙草六分，淡芩一钱，象、川贝各三钱，建曲（炒）一钱，归身三钱。

何宝宝 一月十二日

发热五日，咳嗽不爽。自言手脚痛，其实是骨楚。据述症象，当出痧，慎勿吃荤。

川贝三钱，防风（炒）一钱，归身三钱，焦谷芽三钱，杏仁三钱，秦艽一钱五分，炙草六分，薄荷（后下）一钱，荆芥（炒）八分，淡芩一钱，竹茹一钱五分，枳实一钱，葛根一钱五分。

二诊 一月十七日

药后神气好，有涕泪，惟汗太多，手脚痛亦未除，手抖照例。不当抖，抖是惊，但其余色脉正当，都尚无他。现在热病都兼神经性者，恐是气候关系，寒暖饮食当格外当心。

薄荷一钱（后下），秦艽一钱五分，川、象贝各三钱，麦冬三钱，淡芩一钱，枳实一钱，杏仁三钱，归身三钱，竹茹一钱五分，橘红、络各一钱，浮小麦五钱，钩尖三钱（后下），赤、白苓各三钱。

三诊 一月十九日

药后手抖好些，亦不呼痛，神气亦尚好。惟有种种不妥当见症：其一，是气急鼻扇，候其舌色，气管尚未发炎肿；其二，二手脉不同，冷暖不同，昨日右颊发红；其三，迷睡，面肿，手二手脉不同，冷暖不同，昨日右颊发红；其三，迷睡，面肿，手肿。第一种见症是急性肺病，第二种见症是惊未除，第三种见症是积。第二种与第三种有交互关系，难治。

钩尖三钱，川贝三钱，腹皮，木通一钱，薄荷一钱（后下），前胡一钱五分，楂炭三钱，炒车前一钱五分，炙僵蚕一钱五分，秦艽一钱五分，焦谷芽三钱，归身三钱，炒荆芥一钱，枳实一钱，竹茹一钱五分，馒首炭五钱。

丁右 一月十九日

头痛，痛在巅顶，皮肤感觉敏，手不能触，二太阳亦痛，色脉平正。惟不甚华，口苦不能酬酢。是气候燥，肝阳不潜，湿邪上行，兼略有外感，故形寒发热。

炒荆、防各八分，秦艽一钱五分，钩尖（后下）三钱，茯神三钱，薄荷一钱，蔓荆子（炒）一钱，归身三钱，炒车前一钱五分，羌活四分，生石决三钱，赤芍一钱五分，佛手一钱五分。

计右 一月十八日

伤风咳嗽，发热，骨楚，颜额痛，咳全不爽。风束于外，故如是，亦伤寒证。

炒荆、防各一钱，杏仁三钱，归身三钱，薄荷（后下）一钱，秦艽一钱五分，麦冬三钱，川、象贝各三钱，羌活四分，橘白、络各一钱，葛根一钱，香葱白二个。

谢左 一月十三日

发热先寒后热退得清楚，口苦，其右耳鸣，微出血。是伤寒少阳经病，当从疟治，必须忌口。

薄荷（后下）一钱，竹茹一钱五分，秦艽一钱五分，梗通八分，白薇一钱，枳实一钱，防风（炒）一钱，归身三钱，淡芩一钱，常山六分，赤、白苓各三钱，炙草六分。

二诊 一月二十五日

热已清楚，右耳鸣，大便虽行不畅，亦不彻却。是风，但风药总宜慎。色脉无恙，是风亦轻。可先调理元气。

归身三钱，防风（炒）三钱，蒺藜一钱五分，川贝三钱，细生地四钱，秦艽一钱五分，梗通八分，瓜蒌霜一钱五分，钗斛三钱，钩尖（后下）三钱，薄荷（后下）一钱。

傅宝宝 一月二十七日

发热，咳嗽痰多，呕奶，神气甚好。是伤寒太阳中风证，其病不算重，慎饮食，谨寒暖。

薄荷一钱，竹茹一钱五分，楂炭三钱，橘红、络各一钱，葛根一钱，焦谷芽三钱，淡芩一钱，炙草六分，枳实一钱，腹皮三钱，川、象贝各三钱，杏仁三钱，香葱白二个。

叶宝宝 一月二十七日

发热起伏有定时，退得清；泄泻，粪作青绿色；舌苔白，神气不安详。病已十日以上，此属伤寒久不愈，为小逆，有小危险，若以其小而忽之则大。

枳实一钱，竹茹一钱五分，葛根一钱，杏仁三钱，橘红一钱五分，炙草六分，薄荷一钱，归身三钱，青蒿一钱，木香一钱五分，白薇一钱，川贝三钱，常山五分，二神丸一钱。

二诊 一月二十九日

舌色面色都正路，常迷睡，热未退，神气较安详，咳与胃纳亦较好。病退十之三四。

白薇一钱，葛根一钱，枳实一钱，木香一钱五分，薄荷（后下）一钱，川贝三钱，竹茹一钱五分，炙草六分，常山四分，杏仁三钱，归身三钱。

张宝宝 二月一日

发热，泄泻，迷睡，面色红，唇绛。病从热化，是正路。

薄荷一钱，竹茹一钱五分，建曲一钱，川贝三钱，葛根一钱五分，枳实一钱，木香一钱五分，杏仁三钱，淡芩一钱，扁衣三钱，茯苓三钱，炙草六分，梗通八分。

二诊 二月二日

热颇壮，面有火色。据述气急，无涕泪，大便泄泻。此是伤寒太阳阳明证。

薄荷（后下）一钱，秦艽一钱五分，川贝三钱，扁衣（炒）三钱，葛根一钱五分，淡芩一钱，杏仁三钱，建曲（炒）一钱，炒荆、防各一钱，川连二分，木香一钱五分，伏龙肝一两（煎汤代水煎药），炙草六分，香葱白二个。

何右 二月三日

发热形寒，干呕，脉起落不宽，唇光绛，头眩痛，无汗。舌润是有湿，舌尖绛是伤寒阳明经症。

葛根一钱五分，川连二分，赤、白苓各三钱，制香附三钱，薄荷（后下）一钱，瓜蒌霜一钱五分，梗通八分，淡芩一钱，竹茹一钱五分，杏仁一钱五分，象贝三钱，归身三钱，香葱白二个。

二诊　二月六日

热不退，干呕，质绛，近乎血皮舌苔。气急，脘部感不适，腹痛，大便一星期不行，现值经行。

炒荆、防各一钱，归身三钱，淡芩一钱，木香一钱五分，薄荷一钱，细生地三钱，制香附三钱，枳实一钱，白薇一钱，川连二分，茯神三钱，竹茹一钱五分。

三诊　二月七日

本是伤寒发热，热之后未得休息，又值经行，现在气急，舌绛苔花，虚甚而热入营分，有险。

炙龟甲三钱，竹茹一钱五分，细生地四钱，钗斛三钱，青蒿一钱，枳实一钱，白薇一钱，延胡八分，淡芩一钱，归身三钱，秦艽一钱五分，川楝肉一钱，逍遥丸（入煎）六分。

陈宝宝　二月十四日

壮热，咳嗽，气急鼻扇，舌色甚不平正。肠胃已受伤，而外邪未解，病有危险，谨慎调护。此后用药不错，尚有希望。

薄荷（后下）一钱，淡芩一钱，杏仁三钱，炙草六分，葛根一钱五分，象、川贝各三钱，归身三钱，木香一钱五分，扁衣（炒）三钱，竹茹一钱五分，枳实一钱，伏龙肝一两（煎汤代水）。

二诊　二月十五日

气急鼻扇除，谵语多，热高，是邪已外达。

川贝三钱，炙草六分，葛根一钱五分，杏仁三钱，钗斛三钱，薄荷一钱，淡芩一钱，芦根四寸，竹茹一钱五分，枳实一钱，钩尖二钱。

三诊　二月十六日

病势差减，神气亦较前好，谵语尚未净除，舌苔有边，还当透达。

葛根一钱，竹茹一钱五分，杏仁三钱，腹皮三钱，薄荷（后下）一钱，枳实一钱，橘白、络各一钱，焦谷芽三钱，淡芩一钱，川、象贝各三钱，钩尖（后下）三钱，炙草六分。

四诊　二月十八日

舌红，略有湿化症象，热不退，神气不振，迷睡而有谵语。外邪未净除，食积亦未净，尚有三日病，忌口须一礼拜。

炒车前三钱，梗通八分，胆草（泡汤）一分，葛根一钱五分，枳实一钱，象、川贝各三钱，防风一钱（炒），薄荷（后下）一钱，竹茹一钱五分，杏仁三钱，秦艽一钱五分，制小朴（炒）二分，川连二分，炙草六分，归身三钱。

陈孩 二月十四日

发热十日以上不退，无汗，无泪，形神躁烦，人王、鼻准部色泽都暗，兼迷睡，寐中惊。据述服西药止咳，此因用药强止，病邪全未外达，有危险。

炙麻黄二分，枳实一钱，炙草六分，葛根一钱五分，竹茹一钱五分，归身一钱，薄荷一钱，淡芩一钱，楂炭三钱，腹皮三钱，焦谷芽三钱，川贝三钱，杏仁三钱。

二诊 二月十五日

昨予麻黄轻剂得汗甚多，咳仍不爽，热反高，形神躁烦，是尚未能外达。

葛根一钱，炒防风一钱，枳实一钱，茅根三钱，象、川贝各三钱，淡芩一钱，炙草六分，杏仁三钱，竹茹一钱五分，薄荷一钱。

三诊 二月十六日

唇舌都绛，微烦，病已将愈，余波尚盛，当清其里热。

薄荷（后下）一钱，枳实一钱，川贝三钱，淡芩一钱，栀皮（炒）一钱，杏仁三钱，竹茹一钱五分，茯苓三钱，归身三钱，炙草六分，芦根（去节）三钱，葛根一钱。

四诊 二月十八日

热未退，咳仍剧，眼皮肿，大便溏泄，神气微烦，余波尚未清楚，宜侧重治咳。

象、川贝各三钱，橘红、络各一钱，葛根一钱五分，赤、白苓各三钱，防风（炒）一钱，淡芩一钱，木香一钱五分，梗通八分，杏仁三钱，桔梗四分，扁衣（炒）三钱，枳实一钱，竹茹一钱五分，归身三钱，炙草六分。

五诊 二月二十五日

热起伏尚未清楚，咳较爽未除，神气亦尚未安详，舌无苔。尚有积在胃，所下硬粪不算，必有邋遢粪黏而臭者，然后内部清楚，则热可以全退。现在慎勿吃荤。

薄荷一钱，川贝三钱，竹茹一钱五分，腹皮三钱，橘白、络各一钱，淡芩一钱，枳实一钱，焦谷芽三钱，楂炭三钱，白薇一钱，常山三分，炒防风一钱，归身三钱。

以上乙亥年案

卷二　温病门

孙右　二月十二日

发热，咳嗽。是时邪感冒之候，已延十三日。夜不寐，骨楚。从伤寒系风温论治。

秦艽一钱五分，法夏一钱五分，淡芩八分，炙草六分，川连三分，归身三钱，竹茹一钱五分，枳实八分，羌活四分，桂枝三分（泡汤煎药），葛根一钱，杏仁三钱，川、象贝各三钱，炙苏子三钱，赤、猪苓各三钱。

任左　二月十七日

风温兼有肝阳，头眩，骨楚，气急，痰腻，入夜神昏谵语。阴虚营少，故如此。

归身三钱，赤芍一钱五分，防风六分，炙苏子三钱，秦艽一钱五分，钩尖三钱，细地三钱，杏仁三钱，扁衣（炒）三钱，苡仁四钱，炒川连三分，葛根八分。

缪右　二月十七日

热病一候，咳剧，气急，苔粗，胸闷，骨楚，是风温也。本来肾热，现溲频数，因心移热于小肠之故。

蔓荆子一钱五分，蒺藜三钱，羌活四分，川连三分，防风六分，秦艽一钱五分，杏仁三钱，炙苏子三钱，象、川贝各三钱，橘红一钱五分，桔梗六分，归身三钱，芦根三钱，茅根三钱，瓜蒌仁（去油）一钱五分。

孟右　二月二十四日

唇干，脉滑，便闭，痰黄，为纯热象。舌战，面色不华，手脚麻，是虚。咳嗽，发热，是感冒。有汗，热不解，是风温。

川连三分，葛根一钱，杏仁三钱，鲜生地三钱，淡芩八分，象贝三钱，桑叶三钱，归身三钱，秦艽一钱五分，防风六分。

周左　三月九日

发热不退已三个月，面黄，舌黄而干糙，脘闷，食物辄胀，脚冷，上身却不恶寒。病属风温夹湿，延久则虚，因湿邪，其病入脾故黄，嗣后恐不得健。

茵陈三钱，竹茹一钱五分，制香附三钱，青、陈皮各一钱，枳实八分，木香一钱，归身三钱，腹皮三钱。

二诊　三月十三日

黄色见退，热仍不解，有汗则爽，故较前为佳。

茵陈三钱，秦艽一钱五分，归身三钱，防己三钱，赤芍一钱五分，茅术（炒焦）八分，连翘三钱，制香附三钱，炒车前三钱，胆草一分（研末，吞），全当归三钱。

三诊　三月十五日

面黄退，病却未除，血少故不能寐，溲赤且少，湿亦未净。

赤、白芍各一钱五分，牡蛎三钱，防己三钱，川连三分，归身三钱，炒车前三钱，细生地五钱，猺桂心二分，四制香附三钱，沉香一分（冲）。

周左　三月十三日

头痛，骨楚，但恶热不恶寒，形神躁烦，脉亦躁疾，脚痛蜷不能伸，是温证之重者。

羌活六分，秦艽一钱五分，蔓荆子（炒）一钱，香葱白一个，炒荆、防各八分，川连三分，杏仁三钱，淡芩一钱，炙草六分，枳实一钱。

二诊　三月十四日

药后脚痛差减，已稍能步，目赤，喉痛，舌有裂纹，苔黄。皆属厥阴前兆证象，便闭、欲呕是肝胆上逆属热者。

川连三分，淡芩八分，竹茹一钱五分，秦艽一钱五分，楂炭三钱，赤芍一钱五分，枳实八分，细地三钱，腹皮三钱，蒌仁（去油）一钱五分，梨汁一酒盅。

三诊　三月十五日

热结于里，故得清药而战汗。现苔黄已化，特稍糙，阴不足也。

归身三钱，白芍一钱五分，炙草六分，杭菊一钱五分，天冬三钱，秦艽一钱五分，细生地三钱，钩尖三钱，桑芽三钱，羌、独活各四分。

李左　三月十四日

发热形寒，骨楚，盗汗，脉气不宽。表虚，是风温也。

羌活四分，淡芩八分，浮小麦三钱，防风（炒）六分，炙草六分，红枣二个（去核），秦艽一钱五分，桂枝三分。

王左　三月十四日

舌有湿象，脉平正，发热，咳嗽，骨楚，形寒，有汗。病属风温夹湿，故寒热如疟。

桂枝三分，淡芩一钱，赤苓三钱，白芍一钱五分，秦艽一钱五分，羌活四分，炙草六分，苡仁四钱，橘皮一钱五分，川贝三钱。

钟右　三月十九日

经停两月，舌糙，口淡，脉软，骨楚，耳鸣，发热，头眩。证属风温，其经停而呕，恐是喜，先治温病。

羌活四分，葛根一钱五分，杏仁三钱，橘红一钱五分，炒荆、防各六分，象贝三钱，桑叶三钱，归身三钱，川连三分，淡芩八分，佛手一钱。

张官官　三月二十四日

唇红，舌润，头热肢凉，兼见头晕、口干。此风温夹食之候。

羌活四分，葛根一钱，方通八分，川连三分，防风六分，赤、猪苓各三钱，小朴（炒）三分，淡芩八分。

徐左　七月十日

规矩权衡不离，惟左脉略硬，此是虚象，其外感乃病之浅者，舌色颇干绛，痰多白沫。当疏解兼清肺。

瓜蒌仁一钱五分（去油），陈香薷四分，川连三分，橘红一钱五分，鸡苏散三钱（包），姜半夏一钱五分，枳实八分，竹叶十片，荆、防炭各八分，鲜藿香叶十片。

金孩　八月二十日

发热，泄泻，色脉尚无他。惟舌苔松浮，有似口糜，此却不妙，恐是胃败证据。

葛根八分，法夏一钱，橘皮一钱五分，木香一钱，白薇一钱，炙草六分，竹茹一钱五分，建曲一钱，炒扁衣二钱，煨生姜一小片。

二诊　八月二十二日

新凉伏暑，酿为秋温，最是延长不肯愈之证。神气尚好，脚肿、口糜均非佳朕，有险。

葛根八分，赤、猪苓各三钱，炒建曲一钱，楂炭三钱，炒车前三钱，腹皮三钱，茨实三钱，扁衣三钱，小朴三分，白薇一钱。

三诊　八月二十四日

热退仍见脚肿，舌润，泻未全除，神气较好，食后泛恶，尚未可乐观。

木香一钱，炒建曲一钱，姜夏一钱，炒扁衣三钱，橘皮一钱五分，炙草五分，公丁香七枚。

王右　八月二十三日

病属伏暑秋温，最是缠绵之病。平日有肝郁，经行不调，此于病亦略有关系。

白薇一钱，防己三钱，花粉一钱，竹茹一钱五分，川连三分，赤苓三钱，枳实八分，栀皮一钱（炒），橘皮一钱五分，甘露消毒丹二钱（入煎）。

张左　八月二十五日

脉不甚和，左尤甚，口腻，痰多，大便不实。表热不壮，舌有湿象，虽无重大病症，却是秋温伏暑，虑其延长，更虑成痢。

厚朴花七分，木香一钱，炒建曲一钱，竹茹一钱五分，赤、猪苓各三钱，扁衣三钱，枳实八分，杏仁三钱，白薇一钱，葛根一钱，焦茅术三分，方通八分，橘红、络各一钱，葱白一个。

二诊　九月一日

先寒后热，发作有定时，口味淡。是疟之兼湿者，现已化燥，可桂枝柴胡黄芩合剂。

桂枝三分（泡汤），白芍一钱五分，海南子七分，柴胡五分，淡芩八分，炙草六分，赤苓三钱，干首乌三钱，炒扁衣三钱。

三诊　九月三日

渴引饮至两壶之多，溲短赤，懒于言动。此当五苓分利，仍兼治疟。

桂枝三分，泽泻八分，云、猪苓各三钱，方通八分，腹皮三钱，楂炭三钱，淡芩八分，竹茹一钱五分，鲜首乌三钱，白薇一钱。

沈左　八月二十六日

伏暑秋温作伤寒治，无有不增剧者。现已匝月，面部浮肿，舌剥，热度仍高。有大危险，病未去，阴已伤也。

归身三钱，知母一钱，天冬三钱，鲜藕汁半盅，细生地三钱，元参三钱，橘络一钱五分。

二诊　八月二十七日

药后得大便，所苦好得多，脉亦好得多，神气总不安详。虽好得多，未出险。

归身三钱，细生地三钱，蒌仁（去油）一钱，苡仁三钱，炙草六分，川连三分，赤苓三钱，法夏一钱。

三诊　八月二十八日

仍在险中，脉则较好，希望较多，当营养。

大生地三钱，知母一钱，钗斛三钱，生草四分，归身三钱，川贝三钱，橘络一钱五分。

四诊　九月一日

诸恙悉瘥。心嘈非心嘈，感饥耳。头眩是虚，可补。

西洋参一钱五分，大生地四钱，菟丝子三钱，钗斛三钱。绵仲三钱（炒），杏仁三钱，橘络一钱五分，佛手一钱，滁菊一钱五分。

何右　八月二十六日

初起湿温，发白㾦，口碎，迄今已两月余。现在不发热，气不甚宽，瘅甚，目光异常，语无伦次。是温病，有转属脑症之倾向。虚甚当补血，亦当弛缓神经。

大生地四钱，钩尖三钱，蒺藜三钱，秦艽一钱五分，归身三钱，天麻三钱，赤芍一钱五分，胆草八分，回天丸半粒（药化服）。

黄童　八月二十八日

舌见热象，脉见虚象，常患头痛，昨曾发热，喉边作痛，颔下按有核。此寒热恐因外疡而发，急当疏之。

黑荆芥四分，川贝三钱，银花一钱五分，连翘壳三钱，瓜蒌仁一钱，葛根一钱五分，杭菊一钱五分，生草六分，桔梗八分，枳实炭六分。

顾童　八月二十九日

脉和，舌光微白润，寒热不定，有时一日两次发。此非疟，乃温病似疟，伏暑秋温之候也。尚须发热，候舌有黄苔，然后可以全愈，大约尚有数日。

海南子五分，枳实炭七分，淡芩七分，炙草五分，赤苓三钱，归身三钱，苡仁四钱。

钱童　九月四日

咳，头晕，非发热，热有起伏，早起退清，风热为患。气急，不甚好，恐其成急性肺病。

象贝三钱，苏子三钱，瓜蒌仁一钱五分，白薇一钱，杏仁三钱，橘红一钱五分，葛根一钱，炙草六分。

二诊　九月八日

热瘥，咳未除，仍气急，须忌口。

象贝三钱，杏仁三钱，橘红一钱五分，炙苏子三钱，瓜蒌仁一钱五分，炒防风七分，桔梗四分，苡仁三钱，方通八分，白薇一钱，赤、猪苓各三钱。

萧右　九月四日

有喜六越月，本体盛多痰，近患寒热，手脚酸痛，入夜热甚，微气急，舌苔根际厚。证属感冒新凉，乃伤寒系之风温。

葛根一钱五分，腹皮三钱，姜夏一钱，竹沥一两，秦艽一钱五分，枳实一钱，楂炭三钱，胆星六分，羌活四分，竹茹一钱五分，淡芩八分，归身三钱，桑寄生三钱。

二诊　九月六日

诸恙差减，热尚未退，颇有风痹症象。

葛根一钱，秦艽一钱五分，杏仁三钱，橘红一钱五分，炒柴胡四分，天麻三钱，桑枝三钱，胆星六分，赤芍一钱五分，独活六分，象贝三钱，炙苏子三钱，桑寄生三钱。

三诊　九月八日

脉甚好，喉痛，脚麻，有筋抽搐，不良于行，舌有黄苔。据色脉，当无大碍。

炒牛蒡三钱，木瓜三钱，桑枝三钱，炙僵蚕一钱五分，大生地三钱，橘络一钱五分，竹沥一两（冲），葛根八分，防风八分。

吴右　九月四日

发热四十余日不解，气急，不能平卧，肌肤暵干微糙，舌苔亦糙，脉亦不和。初起当是寻常热病，现在则阴虚已甚，不得寐，则胃亦不能纳，正气乃益不支，其气急胸痞正由强镇而来。胁旁为肝之部位，肝不受压，以重药镇之，遂冲气上逆。现在之热，虚实皆有，虚多实少，照例不能速退，先事定喘，能平卧然后议其他。

归身三钱，川连四分，炙苏子三钱，细生地四钱，瓜蒌仁三钱，逍遥丸一钱五分，茯神四钱，制香附四钱，元参一钱，蛤蚧尾六分。

二诊　九月五日

药后气略松，仍不能平卧，稍久气急如故。今日与昨较，无多进出，脉与舌些微有胃气，可谓有百分之一之差减，是差不足言也。热依然，面色枯瘠亦依然。病属坏证，转机尚须时日，咳不爽，痰不出，吃紧。

瓜蒌仁三钱，杏仁三钱，炙款冬一钱，川连四分，象、川贝各三钱，炙苏子三钱，天、麦冬各三钱，细地四钱，法夏一钱五分，蛤蚧尾六分，乌药一钱，竹沥二两，归身三钱，生首乌三钱。

三诊　九月六日

痰出，气仍不平，仍不能卧，不能寐，脉则略有起色，舌见虚象，掌热，肌肤暵，皆虚极之候，难治自不待言。今当设法使得成寐，其余一切均姑置之。

珍珠母三钱，钗斛三钱，钩尖三钱，猺桂心一分，乌犀尖三分，西洋参一钱五分，川连三分，大生地三钱，沉香一分，蒌仁一钱五分，橘络一钱五分，炙苏子三钱，竹沥一两。

忻右　九月五日

病经十一日，见种种未传证候，舌无血色，齿龂，耳聋，泄泻清水，脉洪，气急，不能食，尚能寐。泄泻一日夜十余次，粪水中夹有鲜血块，并见咳，却不爽。此病危险已至峰极，以时令衡之，其初起当是秋温，齿龂、耳聋则入厥、少，法当神昏谵语动风诸恶候并见。今不尔，而泄泻是为下脱，神虽清，危险则同于动风。因清热过当，与漏底伤寒同一病理，且伤寒可温，温病不可温，尤为难治。

乌犀尖三分，归身三钱，芡实四钱，细生地三钱，炒扁衣三钱，炙草六分，象、川贝各三钱，橘红一钱五分，款冬一钱，佛手一钱，茅花或鲜藕代茶。

二诊　九月六日

色脉均较平正，泄泻差减，血亦止，希望较多。然前此病太深，今转机太捷，体工变化太速，必仍有低昂。惟脉不乱、气不急，则可以测知，纵热度再高，病亦较前为减。

归身三钱，象、川贝各三钱，炙草六分，橘络一钱五分，细生地三钱，杏仁三钱，麦冬三钱，丹皮八分，乌犀尖二分，真陈阿胶一钱。

三诊　九月七日

血已止，泄泻不止，表热已退，内热甚炽。此内热是虚热，乃血中酸素自燃，从内发不从外烁。泄泻颇为可虑，脉则较好，危险视前此已减少许多。

人参须一钱，芡实三钱，炙桑皮一钱，大生地三钱，炒扁衣三钱，川贝三钱，炒槐米一钱五分，荷蒂三个，元参八分，鲜藕汁半盅，炙草六分，归身一钱。

四诊　九月八日

脉霍霍然大，责责然不任按，是失血过多，心房起代偿作用，有此脉象。舌面黑苔紧砌，舌边光，有苔无苔处界限分明，此是热陷之证。黑苔是血，紧砌是虚。据述前数日面上有红点，今仅脚上有之，是即陷里之故。今早数便，而最后所便仅涓滴，是欲下脱而不得遽脱，致成后重症象。如此重症，再转而成痢，何能希冀幸免。面色甚劣，加之不能食，不得寐，委实非常难治。拟勉维持正气，托之向外。若痢止，后重除，面部再见红点，方是吉证。

乌犀尖五分，当归三钱，炙草六分，白头翁（酒洗）三钱，川芎四分，人参须一钱，枣仁三钱，大生地四钱，木香一钱。

五诊　九月九日

面色灰败且肿，所下黑粪是纯血。今日能寐，能略进食，脉亦较好。虽较好，仍无补于事，元气大伤，不能支持，为难实甚。

人参须三钱，荷蒂三个，归身三钱，炒槐米四钱，陈阿胶三钱，大生地四钱，炙草六分，炒扁衣三钱，橘络一钱五分，炒枣仁三钱。

蔡右　九月七日

发热口苦，泛恶，骨楚，脉滑，舌有虚象，见寒热似疟，是秋温也。

秦艽一钱五分，防风六分，枳实一钱，橘红一钱五分，羌活四分，川连三分，腹皮三钱，葛根一钱，炙草六分，香葱白一个。

董孩　九月十三日

寒热如疟，一日二三度发，发但头有汗。初起手脚冷，现已温，寐中手指微（瞤）动，无泪，二便自可，脉尚平，咳有痰，音不亮。病情是秋温，不可强发汗或攻下，只宜辛凉透达，得畅汗当转瘥。此病往往有延至四五十日者，大约去病不伤正气，稍久渐愈，强汗下则变端百出。

青蒿一钱五分，薄荷一钱，竹茹一钱五分，炙草六分，白薇一钱，连翘三钱，淡芩八分，杏仁三钱，橘络一钱五分，象贝三钱。

冯仆　十月十九日

咳久不愈，形寒，发热无定时，有汗。手太阴、少阳同病，颇非轻证，先予疏解外感。

象贝三钱，橘红一钱五分，青蒿一钱，竹茹一钱五分，杏仁三钱，淡芩八分，枳实八分，白薇一钱，炙苏子三钱，炙草六分，炒荆、防各八分。

二诊　十月二十二日

脉舌正当，病症不妙，得雨或瘥。

桑叶三钱，象贝三钱，炙草六分，白薇一钱，常山六分，杏仁三钱，橘红一钱五分，青蒿一钱，生首乌一钱五分。

谈童　十月二十一日

发热未退，腹痛，舌有热象，略有汗意，此不可温。

淡芩五分，炒栀皮八分，炙草六分，茯苓三钱，竹茹一钱五分，炒扁衣三钱，腹皮三钱，炒香豉三钱，香葱白一个，建曲一钱。

二诊　十月二十二日

热退脉静，腹仍痛，大分已清楚，尚须吃素。

归身三钱，姜夏一钱，枳实八分，炙草六分，竹茹一钱五分，云苓三钱。

江童　十月二十四日

病温十二日，热高，耳聋。神气脉象尚无败征，然耳聋是虚，已入险境，恐将见白瘖。现在却不宜重药，当养血但不增病，其热自能渐退。

归身三钱，法夏一钱，知母一钱，细生地三钱，炙草六分，竹茹一钱五分，橘皮一钱五分，川连三分，茅花一钱五分，赤芍一钱五分，炒扁衣三钱。

二诊　十月二十五日

神色脉象均佳，热亦不高，惟有两点吃紧处，其一是耳聋，其二是齿衄，舌无苔，唇微燥。此两事皆病在脏，不在经腑之证，却有不能温，只宜平剂培元，不致有变动，特愈期稍远耳，调护宜慎。

归身三钱，炒扁衣三钱，芡实三钱，云苓三钱，炙草六分，炒建曲一钱，腹皮三钱，秦艽一钱五分。

三诊　十月二十六日

热复壮，肌肤暵燥，夜不能寐，微躁烦，是温病末传阴虚之候，见血为犯忌，不过鼻衄为诸种血证中之较轻者。凡病入脏，照例热有起伏，邪正互为抵昂故也，渐退则愈。

天冬三钱，知母一钱，杏仁三钱，元参五分，川贝三钱，归身三钱，炙草六分，茜根炭一钱五分，细生地三钱，芡实三钱，炒扁衣三钱。

忻小姐 十月二十七日

暵热迷睡，夜有谵语，热不退十日，手温，脉舌尚可。六日不更衣，口苦引冷，有矢气。证属伤寒系之风温，现在尚在阳经，但不宜峻攻致虚，虚则入阴经，难治。惟现在仓猝不得退热，至少须一星期。

生山栀二钱，淡豆豉三钱，南瓜蒂二个，枳实炭八分，赤、白苓各三钱，杏仁三钱，炙草六分，香葱白一个。

改方 十月二十八日

枳实一钱，竹茹一钱五分，腹皮三钱，楂炭三钱，秦艽一钱五分，炙草六分，瓜蒌三钱，栀皮一钱，枣仁一钱五分，馒头炭三钱。

秀弟 十一月八日

发热，头胀痛，遍身骨楚，喘颇剧，口味咸。现值经行，色黑，脉尚可，面色稍暗。证属冬温，因有肝阳，故泛恶头胀；因肾虚，故喘而口味咸，腰酸。病颇不轻，须费周折。

炒荆、防各八分，蔓荆子一钱，延胡六分，蛤蚧尾四分（炙、研），藁本六分，赤芍二钱，丹参六分，香豉三钱，炒乌药一钱，秦艽一钱五分，羌活四分，橘皮一钱五分，香葱白二个，川连四分，炙苏子三钱。

二诊 十一月九日

药后仍无汗，头胀痛，骨楚，形寒特甚，是太阳证全未罢。昨见其面甚劣，病来虚者，照例必传变，急予解。外，从虚体治。

炙麻黄四分，葛根一钱，玉竹一钱，淡芩一钱，防风六分，秦艽一钱五分，杏仁三钱，炙草六分，归身三钱。

林宝宝 十一月十五日

发热，咳嗽，唇焦，多汗，病本不廉，曾跌则更甚，须防惊。

葛根一钱，杏仁三钱，赤苓三钱，象贝三钱，桑叶三钱，方通八分，炙草六分，茅根三钱（去心）。

周左 十一月十九日

有汗，形寒，口苦，头痛。是风热为患，脉颇清澈，只须谨慎将护饮食，不致为病。

桂尖二分，炙草六分，川连三分，枯芩八分，秦艽一钱五分，炒防风八分，枳实八分，竹茹一钱五分，茅根三钱。

周左　十一月二十一日

热高，舌苔白，口苦唇燥，腰酸，脉颇平正。惟头上有脉跳动，是虚体冒邪，故热度较高。病无险，惟不可延长。

葛根一钱五分，归身三钱，赤苓三钱，羌活三分，淡芩八分，秦艽一钱五分，车前三钱，茅根三钱，炙草六分，川连三分，方通八分，知母一钱。

二诊　十一月二十二日

脉起落清楚，左手略硬，亦尚未算坏。舌色较昨为佳，热不退，口有臭气，口苦，躁烦，热有起伏，不思饮，大便溏泄。仍宜从两阳合病治，论色脉总不致延长。

炒扁衣二钱，赤苓三钱，白薇一钱，竹茹一钱五分，炒建曲一钱，炙草六分，枳实一钱，腹皮三钱，淡芩八分，芡实三钱，归身三钱，葛根一钱五分，楂炭三钱，川连三分，秦艽一钱五分。

三诊　十一月二十三日

热尚未清，脉较平正，口苦，腰酸，头痛，痛在巅顶，是肝阳为患，可苦以降之。大便多水，须分利，溲多，粪当干；腰酸，须外治。

归身三钱，胆草二分，炒建曲一钱，秦艽一钱五分，赤芍一钱五分，芡实三钱，炒扁衣三钱，车前三钱，赤苓三钱，木香一钱，羌活四分，炙草六分，藁本六分，白薇八分。

王孩　十一月二十五日

发热，有汗，咳嗽，便溏，舌光，脉数。病方趋重，有成惊之倾向，甚险，须注意将护。

葛根一钱五分，建曲一钱，楂炭三钱，炒扁衣三钱，腹皮三钱，归身三钱，炙草六分，淡芩六分，小朴（炒）三分。

叶孩　十一月二十六日

发热，便溏，有汗意，面色晦滞，可解肌。

葛根一钱五分，竹茹一钱五分，炒扁衣三钱，枳实一钱，淡芩六分，炒建曲一钱，赤苓三钱，炙苏子三钱，香葱白二个，象贝三钱，杏仁三钱。

孟左 十二月四日

风热为患，舌中心绛，口苦，咽痛，头胀，发热，无汗，指头凉而咳。已是风温症象，恐至少三五日方愈，现在须谨慎将护。

葛根一钱五分，蔓荆子（炒）一钱，杏仁三钱，橘红一钱五分，炒荆、防各七分，象贝三钱，桑叶三钱，茅根三钱，淡芩八分，炙僵蚕一钱五分，秦艽一钱五分。

二诊 十二月六日

脉软少胃气，舌色稍嫌鲜明，且苔不匀带糙，热虽减未清，形寒。体气本弱，虚体冒邪，故有此见症。

蔓荆子（炒）一钱，淡芩一钱，防风一钱，藁本六分，鲜生地四钱，秦艽一钱五分，香葱白一个，杏仁三钱，象贝三钱，赤芍一钱五分，炒香豉三钱。

顾孩 十二月六日

初一吐泻交作，嗣后即无大便，躁甚，舌干尖微剥，苔糙，脉软。此因感热而病，观其舌色，必多变化，谨慎将护，可望愈。

鲜生地三钱，枳实一钱，瓜蒌三钱，川连三分，葛根一钱，竹茹一钱五分，元明粉四分（后下），茅根三钱。

二诊 十二月七日

热不甚壮，头向后仰，脉缓软，确是脑脊髓炎症，昨日仅知其变，不知其入脑，此是大症，有大危险。

归身三钱，楂炭三钱，蒺藜三钱，枳实一钱五分，瓜蒌三钱，钩尖三钱，腹皮三钱，秦艽一钱五分，蝎尾二分，麻仁丸一钱。

徐左 十二月十日

寒热如疟已四五日，脉尚平正，舌色有胃病，尚不为重。此为疟疾，最是延长。

青蒿一钱，赤、白芍各一钱，淡芩一钱，归身三钱，煨青果五分，白薇一钱，红枣四个，常山一钱（煎）。

二诊 十二月十二日

热未清，恶寒罢，疟隐温显，当从温治。

炒栀皮一钱五分，竹茹一钱五分，川连三分，炙草六分，炒车前一钱五分，香豉三钱，小朴三分，淡芩六分，秦艽一钱五分，猪苓三钱。

三诊　十二月十四日

舌中心有厚苔，脉平正，胃消化不良。其疟与温则瘥，慎食，不可再发。

枳实八分，炙草六分，细生地三钱，竹茹一钱五分，白薇一钱，否仁三钱，归身三钱，苡仁三钱，橘络一钱五分。

楼童　十二月十二日

发热，呕吐，脉数，舌色颇平正。是风热为患，乃热病较轻者。

葛根一钱，象、川贝各三钱，川连三分，竹茹一钱五分，淡芩一钱，杏仁三钱，枳实八分，炙草六分，炒防风八分。

二诊　十二月十五日

热不退，目光无神，呓语，苔黄而结，气促，筋脉跳动，咳不爽，无汗。病症较之前数日重，乃倍蓰。何以致此，殊不明了，当是复感食积。

炙麻黄三分，生石膏三钱，淡芩八分，楂炭三钱，葛根一钱五分，枳实八分，炙草六分，象贝三钱，杏仁三钱。

三诊　十二月十六日

舌色已化热，脉甚数。药后仍不得汗，气急亦未除，综合种种症象言之，则略瘥，但仍在危险中。

葛根一钱五分，炙苏子三钱，橘红一钱五分，法夏一钱，淡芩一钱五分，杏仁三钱，川连三分，竹茹一钱五分，香葱白二个，生石膏一钱五分。

四诊　十二月十七日

据述，烦躁除，热略减未净，嗜卧。

葛根八分，赤、猪苓各三钱，杏仁三钱，橘红一钱五分，淡芩八分，方通八分，象贝三钱，炙草六分，归身三钱，炙苏子三钱。

五诊　十二月十八日

热退，咳剧。是病之余波，色脉已出险。

象贝三钱，杏仁三钱，炙草六分，淡芩八分，炙苏子三钱，橘红一钱五分，归身三钱，炒栀皮一钱，茅根三钱。

黄童　一月十日

苔剥质绛，脉起落不宽，无胃气。肌肤已起风块，是有外感，郁不得达。胃虚被攻，积仍未去，故当谵语，有危险。

葛根一钱，枳壳六分，杏仁三钱，归身三钱，茅根三钱，防风八分，炙草六分，川连三分（姜炒），淡芩八分。

二诊　一月十一日

舌绛有毛刺，便闭，溲黄，迷睡，谵语，脉气仍不宽，危险仍在。

炒香豉三钱，炙草六分，归身三钱，方通八分，炒栀皮一钱五分，赤、白苓各三钱，馒头炭三钱。

三诊　一月十二日

疏解后见红点，却无汗，形寒，喉痛。是猩红热，须一星期乃愈，重症也。

炙麻黄三分，板蓝根三钱，玉竹一钱，生石膏三钱，杏仁三钱，甘中黄一钱，炒牛蒡三钱（研），葛根一钱。

四诊　一月十三日

舌有毛刺，夜热壮，颊车下肿硬，此处将来恐溃烂，须另由外科治之，药仍宜清化。猩红热重症，有险。

生石膏三钱，板蓝根三钱，川连三分，炒牛蒡三钱，甘中黄一钱，淡芩一钱，炙僵蚕一钱五分，赤芍一钱五分，竹叶十五片，无价散一分。

眉孩　一月十日

咳嗽，发热，气急，现在都较退。热不清，惟迷睡，恐其再发热，清之。

象贝三钱，薄荷一钱，炙草六分，方通八分，杏仁三钱，防风六分，赤、猪苓各三钱，炒车前三钱，炒枣仁三钱。

二诊　一月十一日

咳剧，气急鼻扇。热虽退，恐其成急性肺病，但能不热，不虞其惊。

象、川贝各三钱，川连三分，淡芩一钱，茅根三钱，杏仁三钱，桑叶三钱，枳实一钱，馒头炭三钱，炙苏子三钱，橘红一钱五分，竹茹一钱五分。

三诊　一月十二日

舌色已化燥，咳虽剧，行且自愈，惟须慎食。

淡芩一钱，炙苏子二钱，川连二分，象贝三钱，桑叶三钱，茅根三钱，杏仁三钱，橘红一钱五分，芦根（去节）四寸，炒栀皮一钱，炒扁衣三钱。

余孩　二月十六日

热夜甚，总退不清，有清涕，尚无败象。然现在脑病流行，不可不防，且易成肺炎，须慎食。

象、川贝各三钱，橘红一钱五分，淡芩三钱，白薇一钱，杏仁三钱，炒防风八分，川连三分，赤、猪苓各三钱，桑叶三钱，炙草六分，茅根三钱，方通八分，苡仁三钱，楂炭三钱，常山四钱。

二诊　二月十七日

咳不爽，且甚频，舌尖光，热久未清，胸脘腹部均痛，里热甚于表热。

葛根一钱五分，杏仁三钱，象贝三钱，淡芩八分，生石膏三钱，桑叶三钱，橘红一钱五分，枳实一钱，竹茹一钱五分，瓜蒌三钱，茅根三钱，炙苏子三钱，香葱白二个，川连三分。

三诊　二月十九日

热已退，咳甚剧不爽，其脘痛当是因咳所致，咳本余波，惟不当如是之甚。须忌荤及过咸之物，并忌面食。

桔梗四分，象、川贝各三钱，炙苏子三钱，炙草六分，桑叶三钱，杏仁三钱，淡芩八分，炒防风六分，茅根三钱，赤苓三七，川连二分。

四诊　二月二十一日

脉甚平正，舌色亦尚好。腹痛是积未净，两太阳微热，即因此要吃，是胃气已复，粥不妨，频予，荤则当忌。

枳实（炒）一钱，淡芩一钱，云苓三钱，竹茹一钱五分，炙草六分，杏仁三钱，橘红一钱五分，茅根三钱，腹皮三钱，楂炭三钱，象贝三钱，木香四分，麻仁丸三分。

此药一剂后，如得畅便，去麻仁丸，再服一剂；如不畅便，不去麻仁丸，再服一剂。每剂须隔二十小时。

杨左　二月十七日

左尺脉颇强硬，余部皆洪，口腻，唇干苔燥，见壮热谵语，手指瞤动，肛门下坠，溲短赤且难。风温肾亏已化热，阳明已见，太阳未罢之候。病方趋重，遍身骨楚，是带神经性者，有转属脑症成惊之虞。

秦艽一钱五分，羌活四分，淡芩一钱，葛根一钱五分，赤、猪苓各三钱，防风七分，炙草六分，茅根三钱，芦根四寸，钩尖三钱，川连三分，竹茹一钱五分。

二诊　二月十八日

黎明时有似发狂，神昏谵语，舌苔脉象均见阳证，暂予安绥抗暴。症象虽是脑病，脑症并未显，不得遽用一切治脑之药。

川连三分，归身三钱，淡芩一钱，胆草二分，葛根一钱五分，茅根三钱，炙草六分，生石膏一钱五分，香葱白一个。

三诊　二月十九晨

昨夜发狂两次，手战，神识不清，内热重。

胆草四分，竹叶十片，葛根一钱，川连三分，鲜生地三七，瓜蒌仁一钱五分，淡芩一钱，归身三钱，钩尖三钱。

四诊　二月十九晚

神气略清楚，脉甚好，唇燥且绛，手仍微颤，仍须护脑。

鲜生地四钱，淡芩一钱，川连三分，花粉一钱，葛根一钱五分，芦根五寸，杏仁三钱，归身三钱，茅根三钱，胆草五分，橘红一钱五分，栀皮一钱（炒）。

五诊　二月二十晨

色脉都平正，惟热不退，昨仍发狂，气不甚顺，无汗，不恶寒，可略攻之。

葛根一钱，淡芩八分，香葱白一个，杏仁三钱，川连三分，生石膏一钱五分，炙草六分，炙苏子三钱，麻仁丸七分（入煎）。

六诊　二月二十晚

大便行，舌苔脉象均好，惟总有几分脑病。就症论，既渐见退，不当更有脑症。今不尔，是必平日见神经质，据云肝旺胆小是神经过敏也。

滁菊二钱，蒺藜三钱，胆草四分，钩尖三钱，赤芍一钱五分，归身三钱，方通八分，茅根三钱，花粉一钱，炒车前三钱，芦根四寸，大生地三钱。

七诊　二月二十一日

热未全清，色脉均甚佳，在理当渐愈，然仍有谵语，颇为例外，但可断言无危险，大便行，溲短赤，均非坏象。

鲜生地六钱，芦根六寸，竹叶二十片，滁菊三钱，茅根三钱，赤苓三钱，银花三钱，钩尖三钱，车前三钱，方通八分，花粉一钱，胆草三分，归身三钱，葛根八分。

八诊　二月二十二日

神色已清楚，确是虚甚，血不足养神经，故手微颤，此外无他。眼花正因为血少之故；脉平正，无虞虚脱。

归身五钱，大生地五钱，钩尖三钱，元参一钱，炙草六分，滁菊二钱，天冬三钱，炒车前三钱，知母一钱，苡仁三钱，独活四分。

九诊　二月十三日

色脉均极平正，热有百零二度，只是入夜发狂，须侧重神经治疗。

蒺藜三钱，钩尖三钱，归身三钱，人参须（另煎）五分，独活八分，天冬三钱，大生地三钱，胆草四分，知母一钱，川贝三钱，香葱白（两个），栀皮一钱，炒香豉三钱，川连三分。

又预备安脑丸一粒，如夜间再发狂，可用药化服。

十诊　二月二十五日

色脉均佳，热退，在理不致再有危险，仍当护脑，惟药太苦，须斡旋。

滁菊三钱，秦艽一钱五分，赤芍一钱五分，钩尖三钱，归身三钱，川连三分，桑芽三七，大生地三钱，杏仁三钱，姜夏一钱。

如其再有谵语，可用安脑丸一粒，否则无须。

施先生　二月二十五晨

初起形寒发热，现在神昏，目上视，舌微缩，手脚抽动。是春温转属脑炎之候，六六之年得此重症，危险自不待言，竭力挽救，幸而神志清楚，恢复尚极费事。

大生地四钱，西洋参一钱半（另煎），胆草五分，竹沥二两，归身四钱，犀角三分，羚羊角三分，姜夏一钱五分，安脑丸一粒。

二诊　二月二十六日

舌质红，苔结色黑，脉异常洪大，霍霍然空，神气比较略好。病仍在险中，知识尚未恢复，内热略减，再当安脑潜阳。

大生地五钱，胆草五分，竹沥二两，秦艽一钱五分，归身五钱，天麻三钱，姜夏一钱五分，人参须一钱五分，犀角粉四分，独活一钱，蒺藜三钱，安脑丸二粒，郁李仁三钱，知母一钱，川贝三钱。

李宝宝　三月三日

舌甚糙，微热，头向后仰。恐是流行性脑症，尚未十分确，姑先止泄泻。

木香一钱，枳实一钱，竹茹一钱五分，云、猪苓各三钱，炒扁衣三钱，楂炭三钱，炙草六分，胆草二分，葛根一钱，瓜蒌皮二钱。

二诊　三月四日

病属风温，因预防脑症而用胆草，是亦泄泻增剧之一因，热不退，还宜葛根，咳只要畅，不怕剧。

葛根一钱五分，炒建曲一钱，杏仁三钱，木香一钱，淡芩一钱，桑叶三钱，炒扁衣三钱，象、川贝各三钱，川连三分。

三诊　三月五日

热仍不退，还须葛根，其理由因热病得葛根当泻止热退。今不尔，必有未达者，恐其出痧麻。若更张，便入歧途，故还宜葛根。

葛根一钱五分，杏仁三钱，炙草六分，炒扁衣三钱，象贝三钱，橘红一钱五分，茅根三钱，赤、猪苓各三钱，木香一钱五分，方通八分。

四诊　三月七日

病已除，虽有时尚似热，亦不为害，只须养血即得。

归身三钱，炙草六分，桑叶三钱，白芍一钱五分，杏仁三钱，橘红一钱五分，象贝三钱，云苓三钱。

朱右　三月十七日

发热，胸闷，腹痛，脚软不能行，口苦，无汗，脉软甚，腹痛不拒按。汗下均不可，有险。

川连四分，郁李仁三钱，炙苏子三钱，淡芩一钱，川贝三钱，枳实八分，炒荆、防各七分，杏仁三钱，归身三钱，秦艽一钱五分，香葱白一个。

史右　三月十七日

壮热，无汗，今为第四日。舌苔厚，舌尖光，舌质润，胸闷，泛恶，有时头汗齐颈还，脉洪。七十三岁高年患此，是有问题，病是伤寒系温病，精气衰则传变，多险。

淡芩一钱，炙麻黄一分，归身三钱，楂炭三钱，川连三分，玉竹一钱，炙草六分，腹皮三钱，葛根一钱，法夏一钱，秦艽一钱五分，枳实一钱，杏仁三钱，花粉一钱。

二诊　三月十九日

热未退，汗止，脉洪，舌尖光而干，其色不红。病入营分，所以不红，当是高年血衰之故，且热入营亦是费解。鄙意当是胃虚方有此舌色，照例须犀角。

乌犀尖三分，川贝三钱，归身三钱，炙草六分，鲜生地三钱，橘络一钱五分，知母一钱。

王先生 三月十七日

热四日不解，有汗，脉责责然，舌抽心，苔黄薄。虚体冒邪，不宜过发表。

羌活四分，淡芩八分，川连三分，炒防风六分，归身三钱，茅根三钱，秦艽一钱五分，炙草六分，葛根一钱，方通八分。

傅宝宝 七月十五日

发热起伏不清楚已近两候。此属暑温，神气色脉都尚好，不宜用悍药退热，又忌通大便，因此病不可泻。照爱克司光说心脏外膜有水，此与中国《内经》所说同，可以互证。

白薇一钱，竹茹一钱半，枳实一钱，赤、白苓各三钱，苡仁四钱，鲜藿香一钱半，甘露消毒丹二钱（入煎）。

二诊 七月十七日

今日热度反略高，先是夜间咳，现在白日亦咳，小便短赤，舌有剥处，舌质并不甚红。当令溲长，暑温属心，心邪从小肠泻也。舌剥与热不退均是胃肠病，当略和之。

白薇一钱，薄荷一钱（后下），茅根（去心）三钱，淡芩一钱，焦谷芽三钱，川贝三钱，赤、白苓各三钱，杏仁三钱，细生地三钱，钗斛三钱，鲜藿香一钱半，益元散三钱（包），甘露消毒丹二钱（入煎）。

三诊 七月十九日

颜额有微热，手掌不热，啼时目眦润，不算无泪，肌肤和，有微汗。凡如此，热虽高亦不怕。暑温发热，照例弛张极甚，不可强汗，更不可攻下，前方并无不合之处，多服数剂，其热必退。

鲜藿香一钱半，赤、白苓各三钱，银花一钱半，白薇一钱，鲜生地三钱，鲜荷梗一尺，鲜佩兰三钱，钗斛三钱，花粉一钱，甘露消毒丹三钱（入煎）。

四诊 七月二十一日

热尚未退，粪色如泥，是肠胃不和。凡见此种粪者，照例不退热，但邋遢粪以能下为佳，不过不可攻，恐攻之下利不止也。色脉较前为佳，病较退，大约更三日可以全好。

木香一钱半，炒扁衣三钱，杏仁三钱，炒建曲一钱，赤、白苓各三钱，细生地四钱，川、象贝各三钱，归身三钱，梗通八分，白薇一钱，腹皮三钱，苡仁五钱。

五诊　七月二十四日

热仍未退，近二日无大便，舌中心苔剥。胃中仍有积，苦于不能攻，但得黄粪下，便不发热。

钗斛三钱，枳实一钱，鲜藿香一钱，竹茹一钱半，赤、白苓各三钱，白薇一钱，木通六分，细生地三钱，归身三钱，知母一钱。

六诊　七月二十六日

热总不清楚，舌苔剥，大便仍如泥，此外各切都好。胃肠不相协调，当补不当攻，如其灌肠，适得其反。

钗斛三钱，归身三钱，细生地三钱，茯苓三钱，川贝三钱，木香一钱半，橘白、络各一钱。

七诊　七月二十八日

热又转高，舌苔仍剥。凡胃肠不和，则肌表容易感冒，病属复感，而所以复感即因此。此须调理内脏为先务，节食亦要紧。

白薇一钱，薄荷一钱（后下），赤、白苓各三钱，竹茹一钱半，枳实一钱，炒车前一钱半，银花三钱，鲜藿香一钱半，西瓜皮三钱，焦谷芽三钱，甘露消毒丹一钱半（入煎）。

八诊　七月三十一日

色脉都尚好，大便褐色，亦不算坏。现在热未清，仍是肠胃不租。积净，其热自退。现在外面此种病甚多，并无危险，亦不可用重药，反有危险。

归身三钱，钗斛三钱，细生地三钱，枳实一钱，竹茹一钱，梗通八分，焦谷芽三钱，赤、白苓各三钱。

九诊　八月五日

热仍不退，前两日低，近日骤高，肤凉头热，恐是气候关系。其舌苔、脉象、面色并无异征，且所下之粪甚好，照例其病当退。

知母一钱，花粉一钱，象、川贝各三钱，白薇一钱，青蒿一钱，杏仁三钱，西瓜皮三钱，鲜生地三钱，竹茹一钱半。

十诊　八月七日

神气脉舌并不坏，热则循环不已，汗甚多，舌色常变。此因汗多表虚，因而消化不良，调护方面当注意，用药当以止汗为主，因此汗甚不正当，汗多则心房弱。

牡蛎三钱，浮小麦五钱，白薇一钱，枳实一钱，竹茹一钱半，炒薏仁五钱，赤、白苓各三钱，鲜荷梗一尺。

另用龙骨、牡蛎、糯米各二两，研为粉，用粉扑蘸涂头面胸背。

十一诊　八月二十三日

泻后指尖厥，一定属虚。现在大便仍不实，下绿水，此是不当下而下，必须止。热起伏，关本元。面形苦，脏气已伤。当然要补，但勉强硬填，总不是事。

归身三钱，细生地四钱，钗斛三钱，川贝四钱，茯神三钱，木香一钱半，炒扁衣三钱，芡实三钱，牡蛎三钱，茯苓三钱，麦冬三钱，江西子一钱（炒），伏龙肝一两（煎汤代水）。

十二诊　八月二十四日

肢凉头热，手冷至肘，脚冷至膝，汗多，下青绿粪，昨夜仍五次。此实四逆亡阳之候，吃紧处在心弱而阳缩，所以一变至此，再放胆用攻剂下之，利不止为败征，只能勉为其难，不能说有把握。

制附片六分，吴萸三分，薤白六分，焦白术一钱，焦谷芽三钱，归身三钱，茯苓三钱，浮小麦五钱，牡蛎三钱，毕澄茄三分。

十三诊　八月二十五日

泄泻止，手掌颜额热都较减，脉亦较有起色，面形仍苦。病已见机转，惟为程尚远。口渴，不宜再温，徒温亦不足济事。

麦冬三钱，五味子三分，细生地三钱，钗斛三钱，归身三钱，木通一钱，赤、白苓各三钱，苡仁五钱，赤豆二两（泡汤代水）。

十四诊　八月二十六日

色脉颇好，神气殊萎顿，此不但是疲乏，其胸脘必感不适，粪甚好。因如此之粪是肠胃有权，为消化力恢复之朕兆，粪中微菌似可暂置不问。

木香一钱半，炒扁衣三钱，归身三钱，炒建曲一钱，茯苓、神各三钱，麦冬三钱，五味子三分，牡蛎三钱，浮小麦五钱半，西洋参一钱半（另煎）。

十五诊　八月二十八日

寐安，神气亦好，其痊痒非白痦，溺多亦好，现在手掌不热，呼吸停匀，胃气亦伸。其热是虚，热得霍石斛当瘥。大便中痰确是痢，大份无妨。

木香一钱半，白头翁三钱（酒洗），竹茹一钱半，腹皮三钱，归身三钱，楂炭三钱，钗斛三钱，茯苓三钱，细生地三钱。

十六诊　八月三十日拟方

泻与高热均吃紧，廿九日拟方是止泻之剂，止之不止，仍有四五次之多。在例不可温，可用辟瘟丹研碎置当脐，外盖清凉膏，再用布缚之。

木香一钱半，炒扁衣三钱，赤石脂二钱（煅研，飞），芡实三钱，荷蒂二个，钗斛三钱，白头翁三钱（酒洗），梗通一钱，葛根八分。

十七诊　八月三十一日

近二日有高热，下青绿粪，干厚而腻，仍是宿积。不过能下是好处，假使胃无权，此积必不肯下，积净其热当退。脉不匀，心房瓣膜有病；小便利，心囊决不聚水。此瓣膜病与热有关，热退后可渐愈。肛门红是脱肛。前一步事亦是虚证，面色好，寐安，都佳，全愈之期必不在远。

江西子一钱（炒），归身三钱，茯神三钱，人参须一钱半（另煎），钗斛三钱，麦冬三钱，枳实一钱，竹茹一钱半。

十八诊　九月三日

粪色青黑黏腻，一日有四次，且略见后重。当作痢治，热不清实为例外，或者须积净之后方能退清。

白头翁四钱（酒洗），青木香二钱，川连炭二分，楂炭三钱，榧子一钱（炒，去壳），油当归一钱半，枳实一钱，江西子一钱（土炒），腹皮三钱，槟榔四分。

十九诊　九月八日

病情较前为正路，粪较黏，老黄色。酸臭算好的，痢疾见此粪是将愈之兆。热所以不退者，因积现在肠胃，渐次清楚，热退决不致再发。不过现在热尚未清，尚须服药数日。

归身三钱，江西子一钱（土炒），茯神三钱，西洋参一钱半（另煎），人参须一钱（另煎），钗斛三钱，麦冬三钱，木香一钱半，白头翁三钱（酒洗），枳实一钱，竹茹一钱半，焦谷芽三钱，细生地三钱。

二十诊　九月十三日

近来发热起伏，日间退清，夜间热高。此虽与前次相似，而病情迥然不同。舌质红，苔粗而花，肤凉汗多，指尖冷，此种情形都是新添之症，其为复感无疑。表虚则生内寒，大便溏薄即是腹部无热之故。

牡蛎三钱，炒扁衣三钱，炒建曲一钱，银花一钱半，连翘二钱，木香一钱半，薏仁四钱，归身三钱。

另用牡蛎、龙骨粉止汗。

廿一诊　九月十七日

脉颇匀整，粪色甚好。热尚未清，其舌色并不红，亦不燥，常见花剥之苔。胃中并不过热，但消化力不及谷。

江西子一钱（土炒），人参须一钱（另煎），茯苓三钱，炒白芍一钱，归身三钱，焦谷芽三钱，槟榔三分，木香八分，赤豆一两（泡汤代水）。

廿二诊　九月廿一日

脉好，神气好，热仍有起伏，有时低过常度。是虚，此外无他。衣太暖，汗多，反易受凉，此须注意防其复感。

牡蛎三钱，浮小麦五钱，钗斛三钱，江西子一钱（米炒），归身三钱，象、川贝各三钱，茯神三钱，炒扁衣三钱，炒建曲八分，糯稻根须一钱半。

廿三诊　十月四日

舌色从寒化热，泄泻。新凉感冒兼有食积，此与前次小同，不致延长。

制小朴二分（姜炒），葛根一钱，木香一钱半，象、川贝各三钱，建神曲一钱（炒），赤、白苓各三钱，炒扁衣三钱，橘红、络各一钱，大腹皮三钱，楂炭三钱，焦谷芽三钱。

以上癸酉年案

黄小姐　五月十八日

发热感寒，已病复进面食油腻，致祁寒壮热。中部窒塞不通，胃气逆而呕吐。现在滴水不能入，皮肤见红点。是风温夹食之重者，最好因而吐之。

生山栀三钱，南瓜蒂（切）二个，豆豉三钱，赤小豆二两。

又方：

进瓜蒂散之后，其胃部之食积当呕吐而出，其肠部之食积当从大便泄泻而下。吐泻之后，接服此方。

薄荷一钱，枳实一钱，炒防风一钱，橘白、络各三钱，葛根一钱，竹茹一钱五分，秦艽一钱五分，淡芩一钱，茅根三钱。

二诊　五月十九日

舌苔面色都正路，略见红点亦好，现在愈之甚易。

枳实一钱，焦谷芽三钱，炒防风一钱，竹茹一钱五分，楂炭三钱，川贝三钱，秦艽一钱五分，腹皮三钱，薄荷一钱，归身三钱。

金右　五月二十八日

发热脚酸且麻，唇干燥，舌有垢苔，喉痛有白点，发热形寒，内热颇重。

白薇一钱，制香附三钱，桑枝三钱，炒防风一钱，青蒿一钱，归身三钱，怀膝一钱五分，茅根三钱，秦艽一钱五分，炙僵蚕一钱五分，佛手一钱五分，细生地三钱。

二诊　五月三十日

高热，骨楚，舌蒙甚薄之垢苔，前半微剥，大便多日不行，而汗多热壮时喉痛。

薄荷一钱（后下），竹茹一钱五分，橘白、络各一钱，牡蛎三钱，葛根一钱，焦谷芽三钱，秦艽一钱五分，郁李仁三钱，枳实一钱，淡芩一钱，防风（炒）一钱，柏子仁二钱。

三诊　五月三十一日

脉微已甚，汗奇多，发热略退，未清楚。病候属心房，尚未过夏至，乃先有其病，从暑温治。

牡蛎三钱，麦冬三钱，细生地三钱，浮小麦五钱，秦艽一钱五分，川贝三钱，白薇一钱，归身三钱，冬瓜子一钱五分，更衣丸小豆大一粒（吞服）。

四诊　六月二日

大便已行，汗不多，亦略能寐，都好。惟热仍未净，不能再泻。因其脉微甚，再泻必致大汗出。

白薇一钱，枳实一钱，橘络一钱五分，冬瓜子三钱，竹茹一钱五分，归身三钱，牡蛎三钱，川贝三钱，甘露消毒丹一钱（入煎）。

陈左　六月一日

壮热汗多，神气不安详，舌质绛，舌苔黄糙。从初起迄今十八日，三数日前曾退热，因不谨于口，遂致食复。此是正式风温，腹胀只宜消导，攻则有险。因舌苔腻，胃肠二部均有积，须先使胃积入肠，然后可攻。

白薇一钱，葛根一钱，枳实一钱，楂炭三钱，薄荷一钱（后下），牡蛎三钱，竹茹一钱五分，腹皮三钱，焦谷芽三钱，归身三钱，浮小麦五钱。

二诊　六月三日

壮热未退，汗略少，舌苔结。其胸脘当闷，唇燥，夜不成寐，大便不行。胃肠都有积，胃气不下降，所以不寐。病属风温夹湿，虽属食复，病邪本未清楚。

馒头炭五钱，薄荷（后下）一钱，冬瓜子三钱，竹茹一钱五分，葛根一钱，生熟苡仁各四钱，腹皮三钱，秦艽一钱五分，枳实一钱，茅根三钱，楂炭三钱，焦谷芽三钱，牡蛎三钱。

笪小姐　六月八日

发热，汗多，其热起伏有定时，是温疟。

牡蛎三钱，川贝三钱，焦谷芽三钱，薄荷（后下）一钱，枳实一钱，归身三钱，常山七分，竹茹一钱五分，秦艽一钱五分，浮小麦五钱，佐金丸（吞）二分。

二诊　六月十日

薄荷一钱，青蒿一钱，川连三分，白薇一钱，枳实一钱，焦谷芽三钱，常山八分，竹茹一钱五分，牡蛎三钱，浮小麦五钱，秦艽一钱五分，归身二钱，炒防风一钱。

三诊　六月十二日

热退，舌黑色亦除。现在浑身酸痛，因剧烈运动而然，未免受风。

秦艽一钱五分，枳实一钱，归身三钱，薄荷一钱，竹茹一钱五分，炙草六分，防风一钱，杏仁三钱，焦谷芽三钱，甘露消毒丹八分。

刘官官　六月九日

发热，汗多，热不高，泄泻。此种是暑温症象，是体工起变化而泻，并非因食积而泻。如其温之，则变痢疾。

木香一钱五分，腹皮三钱，荷蒂二个，扁衣三钱，牡蛎三钱，薄荷一钱，建曲一钱，白薇一钱，伏龙肝一两（泡汤代水煎药）。

曾宝宝　六月十四日

发热，咳嗽，热高，咳不爽，舌上有苔，胸脘腹部都痛，舌尖光。此必有积，又有风寒，不先解表，而先去积，则见此舌色而胸脘闷，躁烦而热高。

葛根一钱五分，楂炭三钱，象、川贝各三钱，薄荷一钱，淡芩一钱，杏仁三钱，腹皮三钱，茅根三钱，枳实一钱，竹茹一钱五分，焦谷芽三钱，炒防风一钱，馒首炭三钱。

郑右 六月十二日

头眩，发热，泛恶要吐，觉凛寒，舌色脉象都好。病属温病似疟，最易缠绵，须严谨忌口。

薄荷（后下）一钱，焦谷芽三钱，冬瓜子三钱，白薇一钱，枳实一钱，生、熟苡仁各三钱，竹茹一钱五分，防风（炒）一钱，秦艽一钱五分。

二诊 六月十五日

热弛张不已，舌质红，热甚，腹痛，泛恶。暑温似疟，前方不应改，从疟治。

白薇一钱，川连二分，生、熟苡仁各三钱，青蒿一钱，竹茹一钱五分，冬瓜子三钱，常山四分，枳实一钱，归身三钱，甘露消毒丹一钱五分。

陈右 六月十四日

发热弛张如疟，退不清楚，汗多。病情不过尔尔，乃前日忽痰中见血，此病变因发汗过多，西医遇热病辄用泻剂，近来读《伤寒论》，则发汗乃此病适在忌汗之例。

牡蛎三钱，茅根三钱，生、熟苡仁各三钱，归身三钱，白薇一钱，冬瓜子三钱，藕节五个，细生地三钱，浮小麦三钱。

二诊 六月十五日

汗奇多，肌肤津而凉。昨日起见泄泻，现在恶寒，气颇粗，暑温误汗，心房益弱，表虚则形寒，亦因表虚而泄泻。汗若不止，有险。

牡蛎三钱，川贝三钱，归身三钱，浮小麦五镑，杏仁三钱，藕节五个，糯稻根须二钱，生、熟苡仁各三钱，冬瓜子三钱，甘露消毒丹一钱五分。

三诊 六月十七日

汗较前为少，脉仍弱，气仍粗，胸闷，胸脘及腹部都觉冷。面色形不足，还当止汗。

牡蛎三钱，麦冬三钱，白薇一钱，浮小麦五钱，五味子四分，归身三钱，糯稻根须五钱，川贝三钱，獭肝（研吞）二分，冬瓜子三钱，生、熟苡仁各四钱。

楼宝宝 六月十七日

面色黄，汗多，有微热弛张，不迄退。泻已止，粪便总不正当。鄙意当从暑温洽，热退之后服福幼散，面黄当转。

生、熟苡仁各四钱，木香一钱五分，炙草六分，冬瓜子三钱，扁衣三钱，薄荷一钱，赤、白苓各三钱，归身三钱，白薇一钱，甘露消毒丹一钱五分（入煎）。

二诊　六月二十八日

面色不甚好，常常发热，其热有起伏，发作有定时，热甚高而汗不多。仍是暑温，但甘露消毒丹太多，当变更方法。

白薇一钱，常山三分，枳实一钱，鲜藿香叶一钱半，薄荷一钱（后下），牡蛎三钱，归身三钱，浮小麦五钱，青蒿一钱，竹茹一钱五分，炙草六分，方通八分，苡仁四钱，木香一钱五分。

三诊　六月二十九日

面色不华，黄而枯，二便自可，汗不多，壮热不退。照例暑温不能过一百零四度，因病久正气虚，所以如此。唇色舌色都甚红，此是贫血症象，并非寒象。

荷梗一尺，淡芩一钱，枳实一钱，银花三钱，绿豆三钱，竹茹一钱五分，白薇一钱，西瓜皮三钱，川贝三钱，茅根三钱，生、熟甘草各四分，鲜藿香一钱五分，归身三钱。

四诊　六月三十日

面色不转，热虽退，恐仍是弛张。暑温最易缠绵，面形苦，内部有伤。其面色是虫虚甚，不能用悍药，稍为难治。

归身三钱，杏仁三钱，枳实八分，钗斛三钱，川贝三钱，白薇一钱，麦冬三钱，焦谷芽三钱，竹茹一钱五分，鲜藿香一钱五分。

五诊　七月一日

热已退，面形仍苦。面色不转，其病未除，当先培原。

钗斛三钱，焦谷芽三钱，江西子一钱，麦冬三钱，归身三钱，冬瓜子三钱，川贝三钱，茯神三钱，鲜藿香一钱五分。

六诊　七月四日

热已清楚，面色亦较前为佳。现患咳嗽，是当宣达。

薄荷（后下）一钱，杏仁三钱，焦谷芽三钱，防风（炒）一钱，归身三钱，赤、白苓各三钱，象、川贝各三钱，炙草五分，鲜藿香叶一钱五分。

七诊　七月六日

热退之后六日再发，如此者多次，面色黄而晦，舌色白润，无热象。此种西医谓之回归热，仲景谓之厥阴证。是有虫，在冬令从伤寒治，在夏季从暑温治，必须面仁，转，然后是痊愈。

薄荷（后下）一钱，杏仁三钱，焦谷芽三钱，防风（炒）一钱，白薇一钱，炙草六分，象、川贝各三钱，归身三钱，茯苓三钱，鲜藿香叶一钱五分，九味芦荟丸一分（入煎）。

八诊　七月七日

得芦荟丸之后面色已转变，或者从此得机转，以后能渐肥而不再容易发热，但此诊断是否正确，当须待一礼拜。

归身三钱，茯苓三钱，焦谷芽三钱，钗斛三钱，麦冬三钱，炙甘草六分，江西子（炒）一钱，细生地三钱，杏仁三钱，九味芦荟丸一分。

九诊　七月九日

面色仍黄而带黑，但较前稍润，神气亦似乎略好。虚甚，芦荟丸当暂停数天。

钗斛三钱，绵仲（炒）三钱，茯苓三钱，归身三钱，菟丝子三钱，焦谷芽三钱，江西子一钱，枸杞三钱，杏仁三钱，川贝一钱，炒车前一钱。

十诊　七月十一日

面色较好，舌苔并不热化，是芦荟丸与此病甚合，可以与补药同服，则虚实两顾而无流弊。

钗斛三钱，炒潞党一钱，焦谷芽三钱，归身三钱，绵仲（炒）三钱，川贝三钱，细生地三钱，枸杞三钱，枳实一钱，九味芦荟丸（入煎）一分。

庄左　七月二十日

壮热，汗少，唇干，舌露底，苔燥，头痛而恶风。病起于当风而卧，此种虽属暑温，实是暑月伤风，因热之故，容易转变脑症。汗少，可以汗解，兼虚，须兼顾。

香薷三分，薄荷（后下）一钱，青蒿一钱，鲜藿香一钱五分，防风（炒）一钱，白薇一钱，银花一钱五分，西瓜皮三钱，竹茹一钱五分，生甘草六分，花粉一钱，胆草一分（泡汤煎药）。

王宝宝　六月二十六日

发热，面色红，眼白青。此为逆，热颇高，从暑温治。

白薇一钱，赤、白苓各三钱，生甘草六分，薄荷（后下）一钱，木香一钱五分，生、熟苡仁各三钱，青蒿一钱，扁衣（炒）三钱，淡芩一钱，竹茹一钱五分，花粉一钱。

二诊　六月二十八日

壮热，汗多不解，口渴，目光无神，大便不实。病情较昨日更逆，据说先曾推拿二次，第一次推颇好，第二次神气大坏。此必因推，内部受伤。恐其面部、手脚发肿，更恐其因虚而惊，是有危险。

归身三钱，川贝三钱，白薇一钱，细生地三钱，川芎二分，花粉一钱，薄荷一钱，炙草六分，知母一钱，木香一钱五分，荷蒂二个，鲜藿香叶一钱五分。

三诊　六月二十九日

口渴引饮无度，大便泄泻，面赤，眼白青。神气虽较昨日略好，面形甚苦，极不安详。病尚在危险之中，须从速退热，热退泻止方可放心。

荷梗一尺，鲜藿香叶一钱半，花粉一钱五分，牡蛎三钱，赤、白苓各三钱，荷蒂二个，青蒿一钱，浮小麦五钱，冬瓜子三钱，芡实三钱，白薇一钱，生甘草六分，木香一钱五分，伏龙肝（煎汤代水）一两，归身三钱，川芎二分。

四诊　七月一日

唇燥舌绛，引饮无度，手指木强。因胃中热甚高，将次起惊，神气甚不妥，当渴，是积见症。阴虚而热，难治。

钩尖（后下）三钱，川贝三钱，西瓜皮三钱，知母一钱，薄荷（后下）一钱，蝎尾（炙，研冲）一分，绿豆衣三钱，青蒿一钱，枳实一钱，银花三钱，花粉二钱，白薇一钱，生锦纹二分（泡汤去渣，代水煎药），生甘草五分。

顾右　六月二十七日

暑温二十一日，热有弛张，迄未得退。现在神气尚清楚，汗多溲少。病人本来湿重，病之关键在汗多溲少。假使溲多汗少，即容易退热。

白薇一钱，竹茹一钱五分，生、熟苡仁各三钱，薄荷（后下）一钱，枳实一钱，冬瓜子三钱，青蒿八分，赤、白苓各三钱，牡蛎三钱，浮小麦五钱，鲜藿香叶一钱五分，甘露消毒丹（入煎）六分。

二诊　七月二日

发热弛张迄未退，舌苔厚腻，矢气。此有积，因是夹湿，故不渴。虽略虚亦当攻之，不大便至二十日以上，肠胃都窒，故其热作潮，而胸脘不适。

枳实一钱，腹皮三钱，元明粉（后下）四分，赤、白苓各三钱，竹茹一钱五分，焦谷芽三钱，川贝三钱，鲜藿香一钱五分，楂炭三钱，全瓜蒌三钱，归身三钱，生、熟苡仁各三钱，炒车前一钱五分，西瓜皮三钱，知母一钱，薄荷（后下）一钱，白薇一钱。

俞宝宝 六月二十八日

发热汗多，水泻，是暑温。常轨有积，故头痛、腹痛。

白薇一钱，枳实一钱，腹皮三钱，梗通八分，薄荷一钱，木香一钱五分，焦谷芽三钱，竹茹一钱五分，扁衣（炒）三钱，荷蒂二个，鲜藿香一钱五分，冬瓜子三钱，生甘草六分。

二诊 六月三十日

唇舌都已化燥，舌有糙白苔，发热汗多，水泻，暑温夹食之稍重者。

薄荷一钱，牡蛎三钱，枳实一钱，腹皮三钱，白薇一钱，淡芩一钱，冬瓜子三钱，鲜藿香一钱五分，青蒿一钱，竹茹一钱五分，赤、白苓各三钱，生草六分，馒头炭五钱，木香一钱五分。

丁官官 六月二十九日

发热有汗不解五日，脉缓，便约，舌尖光红，热弛张夜重。是暑温，尚无大紧要，不可吃荤，并忌生冷。

薄荷（后下）一钱，枳实一钱，楂炭三钱，银花一钱五分，白薇一钱，焦谷芽三钱，鲜藿香一钱五分，生甘草六分，竹茹一钱五分，腹皮三钱，绿豆衣三钱，生、熟苡仁各三钱，冬瓜子三钱，荷梗一尺，甘露消毒丹六分（入煎）。

朱宝宝 六月二十九日

发热，咳嗽，泄泻，热有弛张，汗不多，暑温兼风之候。

防风（炒）一钱，木香一钱五分，焦谷芽二钱，白薇一钱，扁衣（炒）三钱，青蒿八分，羌活四分？薄荷（后下）一钱，建曲（炒）一钱，荷蒂二个，鲜藿香叶一钱半，象、川贝各三钱，杏仁三钱，赤、白苓各三钱，梗通五分。

二诊 七月一日

热仍不退，渴引饮，是积。因积而泻，亦因积而热，舌苔不黄，其积尚在胃，须节食。

白薇一钱，竹茹一钱五分，杏仁三钱，薄荷（后下）一钱，焦谷芽三钱，木香一钱五分，枳实一钱，象、川贝各三钱，扁衣（炒）三钱，建曲（炒）一钱，防风（炒）一钱，生甘草六分，鲜藿香叶一钱五分，馒头炭五钱。

吴宝宝　六月二十日

发热无汗，是暑温之另一种。暑当与汗俱出，无汗则体若燔炭，汗之可解。

香薷三分，竹茹一钱五分，荷梗一尺，薄荷一钱，鲜藿香一钱五分，银花一钱五分，白薇一钱，西瓜皮三钱，甘露消毒丹五分。

二诊　七月一日

舌质红，舌面干，热未退，略咳，神气好，汗之不应，再汗之。

香薷三分，花粉一钱，川贝三钱，竹茹一钱五分，杏仁三钱，银花三钱，枳实一钱，知母一钱，连翘（去心）三钱，生甘草六分，西瓜皮三钱，薄荷（后下）一钱，鲜藿香叶一钱五分。

王官官　七月一日

症情是暑温，热退后复发，是复感。色脉都尚好，只须轻剂，不必求治太急，热略延长亦不妨。

白薇一钱，赤、白苓各三钱，生、熟苡仁各三钱，薄荷（后下）一钱，冬瓜子三钱，淡芩一钱，鲜藿香一钱五分，生甘草六分，竹茹一钱五分，枳实一钱，焦谷芽三钱，荷梗一尺。

王宝宝　七月二日

壮热，汗多，面部手脚胸脘都发肿。现在却无汗，热壮，小便多，舌有湿象。小便既多，此肿不是聚水。胸脘闷，常太息。其中部不通故肿，二便自可，并无虚象。其积在中脘，不在肠，故舌上无苔。现在已两候，须攻之，延宕不得，再进一步，可以神昏不识人。病属暑温，食停中脘之候。

枳实一钱五分，瓜蒌霜一钱五分，薄荷（后下）一钱，竹茹一钱五分，知母一钱，鲜藿香一钱五分，焦谷芽三钱，白薇一钱，馒头炭五钱，另皮硝三钱（隔布一层缚中脘）。

二诊　七月四日

大便已行，胸脘较软，仍略硬，舌苔亦未化，肿略退未全除，神气亦较好。病除十之五六，尚有余波。

白薇一钱，竹茹一钱五分，腹皮三钱，赤、白苓各三钱，薄荷一钱，枳实一钱，楂炭三钱，瓜蒌霜一钱五分，淡芩一钱，焦谷芽三钱，鲜藿香一钱五分，生、熟苡仁各三钱。

三诊　七月六日

肿已退，热未全除，脉好，大便三日不行，不必攻下。现在舌色不从热化，口不渴，无可攻之理。神气好，谨慎调护，不致延长。

白薇一钱，薄荷一钱，鲜生地三钱，青蒿一钱，枳实一钱，鲜藿香一钱五分，淡芩一钱，竹茹一钱五分，荷梗一尺。

四诊　七月九日

热已退，脉亦清楚，尚微烦。此因大便不行之故，但不必攻，消导已得。

枳实一钱，楂炭三钱，川连二分，竹茹一钱五分，焦谷芽三钱，川贝三钱，腹皮三钱，瓜蒌霜一钱五分，归身三钱，鲜藿香叶一钱五分。

陈右　七月二日

热不退，脘闷，口渴，汗多，骨楚，有喜四个月，舌苔厚腻，舌面润，舌尖干红。有食积而胃阴虚，暑温夹湿夹食，兼见虚象，年事稍多而又有喜，殊未可轻视。

薄荷一钱，竹茹一钱五分，淡芩一钱，佛手一钱五分，青蒿一钱，枳实一钱，瓜蒌霜一钱五分，秦艽一钱五分，白薇一钱，焦谷芽三钱，川贝三钱，制香附三钱，归身三钱，细生地三钱，馒头炭三钱。

舒左　七月十二日

发热十三天，汗与溲俱少，其热起伏，下午为甚，有时脘闷，溺道痛，溲短赤而浑。证属暑温，心移热于小肠，所以如此。此病本容易绵长，谨慎调护，服药得法，亦须再一星期，然后可愈。

青蒿一钱，川贝三钱，绿豆衣三钱，钗斛三钱，生、熟苡仁各三钱，白薇一钱，竹茹一钱五分，赤、白苓各三钱，生草梢六分，花粉一钱，麦冬三钱，鲜藿香一钱五分，天冬三钱，冬瓜子三钱，知母一钱。

二诊　七月十三日

夜半发热天明退，午后发热傍晚退。旧有子母疟之名，其实不是疟，是暑温症，虚体冒邪，寐中惊，虚在肾。暑温之症结在心囊，心肾两经病，故其病发于子午。口腻则不能补，体虚则不能单纯治温。不免稍延长，调护尤须谨慎。

麦冬三钱，香薷二分，冬瓜子三钱，青蒿一钱，西瓜皮三钱，鲜生地三钱，赤、白苓各三钱，生草梢六分，天冬三钱，花粉一钱，钗斛三钱，生、熟苡仁各三钱，白薇一钱，鲜藿香一钱五分，灯心三十寸。

傅宝宝 七月十二日

热有起伏，发作有定时，退得清楚，泄泻，下青色粪，所泻水分颇多，小便短赤，神气颇好。暑温似疟之候，与旧年病略相似，期以五日可以退清。

薄荷（后下）一钱，木香一钱五分，鲜藿香一钱五分，梗通一钱，防风一钱，白薇一钱，生甘草六分，扁衣（炒）三钱，常山三分，伏龙肝（煎汤代水）一两。

二诊 七月十四日

发热起伏无退时，舌面润，舌质不红，口渴引饮而溲少，汗亦不多。是正式暑温，大便泻者重，不泻者较轻。小便非通利不可，不可闷，却要避风。

赤、白苓各三钱，生、熟苡仁各三钱，炒车前一钱五分，炙草六分，木通八分，白薇一钱，麦冬三钱，花粉一钱，鲜藿香一钱五分，青蒿一钱，归身三钱，扁衣（炒）三钱，木香一钱五分。

三诊 七月十七日

仍略有微热，色脉神气都好，是无问题，舌苔些微有食积症象，其不安寐与吵闹即因胃不和之故。

枳实一钱，川贝三钱，方通八分，竹茹一钱五分，炒秫米三钱，白薇一钱，焦谷芽三钱，鲜藿香一钱五分，薄荷（后下）一钱，绿豆衣三钱，炒车前一钱。

改方 七月二十一日

热并不要紧，火腿汤吃不得，面尤其吃不得，花生酱不如芝麻酱好，略吹风不妨，却不可晒太阳，舌苔与夜间发热十之九是因积。

白薇一钱，枳实一钱，冬瓜子三钱，馒头炭三钱，薄荷（后下）一钱，焦谷芽三钱，炒薏仁三钱，防风（炒）八分，竹茹一钱五分，鲜藿香一钱五分，荷梗一尺。

四诊 七月二十五日

昨日以来又有微热，神气脉象舌色都好，惟小便太少。当略事分利，其余全不要紧。

生甘草六分，赤、白苓各三钱，白薇一钱，薄荷（后下）一钱，绿豆衣三钱，防风（炒）一钱，梗通一钱，鲜藿香一钱五分。

五诊　七月二十八日

发热起伏不定，其舌色白苔而润，是略感寒，神气好，亦并不瘠。是无问题，却不得因其受寒而多衣被，受热则更不得了。现在虽发热，并不算病。

炒荆芥四分，炒枳壳七分，梗通八分，鲜藿香一钱五分，薄荷一钱，茯苓三钱，冬瓜子三钱，生甘草六分。

六诊　七月二十九日

邋遢粪虽是积，却是肠胃有权。即此一点，可以知其无妨。其舌色并不热化，神气脉象亦好。现在只是发热，热度弛张有定时。溽暑感风则有此种病状，不是疟是温，但暑温症状亦不全，只须节食，更无余事。

薄荷（后下）一钱，白薇一钱，扁衣（炒）三钱，鲜藿香一钱五分，炒车前一钱五分，防风（炒）一钱，腹皮三钱，建曲（炒）一钱，生甘草六分。

七诊　七月三十日

发热已多日，本来弛张，昨日则高热而不退，前二日泄泻是邋遢粪，昨日有青绿无臭气，今日亦如此，舌色不从热化，当止此。

薄荷（后下）一钱，荜澄茄二分，炒车前一钱五分，木通一钱，葛根一钱，竹茹一钱五分，炙草六分，木香一钱五分，枳实一钱，归身三钱。

改方　七月三十一日

加炒扁衣三钱，炒建曲一钱，伏龙肝一两（煎汤代水）。

八诊　八月二日

脉搏颇匀整，起落亦宽，眼光神气亦尚好，舌色平正，唇色亦平正。现在惟热不退，泻不止，所泻有完谷而溲甚少，汗虽有，恐亦不多。温凉都在可商之列，病属暑温，不过尚未至去年地步，无论如何，其泻当止，否则有剧变。

白薇一钱，薄荷（后下）一钱，赤、白苓各三钱，炒车前一钱五分，青蒿一钱，鲜藿香一钱五分，梗通八分，藿香正气丸（入煎）一钱五分。

九诊　八月四日

舌色、面色、脉象都好，神气不甚好，亦不算坏。二便教正路，自是好处。口渴是热，亦是积。勿伤其藏气，病并不要紧。

焦谷芽三钱，花粉一钱，川贝三钱，木香一钱五分，鲜藿香一钱五分，腹皮三钱，白薇一钱，梗通八分，归身三钱，生草六分，竹茹一钱五分，枳实一钱，炒车前一钱五分。

十诊　八月六日

色脉神气都好，大便臭亦好，小溲量不多，舌质红方是暑温，现在舌质亦不红，唇亦不燥，不是暑温。其心房无病，发热只有两条路：其一是食积，其二是痱子热。衡量情形，当属前一种。食物不但有定量定时，即算尽调护之能事，需观其能消化与否，假使不消化而强予之，虽有定量定时，依然是填鸭。

木香一钱五分，枳实一钱，梗通八分，葛根八分，川贝三钱，焦谷芽三钱，竹茹一钱五分，赤、白芍各三钱，归身三钱，藿香正气丸（入煎）一钱五分。

改方　八月十日

热度低过常人，有过低时即有高起时，甚非常轨，调护方面宜注意。

赤、白苓各三钱，梗通八分，炙草六分，钗斛三钱，焦谷芽三钱。

十一诊　八月十三日

色脉都好，舌苔白润，热有起伏，总退不清。病是感寒，但衣着不可过热，过热反致阳虚。胃口好是假的。

木香一钱五分，赤、白苓各三钱，归身三钱，葛根八分，梗通八分，炙草六分，川贝三钱，毕澄茄三分，藿香正气丸一钱五分（入煎）。

十二诊　八月十四日

热仍未退，大便次数太多，粪青亦不妥当，色脉尚可，当止泻为主。

木香一钱五分，芡实三钱，荷蒂二个，扁衣三钱，薄荷一钱，生甘草八分，建曲一钱，白薇一钱，藿香正气丸一钱五分，伏龙肝一两（煎汤代水）。

十三诊　八月十六日

大便次数频，有冻，是已转痢疾。皮肤宽，面形苦，其病已虚，舌面皮紧，是不可温，亦不可攻。

木香一钱五分，煨葛根八分，楂炭三钱，白头翁三钱，川连炭二分，腹皮三钱，油当归三钱，没实子四分，焦谷芽三钱，炙草六分。

十四诊　八月十六日

发热是感新凉，舌苔薄白而润，幸而无多，伏暑当不要紧。小便浑浊是膀胱热化，与肌表发热有密切关系，膀胱之经气即旧时所谓太阳。

薄荷（后下）一钱，梗通八分，炙草六分，鲜藿香一钱五分，葛根一钱，炒车前一钱五分，炒黑荆芥四分，赤、白苓各三钱，归身三钱，杏仁三钱。

改方　八月十八日

调护适当，又屡次用退热药，热只不退，而小便奇臭，恐其病不是膀胱，竟是内肾发炎。假使膀胱热，只小便有沉淀或白如米泔水，不奇臭。但此儿何以有内肾炎症，则不知，最好延西医检验，当更准确。

生甘草八分，炒车前一钱五分，归身三钱，炒子芩一钱，木通八分，鲜生地五钱，天冬三钱，钗斛三钱。

十五诊　八月十九日

小便短赤而臊臭，神气不如前此活泼，热弛张起伏，只是不退。其热与溲都略有进退，扼要之点，只须小便通畅。若不利溲，而治心房，必然变化不测，而利溲亦不得强责其溲。

生甘草六分，炒车前一钱五分，杏仁三钱，天冬三钱，梗通一钱，川贝三钱，钗斛三钱，赤、白苓各三钱，细生地四钱，甘露消毒丹六分（入煎）。

十六诊　八月廿二日

舌质不红，舌面润，热有起伏，小溲不通，以上是暑温，是心房聚水症，可以服真武汤。口涎黏、大便臭，都是热。因此之故，前数日踌躇不肯用附子，橘子水可吃的，并无关系。现在小溲仍不通畅，用真武汤与前方合并当能取效。经考虑之后决定不合并，单用真武汤，故除去钗斛、天冬。

生甘草六分，薤白一钱，梗通八分，制附片五分，车前（炒）一钱五分，茯苓三钱，白薇一钱。

十七诊　八月廿四日

面色眼光脉象都较前好，病较前轻，但仍发热。舌中心有一块剥且润，此非食积，照旧医书所说是湿。小孩无湿，当即是心囊之水尚未除。口渴小能燥，还事分利。

木通一钱，炒车前一钱五分，生、熟苡仁各三钱，木香一钱五分，赤、白苓各三钱，冬瓜子三钱，毕澄茄三分，川贝三钱，枳术丸一钱五分，白薇一钱。

十八诊　八月廿六日

今日面色略差，稍嫌呆，其余无他见症。仍旧发热，泄泻，溲少，手腕凉，其舌色略嫌鲜明。真武虽效，现在情形不宜再进。

炒车前三钱，钗斛三钱，江西子（炒）一钱，地栗苗一茎，麦冬三钱，木香一钱五分，梗通一钱，白薇一钱，归身三钱，赤、白苓各三钱，鲜藿香一钱五分。

另：荆、防各三钱，秦艽一钱五分，艾叶五钱，公丁香十个。

上药研粗末，布缝缚当脐。

十九诊　八月二十八日

热退已清，泻已止，舌色鲜明，是虚象。病情已定，予清补。更无余事，谨慎调护，可臻健全。

人参须八分（另煎，冲），归身三钱，白芍三钱，麦冬（去心）三钱，钗斛三钱，江西子（炒）一钱，炙草一钱，云苓三钱。

郁宝宝　七月二十九日

发热，咳嗽痰多，病已久，目光不安详，神气亦不安详，面色隐青，热不退。泄泻本是暑温，现在病邪不得出，并且起惊，是有危险。

薄荷（后下）一钱，细生地三钱，白薇一钱，炙草六分，钩尖（后下）三钱，川贝三钱，青蒿一钱，归身三钱，杏仁三钱，辟瘟丹一粒四分之一（化服）。

二诊　七月三十日

药后得汗，得大便，粪较前略厚。病情细微好，面色仍不妥当，舌苔黄厚，舌质红，危险略减少。

薄荷（后下）一钱，白薇一钱，川贝三钱，归身三钱，钩尖（后下）三钱，青蒿一钱，杏仁三钱，瓜蒌霜一钱五分，香薷二分，木香一钱五分，炙草六分。

三诊　七月三十一日

眼眶面色神气都较佳，热仍壮，亦仍泄泻，微咳。暑温发热本属绵长，假使不生枝节，虽热不退，亦无紧要。

香薷三分，薄荷（后下）一钱，川贝三钱，竹茹一钱五分，防风（炒）一钱，瓜蒌霜一钱五分，枳实一钱，杏仁三钱，白薇一钱，焦谷芽三钱，归身三钱，炒黑荆芥六分，川连二分，木香一钱五分。

四诊　八月一日

舌苔厚，舌质绛，暵热而泄泻，瑟瑟有惊意。因积而泻，因泻而惊，病情甚险恶。积不除泻不得止，虚甚不能攻积，大是难事。

钗斛三钱，茯苓三钱，荷蒂二个，竹茹一钱五分，麦冬三钱，木香一钱五分，鲜藿香一钱五分，焦谷芽三钱，杏仁三钱，扁衣（炒）三钱，枳实一钱，炙草六分，紫雪丹二分（分次冲）。

另：用辟瘟丹半粒研细置当脐，外盖清凉膏。

五诊　八月二日

神气燥甚，暵热，舌苔干。皮肤扩然而空，因泄泻锐瘠，所以如此。病情虽见好，热太高，神色不安详，且见虚弱型，总属可虑。

银花三钱，钗斛三钱，竹茹一钱五分，扁衣（炒）三钱，白薇一钱，麦冬三钱，茯苓三钱，西瓜皮三钱，青蒿一钱，杏仁三钱，木香一钱五分，荷蒂二个，鲜藿香一钱五分。

六诊　八月三日

手腕背热，手掌亦热，目光无神，面色隐青，呕且泻。所呕是结块之乳，所泻是青粪。常咂唇弄舌，此其病属热，毫无疑义。目光无神与咂唇是将起惊；面色隐青，血行不利，其里面热甚。

薄荷一钱，象、川贝各三钱，木香一钱五分，花粉一钱，杏仁三钱，扁衣三钱，橘络一钱五分，冬瓜子三钱，钩尖三钱，紫雪丹二分。

改方　八月三日

加乌犀尖一分半，钗斛三钱，归身三钱。

七诊　八月五日

仍发热，手掌为甚，神气亦不安详，面色较活，病仍在险中，不过已见机转。

麦冬三钱，细生地三钱，白薇一钱，钗斛三钱，川贝三钱，杏仁三钱，茯神三钱，花粉一钱，归身三钱，紫雪丹一分（冲）。

八诊　八月六日

病反复不去，其重要在无乳，饿即足以致命，奶粉可吃。

钗斛三钱，归身三钱，白薇一钱，麦冬三钱，细生地三钱，川贝三钱，杏仁三钱，茯神三钱，佛手一钱五分。

九诊　八月七日

面色、神气、舌色、脉象都较昨日为佳，热尚未清。乳少是一难事，大病之后，非有充分乳食不行。

竹茹一钱五分，钗斛三钱，赤、白苓各三钱，梗通八分，枳实一钱，麦冬三钱，青蒿一钱，川贝三钱，焦谷芽三钱，白薇一钱，佛手一钱五分，冬瓜子三钱。

十诊　八月九日

病瘥，眼光尚有些微病症，有余热亦尚微，有惊意，痰咳非重要之点。

钩尖（后下）三钱，归身三钱，钗斛三钱，防风（炒）七分，薄荷（后下）一钱，川贝三钱，赤、白苓各三钱，秦艽一钱，茯神三钱，细生地三钱，焦谷芽三钱，佛手一钱五分，白薇一钱，莲子心三十个。

十一诊　八月十一日

眼光、神气都较昨日为佳，热已退，知要玩，是病除。咳虽是余波，须注意寒暖，因现在多痉挛性咳嗽。

象、川贝各三钱，麦冬三钱，钗斛三钱，杏仁三钱，归身三钱，焦谷芽三钱，防风一钱，炙草六分，茯神三钱，赤、白苓各三钱，冬瓜子三钱。

十二诊　八月十四日

古剥如地图，其胃内壁有伤，网耳出脓，已五六月，因有此两个原因，所以面色不复。假使此两种见症不能除，此孩毕竟矜贵。

钗斛三钱，川贝三钱，白薇一钱，生、熟苡仁各三钱，竹茹一钱五分，杏仁三钱，鲜藿香一钱五分，梗通八分，钩尖三钱，赤、白苓各三钱。

另：胡黄连一钱，生甘草一钱。

此二味煎汤一大碗，候冷，最好用玻管注入耳中，洗过之后用下方药粉吹耳中。

五倍子一分，人中白五分，�珠粉五厘，冰片三厘。

上药研极细末瓶贮，勿令出气，每次只用少许。

以上甲戌年案

卷三　杂病门（一）

杂病门　风病类

董先生　二月十二日

气急脚肿，脉硬。内风重，湿亦重，血分不清，痼疾难治。肿是脚气，气急为猝病，当急治之。

槟榔八分，防己三钱，枳实八分，吴萸六分，苏梗一钱，木瓜三钱，姜夏一钱五分，橘叶三钱，归身三钱。

曹右　二月十八日

脉无胃气，面色枯暗，患骨楚，咳嗽，手麻肉瞤，腹中有气攻痛。血枯风盛之候。

大生地四钱，人参须一钱，赤芍二钱，云苓三钱，归身四钱，蚕沙三钱（包），天麻三钱，木瓜三钱，虎骨三钱（炙），杏仁三钱，炒车前三钱。

朱左　二月十八日

面色亦是血枯风胜之候，舌色是湿。此湿已久，血分不清，脚麻筋燥，皆血少也。

归身三钱，木瓜三钱，赤芍一钱五分，绵仲三钱，天麻三钱，苡仁五钱，苁蓉三钱，独活五分，阿胶三钱（蛤粉炒）。

吴右　三月十四日

脑漏六年，积久成风，舌苔黑有裂纹。肺肝肾皆病，不易治。

蔓荆子一钱（炒），炒防风八分，归身三钱，蒺藜三钱，天麻三钱。

沈左　三月十六日

见症是肝肾并病。筋脉抽搐，为有内风。不知养生而处境复劣，因而有此，难治。

天麻三钱，赤芍一钱五分，胆草二分，菟丝子三钱，独活六分，人参须一钱五分，炒绵仲三钱，童便半杯。

姚左 三月十七日

湿奇重，面部及头顶如针刺，然晨起有痰不能吐，时而升火。肾亏肺虚湿重而有内风，颇不易治。

防己三钱，丹皮一钱，鲜生地三钱，飞滑石三钱，茵陈三钱，蒺藜三钱，炒车前三钱，金银花二钱，杏仁三钱，独活一钱，胆草末一分。

二诊 三月十九日

湿已下行，头顶仍刺痛，面部亦略有之。药后胁下痛，大便仍干，此因苦降后肝受压抑所致，尚不为害。

西洋参三钱，归身三钱，茵陈三钱，赤芍一钱五分，胆草二分（研末），防己三钱，炒车前三钱，秦艽一钱五分，制香附三钱。

三诊 三月二十三日

脉较缓和，头痛不除，痛在眉间，舌绛，甚润，并见喉痛。虚阳不潜，潜之。

牡蛎三钱，赤苓三钱，归身三钱，防己三钱，赤芍一钱五分，滁菊一钱五分，茵陈三钱，苡仁四钱，炒车前三钱，秦艽一钱五分，象贝三钱，瓜蒌皮一钱五分。

李太太 三月二十三日

有内热，有风湿，肝胆上逆则为头痛，当苦以降之。

川连三分（用猪胆汁五滴拌，炙），胆草三分，独活六分，赤芍一钱五分，天麻三钱，蒺藜三钱，秦艽一钱五分，人参须一钱。

江右 八月十九日

脉滑，舌光，苔不匀，面有风色，掌热，呼吸觉窒。病关内伤，非浅证。

川、象贝各三钱，橘红一钱五分，桑皮一钱，茯苓三钱，杏仁三钱，归身三钱，制香附三钱。

二诊 八月二十一日

色脉较前为佳，苔亦渐化。咳可愈，黄带来源远，当然不易除。

象、川贝各三钱，桑皮一钱，归身三钱，茯苓四钱，杏仁三钱，炙草六分，草薢一钱五分，制香附三钱，琥珀四分。

三诊　八月二十三日

脉嫌数，舌抽心，面有风色，腰酸多带。咳嗽病甚深，虽瘥，瘥不足言。

蒺藜三钱，萆薢一钱五分，莲须一钱五分，杏仁三钱，炒防风六分，绵仲三钱，炒车前三钱，桑叶三钱，橘络一钱，象贝三钱，炙草六分，归身三钱。

四诊　八月二十九日

脉已不数，起落嫌不宽，舌仍抽心，胃气较佳，发热夜甚，溲多，不能饮，腹痛，是有瘀。

延胡六分，萆薢一钱五分，归身三钱，丹参六分，赤芍一钱五分，车前三钱，桑枝三钱，杏仁三钱，炒柴胡六分，细生地三钱。

陈右　八月二十四日

肝胃为病，兼有风象，脉尚可，舌润，呕吐清水。治肝当先祛风。

制香附三钱，赤芍一钱五分，天麻三钱，炒防风八分，吴萸三分，秦艽一钱五分，蒺藜三钱，归身三钱，橘皮一钱五分。

另用公丁香五个，防风八分，辛夷四分，薄荷八分研细末嗅鼻。

童左　八月二十八日

脉尚可，舌有湿象，目眴不已，自言心乱，有时语无伦次。是湿郁肝阳不潜，神经过敏之候，其重要在内风。

蒺藜三钱，钩尖三钱，赤芍一钱五分，淮膝一钱五分，天麻三钱，秦艽一钱五分，归身三钱，大生地五钱，回天丸半粒。

张左　九月一日

鼻塞喉痒，并觉脑胀。先患吐血，现苦伤风，但此有湿热兼虚，须清化。若剧发，恐成脑漏。

桑芽三钱，杏仁三钱，前胡一钱五分，防风八分，象贝三钱，薄荷一钱，炙草六分，归身三钱，细生地三钱。

二诊　九月四日

鼻塞涕腥，病因有几成内风，故宣肺不效。抑宣肺亦不宜过，本是由肾病。肺若开张过当，则反由肺病肾。

辛夷八分，蒺藜三钱，赤芍一钱五分，怀膝一钱五分，炒防风八分，天麻三钱，炙僵蚕一钱五分，细生地三钱，莲须一钱五分。

江左 九月十日

湿重已成风，其源因当是酒，其将来恐成类中。

人参再造丸半粒，每日食前服，勿间断。

章右 九月十日

病后泄泻历久不愈，泄时须在早起，是肾泄也。有内风将来，恐有筋脉不仁等患，现尚无妨。

木香一钱，芡实三钱，炒故纸六分，扁衣三钱，云苓三钱，天麻三钱，人参须一钱，灶心土一两。

高左 九月十三日

湿痰甚盛，兼有内风，故寻常药不效。须防中风。

竹沥一两，胆星一钱，炒车前三钱，天麻三钱，赤、猪苓各三钱，回天丸半粒，秦艽一钱五分，独活六分。

姚左 十月十二日

前曾患中风，现在颇见湿痰凝结症象。气候太燥，宜清肝胆。

滁菊二钱，天麻三钱，独活八分，炒防风八分，钩尖三钱，蒺藜三钱，赤芍一钱五分，归身三钱，大生地四钱，回天丸一粒。

任右 十月十三日

面部微觉麻木，头痛甚，舌中心有黑苔。风湿胆火为患，当苦降。

秦艽一钱五分，防风八分，蒺藜三钱，胆草二分，天麻三钱，独活六分，归身三钱，西洋参一钱，枳实一钱，竹茹一钱五分。

二诊 十月二十二日

头痛如劈，颜额及手均冷，舌中心苔黑四围润而中间焦干，呕逆不已，动作即吐，神色甚劣。本是风湿胆火为患，今更迫而上行，体虚恐其不任。

赤芍一钱五分，川连二分，钩尖三钱，橘皮一钱五分，怀膝一钱五分，滁菊一钱五分，鲜生地三钱，桑芽三钱，枳实八分，竹茹一钱五分，佛手一钱。

孙右 十月十三日

肝旺血少却无风象，亦不见虚象。惟就病症测之，则二者均有，殆是内风之最轻者。

滁菊二钱，钩尖三钱，绵仲三钱，蒺藜三钱，桑芽三钱，归身三钱，赤芍一钱五分，防风八分，炙芪一钱五分，虎骨三钱（炙）。

二诊　十月十五日

颊车不利，确是风病，胆火不潜，不能温补。

滁菊一钱五分，桑芽三钱，蒺藜三钱，秦艽一钱五分，钩尖三钱，川连三分，防风六分，独活五分，炙草五分，归身三钱，天麻三钱，赤芍一钱五分，元参八分。

李左　十月十三日

遍身麻，腿酸，左脉硬。肾亏精不足，血亦虚，因而有风意，当虚实兼顾。

归身三钱，秦艽一钱五分，炒绵仲三钱，菟丝子三钱，枸杞三钱，大生地三钱，天麻三钱，蒺藜三钱，回天丸半粒药（化服）。

二诊　十月十六日

腰腿酸痛，脉嫌不藏。风虽除，血未复，肾亏亦依然，此当渐瘥。

天冬三钱，菟丝子三钱，杭菊一钱五分，天麻三钱，绵仲三钱，归身三钱，赤芍一钱五分，大生地三钱，苁蓉三钱，蒺藜三钱。

庄左　十月十四日

淋浊药后已差减，脉微滑，舌有腻苔。前药尚不误，须忌腥辣及慎房室。

草薢一钱五分，猪苓三钱，车前三钱，炙草六分，泽泻八分，梗通八分，归身三钱，琥珀四分（研丸吞），枳实八分，楂炭三钱，腹皮三钱。

二诊　十月十九日

溲浊不清，面有风色，溺时不痛，仍当通之。

草薢一钱五分，蒺藜三钱，琥珀五分（研丸吞），炒车前三钱，天麻三钱，泽泻八分，梗通八分，石韦一钱五分，生草五分，炒白芍一钱五分。

沈右　十月十四日

肝胆为病，兼有风意。

钩尖三钱，天麻三钱，茯神三钱，独活六分，制香附三钱，虎骨三钱，西洋参一钱五分，回天丸一粒。

李左　十月十七日

脉滑而动，口眼瞤动，舌亦微蹇。此须防中风，伤风咳嗽乃细事。

炒荆、防各八分，天麻三钱，赤芍三钱，胆星一钱五分，蒺藜三钱，独活八分，竹沥一两，生姜二滴，归身三钱，象贝三钱，杏仁三钱，大生地三钱，回天丸一粒。

二诊　十月十八日

旧有内风，现患咳嗽气急，脉滑动，舌光。气候太燥，因感风而咳，肺复不任燥气，故咳剧；肺系紧，体气渐弱，故气急。

象贝三钱，炙苏子三钱，麦冬三钱炙，炒乌药一钱，杏仁三钱，炙款冬一钱，炙紫菀一钱，橘白、络各三钱，炒防风八分，蒺藜三钱，钩尖三钱。

梁左　十月十七日

喉症已久，屡治不愈，舌润，喉间多沫，音哑，自汗。诸恙恐与内风有关系，拟略参风药。

防己三钱，蒺藜三钱，川、象贝各三钱，归身三钱，炒牛蒡三钱，天麻三钱，杏仁三钱，赤芍一钱五分，桔梗六分，槟榔三分。

二诊　十月十九日

色脉略差，白沫仍多，音仍哑。病虽减，原因不明了，致用药不能中肯，惟不敢强不知以为知。

炒牛蒡三钱，炙僵蚕一钱五分，煨天麻三钱，归身三钱，川贝三钱，蝉衣八分（去足），马勃八分，橘皮一钱五分，独活六分。

三诊　十月二十六日

音哑，喉多黏涎，喉头后壁白腐浮起。用普济消毒饮则效，他药即不效，然病实非喉症，虽效，非其治，故不能愈。

人中白八分入煎，蒺藜三钱，独活八分，赤芍三钱，防风六分，天麻三钱，归身三钱，蝎尾二分（研冲），犀黄半分（研冲），射干四分，猺桂一分，川连二分（同研丸，冲）。

彭左　十月十八日

舌有湿象，血分不清，肾亏肾热，间接而病肺胃，其腰酸胫硬是肾亏证据，爪疥乃血不清证据，且神气亦不爽慧。病属内风，用药得法，尚须三五月调理，绝非轻证。

天麻三钱，归身三钱，枳实八分，人参须一钱，蒺藜三钱，炙草六分，竹茹一钱五分，回天再造丸一粒四分之一（化服）。

卢左　十月十八日

咳嗽吐血已第二次发，血分不清，此因湿毒上犯所致，其先曾患湿病。

防己八分，象贝三钱，桑皮一钱，炒荆、防各五分，苡仁三钱，杏仁三钱，茜根炭三钱，炙草六分，炙苏子三钱。

二诊　十月二十七日

吐血容易伤风，皆因湿毒上犯之故。病与寻常血证不同，止血宜兼除内风，清血分。

茜根炭一钱五分，炒防风六分，归身三钱，侧柏炭一钱，煨天麻三钱，象贝三钱，细生地三钱，蒺藜三钱，藕节三个，地榆炭一钱，杏仁三钱。

董右　十月十八日

色脉均佳，舌苔抽心，是有肝胃病，其经不调与此有关。又经行淋漓不净，因有风，故常发。是但补当非十全之道，宜参用风药。

制香附三钱，天麻三钱，归身三钱，细生地三钱，蒺藜三钱，川芎六分，槐花三钱，左金丸四分（入煎），炒绵仲三钱，炒防风六分，炒荆芥六分，川断三钱。

杨右　十月二十四日

肝胆旺，神经敏，艰于成寐，手掌热，耳鸣，咽干，肢麻，当从风治。

天麻三钱，独活六分，归身三钱，秦艽一钱五分，蒺藜三钱，鲜生地三钱，人参须（另煎）八分，蝎尾二分（炙，研冲）。

彭左　十月二十五日

脉虚，肾热湿重风胜，肺肾并病，血分不清，神气不甚爽慧，因血少神经亦受影响。当煎丸并进，标本兼治。

归身三钱，麦冬三钱，天麻三钱，绵仲三钱，天冬三钱，蒺藜三钱，炙草六分，萆薢一钱五分，枸杞三钱，制香附三钱，回天再造丸一粒四分之一（化服）。

二诊　十月二十六日

面浮，脚肿，是脏气大虚所致，脉亦虚。虚而肿，本非细事，惟舌色则湿象已化，此亦差强人意之一节。

高丽参一钱，蒺藜三钱，菟丝子三钱，天冬三钱，姜半夏一钱五分，炒绵仲三钱，钩尖三钱，滁菊一钱五分。

三诊　十二月一日

脉虚甚而数，面浮，脚肿，神气甚劣，病殊危险。其内风因虚甚已不及治疗，勉强维持，能过春分方有希望。

天、麦冬各三钱，川贝三钱，五味子三分，人参须一钱（另煎），橘络一钱五分，龟龄集二分。

四诊　十二月六日

病有转机，照例肺肾并亏，更有内风而见面浮脚肿，是不治之候，有此现状，大是幸事。

天、麦冬各三钱，人参须一钱（另煎），川贝三钱，五味子三分，杏仁三钱，橘络一钱五分，归身三钱，草薢一钱五分，龟龄集二分。

五诊　十二月九日

脉气不宽，有歇止，舌略萎，肿未全除，形神不足，虚甚。

天、麦冬各三钱，杏仁三钱，炙草六分，人参须一钱（另煎），炙桑皮一钱五分，蒺藜三钱，归身三钱，川、象贝各三钱，橘皮一钱五分，龟龄集二分，陈阿胶一钱五分（蛤粉炒）。

六诊　十二月十五日

脉气不宽，微而无胃气，照此脉象，肿退尚须时。

高丽参六分，炒乌药一钱，杏仁三钱，川、象贝各三钱，菟丝子三钱，蒺藜一钱五分，炒绵仲三钱，天冬三钱，龟龄集二分。

俞左　十月二十六日

手脚不便，酸痛，舌本强，微不仁，乃内风。高年有此，并不足为患。其酸痛因血行缓，老废成分沉淀溪谷所致。

天麻三钱，秦艽一钱五分，归身三钱，独活一钱，防风八分，蒺藜三钱，钩尖三钱，赤、白苓各一钱五分，细生地三钱，人参再造丸一粒药（化服）。

俞右　十月二十六日

初耳内起核溃脓，旋胸膈、腋下次第起核溃脓。此属腺病，与瘰病同病。病关本元，虚为主，亦为风，当是先天证。

炙芪二钱，桂枝三分，白芍三钱，大生地四钱，炒绵仲三钱，菟丝子三钱，枸杞三钱，天麻三钱，独活七分，制香附三钱，归身三钱，龟龄集二分。

刘左　十月二十六日

吐血年余，近两年来已止。头昏，阙庭间筋脉瞤动，从湿火治。

滁菊二钱，蒺藜三钱，赤芍一钱五分，泽泻八分，钩尖三钱，天麻三钱，丹皮一钱，绵仲三钱，归身三钱。

二诊　十月二十八日

面色甚劣，阙庭间筋脉眴动。湿毒直入神经系，方有此现象，较之寻常风湿尤险恶。

钩尖三钱，蒺藜三钱，橘皮二钱，大生地四钱，天麻三钱，赤芍三钱，归身三钱，姜夏一钱，天冬三钱。

三诊　十一月二日

脉甚缓和，面部亦较有血色，是大佳象，阙庭间仍跳动，当更降之。

赤芍三钱，独活六分，细生地三钱，天冬三钱，天麻三钱，归身三钱，蒺藜三钱，赤、猪苓各三钱，钩尖三钱，竹茹一钱五分，防风六分，炒绵仲三钱。

四诊　十一月八日

风胜而在神经系，因之血不足，复不能养，息确是难事。

天麻三钱，蒺藜三钱，归身三钱，炙乳香三分，大生地三钱，独活六分，炒防风六分。

五诊　十一月十一日

脚痛，痛时经络抽掣，面色较前为佳，仍劣甚。

天麻三钱，枸杞三钱，秦艽一钱五分，独活六分，炒绵仲三钱，炙乳香六分，蒺藜三钱，钗斛三钱，人参再造丸半粒。

周左　十一月三日（膏方）

体盛脉滑，前此患舌强语塞，现略瘥。当祛风化痰，培养元气。

天麻二两，归身三两，菟丝子二两，蒺藜二两，白芍二两，苁蓉二两，赤芍一两，生地四两，怀药三两，秦艽二两，熟地四两，姜夏一两，独活一两，绵仲二两，龙眼肉八两，防风八钱，枸杞二两。

上药煎为膏。

邓右　十一月五日

有内风，故肺弱不胜冷空气压迫，故天寒必咳，其心悸则因拂逆而得。

炙款冬一钱，川、象贝各三钱，天麻三钱，钩尖三钱，杏仁三钱，防风六分，茯神三钱，蒺藜三钱。

二诊　十一月八日

脉气不宽，肾虚内风颇觉差减，药甚效。骨楚，头眩，夜咳，仍是湿火为患。

淡芩一钱，车前三钱，赤芍三钱，防风六分，细生地三钱，杏仁三钱，象贝三钱，蒺藜三钱，归身三钱，茯神三钱，钩尖三钱，滁菊一钱五分，秦艽一钱五分，丝瓜络一钱。

三诊　十一月十二日

面色稍好而头眩，当是风病，稍复杂，故前方不效。

杏仁三钱，橘红一钱五分，天冬三钱，滁菊一钱五分，川贝三钱，炙紫菀一钱，生草六分，秦艽一钱五分，川连三分，琥珀四分。

四诊　十一月十九日

面上风象大退，惟服药后脘闷、头痛，现苦痰多咳剧。此病虽略瘥，根未除，将来仍须常伤风。

象、川贝各三钱，苡仁三钱，杏仁三钱，炙苏子三钱，炙桑皮一钱，泽泻八分，橘红一钱五分，炙款冬一钱。

张左　十一月七日

反胃为格证，尚不难治。有内风，当然较难，尤劣者，在尺脉不伏。照例胃逆，当寸盛，今脉证相反，故知必喘，此关本元，不易愈。

川连三分，枳实一钱，绵仲三钱，蛤蚧尾四分（炙、研），姜夏一钱，竹茹一钱五分，橘皮一钱五分，归身三钱。

二诊　十一月十日

呕吐已止，尺脉仍不伏，且腹胀、盗汗。肾亏已甚，现在尚未能治本元病。

桂枝三分（泡），姜夏一钱，枳实八分，川贝三钱，川连三分，炙草六分，竹茹一钱五分，白芍一钱五分，牡蛎三钱，秦艽一钱五分。

三诊　十一月十二日

背酸，尺脉不伏，肌肉眴动，是最重证；食胀，盗汗，则因肾病及内风而有。

天麻三钱，秦艽一钱五分，防风八分，菟丝子三钱，蒺藜三钱，独活六分，炒绵仲三钱，泽泻八分，牡蛎三钱，白芍一钱五分，浮小麦五钱，橘皮一钱五分，归身三钱，大生地三钱。

四诊　十一月十六日

诸恙悉差减，尺脉仍不伏，面上风色亦未见退。为途尚远，不过已有办法，迟早总可愈。

天麻三钱，秦艽一钱五分，天冬三钱，杏仁三钱，蒺藜三钱，独活六分，大生地三钱，川、象贝各三钱，橘红一钱五分，生白芍三钱，浮小麦三钱，炒绵仲三钱，菟丝子三钱。

张右 十一月八日

肝郁奇深，更有内风，又患癫疯，病实太重。

制香附三钱，蒺藜三钱，归身三钱，茯神三钱，独活六分，赤芍一钱五分，天麻三钱，防风六分，炙草六分。

二诊 十一月十日

脉细迟，面有风色，脘痛，腹痛，溺少，便血，多黄带。头绪太多，为途甚远。

钩尖三钱，蒺藜三钱，车前一钱五分，炒荆芥五分，滁菊一钱五分，天麻三钱，炒槐米三钱，瓜蒌霜一钱，杏仁三钱，琥珀四分，象、川贝各三钱。

周左 十一月四日

病属湿热上行，本是可以渐愈之证，但规矩权衡不合，是已及纤维神经，中风之险即在目前。

天麻三钱，蒺藜三钱，炒防风八分，独活六分，生地四钱，胆草二分，回天丸一粒，归身三钱。

另服莨菪丹，每日二次，每次一分。

二诊 十一月十九日

风胜不受补，大是难事，感觉神经钝麻，离中风不远，奈何。

虎骨三钱炙，天麻三钱，独活八分，防风八分，回天丸一粒，归身三钱，大生地四钱。

庞右 十一月十四日

面色黄是因失血，黄中带黑是因有内风，曾经多年咳嗽，多年黄带。现在骨楚，呕吐，嗅觉与食物相忤，病殊深。

蒺藜三钱，独活六分，归身三钱，大生地三钱，天麻三钱，佐金丸四分，回天丸一粒，橘皮一钱五分，秦艽一钱五分。

二诊 十一月二十二日

内风甚盛，血分不清而胃甚热。

川连三分，独活六分，归身三钱，丹皮一钱，鲜生地三钱，天麻三钱，炙草六分，桑枝三钱，回天丸一粒。

加服蓰薪丹，每日一分。

三诊 十一月二十五日

腰酸，骨楚，心跳特甚，脉起落不宽，舌色较上次诊时为佳。闷甚，此心跳及闷不易除，因是心肌神经为病。

朱茯神五钱，蒺藜三钱，川连三分，制香附四钱，天麻三钱，炒防风六分，秦艽一钱五分，虎骨三钱，归身三钱，回天丸半粒。

四诊 十一月二十八日

心跳虽较差，非根治，根治惟蓰薪丹，但为时已稍嫌晚。病是风湿，脉虚年高，难冀十全。

朱茯神四钱，蒺藜三钱，独活六分，川连三分，防己一钱，天麻三钱，赤苓三钱，萆薢三钱，归身四钱，秦艽一钱五分，炙草六分，回天丸半粒，西洋参一钱五分（另煎）。

五诊 十二月五日

色脉较前为静，舌色亦不坏，而胃呆不能食，自觉心跳，背脊痛，腰酸。以病理衡之，决是病退。年事高，病久，又复杂，固当尔。

大生地四钱，蒺藜三钱，归身三钱，独活五分，朱茯神四钱，钩尖三钱，滁菊一钱五分，秦艽一钱五分，丝瓜络一钱百分，炒绵仲三钱，回天丸半粒。

六诊 十二月九日

脉较软，面色较静，神经已变硬者，得重新弛缓之证，佳朕也。积风已久，血不清，疗此非仓猝间事。

蒺藜三钱，人参须一钱（另煎），姜夏一钱，秦艽一钱五分，独活八分，橘皮一钱五分，归身三钱，朱茯神三钱，回天丸半粒。

邓左 十一月十五日

耳鸣是风，因有肾亏胆热关系，然风为主，所谓风，即神经钝麻也。是不可治泄泻，腰酸是肾泄。舌色颇平正，脉亦调，贞疾延年，暂时无险。

绵仲三钱，枸杞三钱，天麻一钱五分，炙草六分，菟丝子三钱，滁菊一钱五分，蒺藜一钱五分，炒故纸四分。

许先生 十一月二十日（膏方）

面色不甚华，体盛，肾亏。手足有时痉挛，是风信也。防中。

天麻一两，绵仲一两，云苓一两，归身一两半，蒺藜一两，菟丝子一两，车前八钱，炙芪二两，钩尖一两半，枸杞一两，防风五钱，苁蓉一两，独活五钱，萸肉四钱，制香附一两，泽泻四钱，潞党二两，姜夏一两，桑枝二两，大生地三两，天冬一两半，冰糖酌加。

戴先生 十一月二十三日

有脑漏不见风色，色脉均佳，而又寒热。寒热当是感冒，脑漏仍须从内风治。

炒荆、防各七分，赤芍一钱五分，辛夷六分，竹茹一钱五分，藁本四分，炙草六分。

二诊 十一月二十五日

鼻中有息肉，萓薪丹尤其是对证之药，其形寒、骨楚均与内风有关。

胆草二分，赤芍一钱五分，细生地三钱，天麻三钱，辛夷六分，枯芩八分，蒺藜三钱，炙僵蚕一钱，炙草六分，归身三钱，秦艽一钱五分。

另萓薪丹每日服两次，每次服一分。

高老 十一月二十三日

旧有风病，现在尚算无恙；其迷睡是神衰，乃完全高年关系。当补，不可勉强峻补；寐中惊悸仍是风病见症，最好美味养阴。

天麻三钱，归身三钱，赤芍一钱五分，滁菊一钱五分，蒺藜三钱，独活四分，鲜生地四钱，钩尖三钱，防风四分，虎骨三钱（炙），回天丸半粒，西洋参一钱五分（另煎）。

刘左 十一月二十七日

面有风色，脉少胃气，虚在肾。然肾有病不能补，补亦不效，拟补肺，略参风药，或当是斡旋之法。

天、麦冬各三钱，杏仁三钱，大生地三钱，白芍一钱五分，知母一钱，归身三钱，川贝三钱，焦于术一钱，陈阿胶（蒲黄炒）一钱五分。

萓薪丹每日服二次，每次一分。

二诊 十二月二日

面色甚劣，服徙薪丹则脚痛，现在粪后见红。虽脚痛，仍当服丹，因病根确是内风。

归身三钱，天麻三钱，炒槐米三钱，炙草六分，蒺藜三钱，细生地三钱。

徙薪丹每日二次，每次一分。

三诊　十二月六日

面色未转，脉则较好。内风甚确，不宜更张，头眩可略补。

细生地三钱，炒槐米三钱，赤芍一钱五分，胆草二分，归身三钱，蒺藜三钱，西洋参一钱五分（另煎）。

四诊　十二月九日

脉尚好，夜有盗汗，多走气急，皆虚证。舌苔、面色均有内风证象。

炒防风八分，牡蛎三钱，归身三钱，蒺藜三钱，炒白芍一钱五分，炙草六分，细生地三钱。

俞右　十二月五日

面有风色，伤风细事，内风为重。

炒荆、防各一钱，杏仁三钱，橘红一钱五分，云苓三钱，象贝三钱，桑叶三钱，炙草六分。

另服徙薪丹。

二诊　十二月十六日

风甚盛，未见效者，因药未及彀，抑咳非纯粹伤风，咳瘥即是药效。

橘红一钱五分，蒺藜三钱，炒车前三钱，象贝三钱，归身三钱，炒绵仲三钱，杏仁三钱，炒防风八分，琥珀四分（研吞）。

另服徙薪丹。

三诊　一月九日

风色退，脉亦平，尚咳，阙庭痛，间痛，病较前为佳。

炙紫菀一钱，杏仁三钱，车前三钱，防风六分，桑叶三钱，绵仲三钱（炒），象、川贝各三钱，元参一钱。

四诊　一月二十日

饮食无味，是风，其余皆细事。

元参一钱，象贝三钱，天麻三钱，佛手一钱五分，大生地三钱，杏仁三钱，独活六分，归身三钱，知母一钱，川连三分，车前三钱，制香附三钱。

周右 十二月五日

面有风色，多带腰酸。病颇不廉，其伤风骨楚皆属脏气不衡。假使不根治，直无愈时。

四制香附三钱，淡芩八分，炙草六分，秦艽一钱五分，归身三钱，佐金丸四分，炒荆、防各六分，细生地三钱。

另服徙薪丹。

二诊 十二月九日

面上风色未除，药力尚未及彀，故腰酸黄带依然，其心跳与此有间接关系。

归身三钱，秦艽一钱五分，佐金丸四分，炙草六分，茯神三钱，蒺藜三钱，制香附三钱，橘络一钱五分，佛手一钱。

周先生 十二月九日

旧患风湿，表不固则容易外感，湿火犯肺，其咳仍剧。

炒防风八分，象贝三钱，橘红一钱五分，炙苏子六分，蒺藜三钱，杏仁三钱，秦艽一钱五分，炙草六分，归身三钱，桑叶三钱。

徙薪丹，早晚各服一分。

二诊 十二月十二日

阴阳不相顺接，则虽盛夏汗出仍肤冷。所以古人说，厥阴从风化，而愚定此种病为内风。

象贝三钱，蒺藜三钱，归身三钱，秦艽一钱五分，杏仁三钱，赤芍一钱五分，丹草二分，炙苏子三钱。

徙薪丹，早晚各服一分。

陈左 十二月十一日

吐血，虽色紫却多，前曾患衄，面疱，嗜饮，脉稍衡硬。量情形血可止，然恐有大病在后。

茜根炭三钱，地榆炭一钱，桑枝三钱，蒺藜三钱，小蓟炭一钱五分，丹皮一钱五分，赤芍一钱五分，炒荆芥四分，童便一杯（冲）。

二诊 十二月十三日

肾亏湿盛，湿火犯肺则咳，入少阳则衄。

大生地四钱，茜根炭三钱，秦艽一钱五分，滁菊二钱，胆草二分，小蓟炭一钱五分，钩尖四钱，蒺藜三钱，炒防风八分。

三诊　十二月十六日

痰多而咳，衄则已止。内风奇重，当另用丹药疗治。

杏仁三钱，蒺藜三钱，赤芍一钱五分，车前三钱，橘红一钱五分，防风六分，赤苓三钱，桑枝三钱，丹皮一钱五分，大生地三钱，佛手一钱。

徙薪丹，早晚各一分。

余左　十二月十八日

脉数，舌质绛苔灰黑而剥，寒热，咳嗽。病属疟病，原却是内风。

象、川贝各三钱，归身三钱，炙草六分，枳实一钱，杏仁三钱，常山一钱，赤苓三钱。

徙薪丹，早晚各一分。

二诊　十二月二十日

湿火犯肺而咳，苔剥，食后胀，是脾虚不健运。

苡仁四钱，象贝三钱，炙草六分，赤芍一钱五分，川贝二钱，江西子一钱（土炒），赤苓三钱，杏仁三钱，秦艽一钱五分，归身三钱。

黄先生　一月四日

咳久不愈，面有风色，是湿火犯肺；已见吐血，是为病已深。

象、川贝各三钱，炙紫菀一钱，苡仁三钱，杏仁三钱，炒乌药一钱，炙草六分，炙苏子三钱，橘络一钱五分，云苓三钱。

须右　一月六日

面有风色，脉有歇止，舌糙而不匀，在上见偏头痛，在下见腰膝酸痛，食物无味，夜不酣寐。内风已深，脏气均乱，难治。

天麻三钱，秦艽一钱五分，钗斛三钱，炒车前三钱，蒺藜三钱，独活六分，大生地四钱，炙苏子三钱，炒防风一钱，归身三钱，杏仁三钱，回天丸半粒。

改方　一月八日

原方去：天麻、蒺藜、秦艽、独活、回天丸。

另开方：绵仲三钱，菟丝子三钱，枸杞三钱，草薢一钱，潞党一钱，天冬三钱，归身三钱，橘皮一钱五分。

另用桂枝、艾叶各五钱，乳香一钱半研末，布包缚酸处。

任右 一月六日

左目肿，久不退，面有风色，舌老黄，大便不行。内热奇重，此有后患，亟泻之。

胆草四分，赤苓三钱，木通八分，川连三分，炒车前三钱，郁李仁三钱，赤芍三钱，蒺藜三钱，麻仁三钱，蔗浆一杯。

陈左 一月七日

内风酝酿已深，便闭，胃呆，感觉必多不仁，且必有，死肌，不知痛痒之处。本可用大药攻之，惟既有痔则本元已亏，轻药复难于奏效，难治。

天麻三钱，归身三钱，柿霜一钱后下，蒺藜三钱，麻仁三钱，百合三钱，赤芍二钱，郁李仁三钱。

张右 一月九日

血不清，肢麻，是已延及感觉神经，此即是风病大证也。此病伏根于平时，发作于春日。

天麻三钱，独活六分，赤芍三钱，蒺藜三钱，归身三钱，秦艽一钱五分，炒防风八分，大生地五钱，炒车前三钱，泽泻八分，萆薢一钱五分，回天丸半粒药（化服）。

徙薪丹，每早晚各一分。

二诊 一月十二日

血不清，治须以渐，仓猝不能见大效。泄泻当是感寒。但此病略泻亦不妨，舌色稍嫌糙，须兼顾阴分。

归身三钱，萆薢三钱，芡实三钱，绵仲三钱，车前三钱，滁菊一钱五分，泽泻一钱，川连三分，蒺藜三钱，天麻三钱。

三诊 一月十五日

舌色好，脉不甚宽，面麻。仍是内风为患，不过怒则肝胆上逆，湿邪缘之而上，不宜。

炒防风八分，赤芍一钱五分，泽泻一钱，蒺藜三钱，归身三钱，滁菊一钱五分，天麻三钱，丹皮一钱，制香附三钱。

杭佣 一月十日

脉尚可，面色太黄，右手三指发麻，是风信。

归身三钱，独活八分，木瓜三钱，丝瓜络一钱五分，橘络一钱五分，防己一钱，回天丸半粒。

汪右 一月十一日

湿毒发于头部，迫之下行则为道太远，然无法令清，宜常服徙薪丹。

徙薪丹，每日早晚各二分开水下。

杨右 一月十一日

面有风色，经不行，多带，腰酸，胸闷，脉气不宽。病已久，难治。音哑乃腺病，仓猝难愈。

细生地三钱，制香附三钱，炒绵仲三钱，归身三钱，茯神三钱，金铃肉四分（炒），钗斛一钱五分，萆薢一钱，车前一钱五分，琥珀四分（研）。

姚右 一月十六日

肝虚血不足，舌强，骨楚，手不能举，艰于成寐，肌肤间如有针刺，当补血以熄风。

大生地三钱，归身三钱，天麻三钱，熟地三钱，炒白芍一钱五分，砂仁八分，天、麦冬各三钱，钩尖三钱，佛手一钱五分，佐金丸四分（入煎），回天丸半粒。

陈右 一月十八日

耳鸣，心跳。肝胆为病，亦是内风，将来当聋。

滁菊一钱五分，蒺藜三钱，归身三钱，赤芍一钱五分，茯神（辰砂拌）三钱，潞党一钱，钩尖三钱，炙草六分，绵仲三钱，当归龙荟丸三分。

二诊 一月二十七日

耳鸣，头响。肝阳不潜，并有内风，绝非肾亏。

赤芍一钱五分，天麻二钱，炒绵仲三钱，蒺藜三钱，归身三钱，胆草二分，西洋参一钱五分。

顾右 一月十九日

脉虚，宜乎腰酸眼花，喉间若梗，骨楚。皆徙薪丹症，腹痛是肝气。

制香附三钱，绵仲三钱，秦艽一钱五分，茯神三钱，炒车前三钱，木香一钱，归身三钱，萆薢一钱五分，枸杞三钱。

徙薪丹，每早晚各一分。

伍右 一月十九日

风块细事，用泻药不中病，泻后又用蚕沙外洗，均非法。小病误治，均成大病。

荆、防各八分,连翘三钱,薄荷一钱,秦艽一钱五分,赤芍一钱五分,炙草六分。

二诊 一月二十四日

风块本细事,其病源是血中风热,能向外达本佳,若逼之向里即有生命之险。

艾叶四分,蒺藜三钱,连翘二钱,赤芍一钱五分,炙草六分,天麻三钱,炒荆、防各八分,归身三钱。

董右 二月十八日

脉缓软如无病人,此因心房不病之故。神气面色则甚劣,手足瘛疭颇剧,云已十余日。前此尚不觉,今则持脉之顷觉其遍身虚颤,此属脑有昏厥之虞。其面色直,是规矩权衡不合,恐嗣后竟见手足反掜,则不可救药,须先事预防。惟能否避免,实无把握。所以然之故,病人旧有内风,今之见此症,其来源甚远也。

人参五分,川连三分,制香附一钱五分,逍遥丸三钱入煎,川楝肉五分(炒),细生地三钱,当归龙荟丸三分(吞)。

另用厚朴三分,青、陈皮各一钱,姜夏一钱五分,活贯众一钱,两剂将一剂,用猪肝三两许,一块同煎煮数十百沸,取猪肝处。另一剂研筛过,和猪肝捣烂,棉裹纳阴中,每日换两次。

董左 九月二日

浑身痛,不能食,脘部、腹部及肌肉皆痛,节骱不痛,肌肤甲错,爪下无血色,手颤。是中风,非内伤。

蒺藜三钱,天麻三钱,归身三钱,姜夏一钱,钩尖三钱,人参须一钱五分(另煎),回天再造丸半粒。

二诊 九月四日

皮肤干枯,血色都变,是风病之重者。口燥乃燥药为之。贫血,风则愈炽。

归身三钱,白芍一钱五分,炙草六分,潞党一钱五分,大生地四钱,蒺藜三钱,橘皮一钱五分,炙苏子三钱,回天丸半粒。

徐老 九月十二日

唇吻指头均瞤动,内风甚炽。高年精枯血少,乃病渐深之原因,难治。最好美味将养,摒除各种难消化物。

炒荆、防各七分,蒺藜三钱,归身一钱五分,大生地五钱,天麻三钱,独活七分,杏仁三钱,竹沥一两,桑枝三钱,炙草六分。

江老 十月二十四日

半身不遂已三年，左手拘挛太甚，当不能复元，脚尚杖而能行。虽高年，服药得法，可冀恢复。忌温补及升性之药，故鹿茸不可吃。参虽能服，是副药，非主药。

天麻三钱，大生地三钱，秦艽一钱五分，回天丸一粒，蒺藜三钱，蝎尾二分（炙），胆草八分，独活八分，归身三钱，虎胫骨三钱（炙）。

顾右 十一月二十四日

舌咽神经受病，是亦中风，其来源是痰火肝气。

胆草八分，胆星二钱，归身四钱，天麻三钱，竹沥二两，姜汁五滴，青、陈皮各一钱，赤芍三钱，独活一钱，秦艽一钱五分，炒防风八分，蒺藜三钱，大生地四钱，回天丸一粒。

二诊 十一月二十六日

舌咽神经受病，尚能言语，饮食、痰涎亦勉强能自制。病来甚剧，腺体已坏，却难治。

胆星一钱五分，天麻三钱，独活六分，青、陈皮各一钱，竹沥一两（冲），蒺藜三钱，木香一钱五分，秦艽一钱五分，蝎尾二分（炙），人参须一钱五分，焦白术一钱，回天丸一粒。

三诊 十一月二十八日

舌咽神经坏，其目珠转动不灵活，是滑车神经亦坏。肤冷，血不能运，为祸不远矣。此病难治，因药不见效。

胆草三分，天麻三钱，炒防风一钱，蝎尾二分（炙），独活一钱，蒺藜三钱，秦艽一钱五分，归身四钱，回天丸一粒。

沈右 十二月六日

产后昏迷，目不能瞬，舌缩，呼吸不能自还，脉洪。病已一候以上，此从难产起，血菀于上，神经起变化，因失知觉，西医所诊断与鄙见悉同。候色脉，病人旧有内风，血分不清，此即难产之所由来，亦即西医所谓肾病，但此与现在治疗无关。现在抽血补以盐水，毕竟已郁于脑之血不能下，且神经变硬者不复弛缓，则知识无由恢复。用苦降，倘体工能运药，可冀万一之效。

胆草四分，赤芍三钱，桃仁三钱，红花一钱五分，丹参一钱，人参须二钱，独活六分，蒺藜三钱，归身三钱。

二诊　十二月七日

脉洪较之昨日略多胃气，可以测知三五日内无事。两目皆斜，是脑病甚深之证，须加重药力。此病诚万险，但万一转机，只在二三日中。

乌犀尖四分，炙龟甲三钱，胆草四分，竹沥二两（姜汁冲），蒺藜三钱，归身三钱，胆星一钱五分，独活一钱，人参须一钱五分，白芍一钱五分，桃仁三钱，赤芍一钱五分，安脑丸一粒。

明日可用回天丸换安脑丸。

三诊　十二月九日

目光较前为活动，脉稍嫌忤指，痰多甚，呼吸为窒，当设法涤除，牙关紧亦须以药力开之。当然仍在危险之中，就希望方面说，可谓已过峰险。

胆草五分，蝎尾三分（炙），姜夏二钱，陈皮一钱五分，僵蚕二钱（炒），竹沥二两，姜汁六滴，胆星三钱，独活一钱，杏仁三钱，赤芍三钱，蒺藜三钱，炒防风一钱，归身四钱，桃仁三钱，人参须一钱，回天丸一粒。

另用皂角一寸（去皮弦子，炙）、全蝎（炙）两枚、元寸五厘，三味分研后合研至极细。每用少许，指蘸擦牙龈，其颊车当能自然开关。

四诊　十二月十日

今日无进步，推究原因，是无推陈致新作用之故，宜涤肠并宜改进粥汤。脉无变动，

目光亦比较好些，汗太多。

煅龙齿三钱，胆草四分，姜夏一钱五分，独活八分，牡蛎三钱，归身四钱，炙龟甲三钱，蝎尾二分（炙，研冲），蒺藜三钱，人参须八分（另煎），虎骨三钱（炙），炒白芍二钱，安脑丸一粒（化服），乌犀尖三分（先煎，冲）。

五诊　十二月十二日

凡脑病有一定危险期，过期便出险，在危险期中不可有顿挫。前日无进步，今日则不如前日，甚远。舌缩、目斜、汗多均未减且加甚，是最可虑。恐竟无脱险希望。

大生地四钱，蒺藜三钱，杏仁三钱，独活一钱，竹沥一两（冲），赤、白芍各一钱五分，蝎尾二分，川、象贝各三钱，姜夏一钱五分，归身三钱，牡蛎三钱，

人参须五分。

六诊 十二月十六日

仍在险中，但危险已减少，知识虽略有，仍嫌太少，牙关亦尚紧。当令常有大便乃得，倘逐日得畅便，更三日当完全出险。

归身四钱，大生地五钱，天麻三钱，蝎尾三分，竹沥二两，独活一钱，蒺藜三钱，郁李仁三钱，胆星一钱五分，麻仁三钱，杏仁三钱，柏子仁三钱，安脑丸两粒，蒌仁三钱（去油），回天丸一粒。

七诊 十二月十九日

今日脉好，神气亦较清，颇有希望。舌色亦无败象，或者立春能不加重，倘立春不加重，其病且日退。

茯神三钱，胆星一钱五分，归身三钱，胆草三分，炒乌药一钱，姜夏一钱五分，秦艽一钱五分，大生地四钱，炙苏子三钱，独活一钱，回天丸一粒。

八诊 十二月二十四日

现脉象尚平正，目光亦尚活动，较之前次诊视时并不见坏，舌苔厚，大便行亦佳。危险期已过，搬动亦并未添病，只须静候开口，大约尚有半个月。

煨天麻三钱，生芪三钱，杏仁三钱，归身五钱，蒺藜三钱，炙乳、没（去油）各三分，姜夏一钱五分，郁李仁三钱，独活一钱，川贝三钱，秦艽一钱五分，胆草四分，大生地五钱，人参须一钱（另煎），橘红一钱五分，回天丸一粒，安脑丸一粒。

此为一剂，每日挨匀时间，服完五剂后再诊。

九诊 十二月二十六日

昨日病情有变动，其最著者是两目皆大，右目较甚，眸子比较高起，脉虽不坏，然不如前此之洪，是脉亦小有变动，舌已能伸出，其苔太松浮，是胃亦有病。详此次之变，决然是立春节气关系，右目高是风胜。

虎骨三钱（炙），独活一钱，蝎尾二分（炙，研），西洋参二钱，天麻三钱，胆草五分，姜夏一钱五分，炙僵蚕一钱五分，滁菊一钱五分，白芍一钱五分，橘红一钱五分，郁李仁三钱，归身三钱，回天丸一粒。

十诊 一月八日

舌苔厚，脉沉，面有火色，溲太少，脉微溢出寸口，额上有汗，亦转矢气。

予潜阳通便利溲。

西洋参一钱，郁李仁三钱，柏子仁三钱，生石膏三钱，麻仁三钱，炙鳖甲三钱，滁菊三钱，胆草五分，安脑丸一粒，炒车前三钱，木通八分，牡蛎三钱。

改方　一月十日

将八日原方去生石膏加鲜生地五钱，西洋参加五分为一钱五分。

十一诊　一月十六日

舌苔青黑，松厚如毡，臂上肌肤起粟，此两事纯属腺体变化不定，是凶相。汗腺起反应至于坏死，故肤糙，然表层既坏，里层却有新者续生，此由色脉推测知之。新陈代谢一度既毕则能言。但病实复杂，不止中风一症，开口之后能否复元，或是仅仅维持现状及春分时有无危险，现在尚难预言。

西洋参（另煎）三钱，独活八分，虎骨（炙，去髓）四钱，天麻三钱，秦艽一钱五分，白花蛇一分（炙，冲），鲜生地三钱，滁菊二钱，胆草五分，天冬三钱，炒车前三钱，归身四钱，炙鳖甲三钱，䗪虫一个（炙，入煎），回天丸一粒（药化服），全蝎三分（炙，去翅入煎），人参须一钱五分（另煎）。

十二诊　一月二十二日

肢凉，颜额亦凉，环唇隐青，脉沉微已甚，希望已等于零，所以致此之由，是不得尿之故。急则治标，姑勉强化痰。

橘红一钱五分，姜夏一钱五分，木通一钱，五味子四分，人参须一钱五分（另煎）。

胡右　一月十八日

产后十三日中风，今为第二十一日，右半身不遂，时见痉厥痰塞，目上视，人王部隐青色，厥时并见左手抽搐不止。病初起时先见头痛，是最重脑症。危险自不待言，发热则尤难治。

归身三钱，乌犀尖四分（先煎），秦艽二钱，安脑丸一粒，赤芍三钱，蒺藜三钱，胆草五分，独活一钱，蝎尾二分，姜夏二钱，回天丸一粒。

二诊　一月十九日

神色较好，目光亦较正路，继续服药，厥可望其不再发，其不遂之半身能否复元尚未能断言。总之，须急起直追，迁延不得。

西洋参一钱五分，天麻三钱，蝎尾一分半（炙，研冲），制香附三钱，归身三钱，蒺藜三钱，胆草五分，茯神三钱，独活八分，大生地四钱，安脑丸一粒，回天丸一粒（药，化服），乌犀尖三分（研细，冲）。

三诊　一月二十二日

诸恙均见轻减，均未见净除，亦尚不能发言，牙关尚紧，脉则平正，舌色亦尚勉强，大便已行，能再行，其牙关紧当除。

大生地五钱，天麻三钱，滁菊二钱，蝎尾二分（炙，研冲），归身三钱，天冬三钱，独活一钱，胆草六分，炒防风八分，蒺藜三钱，秦艽一钱五分，梗通八分，西洋参二钱（另煎），乌犀尖一分（研，冲），回天丸一粒（药化服）。

四诊　一月二十三日

脉舌尚平正，面色太呆，亦尚未能言语。而知识乍复，即与拂逆相值，大非所宜。

胆草一钱五分，犀角一钱，天麻三钱，蝎尾一钱（炙），秦艽一钱五分，元参三钱。

上药研末，先分研筛过，再合研至极细。每用莲子羹匙，一匙西洋参汤调服。每日夜约五次，每次隔三点钟。

另服回天丸一次，连上药五次，共六次十八点钟。

梁先生　一月十九日

右手五指不能随意动作，外无病，色脉均平正，夜寐右手及臂均不温暖。此其病源在脑，乃上肢神经之一侧受病，将来必逐渐加甚，至于两手皆不自然，则因运动神经有连带关系故也。神经本调节血行，右手之血不利，故冷。

天麻二钱，防风八分，虎掌骨三钱，归身三钱，独活六分，蒺藜二钱，回天丸半粒，胆草一分，片姜黄八分。

另，外治方：

羌、独活各三钱，桂枝三钱，秦艽三钱，炙全蝎五个，防风二钱，公丁香一钱，艾叶三钱，炙蚕二钱。

将上药研末，用布做手套将药末铺入，缚臂膊，用热水袋熨。

傅右　一月二十四日

始而酸楚在脚，继而发麻，旋手麻且抖，病来以渐，历久益甚，委实可怕。此是神经性痿证，其源在肝。

天麻三钱，独活八分，蒺藜三钱，归身五钱，炒防风八分，白芍一钱五分，虎骨四斤丸一钱五分。

二诊　一月二十九日

神经痛药后不甚效，色脉尚无他，病本不易治。

天麻三钱，独活六分，归身三钱，赤苓三钱，蒺藜三钱，防风六分，车前三钱，方通八分，白芍一钱五分，大生地四钱，茯神四钱，回天丸半粒药（化服）。

陈左　二月二日

手脚震颤先从一肢起，嗣延及四肢，今且全身振动，脉气不宽。细循症状，与寻常风病不同。

人参须一钱五分，独活一钱，大生地五钱，胆草四分，蒺藜三钱，蚤休四分，归身四钱。

改方　二月三日

二日原方加：

天麻三钱，天冬三钱，菟丝子三钱，白芍一钱五分，绵仲三钱，五味子四分，真陈阿胶二钱。

李左　十一月十二日

类中，舌謇不能言，右手不仁，有火色，唇焦液干。此少阳胆腑为从火化者，衡量症情，尚在可愈之列，忌放血。

鲜生地，天麻三钱，竹沥二两（冲），独活一钱，归身三钱，秦艽一钱五分，滁菊一钱五分，同天丸一粒（化服），蝎尾二分（研末，冲，炙去毒）。

二诊　十一月十三日

脉洪大有力，血压太高，但不能言，溲少，大便不行，口臭，舌厚且白，神志尚清，然病情较昨为劣，得大便当有佳象。

滁菊六钱，郁李仁三钱，天麻三钱，竹沥二两（冲），枳实一钱，虎骨三钱（炙），麻仁三钱，川连三分，鲜生地六钱，柏子仁三钱，钗斛三钱，梨汁（冲）半杯。

此药分六次，每次服隔一钟。

三诊　十一月十四日

今日脉较缓，亦较安适，尚不能言，亦尚无大便。下午若能维持现状，明后日可冀能发言，当以弛缓神经为先务。

乌犀尖二分（研冲），蝎尾一分（炙去毒），独活一钱，归身三钱，知母一钱，天麻三钱，虎骨三钱，钗斛三钱，鲜生地六钱。

药分四次服，每次约隔两小时，仍用回天丸两粒。

四诊　十一月十五日

脉已缓软，热度亦净，神气颇好，右手能动，均佳。惟大便不行，其积不在肠。并非无积，舌腻口臭皆胃中有积证据。前方尚中肯，不必更动，连服三剂，当能发言。

鲜生地五钱，川贝三钱，天麻三钱，虎骨（炙）三钱，知母一钱，梨汁一酒盅（冲），乌犀尖一分（磨冲），秦艽三钱，钗斛三钱，羌活四分，蝎尾一分（炙，研冲），枳实八分，回天丸一粒，当归龙荟丸二分（入煎）。

五诊　十一月十七日

色脉神气都好，惟舌苔甚厚，眠食无恙而不能发言。拟用调胃承气微荡之，其余理由详口说。

细生地三钱，天麻三钱，回天丸一粒（化服），钗斛三钱，乌犀尖一分（磨冲），独活一钱，虎骨三钱，枳实八分，竹茹三钱，腹皮三钱，归身三钱，生锦纹四分（开水泡，勿入煎）。

六诊　十一月十七日

神色较好，语言清楚，脉亦不硬，惟胸闷痰多，吐不甚爽，舌色微黄，胃中已热，温药可减。

瓜蒌霜一钱半，胆星一钱，独活一钱，竹沥二两（冲），归身三钱，姜半夏一钱半，天麻三钱，桑枝五钱，制附片五分，回天再造丸一粒。

七诊　十一月十八日

舌苔未化，口仍臭，脉平正。昨日灌肠得粟粪不多，不为不适。当据舌色，宿积尚多，发热当是胜复，虽热并无危险。仍当用药攻下，不过不能过当，过分小心亦不是事。

秦艽一钱半，逍遥丸一钱（入煎），鲜生地四钱，麻仁丸一钱（入煎），独活一钱，钗石斛三钱，人参须（另煎，冲）一钱半。

八诊　十一月十九日

神气较好，脉按之却硬，此是大便不通之故。凡神经病腑气不通，风药往往不能取效；体气本虚，又恐不任攻下，以故药力不能过骤。论病情，危险时期已过，兹拟方备明日大便后之用，并兼治糖尿症。

滁菊二钱，知母一钱，生蛤壳一两（打），川贝三钱，钩尖三钱（后下），西洋参三钱（另煎），炒怀药三钱，秦艽一钱半，鲜生地五钱，独活一钱，钗斛三钱，回天丸一粒（化服）。

九诊　十一月二十一日

脉象神气都好，惟舌苔不甚平正。昨日灌肠之后，但头汗出，致竟夜不得安寐。检查十九号方，不致如此，或者灌肠不如前次适当。头汗为脏气虚，拟略补之。发言不能多，亦是虚。

珍珠母三钱，鲜生地四钱，钩尖三七（后下），茯苓神三钱，川贝三钱，秦艽三钱，蝎尾一分（炙，研冲），西洋参三钱（另煎），橘白、络各一钱，归身三钱，回天丸一粒（化服），川椒五粒（去目炒，令汗）。

另服老山石斛，每日五分用炭墼煨六个钟点。

改方　二十三日

二十一日方加：虎胫骨三钱（炙），钗斛三钱，去川椒。

十诊　十一月二十四日

脉洪而数，口臭异常。其阳明经气与血本皆热化，又值天气恶热，是因热闷泛恶，无疑得辟瘟丹当佳，再与煎剂清热，或不致变动。

薄荷一钱（后下），知母一钱，姜半夏一钱五分，川连三分，竹叶一钱五分，鲜生地四钱，淡芩一钱，秦艽一钱半，防风八分（炒），辟瘟丹半分（研碎化服）。

十一诊　十一月二十八日

色脉神气都好，舌苔黄厚，胃肠仍有宿积，肺部却无疾，不气急，不汗出，均为出险症象。

川贝三钱，楂炭三钱，西洋参三钱（另煎，冲），丝瓜络五钱，羌、独活各八分，枳实一钱，木瓜三钱，归身三钱，腹皮三钱，风斛三钱，天麻三钱，回天丸一粒，虎骨胶二钱（炖烊，后下），全蝎二分（去毒炙，研冲）。

十二诊　十一月二十九日

下午忽然形寒发抖，脉数而热度增高，胸脘异常不适。顷候色脉并无坏象，现在自觉头中不适，其不适处在巅顶，是因胃气上逆之故。何以忽然发抖，殊费推敲，就色脉论，知其无妨而已。

珍珠母三钱，瓜蒌霜一钱五分，蒺藜一钱五分，钩尖三钱（后下），白薇一钱，天麻一钱五分，细生地三钱，辟瘟丹（磨冲）半粒，桑枝三钱，川贝三钱。

十三诊　十一月三十日

今日神气脉象都好，舌苔未全化，较前为佳，寒热当不是疟。药力太骤，故见振栗，其实是瞑眩。右手较有力，未始非虎骨胶之功。为今之计，宁取稳着取效以渐，庶不生枝节。

鲜生地三钱，独活八分，天麻三钱，回天丸半粒（化服），茯苓三钱，竹沥一两（冲），钗斛三钱，瓜蒌三钱，归身三钱，川贝三钱。

十四诊　十二月四日

色脉平正，口臭，舌苔厚腻，胃中热甚致。口干而头昏，此与气候太热有关。病已无险，胃热必须清化。

生石膏三钱，秦艽一钱五分，淡竹叶三钱，知母一钱，川贝三钱，钗斛三钱，归身一钱，郁李仁三钱，薄荷一钱（后下），梨汁一酒盅，回天丸一粒，西洋参一钱五分。

十五诊　十二月七日

脉甚平正，神气亦较好，惟言语仍不甚清楚，胃热则已减少，大便非涤肠不下，可见内部热势仍盛。寒则洞泄，热则便闭。

西洋参二钱（另煎），郁李仁二钱，秦艽一钱五分，鲜生地四钱，钗斛三钱，麻仁三钱，枳实二钱，柏子仁三钱，天麻三钱，回天丸一粒（化服）。

十六诊　十二月十五日

脉甚平正；手与腿酸痛，不但是病，亦有气候关系。现在即无风病之人，亦多患手脚痛者。面有风色，此最关紧要，非使渐除不可。

鲜生地五钱，川贝三钱，丝瓜络五钱，木瓜三钱，梨汁一酒盅（冲），知母一钱，天麻三钱，茯神三钱，虎骨三钱（炙），怀膝一钱五分，炙乳香二分（去油），生石膏二钱，加料回天丸半粒（化服），蝎尾（炙，研冲）二分。

十七诊　十二月二十日

色脉都好，面上风色亦除，仅手脚尚痛。大分妥当，更二候可冀复元。

钗斛四钱，绵仲三钱（炒），川贝母四钱，天麻三钱，虎胫骨三钱（炙），西洋参一钱五分，知母一钱，丝瓜络一钱五分，加料回天丸半粒（化服），当归龙荟丸三钱（吞），吉林参（另煎）一钱五分。

得大便后去龙荟丸，人参减至八分。

十八诊

左手脉大，右脉缓软，尚不算坏。偏右作痛，当是冬至节候关系。面色舌色均甚正当，可以长方调理。

西洋参三钱（另煎），焦谷芽三钱，虎骨四钱（炙），人参五分（另煎），赖橘红五分，钩尖三钱，天麻三钱，桑枝一钱五分，钗斛三钱，回天丸一粒（化服）。

十九诊

神气脉象甚好，眠食均佳，惟右手不能举，多动则痛。臂上肌肉不削，可以复元。中风已告一段落，面上风色亦除，继此可以日臻健全。

西洋参二钱（另煎），天冬三钱，天麻三钱，绵仲三钱，回天丸一粒（化服），归身三钱，玉烛一钱，独活一钱，菟丝子三钱，虎骨三钱，细生地三钱，怀药三钱（炒），枸杞三钱，滁菊二钱，钩尖三钱（后下），桑枝三钱，小活络丹一粒四分之一（化服）。

杂病门　神经病类

姚奶奶　三月三日

神经过敏，有时知觉全失。此是痫之较轻者，极难治。

胆草二分，赤芍钱半，归身三钱，大生地三钱，秦艽钱半，独活五分，蒺藜三钱，天麻三钱。

另用：犀角粉三分，朱砂五分（飞研），蚤休二分，全蝎一分，分别研末，用猪心一个洗净、剖开，挖空入药末，蒸烂，捣数千杵泛丸。每服七粒。

徐左　一月十七日

气急，心悸，神色不甚安详。是神经病，不在脑而在心。因受挫折而病，固当病交感神经。

佐金丸四分（吞），细生地三钱，朱茯神三钱，钩尖三钱，桑枝四钱，珍珠母三钱,至宝丹一粒三分之一,西洋参一钱。

胡先生 二月五日

神气不爽慧,有时精神错乱。脉平正,病不在心房之故。大便不燥,则非燥证。脉滑亦非神经过敏症,病在大脑,却难治。

犀角四分,沉香二分,胆草五分,姜夏一钱,归身三钱,天冬三钱,麦冬三钱,蒺藜三钱,胆星二钱,大生地五钱。

上药合丸,每早晚服五分,茯神一钱煎汤下。

王孩 二月十八日

色脉尚无他,厥不可常发,常发即成痫,须止之。

鲜生地三钱,滁菊二钱,钩尖三钱,川贝三钱,桑芽三钱,蒺藜三钱,杏仁三钱,赤芍一钱五分,归身三钱,回天丸半粒药(化服)。

毕先生 二月十八日

痫为诸种脑病中最不易治之症,因不但神经病,并关系本元。

赤芍一钱五分,胆草二分,归身三钱,大生地三钱,橘红一钱五分,胆星一钱,杏仁三钱。

金先生 二月二十一日

手颤,指头凉,心跳头晕,气急。病在肝,若发热便成脑症,是有危险,不可忽视。然杂药乱投,险乃益甚。

独活八分,秦艽一钱五分,蒺藜三钱,钩尖三钱,炙草六分,赤芍一钱五分,淡芩八分,青、陈皮各一钱。

吕先生 三月二十二日

舌有垢苔,脉有歇止,头眩,心跳,脘闷泛恶,气促。病起于外感误补,迄今年余竟不得愈。按脉象是心肌神经病,所以气喘,以内部痉挛阅时已久成痼疾,无多把握。

乌犀尖一分半,郁李仁三钱,柏子仁二钱,人参须八分,蝎尾一分,胆草一分半。

李奶奶 三月二十二日

血菀于上,心系急,故整日如有所急,乃神经为病。此病之大患在脑太健,决非痰迷。

钩尖三钱，赤芍一钱五分，天麻三钱，蒺藜三钱，细生地三钱，归身三钱，胆草三分，安脑丸一粒。

二诊　三月二十三日

昨方尚无不合，但取效甚少。仍心慌，虽倦，焦急自若。当就原方增损多服，须以时日。

钗斛三钱，人参须一钱五分，胆草四分，归身三钱，制香附三钱，蒺藜三钱，天麻三钱，钩尖三钱，安脑丸一粒。

沈先生　八月二十三日

目力甚劣，面色尤劣，粪燥。肝脾肾皆虚，而兼有几分脑病，此病甚恐不易取效。

草决明三钱，绵仲三钱，菟丝子三钱，滁菊二钱，枸杞三钱，木香一钱，萸肉五分，蒺藜三钱，钩尖三钱，归身三钱。

二诊　九月二日

药后无甚出入，脉仍虚，面色亦不转。种种见证似神经系病为主症，果尔，却是痼疾难治。

草决明三钱，蒺藜三钱，天麻三钱，绵仲三钱，菟丝子三钱，枸杞三钱，萸肉五分，泽泻七分，怀山药三钱。

三诊　九月九日

照前方服贰拾剂。

恽左　八月二十八日

一言再三说谓之郑声，虚故也。目光异常，肌肉锐瘠，夜不能寐，小溲多而色粉红，两脚不良于行，且举止不安详，仿佛坐立无一而可，谓为心慌诚然。然脉歇止甚少，视寻常心肌、神经病，其重倍蓰，委实形神已离，冬至可虑。

人参须一钱，天、麦冬各三钱，元参一钱，逍遥丸一钱，生、熟地各三钱，归身三钱，枣仁三钱，珍珠母三钱，煅龙齿三钱，茯神三钱。

另：川连、犀角、猺桂各一分研丸吞。

萧先生　八月二十四日

目光神色稍有异征，不能寐。因恐怖起，舌干且黄，并见头痛，骨楚，寒热兼外感证，此与童稚惊略相似，剧即谵语，手足响动。

细生地三钱，钩尖三钱，枳实一钱，竹茹一钱五分，秦艽一钱五分，炒荆芥六分，花粉一钱，腹皮三钱，川连三分，胆草二分。

殷孩 八月二十三日

初起寒热，现昏不知人，目斜，溲如盐，粪臭，能食，不瘠，终日迷睡。此种亦脑病，生命在不可知之数。

炒枣仁三钱，枳实一钱，钩尖三钱，竹茹钱半，天麻三钱，赤猪苓三钱，蒺藜三钱，炒车前三钱。

方先生

因跌伤脚，因伤即见谵语如狂等脑症。此非肝阳，乃神经关系，所谓病在上取之于下。谵语之来源乃脚痛为之也；不寐，多痰，其原因神经痛痉挛不能调节血行所致。暂时胃纳虽无恙，然不能维持现状，至于长久有断然者。脉弛缓，肢凉，并不发热，亦并无热象。温凉均之不妥，以无寒证或热证，温凉两方推求，岂非无的放矢。法当弛缓神经以安神志，更事定痛，然后议其他。若专事化痰，尤是头痛医头，无当要领。

归身三钱，赤芍一钱五分，天麻一钱五分，炙草六分，炒荆芥三分，秦艽一钱五分，七厘散一分（冲），蒺藜三钱，怀膝钱半，木瓜三钱，生乳香三分（去油）。

外治方：羌、独活各三钱，荆、防各三钱，炙乳、没各一钱五分，艾叶五钱，桂枝三钱，秦艽三钱。

上药研末缚伤处，外以热水袋熨之。

姚奶奶 九月四日

目光无神，面黄，脉软，常晕厥，其状如痫。此难愈，其原因是肝虚。

当归三钱，生、熟地各三钱，生白芍三钱，金铃肉八分炒，天麻三钱，蒺藜三钱，滁菊一钱五分，钩尖三钱，猪胆汁五滴，回天丸一粒。

二诊 十月十二日

面色转，脉缓和，舌光红，色脉不为坏。近来发痫，然觉皮肤紧，心中不适，或除根为难，或与气候有关，均未可知。

归身三钱，细生地三钱，炙鳖甲三钱，蒺藜三钱，高丽参一钱，煨天麻三钱，胆草三分，回天丸半粒。

三诊 十月十九日

面色较前为黄，脉亦较虚，失知觉一二分钟即发痫。药力甚悍，尤且如此，委属难治。

天麻三钱，蒺藜三钱，钩尖三钱，独活八分，胆草三分，蚤休三分，炙鳖甲三钱，归身三钱，高丽参八分，回天丸一粒。

四诊　十月二十一日

神气较前两日为佳，仍嫌面色黄，眸子太黑。痫虽不发，根株未除。

高丽参一钱，独活八分，天麻三钱，炙鳖甲三钱，蝎尾二分（炙，研冲），蚤休三分（切，入煎），归身三钱，大生地三钱，枸杞三钱，胆草三分，滁菊二钱，穿山甲一片（炙透），回天丸半粒，金匮肾气丸一钱五分。

五诊　十月二十八日

昨又发痫，据说因拂逆，其实天时人事均有关系，病根总难除。

鳖甲三钱（炙），龟板三钱，穿山甲一片，牡蛎三钱，胆草四分，赤芍三钱，归身三钱，高丽参一钱，大生地三钱，犀角二分。

另：猪心一个，飞辰砂三钱，蚤休五分（研），将猪心剖开洗净，入药末，用线扎，蒸三次，杵碎和丸。每服梧桐子大十粒，开水下。

六诊　十一月三日

论色脉，病瘥过半。本属痫疾，有此成绩已属幸事。现在虚象颇着，可补。

炙芪三钱，枸杞三钱，大生地四钱，归身三钱，狗脊三钱（去毛，炙），绵仲三钱，胆草三分，菟丝子三钱，滁菊一钱五分，赤芍三钱，龟板三钱（炙），鳖甲三钱（炙），犀角二分（研细，冲），回天丸半粒。

七诊　十一月十五日

九节菖蒲七分，蚤休七分，茯神三钱，犀角二分（研极细），远志七分（炙），辰砂一钱（飞）。

上药研极细，入猪心，蒸三次，捣烂，加入犀角粉，丸绿豆大。每日服五至七粒。

八诊　十二月三日

辰砂二钱（飞），虻虫一个（炙，去翅、足），蝎尾两条（炙，去翅、足），蜜虫一个（去翅、足，炙），蚤休二钱。

上药研末，用猪心一个剖开入药末，缝好扎紧，蒸三次，捣烂，加犀角粉三分，丸如绿豆大。每服五至七粒，早晚各一次，参须钱半煎汤下。

九诊 十二月二十八日

第六诊方加苁蓉三钱，怀药三钱，萸肉六分，泽泻八分。

宋先生 十月十三日

体气丰腴，面无血气感，心荡，头胀。心肌神经有病，不能调节血行，因而有此证象。此病颇不易治，不能求速效。

蒺藜三钱，天麻三钱，胆草二分，人参须八分，狗脊三钱，赤芍一钱五分，归身三钱。

二诊 十月十五日

脉舌均佳亦是，面色不正当，药后稍觉舒适。是从药效言之，脑症已确。

胆草二分，归身三钱，枸杞三钱，炙草六分，滁菊一钱五分，回天丸半粒。

朱左 十一月一日

舌色太鲜明，是虚；营少神经失养，故有痉意。热有起伏，实则少阳虚，则厥阴委实未可乐观。溲多、胸闷、多沫痰，皆脏气不柔，当从弛缓神经主治。

细生地三钱，钩尖四钱，蒺藜三钱，归身三钱，生白芍一钱五分，炙草六分，天麻三钱，天冬三钱，川连三分，元参一钱，瓜蒌皮一钱五分，法夏一钱。

黄先生 十一月四日

神迷谵语，舌强，耳聋，唇焦齿枯，遍身震颤。此非伤寒振振欲擗地之附子证可同日而语，急用犀角地黄救其血液，能否挽回，在不可知之数。

乌犀尖四分，大生地六钱，生白芍三钱，天麻三钱，蒺藜三钱，钩尖三钱，清炙草六分，归身三钱，知母一钱，川贝三钱。

张先生 十一月四日膏方

脉涩，咳嗽，心跳。心肌神经有病，牵及肺部，此非细故。体格亦太瘠，幸眠食俱佳，尚不难调理。

天、麦冬各二两，北沙参一两，蒺藜一两半，生、熟地各三两，炙紫菀一两，杏仁二两，川、象贝各二两，炙草五钱，瓜蒌霜八钱，归身二两，茯神二两，白芍一两，绵仲二两，菟丝子二两，橘红一两，炙芪二两，知母一两，云苓二两，天麻二两，蛤粉炒阿胶四两。

上药酌加冰糖收膏。

焦先生 十一月二十五日

脉躁疾，续续而至，太数，感心跳。是心肌神经有病，其源在肝，当感觉敏而艰于成寐。肺却无病，有蕴湿。虽多年亦不能愈，心肝病却不易愈。

朱茯神三钱，天麻三钱，滁菊一钱五分，制香附三钱，钩尖三钱，大生地三钱，佐金丸四分，归身二钱，丹皮一钱五分。

黄左　十一月二十四日

脉缓而涩，面色不华，有时神色似蒙，须臾即复。此为心肌神经病，体气衰则病进。现在虽无所苦，却非细事。

天、麦冬各三钱，蒺藜三钱，钩尖三钱，炒白芍一钱五分，大生地三钱，天麻三钱，归身三钱。

黄孩　十二月二十七日

遍身常患抽掣，当是神经为病，病之所以常发，因血虚，其源在肝。

归身三钱，炒白芍一钱五分，天麻三钱，钩尖三钱，滁菊三钱，独活六分，胆草半分，大生地三钱，橘红、络各一钱五分，回天丸半粒。

以上己巳年案

杂病门　肝胃病类

郁先生　一月九日

胃胀痛，舌有寒象，因胃无弹力故胀。

厚朴三分，枳实八分，青、陈皮各一钱，高丽参八分，竹茹一钱五分，姜半夏一钱，制香附三钱。

二诊　一月十五日

脉舌均有胃气，是药效也。补后得泻，旋渐止，为佳象，因是脾胃有权之故。

高丽参八分，茯神三钱，小朴三分，木香一钱，制香附三钱，青、陈皮各一钱，姜半夏一钱，砂仁八分。

三诊　一月二十四日

旧有胃病，现在脘痛而胀，仍是胃无弹力。

姜夏一钱，制香附三钱，炙草六分，炙乳香三分，佐金丸四分，川椒七粒（炒），砂仁六分（研），云苓二钱，潞党八分。

陈先生 一月九日

肝胃为病，是亦伏根于平日，发作于春时者，干呕责其胃寒。

制香附三钱，姜夏一钱五分，竹茹一钱五分，佐金丸四分，砂仁八分，枳实八分，青、陈皮各一钱。

孙右 一月九日

胸脘如格，是肝郁病。肝病当春，例感不适。其外感则已除，因肝病肺，其咳不易除。

制香附三钱，桑叶三钱，归身三钱，象贝三钱，橘红一钱五分，佐金丸四分，杏仁三钱，炙草六分，蒺藜三钱。

费先生 一月十日

旧有胃病，因吃年糕，复动气，致胸脘如隔，恐不免再发旧病。

制香附三钱，竹茹一钱五分，枳实八分，砂仁八分，炙草六分，佛手一钱五分，姜夏一钱五分，归身三钱。

朱右 一月十日

脉甚调，面色、舌色亦平正。脘痛是肝胃病，亦尚不深；胃寒，故不能食。

制香附三钱，法夏一钱，归身三钱，佐金丸四分，橘红一钱五分，茯神三钱，生乳香三分，青皮一钱。

符先生 一月十三日

肝气甚盛，非饮酒不能成寐，腹中有气作胀，舌有热象。

制香附五钱，川连六分，滁菊三钱，西洋参三钱，胆草八分，大生地五钱。

上药研末筛过，加猪胆汁十滴拌匀为丸，每服两钱。

印先生 一月十八日

舌苔粗而不糙，病在胃，故脘闷气逆而噫，色脉尚无他。

枳实一钱，川连三分，木香一钱，竹茹一钱五分，炙草六分，炙苏子三钱，淡芩八分，制香附三钱，云苓四钱，小朴三分，杏仁三钱。

许奶奶 一月二十九日

肝病尚不算深，脘痛，嗳酸，皆因无以奉生气之故。

制香附三钱，大生地四钱，佛手一钱五分，佐金丸四分，橘白、络各一钱，归身三钱，生乳香三分，砂仁四分（研）。

沈先生 二月二日

呕酸多年不愈，是厥阴亦是胃病，其脐下动悸是聚水。

茯苓五钱，竹茹一钱五分，乌梅丸三分，佐金丸三分，生乳香三分，制香附三钱，赤芍一钱五分，炙草六分，绵仲三钱，车前三钱。

二诊 二月十日

右脉较有起色，病症无甚出入，略好，亦不多。

制香附三钱，佐金丸四分，楂炭三钱，归身三钱，大生地四钱，郁李仁三钱，赤、白芍各一钱，木香一钱，麻仁三钱。

胡宝宝 二月八日

剧咳致胸脘腹部均痛，其呕清水是胃寒。

小朴二分，姜夏一钱，桑叶三钱，赤苓三钱，枳实八分，象贝三钱，橘红一钱五分，方通八分，竹茹一钱五分，杏仁三钱，炙草六分，葛根一钱五分。

郭先生 二月十二日

舌苔抽心，其抽心处绛且干，脉则滑实，体格肥盛异乎寻常。病情虚实互见，痛是气窒，不属肺而属肝。痰虽多，阴分甚亏，劫夺之剂不适用，当理气。

制香附三钱，赤芍二钱，杏仁三钱，茯神三钱，元参一钱五分，橘白、络各一钱五分，乳香三分，归身三钱，炙苏子三钱，麦冬三钱，指迷茯苓丸一钱五分。

曹太太 二月十二日

脉虚，近日忽感腹胀，溲不利，龈有时出脓，舌抽心，面微肿。病情不廉，拟肝肾脾胃并治。

制香附三钱，菟丝饼三钱，法夏一钱五分，佐金丸四分，人参须一钱，元参一钱，绵仲三钱，砂仁八分，佛手一钱，金匮肾气丸一钱五分。

赵左 二月十二日

胃失弹力，故不消化。与寒温无关，故虽大剂辛温不效。且多药则成药虫，只须仲景人参厚朴半夏生姜汤足矣。

高丽参一钱，姜半夏一钱，佐金丸四分，制朴四分，老姜一大片。

陈左 二月十九日

初起乳下病，继而腹部抽痛连及背部，确是肝气为患。肝俞在背，其络在乳下及腹部。脉尚平正，略嫌洪，神色亦无败象。痛可定，病痊愈在谷雨之后。因拂逆为病，因气候亦为病因也。

制香附三钱，吴萸三分，生乳、没各八分，青、陈皮各一钱，川连三分，桂枝三分，赤、白芍各一钱五分，砂仁八分（研）。

二诊　二月二十四日

唇红，痰多沫，苔黄。肺燥，里热亦盛。右脉平，左脉沉弦，大便闭结，均属热象，不宜过温。肺燥咯痰多，则弱不能行水，此水声之由来。从饮治则药嫌燥矣。

制香附三钱，云苓四钱，归身三钱，郁李仁三钱，佐金丸四分，炙草六分，乳香四分，柏子仁三钱，青、陈皮各一钱，牡蛎三钱。

三诊　二月二十六日

色脉均佳，所苦痰多，所吐多沫。吐多则肺燥，大非所宜。舌苔黄薄，从饮治，药品不宜太燥。拟桂枝加桂引之下行，得安寐便佳。

桂尖四分，江西子一钱，猺桂心三分（研丸，吞），云苓五钱，炙草六分，归身三钱。

钱左　二月二十四日

食停上膈而攻中下焦，诛伐无辜，病不除，虚乃益甚，闷亦益剧。现舌苔中剥，将入厥阴，成大病矣。

川连三分，蒺藜三钱，炙草六分，瓜蒌三钱，归身三钱，蝎尾二分（炙，研冲）。

顾先生　三月一日

肝气为患，交感神经痉挛，故痛作，时觉气急。

天麻三钱，赤芍三钱，归身三钱，蒺藜三钱，制香附三钱，生乳香四分，天冬三钱，佐金丸四分，大生地四钱，茯神三钱。

二诊　三月六日

脉总少胃气，痛略瘥，却有气向上逆。

天麻三钱，归身四钱，滁菊三钱，蒺藜三钱，大生地五钱，炙鳖甲一钱五分，独活四分，逍遥丸一钱，生乳香三钱，茯神三钱，制香附三钱，赤芍二钱。

施先生　三月一日

脘痛呕清水，舌无热象，是胃寒，药不宜凉。

川连三分，炙草六分，制香附三钱，吴萸三分，潞党一钱，炙紫菀一钱，归身三钱，茯神三钱，川贝三钱，杏仁三钱，浮小麦五钱。

张左　三月十六日

病源在胃，痛处皆肝之部位，西药不能除根，多服则疲，不但不效，且有流弊。

川连三分，桂枝三分，制香附三钱，青、陈皮各一钱，干姜三分，乳香四钱，法夏一钱五分。

刘先生　三月六日

舌苔厚腻，胁下有气窜痛，肝胃为病。

枳实一钱，淡芩一钱，木香一钱五分，竹茹一钱五分，制香附三钱，瓜蒌皮一钱五分，川连四分，吴萸一分（炒）。

二诊　三月八日

舌苔黄糙，胁下气窜痛，饮食均呕。是肝胃病，本可攻，惟病已六年，无急治之理。

川连四分，竹茹一钱五分，小朴二分（炒），鲜生地三钱，淡芩一钱，枳实一钱，瓜蒌霜一钱，砂仁六分。

胡右　三月九日

食后须臾吐出，食物不化。是噎膈，胃寒故也。已三年右，脉气尚未败，可冀有效。

桂枝四分，炮姜炭三分，制香附三钱，炙草六分，川连三分，姜夏一钱五分，茯神三钱，青、陈皮各一钱。

二诊　三月十二日

呕吐已止，食物尚感不适，脉平，舌润，毕竟寒多于热。

桂枝三分，川连三分，制香附三钱，老姜一片，炮姜炭三分，姜夏一钱五分，茯神三钱，吴萸三分。

三诊　三月十四日

病已瘥而自虑再发，鄙意再发恐是另一种病，若此可冀不发。

佐金丸四分，归身三钱，砂仁七分，人参须七分，制香附三钱，法夏一钱五分，青、陈皮各一钱，生姜一片。

薛太太　三月十三日

进食辄呕而背胀。因胃中无液，舌色干绛是其证也。脉平，脚麻木略减，宜专重营养。

钗斛三钱，橘络一钱五分，归身三钱，天麻三钱，细生地三钱，知母一钱，钩尖三钱，元参一钱，虎胫骨三钱。

二诊　三月十五日

舌中心干，脉寸大尺小。肝阳上逆，胃中无液，所以不能纳饮食，却非细故。

西洋参一钱五分，橘白一钱五分，钩尖三钱，天冬三钱，霍斛五分，知母一钱，佐金丸三分。

尤右　三月十八日

饥不能食，呕吐酸水，病在肝；环唇青色，食后腹胀，病在脾。肝脾皆虚。

制香附三钱，炒白芍一钱五分，川连三分，乌梅丸六分，法夏一钱五分，木香八分，砂仁八分。

邵先生　十月二十四日

脉稍嫌弦，无冲和之气，是血少胃病，当然猝不得除。神气却好，因向来湿胜，值现在气候暵燥，亦是近日较健之一原因，脉弦当补血为主。

归身三钱，人参须一钱五分，钩尖三钱，砂仁八分，法夏一钱五分，炙草六分，制香附三钱，滁菊一钱五分，枳实八分，茯神三钱。

俞左　三月二十四日

症情是噎膈，肾亦有病，惟肝病为重。

制香附三钱，川连三分，草薢一钱五分，秦艽一钱五分，砂仁八分，毕澄茄三分，猪苓三钱，防己三钱。

以上己巳年案

卷四 杂病门（二）

杂病门　水肿类

郁左　一月二十二日

面色晦滞并肿，脚亦肿。脉洪大而无胃气，且有歇止。以色脉测之，行且成肿胀。现在之咳嗽气急乃肿胀之前驱，手脚更迭为肿乃四维相代，本是阳虚已甚之候，故耐温不耐寒。

款冬一钱（炙），炙苏子三钱，猺桂二分（饭丸，吞），云苓三钱，杏仁三钱，炒乌药一钱，蛤蚧尾六分（冲），车前三钱（炒）。

项奶奶　二月八日

先脚肿，次及腹部，旋至胸部，旋遍身漫肿。此病前一步是脚气，现在是水肿。脚气攻心，心不受邪，转属水肿。生命危险，能否挽救，在不可知之数，勉方冀幸万一。舌有热象，不可温。

槟榔六分，泽泻一钱，炒车前三钱，赤苓三钱，归身三钱，灶心土一两（代水），黑、白牵牛头末各四分。

二诊　二月十日

溲较多，肿较退，脉亦自可，自是佳象。惟四肢均冷，肿退未及半而面色带枯。热象，却不能一味利水。

归身三钱，腹皮三钱，云苓三钱，杏仁三钱，泽泻八分，炙苏子一钱五分，灶心土一两（煎汤代水），黑、白牵牛头末各四分（炒）。

另丸药方：

红芽大戟一钱，芫花一钱（炒黄），槟榔五分（炒），木瓜二钱，橘叶一钱五分，苏梗一钱，甘遂一分（米泔浸去黑水）。

各药如法制过，研末筛过，用大红枣二十个去皮、核，同药末捣数百杵，即用枣汤和丸如菜籽大。每早晚服七粒，开水下。

三诊　二月十四日

肿未退，面部及手较退，腹部及脚加甚，脉无虚象，二便日行数次，此药力未及彀之故。

槟榔六分，木瓜三钱，松节四分，车前三钱（炒），苏梗一钱，归身三钱，茅根三钱，赤苓三钱，木通八分，大生地四钱，黑、白牵牛头末各四分。

虞左　二月十五日

气喘不能寐，不能平卧，脚肿，脉数，舌润，溲短，面尘。先脚肿后气喘为脚气攻心，先气喘后脚肿为肺不行水。治脚气当补火生土以制水，肺不行水却须利水。辛温发表非其治，故不寐。

杏仁三钱，归身三钱，茅根三钱（去心），吴萸四分，橘叶三钱，木瓜三钱，苏子三钱（炙），炒乌药一钱，黑、白牵牛头末各四分（炒）。

二诊　二月十六日

肿在上者当开鬼门，在下者当洁净府。今药后虽略瘥，溲不利则肿不退，再通之。

杏仁三钱，炒乌药一钱，木瓜三钱，橘叶三钱，炙苏子三钱，茅根三钱，炒车前三钱，梗通八分。

董左　二月十七日

天明时咳剧，气逆，心跳，饥不能食，脚肿自上而下，脉洪，起落尚清楚，舌有湿象。肺中有湿，肾脏则热。

苡仁六钱，云苓六钱，天冬三钱，橘叶三钱，方通八分，炙苏子三钱，杏仁三钱，茅根三钱，木瓜三钱。

翁奶奶　三月二十二日

脉不虚而涩，唇绛见血干。燥热之证，其肿是心房病传变而来。脏气为病，本极难治，复得椒、辛、葶苈、桂枝，肿不退而血愈下，益难治。

细生地三钱，知母一钱，杏仁三钱，归身三钱，天冬三钱，白芍一钱，茯神四钱，黑、白丑头、末各四分（炒）。

李奶奶 三月二十二日

遍身骨楚，筋节酸痛，溲频不爽。初起气急，现在手足皆肿，脉滑，舌有热象，此因肾脏不能分利所致。脉象属阳证，在理可愈。

炒车前三分，淡芩八分，赤芍三钱，猪苓三钱，川连三分，防己三钱，虎骨三钱（炙），泽泻一钱，梗通八分，归身三钱，萆薢三钱，杏仁三钱，赤小豆一握（泡汤煎药）。

朱太太 一月十九日

脉硬，气促鼻扇。肺不行水，水肿见证毕具。法当下，若虚象见，则当补益，但此病难治，例五十全，勉拟重剂，如十枣、大陷胸法。

大戟一钱五分，陈皮一钱五分，归身三钱，甘遂二分（研，入煎），芫花一钱五分（炒黄），姜夏一钱五分，赤、猪苓各三钱，地肤子一钱（炒），甜葶苈七分（隔纸炒黄）。

二诊 一月二十四日

皮下聚水，病势已入危境。前药能受，法当继进。脉象、舌色均见热象，不适即因此，勉拟再攻。

红芽大戟一钱半，苦杏仁四钱，甘遂二分（研打后下），木通八分，炒芫花一钱五分，地肤子一钱（炒），赤、猪苓各三钱，大红枣十枚，甜葶苈八分（隔纸炒黄）。

此药用黄土二三斤，先煎汤澄清，去滓入药，煎极浓去渣，入大红枣十枚，煎数十百沸，入甘遂末，连枣肉频服。

三诊 一月二十六日

脉已软，略见虚象。前药碍，难继进。舌色甚绛，真武制水亦在可商之例，拟养血为主。

归身四钱，炙草六分，云、猪苓各三钱，木通八分，杏仁三钱，炙苏子三钱，白芍三钱，姜夏一钱五分，土炒白术一钱五分。

四诊 二月五日

腹已软，肿亦渐消，尚余十之一二，舌剥，溲多。病有转机，最好者气已不急。惟脉尚嫌硬，此层未可乐观。拟大剂真武以善其后。

制附块二钱，淡吴萸一钱，云苓六钱，姜夏二钱，杏仁四钱，苡仁四钱，焦白术二钱，灶心土二两（先煎）。

五诊　二月九日

肿退未净除，尚余十之一二，虚甚。再攻已不能胜，而病根尚在。丸尚须继服，一面补益，肿退净尽，丸乃可除。

制附块一钱，吴萸六分，归身三钱，云、猪苓各三钱，潞党一钱（土炒），大生地三钱（土炒），焦白术一钱（土炒），海南子七分（切），杏仁四钱，炒枣仁三钱，姜夏一钱五分。

六诊　二月二十日

虚甚亦热甚，肿退净，脉微软。丸须继服，转是辛温，不能继进，为难。

焦白术二钱（土炒），归身三钱，陈皮一钱五分，海南子八分（切），杏仁三钱，远志七分（炙，去骨），姜夏一钱五分。

七诊　二月二十五日

病已退，虚甚。非补不可，拟生料归脾丸。

潞党一钱五分，焦白术一钱五分，炙草八分，木香六分，龙眼肉十粒，云苓三钱，姜半夏一钱五分，陈皮一钱五分，炙芪二钱，远志四分（炙，去骨）。

八诊　三月四日

水肿已除而虚甚，腹部常气胀，脉不甚调，较病时软多。此病惧其再作，拟交感丸主之。

九制香附三钱，抱茯神三钱，焦白术一钱，陈皮一钱，姜夏一钱五分，防己三钱，炒车前三钱。

九诊　三月十五日

左手脉甚洪大，右手已软，舌结苔不化，且不松，是虚证。所以多动则气促心跳，脚暮肿早退，其吃紧处在宿积不除，饮食不能营养，又且高年，此虚猝不易复。

炙绵芪五钱，姜半夏二钱，炙草五分，制附片六分，蒸于术二钱，云苓五钱，炒生地四钱，吴萸四分，龙眼肉十粒，陈皮一钱五分。

十诊　三月二十六日

脉乍按之似较好，细循之仍硬。肿胀虽退，行且再发，再发即不救。唇边牵动，是内风，乃因虚而生。又有胃病，高年得此，其何以堪。

归身三钱，橘叶三钱，天麻三钱，姜夏一钱五分，土炒白术一钱五分，茅根五钱（去心），秦艽一钱五分，参须一钱（另煎冲）。

十一诊　四月一日

脉任按，咳甚，腹胀复发，舌根苔黄厚，胃病肝病肺亦病。肿胀本大症，复发则较虚而较重，益以高年，正虚邪实，脏气皆坏，此无能为役也。

象贝三钱，橘红一钱五分，归身三钱，天麻三钱，苏子三钱（炙），杏仁三钱，桑叶三钱（炙），槟榔一钱（切），秦艽一钱五分。制香附三钱。

十二诊　四月二十三日

脉缓和，舌苔亦化，病至此可谓完全告痊。妙在内风完全不动，诚幸事也。

归身三钱，法夏一钱五分，杏仁三钱，天麻三钱（煨），生地三钱（炒），佛手一钱五分，枸杞三钱，秦艽一钱五分，制香附三钱，龟龄集二分（冲）。

张先生　十二月十六日

臌胀脚肿，腹臌，颈脉跳动。皮水已成，乃至危极险之大症也。手尚未肿，气尚未大喘，脉任按，据此三点，尚有些微希望。

槟榔八分，吴萸五分，大戟一钱五分，防己三钱，芫花一钱五分（炒），红枣五枚（去核），木瓜三钱，姜夏一钱五分，甘遂二分（米泔水浸一宿）。

二诊　十二月十七日

脉略有起色，大便行，溲亦较多，无不足之症，自是佳象。前方尚中肯，惟药力太峻，当小其剂。

大戟一钱，红枣三枚（去核），吴萸四分，姜夏一钱五分，防己三钱，茵陈一钱五分，芫花一钱炒，枳实八分，梗通八分，甘遂一分（米泔浸去黑水）。

三诊　十二月十八日

脉沉，左手尤甚，大便虽有不多，舌苔未化，腹肿未退。药虽中病，仅仅转机，未足言痊。面色稍晦，当暂缓攻剂。此病宜一日攻之，二日补之，不得径行无忌也。

归身三钱，杏仁三钱，云苓三钱，防己三钱，吴萸四分，槟榔八分，熟附块八分，木瓜三钱。

瞿先生　八月二十四日

先脚肿，嗣遍身肿、麻木，胸脘闷而吐血，舌疳。是脚气已经攻心，毒溃之候，亡羊补牢，为时已晚，奈何。

海南子八分，吴萸三分，木瓜三钱，橘叶三钱，老苏梗一钱，赤芍一钱，秦艽一钱五分，杏仁三钱，茅根三钱，泽泻八分，黑丑头末四分（炒），归身三钱。

王先生 九月二日

湿从下受，由脚气变为水肿，脉动而涩，有大危险，难治。

赤、猪苓各三钱，木瓜三钱，苡仁四钱，防己三钱，归身三钱，茅根三钱，橘叶三钱，黑、白牵牛头末各三分（炒）。

高先生 十二月九日

尿血溲浊，腰酸，内肾不能分泌，甚则肿，眼皮肿其见端也。肾之作用不但司分泌，倘能节欲，尚有办法。

天冬三钱，方通八分，丹皮一钱五分，赤、猪苓各三钱，炒车前三钱，泽泻六分，归身三钱，龟龄集二分（冲）。

二诊 十二月十二日

溲略多，腰仍酸，面肿未退，脉不甚和，舌色平正。再予分利，停止龟龄集。

赤、猪苓各三钱，苡仁四钱，泽泻一钱，木通八分，车前三钱，杏仁三钱，草梢一钱，萆薢二钱。

杨先生 十二月九日

肿而黄且暗，脉不清楚，少胃气。脘闷，音哑，咳剧，痰中有血，舌糙。脏气无权故肿，湿犯肺故气急，音哑是有生命之险。

茵陈三钱，炒荆、防各七分，赤芍一钱五分，赤、猪苓各三钱，归身三钱，秦艽一钱五分，川连三分，胆草二分，车前三钱。

二诊 十二月十日

脉舌较好，面色依然黄肿，音哑均未见差减。

茵陈三钱，赤芍一钱五分，泽泻八分，炒车前三钱，木通八分，猪苓三钱，胆草二分，归身三钱。

王左 二月十七日

遍身皆肿，肤色黄暗，脉无虚象，溲却多，病属水肿。口中烂，里热，可攻。

生石膏三钱，赤、猪苓各三钱，茵陈一钱五分，西瓜霜八分（后下），泽泻八分，枳实一钱，黑、白牵牛头末各四分（炒）。

杂病门　臌胀类

陈孩

面色萎黄，苔灰舌剥，腹臌胀，气上逆，脉无胃气。此属单腹胀，难治。

归身三钱，乌梅丸六分（入煎），川椒九粒（炒），霞天胶一钱半（蛤粉炒），江西子一钱（土炒），木香一钱五分，蝎尾二分（去毒炙，研冲），金匮肾气丸三钱（入煎）。

陈小姐　一月二十三日

面萎黄，气促，舌剥，脉微。较之初诊时略有胃气，病减百分之一二，是减不足言，为程尚甚远。

乌梅丸四分（入煎），木香一钱，云苓五钱，川椒九粒，江西子一钱（土炒），姜夏一钱，公丁香四个，霞天胶一钱（蛤粉炒），金匮肾气丸一钱五分。

二诊　一月二十四日

单腹胀兼有筋脉弛缓症，舌绛且衄则不能温。

木香一钱，焦于术一钱，霞天胶五钱，蝎尾一分半（炙，冲），大生地三钱，云苓五钱，炒车前三钱，茅花一钱五分，金匮肾气丸一钱半（入煎）。

三诊　一月二十七日

脉仍无胃气，面色亦仍无生气。惟药后大便行，腹胀减，却是佳朕。

大生地三钱，木香一钱，潞党一钱，云苓三钱，生乳香二分，焦于术一钱，归身二钱，金匮肾气丸一钱五分（入煎）。

四诊　二月一日

痛与胀迭为进退，与其胀毋宁痛。色脉均甚劣，能否收功，尚在不可知之数。

归身二钱，木香二钱，枸杞三钱，丹皮一钱五分，萸肉六分（炙），泽泻八分，云苓三钱，车前一钱五分（炒），上猺桂一分（研丸，吞），炒川椒五粒，炒怀药二钱，胡广子一钱。

五诊　二月三日

气急面黄，舌绛糙，脉无胃气，腹胀且痛，食则胸脘作胀。药物偏凉则病增，偏温则热，证悉见脏气已坏，恐不可治。

西洋参钱半（另煎，冲），丹皮一钱五分，萸肉七分（炙），泽泻一钱，炙鳖甲二钱，炒乌药一钱，炒怀药二钱，猺桂一分（研丸，吞），归身三钱，云苓五钱。

六诊　二月五日

面色奇劣，脉数而躁急，腹胀颇甚，此种色脉委属不治之证。舌疳腹痛，必有虫。

潞党一钱，炙鳖甲三钱，归身三钱，大生地三钱，雷丸一钱，炒百部五分，茯苓、神各三钱。

七诊　二月七日

舌疳、脉数均较前差减，面色亦略有起色。惟各恙均仍在，除十之一二耳。

木香一钱，炙鳖甲一钱五分，归身三钱，雷丸一钱五分，茯神三钱，炒百部六分，金匮肾气丸二钱（入煎）。

八诊　二月九日

气急面肿，腹胀，经阻，无胃气。肺、胃、肝、肾并病，藏府悉坏，不能治。

炙紫菀一钱，北沙参一钱五分，桑皮一钱五分（炙），杏仁三钱，赤芍一钱五分，云苓三钱，佐金丸四分（入煎），归身三钱，瓜蒌皮一钱五分，炒乌药一钱。

九诊　二月十五日

病略瘥，但为程尚远。

炙紫菀一钱，瓜蒌皮一钱五分，川连三分，杏仁三钱，北沙参一钱五分，归身三钱，川、象贝各三钱，炙苏子三钱，蒺藜三钱，金匮肾气丸一钱五分（入煎）。

十诊　二月二十四日

面无血色，脉少胃气，瘄甚。腹胀虽略减，病则未见退。

炙款冬一钱，炙紫菀一钱，潞党一钱，杏仁三钱，炙苏子三钱，川贝三钱，焦谷芽三钱，金匮肾气丸一钱五分（入煎）。

十一诊　二月二十九日

今日脉较有胃气，面色亦略转，是佳朕。

川贝三钱，杏仁三钱，天冬三钱，象贝三钱，炙苏子一钱五分，焦谷芽三钱，潞党一钱五分，炙紫菀一钱五分浮小麦五钱，金匮肾气丸三钱（入煎）。

十二诊 三月二日

今日脉弦无胃气，病情不甚顺手，恐拙技不足任此。

炙紫菀一钱，北沙参一钱五分，川贝三钱，杏仁三钱，霞天胶一钱，蝎尾一分（研冲），焦谷芽三钱，金匮肾气丸三钱。

十三诊 三月四日

今日脉数较有胃气，然病总难，如此旋进旋退，决无佳果，还是另寻高明之家，或别觅单方。

霞天胶一钱（蛤粉炒），蝎尾一分炙，杏仁三钱，炙紫菀一钱，焦谷芽三钱，金匮肾气丸一钱。

另：西瓜皮三钱，陈葫芦一钱，砂仁七分，研末冲服，每服五分。

十四诊 三月十九日

单腹胀近又转剧，脉浮无根，臂肉尽削，而手指肌色将转，属水肿病，属不救。无法挽救，勉方尽人事。

大生地二钱，炙萸肉二钱，炒怀药一钱五分，猺桂心二分（研丸，吞），茯苓三钱，泽泻六分，丹皮八分，制附块四分。

朱奶奶 二月十九日

遍身浮肿，脉甚细，不气喘，血色不变。予利水不应，病则自下而上，先脚肿，继及全身。衡量病情，改从气治。

虾蟆一只去肠杂，入砂仁七粒，用线扎好，外用泥厚封，炭火上烧，令泥红，候冷去泥，其蟆已成灰。将全个研细，开水服。每次三厘，日三服。

董奶奶 十月二十四日

腹胀，多坐更甚。决为虚胀，其难治处因有风。体衰病显，药物不易图功。

高丽参八分（另煎），天麻三钱，钩尖三钱，蒺藜三钱，白芍一钱五分，归身三钱，细生地三钱，杭菊一钱五分，橘络一钱五分，回天丸半粒药（化服）。

史小姐 十月二十六日

病已经月，据说初起温病，经两次反复，现在面无血色，浮肿，气急，面肿，脚亦肿，腹胀，奇寒，壮热，发作无定时，脉滑数，舌苔略干。除面肿腹胀外，权衡规矩尚未全离。虽有可愈之希望，然为途甚远，现在先治寒热。

归身三钱，腹皮三钱，砂仁五分（研，后下），细生地三钱，鲜首乌三钱，制香附一钱五分，栀皮一钱（炒），川连三分，郁李仁三钱，瓜蒌仁一钱五分（去油）。

胡先生 十二月二十日

先肝病后肾病，近乃脾病腹胀便溏。是虚胀，不可通大便，通之则胀愈甚。衡量色脉，虚象甚着，且瘠甚。单腹胀朕兆已显，左腰出气，左胁气痛，舌边微黑。肝肾病既深，且有积瘀久，为难治之候。

炙鳖甲三钱，煨木香一钱五分，制香附三钱，灶心土五钱，归身五钱，江西子一钱（土炒），炒绵仲三钱，潞党一钱，秦艽一钱五分，金匮肾气丸三钱（入煎）。

二诊 十二月二十五日

脉颇调，泻止，舌边黑色。腹部并不加胀，可止，通大便非是。腰部仍酸，自觉有气泄出，且不觉饿。病深，为途远，当然非旦夕可取效。

木香一钱，制香附三钱，砂仁八分（研），归身三钱，江西子一钱土（炒），炒绵仲三钱，菟丝子三钱，枸杞三钱，炙芪一钱五分，橘络一钱五分，姜夏一钱，金匮肾气丸四钱（包煎）。

三诊 十二月三十日

肾气颇好，胀亦见减。左脉太软，舌边有黑斑，脘下有块，腹中有气，还向腰际，皮中却似有气行动。是当责其虚，惟其虚，攻积乃不可，缓不过是血与气为病。非食积，不可攻大便。

炙鳖甲三钱，木香一钱，枸杞三钱，炙芪三钱，砂仁八分（研），归身三钱，钗斛三钱，制香附三钱，天麻三钱，炒绵仲三钱，佛手一钱五分，郁金一钱（切），金匮肾气丸四钱（入煎）。

四诊 一月八日

胀甚，色脉不坏。是不可攻，虽勉强可用理气药，然气药略多，其胀即增。仍须培元为主，兼予治风。肾病不见甚好，特为程尚远耳。

归身三钱，枸杞三钱，砂仁八分（研），炒绵仲三钱，木香一钱五分，炒江西子一钱五分，霞天胶三钱，蝎尾二分（炙，冲），金匮肾气丸五钱（入煎）。

五诊 一月十一日

大便行，腹较软，胀转减，意中较舒适，脉则甚虚。前此见有余之脉是假象，今则夫人而知当补矣。

潞党一钱五分米（炒），炙芪三钱，江西子一钱（炒），熟地三钱，姜夏二钱，砂仁八分（研），炒怀药三钱，云苓三钱，煨木香一钱，炒绵仲三钱，炙萸肉六分，菟丝子三钱，苁蓉三钱，泽泻八分，猺桂心二分。

六诊　一月十三日

得大补剂，胀闷异常，然大便则行，是大佳事。脉缓，舌色好，可以不再胀。

制香附三钱，砂仁八分（研），姜夏一钱五分，秫米三钱（炒），木香一钱五分，归身三钱，绵仲三钱，江西子一钱（炒），云苓三钱。

七诊　一月十四日

虚胀非补不可，惟太补则闷，理气则胀。又天晴则爽慧，阴雨则不适，仍当平补兼参风药。

江西子一钱（炒），绵仲二钱，菟丝子二钱，人参须五分，制香附一钱，枸杞二钱，云苓三钱，砂仁六分（研），霞天胶一钱（炒），姜夏一钱，潞党一钱，天冬二钱，蝎尾二分（炙，冲），金匮肾气丸一钱五分。

八诊　一月十七日

脉见结代，胁下有痞块，更旧有风病。现在腹胀较瘥，因病久正虚，百孔千疮，次第发现，可知此病之不易治疗。现在自以去胀为先务，胃纳不香，宜培补。

高丽参八分，江西子一钱，姜半夏一钱，西洋参一钱，茯苓、神各三钱，枸杞二钱，归身一钱五分，绵仲三钱，菟丝子三钱，天麻三钱，炙鳖甲一钱五分。

九诊　一月二十日

脉软甚，舌色尚好，腹胀不见减，块则较软，不知饥尤劣。必须生料肾气丸，否则无效。

炒熟地三钱，炒怀药三钱，猺桂心二分（研丸，吞），泽泻一钱，霞天胶一钱（蛤粉炒），茯苓三钱，砂仁八分（研，后下），枸杞三钱，萸肉六分（炙），丹皮一钱，蝎尾二分（炙研，冲），苁蓉三钱，法夏一钱五分，制附块四分。

十诊　一月二十三日

进附子后，药效较良，腹部皮较松。古人谓补火生土，虽理论不可通，事实上确有其事。当于前方略加，再进。

制附块六分，泽泻一钱，苁蓉三钱，川椒十四粒（炒），萸肉六分（炙），归身三钱，熟地三钱，枸杞三钱，姜夏一钱五分，砂仁八分（研），丹皮一钱，云苓三钱，猺桂心一分半。

十一诊　一月二十四日

脉舌无变动，形寒，四肢尤甚。是感寒所致，补药当暂停，大分无妨。

桂枝三分（泡），云苓三钱，大生地二钱，炙草六分，防风六分，蒺藜二钱。

十二诊　一月二十五日

胀消过半，腹角之块亦软。单腹胀已转机，现在风动，舌边黑斑复见，此两层当注意。

天麻三钱，归身三钱，木香一钱，蒺藜三钱，霞天胶一钱五分，人参须七分，防风五分（炒），炙鳖甲二钱，回天丸半粒药（化服），蝎尾一分（炙研，入煎）。

十三诊　一月二十七日

腹已皱皮，胀消十之八九，脉缓和，目光有神，均佳象。病已出险，元气未复，尚须时日。

大生地三钱，归身三钱，制香附三钱，茯神三钱，枸杞三钱，姜夏一钱，佛手一钱，潞党一钱，龙眼肉十粒，天冬三钱。

十四诊　二月一日

大便半个月不行，腹不加胀，胸脘闷甚，胁下气窜。脾病退，肝病显，仍不可攻，攻则腹当再大，须温以行之。

制香附三钱，炙草六分，枸杞三钱，姜夏一钱五分，归身三钱，佐金丸三分（入煎），乌梅丸二分，金匮肾气丸二钱（入煎）。

另加半硫丸三分。此丸于食后远时，先药，服开水下。

十五诊　二月三日

右脉缓滑有神，左脉虚甚。腹胀大瘥，进食亦不觉胀。惟大便不行业已半个月以上，却非行不可。

苁蓉三钱，枸杞三钱，菟丝子三钱，归身三钱，乌梅丸三分，制附块四分，大生地四钱，绵仲三钱，霞天胶一钱五分（蛤粉炒）。

十六诊　二月五日

得大便多许而腹软，胀消，过午复胀，疲甚。现在之胀，只是一个虚字。当峻补，否则元气难复。

高丽参二钱，炙黄肉六分，归身三钱，绵仲三钱，枸杞三钱，姜夏一钱五分，砂仁八分，元武版三钱，陈皮一钱五分。

十七诊 二月九日

今日脉弦而少胃气，腹胀消后复作。昨药亦并不致增病，照例是有弛张性，亟养营，总以培元为先务。

归身三钱，郁金一钱（切），炙草六分，炒秫米三钱，赤、白芍各三钱，象、川贝各一钱五分，姜夏一钱，绵仲三钱，炒防风四分；宿砂仁三分（研），真陈阿胶一钱（蛤粉炒）。

十八诊 二月十日

昨晚仍有寒热，不过退清。今日脉尚无他，惟肌肤锐瘠，腹胀异常。此是遍身漫肿之前兆，虚胀难治，于此可见大约。除培本之外，别无妙法。今之所以不适，再肝脾肾三经，而肝脾为主要。心不病，故脉无他。肌肉锐减，则脾脏已坏也。寒热非外感。

归身三钱，炒白芍一钱，云苓三钱，潞党一钱五分（米炒），炙鳖甲三钱，佐金丸四分，姜夏一钱，龟龄集一分半（冲）。

十九诊 二月十一日

近两日锐瘠。今日神气更不如前，胸腹部均尚舒适。惟今日无溲，脉洪，脚微肿，呼吸不畅，微促，是久病虚竭，更值春分之故。

西洋参三钱，大生地三钱，赤、白苓各三钱，杏仁三钱，炙苏子三钱，佛手一钱，桑芽一钱五分，法夏一钱，龟龄集一分（冲）。

杂病门　噎膈类

张左 十一月二十日

面黄而暗，鸠尾间有一块如骨食物不能下，夜寐仅两三时。病膈亦贫血，难治。归身三钱，蒺藜三钱，郁金一钱（切），制香附三钱，茵陈三钱，赤芍一钱五分。另用天竹枝削筷常用。

唐左 十二月十日

食不能入，心嘈，胸脘如格，却不呕，是膈而不噎，脉舌无恙，面色甚劣，大非轻证。

制香附三钱，川连三分，姜夏一钱，茯神三钱，吴萸三分，人参须八分，炒枳壳八分，砂仁六分。

陈官官　十二月二十六日

食入移时吐出，仍是所食之物。舌光润，脉微。证属膈证，虚甚。吐可止，培元稍费事。

川连三分，老生姜一片，淡芩八分，姜半夏一钱，桂枝二分，炙草五分，橘皮一钱五分。

二诊　十二月二十八日

呕吐瘥，胸脘痞闷，脉微，无胃气，瘠甚。膈本大证，原非一药可愈，以规短权衡候之，此病尚有问题。

川连四分，桂枝三分，姜夏一钱，淡芩一钱，炙草入分，云苓三钱，瓜蒌仁一钱五分（去油）。

三诊　十二月二十九日

脉微，全无胃气，呕虽止，元气已伤，舌疳。其腹痛是虫病颇深，尚未可乐观。

归身三钱，川连三分，炙草六分，白芍一钱五分，姜夏一钱五分，乌梅丸四分，滁菊一钱五分，瓜蒌仁一钱五分。

杂病门　喘咳类

马右　一月十日

舌剥，脉数，汗多，喘咳，五更时较剧，痰多而黄。虚甚，补之。

五味子三分，桑皮一钱五分（炙），天冬三钱，炙苏子三钱，蛤蚧尾五分，沙参二钱，川贝三钱，橘红一钱五分，人参须一钱五分（另煎）。

二诊　一月十五日

原方加乌药（炒）一钱、炙紫菀一钱，高丽参八分（另煎）；减人参须。

三诊　一月二十二日

但能坐，不能卧，卧则咳且喘。连进人参蛤蚧尾九剂无效，且有虚汗。当不咳时，色脉如故，自无他。痰多，汗多，宜温镇。肾虚已久，值气候寒，故如此。

炙款冬一钱，炒白芍一钱五分，代赭石三钱（煅），炒乌药一钱，旋覆花一钱（包），云苓三钱，竹沥一两（冲），黑锡丹二分（入煎），天冬一钱，紫菀一钱（炙）。

四诊 一月二十四日

寐不长，因虚，镇药不宜常服。

天冬三钱，人参须一钱，五味子四分，杏仁三钱，炒绵仲三钱，菟丝子三钱，乌药一钱，苏子三钱（炙），煅龙齿三钱。

何左 一月二十日

左脉洪数，尺部弦，右软。咳迄不止，肢黄且气急。肾气不藏，肺气不敛，延时已久，难冀恢复。

炙款冬一钱，杏仁三钱，桑皮一钱五分，炙苏子三钱，川贝三钱，云苓三钱，知母一钱，天冬三钱，蛤蚧尾四分（研冲）。

鲁先生 一月二十日

面黑，溲短赤，气逆，夜不成寐，肾气不衡使然。

天、麦冬各三钱，象、川贝各三钱，杏仁三钱，炙苏子三钱，橘红、络各一钱五分，炙款冬一钱，桑皮一钱（炙），金匮肾气丸一钱五分。

费左 二月十四日

湿平痰多，气喘，药后未大见效，食后喘，当鼓其胃气。

人参须一钱五分，苡仁四钱，炙苏子三钱，杏仁三钱，蛤蚧尾六分（研冲），青、陈皮各一钱，归身三钱，黑锡丹二分（吞）。

虞右 二月十五日

咳两候，遍身发肿。气喘是肺不行水；粪从溺道出，是交肠；旧患赤白带下，是子宫、膀胱皆病。头绪多而各症皆重，高年有此，难治。

川、象贝各三钱，炙苏子三钱，归身三钱，苦杏仁三钱，炒车前三钱，赤豆衣五钱，炙桑皮一钱五分，猪苓三钱，黑、白丑头尾各二分（炒）。

邵先生 二月二十四日

咳月余不愈，痰中见红点，现在已无。舌中心渐黄，痰多白沫，乃热证，非寒证。

炙紫菀一钱，川、象贝各三钱，淡芩五分，杏仁三钱，橘络一钱五分，炙草五分，归身三钱。

二诊 二月二十八日

咳瘥，仍未全除，颇非易事，虚甚。

炙紫菀一钱，杏仁三钱，炙草六分，炙款冬一钱，川、象贝各三钱，白芍一钱，天、麦冬各三钱，橘络一钱五分，浮小麦五钱。

张先生 二月三十日

是哮非喘，痰多，脉虚。可以镇压。

川、象贝各三钱，炒乌药一钱，绵仲炒三钱，杏仁三钱，归身三钱，橘络一钱五分，炙桑皮二钱，麦冬三钱，黑锡丹四分。

虞左 三月七日

肾不纳气而喘，肺肾并病而肾病为重，寒热互见而肾热为多。其心嘈，食又胀，因无消化力复无忍耐力，衰象也。高年见此，较为难治。所以然之故，因精气不能自恢复。

人参须一钱五分，蛤蚧尾六分，归身三钱，干姜炭二分，苁蓉三钱，制香附三钱，五味子五分，炙苏子三钱，炒绵仲三钱，杏仁三钱，法夏一钱，茯神三钱。

二诊 三月十一日

诸恙均见差减，然为势仍剧。本元太亏，其痰不爽。因肺热仍虚，治肾为主。

人参须一钱五分，川贝三钱，瓜蒌皮一钱五分，橘红、络各一钱五分，炙苏子三钱，炙桑皮一钱，天、麦冬各三钱，杏仁二三钱，牡蛎三钱，归身三钱，蛤蚧尾六分。

三诊 三月十四日

大病再见转机，然尚不能进食，因胃不能化，故食必胀。宜燕窝煮粥，此外不得多吃。痰从肾上来，亦非寻常化痰品所能奏效，虚减则病瘥。

人参须一钱五分，橘络一钱五分，知母一钱，归身三钱，法夏一钱，砂仁八分，天冬三钱，蛤蚧尾六分。

朱左 三月十日

脉气不宽带弦，旧患咳嗽。气喘本是肝肾病，现在面肿脚亦肿，咳依然。然早晚面部与脚之肿迭为进退，此属虚。其所以肿，则因肺经失职无治节故也。肺之所以失职，又因最初时伏邪因药补而深入，现已无法使之复出。

杏仁三钱，五味子三钱，天冬三钱，干姜炭二分。

龟龄集，每日服二分，上方煎汤下。

朱左 三月十五日

气喘已十年，近来发愈频，且掌热遗精，是肺肾并病也。肾虚则气逆而肺中气管收小，呼吸不通而肩息，肺虚则自汗。候舌色脉象，病恐得之遗传，不能除根，能少发已属幸事。欲求少发，须节欲。

天冬三钱，人参须一钱，杏仁三钱，归身三钱，五味子三分，炙苏子三钱，蛤蚧尾六分（炙，研冲），绵仲三钱（炒），制香附三钱，茯神三钱。

徐右　三月十七日

面色殷红，肩背痛则气急，值拂逆则痛剧。肺肝并病，其痛处是肺俞，其气急是内部痉挛。

制香附三钱，人参须八分，归身三钱，天麻三钱，蝎尾二分，杏仁三钱，蛤蚧尾四分，回天丸半粒。

陈孩　八月二十三日

咳嗽气急，舌尖剥，是胃气上逆所致，喘则可成哮。

炙苏子三钱，杏仁三钱，炙紫菀一钱，法夏一钱，枳实五分，川、象贝各三钱，炙款冬一钱，橘红一钱五分，炙草五分。

二诊　八月二十八日

色脉佳，瘥酣。虽尚咳，当然无妨。舌润不红，是偏于肺寒者。

炙款冬一钱，姜竹茹一钱五分，杏仁三钱，姜炒枳实八分，象贝三钱，炙草六分。

慧生　八月二十四日

咳嗽气喘，冷汗极多，肌肤皆冷。肺寒已极，可以差减，不能除根。

杏仁三钱，川贝三钱，黑锡丹四分，橘皮三钱，五味子四分，桂枝三分。

二诊　八月二十五日

已化热，咳喘均瘥。微见躁烦，此药烦也。体质太劣，可怖。

麦冬三钱，炙苏子三钱，归身三钱，橘皮一钱五分，五味子三分，炙草六分，款冬一钱。

三诊　八月二十六日

药尚中病，体质太坏，毁齿时恐有问题。

杏仁三钱，五味子四分，细辛一分，天冬三钱，炒干姜二分，炙草六分。

四诊　八月二十七日

肺有伏寒，故开之，化热当敛之。哮非喘，还当镇之。治法虽多，总不能痊愈，因病关禀赋也。

归身一钱五分，天冬三钱，橘红一钱五分，黑锡丹二分，五味子二分，牡蛎三钱，炙草六分。

高左　九月三日

外寒里热，肢凉，舌绛且剥，患膈旁痛，气喘，脉数，肺热，防成痈。

天、麦冬各三钱，炙苏子三钱，桑皮一钱，瓜蒌皮一钱五分，杏仁三钱，赤芍一钱五分，川、象贝各三钱，兜铃八分。

朱童　十月七日

哮喘因肺弱不胜冷空气压迫之故，天寒必发。虚甚气不能敛，则春夏亦发。在童年可除根，成人难。

杏仁三钱，象贝三钱，橘皮一钱五分，款冬一钱，乌药一钱（炒），炙苏子三钱，黑锡丹二分。

余右　九月二日

肺肾皆热，其气急是肾不纳气，特尚轻，不甚看得出。

天冬三钱，杏仁三钱，绵仲三钱，蛤蚧尾四分，枸杞三钱，川、象贝各三钱，桑芽三钱，菟丝子三钱，归身三钱，滁菊三钱。

二诊　九月五日

肺热甚，入夜剧咳，舌有垢苔，当兼治胃与肾。

天、麦冬各三钱，兜铃一钱，绵仲三钱，法夏一钱，桑皮一钱（炙），杏仁三钱，菟丝子三钱，竹茹一钱五分。

包左　九月十日

咳痰如皂沫，是肺燥肺热，亦是煎厥。下午寒热，非外感，虚故也。遍身痛，是肺痛，肺与肠为表里，故便亦硬。不可镇，镇则气上冲不已。

天冬三钱，蛤蚧尾四分，杏仁三钱，紫菀一钱（炙），苡仁三钱，橘络一钱五分。

二诊　九月十二日

脉甚调，病则不廉。病在肺不在心，故脉不变，变则危。昨方中肯，仍之。

天、麦冬各三钱，桑皮一钱（炙），杏仁三钱，炙苏子三钱，细生地三钱，川贝三钱，蛤蚧尾六分，炙紫菀一钱，炙款冬一钱。

李左 九月十一日

肺胃并病，肌表不固，消化不良，患咳经年，即坐此，因缘难治。

川、象贝各三钱，竹茹一钱五分，腹皮三钱，杏仁三钱，楂炭三钱，炙草六分，枳实六分，苡仁三钱，归身三钱。

二诊 九月十三日

咳剧，喉间觉有物如梗，即因肺燥。

天、麦冬各三钱，人参须一钱，橘红一钱五分，川、象贝各三钱，杏仁三钱，法夏一钱，炙草六分，归身三钱。

孙右 十月十日

脉缓和，外感除，咳仍剧，痰黏而腥，气亦仍促。病在肺肾，心脏无病，故脉缓和，此后当以渐调理而无近功。

桔梗六分，归身三钱，杏仁三钱，生甘草六分，川、象贝各三钱，猺桂心二分（研丸，吞），人参须八分（另煎），蛤蚧尾四分。

二诊 十月十五日

脉软肺弱，气候骤寒，肺脏不胜冷空气压迫则喘，故不必感风然后发病。当略温，更须暖衣，惟又不可非时拥裘。

款冬一钱（炙），杏仁三钱，炙苏子一钱，黑锡丹二分（吞），干姜二分，防风六分，乌药一钱（炒）。

谢左 十月十四日

脉沉，肢凉，汗多，舌润，气急如泉涌而出不能自还，纯属阳虚证象。当急顾阳分，否则有亡阳脱绝之险。然药苟得当，当能即止。

炙紫菀一钱，炒干姜四分，炙草六分，黑锡丹四分，炙款冬一钱，五味子四分，杏仁三钱。

二诊 十月二十七日

色、脉、证三事，当分别言之，脉有胃气甚好，面色黑不甚好，舌苔尚好，见症甚劣。寒热非外感，乃由肺病来，痰咳不出，尤其是肺燥证据。汗出热退，须臾再发，一日或一次热，或两次热，极似温疟，此种最易乱人耳目，且中国古书均不言肺发热，故更易误治。谵语是因虚甚而来，其所说皆心头事。

瓜蒌皮一钱五分，川、象贝各三钱，炙紫菀一钱，橘红一钱五分，杏仁三钱，炙款冬一钱，炙苏子三钱，乌药一钱（炒）。

杂病门　黄瘅类

陈先生　一月十日

感寒失治致发黄，是将作瘅。为日尚浅，当可愈。

茵陈三钱，泽泻一钱，炒车前三钱，川连二分，赤、猪苓各三钱，淡芩八分，秦艽一钱五分，防风六分，归身三钱，木通八分。

何先生　二月十一日

面色颇黄，脉则洪数。此脉与面色不符，乃起代偿作用之反应。脉病有疑义，难治。

大生地三钱，茵陈三钱，归身三钱，川楝肉六分，橘核一钱五分，车前三钱，赤、猪苓各三钱。

邬先生　二月二十一日

面黄如兹，脉迟，痰中带血，是已成血瘅。病起于童稚毁齿之时，基本早坏，无能为力。

归身三钱，赤芍一钱五分，绵仲三钱，菟丝子三钱，苁蓉三钱，侧柏炭一钱，童便一杯（冲）。

陈右　三月十八日

寒热时有时无，手冷，爪下无血色，面色黝然而黄，此阴黄贫血症也。春夏之交，附子可商。有寒热则不能补，拟先用轻剂，俟可乃已。

制附块五分，焦白术一钱，茵陈三钱，柴胡六分，归身三钱，炙草六分，制香附三钱。

潘孩　八月二十九日

本甚健全，现在面黄，溲赤，不能食，颇见贫血证象。此非湿，乃血少，稍难治。

归身三钱，枳术丸一钱五分，车前三钱，生、熟地各三钱，茵陈三钱，方通八分，砂仁八分，橘皮一钱五分，潞党一钱五分，茯苓六钱，法夏一钱五分。

张先生　九月四日

舌无血色，肌肉渐瘦。病属瘅，慢性，无大害，却不得愈。

茵陈三钱，归身三钱，蒺藜三钱，天麻三钱，赤苓三钱，方通八分，连翘根一钱五分。

黄先生 九月七日

唇略红，脉略起，舌仍黄，无血色，是亦难治。

茵陈三钱，归身三钱，枸杞三钱，熟地三钱，怀药三钱（炒），砂仁八分（研），赤苓三钱，方通八分。

黄先生 九月二日

脉软稍数，全无血色，迩复发疟。照此色脉，恐难治。

茵陈三钱，连翘三钱，赤豆一握（泡汤煎药），归身三钱，桂枝三分（泡），干首乌三钱。

二诊 九月三日

全无血色，汗多。汗于黄为宜，于血少绝不宜。耳鸣夜咳均属虚，毕竟难治，虽瘥，未可乐观。

归身三钱，大熟地三钱，天冬三钱，砂仁七分，炒白芍一钱五分，佐金丸四分，姜夏一钱五分，牡蛎三钱，炙僵蚕一钱五分，橘皮一钱五分，茵陈三钱。

三诊 九月五日

血色略转，脉亦较佳，较前为有希望。

归身三钱，细生地三钱，牡蛎三钱，天冬三钱，大熟地三钱，炙僵蚕一钱五分，佐金丸四分，砂仁八分（研），茵陈三钱，佛手一钱。

曹孩 十月五日

溲赤，面黄，常发热，大便不爽。病后失于调理，恐其成瘅。

茵陈三钱，泽泻一钱，猪苓三钱，车前三钱，归身三钱，炙草六分，枳术丸一钱五分（入煎）。

鲍先生 十月二十六日

脉平，舌色面色均见贫血症象，瘅已成，属慢性，不能愈，暂时亦无害，难得健全耳。

茵陈三钱，赤、白苓各一钱五分，细生地四钱，生芪三钱，枸杞三钱，天麻三钱，法夏一钱五分。

沈奶奶 十一月十六日

脉气不宽，面色黄暗，舌有黑苔，是贫血症。遍身不适，因血少体虚之故，肺亦有病。

归身四钱，生、熟地各四钱，砂仁八分（研），秦艽一钱五分，天麻三钱，丝瓜络一钱五分，白芍一钱五分，羌活四分，绵仲三钱，菟丝子三钱，制香附三钱，佛手一钱五分，佐金丸四分（吞）。

二诊　十一月十九日

脉较宽，面色黄，恐不得退，因血瘅已成，例无退理。

归身三钱，白芍一钱五分，炙草六分，熟地三钱，砂仁五分，制香附三钱，川芎三分，绵仲三钱，枸杞三钱，怀膝三钱。

三诊　十一月二十三日

从前经多即是崩，崩故成血瘅。据说自小有吐血病，宜其黄。最可怕是肿，肢寒还当补脾。

木香一钱，熟地三钱，归身三钱，绵仲三钱，潞党一钱五分，佛手一钱五分，枸杞三钱，茵陈三钱，砂仁四分（研）。

孙左　十一月十八日

湿奇重，面黄目黄睛亦黄，口淡，脉迟，形寒发热，恐将作瘅。

茵陈三钱，淡芩八分，木通八分，炙草六分，桂枝三分，赤苓三钱，归身三钱。

二诊　十一月二十日

目珠深黄，头眩属热，脉不当迟，是因湿重，故血行缓，缓斯脉迟。

茵陈三钱，赤、猪苓各三钱，泽泻一钱，细生地三钱，青蒿一钱，车前三钱，归身三钱，赤豆（泡汤）三钱。

李左　十一月三十日

茵陈三钱，赤苓三钱，梗通八分，连翘三钱，青蒿一钱五分，车前三钱，归身三钱，赤豆（泡汤）三钱。

二诊　十二月三日

脉已不虚，面黄略退，目瞤动，有风意。贫血能转机，大是幸事。

茵陈三钱，青蒿一钱五分，萸肉六分炒，连翘三钱，归身三钱，泽泻一钱，车前三钱，大生地三钱，莲须一钱五分（泡汤），赤豆一大把。

三诊　十二月七日

面黄，心跳，耳鸣，证属贫血。心房有病，虑其发肿。

茵陈三钱，蒺藜三钱，归身三钱，独活四分，茯神三钱（辰砂拌），防风八分（炒），胆草二分，大生地四钱。

孙左　十二月四日

面无血色而见浮肿病，由屡次剧发痔而起，遍身细胞均起变化，委是痼疾，难治。

归身三钱，防风六分（炒），蝎尾一分，姜夏一钱，蒺藜三钱，赤芍一钱五分，细地三钱，竹茹一钱五分，茵陈一钱五分，元参一钱，车前（炒）三钱。

二诊　十二月十日

疗痔而得贫血症，可谓得不偿失。据色脉，脏器已坏，恐难恢复。

茵陈三钱，归身三钱，熟地三钱，枸杞三钱，云苓三钱，砂仁六分（研），蒺藜三钱，天麻三钱，橘络一钱五分。

丁童　十二月十四日

病后误食碱水面食发肿，面色黄，脉不和。肿无妨，黄可虑。

茵陈三钱，猪苓三钱，海南子六分（切），炒荆芥八分，泽泻八分，车前三钱，橘叶三钱。

杂病门　泄泻类

缪左　一月二十四日

脉气不宽，泄泻腹鸣。是感寒，可略温。

腹皮三钱，芡实三钱，炮姜炭二分，扁衣三钱（炒），木香一钱五分，灶心土一两（先煎），建曲一钱（炒），焦白术一钱。

二诊　一月二十六日

尚胃呆腹胀，头昏。此是余波，可健胃。

象贝三钱，滁菊一钱五分，木香一钱，橘络一钱五分，枳术丸一钱五分（入煎）。

张左　一月二十七日

脾不实，泄泻后重常发作，惟无冻，去湿当有效。

木香一钱五分，白头翁三钱，腹皮三钱，建曲一钱（炒），赤、白苓各三钱，楂炭三钱，枳术丸一钱五分。

二诊　二月六日

湿热奇重，仍泄泻，形寒。前方未及表证，故不效。

葛根一钱五分，赤苓三钱，羌活四分，淡芩八分，茵陈一钱五分，防风八分炒，车前三钱，秦艽一钱五分，木香一钱五分。

三诊　二月八日

大便次数减少，惟仍溏，肛门痛。湿重故如此，恐其成痢。

枳实一钱，木香一钱五分，楂炭三钱，竹茹一钱五分，青、陈皮各一钱，腹皮三钱，云苓三钱，方通八分，馒头炭三钱。

陈右　十月十五日

因气恼致泄泻，是古称谓木克土，其实是高年体弱、胃气上逆、脾不相输应故尔。

人参须五分（另煎），川连三分，制香附三钱，茯神三钱，炙草六分，木香一钱。

谢先生　十一月二十一日

腹痛泄泻清水，今日已有七次，且后重，脘部异常不适，舌苔厚白而干。深恐因此动气喘旧病，此次因是食积而胃热脾寒，纯温纯凉均不能进。

枳实一钱（姜汁炒），槟榔六分，小朴三分，竹茹一钱五分，楂炭三钱，麻仁丸一钱五分，木香一钱五分，炙草八分，馒头炭三钱。

二诊　十一月二十二日

今日色脉较平正，泻尚未止，胃呆，形寒，口苦，大致无妨。尚须摄养，至于开胃，似不宜过急。

木香一钱，川连三分（吴萸炒），姜夏一钱，炒枳壳八分，竹茹一钱五分，春砂壳六分，淡芩八分，归身三钱，炙草六分，腹皮三钱，炒乌药六分，炙苏子一钱，炒扁衣三钱，生姜一片，红枣三个。

曹左　十一月二十三日

本是肾泄，服温补致面肿肢肿，背恶寒，泄仍不止。是病转深，现在已成痼疾，难治。

炒扁衣三钱，炒建曲一钱，木香一钱，炙草六分，芡实三钱，炒故纸六分，车前三钱（炒），泽泻六分，萸肉四分（炙）。

孙先生　十一月二十四日

脘痛，便溏。是脾泄，宜香燥。

木香一钱五分，藿香一钱五分，青、陈皮各一钱，制香附三钱，腹皮三钱，炙乳香三分，焦白术一钱。

杂病门　疝气类

姚先生　二月十八日

疝气偏坠作痛，过劳乏则剧。治疝当兼补气，其苔不匀，脉无胃气，病颇深，图功为难。

秦艽一钱五分，羌活四分，延胡七分（炒），金铃肉七分（炒），荔枝核七分（烧存性），橘核一钱五分（炒），归身三钱，川芎五分。

胡先生　八月二十八日

疝无甚出入，病从出痘来，根蒂深，本难期痊愈，丸药常服则可以维持现状，且若能渐健，病渐减。

炒怀药五钱，泽泻一钱，萸肉一钱（炙），小茴香三钱，茯苓三钱，金铃肉一钱五分，橘络、核各二钱，猛桂心二分，荔枝核十个（烧存性），蒺藜三钱。

十贴，米糊为丸，临睡时服二钱。

贺先生　十月二十二日

小腹胀而形寒，此外无他。舌色总不甚平正，拟内外并治。

归身三钱，赤芍一钱五分，腹皮三钱，制香附三钱，春砂壳八分，青、陈皮各一钱，细生地三钱，鲜首乌三钱。

外治方：

艾叶一两，桂枝三钱，乳香一钱，羌活三钱，皮硝三钱。

上药研粗末，布袋盛缚腹部。

二诊

小腹胀，形寒，药后无甚出入。自觉有气窜动连胁下，改从气治。

天麻三钱，蒺藜三钱，制香附三钱，金铃肉七分（炒），青、陈皮各一钱，橘核一钱五分，天冬三钱，腹皮三钱。

邢先生

脉缓肢凉，溲清，面黑，患偏坠已久，神气颇近卑慑。此虚也，虚之来源，当是药虚之。

桂心末三分（吞），小茴香八分（炒），荔核七个（炒），金铃肉八分（炒），赤芍一钱五分，归身三钱，橘核、络各一钱五分。

郑先生　十一月五日

神色甚好，脉缓。局部受凉，因而患疝偏坠。

小茴香一钱（研），赤芍一钱五分，橘核一钱五分（炒），金铃肉六分（炒），炒荆芥八分。

另用老姜二两，地骨皮一两，二味同捣，隔纱布一层缚肾囊，一宿除去。

二诊　十一月七日

脉舌本无寒象，疝却非温不能愈。今既有鼻衄，疝当设法外治。

茅花一钱五分，猺桂心一分（研丸，吞）。

另：羌活三钱，防风三钱，大茴香二钱炒，葱白五个，艾叶三钱，研粗末缚小腹。

郭先生　十一月七日

疝气偏坠，脉舌均有虚象。病已十阅月，旋愈旋发，精神甚感疲乏，嗜寐，腹部有异常感觉，自言如有水滴下，且胁下痞塞。此种当从陷者举之之例。

川芎六分，归身三钱，小茴香一钱五分（炒），炒橘核二钱，金铃肉六分，荔枝核七个，防己一钱五分，荆芥六分（炒）。

另用：老姜一两，地骨皮一两（研），同捣缚肾囊。

二诊　十一月九日

疝未除，囊湿，寒从下受，前方尚中肯綮。

川芎八分，防己三钱，炒车前三钱，赤芍一钱五分，荔枝核七个，归身三钱，制香附三钱，金铃肉六分，炒橘核三钱，秦艽一钱五分，炒荆芥五分，小茴香一钱五分（炒研）。

洪先生　十一月九日

寒从下受，肾虚精气不守，因而成疝，复后脑痛。此有误，原因在内，湿毒已上行也，稍难治。

萆薢一钱五分，炒车前三钱，赤芍一钱，金铃肉一钱五分，小茴香一钱五分，滋肾丸一钱，猛桂心一分，荔枝核七个，橘核一钱五分，炒荆、防各七分。

林先生 十一月二十二日

疝病睾丸胀坠，更有浊，溺痛。血分不清，最怕上行。升之是教猱升木，病从寒化，用苦寒亦犯虚虚。

秦艽一钱五分，金铃肉六分，草薢三钱，小茴香一钱（炒），荔枝核七分，烧草梢一钱，橘核三钱，赤芍（炒）一钱五分，归身三钱，篇蓄一钱五分，炒车前三钱。

加服徙薪丹，每日二分。

二诊 十一月二十五日

药后颇效，病未全除，舌色甚劣，湿毒尚在。

秦艽一钱五分，金铃肉六分（炒），归身三钱，梗通八分，草薢一钱，小茴香一钱（炒），赤芍一钱五分，荔枝核七个（烧），炒车前三钱，炒橘核三钱。

俞先生 十二月十日

偏坠痛剧，脉滑而动，舌绛。内热甚重，不当从寒治。

鲜生地三钱，地骨皮三钱，制香附三钱，金铃肉八分（炒），川芎六分，小茴香八分（炒研），荔枝核五个（烧存性），炒橘核三钱。

杂病门　失眠类

赵奶奶 二月十二日

艰于成寐，予珍珠母丸不效，色脉尚无他，病可一年余，前方以升降为用，本非强制神经，再服当效。

乌犀尖二分（磨冲），沉香二分，胆草二分，薄荷一钱，茯神四钱，牡蛎三钱，猛桂三分（研冲），煅龙齿三钱，川连二分，白芍三钱，归身三钱。

杨先生 三月十八日

脉不鼓指，神色形不足，肌肤起粟。此毛囊结核，血与精气不足应付腺体，起反应救济而见此。西医籍谓毛囊结核由于微菌，不确虚耳。

钗斛三钱，细生地三钱，枸杞三钱，炒白芍三钱五分，绵仲三钱，归身三钱，菟丝饼三钱，橘络一钱五分，五味子十粒，牡蛎三钱，天冬三钱。

二诊　三月二十二日

积弱则胆火易动，肝胆皆逆，当然不易成寐。前方仅滋养营血，若佐以苦降即能寐。神经只好弛缓，不可麻醉，安眠药勿常服为是。

钗斛三钱，归身三钱，橘络一钱五分，胆草三分，白芍一钱五分，菟丝饼三钱，绵仲三钱，天冬三钱，人参须一钱五分（另煎）。

朱先生　九月六日

病不深，不能寐或因胃不和。骨楚形寒是外感，消化力则更弱，然不寐在下半夜，则不但以上原因，且与血有关，当是血少。

秦艽一钱五分，炒荆芥八分，归身三钱，炙草六分，腹皮三钱，楂炭三钱，钩尖三钱（后下），天麻三钱。

郭奶奶　十月二十六日

脉略带弦，脘下有气块窜动，时作剧痛，头偏左痛，龈痛，皮肤痛，不能寐。诸恙均不见减，然而无危险。其偏头痛因龈痛牵连而发，此处神经走两太阳之故。此层最难取效，不能寐可设法。痛根是肝气，亦有内风。病之近因是神经燥，天雨病势当略减。现有浮火在上，宜引火归元。

珍珠母四钱，川连三分，吴萸三分，猛桂心二分（另煎，冲），蒺藜三钱，杭菊三钱，钩尖三钱，制香附三钱，天麻三钱，人参须五分（另煎），归身三钱，生乳、没各一钱五分（去油）。

范先生　十月二十七日

胃不和故不眠，略有积，又燥湿不能互化，故头眩、舌润。可以即除。

法夏一钱五分，腹皮三钱，炒秫米三钱，瓜蒌三钱，川连三分，珍珠母三钱，枳实八分，苡仁三钱，楂炭二钱，钩尖三钱，滁菊一钱五分，猛桂心二分（研丸，吞）。

杂病门　消渴类

袁左　十二月二十三日

舌苔干黑糙，饮多溲多，是消；肢体常感不仁，是风。先治消。

海蛤壳六钱，竹叶十片，覆盆子三钱，生石膏一钱五分，鲜生地三钱，怀山药六钱。

彭右 十月二十六日

眉心重，两太阳、头项均痛，溲多，艰于成寐，胃纳强。恐其成消，亦有湿火在上。

藁本六分，赤芍三钱，淡芩八分，覆盆子三钱，蔓荆子一钱，防风八分，细生地三钱，归身三钱。

伍右 十月十三日

面色较亮，脉亦较和，前阴似有物下坠，乃气虚之故。

西洋参一钱五分，知母一钱，炙草六分，海蛤壳一两，蒺藜三钱，天冬三钱，地骨皮三钱，绵仲三钱，泽泻一钱。

张左 十一月十八日

色脉较前为佳，舌苔结，饥不能食，有积，然上有风。此所谓风，乃脏气不相顺接。

归身三钱，蒺藜三钱，虎骨三钱（炙），枳实一钱，天麻三钱，蝎尾一分（炙），乌梅一钱，腹皮三钱，秦艽一钱五分，炙芪一钱五分。

二诊 十一月二十日

脉较和，面色较正当。诸恙均见瘥，惟小溲太多，脉均无热象。拟从肾气不摄治，得风药病瘥。脏气不相顺接，甚确。

归身三钱，秦艽一钱五分，蝎尾一分，乌梅一钱炒，天麻三钱，蒺藜三钱，虎骨三钱（炙），炙芪三钱，缩泉丸一钱。

三诊 十一月二十二日

饥甚，溲多。病属消证，不引饮，健饭，是中消。

知母一钱，炙草六分，海蛤壳六钱，生石膏二钱，天麻二钱，覆盆子二钱，蒺藜二钱。

四诊 十一月二十五日

得温即剧，得凉即瘥。中消之证本属难治，尤难在气分太虚，而不能进补气之品。

知母一钱五分，覆盆子三钱，蒺藜三钱，天冬三钱，海蛤壳八钱（打），桑芽三钱，大生地四钱，竹叶二十片，绵仲三钱（炒）。

五诊 十二月三日

善饥，溲多，脚麻，色脉较前为佳。病是消，不过既较前差减，即亦不足。病不进即退，退虽不多，然退故知其不为患也。

海蛤壳八钱，竹叶十片，覆盆子三钱，生石膏一钱五分，细地三钱，生白芍，清炙草六分。

六诊 十二月十四日

消已差减，脉象舌色亦较前为佳，稍瘰是当有之症象，其胫腿麻木，当俟消证全愈后另治。

海蛤壳八钱，细生地三钱，生白芍一钱五分，竹叶十片，玉竹一钱，覆盆子三钱，怀山药五钱。

七诊 十二月二十一日

消证差减，色脉均佳，发出之红瘰乃血中热毒外达，愈发愈佳。惟消未净除，恐风药与病不相得，脚麻尚须缓治。

炒怀药五钱，大生地三钱，玉竹一钱，丹皮一钱五分，竹叶十片，覆盆子三钱，生石决三钱。

吴左 九月九日

唇绛口燥，消渴，脉数，别无他病，当是消证。

鲜生地三钱，淡芩八分，竹叶十五片，元参一钱，海蛤壳一两。

二诊 九月十一日

脉洪，唇绛，口燥引饮无度，溲多。据色脉，不甚妥当。如其溲量多于饮量，则属不救，试注意考察。

海蛤壳一两，天冬三钱，鲜生地三钱，淡芩八分，竹叶十片，地骨皮三钱，钗斛三钱。

三诊 九月十三日

见证属消渴，脉与舌色无恙，规矩权衡不合，虽饮量与溲量等，亦属肾消，难治。

人参须一钱，竹叶十五片，生草六分，生石膏三钱，知母一钱，秫米一撮。

杂病门 湿热类

王左 一月五日

腹胀，大便日数行，多痰。是脾病，亦复湿重所致。病已数年，取效不易。

木香一钱五分，青、陈皮各一钱，赤苓三钱，制香附三钱，枳术丸一钱五分，车前三钱，砂仁七分（研），归身三钱，苡仁四钱。

史左 一月五日

湿重，胃不甚健，有积，当导。痹以发出为佳，故愈痒愈妙。

枳实一钱，云苓三钱，车前一钱五分，竹茹一钱五分，腹皮三钱，归身三钱，防己一钱，楂炭三钱。

戚右 二月十三日

脘痛属肝，痤痹属心，湿重能外达，甚佳。

赤芍三钱，方通八分，归身三钱，二妙丸一钱（吞），春砂壳八分，云苓、神各一钱，青、陈皮各一钱，苡仁六钱，细生地三钱。

童左 二月十五日

两脉皆少胃气，浊虽减少，湿热仍重，非再通不可。

萆薢一钱五分，车前三钱（炒），苡仁六钱，猪苓三钱，二妙丸（入煎）一钱，草梢一钱，茵陈三钱，梗通八分，归身三钱。

范先生 二月十八日

咳一年，痰薄白，间有黑色。前次曾患浊，是由肾传肺，因气候关系，湿火上燔为病。

象贝三钱，橘红一钱五分，天冬三钱，杏仁三钱，炙草六分，桑叶三钱，苡仁五钱。

魏先生 二月二十三日

舌润胸痞，骨楚，面色不华，形寒。湿胜而血少。

归身三钱，防己一钱五分，茯神三钱，厚朴三分，制香附三钱，炙草六分，秦艽一钱五分，桂枝（泡汤）三分，云苓三钱。

倪先生 二月三十日

囊痈是湿，外治则内逼。因在下，故腹痛。当以分利为主。

生苡仁四钱，赤苓三钱，木香一钱，木通八分，生草梢八分，青、陈皮各一钱，制香附三钱，金铃肉三钱，草薢三钱。

二诊 三月三日

因外治囊痈逼湿入里，因而腹痛，此与脚气湿从下受者同一理，亦与疝证略相等，当设法止痛。

荆、防各三钱，炙乳、没各一钱五分，赤芍三钱，小茴香一钱五分，桂枝一钱五分，羌、独活各三钱。

上药研末缚小腹。

许先生 三月二日

头不痛，胸脘不闷，脉平。既非时证，亦非红痧，其胁下红点是肝经湿热，以能发出为佳。

赤、猪苓各三钱，淡芩八分，茵陈三钱，秦艽一钱五分，炒车前三钱，泽泻八分，归身三钱，赤芍一钱五分，二妙丸一钱五分。

张左 三月十三日

脉凝结，舌苔厚。湿奇重，肝亦太旺，心肾不交，因而阳道不举，是可根治。

防己三钱，猺桂三分（丸吞），青、陈皮各一钱五分，赤芍三钱，川连三分，佛手一钱，茵陈三钱，制香附三钱，归身三钱。

王左 三月二十四日

本是湿浊在下，因服药而上行。本不虚，因药而虚。药多体弱，病进遂不可为，而成药蛊。脏气乱，当徐俟其定，然后按经诊治。

赤芍一钱五分，云苓三钱，秦艽一钱五分，方通八分，草薢一钱五分，炙草六分，车前一钱五分。

周左 八月二十二日

只是要困，无他病，脾为湿困故尔。

小朴三分，赤、猪苓各三钱，方通八分，青、陈皮各一钱，制香附三钱，炒车前三钱，枣仁三钱（炒），木香一钱。

周右 九月二日

泄泻经年，每日五六次，夜二三次，

口则下午为多，夜则子夜以后，舌边黑，舌苔灰腻。病在血分，湿奇重。

赤、猪苓各三钱，芡实四钱，川连三分，苡仁四钱，炒扁衣三钱，茅根三钱，木香一钱，焦白术一钱五分。

二诊 九月六日

泄泻经年，舌苔灰腻，边黑。湿重而有积瘀，强止无益有害。

制香附三钱，炒车前三钱，芡实四钱，苍、白术（炒）各四分，赤、猪苓各三钱，全当归三钱，木香一钱五分，建曲一钱，杏仁三钱，潞党一钱（炒），灶心土二两，苡仁五钱。

杭左 九月十日

舌有湿象，咳痰如珠。肺中有湿痰却燥，是一脏之中燥湿不能互化。

沙参一钱，杏仁三钱，苡仁三钱，防风六分，象贝三钱，桑皮一钱（炙），炙草六分，兜铃一钱，前胡一钱五分。

许左 九月十日

风湿能发出为佳。血不足，故偶有拘挛。症状尚不为剧，当补。

天麻三钱，天、麦冬各三钱，潞党一钱五分，绵仲三钱，蒺藜三钱，归身三钱，菟丝三钱，炙芪三钱，大生地四钱，姜半夏一钱五分，佛手一钱，苡仁三钱，枸杞三钱，苁蓉三钱。

金右 九月十五日

湿气发于身半以下，乃大好事，是真美。疢若逼之向里，反成大患。咳当治。

象贝三钱，麦冬三钱；防风六分；茯苓三钱，杏仁三钱，桑叶三钱，豨莶草一钱五分。

黄右 十月七日

疟除，湿甚盛，从皮肤出则为疥，从肺出则为咳。现略见气急，疟虽愈，湿不化，有问题。

竹茹一钱五分，枳实一钱，防己一钱五分，泽泻一钱，赤苓三钱，茵陈一钱五分，杏仁三钱，象、川贝各三钱，橘红一钱五分，生苡仁三钱，元参三钱，瓜蒌仁（去油）一钱五分。

陶左 十月九日

湿体值燥令致郁而上行，头昏乃少阳为病，腕痛却关肾经。

大生地三钱，钩尖三钱，赤芍一钱五分，归身三钱，生石决三钱，赤苓三钱，竹茹一钱五分，滁菊一钱五分。

胡先生 十月九日

湿体燥令，湿不得出，遂郁而上行，故咳。眩晕厥逆，病源只是胆火，清之当瘥。

归身三钱，滁菊三钱，桑芽三钱，淡芩八分，杏仁三钱，炙草六分，钩尖三钱，赤芍一钱五分，象贝三钱，苏子三钱（炙），瓜蒌仁一钱五分。

二诊 十月九日

肝阳略除，咳与眩均解，惟痰多不得出，脉滑是可下之。

胆草八分，姜夏一钱五分，杏仁三钱，炙草六分，竹沥一两，枳实一钱，瓜蒌仁一钱五分，钩尖三钱。

某左 十月十日

湿毒向上故耳聋，恐遂不可收拾。

胆草三分，赤芍三钱，车前三钱，萆薢三钱，滁菊二钱，赤、猪苓各三钱，草梢一钱，秦艽一钱五分，归身三钱。

冷左 十月十日

蕴湿从皮肤外达最佳，疮多里面便清楚。现在脉甚好，即是其证，不可用药外治。

全当归三钱，赤芍一钱五分，蒺藜三钱，赤、猪苓各三钱，防己一钱，茵陈一钱五分，防风七分，炒车前一钱五分，三妙丸一钱。

许右 十月十一日

头响耳鸣，少阳气逆，血分不清。可以略平，但非旦夕间事。

滁菊一钱五分，钩尖三钱，桑枝三钱，赤芍一钱五分，胆草二分，西洋参一钱，左燕耳聋丸一钱五分。

陆先生 十月十一日

咳嗽痰腻，时发时止已三年。遍身发红点，甚痒。面部无风色，湿毒从皮肤

473

外达不及头面，是无大害。咳当是肺气弱、毛窍不固所致。

天、麦冬各三钱，橘红、络各一钱五分，象贝三钱，茯苓三钱，杏仁三钱，丝瓜络一钱五分，苡仁三钱，归身三钱，二妙丸一钱。

二诊 十月十七日

遍身干疥作痒，是蕴湿外达。咳不爽，便难，均有关发，透即无事。

秦艽一钱五分，羌活四分，桃仁三钱，象贝三钱，瓜蒌三钱，防风八分，红花一钱五分，赤芍一钱五分，橘络一钱五分，麻仁三钱。

张左 十月十五日

遍身肿乃肾脏关系，所谓自身中尿毒者近之。先予分利，继当清里，清里宜丸。

草薢一钱五分，车前三钱，细生地三钱，赤、猪苓各三钱，木通八分。

二诊 十月二十二日

溲仍不清，肿已除，有时滑精，然暂时不能兼顾。

草薢一钱五分，车前三钱，赤豆一握（泡汤），天冬三钱，赤、猪苓各三钱，细生地三钱，杏仁三钱，归身三钱，泽泻八分。

三诊 十月二十六日

浊已旧，现尚溺道作痛。

草薢一钱五分，篇蓄一钱五分，草梢一钱，车前三钱，猪苓三钱，木通八分，归身三钱。

另：徙薪丹每早晚服一分。

殷左 十月十六日

腰酸，病在内肾，其原因是湿，误用辛温药不中病，但不效尚是幸事。

草薢一钱五分，龟板二钱（炙），赤芍一钱五分，车前三钱，朱砂五分，赤苓三钱，秦艽一钱五分。

二诊 十月十八日

腰酸，近患咳嗽，喉不痒，有痰，舌有湿象，从肺治燥。

麦冬三钱，紫菀一钱（炙），草薢一钱五分，秦艽一钱五分，桑皮一钱（炙），杏仁三钱，绵仲三钱，车前三钱，款冬一钱（炙），炙草六分，防风八分（炒）。

另：阳和膏一张，加元寸七厘，猾桂心一分，贴腰。

焦左 十月十六日

因气候燥，肺亦燥，故咳剧。燥湿不互化，湿聚于里则又种种变化，今得外达甚佳。痒不为害，美疢也，忌外治。

炒荆、防各七分；象贝三钱，橘红一钱五分，炙草六分，猪苓三钱，杏仁三钱，赤芍一钱五分，车前三钱，泽泻一钱。

王左 十月十六日

湿热上行致头痛、泛恶、骨楚。其毒在将溃未溃之时，须从速使之向下，否则后患无穷。

秦艽一钱五分，篇蓄三钱，海金砂三钱（煅研），草梢一钱，赤、猪苓各三钱，草薢三钱，炒车前三钱，竹茹一钱五分，枳实八分。

郭左 十月十七日

左尺脉硬，是虚脉，起落责责然有凝结意，舌色润而红，皆湿象。

人参须一钱五分，淡芩八分，胆星一钱五分，杏仁三钱，川贝三钱，制小朴三分，归身三钱，竹沥一两（冲），橘红一钱五分，砂仁五分。

顾右 十月十九日

面有风色，舌有湿象，腰酸，带下色黄。此属风湿已入络，故遍身酸楚，时愈时发，非丸药不能除。

秦艽一钱五分，天麻三钱，归身三钱，砂仁八分，蒺藜三钱，赤芍二钱，桑枝三钱，炙草六分，制香附三钱。

二诊 十月二十二日

小腹胀，遍身酸楚。湿已溃，故如此，病属慢性。

秦艽一钱五分，防风八分，赤芍一钱五分，丝瓜络一钱五分，制香附三钱，蒺藜三钱，归尾三钱，桑枝三钱，炙草六分，青、陈皮各一钱。

杨右 十月二十一日

剧咳白痰，舌有湿象，是亦湿火为患，胆火不潜，故头痛。

滁菊三钱，元参一钱，象贝三钱，赤芍一钱五分，钩尖三钱，归身三钱，杏仁三钱，淡芩八分，赤、猪苓各三钱，车前三钱，方通八分。

王左 十月二十一日

舌有湿象，目赤，是湿火确证。值燥令，肺不能任，故咳剧。

滁菊二钱，元参一钱，方通八分，桑叶三钱，淡芩八分，钩尖三钱，亦、猪苓各三钱，杏仁三钱，象贝三钱，橘红一钱五分。

徐左 十一月十六日

肝阳胆火，因时令而逆，挟湿上行，致耳鸣，头痛。旧患鼻痔，例当更甚，得丹药当瘥。

天麻三钱，桑芽三钱，赤芍一钱五分，归身三钱，蒺藜三钱，胆草一分半，秦艽一钱五分，大生地三钱，天冬三钱。

潘右 十一月十六日

面色黄而黝黑，有寒热，常形寒，一点钟内可数次。脉气不宽，肌肤感觉迟麻，绝非寻常外感，治标无益，根治则碍于标病，恐不可为。

炒荆、防各三钱，杏仁三钱，天麻三钱，独活四分，象、川贝各三钱，橘红一钱五分，蒺藜三钱，淡芩八分，秦艽一钱五分。

二诊 十一月十七日

头痛，骨楚，发热形寒。寒热均较昨日为减，面黑亦略减，脉气亦较宽，在理可愈。惟肌肤感觉钝麻，乃兼有内风者，比较难治，且变化必多。服药后汗出不澈，深恐郁热不得外达，致陷而为泻利，化热而为痈脓，皆题中应有之义。

秦艽一钱五分，独活六分，蒺藜三钱，炙草六分，川连三钱，羌活四分，防风八分，归身三钱，葛根一钱，法夏一钱，香葱白一个，象、川贝各三钱，橘红一钱五分。

葛左 十一月十八日

脉不宽，舌润，患气急，五更尤剧，湿重肾亏血热。

制香附三钱，乌药一钱（炒），川连三分（姜炒），蛤蚧尾六分（炙冲），茯神三钱，炙草六分，细生地三钱。

二诊 十一月二十日

湿热奇重，喘则肺不行水，虑其发黄。

防己一钱五分，车前三钱，炙苏子三钱，乌药一钱（炒），赤、猪苓各三钱，苡仁三钱，淡芩八分，杏仁三钱，归身三钱。

三诊 十一月二十二日

湿盛，内热重，前方尚中肯，宜再服。

茵陈三钱，泽泻八分，车前三钱，鲜生地三钱，梗通八分，丹皮一钱五分，防己一钱五分，赤苓三钱，归身三钱，乌药一钱（炒）。

陈左 十一月二十日

咳，面色略黄，瘠甚，腰背亦痛，舌苔裂纹甚粗。是有多年蕴湿，仓猝不得除。

杏仁三钱，象贝三钱，炙苏子三钱，归身三钱，苡仁三钱，橘红一钱五分，炙草六分，炙款冬一钱，天、麦冬各三钱。

二诊 十一月二十四日

久咳得瘥，色脉亦静，惟舌苔依然，是当除之以渐。

天、麦冬各三钱，苡仁四钱，杏仁三钱，紫菀一钱（炙），款冬一钱（炙），泽泻八分，橘红一钱五分，细生地三钱，川贝三钱，炙苏子三钱，云苓三钱。

李左 十一月二十七日

别无所苦，惟水疱经半月必发。此为湿毒未净，不宜外治。

泽泻一钱，甘中黄八分，土茯苓三钱。

煎汤下珠黄十宝丹二分，食前服，日一剂。

二诊 十二月七日

痤痱能发出为佳，再清之。

泽泻一钱，海金砂三钱，车前三钱，土茯苓三钱，篇蓄三钱，十宝丹二分，生草六分。

三诊 十二月九日

病较好，色脉亦较好，未甚好，药力未及彀，再服前方。

茵陈三钱，赤芍一钱五分，蒺藜三钱，独活六分，茯神三钱，胆草六分，归身三钱，防风八分（炒），大生地四钱。

四诊 十二月十三日

仍是较好不甚好，贫血本难治，能渐瘥便佳。

茵陈三钱，茯神三钱，归身三钱，赤芍一钱五分，制香附三钱，佐金丸四分，炙草六分，砂仁八分。

五诊 十二月十六日

脉洪滑，舌无血色，面黄，以上证象迄未见减，食后腹胀，噫气则瘥，肝脾并病也。

制香附三钱，青、陈皮各一钱，生、熟地各四钱，砂仁一钱，木香一钱五分，茵陈三钱，归身四钱，枸杞三钱，佛手一钱五分。

任右 十一月二十七日

先患头痛，现在左目肿。虽属湿火为病，却亦是内病外达，不过在头面，总非佳朕，当苦以降之。

赤芍三钱，大生地三钱，防风六分，胆草三分，蒺藜三钱，天麻三钱，归身三钱，橘皮一钱五分。

陈左 十二月二日

咳嗽吐血，病属湿火，现在当先止血。

茜根炭一钱五分，侧柏炭一钱，杏仁三钱，赤芍一钱五分，小蓟炭一钱五分，炒荆、防各五分，桑枝三钱，淡芩八分，茅花一钱五分，象、川贝各三钱，橘红一钱五分，童便一盅（冲），丹皮一钱。

陆先生 十二月三日

舌绛有裂纹，前患面部麻木，现患咳，咳全不爽。误补，岂但不愈，行且成肺痈。因此是湿火上燔而咳，肺露非其治。

象贝三钱，桔梗五分，橘红一钱五分，蒺藜三钱，杏仁三钱，甘草五分，淡芩八分，防风八分，瓜蒌皮一钱五分。

周左

湿自下受而脚肿，肾水上泛，心阳被凌，故觉悸。

苏梗一钱，海南子六分，枳实八分，松节三分，吴萸三分，橘叶三钱，木瓜三钱。

邵左 十二月十四日

有湿却无风，外寒则里热，热则上升，故多梦，头昏。此无妨，略为分利即得。

防己一钱，车前三钱，枳术丸一钱五分，绵仲三钱，赤苓三钱，赤芍一钱五分，归身三钱，炒栀仁六分，炒枣仁三钱。

曹左 十二月十七日

本有湿，不为之谋出路，仅从腺体及细菌方面用力，湿不得出则上燔，故有此病象，然则西医学大有商量余地。

草薢三钱，梗通八分，赤豆二两（泡汤），防己三钱，赤、猪苓各三钱，车前三钱，细生地三钱，归身三钱，赤芍一钱五分，胆草三分。

二诊 十二月十九日

湿火上燔，益以药针，遂致头痛，乳痒是肝气。

人参须五分，车前三钱，草梢一钱，胆草三分，梗通八分，秦艽一钱五分，萆薢一钱五分，泽泻八分，蒺藜三钱，制香附三钱。

三诊　十二月二十二日

湿热尚未上行，大便不爽，当泻其乳。痒是肝气，其湿病旧有者未除，新者又加，将来有甚大危险。

制香附三钱，防己三钱，泽泻一钱，赤芍一钱五分，萆薢三钱，猪苓三钱，左金丸四分，车前三钱，九龙丸一粒（吞）。

四诊　十二月二十六日

脉舌无恙，遍身红瘰并有斑，头部有小疖。血分不清，湿热在上，宜使下行。

萆薢三钱，车前三钱，草梢一钱，赤芍二钱，天麻三钱，大生地四钱，赤苓三钱，归身三钱，徙薪丹六分，橘皮一钱五分。

卷五 虚损门

虚损门 肺病类

夏先生 十月六日

面色枯萎，手鱼冷，舌有虚象，咳三个月不瘥。肺叶已焦，爪下色紫，血行已失常度，难治。

炙紫菀一钱，天、麦冬各三钱，炙桑皮一钱，炙款冬一钱，杏仁三钱，芦根四寸，归身三钱，炙草六分，川贝三钱。

二诊 十月九日

肺痿，面色枯，爪下血色紫，脉无胃气，其病已成，无能为役。

天、麦冬各三钱，瓜蒌皮一钱五分，炙草六分，苡仁三钱，人参须一钱，炙桑皮一钱，归身三钱，杏仁三钱，川贝三钱。

三诊 十月十一日

肺痿已成，药后觉瘥，瘥亦不足言。此病为程甚远，须三五个月方小效，转瞬立春，须急起直追方可幸免。

天、麦冬各三钱，炙苏子三钱，炙桑皮一钱，杏仁三钱，川、象贝各三钱，炙紫菀一钱，炙款冬一钱，橘络一钱五分。

四诊 十月十四日

脉躁疾，面色枯萎，舌边光，近更脚肿。虚痨证最忌脚肿，是不能治，勉强用药，亦无大效。

天、麦冬各三钱，杏仁三钱，法夏一钱五分，川贝三钱，炙紫菀一钱五分，人参须一钱，炙草六分，炙款冬一钱。

丁先生　十月九日

在上见肺燥，在下见脾寒肾亏，脉无胃气，瘠甚，已渐入损途，难治。

天、麦冬各三钱，炙桑皮三钱，芡实三钱，炙草六分，象贝三钱，木香一钱，云苓三钱，杏仁三钱，金匮肾气丸一钱五分。

赵先生　十月九日

寒热如疟久不愈，前曾吐血，现在仍形寒发热，五月起直至于今亦仍见咳，喉音哑，不能饮食。此非疟，乃肺痨也。现在病势已臻峰极，法在不救，勉强维持正气，一面以丸治之，聊尽人事。

归身三钱，麦冬三钱，杏仁三钱，川贝三钱，白芍一钱五分，炙草六分，橘络一钱五分，知母一钱，炙僵蚕一钱。

丸药方：

獭肝一个（研炙），杏仁五钱，炒怀药三钱，蒺藜三钱，虎骨五钱（劈去髓），天、麦冬各三钱。

上药烘干研末，加新鲜猪脊髓一条，同捣数百杵，酌加炼蜜，丸如绿豆大。每日中、晚、夜半各服十丸，开水下。丸装绢袋内，一佩，一挂房门口，先服佩身者，后服门上者。

包先生　十月十三日

肺燥咳嗽，痰腥，脉尚平正，亦不气急，却兼有寒热，舌苔抽心。论脉暂时无险，证恐是痎疟兼肺燥。能否渐愈，须俟药后三日看成效如何，方可断言。

麦冬三钱，炙草六分，归身三钱，桑芽一钱五分，炙紫菀一钱，炒乌药五分，滁菊一钱五分，桔梗六分，橘红、络各一钱五分，红枣三分（用常山煮）。

二诊　十月十五日

脉虚软，苔黄中间抽心，咳嗽而痰腥，颧赤，热常在百度左右。此是肺虚，乃属不足，非有余。苇茎汤可用，但不可泻肺。

桔梗五分，杏仁三钱，细生地三钱，淡芩八分，生草五分，川贝三钱，炙紫菀一钱，芦根四寸（去节），橘红一钱五分，麦冬三钱，百部五分，木通八分，知母一钱，赤豆二两（泡）。

温奶奶　十月十四日

右肺尖痛，深呼吸或咳皆痛，唇无血色，产后经漏不止，乍有乍无。现当以止肺痛为主，若肺络损致吐血，则难治。

天、麦冬各三钱，炙苏子三钱，茯神三钱，归身三钱，杏仁三钱，制香附三钱，赤、白芍各一钱五分，大生地三钱，川、象贝各三钱，人参须一钱。

另：乌药一钱，茄楠香五分，川连三分，猺桂三分。

上四味研末筛过，瓶贮，勿令出气。每用一钱字，生乳香（去油）五分，煎汤下药。但不可常服，恐血行太多也。

二诊　十月十九日

脉无胃气，先肺痛，现脘痛，舌色甚好。

大生地三钱，佐金丸四分，白芍一钱五分，制香附一钱五分，天、麦冬各三钱，归身三钱，炙草六分，生乳香五分（去油）。

沈奶奶　十月十九日

脉虚数，咳嗽痰不爽，右膝肿痛，入夜脚冷，余处发热。病属虚损，肺已痿。肿处为鹤膝，此痨之一种，难治。

天、麦冬各三钱，炙紫菀一钱五分，杏仁三钱，赤芍一钱五分，怀膝三钱，天麻三钱，蒺藜三钱，归身三钱，知母一钱，桑枝三钱，炙芪三钱。

二诊　十月二十一日

脉起落不宽，无胃气，且甚数。患鹤膝，咳而遍身酸楚，腰际尤甚，是肾亏也。病重，基础不固，极难治。

炒绵仲三钱，秦艽一钱五分，枸杞三钱，蒺藜三钱，菟丝子三钱，羌活四分，天麻三钱，怀膝三钱，赤芍一钱五分，天冬三钱，炙芪三钱，川贝三钱，知母一钱，炒白芍一钱五分，虎骨三钱（炙），归身四钱，大生地四钱，牡蛎三钱。

三诊　十月二十四日

脉起落仍不宽，遍身作痛，左膝较甚。据说已较瘥，大约瘥不足言。虚甚，口味尚正当，虽有寒热，非外感，仍宜补。

归身三钱，菟丝子三钱，怀膝三钱，天麻三钱，炒绵仲三钱，枸杞子三钱，独活六分。

另：五圣散一两，菊花露、蜜糖调敷膝盖。

四诊　十月二十七日

脉虚数，全无胃气，面色晦滞，咳嗽，盗汗，并患鹤膝。损证已成，又复血分不清，皮毛不固，用药温凉攻补均之掣肘，属难治。

炒荆、防各七分，象、川贝各三钱，杏仁三钱，橘红一钱五分，赤芍一钱五分，炙苏子三钱，桑叶三钱，秦艽一钱五分。

徐先生 十一月四日

舌色略见虚象，脉则平正，咳嗽，痰中带血，膈旁痛，是肺伤也。

归身三钱，炙紫菀一钱，茜根炭一钱五分，知母一钱，炙草六分，杏仁三钱，赤芍一钱五分，川贝三钱，橘皮一钱，云苓三钱。

二诊 十一月九日

色脉尚不为劣，症不妥当。每晨先紫血后鲜血，是有成薄厥之倾向，非速止不可，意中不适是虚。

茜根炭三钱，归身三钱，老三七一分半（研），小蓟炭一钱五分，大生地四钱，竹茹一钱五分，炙紫菀一钱，杏仁三钱，桑皮一钱（炙），藕汁一酒盅。

三诊 十一月十二日

血不止极可虑，因此种症状是薄厥前一层，其倾盆盈碗而来，则猝难措手。

花蕊石三钱（煅研），棕皮炭三钱，杏仁三钱，小蓟炭一钱五分，荷叶一角（烧），川、象贝各三钱，茜根炭一钱五分，童便一杯，炙紫菀一钱，赤芍一钱五分，三七一分（研）。

四诊 十一月十四日

血止之不止，色脉实是慢性肺病，本有回旋余地，若薄厥则祸在眉睫，或者气候转变。血可以止，然必须以药力杜之。

丹皮一钱，桑皮一钱五分（炙），川贝三钱，藕汁一酒盅（冲），三七三分（研），杏仁三钱，橘红、络各一钱五分，神品京墨半杯（冲）。

五诊 十一月十六日

血只不止，脉虚，自觉升火，似此情形，极可虑。

童便半杯，胆草一分半，三七二分（研），墨汁半酒盅（冲），真陈阿胶二钱（蒲黄炒）。

马太太 十一月七日

阴不足，肺弱。高年有此，尚不为害，脉象舌色颇平正。

潞党一钱，象贝三钱，炙桑皮一钱五分，姜夏一钱，天、麦冬各三钱，云苓三钱，炒绵仲三钱，炒荆芥五分，杏仁三钱，橘皮一钱，制香附一钱五分。

二诊　十一月九日

每月必伤风一次，此非外感，乃肺弱耳。色脉均佳，喘咳高年常事，不为害也。

天、麦冬各三钱，炙桑皮一钱五分，归身三钱，炙苏子三钱，橘红一钱五分，川、象贝各三钱，杏仁三钱，炙草六分。

钱先生　十一月十四日

是肺痿症，肝胃胆气皆逆，故肢凉。慢性病，调理以渐。

炙款冬一钱，炙桑皮一钱五分，炙苏子三钱，川、象贝各三钱，炙草六分，沙参一钱五分，杏仁三钱，炙紫菀一钱，赤芍一钱五分。

陶先生　十一月二十二日

是肺肾病，其窜痛皆肺之领域，病之小部分侵及感觉神经，故理气疏肝不效。

天麻三钱，赤芍三钱，天、麦冬各三钱，莲须一钱五分，炙萸肉六分，蒺藜三钱，杏仁三钱，细生地三钱，泽泻八分，炙桑皮一钱五分，胡桃夹膜一钱。

林奶奶　十一月二十三日

初起是夹虚，伤寒经汗解后，现在是肺病，颊肉削，掌热，肩背酸痛，欲咳不能，遍身骨楚而多黄带。肺病肾亦病，有大危险，仓猝不得愈。病情极复杂，病源极深远，益以不能摄养，岂能幸免。

象贝三钱，炙紫菀一钱五分，秦艽一钱五分，浮小麦三钱，川连三分，杏仁三钱，炙鳖甲三钱，炒防风六分，白薇一钱，橘红一钱五分，牡蛎三钱，丝瓜络一钱五分，青蒿一钱。

孙小姐　十二月七日

脉数微躁疾，呼吸促，晨起痰薄白甚多，肩背酸楚，前两日有自汗，舌润，舌边有黑斑，左胁下痛，月事五月不行。病在肝肺无弹力，是肺痿肝太旺，其实是虚。因肝病血，因肺病肾，故见许多副症。肝肺两者，以肺为急。

炙款冬一钱，杏仁三钱，蒺藜三钱，制香附三钱，炙紫菀一钱，炒乌药一钱，天麻二钱，归身三钱，赤芍三钱，炙鳖甲二钱。

二诊　十二月八日

肺病因咳，咳剧则因胃病，胃所以病，从肝来。阴分虚竭，内热甚重，十滴水不宜，各种温药亦不宜。肝阴已伤，舌无味蕾，当用治肝胃之药与太平丸同服。

人参须七分，姜夏一钱，竹茹一钱五分，川贝三钱，左金丸四分，橘络一钱五分，佛手一钱，炒白芍二钱，杏仁三钱，归身一钱五分，炒乌药八方，炙款冬一钱，炙紫菀一钱。

膏药方：

天、麦冬各三两，炒绵仲二两，细生地四两，白芍一两五钱，炙草五钱，桃仁泥一两五钱，牡蛎二两，炙鳖甲二两，肥玉竹一两，川贝三两，归身二两，菟丝子二两，枳实一两，浮小麦五两。

早晚一羹匙。

薛先生　十二月七日

肾亏肺热，痰被煎熬而干，故咳不出，所谓煎厥也。是肺病初起，此病不与肾同病，候其色，是由肾传肺者。

炒绵仲二钱，天、麦冬各三钱，炙桑皮一钱五分，菟丝子三钱，杏仁三钱，瓜蒌仁一钱五分，象、川贝各三钱，橘络一钱五分，玉竹一钱，蒺藜三钱。

蔡奶奶　一月七日

先从肾病，然后传肝传肺，现在肺肾病皆极深，绝非旦夕可以奏效者。

天麻三钱，大生地三钱，车前三钱，蒺藜三钱，归身三钱，炒绵仲三钱，炒防风八分，萆薢二钱，杏仁三钱，炙苏子三钱。

王奶奶　一月十五日

面色枯萎，脉无胃气，呼吸促而鼻扇，是气管变硬，乃肺病之慢性者，原有不咳嗽之肺病，不当以咳为准，其腰间之癥块当是冲任病，衡其色脉，病甚深，无把握。

天、麦冬三钱，赤芍一钱，炙桑皮三钱，炙鳖甲三钱，地骨皮三钱，丹参一钱。

曹先生　一月十五日

脉数而虚，呼吸稍促，腰背胁下均痛，舌裂纹甚深。肝肺肾三脏皆病，肝肺为重，已间接影响及心。此病大半关系环境，当设法休养，药物为效有限。

绵仲三钱，制香附三钱，天冬三钱，菟丝子三钱，枸杞三钱，杏仁三钱，潞党一钱五分。

管奶奶　一月二十四日

目无神，面无血色，脉数无胃气，舌剥亦无血色，咳嗽气急，经阻，而见鼻扇。肺络已损，心与肝亦病，有大危险，难治。

天、麦冬各一钱，炒荆芥四分，橘红一钱五分，炙紫菀一钱，杏仁三钱，川连三分，沙参一钱五分，川贝三钱，浮小麦五钱，归身三钱。

二诊　一月二十七日

气急鼻扇未除，肌肤暵燥，阴分枯竭，脉数甚，无胃气，经阻不行，皆损证已成之候，难冀全愈。

天、麦冬各三钱，沙参一钱五分，玉竹一钱，地骨皮一钱五分，紫菀一钱，归身三钱，杏仁三钱，元参一钱，炙苏子一钱五分。

三诊　二月六日

目光无神，脉仍无胃气，数甚，咳已止，仍微见气急鼻扇。

天、麦冬各三钱，归身三钱，杏仁三钱，知母一钱，沙参三钱，炙紫菀一钱，地骨皮三钱，炙苏子三钱，川贝三钱，佛手一钱，炙芪一钱。

四诊　二月九日

气管变窄，心脉亦乱，无血色，无胃气，病已深，无力挽救。

大生地三钱，炙苏子三钱，绵仲三钱，炙紫菀一钱，炒乌药一钱，知母一钱，沙参一钱五分，归身三钱，川贝三钱。

吴先生　一月二十八日

脉有歇止，起落尚宽，此有两层：其一是心房不病，其二是禀赋本厚。然病实不可为，因肺气翳𣤶已甚，其中午发热，绝非外感。据指尖肥厚是血行失常度，乃侧支血管代偿循环，故脉有歇止。此血管变坏，当在肺络，以故膈旁痛而见红，病之来源甚远，决非一二剂药可以侥幸图功。而年事已高，病已入险境，虽欲从容调治，势已无及，故云不可为。危险时期在春分后，因脉气尚宽，必能过春分，大约过春分十日左右。

天、麦冬各三钱，五味子四分，橘红、络各一钱五分，象、川贝各三钱，人参须一钱，炒乌药八分，杏仁三钱，炙紫菀一钱，北沙参一钱五分。

周奶奶　二月三日

咳久不愈，指头胀，舌色无热象，是慢性肺病之一种。

炙款冬一钱，干姜炭一分，杏仁三钱，炙紫菀一钱，天、麦冬各三钱，五味子三分，归身三钱。

二诊　二月八日

十指皆胀，据云自幼如此，是病根在先天。现在已达中年，为幸已多，照例难治。

象贝三钱，橘红一钱五分，鲜生地三钱，杏仁三钱，麦冬三钱，瓜蒌皮一钱五分，炙苏子三钱，炙桑皮一钱。

三诊　二月十七日

胸如格，是因寒故。因舌有寒象，肺弱，故咳。有黄带，更是湿。

象、川贝各三钱，杏仁三钱，生苡仁五钱，炙款冬一钱，姜夏一钱，炙苏子三钱，炙紫菀一钱，佐金丸四分，归身三钱，徙薪丹一分。

沈小姐　二月八日

面色焦暗，咳久不愈。前曾吐血，现在形寒，有盗汗，此肺病也。其寒固是感冒，春寒然不全关外感，有大险在后，难治。

象、川贝各三钱，炙紫菀一钱五分，杏仁三钱，炙草六分，天、麦冬各三钱，炙款冬一钱，橘红一钱五分，归身三钱。

二诊　二月十一日

肺热肾亦热，是虚热。

兜铃一钱，泽泻八分，杏仁三钱，沙参一钱五分，天、麦冬各三钱，橘红一钱五分，炙桑皮一钱，知母一钱，归身三钱，川贝三钱，瓜蒌仁一钱五分，炙草六分，炙紫菀一钱。

三诊　二月十五日

面黄且暗，脉细数，咳痰不爽，经阻，鼻塞，多清涕。脏气窒而不通，现虽无大病，却不得健全。

前胡一钱五分，象贝三钱，桔梗四分，茵陈三钱，桑枝三钱，杏仁三钱，归身三钱，赤芍一钱五分，泽泻八分，赤苓三钱，车前三钱。

四诊　二月十八日

面黄暗，脉弦细，发热形寒，爪甲泛青，手麻，盗汗。有外感，虚甚。

秦艽一钱五分，茵陈一钱五分，青蒿一钱，腹皮三钱，赤芍一钱五分，白薇一钱，木香一钱，归身三钱。

王先生　二月九日

面色不华，咳嗽音哑，前曾吐血，膈痛，脉少胃气，舌有湿象。肺叶已焦，病属难治。

炙紫菀一钱，炙桑皮一钱五分，天冬三钱，北沙参一钱五分，炒百部四分，绵仲三钱，杏仁三钱，蝉衣八分，泽泻八分，云苓三钱，知母一钱，川贝三钱。

二诊　二月十三日

肺中聚湿致咳，声如在瓮中。药后痰爽，是转机。

北沙参一钱五分，苡仁五钱，桔梗四分，炙紫菀一钱，桑叶三钱，生草六分，杏仁三钱，橘红一钱五分，炙苏子三钱，川贝三钱，知母一钱，射干六分二

三诊　二月十六日

脉数，少胃气，舌润，咳仍不扬，面色晦滞。肺中聚湿良确，除当以渐。

炙紫菀一钱，杏仁三钱，猪苓三钱，射干七分，生苡仁五钱，归身三钱，泽泻八分，蝉衣八分，川、象贝各三钱，炙草六分，炙苏子三钱，瓜蒌霜一钱五分。

四诊　二月二十一日

寒热恐非外感，据色脉肺病甚深，从《外台》痨法处方。

青蒿一钱，炙草六分，炙紫菀一钱，归身三钱，杏仁三钱，川贝三钱，常山八分，炙桑皮一钱五分，炒乌药一钱，獭肝一分（研，冲）。

虞老老　二月十一日

春寒肺弱，不胜冷空气压迫，因而致咳。肾热体虚，病属难治。

炙款冬一钱，炙草六分，天冬三钱，川贝三钱，炙桑皮三钱，杏仁三钱，橘络一钱五分，知母一钱，归身三钱，炙紫菀一钱，蛤蚧尾四分（研，冲）。

二诊　二月十三日

咳夜甚，气仍促，肾热肝亦热，故畏热。肺因脏气从肾上传，间接而病。

天、麦冬各三钱，杏仁三钱，滁菊一钱五分，炙苏子三钱，桑芽三钱，绵仲三钱，菟丝子三钱，炙紫菀一钱，知母一钱，川贝三钱，橘络一钱五分，蛤蚧尾五分。

三诊　三月十五日

糯米不当食，不但不易化，且能增咳与痰，于此病尤不宜。舌质绛苔结，是即胃热之证。

炒枳壳八分，楂炭三钱，炙苏子三钱，腹皮三钱，杏仁三钱，佛手一钱，知母一钱，姜夏一钱，川贝三钱。

四诊　三月二十日

脉舌尚勉强，委实太虚，恶寒是阳虚而阴亦不足。高年久病，本元早耗，自是难治。

天冬三钱，桂枝二分，杏仁三钱，云茯苓三钱，炙芪一钱五分，白芍一钱五分，炙草六分，人参须一钱，蛤蚧尾四分（炙）。

孙先生　二月十一日

脉少胃气，面无光泽，患咳不甚爽，旧曾吐血。此即慢性肺病，根蒂有触即发。若再吐血，则有危险。

炙款冬一钱，川、象贝各三钱，橘红、络各一钱，炙紫菀一钱，炒乌药一钱，瓜蒌仁二钱，杏仁三钱，北沙参一钱五分，归身三钱。

二诊　二月十五日

脉少胃气，呼吸颇粗，舌有小裂纹，咳多黄腻痰，常有血，且有盗汗，病已深。

炙桑皮一钱五分，紫菀一钱（炙），炙苏子三钱，桔梗四分，知母一钱，杏仁三钱，炙草六分，川贝三钱，归身三钱，浮小麦四分，瓜蒌仁一钱五分（去油）。

三诊　二月二十日

脉与舌均较前诊时为佳，面无血色，瘠甚。患遗精，脘痛，咳嗽吐血。肺肾肝胃均病，难治。

天、麦冬各三钱，川、象贝各三钱，杏仁三钱，炙紫菀一钱，知母一钱，桑皮一钱（炙），归身三钱，炒乌药一钱，茜根炭三钱，生乳香二分（去油）。

四诊　二月二十四日

舌有黑斑，胁下痛，是有积瘀。现在吐血虽止，将来不免再发。脉虚，舌色、面色均不妥当，肝肾两种病最重。

天、麦冬各三钱，川贝三钱，绵仲三钱，炙紫菀一钱，杏仁三钱，知母一钱，沙参一钱五分，炙鳖甲二钱，莲须一钱。

五诊　三月一日

脉颇虚，现在脘下痛，舌黑斑已化。痛因拂逆起，前曾吐血，却甚不宜有怒。

制香附三钱，炙草六分，炙鳖甲二钱，佐金丸四分，炙紫菀一钱，炒绵仲三钱，归身三钱，川贝三钱。

张先生　二月十四日

湿温之后咳嗽不止，面无血色，已成慢性肺病，难治。

天、麦冬各三钱，桑叶三钱，知母一钱，细生地三钱，川、象贝各三钱，炙芪三钱，炙苏子三钱，杏仁三钱，炒防风六分，归身三钱，炙草七分。

二诊　二月十八日

慢性肺病，药后指胀见瘥，新医学中又得一节，然此属痼疾，毕竟难治，是否能竟全功，未能预料。

川、象贝各三钱，炙芪三钱，知母一钱，杏仁三钱，炙草六分，天、麦冬各三钱，生、熟地各三钱，归身三钱，炙桑皮一钱，橘络一钱五分。

庄奶奶　二月二十二日

音哑，痰皆白沫，咳甚气急，脉微细，似有若无。此是肺痿煎厥之候，虽不吐血，未可乐观。寒热非外感，不得任用何种退热药。

炙紫菀一钱，杏仁三钱，天、麦冬各三钱，北沙参一钱五分，炒乌药一钱，炒百部四分，大生地三钱，云苓三钱，泽泻八分。

梁先生　二月三十日

久咳吐血，自是肺病。按色脉，肝胃亦病。肝虚甚，脉缓不应指，气急尚不算剧。病属慢性，摄养为难。

归身三钱，炙紫菀一钱，杏仁三钱，大生地四钱，天、麦冬各三钱，天麻一钱五分，炒乌药一钱，制香附三钱，川贝三钱。

张先生　三月五日

痰成珠，肺热甚；面色焦，则病已深；更兼吐血、气急，危险万分。认此种为胃病，难怪指摘丛丛矣。此病难治。

炙紫菀一钱，杏仁三钱，炙桑皮一钱，北沙参二钱，川、象贝各三钱，地骨皮三钱，兜铃一钱，炙苏子三钱。

二诊　三月八日

咳瘥，痰较少，脉仍无胃气，舌绛而光。虽瘥，依然危险。

天、麦冬各三钱，归身三钱，杏仁三钱，地骨皮三钱，炙紫菀一钱，川贝三钱，炙桑皮一钱，北沙参三钱，炙苏子三钱，兜铃一钱。

李先生　三月十七日

脉弦，肤津润，冷汗透衣，手冷及肘，久咳咯痰带血，现在气急。此属肺病，为候已深。其实热非外感，不可用外感药。其肌表已无阳，不得用过凉药。复非补可以济事，故难治。病已无希望，如不药，尚可延七八十日；若误药，反促其生命。

归身四钱，牡蛎三钱，炒白芍三钱，浮小麦六分，天、麦冬各三钱，五味子四钱，胡广子一钱（土炒），橘络一钱五分，苡仁五钱，红枣六枚，杏仁三钱，瓜蒌霜一钱五分。

张先生 三月十八日

旧有肺病，此次发热不过面色暗而浮，舌干有裂纹，有盗汗。肺虚已甚，潮热，不当从外感治。病有大危险，难冀收功。

天、麦冬各三钱，赤、白苓各三钱，知母一钱，牡蛎三钱，归身三钱，川贝三钱，炒白芍一钱五分，炙草六分，浮小麦五钱。

李先生 三月十八日

脉细数，舌光，面无血色，溲不清，掌热。肺肾均坏，脾脏亦坏，因脏气无忍耐力，此损证已成之候也。

炙款冬一钱，桔梗六分，杏仁三钱，天冬三钱，云苓三钱，川贝四钱，生草六分，绵仲三钱，知母一钱，泽泻一钱。

二诊 三月十九日。

脉数而不细，唇不光，是今日所见之进步，其余诸恙依然。虚损大证，原无速效之理。

桔梗六分，川贝三钱，知母一钱，天冬三钱，郁李仁三钱，生草六分，杏仁三钱，泽泻八分，炙款冬一钱。

三诊 三月二十二日

今日脉仍见细数，此为病进，此外无出入。据云已稍好，当是心理作用。虚损大证，无如此容易也。

桔梗六分，杏仁三钱，天冬三钱，细生地四钱，炙桑皮一钱五分，炙生草各六分，白芍三钱，知母一钱，归身三钱，蒺藜四钱，天麻三钱，川、象贝各三钱，橘红一钱五分。

徐宝宝 三月二十二日

肺病已成，照例不可救药，拟甘桔清金常服，一面念经修养，庶仗佛力挽救。

甘草五分（生用），苦桔梗五分。

虚损门　咳嗽类

章奶奶　八月十九日

略咳痰不爽，肺颇燥，及今疗治。

兜铃一钱，炙桑皮一钱，杏仁三钱，炙草六分，川贝三钱，橘红一钱，细生地三钱，归身三钱。

二诊　八月二十二日

色脉均佳，肺燥亦渐减少，但尚有些微心肌神经病，亦不足为害。

沙参一钱五分，茯苓三钱，炙草六分，佐金丸四分，川贝三钱，归身三钱，细生地三钱，制香附三钱。

三诊　八月二十四日

晨咳腰酸，脉气不宽，肺热肾亦热。

沙参一钱五分，川贝三钱，归身三钱，细生地四钱，丹参八分，川连三分，炙草六分，杏仁三钱，天、麦冬各三钱。

四诊　八月二十七日

病次第告痊，较前为瘥，补为宜。

高丽参一钱，归身三钱，菟丝饼三钱，钗斛三钱，生白芍一钱五分，佛手一钱五分，麦冬三钱，炒绵仲三钱。

蔡先生　九月六日

咳剧痰白，脉微硬，气急，舌光。病殊不廉，肺虚已甚，当略敛之。

天、麦冬各三钱，滁菊一钱五分，五味子七粒，杏仁三钱，炙款冬一钱，橘、白络各一钱，川贝三钱，干姜炭一分。

二诊　九月七日

肺虚，敛肺当效；因有风，故不效。咳剧，风不得出，化热，故渴。改用宣达，先令风净，然后敛之。

防风八分，杏仁三钱，蒌仁一钱（去油），桑叶三钱，象贝三钱，炙苏子三钱，炙草六分，桔梗四分。

三诊　九月九日

唇绛而干，脉舌均有虚象，渴甚仍剧咳，气急，病绝深。

象贝三钱，杏仁三钱，桑叶三钱，瓜蒌皮一钱五分，炙苏子三钱，元参八分，炙紫菀八分，炙草五分。

谢先生　十月二十四日

今日脉颇平正，缓滑而稍见湛圆，与平日不病时已相差不多。面色嫌黑，前两日黑更甚，今已略好，尚未全好。咳嗽之症状是无力，痰不爽，此是肺虚之证。手足温，虽有汗，已不甚多。前两日脉沉，汗出如雨，手冷及肘，实是亡阳险证，切勿误认。凉药可服，但现在已成过去之事实，可置不论。此咳之病，由咳嗽言之，是肺虚；由痰不出言之，是气管肿。涕多是肺寒，亦是虚；面黑是肾气不足。多谈话则剧咳而喘，亦是肾亏。脉好是平日鱼胶之功，脉主心，有如此脉象，心脏病尚轻。头眩气逆，有几分肝病及湿在内，不过比较心肾肝病，湿病皆是副症。湿比从前好，但仍潜伏在内。此病秋冬本当较好，故虽好并未全好。急救亡阳当用大温药，现既转机，又见此脉象，是肾不寒，当然不能用大温药，然肺实虚，寒凉决不可。

第一当温肺（则咳嗽可减）；

第二当纳肾气（则面色不黑，气喘可渐平）；

第三当敛肺气（则涕汗皆少，痰当爽，溲当多）；

第四当潜肝阳（则头目清楚）。

炙款冬一钱，干姜炭二分，人参须八分，炙款冬一钱，五味子五分，龙骨一钱五分，炒乌药一钱，蛤蚧尾六分，牡蛎一钱五分，钩尖三钱，蒺藜三钱。

汪官官　十月二十七日

咳嗽屡作，小小感冒即剧咳，面肿，脉数近乎乱。为肺不行水之症，有绝大危险，拙技尚不足治此病。

天、麦冬各三钱，五味子三分，防风六分，赤芍一钱五分，云苓三钱，炙草四分，杏仁三钱，淡芩六分。

吴官官　十一月二日

咳不止，热不退。规矩权衡已失常度，损证已成，尚用苦寒攻病，无有幸者。

炙草六分，大生地三钱，云苓三钱，象、川贝各三钱，炙苏子三钱，归身三钱，潞党一钱，橘皮一钱，杏仁三钱，木香八分，天冬三钱，蝎尾二分，霞天胶一钱（蛤蚧炒），公丁香五个。

二诊　十一月四日

舌黄且糙，气急鼻扇，腹胀硬而痛。肺病脾病皆重，恐难收功。

麦冬三钱，炙紫菀一钱，木香一钱，橘皮一钱，炙款冬一钱，杏仁三钱，川贝一钱五分，蝎尾一分，炙苏子三钱，焦白术五分，霞天胶一钱（蛤蚧炒）。

林先生　十一月十二日

咳不久愈，面有风色，腰酸。是肺肾病，其闷气竟是交感神经关系，以后恐病症更多。

天、麦冬各三钱，苡仁三钱，杏仁三钱，川贝三钱，绵仲三钱，车前三钱，草薢一钱五分，橘红一钱五分。

二诊　十一月十七日

脉甚调，舌色小有虚象，面部风色咳略瘥，脘隐痛，是亦湿热上行犯肺而咳之病。

天、麦冬各三钱，炙款冬一钱，苡仁四钱，杏仁三钱，炙草六分，归身三钱，川、象贝各三钱，橘红一钱五分，炙苏子三钱。

陆先生　十一月十六日

舌略干糙，脉气不甚宽，面色尚平正，当咳嗽，音哑，夜间较甚，并有肛痛。病属损，症结在肺，能节欲可贞疾延年。

天、麦冬各三钱，杏仁三钱，炙桑皮四分，炙芪二钱，知母一钱，川、象贝各一钱五分，射干四分。

胡先生　十一月二十二日

咳颇剧，并有虚寒热，脉无胃气，剧咳致脘痛，痰白，已一月余，再延即肺病症状全见。

杏仁三钱，炙苏子三钱，炙紫菀一钱，归身三钱，炙桑皮一钱，炙款冬一钱，川、象贝各三钱，天、麦冬各三钱，炙草六分，橘红一钱五分，炒防风八分。

魏奶奶　十二月五日

咳嗽产后起，面色不华，气急，食后作胀。是慢性肺病，目前无险，将来可虑。

象、川贝各三钱，沙参一钱五分，炙紫菀一钱，杏仁三钱，兜铃一钱，玉竹一钱，细生地三钱，橘白、络各一钱五分，归身三钱，四制香附三钱。

二诊　十二月九日

面色形不足，肺亦略虚，咳嗽从产后起，有黄带。面无风色，肺病较深，内风尚浅。

象贝三钱，橘红一钱五分，炒车前三钱，杏仁三钱，炙草六分，归身三钱，桑叶三钱，萆薢一钱五分，徙薪丹一分。

三诊　十二月十二日

咳未除且不爽，面色较前为佳，再宣之。

象贝三钱，麦冬三钱，防风六分，杏仁三钱，橘红一钱五分，制香附三钱，桑叶三钱，炙草六分，绵仲三钱。

四诊　十二月十五日

面黄，脉气不宽，咳则已除，饭后胀是肝病。

左金丸四分，枳术丸一钱，归身三钱，钗斛三钱，制香附三钱，大生地四钱，绵仲三钱，菟丝子三钱，佛手一钱。

陈先生　十二月十一日

头眩，耳鸣，小溲不畅，无力使出，不能任劳。又咳多沫痰，舌有黄黑结苔。种种皆虚象，其胃却热。

钗斛三钱，杏仁三钱，川、象贝各三钱，炒乌药一钱，天冬三钱，炙紫菀一钱，橘红、络各一钱五分，滁菊一钱五分，金匮肾气丸一钱五分。

二诊　十二月十五日

内热甚重，其热在胃。脉软，见头眩耳鸣，行动气促，是肺肾皆虚。

竹叶十片，杏仁三钱，绵仲三钱，苁蓉三钱，天冬三钱，鲜生地四钱，枸杞三钱，菟丝子三钱，炙芪三钱，蒺藜三钱，川贝三钱，炙龟板一钱。

三诊　十二月二十日

神虚、肾亏、肺弱种种见证及脉象皆显然可见，却非药物所能斡旋，进补不过略瘥而已。

绵仲三钱，细生地三钱，蛤蚧尾四分（炙，研冲），菟丝子三钱，炙苏子三钱，归身三钱，桑椹子三钱，炒乌药一钱，杏仁三钱。

陆先生　十二月二十一日

咳嗽气喘，吐血。现血已止，喘略平，而两手脉皆溢出寸口直至掌心彻上彻下，其筋脉兴奋异乎常人。病属虚证而有此脉，是为反应无疑。血若再吐即危，当设法安绥抗暴。

沙参一钱五分，炙草六分，桑枝三钱，川贝三钱，蒺藜三钱，杏仁三钱，茜根炭三钱，蛤蚧尾四分（炙），炙苏子三钱，炒乌药一钱五分，佐金丸四分，藕汁一酒盅。

饶小姐 十二月二十六日

咳嗽痰多，肩背皆酸，经阻不行，脘痛，腹痛，舌前半及边皆剥，中又糙苔。咳已月余，肺气已伤，冲任亦病。

制香附三钱，炙苏子三钱，归身三钱，沙参二钱，象、川贝各三钱，逍遥丸一钱五分，炙草六分，杏仁三钱，橘皮一钱，炙桑皮一钱，赤芍一钱五分，生乳香三分。

徐宝宝 一月六日

胆腑为病，其气上逆，故耳烂腺肿，胃气亦逆，因多食成胃病。肺不能安，故夜咳。是当摒除一切杂食，否则损不可挽救。

滁菊一钱五分，钩尖三钱，枳实八分，淡芩八分，川贝三钱，桑芽三钱，防风六分，竹茹一钱五分，赤芍一钱五分，杏仁三钱，炙僵蚕一钱五分。

二诊 一月八日

前夜尚有寒热，脉颇平，胆火已潜，胃病极深。

竹茹一钱五分，法夏一钱，细生地三钱，淡芩八分，炙草六分，川贝三钱，炙桑皮一钱。

陆奶奶 一月九日

目光无神，面色黄暗，脉数无胃气，咳嗽，面肿，有盗汗，经不准。自云初三起病，然伏根已深，脏气皆坏，有大危险，难冀挽回。

炙紫菀一钱，杏仁三钱，炙鳖甲三钱，天、麦冬各三钱，炒乌药一钱，绵仲三钱（炒），赤、白苓各一钱，炙桑皮一钱，川贝三钱。

黄先生 一月十二日

剧咳月余不止，昨忽吐血杯许，今犹未止，胸膈不觉痛，脉软，暂时只有清肺。

茜根炭三钱，荆芥炭六分，象贝三钱，麦冬三钱，小蓟炭一钱五分，荷叶一钱，杏仁三钱，侧柏炭一钱，赤芍三钱，炙苏子三钱，鲜藕汁一杯（冲）。

二诊　一月十五日

血止，色脉亦较佳，春寒肺虚，故咳剧。不可补，且不宜吃荤。

象、川贝各三钱，杏仁三钱，橘红一钱五分，茜根炭三钱，炙草六分，炒黑荆芥四分。

三诊　一月二十日

咳嗽喉痒，前曾吐血，现在剧咳不止，色脉平正，喉痒有外风，亦虚。

象、川贝各三钱，炙苏子一钱五分，大生地三钱，杏仁三钱，枳实八分，归身三钱，橘红一钱五分，竹茹一钱五分，瓜蒌皮一钱五分。

四诊　一月二十三日

面色太黄，溲不多，当略分利。咳瘥固佳，尚须吃素。

茵陈一钱五分，云苓四钱，象贝三钱，归身三钱，方通八分，瓜蒌皮一钱五分，大生地三钱，杏仁三钱，真阿胶一钱五分（蛤粉炒）。

五诊　一月二十九日

右脉甚佳，左脉弦，尺部硬，面色亦稍平正，咳多沫痰，腰背酸。补肾润肺，更常调肝。

天、麦冬各三钱，云苓三钱，炒绵仲三钱，蒺藜二钱，草薢一钱五分，杏仁三钱，菟丝子三钱，独活四分，防风四分（炒）。

李先生　一月十九日

脉起落不宽，少胃气。旧有遗精病，现在患咳且见红，面色焦黄，当然是肺肾并病。但此病之吃紧处不在肺而在胃，其舌色黄糙，苔厚，咳，因胃气不降，当先治胃。

竹叶十五片，楂炭三钱，象贝三钱，杏仁三钱，淡芩一钱，枳实一钱，腹皮三钱，炙苏子三钱，炙桑皮一钱五分，芦根三寸。

二诊　一月二十一日

原方减苏子，加秫米三钱，姜夏一钱五分，秦艽一钱五分，莲须一钱五分。

三诊　一月二十四日

脉仍少胃气，舌苔黄厚，梦遗，五更剧咳。肺肾兼病，疑与胃小和亦有关。

莲须二钱，腹皮三钱，枳实一钱，泽泻八分，楂炭三钱，竹茹一钱五分，萸肉六分（炙），杏仁三钱，秫米三钱（炒），天、麦冬各三钱，炙紫菀一钱，生苡仁四钱，大生地三钱。

张宝宝　一月二十四日

咳三个月不愈，面色晦滞，舌苔花。肺胃均有病，回春丹、保赤散都吃过，此两种丸药甚误事。现在肺气甚虚，有危险。

钩尖三钱，天冬三钱，炙草六分，川连三分，杏仁三钱，归身三钱，炙紫菀一钱，橘红一钱五分。

顾官官　一月二十六日

咳五年，近三数月中见吐血，盗汗潮热，面色不华，脉无胃气。肝病已深，既见盗汗，是肾亦病。药物之外，须认真练功。

炙桑皮一钱五分，沙参一钱五分，炙紫菀一钱，茜根炭三钱，地骨皮三钱，杏仁三钱，炙芪一钱五分，玉竹一钱，牡蛎三钱，炒百部四分，橘红、络各一钱五分，陈年芥菜露（每服）一羹匙。

屠先生　二月一日

湿火上燔，肺胃并病，苔剥因胃不消化，肠亦不能吸收，饮食不作肌肤，大便不循常轨。湿入肺络，胃气不降，肺气不肃，因而夜咳剧而吐血。病来以渐，照例无速效，难治。

天冬三钱，沙参二钱，蒺藜三钱，川、象贝各三钱，炙紫菀一钱，苡仁三钱，杏仁三钱，炒车前二钱，云苓三钱，茜根炭三钱，徙薪丹二分。

毛奶奶　二月九日

舌润苔不匀，咳夜剧，前日呕血，现在血止而气急。此病有一关键，吐血后不可咳，咳即入损途，难治。所以夜剧者，因胃气不降，盗汗则肺气已虚。病从伤力来，今则不能从伤治。

象、川贝各三钱，橘红、络各一钱，炙桑皮一钱五分，云苓三钱，杏仁三钱，茜根炭一钱五分，炒乌药一钱，炙苏子三钱，炙草六分，苡仁三钱，浮小麦五钱，八宝五胆墨汁半杯。

二诊　二月十一日

又吐血，大份即因剧咳，咳与气急足以致命。现当止血，弗铜闭风邪，或者可幸免。

花蕊石三钱（煅），茜根炭三钱，荷叶一角（烧），炒黑荆芥四分，小蓟炭三钱，童便半杯，五胆墨汁半杯。

三诊　二月十三日

呼吸甚促，血尚未止，面色黄，脉滑，舌中剥如血皮，病情甚险恶。

炒乌药一钱，知母一钱，杏仁三钱，炙苏子三钱，川贝三钱，白芍一钱五分，麦冬三钱，橘络一钱五分，云苓三钱，茜根炭三钱，小蓟一钱，荆芥炭四分，墨汁半杯，童便半杯（冲）。

夏女士　二月十五日

剧咳不爽，久不愈，肩背均酸痛，头眩，手颤，心悸，呼吸时头微动摇，经阻。浑身是病，就其重要者，名之可谓神经性肺病，恐不可治。

象、川贝各三钱，赤芍三钱，枳实一钱，蝎尾一个（炙），杏仁三钱，全当归三钱，蟅虫一个（炙），干漆灰一分（炒炭），炙桑皮一钱五分，炙鳖甲三钱，蒺藜三钱，炒防风五分，生锦纹三分（泡）。

林先生　二月二十一日

咳是肺虚，故气急、形寒，当和营。

天、麦冬各三钱，茯神三钱，归身三钱，象、川贝各三钱，桂枝三分泡，秦艽一钱五分，杏仁三钱，炙草六分，姜夏一钱。

二诊　二月二十三日

无甚大病，颇见虚象，口味咸亦是虚，故有盗汗。是肺虚不任春寒压迫，所以形寒。

炙款冬一钱，杏仁三钱，炙草六分，天、麦冬各三钱，炙苏子三钱，姜夏一钱五分，象、川贝各三钱，归身三钱，浮小麦四钱，花粉一钱，炒白芍一钱五分，桂枝二分。

三诊　二月二十四日

咳，气急，盗汗，形寒，溺痛。虚甚，其虚在肺。

滁菊二钱，炙紫菀一钱，炒乌药一钱，天、麦冬各三钱，炙苏子三钱，杏仁三钱，绵仲三钱，菟丝子三钱，炙芪一钱五分，桂枝二分，白芍一钱五分，牡蛎三钱。

四诊　二月二十九日

咳，气急，盗汗，心荡多梦，皆虚象，形寒因表不固。

炙紫菀一钱，杏仁三钱，炒白芍一钱五分，北沙参一钱五分，浮小麦五钱，知母一钱，天、麦冬各三钱，炙苏子三钱，川贝三钱，炙芪一钱五分，炒乌药一钱，炒绵仲三钱。

五诊　三月三日

肺肾并病，左右脉弦甚，可知其气急是肾不纳气，盗汗则肺虚已甚。

炙紫菀一钱，杏仁三钱，天冬三钱，北沙参一钱五分，川贝三钱，白芍一钱，桔梗四分，生草四分，浮小麦五钱，炒绵仲三钱，菟丝子三钱。

万小姐　二月二十七日

虚胀，脾坏肺亦坏。面色晦滞，咳痰不爽，有盗汗。肺虚已甚，复不能食，是于夏至前后有问题。

人参须一钱五分，炙紫菀一钱，木香一钱，炒白芍一钱五分，北沙参一钱五分，焦于术一钱，杏仁三钱，川贝三钱，金匮肾气丸三钱（煎）。

卢先生　三月十三日

色脉均形不足，咳，无痰，胁痛。曾吐血，旧患遗亦甚剧，舌光。胁痛是肝，咳则因上下不相承接之故，因肾而病肺也。

天冬三钱，菟丝饼三钱，杏仁三钱，蛤蚧尾六分，绵仲三钱（炒），苁蓉三钱，人参须一钱五分，五味子三分。

王先生　三月十八日

左脉脉气不宽且硬，舌光，是皆虚象。凡咳嗽痰爽者，只作伤风论，不作肺病论；若兼见肾病，便是肺痨初步。今浊虽止而肾则虚，咳不止，非细故也。

炙款冬一钱，川、象贝各三钱，杏仁三钱，绵仲三钱，炙紫菀一钱，橘皮一钱五分，炙苏子三钱，菟丝子三钱。

二诊　三月二十三日

咳除，脉些微见好，唇仍绛，舌太光，掌热未除，有时脘闷连背，皆虚象。

细生地三钱，知母一钱，地骨皮三钱，炙桑皮一钱，炙芪三钱，麦冬三钱，绵仲三钱，菟丝子三钱。

虚损门　吐血类

宋先生　八月二十日

吐血得之忧郁，寒热为之诱因，色脉尚无他。可以渐愈，特愈后宜慎。

炒荆芥六分，丹皮一钱，茜根炭三钱，象、川贝各三钱，归身三钱，侧柏炭一钱，鲜藕汁（半盅），炮姜炭三分，五胆墨汁半杯。

二诊　八月二十三日

血已止，却见寒热，口味淡是有外感，吐血见寒热犯忌，须速退，非吃素不可。

炒栀皮一钱，连翘三钱，橘络一钱，干首乌三钱，淡芩八分，白薇一钱，茅根三钱，甘露消毒丹一钱五分。

曹先生　八月二十二日

吐血前已两次发作，面有火色，舌亦糙，血颇热。近感脘下痞满，恐其再发，是当凉肝。

生白芍一钱五分，桑枝三钱，归身三钱，瓜蒌仁一钱五分，丹皮一钱，川连三分，细生地三钱，法夏一钱。

二诊　八月二十五日

血未吐，胸脘不适，脉不宽，舌有虚象，更略有外感。

炒荆、防各七分，棕皮炭三钱，炙草六分，茜根炭二钱，归身一钱五分，三七一分（研），制香附三钱，细生地三钱，佛手一钱。

三诊　九月三日

面有火色，吐血止，然常泛恶，舌有湿象。此为兼证，与本来血病是两件事。然若湿郁引动肝阳，则于血病不利。

滁菊一钱，赤、猪苓各三钱，天冬三钱，钩尖三钱，大生地三钱，炙草六分，归身三钱，杏仁三钱，童便半杯。

张先生　八月二十四日

薄厥决不无因而起，脉细，失血之后，肝已虚也。

茜根炭三钱，棕皮炭三钱，炒白芍一钱，制香附三钱，归身三钱，老三七一分半，鲜藕汁半杯（冲）。

二诊　八月二十八日

血止，色脉亦好。只须善后，药物不能除根，惟练功能除根。

大生地四钱，归身三钱，制香附三钱，藕节三个，茜根炭三钱，炙草六分，生白芍一钱五分。

陶先生　九月五日

舌绛苔黑，左脉全无胃气。患咳嗽夹痰吐血，腰酸，胁痛。表面是因伤吐血，然色脉不合，亦非纯肺病，乃由肾病肺，兼有肝病者，绝深，不但难治。

天、麦冬各三钱，茜根炭三钱，杏仁三钱，菟丝子三钱，云苓三钱，大生地三钱，炒绵仲三钱，归身三钱，童便半酒盅（冲）。

二诊　九月十二日

肺病之外更见甚深之肝病，不戒酒，只有渐深，更无可愈希望。

茜根炭一钱五分，天、麦冬各三钱，枳椇子一钱五分，制香附二三钱，知母一钱，桑枝二三钱，川连三分，杏仁三钱，藕节半盅（冲）。

江先生　九月七日

爪下郁血，脉不和，面色晦滞。吐血衄血已六年，近剧咳失音。肺虚甚，难治。

象、川贝各三钱，炙苏子三钱，炒绵仲三钱，杏仁三钱，归身一钱五分，茜根炭三钱，天、麦冬各三钱，赤芍一钱五分，炙桑皮一钱，蚕豆花露一杯（冲），陈年芥菜露一杯（冲）。

费先生　九月七日

咳嗽痰中夹血，舌光，指尖胀。肺病已成，不易取效。

天冬三钱，杏仁三钱，川贝三钱，苡仁六钱，茜根炭三钱，炙桑皮一钱，炙草六分，赤苓三钱，藕节三个。

田先生　九月十三日

失血过多，口鼻、二便均有鲜血与瘀血并下，面无血色，发热，汗黏。脏气悉乱，只有止之之一法，恐无补于病。

犀角屑四分，高丽参一钱，大生地五钱，丹皮一钱五分，橘络一钱五分。

蔡先生　十月六日

血必全止，然后可补，前方尚中肯，再从原方加重。

老三七三分，归身三钱，川、象贝各三钱，茜根炭三钱，杏仁三钱，知母一钱，炙苏子三钱，人参须五分，五味子三分，蛤蚧尾四分。

二诊　十月七日

血未净，本不可补，今则欲速不达，仍当疏肝，引血归经。

炒荆芥五分，棕皮炭二钱，炙苏子三钱，茜根炭三钱，象贝三钱，茯苓三钱，侧柏炭一钱，杏仁三钱，藕节三个（烧），回龙汤半杯（冲）。

三诊　十月十日

血不止，膈痛，气急。是肺络受伤，非止不可。然不能过事凉血，因脉舌无热象。

炒荆芥七分，炮姜炭二分，象贝三钱，橘白、络各一钱五分，茜根炭三钱，地榆炭一钱五分，杏仁三钱，藕节三个，炙苏子三钱，回龙汤半杯（冲）。

四诊　十月十三日

前两日无热象，今日则脉数、溲赤、唇干，此三者均属热象。血未全止，当另有其故。鄙意面部有风色，不当专就温凉两方考虑。

荆芥炭五分，象、川贝各三钱，茜根炭三钱，蒺藜三钱，地榆炭一钱，炙草六分，京墨汁半酒（盅），回龙汤一杯。

五诊　十月十六日

凡咳卧时较甚者，皆胃气上逆使然。略带饥，当差减。

象、川贝各三钱，竹茹一钱五分，炙苏子三钱，橘红一钱五分，枳实八分，炒秫米三钱，杏仁三钱，炙草六分。

张先生　十月九日

夹痰吐血已第三次，舌有湿象。头晕是因湿火上犯所致，故旧有脚湿气，今不作痒。

滁菊二钱，苡仁三钱，茜根炭三钱，桑枝三钱，防己八分，杏仁三钱，钩尖三钱，蒺藜三钱，赤芍一钱五分，炒荆芥四分，侧柏炭一钱，归身二钱，藕汁一酒盅（冲）。

二诊　十月十一日

肝胆肺胃皆不降，故血不止，咳不止。肺甚虚，脉涩，病稍复杂。

茜根炭二三钱，地榆炭一钱，桑枝三钱，归身三钱，赤芍一钱五分，丹皮一钱，荆芥炭六分，炙草六分，杏仁三钱，童便半杯（冲）。

三诊 十月十四日

血不止，脉洪，少胃气。是脏气不藏，气候太燥，恐其奔薄而上，当予潜阳。

滁菊一钱五分，炙鳖甲一钱五分，杏仁三钱，丹皮一钱，钩尖三钱，桑皮三钱，炙龟板一钱五分，三七三分（研），橘红、络各一钱，童便半杯。

蔡先生 十月十七日

吐血与气急、膈痛并见，照例是肺血。舌苔湿颇重，或因气候太燥所致，病在燥湿不能互化。

鲜生地三钱，滁菊一钱五分，钩尖三钱，赤芍一钱五分，炙苏子三钱，丹皮一钱，地榆炭一钱五分，防己三钱，天麻三钱，蒺藜三钱，淮膝一钱五分，桑枝三钱，藕汁一盅（冲）。

二诊 十月十九日。

血已止，色脉均尚无他，喉燥、矢燥，皆气候关系。

天、麦冬各三钱，丹皮一钱五分，杏仁三钱，蒺藜三钱，黑荆芥五分，枇杷叶三钱，桑枝三钱，炙苏子一钱五分，三七四分（研），细生地三钱，藕汁一盅（冲）。

三诊 十月二十二日

今日仍见血，舌质绛，咳较频，脉平正。当是天久不雨，太燥所致。

天、麦冬各三钱，沙参一钱，蒺藜三钱，杏仁三钱，兜铃一钱，丹皮一钱，桑皮一钱，黑荆芥五分，枇杷叶三钱，地榆炭一钱，藕汁一盅，茜根炭一钱五分。

四诊 十月二十五日

色脉均佳，血止，稍觉腰酸。气候骤寒，当暖衣，药则宜疏解不宜补。

象、川贝各三钱，杏仁三钱，橘皮一钱五分，桑叶三钱，防风六分，归身三钱，细生地三钱，炙草六分。

余世兄 十月二十六日

气候燥，肝阳上行，引动吐血旧病。症情重险，非速止不可，否则倾盆盈碗而来，即刻可以脱绝。

花蕊石三钱，地榆炭一钱五分，炒荆芥三分，茜根炭三钱，赤芍一钱，棕皮炭四钱，荷叶炭一钱，童便半杯，京墨半杯。

二诊 十月二十七日

薄厥已止，血尚未止，暂时可无危险。右脉有胃气，左脉弦。病根完全未动，慎防再发。

茜根炭三钱，炙草六分，小蓟炭一钱，棕皮炭三钱，赤芍一钱五分，炒荆芥六分，地榆炭一钱，归身三钱，京墨半杯，老三七一分，蚕豆花露二两。

徐先生 十月二十七日

右尺脉弦，吐血已第二次发，而与第一次相距近五六月。此病现在可愈，明年必再发，在春分再发便不可收拾，从速练功。

赤芍一钱五分，茜根炭三钱，侧柏炭一钱，地榆炭一钱，荷叶一钱（烧），小蓟炭一钱五分，荆芥炭五分，三七五分（研），童便一杯（冲）。

江官官 十一月二日

脉静，舌色亦正当，热尚未清。昨日尚痰中夹血，今则神气清楚，肌肤暵燥亦除，是病已无险。未能霍然者，譬之煮物已熟未烂，须俟火候到耳，大约不过三五日。

归身三钱，杏仁三钱，赤芍一钱五分，知母一钱，橘络一钱五分，炙草六分，川贝三钱，细生地三钱，炙苏子三钱。

二诊 十一月七日

热虽未清，舌色脉象均平正，旋当自清。但血不应有，是喉间有破损处，此层恐关系本元。口苦且干，纯属胆热。若喉间之血亦属鼻血则无妨，以色脉衡之，或者是鼻血。

茅花一钱五分，茜根炭一钱五分，元参一钱，麻仁三钱，郁李仁三钱，枳实一钱，归身三钱，知母一钱，细生地三钱，川贝三钱，鲜藕汁一杯。

三诊 十一月九日

今天脉不如前次，略数是热较高之故。热所以高，当是蓖麻油去积之故。但此亦不妨，虽数并不算大坏。喉头胀痛，尚干净，非白喉，是喉蛾。是因虚而有，并非两件事，可不必另治喉。肌肤较前此为润，是阴虚已减。既非肺病，无有不愈者，有须至二十余日然后退热者，还当徐候，定不可慌张。

细生地三钱，知母一钱五分，天冬三钱，橘红一钱五分，归身三钱，川贝三钱，杏仁三钱，炙草六分，藕汁一酒盅。

张先生 十一月十四日

肢凉，咯血满口，面黄，气急。证属薄厥，亟止之。

花蕊石三钱（煅），炒茜根三钱，侧柏炭一钱五分，归身三钱，丹皮一钱五分，小蓟炭一钱五分，法夏一钱，七厘散一分（冲），童便一杯。

二诊　十一月十五日

血止，脉洪数，面色尚可，当清。

归身三钱，老三七二分，丹皮一钱五分，细生地三钱，制香附三钱，知母一钱，茯神三钱。

三诊　十一月二十日

痰中仍有血，气喘，肺甚热。此病现在不见凶象，然已有败证，将来不了。

丹皮一钱，象、川贝各三钱，炒乌药一钱，天、麦冬各三钱，炙桑皮一钱，炙苏子三钱，杏仁三钱，秋石一分，老三七一分。

四诊　十一月二十二日　　血已止，脉有歇止而略气急，是心肺均有病。病在神经，养心为主。

象贝三钱，丹皮一钱，桑叶三钱，炙苏子三钱，杏仁三钱，赤芍一钱五分，橘络一钱五分，炙草六分，藕汁半杯（冲）。

王奶奶　十一月十六日

吐血十年，愈吐愈剧，脉尚可，脘痛，背痛，腰痛，肝肺肾症并见。禀赋本尚可，何以有此病，不自知。若不除，当然有险。

川连三分，炒荆芥四分，茜根炭三钱，荷叶一角（烧），赤芍一钱五分，四制香附三钱，棕皮炭三钱，杏仁三钱，炙桑皮一钱五分，藕汁半杯。

二诊　十一月十九日

脉尚可，血止咳减，然目光少神且有热象。肝阳不潜，仍虑血上行。

滁菊二钱，钩尖三钱，桑芽三钱，赤芍一钱五分，大生地三钱，炙鳖甲一钱五分，炙龟板三钱，制香附三钱，知母一钱，川贝三钱，橘红一钱五分。

三诊　十一月二十三日

目光较有神，脉和，血止，肝阳潜，甚佳。腰酸，当补肾。

绵仲三钱，杏仁三钱，赤、白芍各一钱五分，枸杞三钱，菟丝子三钱，炙桑皮一钱五分，生、熟地各三钱，滁菊一钱五分，佛手一钱五分。

四诊　十一月二十八日

脉平正，舌绛糙。内热甚重，头痛即因内热，清之。

淡芩八分，鲜生地三钱，绵仲三钱，枸杞三钱，川连三分，赤芍一钱五分，滁菊二钱。

庞奶奶　十一月二十日

吐血常发，膈旁痛即发作，已二十年。每痛发时必外感为之诱因，是肺有老伤，无除根之理。

炙苏子三钱，杏仁三钱，知母一钱，橘皮一钱五分，麦冬三钱，炙桑皮一钱五分，川贝三钱，三七二分，炒黑荆芥六分。

张先生　十二月二日

吐血满口，剧咳，气喘，右膈痛。肺络已伤，病不廉，稍延即有生命之险，现在尚有一线生机。

茜根炭三钱，杏仁三钱，象贝三钱，炙苏子三钱，小蓟炭一钱五分，桑叶三钱，橘络一钱五分，炒乌药一钱，炙紫菀一钱，童便一杯，炒黑荆芥四分。

二诊　十二月四日

脉软，血已止，唇间疮疡愈多。所谓一线生机者即此，以血中热毒能自达。面色甚劣，尚有危险。

丹皮一钱，赤芍一钱五分，桑枝三钱，荷叶一角（烧），茜根炭三钱，小蓟炭三钱，归身三钱，炒荆芥五分，炙紫菀一钱，杏仁三钱，炒乌药一钱。

胡奶奶　十二月三日

先曾常发吐血病，近来加甚。气急，鼻扇，发热，肌肤暵燥，并且发白痦。此发热是阴虚而热，绝非外感，断断不可用透表苦寒诸药，须甘凉养阴培元，期以半个月或见些微小效，病属至危极险之候，万不可乱用各种方药尝试。

天、麦冬各三钱，杏仁三钱，川贝三钱，大生地三钱，炙苏子三钱，知母一钱，归身三钱，炙草六分。

二诊　十二月三日

气急，鼻扇较前加甚，脉象舌色不变，面色亦不变，而病实已至甚危绝望之境，此颇与桃花痒为近。不知从前亲属中有患肺痨者否，如其有之，则为痒甚确。

瓜蒌仁一钱五分，知母一钱，川贝三钱，归身三钱，细生地三钱，天、麦冬各三钱，炙草六分，炙苏子三钱，炒白芍一钱五分，紫金锭半粒（磨冲）。

另：真獭肝一钱，虎头骨一钱，研细，每服五厘，与紫金锭同服，每日一次。

外用止汗：牡蛎一两，龙骨一两，糯米粉二两，共研粉扑周身。

余先生 十二月五日

吐血才止又发，面色脉象均平正。发作太频，是肺病最忌者，恐春分有问题。

老三七二分（研），炙款冬一钱，菟丝子三钱，桑枝三钱，杏仁三钱，丹皮一钱五分，制香附三钱，炙紫菀一钱，泽泻六分，藕节三个，左金丸三分。

二诊 十二月十五日

脉涩尚平正，惟吐血屡发，总不是事。肺络损坏，固然亦有肝经关系，当弛缓交感神经。

花蕊石三钱（醋煅，研），赤芍一钱五分，朱茯神三钱，独活五分，童便一杯，炙僵蚕一钱，茜根炭一钱五分，炒乌药一钱，钩尖三钱，蒺藜三钱，小蓟炭一钱五分，地榆炭一钱，醋炒制香附三钱。

三诊 十二月十八日

今日又吐血，色鲜。自觉热甚，毫不怕凉，胸膈有筋抽掣即吐血，是肺络中有一部分痉挛而然。何以如此，殊不明嘹。恐绵力不能任此病，勉方，如无效，谢不敏。

木瓜三钱，麦冬三钱，茜根炭三钱，钩尖三钱，丹皮一钱五分，荷叶一角（烧），蒺藜三钱，小蓟炭三钱，雅连三分，猺桂二分，童便一杯（冲）。

四诊 十二月二十二日

今日色脉好，神气安详，血亦较少，尚微闷，是虚甚所致。

茜根炭三钱，玉竹一钱，老三七二分（研），小蓟炭一钱五分，沙参一钱五分，蒺藜三钱，钩尖三钱，炒乌药一钱，炙紫菀一钱，川贝三钱，炙芪七分。

五诊 十二月二十四日

吐血本未止，因受惊致脘闷、心悸。幸面色、脉象尚平正，宜予安神。

大生地三钱，朱茯神三钱，老三七一分（研），归身三钱，牡丹皮一钱五分，橘白、络各一钱五分，沙参一钱五分，小蓟炭一钱五分，茜根炭三钱，炙芪一钱五分，童便半杯（冲），京墨汁半杯（冲）。

施先生 十二月十一日

吐血，咳不畅，瘠甚。湿热不重，脉无胃气，溲频数，延久当成瘵。

象、川贝各三钱，杏仁三钱，炙桑皮一钱五分，丹皮一钱，黑荆芥四分，炙紫菀一钱，炙款冬一钱，炙黄肉四分，泽泻八分，茜根炭三钱。

二诊　十二月十三日

脉弦，无胃气。血虽止，必再发。夜咳无痰，肺弱且燥。

天、麦冬各三钱，川贝三钱，炙桑皮一钱，沙参一钱五分，玉竹一钱，杏仁三钱，炙紫菀一钱，阿胶一钱五分（蒲黄炒）。

三诊　十二月十八日

脉略起，舌润有湿。沙参、玉竹未中肯，故咳仍剧。

生、熟苡仁各三钱，橘络一钱五分，炙紫菀一钱，川、象贝各三钱，炙草六分，杏仁三钱，炒防风六分，阿胶一钱五分（蒲黄炒）。

四诊　十二月二十五日

咳不见减，舌润，脉少阳和之气。剧咳则呕，口味淡。宣肺不效，改予平胃。

枳实八分，川连三分，竹茹一钱五分，杏仁三钱，炙草六分，厚朴三分，橘红一钱五分。

五诊　十二月二十八日

咳两月余不愈，宣肺平胃都不效，舌有湿象，晚、黎明时较剧。久咳肺无不弱，可患。

江西子一钱，杏仁三钱，橘红一钱五分，薏仁三钱，象贝三钱，炙草六分，姜夏一钱，云苓四钱。

胡先生　一月四日

面与舌无血色，已成血痹，唇与爪下血色未变。是肝脾之血未动，故尚能勉强维持行动。脉洪有力，心房已起代偿作用，险甚。

归身三钱，枸杞三钱，秦艽一钱五分，大生地五钱，炒槐米四钱，天麻三钱，蒺藜三钱。

朱先生　一月二十四日

脉虚软全不应指，舌无血色，胁痛，气急，头眩，手足冷而有盗汗，呕清水，食入即吐。病虽由温补过当而来，现因失血过多，全无阳和之气，且肝阳盛于上，阴涸于下，而中焦胃间独寒，脏气悉乱，不循常轨。温因碍于肝阳，凉则胃益不任。高年有此，洵属难治之候。现脉虽虚甚无火，然多量失血乃大血管破裂，其发作是间歇性。脉虽无阳，亦不免再吐，再吐即脱矣，当以止血为先务。

花蕊石三钱（煅），川连三分，小蓟炭三钱，茜根炭三钱，吴萸二分，侧柏炭三钱，赤芍一钱五分，猺桂心二分（研冲），荷叶炭一角，童便一杯。

张世兄　二月十五日

手脚麻，肌肤甲错，遍身暵热，舌干绛毛刺而无血色，脉洪大无力。脉之洪大是无血起反应；肌肤甲错，手脚麻，遍身暵燥，因荣枯之故。壮热从内发出，非从外烁，此后纵然留得生命，亦不免为血痹。衡量病情，委实在未可知之数，春分大节在迩，犹为险上加险。

天、麦冬各三钱，白芍三钱，人参须一钱五分，细生地三钱，知母一钱，西洋参一钱五分，金斛三钱，归身一钱五分，童便一杯，五胆墨汁半盅。

傅奶奶　三月十四日

吐血屡发且多，色脉平正，吐血虽倾盆盈碗，亦不觉苦。此肝逆也，从倒经治。

赤芍三钱，杭菊一钱五分，桑枝三钱，苁蓉三钱，猺桂二分，淮牛膝三钱，钩尖三钱，牡蛎三钱，鲜生地三钱。

虚损门　遗精类

钱先生　十一月一日

九月间曾吐血，现虽止却患遗，或有梦或无梦，面色较前略佳，仍嫌黄。左脉弦而无胃气，血与内分泌均不足，心房起代偿作用，故脉如此。殊非细故，当及今治之，迟则无及。

天、麦冬各三钱，人参须一钱五分，茯苓三钱，大生地三钱，滁菊一钱五分，炒绵仲三钱，怀膝一钱五分，川贝三钱，丹皮一钱，杏仁三钱，泽泻八分，莲须一钱五分，炙萸肉四分，胡桃夹膜一钱。

王先生　十月二十七日

脉近乎乱，遍身振摇并遗精，心肝肾三经俱病。病已五年，照例是慢性，然脉象却目前有危险，勉方试可乃已。

钩尖三钱，鲜生地五钱，天麻三钱，朱茯神三钱，归身三钱，虎胫骨五钱（炙去髓），秦艽一钱五分，独活一钱，缕金丹二分（入煎）。

姚官官 十一月三日

脉涩，心跳，舌有虚象。患遗精，多汗，头晕，腰酸，骨楚。以上种种，尚不为害，惟规矩权衡不合。合之病证，当是腺病，难复元。

滁菊一钱五分，天麻三钱，绵仲三钱（炒），白芍一钱五分，枸杞三钱，独活五分，莲须一钱五分，菟丝子三钱，牡蛎三钱。

另：伤科地鳖紫金丹三厘，开水下，早起服，服后须暖衣避风。

陈先生 十一月十一日

色脉尚可，梦遗。凭药力止，其效有限，宜养心，最好扩大眼光，自命为豪杰，则病除。

天冬三钱，炙萸肉六分，莲须一钱五分，秫米三钱，泽泻八分，细生地三钱，法夏一钱五分，胡桃夹膜一钱。

周先生 十一月二十一日

神枯，脉弦，无胃气。患遗精，咳嗽，心跳。病已入险途，不但难治，有险。

知母一钱，归身三钱，泽泻八分，炒绵仲三钱，天冬三钱，白芍一钱五分，炙萸肉五分，菟丝子三钱，川贝三钱，杏仁三钱，炙桑皮一钱五分，炙紫菀一钱，朱茯神三钱。

黄先生 十二月十七日

见症是肺肾病，左脉略弦。此为别无何种坏象，是为病尚浅之故，遗精、目眊是虚。

天冬三钱，细生地三钱，炒绵仲三钱，橘络一钱五分，莲须二钱，菟丝子三钱，茜根炭三钱。

张先生 一月十四日

脉舌尚平正，耳鸣，心悸，气上逆，遗精。以上各症数年不愈，病在肾亏。补益实无多用处，当以节欲及锻炼体魄为先务。

炒绵仲三钱，苁蓉三钱，大生地三钱，蒺藜三钱，菟丝子三钱，莲须一钱五分，知母一钱，天麻二钱，枸杞三钱，天冬三钱，炙芪二钱，茯神三钱。

林先生 二月二日

精关不固，无梦而遗，其病根恐是用心太过之故。

制香附三钱，白芍一钱五分，煅龙骨三钱，茯神三钱，牡蛎三钱，天冬三钱，泽泻一钱，炙萸肉七分，炒绵仲三钱，菟丝子三钱，莲须一钱五分，胡桃夹膜一钱五分。

二诊　二月十日

无梦而遗，药后瘥，须设法使运行，徒塞无益。

泽泻一钱，牡蛎三钱，姜夏一钱五分，天冬三钱，炙萸肉八分，莲须一钱五分，龙骨三钱，楂炭三钱，炒绵仲三钱，逍遥丸一钱（入煎），胡桃夹膜一钱五分。

钱先生　二月十九日

左尺脉弦，矢燥，遗精。胃不和所致，不寐亦因胃，镇降必不效，当虚其肠，肠虚则胃和也。

郁李仁二钱，枳实八分，柏子仁三钱，炒秫米三钱，秦艽一钱五分，麻仁三钱，竹茹一钱五分，法夏一钱五分，炒防风八分。

吴先生　二月二十三日

遗精甚频，相火食积肾虚均有之，因戒烟则益不能固摄，殊非细故。

天冬三钱，金樱子三钱，枳实八分，楂炭三钱，炒绵仲三钱，炒栀皮一钱，炙萸肉六分，腹皮三钱，归身三钱，胡桃夹膜一钱五分。

每晚用地骨皮一两煎汤熏洗下部。

朱先生　三月五日

指头冷，舌苔不匀，患遗，脉有歇止，手微颤。行动虽如常，病则甚深。若见咳，便入窘途。

天麻三钱，归身三钱，炙草六分，天冬三钱，炙萸肉六分，莲须一钱五分，木瓜三钱，姜夏一钱，秫米三钱，人参须八分，胡桃夹膜一钱五分。

黄先生　三月六日

能讲究摄生，无论何病皆易愈，遗精较肺病毕竟易除。

绵仲三钱，枳实一钱，炙萸肉六分，天冬三钱，竹茹一钱五分，泽泻八分，法夏一钱，莲须一钱五分，胡桃夹膜一钱五分。

蔡先生　三月十八日

肝阳胆火悉数浮而不潜，复有遗精，病是上盛下虚。

滁菊三钱，钩尖三钱，胆草二分，赤芍一钱五分，炙萸肉七分，泽泻七分，天冬三钱，枸杞三钱，归身三钱。

另用：蟒蟒虫一个，辣椒子五粒，元寸少许，研末粥丸如㾦药大。每服二粒，耳当复聪。

虚损门　瘰疬类

吴奶奶　八月二十八日

喉蛾、颈疬、乳疬并见。其虚已甚，病在肝肾，极难治，环境大有关系。

制香附一钱五分，归身三钱，大生地三钱，陈阿胶一钱，橘白、络各一钱，茯神一钱五分，白芍一钱，炙草六分，潞党一钱，绵仲三钱，菟丝子三钱，瘰疬舒肝丸一钱。

二诊　九月四日

瘰疬日见其大，自是肝旺肾亏之候。然因肝病经不调，因之上盛下虚而有积瘀，非于临月时行经不可。

大生地五钱，天冬三钱，炙僵蚕一钱五分，归身三钱，佛手一钱，绵仲三钱，制香附三钱，菟丝子三钱，川象、贝各三钱，杏仁三钱，蝼蛄一枚（炙，研冲）。

三诊　九月七日

瘰疬之病源是腺，亦是痨之一种，难得药效，效则多服，必除。

人参须一钱五分，大生地三钱，菟丝子三钱，赤芍一钱五分，佛手一钱五分，炙芪三钱，炒绵仲三钱，归身三钱，制香附三钱，蝼蛄一枚（炙，冲）。

薛奶奶　九月九日

脉平，苔前半剥，患脘闷，多梦，心跳，冷汗。此种种见证与舌色均不甚妥当。肝旺血亏，神经过敏也。项结核尤其是虚损证据，口腻、形寒、发热乃疟疾，是另一件事，当先治。

白薇一钱，竹茹一钱，薏仁三钱，归身三钱，青蒿一钱，淡芩八分，生首乌三钱，橘络一钱五分，炙草六分。

二诊　九月十一日

项间结核，山根青脉，血不清。现在虽已退热，然容易外感，体气复虚，多标病，即本病亦难治。

归身三钱，川贝三钱，萆薢一钱五分，泽泻八分，炙草六分，蒺藜三钱，赤芍一钱五分，车前三钱，苡仁三钱，绵仲三钱。

朱童　十一月十五日

发热不过风寒食积，项核既非痰，乃肺结核。因虚而有，故劳倦即发，此与瘰疬同一难治。

滁菊一钱五分，淡芩八分，竹茹一钱五分，归身三钱，钩尖三钱，枳实八分，楂炭三钱，炙草六分，炒荆芥五分，炒栀皮一钱。

张奶奶　十月二十六日

颈有瘰疬，入夜发热，内热重，舌有炙苔，脉虚。病属损证，不易见效。

归身三钱，杏仁三钱，天、麦冬各三钱，白芍一钱五分，炒绵仲三钱，炒黑荆芥四分，炙草六分，菟丝子三钱，瘰疬内消丸一钱五分。

袁官官　一月二十二日

年十七尚未发育，有瘰疬六七年，虚甚，濒于童痨，当补。

炒绵仲三钱，归身三钱，苁蓉三钱，炙芪三钱，菟丝子三钱，大生地四钱，枸杞三钱，姜夏一钱五分，瘰疬内消丸一钱五分。

胡官官　二月五日

右眼皮忽然下垂，目光无神，眸子黄而不黑，神色颇形不足，痰多，涕多。此病发作于十四岁之冬至，其伏根当在襁褓时，乃腺体坏也。项间有结核即是证据，难治。

绵仲三钱，白芍一钱五分，橘络一钱五分，菟丝子三钱，蒸子术一钱，归身三钱，云苓三钱，瘰疬内消丸一钱五分。

张奶奶　二月十七日

脉弦无胃气，面色晦滞。患瘰疬年余，经阻不行，损证已成，难治。

归身三钱，大生地三钱，蒺藜三钱，赤芍二钱，天麻三钱，绵仲三钱，知母一钱，制香附三钱，生芪三钱，枸杞三钱，姜夏一钱，炒荆芥四分，瘰疬内消丸二钱。

汪先生　二月二十一日

肺肾皆病，其瘰疬即是肺结核之症，何得云肺病渐瘥，不过饮食有味，寐安，为差强人意耳。

天、麦冬各三钱，知母一钱，菟丝子三钱，炙紫菀一钱，川贝三钱，杏仁三钱，北沙参一钱五分，炒绵仲三钱，炙芪三钱，瘰疬内消丸一钱五分。

张先生　二月二十一日

瘰疬为病，皆由虚损来。现在腰脚酸，遗精，不耐劳剧，皆损证，补之。

炒绵仲三钱，炒白芍一钱五分，莲须一钱五分，菟丝子三钱，金樱子三钱，川贝三钱，归身三钱，桑椹子三钱，炙芪一钱五分，蒺藜三钱，秦艽一钱五分，瘰疬内消丸一钱五分。

虚损门　肾病类

史先生　十月七日

予温肺镇坠，哮喘更甚。色脉均与药合，而病反增剧，当责其虚，痰多乃本元虚故也。

炙款冬一钱，人参须八分，川贝三钱，姜夏一钱五分，杏仁三钱，橘白、络各一钱五分，猺桂心一分，胆星八分，炙苏梗、子各一钱五分。

二诊　十月九日

温肺镇坠，喘咳均不见减，然详其色脉，毕竟当镇当温，或者前日之方为不及彀。

炙款冬一钱，杏仁三钱，姜夏一钱五分，归身三钱，炙紫菀一钱，炒乌药一钱，炙草六分，干姜炭二分，黑锡丹三分（入煎）。

三诊　十月十一日

喘已瘥，未净。除面色颇亮，是无妨，但不得除根。

炙紫菀一钱五分，炒乌药一钱五分，姜夏一钱五分，人参须一钱，归身三钱，杏仁三钱，炙草六分，橘络一钱五分，黑锡丹三分。

四诊　十月十四日

肺寒不受补，现喘略平，再予温肺。

荆、防各七分，苏子、叶各一钱，归身三钱，杏仁三钱，炒乌药一钱，干姜二分，姜夏一钱，胆星一钱。

五诊　十月十六日

气急，咳嗽均甚剧，舌糙脉数，腰酸，脘闷，胃呆。不可再温再镇，予纳肾气。

天、麦冬各三钱，炙苏子三钱，象贝三钱，炙草六分，杏仁三钱，橘皮一钱五分，炙蛤蚧尾六分，炒白芍一钱五分，牡蛎三钱，炙款冬三钱，炙紫菀一钱。

盛奶奶 十月十九日

见症是肾亏，脉虚，舌色亦虚，急补之。

炒绵仲三钱，杏仁三钱，象贝三钱，炒荆芥六分，菟丝子三钱，炙苏子三钱，天冬三钱，归身三钱。

二诊 十月二十三日

脉尚可，舌苔花剥，腰酸痛，脚底亦痛。胃阴不足，肾亏，亟宜补益。

绵仲三钱，菟丝子三钱，金狗脊（炙去毛）三钱，枸杞三钱，炙芪三钱，西洋参二钱，潞党二钱，滁菊二钱，怀牛膝三钱，归身三钱，大生地三钱。

三诊 十月二十七日

伤风鼻塞，筋骨酸楚，下部为甚。当先祛风，俟外感除，再祛内风，然后可补。

炒荆、防各七分，淡芩八分，竹茹一钱五分，赤苓三钱，秦艽一钱五分，枳实八分，羌活四分，蒺藜三钱，全当归三钱，延胡六分。

四诊 十一月三日

骨楚，得风药不除。是血分不清，宜另服丸。经行不多，宜通。

全当归三钱，赤芍一钱五分，丹参八分，炒荆、防各七分，延胡六分，炒金铃肉六分，秦艽一钱五分，杏仁三钱，象贝三钱。

五诊 十一月十七日

风尚未净，略瘥。舌中心已见味蕾，颇有向愈之机，现在之头痛腰酸只是外感。

炒荆、防各七分，秦艽一钱五分，天麻三钱，蒺藜三钱，赤芍一钱五分，炒绵仲三钱，莲须一钱五分。

六诊 十一月二十日

血热肾亏，两臻其极，面色已渐亮。病有转机，但能保养，可以却病。

天冬三钱，赤芍三钱，菟丝子三钱，杏仁三钱，麦冬三钱，炒绵仲三钱，炒车前三钱，琥珀四分（研），炙萸肉六分，萆薢三钱，地骨皮露一两。

七诊 十一月二十五日

脉滑，至数不甚分明，舌苔较前为佳，肾热殊深。

滁菊二钱，萆薢三钱，鲜生地四钱，地骨皮三钱，炒车前三钱，蒺藜三钱，天冬三钱，琥珀四分，泽泻六分，杏仁三钱。

八诊　十一月三十日

病除十之七，舌苔已渐见味蕾，面色亦较佳，可以略补。

西洋参八分，天麻八分，天冬三钱，滁菊一钱五分，萆薢三钱，地骨皮三钱，蒺藜三钱，泽泻一钱，归身三钱，秦艽一钱五分，琥珀四分。

九诊　十二月二日

经准色正，舌面味蕾渐满布，病已除十之八，宜略补肾。

绵仲三钱，枸杞三钱，延胡六分，天冬三钱，菟丝子三钱，归身三钱，赤芍一钱五分，滁菊二钱。

潘先生　十月二十一日

哮与气候年龄为进退，可以略瘥，不能除根。舌有黑斑，肾俞酸楚，是其处有伤，乃病根。

大生地三钱，茯神三钱，蛤蚧尾六分，钗斛三钱，杏仁三钱，人参须八分，制香附三钱，炙苏子三钱。

张先生　十月二十日

咳无力，气急，不能平卧，痰不得出，脘痛，舌有热象，从肾不纳气治。

天、麦冬各三钱，杏仁三钱，橘皮一钱五分，炙草六分，炙苏子三钱，象、川贝各三钱，炒乌药八分，蛤蚧尾四分（炙），归身三钱，绵仲三钱，瓜蒌仁一钱五分。

凌奶奶　十一月十一日

见证完全是肾病，脉亦虚，经不调。以面色及脉测之，当是肾热。

炙芪三钱，菟丝子三钱，焦白术一钱，大生地三钱，炒绵仲三钱，川芎八分，天冬三钱，天麻三钱，姜夏一钱五分，秦艽一钱五分，木瓜三钱。

二诊　十一月十四日

气坠略瘥，脘似乎痛，脉尚可，宜补中益气。

炙芪三钱，川芎八分，绵仲三钱，焦白术一钱，潞党一钱，左金丸四分，制香附三钱，荜澄茄六分，醋炒升麻一分半。

三诊　十一月十六日

肾虚气坠，发有定时，补中益气仅得病之小半。现在盛年，不过大便不约，将来恐成痛。

炙芪三钱，枸杞三钱，潞党三钱，焦白术一钱五分，天冬三钱，川芎八分，姜夏一钱，回天丸半粒。

夏奶奶 十二月二十日

脉气不宽，面色尤劣，虚甚，其气急是肾不纳气。

天、麦冬各三钱，牡蛎三钱，川贝三钱，五味子四分，炒乌药一钱，蛤蚧尾六分，炒白芍一钱五分，知母一钱，杏仁三钱。

二诊 十二月二十二日

咳虽瘥，病仍剧，爪下血色不华，舌边剥，光剥无味蕾，咳剧时牵及腰痛，肺肝肾皆病。

归身三钱，川贝三钱，炒乌药一钱，杏仁三钱，麦冬三钱，制香附三钱，白芍一钱，云苓四钱，五味子四分，炒绵仲三钱，炙苏子三钱。

以上戊辰、己巳年案

卷六 时病门

时病门 疟疾类

潘先生 八月二十一日

本来湿重，现患疟，进疟药反增呃逆，脉数近乎乱，口渴，苔中心黑。病在血分，当使溲利。呃为寒热不匀，得大便当止，现不可攻。

赤、猪苓各三钱，公丁香三分，归身三钱，苡仁六钱，柿蒂七个，细生地四钱，橘皮一钱五分，淡芩八分，鲜首乌三钱。

二诊 八月二十二日

脉有胃气，略嫌数，舌中心苔黑，此有凝淤。呃已止，恐须便血，大便黑色即是淤血。

归身三钱，炒槐米三钱，苡仁六钱，赤芍一钱五分，细生地三钱，云、猪苓各三钱，橘皮一钱五分，鲜首乌三钱。

三诊 八月二十三日

舌中黑苔已化，尚有寒热，热甚高且发作有时，甚不适，是痃疟之兼湿化者。

归身三钱，苡仁五钱，炒车前三钱，竹茹一钱五分，猪苓三钱，干首乌三钱，橘红、络各一钱，花粉一钱，二妙丸一钱，川连三分、吴萸一分（同炒）。

四诊 八月二十五日

脉甚佳，面部湿疮亦干。惟舌色未全化，寒热未全除，病有向愈之机转。

油当归三钱，郁李仁三钱，柏子仁三钱，车前三钱，枳实一钱，麻仁三钱，赤、猪苓各三钱，苡仁三钱，干首乌三钱。

五诊 八月二十七日

诸恙悉瘥，色脉亦好，舌苔前半太光，黑苔尚未全化，大约亦不致便血。

苡仁五钱，炙草六分，麻仁三钱，杏仁三钱，归身三钱，腹皮三钱，枳实八分，郁李仁三钱，枳术丸一钱五分。

六诊　九月一日

脉甚佳，眠食都好，舌尖绛，黑苔亦化。因有肝阳心火，故不能用心。苦头眩，可以清泄。

滁菊一钱五分，桑芽三钱，川贝三钱，赤苓三钱，泽泻一钱，钩尖三钱，杏仁三钱，西洋参三钱，方通八分，归身三钱，橘白、络各一钱五分。

七诊　九月五日

诸恙悉瘥，别无所苦，只须平剂调理。

潞党一钱，赤芍一钱五分，菟丝子三钱，赤、猪苓各三钱，怀膝三钱，绵仲三钱，枸杞三钱，炒车前三钱，炒怀药三钱，泽泻八分，炙萸肉五分。

刘先生　八月二十一日

寒热往来，口苦，咽干，胁痛。少阳见证毕具，是已化热，当清。

柴胡四分，枳实八分，炒牛蒡三钱，茅根三钱，淡芩一钱，竹茹一钱五分，法夏一钱，鲜首乌三钱。

二诊　八月二十二日

舌苔已化燥转黄，热虽未除，不久当愈，大约一二日耳。

桂枝二分（泡水煎药），淡芩一钱，滁菊一钱五分，枳实八分，竹茹一钱五分，赤苓三钱，炒牛蒡三钱，芦根一两，鲜首乌三钱。

三诊　八月二十五日

热仍未解，无起落，舌色已化，照例即可愈。

葛根一钱五分，川连三分，方通八分，羌活四分，淡芩一钱，赤、猪苓各三钱，秦艽一钱五分。

张先生　八月二十六日

泻止转疟，是里病外达，照例是轻减。惟舌色湿颇重，须防其陷而成痢，可以芳香化之。

厚朴花三分，木香一钱，炒车前三钱，佩兰叶三钱，赤、猪苓各三钱，制香附三钱，白薇一钱，干首乌三钱，归身三钱，苡仁四钱，枳实八分，竹茹一钱五分，桂枝四分（泡）。

杭奶奶 八月二十七日

先寒后热且战，是疟。掌热甚是虚，虚则外邪容易深入，口甜更有湿。病方趋剧，勿轻视，须加春慎摄。

荆、防炭各五分，炙草六分，桑皮一钱五分，细生地三钱，白薇一钱，归身三钱，左金丸四分，防己一钱。

陈宝宝 九月三日

脉颇佳，病是疟，舌苔边光。邪不得达，略扶正气。

柴胡七分，淡芩七分，法夏一钱，干首乌三钱，潞党七分，炙草四分，青、陈皮各一钱。

缪先生 九月六日

溲少，口淡，舌苔腻。疟得常山本可以不发，因胃中不清楚，湿不得化，故再发，宜加意慎食。

赤、猪苓各三钱，苡仁四钱，竹茹一钱五分，海南子七分，炒车前三钱，枳实一钱，淡芩八分，柴胡六分，生首乌三钱，炙草六分，归身三钱。

张先生 九月七日

疟来辄呕，是柴胡证。

柴胡八分，淡芩八分，腹皮三钱，法夏一钱，枳实八分，竹茹一钱五分，赤苓三钱，白薇一钱，干首乌三钱。

二诊 九月九日

疟虽止，尚形寒，须防再发。面色太黄，大便不实，更须防转痢或变瘅。

茵陈三钱，亦、猪苓各三钱，车前三钱，白微一钱，梗通八分，炙草六分，赤芍一钱五分，泽泻八分，归身三钱，莲须一钱五分，炙萸肉四分，桂枝四分（泡）。

三诊 九月十三日

热退黄亦退，眠食均佳，是病已除。

归身三钱，茯苓三钱，楂炭三钱，竹茹一钱五分，炙草六分，腹皮三钱，方通八分。

徐先生 十月五日

常有寒热，冷热不定，时间亦不定，然毕竟是疟。

青蒿五钱，常山三钱，苍耳子一钱五分（绍酒浸一宿）。

此三味分研，筛过后再合研，用红枣泥同捣丸如芡实大。每早晚服二丸，开水下。

刘小姐 十月七日

本是湿疟，热不得出。因湿热蒸则上行，用柴胡桂枝恰恰助病，是教猱升木，故呈脑症。疟是细事，脑症却极危险。

淡芩一钱，青蒿一钱五分，赤芍一钱五分，钩尖三钱，枳实一钱，竹茹一钱五分，茯苓三钱，花粉一钱，常山一钱。

二诊 十月八日

仍祁寒壮热，神昏谵语，脉滑甚，非祛痰不可。

胆星二钱，常山一钱，枳实八分，归身三钱，姜夏一钱五分，炙草六分，竹沥一两（冲入姜汁四点）。

三诊 十月九日

疟去太半，脑症悉除，痰尚未净。

胆星一钱五分，淡芩八分，槟榔六分，炙草六分，归身三钱，竹沥一两（冲），枳实一钱，常山一钱，瓜蒌三钱，姜夏一钱五分。

四诊 十月十日

脉属阳脉，其恶寒喜热完全属痰，药后痰从大便出，为中肯綮，所以不适，病未除耳。

胆星二钱，常山一钱，煨草果一钱，制香附三钱，姜夏一钱五分，海南子八分，橘皮一钱五分，桂枝二分。

五诊 十月十四日

脑症除，祁寒壮热亦除。惟仍头痛恶寒，脉滑象已大减，是痰已无多。脚甚酸，与月事有关。

归身三钱，炒车前三钱，赤芍一钱五分，炙草六分，茯苓三钱，炒荆芥八分，桂枝三分，淡芩一钱，生姜一片。

六诊 十月二十六日

色脉较前为佳，不能痊，气上冲，仍宜安脑。

犀角二分（磨冲），薄荷一钱，猺桂心一分，归身三钱，沉香二分，珍珠母三钱，炙草六分，制香附一钱五分，大生地三钱，川连三分、吴萸一分（同炒）。

杜小姐　十月六日

面黄微肿，口苦，逐日寒热，此必不忌口所致。病是疟，并见气急，伤风咳嗽。须谨慎，恐成大病。

白薇一钱，淡芩八分，竹茹一钱五分，赤、猪苓各三钱，青蒿一钱五分，枳实八分，楂炭三钱，方通八分，常山八分，炙草六分。

二诊　十月八日

面色萎黄，舌无血色，已经由疟转瘅，此极难治。因是慢性，愈期太远，调护小有不慎，足以致命。

归身五钱，炙草六分，连翘三钱，炒栀皮一钱，茵陈三钱，大生地五钱，赤豆一两（泡）。

叶奶奶　十月十二日

脉滑，舌黄润，泛恶，逐日寒热，夜不安寐。病已经月，是温疟之夹食夹湿者。

枳实一钱，青蒿一钱，淡芩八分，腹皮三钱，竹茹一钱五分，槟榔六分，楂炭三钱，常山八分，秦艽一钱五分。

贺先生　十月十四日

寒热一日二三度发，且每年必发，舌如赭，脉弦，恶寒甚，胸膈发出疹子甚多，此物以能发出为佳。

白薇一钱，归身三钱，炒荆、防各七分，法夏一钱，葛根一钱，炙草六分，川芎五分，薄荷一钱。

二诊　十月十六日

舌色甚不平正，脉尚无他，发热未退，仍形寒，头空痛，从疟治。

淡芩八分，枳实八分，葛根一钱，白薇一钱，竹茹一钱五分，归身三钱，干首乌三钱，炙草五分。

三诊　十月十八日

脉颇缓和，舌色亦较平正，寒热亦退。惟小腹痛，此必寒从下受。

白薇一钱，赤芍一钱五分，葛根八分，橘核、络各一钱，归身三钱，防己一钱五分，干首乌三钱。

另：阳和膏一张，加元寸五厘贴少腹。

秦宝宝 十月十五日

疟间日发已月余，腹部有块，据面色，当非疟母。

槟榔一钱五分，常山一钱五分，小朴五分，青蒿二钱。

研末，红枣泥为丸。每服一次。

姚先生 十月十六日

舌色白润，口味甜，脘闷，寒热一日数次发，头汗奇多，但头汗出，脉洪弦，病已经月，常发厥病。属湿疟，湿无出路，蒸郁则上行，更从而升之，所以发厥。

焦茅术三分，常山一钱，炒白芍一钱五分，赤、猪苓各三钱，煨草果六分，归身三钱，淡芩八分，花粉一钱，炒车前三钱，川连三分，法半夏一钱。

何奶奶 十月十九日

舌色作镜面苔，此为胃虚。肝胃病极深，食物不能化，不能吸收滋养则成积弱。其形寒发热是温疟，痒乃风痧未能出透之故。

鲜生地三钱，竹叶十片，白薇一钱，川芎五分，法夏一钱，川连三分，瓜蒌仁三钱，薄荷一钱，连翘壳三钱，鲜首乌三钱，茅根三钱（去心）。

史小姐 十月二十七日

病转间疟，先寒后热，寒可一时，热则竟日，寒时振战，脉与前日同，舌干微糙，口不知味，左膈痛，唇色较前日略红，气急略痊，病情尚不为劣。皮肤色泽不甚好，有成肿胀之倾向。疟疾末路，转属肿与瘅，二者皆极险恶，须预先防止。膈旁痛处属肺部，故气急。忌咳，须避风。

川连三分，白薇一钱，青蒿一钱，淡芩六分，归身三钱，鲜首乌三钱，腹皮三钱，法夏一钱五分，炙草六分，瓜蒌仁一钱五分，鲜生地三钱，郁李仁三钱。

红枣五个（去核），用常山二钱同煎，去常山，用文火将汤收膏，取枣煎药。

徐先生 十月二十七日

寒热互见，月余不退。初起恶寒，现在但热不寒。骨楚，脘闷，头空痛，舌有虚象，脉尚可。前此下午三时退热，现在下午三时始发热。病属痎疟，所以延长，当是不忌口之故。现已稍见虚证，忌口，期速愈。

白薇一钱，淡芩八分，制香附三钱，归身一钱，青蒿一钱，赤芍一钱五分，茯神三钱，炙草六分，常山六分。

陈奶奶 十一月五日

每越十日发热三日，已第六次，面色略有异，征爪下微紫，是回归热。

藁本六分，常山八分，归身三钱，防风六分，煨草果六分，炙草六分，秦艽一钱五分。

马奶奶　十一月六日

发热三日，先寒后热，无定时，面黄，脉舌不平正，口苦，月事不以时下，少且黑。

青蒿一钱，枳实八分，淡芩八分，常山八分，桃仁三钱，竹茹一钱五分，炙鳖甲三钱，全当归三钱，赤芍一钱五分，炙草六分，大生地三钱。

二诊　十一月八日

恶寒已罢，热不退，面色甚劣，脉尚可，口苦，舌干，苔黄。有积，当导之。

枳实一钱，竹茹一钱五分，葛根一钱五分，淡芩八分，川连三分，香葱白二个，腹皮三钱，楂炭三钱，瓜蒌三钱，元明粉四分。

三诊　十一月十日

热未退，面色甚劣，脉则静，恶寒已罢，大约尚有三数日。

川连四分，淡芩一钱，象贝三钱，白芍一钱，姜夏一钱五分，葛根一钱，杏仁三钱，炙草六分，枳实八分，竹茹一钱五分。

华官官　十一月七日

疟久不愈，面黄，胃强，腹胀硬，大便日行，是邪实正气已虚也，不可再误药，否则为童痨。

青蒿三钱，常山一钱五分，红枣十枚。

三味同煎，用红枣收膏，隔二小时吃枣二枚。

二诊　十一月九日

面尘，脉细，疟久不愈，近患剧咳，面尘是败象。

杏仁三钱，橘红一钱五分，炙草六分，象贝三钱，防风八分，木香五分，炙苏子三钱，归身三钱，药枣三个。

药枣为常山、青蒿、槟榔所煮成。

三诊　十一月十四日

药后疟减。面色黄，是病未除；食后吐舌、有厚苔，当是积。

枳实一钱，楂炭三钱，象贝三钱，桑叶三钱，腹皮三钱，赤、猪苓各三钱，杏仁三钱，橘红一钱，炙草六分，归身三钱，茵陈一钱五分，炒车前三钱，常山八分。

高先生 十一月十四日

三日疟已月余，面黄，脉无胃气，舌苔黑，口苦渴，脘闷。病延已久，因不忌口，须吃净素，否则成癉。

归身三钱，淡芩八分，象贝三钱，知母一钱，炙草六分，杏仁三钱，瓜蒌三钱，枳实八分，竹茹一钱五分，人参须一钱五分，常山一钱五分，青蒿一钱，苍耳子六分（酒浸一宿用）。

二诊 十一月二十日

疟止，面色未转，舌苔仍黑。须再服前药，以清余孽。

人参须一钱五分，青蒿一钱，茵陈三钱，炙鳖甲三钱，常山八分，象贝三钱，杏仁三钱，归身三钱，苍耳子六分（酒浸）。

孙孩 十一月二十五日

内热奇重，唇绛目润，咬牙二十二起，发寒热，先冷后热，夜半退，退尚清，昨曾服抱龙丸。病属疟，丸非其治，舌边光，外邪有内陷光景，有险。

白薇一钱，川连三分，葛根一钱五分，炙草六分，橘红一钱五分，青蒿一钱，淡芩八分，象贝三钱，杏仁三钱，常山六分。

二诊 十一月二十六日

大便如有痰，恐其转痢。如转痢，是陷，故俗说疟后痢为重。陷者举之，葛根合法。

葛根一钱，象贝三钱，桔梗四分，炙草六分，白薇一钱，杏仁八分，橘红一钱五分，炒扁衣三钱，炒建曲一钱，常山八分，木香一钱。

黄先生 十一月二十六日

病情是间疟，舌有热象，脉平。口疮甚好，此则病不延长。

淡芩八分，白薇一钱，青蒿一钱，常山一钱，枳实八分，竹茹一钱五分，赤苓三钱，方通八分。

程宝宝 十二月十五日

疟不除，耳下之核亦与疟有关，因其处是少阳部位。

青蒿一钱，归身三钱，炙僵蚕一钱，常山一钱，赤芍一钱五分，炙草五分。

季宝宝 十二月十六日

每晚寒热，天明退清，无所谓，胎疟即此便是。疟疾从疟治，舌润是感寒。

小朴三分，腹皮三钱，枳实八分，橘红一钱五分，炙草六分，象贝三钱，杏仁三钱，木香一钱，常山一钱，红枣五个，炒防风六分。

应奶奶 二月十八日

脉寸小尺大，自觉气向下脘，胸闷，寒热如疟，日二三次，唇红，神气委顿，此病颇有出入。

柴胡四分，归身一钱五分，淡芩八分，炙草六分，川芎四分，白芍一钱，川连三分，杏仁三钱，花粉一钱。

二诊 二月二十日

脉软，唇红，舌光。寒热起伏未清，惟恶寒已罢。先脉寸小而尺大，今则但虚。

人参须四分，青蒿一钱，淡芩六分，鲜首乌三钱，柴胡四分，白薇一钱，竹茹一钱五分，蔓荆子一钱（炒），归身三钱。

三诊 二月二十二日

闷甚，呼吸不畅，目光无神，脉仍见寸小尺大。热退后再作，咳嗽甚剧，风温不肯遽瘳，再清之。

川连三分，炙苏子一钱五分，桔梗六分，防风六分，羌活四分，淡芩八分，瓜蒌皮一钱五分，杏仁三钱，橘红一钱五分，炙草六分，归身三钱，茅根三钱，蔓荆子一钱（炒）。

四诊 二月二十三日

脉软，舌润，剧咳，气急，闷甚，痰薄白，大便溏。热有起伏，如疟，拟泻心。

川连四分（姜炒），淡芩八分，炙苏子三钱，法夏一钱五分，瓜蒌仁一钱五分，杏仁三钱，川、象贝各三钱，赤芍一钱五分，柴胡五分，干、生首乌各三钱，归身三钱。

罗小姐 二月十八日

虽有冷汗，其舌色白，是热，此是疟。泻则内陷，当举之。凡手足先冷者当属脾，比较难愈。

柴胡六分，扁衣三钱（炒），芡实三钱，淡芩八分，建曲一钱（炒），云苓三钱，腹皮三钱，葛根八分，归身三钱，白芍二钱，牡蛎三钱（煅）。

时病门　痢疾类

许宝宝　八月二十日

下痢，汗多，舌边光，里急后重，次数颇频，当以通为止。

油当归三钱，木香一钱五分，枳实八分，小朴三分，槟榔八分，白头翁三钱，青、陈皮各一钱，杏仁三钱。

二诊　八月二十二日

痢迄不见减，已见虚象，后重甚，当勉强通之。

油当归五钱，枳实一钱五分，楂炭三钱，小朴三分，赤芍一钱五分，竹茹一钱五分，炒扁衣一钱五分，莱菔子三钱，木香一钱五分，川连三分。

三诊　八月二十四日

痢略减，仍未除，剧咳，多痰。肺与大肠并病，再当以通为止。

油当归三钱，橘红一钱五分，小朴三分，槟榔六分，杏仁三钱，白头翁三钱，楂炭三钱，木香一钱五分，炒扁衣一钱五分，赤、猪苓各三钱。

四诊　八月二十五日

痢略瘥，咳增剧，此病甚利害，宜慎食。

前胡一钱，杏仁三钱，白头翁三钱，楂炭三钱，象贝三钱，枳实一钱五分，木香一钱五分，腹皮三钱，炒车前三钱，扁豆花一钱五分，归身三钱。

五诊　八月二十七日

痢瘥未净除，颇见寒象，略温之。

归身三钱，象贝三钱，炙款冬一钱，白头翁三钱，杏仁三钱，木香一钱五分，炒荜茇五分（去皮），赤砂糖一钱。

六诊　八月二十九日

痢瘥，色脉尚无败象。此病甚险，虽瘥，仍须慎食。

归身三钱，白头翁三钱，川、象贝各三钱，扁豆花三钱，大生地三钱，杏仁三钱，木香一钱，人参须四分。

七诊　九月三日

痢仍有三四次，色脉已转佳，当仍从原意进退。

归身三钱，炒建曲一钱，人参须一钱，白头翁三钱，楂炭三钱，西洋参一钱，炒扁衣三钱，木香一钱，云苓三钱，青、陈皮各一钱。

八诊　九月五日

痢间尚未净，溲较多，粪色由黑转黄。衡量症情，是就痊时光景。略有后重，未可涩止。

归身三钱，青、陈皮各一钱，方通八分，炒建曲一钱，木香一钱，赤、猪苓各三钱，炒扁衣三钱，楂炭三钱，焦白术八分。

九诊　九月七日

痢仍未除，次数较少，所下系鲜血，色脉尚可，下血却甚可虑。

姜炒槐米三钱，赤芍一钱五分，木香一钱，杏仁三钱，归身三钱，焦白术八分，腹皮三钱，楂炭三钱，荜茇五分。

十诊　九月十日

咳是痢久不愈，由肺传肠者，现在可以止。

木香一钱五分，建曲一钱，象贝三钱，橘红一钱五分，芡实三钱，云苓三钱，杏仁三钱，炒罂粟壳一钱。

十一诊　九月十二日

痢除，微见掌热，溲赤，剧咳，宜补血兼事宣达。

归身三钱，焦白术一钱，方通八分，杏仁三钱，炙草六分，赤、猪苓各三钱，象贝三钱，芡实三钱，建曲一钱，炒罂粟壳一钱。

汪老　八月二十日

下痢日五七次，秋气已深，年事复高，虽不重亦有险，手冷，舌无热象。咳，有汗，是亦肺传肠者。

油当归三钱，小朴三分，青、陈皮各一钱，木香一钱五分，白头翁三钱，莱菔子一钱五分，杏仁三钱，制香附三钱。

二诊　八月二十二日

痢已瘥未净除，仍后重，舌色脉象较为正路，大份可以无妨。

青、陈皮各一钱，莱菔子三钱（炒），白头翁三钱，木香一钱，油当归三钱，杏仁三钱，扁豆花三钱，制香附三钱，瓜蒌皮一钱五分，小朴三分。

三诊　八月二十四日

痢已除，精气未复，脉气不宽，然甚正路。谨慎调护，可复健康。

茯苓五钱，腹皮三钱，橘红一钱五分，菟丝子三钱，归身三钱，杏仁三钱，绵仲三钱，苡仁五钱，泽泻六分。

四诊　八月二十七日

痢除，虚甚，咳，多痰。当补不能遽补。

归身三钱，杏仁三钱，炙草六分，菟丝子三钱，象贝三钱，橘红一钱五分，绵仲三钱，枸杞三钱，枳术丸一钱，五分。

刘先生　八月二十日

热兼痢，表里并病，色脉甚不平正，恐尚须时日，宜慎食。

葛根一钱，枳实八分，白头翁三钱，木香一钱五分，小朴三分，竹茹一钱五分，油当归三钱，青、陈皮各一钱。

二诊　八月二十二日

热增剧，痢止，是为里病外达，不为劣。舌苔灰腻，湿热甚重。

葛根一钱五分，淡芩八分，赤、猪苓各三钱，梗通八分，苡仁四钱，赤芍一钱五分，象贝三钱，杏仁三钱，车前一钱五分（炒），干首乌三钱。

三诊　八月二十四日

面色颇晦滞，每午辄先热后寒，咳，腹痛，多汗，不安寐，泻已止。

桂枝三分，淡芩一钱，象贝三钱，苡仁三钱，鲜首乌三钱，赤、猪苓各三钱，葛根一钱，杏仁三钱，方通八分，炙草六分。

孙奶奶　八月二十日

面色不华，脉沉数近乎乱，大便泄泻，骨楚甚，是感寒将成痢疾之候。

煨葛根一钱，木香一钱五分，枳实八分，秦艽一钱五分，建曲一钱，竹茹一钱五分，羌活四分，炒扁衣三钱。

二诊　八月二十六日

热仍未除，有汗，形寒甚。病仍在表，当和营。

象贝三钱，橘红一钱五分，淡芩八分，楂炭三钱，杏仁三钱，炙草六分，腹皮三钱，葛根一钱，花粉一钱，桂枝三分（泡）。

尚先生　八月二十一日

舌苔颇腻，大便日三四行，腹痛是将作痢，当从痢治。

油当归三钱，枳实八分，腹皮三钱，方通八分，白头翁三钱，竹茹一钱五分，赤、猪苓各三钱，青、陈皮各一钱，楂炭三钱，木香一钱五分。

二诊　八月二十三日

药后下痢次数反多，腹痛则除，舌糙，脉数。痢本无止法，次数多不妨，特阴伤宜兼顾。

油当归三钱，细生地三钱，川连三分，扁豆花一钱五分，白头翁三钱，西洋参一钱五分，木香一钱五分，楂炭三钱。

宋奶奶　八月二十五日

下痢红冻，一日三四十次，兼发厥晕。旧病手温无汗，舌露底。红冻中有鲜血，是即所谓穿孔性痢疾，大有危险。脉尚缓软，有胃气，可以竭力挽救。

归身三钱，细生地四钱，木香一钱，钗斛三钱，炙草六分，白头翁三钱，川连三分，制香附三钱，炒槐米三钱，鲜藕汁半杯，扁豆花三钱，佛手一钱。

陆奶奶　八月二十六日

色脉均虚甚，更下痢。为日虽浅，亦有危险。

钗斛三钱，白头翁三钱，细生地三钱，青、陈皮各一钱五分，木香一钱五分，油当归三钱，制香附三钱，扁豆花一钱五分，川连三分。

二诊　八月二十八日

痢瘥，又值经行，腰酸、腹胀、头晕、口淡，脉虽较差，舌剥甚。

人参须一钱五分，制香附三钱，归身三钱，木香一钱五分，炒扁衣三钱，秦艽一钱五分，延胡六分，丹参八分，赤芍一钱五分。

黄先生　九月三日

舌润有黑斑，脉软。患痢不但湿重，且有瘀。凡患痢，皆忌见血，有烟瘾更甚，况属深秋，病有大险。若能三数日内即愈，即是大幸，否则可怖。

炒小朴四分，油当归三钱，制香附三钱，木香一钱五分，白头翁三钱，青、陈皮各一钱，赤、猪苓各三钱，扁豆花三钱。

钱奶奶　九月五日

下痢无度，里急后重，病从食柿起，而舌色甚干，亟须以通为止。

木香一钱五分，炒建曲一钱，油当归三钱，川连三分，扁豆花三钱，白头翁三钱，赤芍一钱五分，姜炒枳实一钱五分。

傅奶奶 九月六日

痢从五月起，愈后再发，现痢虽除，仍后重，舌苔灰色，中心干，是病未除也。痢无止法，强止则腹胀而成休息痢，有喜尤不宜。

木香一钱五分，炒建曲一钱，人参须一钱，炒川连三分，炒扁衣三钱，川芎四分，白头翁三钱，青、陈皮各一钱。

二诊 九月八日

舌黄，脉和，痢旋止旋作，总不全愈，又患失眠。痢已久，就病型言之，是休息痢，幸未见虚象。艰于成寐、心跳，乃神经敏，当另治。

归身三钱，炙草六分，绵仲三钱，川芎五分，桑寄生三钱，白芍一钱五分，大生地三钱，菟丝子三钱，焦白术一钱，白头翁三钱，青、陈皮各一钱，人参须一钱五分。

三诊 九月十二日

久痢，见肛坠、腹痛且胀，胀便不能补，抑色脉亦无虚象，还当理气。粪黄有化热意，舌色仍寒。

青、陈皮各一钱，白头翁三钱，木香一钱，焦白术一钱，槟榔三分，制香附三钱，川芎四分，炒荜茇五分，绵仲三钱。

四诊 九月十三日

得理气微温药，而泻大作，且有血，腹胀，后重。按舌苔，既有寒象，温不当水泻，或节候与其他原因。

焦白术一钱，木香一钱，白芍一钱，川芎六分，归身三钱，茯苓三钱，炒绵仲三钱，炙芪一钱，炒荆芥三分，生苎麻根五钱。

邬宝宝 九月六日

痢与泄泻更迭为患，阅时近半年，遂致脚肿，面部亦肿。久泻脾虚已甚，现仍未止，是有危险。

木香一钱五分，干姜炭三分，焦白术一钱，人参须七分，槟榔四分，炒苡仁四钱，云苓四钱，砂仁八分，制香附三钱。

二诊 九月八日

休息痢致患脚肿腹硬，神气脉象较佳，可冀得愈，但无速效。

木香一钱五分，焦白术一钱，归身三钱，茯苓三钱，炒扁衣三钱，公丁香二分，炙草六分，潞党一钱五分（炒）。

三诊　九月十一日

脚仍月中，略软，大便仍不实，口唇燥烈，胃热脾虚，亦属险证。

西洋参一钱五分，炒扁衣三钱，归身三钱，公丁香七枚，木香一钱五分，炒建曲一钱，炙草六分。

邬小姐　九月十一日

泄泻，寒热，脉数，舌绛。内热奇重，恐其转痢。

葛根一钱五分，川连三分，炒建曲一钱，腹皮三钱，淡芩八分，炒扁衣三钱，茯苓三钱，楂炭三钱，焦谷芽三钱。

二诊　九月九日

发热，下痢，面有火色。深秋痢疾变化最多，今年已第三次痢，是有宿根，非审慎不可。

葛根一钱，枳实八分，竹茹一钱五分，木香一钱五分，白头翁三钱，油当归（四钱），扁豆花一钱五分，炒子芩八分。

三诊　九月十一日

发热，下痢。痢已瘥，热未除，舌绛当清。

葛根一钱，炒扁衣三钱，茯苓三钱，芡实三钱，淡芩一钱，炒建曲一钱，炙草六分，腹皮三钱，归身三钱。

宋宝宝　九月十日

秋温伏暑，经月不愈，大肉尽削，近日更患泄泻。心肺脑三部尚未见败象，惟肉削与痢为可怖，当止其泻。若转属痢。乃属危险。因虚已极，不任病也。

炒扁衣三钱，归身三钱，焦白术一钱，人参须八分，炒建曲一钱，炙草六分，干姜炭二分，公丁香七枚。

钱先生　十月六日

下痢，舌有厚苔，里急后重不甚剧，次数亦不多。据舌色，宜先攻之。

枳实一钱五分，楂炭三钱，青、陈皮各一钱，炒建曲一钱，腹皮三钱，木香一钱五分，白头翁三钱。

钱世兄　十月十八日

前数日下痢，痢止便血，现在脉平，舌苔厚，尖剥。胃不能化，是为主病，便血反是副病，当节食。

枳实一钱，腹皮三钱，炒槐米三钱，楂炭三钱，竹茹一钱五分，细生地三钱，法夏一钱五分，馒头炭三钱，焦谷芽三钱，川芎五分。

尤奶奶 十二月七日

里急后重是将转痢，正值戒烟，则肠胃不实，比较难愈。

木香一钱五分，炒白芍三钱，姜炒川连三分，归身四钱，姜炒厚朴二分，云苓三钱，炒扁衣三钱，白头翁四钱，姜炒枳实一钱。

二诊 十二月二十日

胃热脾寒，故舌苔厚黄而大便不实、腹痛。

姜炒制香附三分，竹茹一钱五分，木香一钱五分，炒白芍一钱五分，青、陈皮各一钱，淡芩八分，白头翁三钱，川连三分（姜炒），归身三钱。

另用阳和膏一张、元寸五厘、猺桂心一分，贴当脐。

高官官 一月五日

腹痛下痢，是感寒停积；面色稍枯萎，则下血多，已受伤也。血痢为危证，慎防体热。

炒子芩八分，炙草六分，楂炭三钱，白头翁三钱，木香一钱五分，腹皮三钱，归身三钱，炒槐米一钱五分，川芎四分，炒黑荆芥四分，白芍一钱五分，赤芍三钱。

二诊 一月八日

大便日行六七次而爽，是由痢转为泄泻，脾虚故也。药不宜凉，却亦不宜温，可健脾。

腹皮三钱，炒扁衣三钱，炒建曲一钱，归身三钱，木香一钱，炙草六分，芡实三钱，楂炭三钱，云苓三钱。

毛奶奶 二月十四日

时邪感冒，太阳病则发热，太阴病则下痢，当从痢治。

木香一钱，枳实一钱五分，白头翁三钱，制香附三钱，油当归三钱，竹茹一钱五分，炙草六分，青、陈皮各一钱。

奚奶奶 二月二十日

脉时有时无，痢疾愈而复发，阅时两年。此不过肠胃薄，湿重容易患痢，与休息痢有间。

木香一钱五分，白头翁三钱，川连三分，赤芍三钱，淡芩八分，油当归三钱，枳实一钱，煨葛根一钱五分。

陈奶奶 三月四日

腹痛，下痢红白，里急后重，舌苔抽心，无热象，并见泛恶，须防成噤口。

油当归三钱，川连四分，制小朴三分，煨木香一钱五分，白头翁三钱，楂炭五钱，姜夏一钱五分，赤、白芍各一钱五分。

夏宝宝 三月十四日

下痢五日，目光无神，里急后重，脉甚滑，舌干。是感寒已化热，有险。

油当归三钱，煨葛根一钱，淡芩八分，白头翁三钱，川连三分，枳实一钱，竹茹一钱五分。

二诊 三月十五日

痢未除，舌干，虚热，目光较昨晚为有神，仍里急后重，当兼顾阴虚。

油当归三钱，钗斛三钱，川连三分，枳实八分，白头翁三钱，木香一钱，竹茹一钱五分，扁豆花一钱。

冯奶奶 三月二十四日

太阴受病从湿化，故口味甜、腹胀痛、舌润、不渴；头痛是表证，但表热已不重，此恐转痢。

木香一钱，炒建曲一钱，枳实八分，炒蔓荆子一钱，制小朴四分，炒扁衣三钱，赤芍一钱五分，腹皮三钱。

费先生 三月二十四日

舌有湿象，面有风象，脉不鼓指。患痢四十日，

日十余次，微带鲜血。痢最忌见血，虽行动如常，却有危险。

油当归三钱，秦艽一钱五分，川连三分，云、猪苓各三钱，白头翁三钱，赤芍一钱五分，木香一钱，苡仁四钱。

时病门　喉疾类

邹先生 十一月六日

发热形寒，头痛，骨楚，喉头红肿，有白点，是喉证。药后避风，并须吃素，

否则有危险。

炙麻黄三分，淡芩八分，炙草六分，羌活四分，生石膏三钱，秦艽一钱五分，杏仁三钱。

二诊　十一月七日

药后未得汗，故太阳病仍在，右边喉肿，白腐则除，此是喉蛾，乃虚证。

细生地三钱，淡芩八分，羌活四分，炒牛蒡三钱（研），生石膏三钱，秦艽一钱五分，赤芍一钱五分，炙僵蚕一钱五分，板蓝根三钱，炒荆、防各八分。

缪先生　十一月十二日

喉痛，不发热，痰带黑，喉间亦无异征，只是气候太热所致。

炒牛蒡二钱（研），炙僵蚕一钱，竹茹一钱五分，滁菊一钱五分，淡芩六分，枳实八分，钩尖三钱，赤、猪苓各三钱，炙草六分。

黄官官　十一月十四日

喉旁有红泡作痛，微有热，舌质绛。感寒化热之候，却非疫喉，恐其喉蛾。

炒牛蒡三钱（研），象贝三钱，橘红一钱五分，炒荆、防各八分，炙僵蚕一钱五分，桑叶三钱，炙草六分，竹茹一钱五分。

张先生　二月八日

发热形寒，无汗，喉头红肿而痛。色脉均形不足症，属感冒春寒，郁不得达。须亟疏解，否则成喉痧，药后避风。

葛根一钱，淡芩一钱，炙僵蚕一钱五分，炙麻黄三分，炒牛蒡三钱（研），秦艽一钱五分，炒防风八分，杏仁三钱，茅根三钱，板蓝根三钱。

王先生　二月八日

喉头红肿，有白点作痛。昨发热形寒，现在不怕冷，脉软，是喉证。

葛根一钱五分，茅根三钱，杏仁三钱，炙僵蚕一钱五分，淡芩一钱，炒牛蒡三钱（研），象贝三钱，炙草六分，马勃八分，板蓝根三钱。

另用：甘中黄一钱，硼砂二钱，薄荷一钱，泡汤漱口；板蓝根一钱五分，人中白一钱，冰片半分，薄荷一钱，青黛五分，研细吹喉。

祝奶奶　二月十六日

喉间白腐，不发热，形寒，无汗，内热颇盛。

生麻黄三分，赤、猪苓各三钱，淡芩八分，板蓝根三钱，炒牛蒡三钱，川连三分，杏仁三钱，炙草六分，炙僵蚕一钱五分，葛根八分。

舒奶奶　二月十九日

发热形寒，骨楚，喉间白腐，此喉证，得汗可愈。

秦艽一钱五分，生石膏三钱，杏仁三钱，板蓝根二钱，羌活四分，炙麻黄三分，炙草六分，桑寄生三钱，川连三分，胆草三分。

二诊　二月二十日

脉甚调，药后得汗不多，胸脘闷，胫酸，喉仍痛。白腐已化，尚有风未除，再事清解，小发其汗。

炒防风七分，杏仁三钱，炙麻黄三分，羌活四分，僵蚕一钱五分（炙），生石膏三钱，炒牛蒡三钱，板蓝根一钱五分，甘中黄六分，淡芩一钱，花粉一钱。

吴奶奶　三月五日

发热形寒，遍身骨楚，后脑酸，喉间有白点，是流行病前驱，亦兼喉证，当并治之。

炙麻黄三分，川连三分，杏仁三钱，生石膏三钱，淡芩一钱，炙草六分，葛根一钱五分，胆草二分，秦艽一钱五分。

时病门　麻疹类

丁奶奶　十一月十四日

喉痛口臭，躁烦，泄泻，舌干。得麻葛，汗齐颈甚微，胸脘非常不适。是有疹子未能发出，恐是白面痧，病有危险。

葛根一钱五分，淡芩一钱，杏仁三钱，炙草六分，象贝三钱，生石膏三钱，橘红一钱五分，川连三分，炒牛蒡三钱，茅根五钱（去心）。

二诊　十一月十五日

仍头汗，热未清，神气较好，病颇见退，是不复出疹。然脉甚躁疾，邪未出。不发疹，恐不免延长。舌糙甚，嗣后变化颇难逆料。

炒牛蒡三钱，象、川贝各三钱，炒栀皮一钱，茅根三钱去心，炙僵蚕一钱五分，杏仁三钱，竹茹一钱五分，枳实一钱，芦根四寸去节，连翘三钱，川连三分，炙草六分。

三诊　十一月十六日

疹点未发透，头汗多，热不退，痰黏甚，喉痛，颈项肿，颊车不利，此是猩红热。脉躁疾较昨日为减是好处，肺证较昨日重是坏处，仍在危险中。

炒牛蒡三钱，桑叶三钱，淡芩八分，马勃八分，象、川贝各三钱，瓜蒌皮一钱五分，竹叶十五片，银花一钱五分，杏仁三钱，薄荷一钱，连翘三钱，炙苏子三钱，秦艽一钱五分，芦根四寸（去节）。

四诊　十一月十七日

痧子未出透，致项间耳下肿胀，甚痛，此等发于颐而势较重，当亟清之，溃则有大险。

炒牛蒡三钱，赤芍三钱，甘中黄一钱，杏仁三钱，炙僵蚕一钱五分，川、象贝各三钱，板蓝根三钱，连翘三钱，薄荷一钱，炒黑荆、防各七分。

另：金黄散、金箍散各一两，菊花露、蜜糖调敷。

五诊　十一月二十日

项间痰核下移，入缺盆，此较好，脉滑，胃佳，气急而厥，口糜，是作痛脓之候。

炒荆芥八分，炙苏子三钱，细生地三钱，生石膏一钱五分，川、象贝各三钱，归身三钱，竹沥一两（冲），炙乳香四分。

六诊　十一月二十三日

痧毒已有溃脓之势，虚甚，亟予内托。

炙芪三钱，赤芍三钱，杏仁三钱，乳、没药各三分，归身三钱，川贝三钱，炙草六分，炙僵蚕一钱五分，炙皂角针一钱五分。

蔡奶奶　一月二十六日

初喉痛，旋遍身发疹，颈部尤密，皆灌浆。现在热未退，形寒，骨楚，却不闷。通常以不闷为透达已净，此症是例外。太阳证俱在，虽不闷，未净达也。曾衄，不得强汗。病属猩红热，病情不循常轨，有险。

炙麻黄三分，杏仁三钱，淡芩一钱，生草六分，玉竹一钱，生石膏三钱，葛根一钱，无价散一分（冲）。

李小姐　二月六日

面色晦滞异常，当脉乱胸痞，曾见红点如痧子。此有瘀热在里，郁不得达，病延十三日，脏气均乱，故脉乱甚，险甚。险从速挽救，能否有济，实在不可知之数。

葛根一钱，鲜生地三钱，生石膏三钱，茅根三钱，归身三钱，淡芩一钱，芦根五寸，无价散一分（冲）。

二诊　二月七日

脉仍乱，舌色甚不安详，但头汗出，肢凉，头热，气微。似乎较昨为佳，然危险仍在。此种脉象，仓猝间可以有不测，委实可虑。

天冬三钱，归身三钱，茯神三钱，知母一钱，牡蛎三钱，川贝三钱，橘络一钱五分，大生地三钱。

三诊　二月八日

神气比较安详，脉亦已不乱，惟滑数殊甚，舌色面色有热象，可见是危险减少之证据也。

天冬三钱，归身三钱，滁菊一钱五分，桑枝三钱，知母一钱，大生地四钱，钩尖三钱，川贝三钱。

四诊　二月十日

脉舌均较起色，病症亦见差减，或者可以无变化。

天、麦冬各三钱，杏仁三钱，大生地四钱，知母一钱，瓜蒌皮一钱五分，滁菊二钱，川贝三钱，归身三钱，钩尖三钱，炒扁衣三钱。

王先生　二月二十九日

本是猩红热，症初起当表则愈期速，失表则愈期缓。现在喉头红肿，脉洪弦。里热尚未清除，却不可表，只宜养阴。但危险时期已过，静养数日即得。

鲜生地四钱，炙僵蚕一钱，花粉一钱，甘中黄八分，芦根五寸，知母一钱，川贝三钱，杏仁三钱，元参一钱，竹叶十五片，银花三钱，猪苓三钱，方通八分，滁菊三钱。

二诊　二月三十日

麻疹，遍身均透，独面部无之，肺痛异常。此病当以面见红为顺，否则逆。仅内药恐不应，宜亟用芫荽外熨。

乌犀尖三分（磨冲），茅根三钱，知母一钱，杏仁三钱，橘络一钱五分，鲜生地五钱，芦根五寸，花粉一钱，元参一钱，滁菊三钱，川贝三钱。

三诊　三月二日

舌绛苔干，脉颇乱，热尚未净，惟自觉胸中无不适处，呼吸促而气粗，左膈痛不能左侧卧。是肺叶有病，心房亦有病，且血分热甚，非重用犀角地黄不可。

乌犀尖三分（磨冲），钩尖三钱，知母一钱，炙苏子三钱，鲜生地五钱，桑芽三钱，元参一钱，杏仁三钱，滁菊三钱，茯神三钱，川贝三钱，麦冬三钱。

四诊　三月三日

今日脉较好，麻已回，舌绛糙殊甚，不能寐已多日。本可用珍珠母弛缓神经，惟该方中有猺桂、沉香，与阴虚内热不宜，去猺桂、沉香，又不能使人安眠，是当斡旋。鄙意昨日之脉决非无因而至，且既有昨日之脉，今日不应平稳，脉象是必有心肌神经病已多年，特自己不知耳。凡有此种病，多早起脉好，下午脉坏，如其所测不谬，则暂时并无妨碍，惟当从容调理。又舌色经迭进犀角地黄犹且干绛，如此是不寐，是阴亏，当急救阴分，阴复病瘳，当然能得安寐。即膈旁痛亦是无液之故，若得霍山老斛浓煎三钱许服之，三钟内可止痛。

老山石斛三钱，知母一钱，滁菊三钱，珍珠母三钱，鲜生地五钱，元参三钱，天、麦冬各三钱，川贝三钱，杏仁三钱，炙苏子三钱，沉香半分，犀角二分，猺桂一分，薄荷八分。

金宝宝　三月一日

初起形寒、喉痛，现在发热，目赤。恐其出麻疹，须忌荤，并弗吃饼干。

葛根一钱，腹皮三钱，川连三分，楂炭三钱，茅根三钱，胆草二分，木香一钱，花粉一钱，枳实一钱。

戴小姐　三月三日

麻疹遍身均有，面部亦有，喉不痛。症象颇顺，并不骨楚、胸闷，但能忌口避风，不难愈。

归身三钱，葛根一钱五分，茅根三钱，炙草六分，淡芩六分，赤芍一钱五分，象、川贝各三钱，胆草一分。

时病门　霍乱类

恽太太　二月五日

呕泻交作，有霍乱意，但现在脉已平正，得呕之后邪势已减也。

川连三分，枳实一钱，木香一钱五分，全当归三钱，小朴三分，竹茹一钱五分，青、陈皮各一钱，防风八分，红花一钱五分，丹参一钱，桃仁三钱，秦艽一钱五分。

谢宝宝　二月六日

目眶陷，呕痰，口涎甚多，鼻尖、耳轮、指头、颈均冷，且见气急、瘛疭。此非肺炎，乃霍乱转筋之候，势甚危，急以丸药开之。

厚朴四分，炒川连三分，炒枳实一钱，炒干姜二分，腹皮三钱，木香一钱，辟瘟丹半粒。

二诊　二月七日

目上视，咬牙，皆脑证。呕吐黄水，眼皮有黑斑，血分更有郁热不达证象，甚险恶。目眶不陷，较之昨日为佳，然眼皮黑斑又是败象。

葛根一钱五分，川连三分，钩尖三钱，茅根三钱，生石膏三钱，淡芩一钱，炒防风八分，安脑丸半粒。

沈左　六月一日

色黄且晦，肢寒，胸闷，脉沉细，唇黑。病属干霍乱，尚未发作，然潜伏于中者极可怕，恐有生命之险。

藿香一钱五分，干姜三分，杏仁四钱，辟瘟丹半粒（冲），姜夏一钱五分，小朴三分，陈皮三钱。

许左　六月十五日

霍乱之后，经清化大致已清楚，黑苔已渐退，脉静，须养营善后。

银花二钱，芦根一两，归身三钱，天水散三钱，赤、猪苓各三钱，茅根四钱（去心），竹叶十五片，梗通八分，炒车前三钱，鲜藿香叶一钱五分。

韩右　六月十六日

舌黄边白，胸闷，腹痛，此痧气时疫为患。

香薷三分，小朴三分，银花一钱五分，辟瘟丹半粒（磨冲），藿香一钱五分，姜夏一钱五分，连翘三钱。

蒋右　六月十八日

霍乱，血气本乱，刺不如法则愈乱。危乃不赀，而一般非医家刺，鲜有能如法者。

川连三分，姜夏一钱五分，木瓜一钱，辟瘟丹一粒（磨冲），小朴三分，枳实八分，鲜藿香一钱五分。

姚左 六月二十日

洞泄，一日夜三五十次，兼见泛恶。此霍乱之初步也，温之则愈。

姜夏一钱，连翘三钱，薄荷一钱（后下），云、猪苓各三钱，小朴四分，腹皮三钱，枳实一钱，炮姜六分，辟瘟丹半粒（磨冲）。

董右 六月二十三日

上为呕吐，下为泄泻，胸闷，泛恶，汗多，脉沉，面色枯白，目眶下陷。此霍乱重症，大危险。

制附块二钱，吴萸六分，姜夏一钱五分，川朴四分，干姜六分，辟瘟丹一粒（磨冲），鲜藿香叶一钱五分。

二诊 六月二十四日

得温剂，霍乱遂定，胸闷未除，脉尚未起，宗前方小其制。

小朴三钱，姜夏一钱五分，泡姜三分，炙草六分，辟瘟丹半粒（磨冲），鲜藿香叶一钱五分。

张左 六月二十四日

呕泻交作，腹痛，汗出如雨，面色甚劣，是霍乱之候。

小朴四分，炮姜炭六分，姜夏一钱五分，藿香一钱五分，川连三分，枳实一钱（炒），辟瘟丹一粒（冲）。

二诊 六月二十五日

药后呕泻均止，面色较好，症势已定，宜清暑善后。

小朴三分，姜夏一钱五分，白芍三钱，赤、猪苓各三钱，藿香一钱五分，归身三钱，炙草六分。

程左 七月十八日

形寒发热，骨楚，头痛，心慌，汗多，舌质略红，面色不甚好。证属暑月伤寒，恐其转霍乱。

赤、白苓各三钱，辟瘟丹半分（研，冲服），制小朴二分，秦艽一钱五分，羌活八分，松节四分，姜炒川连二分，木香一钱五分，防风一钱，鲜藿香一钱五分。

时病门　脑炎类

杜宝宝　十月九日

暵热神昏，直视，循衣摸床，遍身劲强作痉。此实脑膜炎之重者，病已到山穷水尽地步，勉强拟方以尽人事。劫津、舌衄亦属败象。

乌犀尖三分（磨冲），归身三钱，鲜生地三钱，知母一钱，元参一钱五分，天冬三钱，钩尖三钱，安脑丸两粒。

二诊　十月十日

仍循衣摸床，不过神志稍清楚，颈仍未除，舌黑，齿干唇焦，目无神。肺中聚血，胆火在上，仍用前方，参以苦降。

乌犀尖，赤芍三钱，西洋参二钱，鲜生地五钱，归身三钱，知母一钱，胆草三分，安脑丸二粒。

三诊　十月十一日

据述顷见反侧不宁，仍循衣摸床。惟尚能维持现状，今日无溲。

鲜生地四钱，知母一钱，归身三钱，天冬三钱，钩尖三钱，蒺藜三钱，乌犀尖二分（冲），郁李仁三钱，安脑丸二粒，缕金丹二分。

四诊　十月十二日

神色略好，脉仍数，稍稍有胃气，舌苔厚，膜蓝色，唇焦齿干，口碎，目赤，微烦而咳。病仍在险中，不过较前两日为佳。

归身三钱，川、象贝各三钱，细生地四钱，清、炙草各六分，瓜蒌皮一钱五分，知母一钱，郁李仁三钱，钩尖三钱，蒺藜三钱，杏仁三钱，橘络一钱五分。

五诊　十月十五日

神枯迄不回，右脉略躁，热虽略减，咳则甚剧，恐其转属肺炎。

鲜金斛三钱，川、象贝各三钱，钩尖三钱，郁李仁三钱，鲜生地三钱，杏仁三钱，知母一钱，归身三钱，天、麦冬各三钱，炙草六分。

六诊　十月十六日

今日依然无进步，热反增剧，脉数，鼻扇，耳聋，昏昏欲寐，苔焦如漆垢，大便不行。如此长久，在危险中，委实可怕。

鲜生地八钱，钩尖五钱，郁李仁三钱，川、象贝各三钱，蒺藜三钱，归身三钱，杏仁三钱，乌犀尖二分，元参一钱五分，知母一钱五分，天麻三钱。

李宝宝 一月十三日

头摇，手眴动，目圆，有时瘛疭，目上视。是为痉，亦即《金匮》刚痉。此病前此本无治法，今年已有效方。推此病之来路，为大痘之后误食冰而发，则脏气皆乱，尤为难治，颇无把握，勉方冀幸。

大生地四钱，天麻三钱，炒防风一钱，炙僵蚕一钱五分，蒺藜三钱，独活一钱，蝎尾二分（炙），蚤休三分，胆草四分，钩尖三钱，安脑丸一粒。

汪先生 一月十七日

发热形寒，汗多，面有火色，神昏谵语，时迷睡，惊惕瘛疭，唇吻润动。昨日起病十三日，曾因车覆受惊，是伤寒兼脑证之候，险重之证。

桂枝三分，淡芩一钱，炒车前一钱五分，胆草三分，炒小朴三分，白芍一钱五分，煅龙骨三钱，茯神三钱，川连三分，羌活四分，秦艽一钱五分。

二诊 一月十八日

脉软，神识较清，唇吻眴动除，汗亦敛，尚迷睡，舌苔已化热，入夜尚须防其热高。病虽减，毕竟是痉病，仍有险。

葛根一钱，胆草三分，楂炭三钱，赤苓三钱，秦艽一钱五分，淡芩一钱，枳实一钱，腹皮三钱，方通八分，炙草五分，竹茹一钱五分，车前三钱，橘皮一钱。

戚宝宝 一月二十七日

不高兴两月余，脉舌与寻常略同，近来昏不知人，至不能吮乳，颈项无力，目上视，溲多且清，大便绿色。是脑病也，极危险，亦极难治。

秦艽一钱五分，炙虎骨三钱，归身三钱，独活八分，乳、没药各三分（去油），川椒三分，炒防风八分，胆草三分，蝎尾二枚（炙，研冲）。

二诊 一月二十八日

药后目上视依然，颈项及手脚皆硬，涎黏，溲清，毕竟难治。

犀角粉一分半，川连三分，大生地三钱，羚羊片二分，赤芍一钱五分，枳实一钱，胆草三分，蝎尾二枚（炙）。

瞿宝宝 一月二十八日

病情完全是脑证，项强目斜，唇干苔糙，呭唇，气急，鼻扇，表热不扬，内热奇重，手足皆痉挛发强。此即古人所谓痉病，最是危险难治之病。脉尚无他，因病不在心。此病不宜用强心针，得针则血燥反甚。

乌犀尖四分，赤芍二钱，元参三钱，杏仁三钱，胆草五分，鲜生地五钱，钩尖五钱，炙苏子三钱。

方先生 二月五日

头昏，泛恶，口味淡，欲吐不得，兼见泄泻。此是感春寒，而乃流行时症，恒由此变脑病，不可不慎。

川连三分，木香一钱五分，炒建曲一钱，枳实八分，小朴三分，炒扁衣三钱，赤苓三钱，淡芩一钱，炒防风八分，葛根一钱，炒车前三钱，桂枝三分（泡）。

二诊 二月七日

泛恶、泄泻均见差减，亦不恶寒，惟心中不适，脉舌均尚平正，有虚汗。

钩尖三钱，白芍一钱五分，归身三钱，茯神三钱，牡蛎三钱，炙草六分，橘红一一钱五分，炒秫米三钱，黑沉香一分（冲）。

三诊 二月八日

心略安，便闭，头胀，脉舌自可，宜清镇兼补。

珍珠母三钱，炙草六分，大生地三钱，赤、白芍各一钱，知母一钱，归身三钱，炙芪一钱五分，茯神三钱（辰砂拌）。

凌奶奶 二月七日

头痛抽搐，是脑症，颇多变化。若受热或盛怒，皆能增剧，寒则无妨。

滁菊二钱，赤芍一钱五分，常山一钱，川连三分，钩尖三钱，白薇一钱，炙草六分，淡芩八分。

曹官官 二月十五日

病半个月，热不扬，目圆睁，独头动摇。是为痉，俗名摇头惊风，乃脑膜炎症也。粪纯青色，不啼，不开口，病有万险，绵力亦不足胜任，勉方试可乃已。

乌犀尖三分，大生地五钱，姜夏一钱，羚羊角三分，归身五钱，赤芍一钱五分，胆草三分，炙草六分，丹皮一钱，安脑丸一粒。

二诊 二月十六日

今日略减，不过百分之二三，是减不足言。以规矩权衡候之，恐其成脑水肿。

不测固不好，成脑水肿亦属残废。须急起直追，不问时日与药之剂数，尽量予之，或可冀幸万一。

乌犀尖三分（冲），蚤休三分，大生地五钱，蒺藜三钱，胆草五分，归身三钱，蝎尾二分（炙），炒防风一钱，独活一钱，木香一钱五分，安脑丸一粒。

三诊　二月十七日

仍摇头目圆，此两层最坏，药力已甚峻，脑症不减，总属无望。顷见呃嘴，反自抓鼻，其虚已甚，宜兼事培元。

西洋参一钱，犀角片三分，归身四钱，全蝎一个（炙），人参须一钱，胆草五分，大生地四钱，元参一钱，滁菊一钱五分，知母一钱，独活一钱，银花三钱，川连三分，川贝三钱，安脑丸二粒。

四诊　二月二十一日

病除十之六七，尚有危险。食物宜少，衣被宜略带暖，又不得使饿受热。

西洋参一钱五分，归身三钱，人参须三钱，胡广子一钱（米炒），炒白芍一钱，川贝三钱，大生地三钱，云苓三钱，法夏一钱，炙草五分，橘红一钱，全蝎一个（炙），胆草二分。

邬先生　二月十九日

脑症本属危险，舌苔劫津，阴液已涸，尤属难治，委实无多，希望拟方，冀幸万一。

鲜生地五钱，全蝎一个，西洋参三钱，元参一钱五分，独活八分，羚羊角四分，安脑丸二粒。

秦奶奶　二月二十一日

头痛两候，痛在后脑，形寒发热，咳嗽。又值经行，流行感冒，有成脑症倾向。

荆、防各七分，淡苓一钱，橘红一钱五分，茅根三钱，赤芍一钱五分，象贝三钱，归身三钱，炙草六分，川连三分，杏仁三钱，葛根一钱五分，胆草二分。

胡宝宝　二月二十二日

遍身劲强，其病为痉，脑症也。气喘不能自还，面色晦败，脉乱，舌枯。昨夜起病，遽见如许败象，病不可为，勉予安脑丸，先开其闭，再从厥阴进药。

天麻三钱，竹沥二两，炙苏子三钱，橘红一钱五分，独活一钱，杏仁三钱，鲜生地五钱，川贝三钱，归身三钱，白芍三钱，安脑丸一粒。

张宝宝 二月二十二日

目瞬不已，头仰不得俯。是脑脊髓炎症，热不甚壮，脉不甚数，正是此病确据。此非霍乱，行军散非是。恐有变动，现在只就见症治病，不暇兼顾其他。

川连三分，赤芍一钱五分，归身三钱，炙草六分，胆草三分，蒺藜三钱，大生地四钱，钩尖三钱，安脑丸一粒。

袁太太 二月二十七日

色脉无变动，初起头痛，旋即呕吐清水，神昏谵语，卧不安席。此即流行性之脑炎症，其病从肝阳胆火郁而上逆所致，有险。

川连三分，归身四钱，姜夏一钱，葛根一钱五分，胆草五分，大生地五钱，秦艽一钱五分，炒防风八分，安脑丸一粒，瓜蒌仁一钱五分（去油）。

王奶奶 二月三十日

发热，口干不引饮，欲眩且痛。是流行性脑症之初步也，其经行腹痛是另一件事，愈后服宝月丹即除。

胆草四分，归身三钱，梗通八分，滁菊二钱，鲜生地三钱，赤苓三钱，车前三钱，桑芽三钱，炒荆、防各七分，香豉三钱，葱白两个。

曹先生 三月一日

后颈骨酸，头胀痛。确是流行性脑炎初步，此病治之得法，一药可愈，并不为害。

胆草四分，归身三钱，秦艽一钱五分，川连三分，大生地三钱，防风八分，茅根三钱。

董奶奶 三月二日

头胀痛，后颈酸，骨楚，脘闷。确是流行脑症之初步，为程尚浅，可以即除。

胆草五分，川连三分，秦艽一钱，淡芩八分，鲜生地三钱，滁菊一钱五分，归身三钱，赤芍一钱五分，赤、猪苓各三钱，方通八分，炙苏子三钱。

王小姐 三月二日

发热不甚壮，脉不甚数，后颈酸，神志尚清楚。此是脑脊髓炎症尚未甚剧，可以即愈。

胆草四分，防风八分，鲜生地四钱，淡芩一钱，川连三分，归身三钱，炙草六分，茅根三钱，乌犀尖三分，安脑丸一粒。

二诊　三月三日

神志清楚，色脉无变动，头仍后仰。病全未动，虚甚，当参用补益。

西洋参一钱五分，鲜生地五钱，归身三钱，滁菊三钱，胆草五分，川贝三钱，知母一钱，乌犀尖三分，安脑丸一粒。

三诊　三月五日

神志清，后脑仍酸亦微强。病除十分之六七耳，尚有三四成，须服前药至完全无强痛乃止。

胆草四分，滁菊三钱，钩尖三钱，桑芽三钱，鲜生地三钱，归身三钱，云苓三钱，犀角粉一分。

四诊　三月八日

大段已清楚，尚有些余波，已无妨。头昏亦不致再剧，风疹以发出为佳。

滁菊一钱五分，桑芽三钱，橘红一钱五分，钩尖三钱，法夏一钱五分，蒺藜三钱，西洋参一钱五分，归身三钱，云苓三钱，胆草一分。

刘先生　三月三日

形寒，头胀，喉痛，颈酸。是流行脑病，但喉痛兼见，恐其发猩红热。

川连三分，胆草四分，归身三钱，竹茹一钱五分，滁菊二钱，鲜生地三钱，枳实一钱，赤、猪苓各三钱，方通八分，芦根五寸，炒牛蒡二钱，炙僵蚕一钱。

二诊　三月四日

病差减，未净除，苔厚，是有积。

枳实一钱，川连三分，鲜生地四钱，楂炭三钱，淡芩一钱，归身三钱，腹皮三钱，胆草四分，花粉一钱，滁菊三钱。

三诊　三月五日

苔黄，稍已可攻，但病不重且不发热，还只宜消导。

楂炭三钱，瓜蒌三钱，川连三分，腹皮三钱，胆草三钱，淡芩一钱，枳实一钱，归身三钱，秦艽一钱五分，葛根一钱。

四诊　三月六日

唇舌都绛，舌黄厚，大便不行。是有积，颈酸头痛均减，是脑症见减，脉近乎迟，仍是脊髓炎症之脉。

胆草五分，竹茹一钱五分，川连三分，鲜生地五钱，滁菊三钱，楂炭三钱，淡芩一钱，炙僵蚕一钱五分，枳实一钱，腹皮三钱，归身三钱。

吴奶奶 三月三日

头眩痛，后颈酸甚。确是流行脑症，脚麻肢凉，是此病之较重者。未经注射，可以治疗，较有希望。

滁菊三钱，胆草五分，归身三钱，川连三分，鲜生地四钱，制香附三钱，秦艽一钱五分，桑枝五钱。

二诊 三月四日

舌质绛，脉略涩，头痛差减，尚未净除。

鲜生地四钱，桑芽三钱，炒防风一钱，滁菊三钱，川连三分，归身三钱，钩尖三钱，胆草二分，蒺藜三钱。

三诊 三月五日

头眩、后脑酸均见瘥，未净除，已不妨。现所苦者脘闷欲呕，乃里热之故。

川连三分，胆草一分，楂炭三分，炒小朴二分，归身三钱，大生地三钱，淡芩一钱，腹皮三钱，春砂壳六分。

毛宝宝 三月三日

颈向后仰，热不甚壮，确是脊膜炎症。病已半个月，婴儿才四个月，虽有灵丹，亦难挽救，因病太重而小孩太小也。

乌犀尖三分，鲜生地五钱，炙草六分，胆草五分，归身五钱，安脑丸一粒。

柳宝宝 三月三日

病久且服羚羊太多，现在热不退，头后仰，遍身肿。婴儿才八个月，罹此重症，委实令人束手，勉方冀幸。

归身三钱，胆草三分，蝎尾一个（炙），滁菊三钱，大生地三钱，西洋参一钱，乌犀尖二分，安脑丸一粒。

谢宝宝 三月四日

头颈酸，头痛，脘闷，泛恶，呕吐。是流行症脑炎，但此病尚未成，可以无须羚羊。里热颇重，更有积，当兼消导。

胆草四分，淡芩一钱，鲜生地五钱，炙草六分，川连三分，滁菊三钱，归身三钱，芦根一两，元参一钱，枳实一钱，楂炭三钱，腹皮三钱。

李小姐 三月四日

脊髓膜炎已七日，头仰不得俯，内热奇重，身上并有水痘，有危险。

川连四分，赤、猪苓各三钱，滁菊四钱，淡芩一钱五分，胆草七分，钩尖三钱，胆草二分，归身三钱，芦根一尺，花粉一钱五分，鲜生地八钱。

杨官官　三月五日

头痛，后脑酸，肢寒，发热，形寒。是流行感冒，不过未见脑症，乃前驱症状。

胆草三分，秦艽一钱五分，淡芩一钱，滁菊一钱五分，防风八分，归身三钱，川连三分，葛根一钱。

朱奶奶　三月八日

颈酸头痛，项强而气急。脑脊髓炎兼见肺症，是流行病之重者。

鲜生地五钱，滁菊三钱，淡芩一钱，胆草七分，川连三分，花粉一钱，芦根一两，桑芽三钱，秦艽一钱五分，安脑丸一粒。

薛宝宝　三月八日

发热，咳，有汗，泄泻，眼下环唇均隐青色。未种牛痘，此有大险，现在麻症、脑症流行，均不可不防，转属麻症，较为容易。

葛根一钱五分，腹皮三钱，淡芩一钱，炙草六分，枳实一钱，楂炭三钱，川连三分，炒扁衣三钱，杏仁三钱，象、川贝各三钱，胆草二分。

浦先生　三月十九日

头痛，项强，自是感冒，无端晕厥，确是胆逆，降之即愈。

炒荆、防各七分，胆草二分，赤芍三钱，归身三钱，炙草六分，桑皮三钱，秦艽一钱五分，回天丸半粒。

时病门　肝阳类

徐奶奶　八月二十五日

脉滑，舌苔微黄，经不调，有寒热，热发有定时，头痛，口苦，腰酸，夜不成寐。病属新凉感冒，胃中不和，值经行，遂致缠绵，肝阳稍重，宜黄芩为主。

淡芩一钱，竹茹一钱五分，炙草六分，白薇一钱，延胡六分，秦艽一钱五分，枳实一钱，赤芍二钱，炒荆、防各五分，归身三钱，干首乌三钱。

许先生　八月二十五日

风热为患，牙痛、头痛均肝阳，均细事，左尺脉弦硬，却是问题。

滁菊一钱五分，桑芽三钱，炒荆、防各五分，钩尖三钱，细生地三钱，赤芍一钱五分，瓜蒌三钱。

二诊　八月二十七日

左尺已不弦，却头痛更甚，面色发黑，据证象将作痫。

炒荆、防各七分，木香一钱，炒建曲一钱，白芷七分，炒扁衣三钱，茯苓三钱。

三诊　九月十一日

偏头痛，当发热，然是少阳为病，然清镇必不效，当静摄。

赤芍一钱五分，牡蛎三钱，稽豆衣三钱，生石决三钱，怀膝一钱五分，滁菊一钱五分，逍遥丸一钱五分。

俞奶奶

肝阳盛，内热重，上盛下虚，当清肝。

滁菊二钱，钩尖三钱，桑芽三钱，炙草六分，赤芍一钱五分，归身二两，大生地三两，丹皮一两五钱，天冬二两，西洋参一两，天、麦冬各二两，熟地三两，绵仲二两，元参一两，菟丝子二两，女贞子一两。

上药煎透，去渣，加真阿胶四两，文火收膏，冰糖随意服。

吴先生　十月十八日

本是湿体，因气候太燥，反见郁蒸，向上而动。肝阳当清之，使下行，然后可补。

滁菊一钱五分，桑芽三钱，枳实八分，川贝三钱，钩尖三钱，赤芍一钱五分，竹茹一钱五分，防己三钱，法半夏一钱五分，秦艽一钱五分。

田奶奶　十月二十日

舌微战，脉滑，初起寒热，泻后乃见肝阳，干呕，胃逆，口苦。宜泻肝胆，不宜泻脾胃。病尚未至不可收拾，药后可安。

钩尖三钱，川连三分，竹茹一钱五分，鲜生地三钱，生石决三钱，淡芩八分，枳实八分，煅龙齿三钱，逍遥丸一钱五分，法夏一钱五分，佛手一钱，蒺藜三钱。

二诊　十月二十二日

与清镇之剂不甚有效，夜不成寐，虚火上升，舌仍战，目畏光，皆浮火在上，所以脚冷，当导之下行。

天麻三钱，钩尖三钱，炒扁衣三钱，鲜生地三钱，蒺藜三钱，滁菊二钱，法夏一钱，珍珠母三钱，制香附三钱，茯神三钱，川连四分，猺桂心三分。

三诊　十月二十三日

药后得寐，脚温，大便行，均佳象。现在颇见虚象，当略事补益。

乌犀尖一分半，薄荷一钱，川连三分，猺桂二分，秫米三钱，沉香一分半，珍珠母三钱，人参须八分，法夏一钱五分，天麻三钱，蒺藜三钱，鲜生地三钱，归身三钱。

赵先生　十月二十五日

血燥值燥令，肝阳不潜，因而癣发于上。治不得其法致胀肿，癣入目能成大患，时师竟不注意及此，现当泻之。

滁菊二钱，鲜生地三分，猺桂心二分，麻仁三钱，钩尖四钱，川连三分，郁李仁三钱，丹皮一钱，蒺藜三钱，赤芍一钱五分。

陈小姐　十月二十六日

喉间痰窒，早起觉舌强，腹胀。病属肝，姑事清胆。

钩尖三钱，炒防风六分，竹沥一两，制香附三钱，杭菊一钱五分，赤芍一钱五分，胆星一钱，佐金丸四分，姜夏一钱，川贝三钱。

彭老太　十月二十八日

高年失明，不足为病，然亦气候关系，胆火上逆故也，宜苦降。

滁菊一钱五分，胆草二分，橘络一钱五分，赤芍一钱五分，西洋参一钱五分，草决明三钱，归身三钱，炒防风六分。

二诊　十一月五日

得苦降，目光略好，脉亦较好。全无风象，是享高年之征，可仍前法。

西洋参一钱五分，钩尖三钱，滁菊一钱五分，胆草二分，草决明三钱，赤芍一钱五分，大生地三钱，归身三钱，佛手一钱五分。

三诊　十一月十二日

气候有非时之暖，肝阳因而不潜，所以目眊不可过用重药。以年事太高，正气衰，药重则反，自然反增病，稍凉当自愈。

滁菊二钱，赤芍三钱，草决明三钱，桑芽三钱，西洋参一钱五分，细生地三钱，竹茹一钱五分，橘络一钱五分，知母一钱，丹皮一钱，炙芪一钱，川连二分，胆草二分。

林奶奶　十一月六日

围炉则头痛，行路则气急，心跳，面部微浮，面色太黄。肝阳夹湿夹虚，所以耳鸣。

西洋参一钱五分，竹茹一钱五分，钩尖三钱，杏仁三钱，枳实一钱，滁菊一钱五分，桑枝三钱，绵仲三钱，楂炭三钱，腹皮三钱，云苓神各三钱。

二诊　十一月十二日

面色较前略佳，经行淋沥不净，头胀痛，耳鸣，面肿，皆虚象。

西洋参三钱，全当归三钱，桑枝三钱，炒绵仲三钱，赤芍一钱五分，大生地三钱，菟丝子三钱，桃仁三钱，制香附三钱。

三诊　十一月十二日

脉略虚，舌苔则佳。经已净，面色较前为佳，带仍多，颇虚，当略补。

钗斛三钱，桑芽三钱，丹皮一钱五分，大生地四钱，钩尖三钱，车前三钱（炒），滁菊三钱，赤、白苓各一钱五分，归身三钱。

四诊　十一月十九日

头眩，饱闷，因乏力所致，失眠有关系。

制香附三钱，赤芍三钱，钩尖三钱，砂仁八分，滁菊二钱，归身三钱，绵仲三钱，蒺藜三钱，天麻三钱，虎骨三钱（炙），琥珀四分，怀膝三钱。

五诊　十一月二十四日

自觉口唇裂，舌面却润，脉亦平正，面色较前为佳。血分太热，清之。

鲜生地四钱，元参一钱，滁菊二钱，丹皮一钱，炙草六分，钩尖三钱，钗斛三钱，归身三钱，桑枝三钱，佐金丸三分。

陆先生　一月二十日

头眩，呕酸，多梦。是肝胆为病，从火化，故引饮。

滁菊一钱五分，栀皮一钱五分（姜炒），橘红、络各一钱，钩尖三钱，赤芍一钱五分，独活八分，桑枝三钱，左金丸四分，秦艽一钱五分，蒺藜三钱，归身三钱。

缪先生　一月二十四日

舌尖绛，后脑痛，左腿阳面微肿觉痛。痛恐是寒不是湿，湿即有，觉痒便不为害。惟局部感寒，肝阳在上，则有此症。

钩尖三钱，赤芍一钱五分，炒防风八分，桑枝三钱，橘叶三钱，海南子六分，秦艽一钱五分。

应世兄　二月十三日

喉间有痰，味咸，气急，虽不吐血，种种不适皆血证。此必肝之生气，不能与春之生气相应之故。

天冬三钱，炒绵仲三钱，蛤蚧五分（炙，研冲），菟丝饼三钱，蒺藜三钱，胆草二分，滁菊二钱，炙苏子一钱五分，金匮肾气丸一钱半（入煎）。

刘先生　二月十四日

头眩耳聋均从胆腑来，幸而今年未服茸，否则早已不救。面有火色，胆气上逆，恰恰鹿茸相反，其补甚于砒霜，寐中被压是魇。

生石决三钱，钩尖三钱，淡芩八分，鲜生地四钱，滁菊三钱，桑芽三钱，赤芍一钱五分，木香一钱五分，川连三分。

朱先生　二月十四日

面色形不足，舌干。前日患厥，小腹胀。阴亏内热重，肝盛则逆而上行，故厥，肝病肾亦病。

滁菊一钱五分，防风八分，赤芍二钱，元参一钱，蒺藜三钱，归身三钱，知母一钱，制香附三钱，川连四分。

钱先生　二月十七日

心肾不交，因肝胆不潜，脉弦，舌绛。际此春阳发动之顷，于此病最不宜镇之，不如苦以降之。

川连三分，赤芍一钱五分，珍珠母三钱，归身三钱，胆草三分，猺桂二分，沉香二分，人参须一钱。

王先生　二月十七日

头昏，鼻衄，自是里热，大份内热愈甚，则恶寒亦愈甚，热向内攻故也。须以渐减衣，若骤减又必伤风。

茅花一钱五分，川连三分，秦艽一钱五分，滁菊二钱，淡芩八分，赤芍一钱五分，钩尖三钱。

王奶奶　三月十九日

完全肝胆为病，眩是肝阳。经阻是否有喜，尚未能断言，不过确非干血症。

或者肝胆气逆，因而停止。果尔，稍迟当自行。

滁菊三钱，桑枝三钱，归身四钱，胆草一分，钩尖三钱，赤芍二钱，鲜生地五钱，制香附三钱，元参一钱。

方先生　三月二十三日

头痛在颜额，痛自上午九时迄下午四时，肝阳为患。假使是外感，不当有定时。

制香附三钱，瓜蒌皮二钱，钩尖三钱，生石决三钱，茯神三钱，滁菊二钱，赤芍一钱五分，细生地三钱，竹茹一钱五分，炒苡仁四钱。

　　　　　　　　　　　　　　　　　　　　　　　　以上戊辰、己巳年案

卷七　妇女门

妇女门　经带类

王奶奶　二月十二日

经行后期，脉弦而弱，是血少也。

大生地三钱，绵仲（炒）三钱，砂仁（研）八分，云苓三钱，归身三钱，制香附三钱，赤、白芍各一钱五分，丙种宝月丹两小粒（吞服）。

陈奶奶　二月十三日

经行七日不净，小腹痛，是当止之。

归身三钱，炙草六分，制香附三钱，桃仁泥一钱五分，赤芍一钱五分，红花一钱五分，延胡六分。

另：阳和膏一张贴痛处。

王奶奶　二月十四日

色脉均佳，惟爪下郁血，腹胀，经不行，脉带数。血行不及四末，心房弛张增速以为救济，殊可虑。

全当归三钱，桃仁三钱，红花一钱五分，赤芍一钱五分，炙鳖甲三钱，炒绵仲三钱，制香附三钱，炒荆芥四分。

缪小姐　二月十四日

眉心痛，舌苔中黄，值经行，耳肿，拟大柴胡下之。候其色脉，病殊不廉。

柴胡六分，生军四分，法夏一钱，枳实八分，炙草六分，杏仁三钱，归身三钱，薄荷一钱（后下）。

二诊　二月十五日

经行不多，后脑痛，心跳耳鸣，不发热。是肝阳胆火，当苦降。

归身三钱，赤芍三钱，云苓、神各三钱，炒车前三钱，川连三分，延胡六分，炒金铃肉六分，炒绵仲三钱。

三诊　二月十六日

诸恙悉瘥，耳痛不止且觉重听。此是胆火，决不聋，需以时日，自愈。

归身三钱，延胡六分，法半夏一钱五分，赤芍一钱五分，橘络一钱五分，瓜蒌仁一钱五分（去油），当归龙荟丸三分（吞）。

胡奶奶　二月十八日

色脉均平正，而经行不调，时而头痛。责其肾虚，予清上实下。

赤芍一钱五分，炒绵仲三钱，枸杞三钱，煅龙齿三钱，怀膝三钱，菟丝子三钱，归身三钱，佛手一钱，川芎四分。

王奶奶　二月十九日

爪下血色紫，是郁血，经不行，舌见寒象。腹痛、泄泻亦是寒，当温。

归身三钱，炒绵仲三钱，赤芍三钱，菟丝子三钱，炮姜炭三分，枸杞三钱，延胡八分，制香附三钱，猺桂心三分（研丸吞）。

陈奶奶　二月二十一日

小腹痛，冲任有瘀，黄带是湿，亦即因经络不通而有。

制香附三钱，赤、白芍各一钱五分，川芎五分，归身四钱，车前三钱，防己三钱。

二诊　三月十五日

初起经前后小腹皆痛，在非经前亦痛，痛则牵引及全身，倦甚者较难治，因肾热也。

炒车前三钱，防己三钱，延胡六分，赤芍一钱五分，莲须一钱五分，绵仲三钱，川连三分，制香附三钱，丙种宝月丹二小粒（吞服）。

江奶奶　三月九日

经阻腹胀，胃呆，食物不化，脉带弦。肝旺血不足，当理气兼事营养。

制香附四钱，赤芍一钱五分，青、陈皮各一钱，砂仁八分，全当归三钱，佐金丸四分，枳实炭八分，法夏一钱，炒绵仲三钱，槟榔四分，炒小朴三分。

邬奶奶　三月十二日

舌苔花，腰酸，带下，形寒，小腹痛，经一月再行，掌热。完全是肾虚阴亏证象，其腹痛当是寒，从下受。

炒荆、防各六分，赤、白芍各一钱五分，归身三钱，炒绵仲三钱，菟丝子三钱，细生地三钱，橘白、络各一钱五分。

另：阳和膏贴痛处。

周奶奶 三月十三日

经行不多，冲气上逆，故咳。无痰而腹硬，呕乃肝逆之故。

制香附三钱，赤芍一钱五分，全当归三钱，象贝三钱，延胡六分，川连三分，炒金铃肉六分，杏仁三钱，炙苏子三钱，砂仁八分。

陈奶奶 三月十五日

经阻未行，面肿稍减，气喘略平，脉虚，亦略差，腹仍硬。拟补泻兼用，试可乃已。

人参须一钱五分，赤芍二钱，全当归三钱，桃仁二钱，细生地四钱，炙鳖甲一钱五分，牡蛎三钱，银柴胡四分，䗪虫二只（去翅、足，炙，研冲）。

戴奶奶 三月十八日

不成寐，心慌，脉滑而动。此有瘀，便血则愈。腹不痛，瘀在上中焦。

全当归三钱，赤芍三钱，鲜生地三钱，怀膝三钱，车前三钱，川连四分，胆草三分，防己三钱，丹参一钱五分，西洋参三钱。

蒋奶奶 三月二十四日

全体见贫血证象，脉虚，漏经不已，行且成崩。其泛恶，亦虚证。

太子参一钱五分，醋炒升麻一分，细生地三钱，牛角腮三钱，制香附三钱（醋炒），归身三钱，炒白芍三钱，炮姜炭二分，川芎五分，赤石脂三钱（煅研，入煎）。

张奶奶 三月二十四日

脉数，舌糙，眼下黑，胁痛，经行少，是肝肾病也。耳鸣，气上冲，经色黑，骨节痛，是因虚。此后将血行无序而痛苦增加，故虽虚，不可补，当以通为补。

萆薢三钱，炙鳖甲三钱，全当归三钱，赤芍三钱，木瓜三钱，制香附三钱，蚕沙三钱，佐金丸三分，大黄䗪虫丸五分（吞）。

沈奶奶 八月十八日

经行如崩，旋即淋沥不净，腹中有块，腹硬，腿脚均肿，面色不华，气急，舌光。此为肝与冲任并病，乃子宫病之一种，将来有甚危险之变化，从速维持脏气，不得再行戕伐。

制香附三钱，茯神三钱，炒绵仲三钱，枸杞三钱，砂仁八分（研），橘皮一钱五分，猺桂心一分（研丸，吞）。

二诊　八月十九日

色脉较昨日为佳，病不见减。病深，本非旦夕可愈，虚甚，当固经。

制香附三钱，归身三钱，大生地三钱，川断三钱（炒），绵仲三钱（炒），牛角腮三钱（炙），人参须八分。

三诊　八月二十日。

经略减，却见胸闷、腹胀。病在肝脾，不能运，强止无益。似乎有如痢状，恐新添外感，所致亦必须兼顾。

逍遥丸一钱五分，归身三钱，缩砂壳八分，大生地三钱，制香附三钱，炙草六分，茯苓、神各三钱，鲜藕汁一杯。

四诊　八月二十一日

病略瘥，尚未净，面色亦略转，所惜者经病治之虽效，又添痢疾。

当归身三钱，制香附三钱，茯苓、神各三钱，赤、白芍各一钱五分，逍遥丸一钱，大生地三钱，西洋参一钱五分，橘络一钱五分，木香一钱，鲜藕汁一杯。

姚右　八月二十三日

经行淋沥不净已一月余，脉舌均有象，当补以固之。然血分不清，根治颇费周折。

炒荆、防各五分，炒车前三钱，归身二钱，潞党参二钱，蒺藜三钱，制香附三钱，赤、白芍各一钱五分，绵仲三钱（炒），菟丝子三钱，枸杞三钱，滁菊一钱五分，佛手一钱。

二诊　八月二十六日

经淋漓不净而腹部较大，胸脘亦闷，脉无喜征。补则闷甚，通则虞其成崩。

制香附三钱，赤、白苓各三钱，宿砂仁八分，左金丸四分，归身三钱，赤芍一钱五分，川芎八分，潞党三钱。

毛右　八月二十三日

倒经已三次发病，每发于产后，是肝逆也。

滁菊二钱，怀膝三钱，制香附三钱，金铃肉三钱，钩尖三钱，鲜生地三钱，川连三分，赤芍三钱，归身三钱，童便半杯。

二诊　八月二十五日

倒经仍未全除，咽痛，脉数。肝逆，血热虽泻，当清。

丹皮一钱五分，延胡一钱，赤芍三钱，金铃肉六分，怀膝三钱，制香附三钱，佐金丸四分，细生地三钱，秦艽一钱五分，炒荆芥五分，桑枝三钱。

三诊　八月二十七日

呕血不止，心荡，脉数。此不是倒经，照例倒经并不痛苦，且亦无有止之不止者，是当作薄厥论。

地榆炭一钱，侧柏炭一钱，炒赤芍三钱，炒槐米三钱，棕皮炭三钱，炒当归三钱，炒荆芥四分，怀膝三钱，龙眼肉十粒。

四诊　九月一日

血止，气急平，脉数差减。现苦咳剧、音哑，是金空之候。病已出险，伤元为难。

茜根炭三钱，归身三钱，麦冬三钱，川、象贝各三钱，地榆炭一钱，细生地三钱，杏仁三钱，橘络一钱五分，藕汁半杯。

五诊　九月三日

血止，仍微见气急、音哑，常呕吐清水，脉较前略有起色，肩背腰膝均感酸痛。肝肺肾三重要脏器皆病，调理复元极费周折。

归身三钱，细生地三钱，赤芍一钱五分，怀膝一钱五分，人参须一钱，法夏一钱，左金丸四分，炒绵仲三钱，金匮肾气丸一钱五分。

六诊　九月五日

病情略有起色，脉仍不和，较前为佳，清上实下，尚属中肯。

滁菊一钱五分，赤芍一钱五分，细生地三钱，秦艽一钱五分，桑枝三钱，怀膝三钱，归身三钱，炒荆、防各四分，天、麦冬各三钱，制香附三钱，砂仁六分，元参一钱，枸杞三钱，橘红、络各一钱五分。

七诊　九月七日

病情较前为佳，见音哑喉痛，痰多，其热象则已减，虽略有血，不足为害。

炒牛蒡一钱五分，川、象贝各三钱，橘红一钱五分，杏仁三钱，大生地四钱，炙僵蚕一钱五分，炙草六分，归身三钱，天冬三钱，秦艽一钱五分，滁菊一钱五分，炒绵仲三钱。

八诊　九月十日

脉气不宽而热是虚象。病已减，本当美食将养，但现在尚非其时。

丹皮一钱，大生地三钱，天冬三钱，炒绵仲三钱，赤芍一钱五分，归身三钱，滁菊一钱五分，杏仁三钱，川贝三钱，炙僵蚕一钱，橘红一钱五分，川连三分。

九诊　九月十三日

脉气仍不宽，呕痰，便溏，腹鸣，痰不爽。

左金丸三分，法夏一钱五分，制香附三钱，杏仁三钱，苡仁三钱，炙草六分，腹皮三钱，芡实三钱，归身一钱五分，细生地三钱，川、象贝各三钱。

陈奶奶　八月二十六日

头痛因经行不畅之故，此因冲任不通。冲脉上通巅顶，故其痛在头，年深月久，则头部因积瘀生虫，名天白蚁。所以然之故，流水不腐，渊停则为大患也。

全当归三钱，延胡六分，丹参一钱，蒺藜三钱，赤芍三钱，金铃肉六分，怀膝三钱，天麻三钱。

沈奶奶　九月三日

月事四个月始行，有血块，腹胀，腰酸，舌色淡白。防崩，当固之。

归身三钱，菟丝子三钱，制香附三钱，绵仲三钱，人参须八分，炒黑荆芥四分，川芎六分，大生地三钱，橘络一钱五分。

沈师太　九月四日

舌干脉数，热象全见。刚剂之误，不辨自明。经行黑色，由于血热。血行速则经少，当亟清之。

细生地三钱，赤芍一钱五分，归身三钱，杏仁三钱，知母一钱，炒子芩八分，左金丸四分。

二诊　九月六日

脉数，舌绛，内热奇重。胸闷气喘，均因热甚所致。

川连三分，鲜生地三钱，滁菊一钱五分，桑枝三钱，淡芩八分，丹皮一钱，赤芍一钱五分，钩尖三钱，象贝三钱，橘红一钱五分，炙草六分，杏仁三钱，炙苏子三钱，瓜蒌仁一钱五分。

三诊　九月八日

脉较松，舌较润，内热较减、心肌神经病、胃病皆极重，猝不得愈。当事休养，胃呆便闭，不难设法。

人参须一钱五分，制香附三钱，橘红、络各一钱，杏仁三钱，象、川贝各三钱，法夏一钱，郁李仁三钱，麻仁三钱，左金丸四分。

四诊　九月十二日

脉与舌均较前为佳，大约误药之证，至此已告一段落，其本病却非旦夕可奏效者。

人参须一钱五分，制香附三钱，橘络一钱五分，杏仁三钱，川连三分，茯神三钱，瓜蒌三钱，归身三钱。

沈奶奶　九月五日

经尚未净，舌无血色，面色亦不华。此即是崩，非止不可。

牛角腮三钱（炙），归身三钱，炙芪一钱五分，制香附三钱，炙草六分，天冬三钱，生熟地各三钱，砂仁八分。

二诊　九月七日

血止，腹痛甚，脉较好定，痛当外治。

制香附一钱五分，归身三钱，白芍一钱五分，川芎五分，大生地三钱，炙草六分，干艾叶五分，砂仁六分，楂炭三钱。

另用阳和膏一张贴小腹。

钱奶奶　九月六日

经行胀痛，色黑不多，腰酸，腹胀，此须通之。

制香附三钱，左金丸四分，丹参一钱，炙草六分，炒车前三钱，赤芍一钱五分，归身三钱，丙种宝月丹二小粒。

二诊　九月十一日

舌有裂纹，经行已转多，却日久不净，脘痛、脊痛而未有气恼，是肝气应节候而发者。

制香附三钱，茯神三钱，归身三钱，炙草六分，左金丸四分，木香一钱，绵仲三钱（炒），桑枝三钱，楂炭三钱，生乳香二分（炙）。

周奶奶　九月十日

经阻脉无喜征，现患腹痛，腰酸，头昏，咳嗽，泛恶，舌略有炙苔。属肝阳胆火，其腹痛为将行经。

滁菊一钱五分，大生地三钱，赤芍三钱，延胡六分，制香附三钱，杏仁三钱，桑枝三钱，金铃肉六分，楂炭三钱，木香八分，青、陈皮各一钱。

二诊　九月十三日

腹痛甚且呕，脉则较圆，炱苔亦除。是否有喜疑似，拟予营养。

归身三钱，炙草六分，淡芩八分炒，川芎八分，桑枝三钱，白芍一钱五分，大生地三钱。

朱奶奶　十月十三日

九年不孕，经不调，脉尚缓和，略见虚象。当补，经调，斯有弄璋之喜。

制香附三钱，全当归三钱，西洋参一钱五分，赤、白芍各一钱五分，川芎六分，大生地四钱，绵仲三钱（炒），菟丝子三钱，枸杞三钱，丙种宝月丹二小粒。

费奶奶　十月十三日

腹胀，经不调，体颇肥盛，当侧重理气。

制香附三钱，赤、白芍一钱五分，青、陈皮各一钱，左金丸四分，佛手一钱，枳术丸一钱，砂仁五分，归身三钱。

二诊　十月十九日

色脉均佳，临经腹痛，尚无大害，痰因体盛之故。

制香附三钱，川芎六分，延胡六分，赤芍三钱，全当归三钱，左金丸四分，橘皮一钱五分，炙草六分，佛手一钱，川贝三钱。

丁奶奶　十月十四日

论脉象可受补，肝气太重，经漏及痛皆虚象，补当瘥。

高丽参一钱，法半夏一钱五分，逍遥丸一钱五分，白芍三钱，归身三钱，制香附三钱，细生地三钱，炙草六分，砂仁八分。

二诊　十月十七日

色脉均较前为佳，得补经多，多反适，再补便止。头痛在两太阳，却是外感。

炒荆、防各七分，川芎五分，炙草五分，蔓荆子一钱（炒），鲜生地三钱，白芍一钱，归身三钱，橘络一钱五分。

周奶奶　十月十九日

舌色抽心，月事不调，经色黑，腹胀，头昏，当柔肝。

滁菊一钱五分，子芩六分，归身三钱，延胡六分，钩尖三钱，赤芍一钱五分，制香附三钱，大生地三钱，佐金丸四分。

二诊　十月二十三日

肝乘脾，故腹鸣肝逆，故经不调。因虚，经一月再行则更虚，故面色不腴。似乎无病，却非细故。

炒荆、防各六分，制香附三钱，佐金丸三分，木香二钱，青、陈皮各一钱，大生地三钱，炒白芍一钱五分，归身三钱，佛手一钱，潞党一钱，逍遥丸一钱五分。

陆奶奶　十月二十三日

经阻三年，腹痛，面浮肿，气急，带多，拟缓药攻之。

潞党一钱，炙鳖甲三钱，桃仁三钱，红花一钱五分，三棱一钱，黑荆芥六分，赤芍三钱，延胡六分，制香附三钱，炒柴胡八分。

陈奶奶　十月二十五日

冲任不通，故临经痛而多带。呕与头眩均属肝，宜疏达不宜升。

制香附三钱，延胡五分，炒白芍一钱五分，金铃肉五分（炒），左金丸三分，归身三钱，川芎六分，炒白芍一钱五分，丙种宝月丹二小粒（吞）。

吴奶奶　十月五日

阴虚经行不畅，致种种不适，复因此引动肝气。此当补，补则经畅，通之反不通。

高丽参五分，茯神三钱，炙乳香四分，炙草六分，归身三钱，制香附三钱，左金丸四分，绵仲三钱（炒），秦艽一钱，丙种宝月丹三小粒。

二诊　十月十日

脉舌无恙，然服补药不宜。口淡恐是感寒所致。有外感，进补当然不效。

炒荆、防各八分，炒小朴三分，炒延胡七分，全当归三钱，制香附三钱，腹皮三钱，赤芍一钱五分，丹参八分。

毛小姐　十月十九日

脉滑数，舌中心黄，里热颇盛，月事下须七八日始净，且色黑紫，是血热过甚之故。

炒子芩五分，炒荆芥六分，丹皮一钱，大生地三钱，赤芍一钱五分，归身三钱，桑芽三钱，砂仁四分。

周小姐　十二月一日

面色微黄暗，经阻六个月，腹痛，脉软。是当攻，有微寒热，更当疏血分之邪。

炒柴胡四分，青蒿一钱，赤芍一钱五分，炙鳖甲三钱，白薇一钱，炙草六分，姜夏一钱，金匮肾气丸八分。

二诊　十二月三日

经阻，舌色紫绛，面色亦稍晦滞。前药攻之不应，仅腰腿酸，是不可再攻，当清热为主。

丹皮一钱五分，赤芍三钱，天冬三钱，细生地三钱，归身三钱，绵仲三钱，炙草六分，炙鳖甲三钱，桃仁三钱，川芎六分，制香附三钱。

三诊　十二月六日

神色较昨为佳，脉气不宽，无胃气。经阻当责其血逆。

全当归三钱，丹皮一钱五分，桃仁三钱，大生地四钱，赤芍三钱，炒车前三钱，炙鳖甲三钱，制香附三钱。

四诊　十二月十日

经能自通，绝无妨碍，咳与经有关。

炙鳖甲一钱五分，炒车前一钱五分，制香附三钱，延胡六分，桃仁三钱，大生地四钱，金铃肉六分，归身三钱，赤芍二钱，丙种宝月丹二小粒。

五诊　十二月十三日

脉太数，其余无他，咳较好，神色亦安详，其经阻不可强通。

制香附三钱，红花一钱五分，楂炭三钱，炙草六分，桃仁三钱，腹皮三钱，归身三钱。

金奶奶　十二月二日

经常行不以时，腰酸，色脉均无恙。肾亏气虚，当补。

炙芪三钱，泽泻八分，萸肉六分（炙），菟丝子三钱，绵仲三钱，车前三钱，莲须一钱五分，左金丸四分，丙种宝月丹三小粒。

二诊　十二月四日

气虚经不调，脉气不宽，得补略瘥。此须先去病，然后可冀生育。

大生地四钱，川芎五分，白芍一钱五分，天麻三钱，炙芪三钱，归身三钱，炙草六分，绵仲三钱，枸杞三钱，菟丝子三钱，丙种宝月丹三小粒。

王奶奶　十二月十二日

月事淋沥不净已两个月，腰酸，腹胀，是为淋。其后一步是崩，甚可虑。

潞党一钱五分，萆薢一钱五分，绵仲三钱，英肉四分炙，天冬三钱，车前一钱五分，菟丝子三钱，归身三钱，川芎四分，炒荆芥四分，炙芪一钱五分。

二诊　十二月十四日

经行两月不净，近日益多，有血块，腹胀，舌色渐淡。崩证已具，可怖，亟再止之。

炒黑荆芥六分，牛角腮三钱，归身三钱，天冬三钱，赤石脂三钱（煅研），炙芪三钱，绵仲三钱（炒），川芎六分，醋炒制香附三钱，棕皮炭五钱，蒺藜三钱。

三诊　十二月十六日

血已止，带多，色略黄，是有湿。

归身三钱，炙芪一钱五分，绵仲三钱，制香附三钱，车前三钱，赤苓三钱，防己一钱，琥珀四分，莲须一钱五分。

黄奶奶　十二月十四日

头晕，艰于成寐，经行较前次为多，而小腹反胀。此因虚甚复失眠所致。脉缓滑有神，是较前为佳。当补气，否则恐其经来太多，即不崩，虚体亦不任也。

潞党一钱，制香附三钱，炒绵仲三钱，逍遥丸一钱，茯神三钱，归身三钱，枸杞三钱，菟丝子三钱，珍珠母三钱。

另：犀角半分，猺桂半分，沉香半分，川连半分，此四物同研，每服少许。

二诊　十二月十七日

舌苔露底，脉则较前为佳，已略能成寐，经未净，腹痛。恐略感寒，积弱之躯，其虚已甚，无论如何，培元为先务。

西洋参二钱，绵仲三钱（盐水炒），橘皮一钱，川贝三钱，麦冬三钱，大生地三钱，佛手一钱，归身三钱，钗斛三钱，菟丝子三钱，茯神三钱，陈阿胶三钱（蛤蚧粉炒）。

陆奶奶　十二月二十一日

舌有黑斑，经阻六个月，常发热，形寒，是积瘀为患。

炙鳖甲三钱，全当归三钱，桃仁三钱，炒荆、防各七分，丹参八分，赤芍三钱，柴胡四分，䗪虫一个（去翅、足，炙，研冲）。

二诊　十二月二十三日

得行瘀药，舌黑斑遽退，而舌战、中心剥，是虚也。

潞党一钱，炒荆芥六分，制香附三钱，赤芍一钱五分，桃仁二钱，全当归三钱，䗪虫一个（炙冲）。

尚奶奶 一月六日

经行后期小腹痛，脉舌平正，微见虚痛是感寒。

炒荆、防各八分，赤芍一钱五分，全当归三钱，丹参八分，延胡六分，蚕沙三钱（包），丙种宝月丹二小粒。

秦奶奶 一月十一日

手足少阴并病，痛在腹角，多赤带而疲乏。此殊不易愈，补泻均不甚宜。

茯神三钱（辰砂拌），绵仲三钱（炒），菟丝子三钱，炒车前三钱，琥珀五分（研丸，吞），大生地四钱，赤、白芍各一钱五分，制香附三钱，木香八分，沙参三钱，虎骨四斤丸一钱五分。

二诊 一月十四日

色脉较前为佳，腹角痛瘥，夜间腰胁作痛，舌有热象。心肝肾三脏并治，冀以渐取效。

茯神三钱（辰砂拌），大生地三钱，绵仲三钱，沙参一钱，归身三钱，菟丝子三钱，元参一钱，琥珀五分，木香一钱五分，制香附三钱，左金丸四分，虎骨四斤丸三钱。

三诊 一月十九日

舌苔有湿证象，脉颇平，稍嫌起落不宽。旧时腹角痛是子宫病，最难效，现已差减，甚好。其余见证要皆末节。

制香附三钱，归身三钱，绵仲三钱（炒），莲须一钱五分，茯神三钱，左金丸四分，琥珀四分（研丸吞），元参一钱五分，钗斛三钱，车前三钱。

胡奶奶 一月十三日

色脉均佳，黄带是湿热，尚未上行，故脏气无影响，然当及今防制，使弗上行乃得。

炒车前三钱，川连三分，橘红一钱五分，赤猪苓各三钱，象贝三钱，归身三钱，草薢一钱五分，杏仁三钱。

毛奶奶 一月十七日

经一月两次行，面色不华，余无他病。然为病甚深，倘不知摄养，行且成瘵。

大生地四钱，菟丝子三钱，炒车前三钱，绵仲三钱（炒），萆薢一钱五分，人参须一钱五分，天冬三钱，归身三钱，琥珀四分（研丸吞）。

二诊　一月二十三日

现在色脉皆好，又在盛年，倘能摄养，无病不除。

归身三钱，枸杞三钱，莲须一钱五分，绵仲三钱（炒），天冬三钱，车前三钱，菟丝子三钱，桑椹三钱，橘络一钱五分。

何奶奶　一月二十九日

经一月再行，且淋沥不净，溲频，溺道酸，舌绛，五更咳。肺肾皆热，证属淋。

炒车前三钱，地骨皮三钱，绵仲三钱，炒子芩一钱，大生地三钱，归身三钱，川芎五分，沙参一钱五分，杏仁二钱，萆薢一钱。

钱奶奶　二月八日

肝肾为病，经淋沥不净，当以通为止。

滁菊二钱，川连四分炒，桃仁三钱，制香附三钱，淡芩一钱，红花一钱五分，茯神三钱，全当归三钱，炒车前一钱五分。

章奶奶　二月八日

脉不虚，惟凝结责责然杵指，此因有积瘀之故。冲任不通畅，血聚并道而行，故脉管觉湛然，经略多行不妨。

归身三钱，白芍一钱五分，薄荷一钱，炙草六分，炙鳖甲一钱五分，炒黑荆芥五分，制香附三钱，大生地三钱。

二诊　二月十日

冲任有病，病根在肝，现在颇见虚象。痛是因不通，通却虑崩，难治。

全当归三钱，茯神三钱，大生地四钱，左金丸四分，炒荆芥四分，防风六分，制香附三钱，淡芩七分，炙鳖甲三钱。

三诊　二月十二日

得鳖甲腹反不痛，可知痛正因为不通，经多亦因一部分不通，故药后经止，青色亦退，是其证据，左手脉大属肝阳。

滁菊二钱，大生地四钱，青蒿一钱，钩尖三钱，左金丸四分，炙鳖甲三钱，绵仲三钱（炒），归身三钱，制香附三钱，生石决三钱，逍遥丸一钱五分。

刘奶奶 二月十四日

脉沉滑带缓，小腹冷，经行痛，常心跳。肝气郁，血行不得通，故有此见证。

制香附三钱，炙鳖甲三钱，赤、白芍各一钱五分，茯神三钱，全当归三钱，绵仲三钱，滁菊一钱五分，左金丸四分，丙种宝月丹三小粒。

吕小姐 二月十六日

干咳无痰，经阻，腹有瘕，已阅时三年，经阻六七个月。病属难治，面色尚未变，是当行瘀，能否收效，殊无把握。

天、麦冬各三钱，桑皮一钱五分，蚕沙三钱（包），金铃肉炒六分，象贝三钱，赤芍三钱，延胡炒五分，杏仁三钱，全当归三钱，炙鳖甲三钱。

妇女门　胎前类

陶奶奶 二月十八日

孕六个月，病才七日，大汗亡阳，手冷过肘，咳嗽，气急，脉细无胃气，腰酸骨楚，生命危在呼吸。胎脉不见，恐胎儿与母体脱离关系。若见红，则母子两伤不保。一发千钧，能否挽回，实无把握，勉强知不可为而为之，以尽人事。

大生地三钱，高丽参八分，桂枝三分，炙苏子三钱，桑寄生三钱，制附块八分，五味子三分，白芍一钱五分，杏仁三钱，吴萸四分。

二诊　二月十九日

手足略温，汗略敛，气急平，然只减十分之二三。汗仍黏，手与足仍带凉，喉痛，气痛。气虽略平，仅能平卧而已，危险依然，委实难治。

制附片八分，桂枝三分，细生地四钱，归身三钱，杏仁三钱，白芍二钱，贝母三钱，牡蛎三钱，炙草六分。

沈奶奶 三月十二日

手凉，脉数，舌露底，是虚。经阻垂四月，右脉滑，微泛恶，形寒。是孕，自当兼顾。

炒绵仲三钱，炒荆芥八分，大生地四钱，桑寄生三钱，菟丝饼三钱，川芎六分，炒白芍三钱，炒子芩一钱。

张奶奶 三月十八日

腰酸多带，经阻两月，别无病证。腹不胀，当是孕。黄带是湿热，极难治。

萆薢三钱，川芎五分，白芍三钱，石韦一钱五分，车前三钱（炒），桑寄生三钱，琥珀四分（研丸吞）。

陈奶奶 八月二十八日

孕八月，阴素亏，值秋燥，因更感液少。脉甚平和，面色略嫌不华，舌苔亦略不匀，治则并治。

钗斛三钱，绵仲三钱，杏仁三钱，橘络一钱五分，西洋参一钱五分，菟丝饼三钱，枸杞三钱，桑寄生三钱，炙芪一钱，竹茹一钱五分，细生地三钱。

龚奶奶 九月十二日

经阻近三月，脉气不宽，腹坠痛，腰酸，诸症均昨日起。假使动胎亦不如是之速，姑予营养。

归身三钱，川芎六分，枸杞三钱，炙草六分，绵仲三钱，菟丝子三钱，桑寄生三钱。

二诊 九月十四日

诸症均见差减，脉亦较有起色，当不致见红，其头眩从肝阳治。

滁菊一钱五分，桑枝三钱，绵仲三钱，炒子芩六分，钩尖三钱，归身三钱，菟丝子三钱，枸杞三钱。

沈奶奶 十月五日

容易流产是滑胎，脉滑气宽更容易受胎，此当补。补之程途，近则免流产，远则可免孕。

潞党三钱，白芍三钱，天冬三钱，绵仲三钱，菟丝子三钱，归身三钱，大生地三钱，橘皮一钱五分，焦白术一钱，滁菊二钱。

魏奶奶 十月十日

体气颇健全，头痛、咳是感风，经阻、脉圆湛，须防是喜。

象贝三钱，橘红一钱五分，淡芩八分，荆、防炭各七分，杏仁三钱，归身三钱，竹茹一钱五分，桑叶三钱，炙草六分，蔓荆子一钱（炒）。

徐奶奶 十月十七日

经阻，脉滑，胸闷，泛恶，是喜征。腰酸，腹痛，须防堕。

绵仲三钱，菟丝子三钱，炒荆芥八分，赤苓三钱，车前三钱，桑寄生三钱，归身三钱，枸杞三钱，青、陈皮各一钱。

洪奶奶 十月十八日

脉甚缓和，知胎未损。上吐血，现便血，此关系肝气。值燥令，致血妄行，亟止之，否则成难产。

炒槐米五钱，炒地榆五钱，炒绵仲三钱，枸杞三钱，炒棕皮五钱，赤芍一钱五分，菟丝子三钱，鲜生地一钱五分，天冬三钱，四制香附三钱，童便一杯冲，橘络一钱五分。

吴奶奶 十一月十九日

孕四月，腰酸，腿尾闾亦酸。从未小产，亦须防堕，以肾虚也。

归身三钱，天冬三钱，菟丝子三钱，羌活六分，炙芪三钱，炒绵仲三钱，枸杞三钱，桑寄生三钱，生苎根三钱。

陈奶奶 十二月十三日

漏胎，经十个月不行，腹不加大，色脉均佳，必须止血，乃能长成。

全当归三钱，桃仁一钱五分，菟丝子三钱，蒺藜一钱五分，红花一钱，炒绵仲三钱，枸杞三分，羌活三分，制香附一钱五分，甲种宝月丹一粒。

二诊 十二月十八日

漏胎，药后此月未漏，然稍久恐仍不免，当行血，亦从治也。

桃仁一钱五分，赤芍一钱，枸杞三钱，红花一钱，炒绵仲三钱，菟丝子三钱，全当归三钱，青、陈皮各一钱。

于奶奶 一月十九日

确是喜脉，孕十九个月不产，面有火色。肝胆皆逆，故头痛；所以不产，因初起八个月经仍行之故。例须补足，然后瓜熟蒂落。此亦推测之词，然是葡萄胎，便难矣。

鲜生地五钱，赤芍一钱五分，茯神三钱，炒江西子二钱，元参一钱五分，归身三钱，炒子芩八分。

张奶奶 一月二十七日

孕九月余，脉软，无动滑意。照例当即产，但日数未足。若发动，却是难产。须亟予安胎，其痛当止之。

全当归三钱，桑寄生三钱，大生地四钱，绵仲三钱（炒），苎麻根三钱，制香附三钱，菟丝子三钱，炙芪三钱，炒子芩八分，江西子一钱（米炒），生乳香三分（去油）。

孙奶奶　二月八日

经阻四个月，脘痛，骨楚，恶风，头眩胀。肝病，血不能养胎，当疏达。

炒荆、防各八分，淡芩八分，生乳香二分（去油），秦艽一钱五分，川连三分，归身三钱，炙草六分，桑寄生三钱，滁菊一钱五分，制香附三钱。

蒋奶奶　二月十九日

孕七个月，先有黄带，后动胎，昨日下血甚多，两脉均无滑意，是胎元与母体已脱离关系，当然留之不住。但虽有血块，胎尚未下。胎不下则血不止，甚为可虑。

生、熟地各三钱，绵仲三钱，枸杞三钱，潞党三钱，归身三钱，菟丝子三钱，云苓三钱，白芍三钱（炒），炙芪三钱，炒子芩一钱。

章奶奶　二月二十五日

经阻两个月，脉滑而虚，腰酸，见红，当是小产。现既不见胎脉，且所下为血块，是不能留。

炙草六分，归身三钱，炒黑荆芥五分，绵仲三钱，桑寄生三钱，菟丝子三钱，苎麻根三钱，炒子芩六分。

陈奶奶　三月五日

孕已九月，色脉均佳，宜补气补血则易产。

归身三钱，菟丝子三钱，炒白芍一钱五分，绵仲三钱，炙芪三钱，大生地五钱，枸杞三钱，橘络一钱五分，潞党二钱。

刘奶奶　三月十七日。

小产后经不调，临经腹痛，脉舌均无恙。现经少而泛恶，仍腹痛，但前次小产之前亦有此病象，深恐是喜，亦不得不防。

归身三钱，枳壳六分，大生地三钱，白芍一钱五分，制香附三钱，木香一钱，炙草六分，川连三分。

妇女门　产后类

王奶奶　二月十三日

产后经不行，爪下郁血，腹胀，此外无他。然此非细故，恐有大病在后。

全当归三钱，柴胡六分，炙鳖甲三钱，丝瓜络一钱五分，砂仁八分，潞党一钱，桂枝三分。

沈奶奶　二月二十七日

产后手麻，是血虚湿重，无险，却不能即愈。

归身四钱，防己二钱，法夏一钱五分，茵陈二钱，炒川连三分，云苓三钱，橘红一钱五分，象贝三钱，炒荆芥四分，小朴三分，制香附三钱，蔻仁四分（研）。

李奶奶　三月十三日

色脉均平正，苦不成寐，心慌。病起于产后，亦血不养筋之证。

钩尖三钱，天麻三钱，蝎尾二分（炙，研，冲），细生地四钱，川连三分，猺桂心二分，知母一钱，钗斛三钱，沉香二分（研，冲），阿胶三钱（蛤粉炒）。

俞奶奶　三月二十三日

产后经淋漓不净，血色鲜红，初少。现在腹胀痛，此崩之渐也。头眩目花，虚象已见，急止之。

丹皮一钱五分，川芎四分，赤石脂三钱（煅，研），人参须一钱五分，炒子芩一钱，牛角腮三钱（炙），槐米五钱（炒），炮姜二分，陈棕炭五钱。

沈奶奶　八月二十二日

舌苔黄，脉滑，产后三日腹痛，呕，因瘀而痛，因热而呕。

桃仁二钱，红花一钱五分，丹参一钱五分，赤芍二钱，制香附三钱，全当归三钱，左金丸四分。

二诊　八月二十五日

舌苔甚不平正，青黄灰腻并见，脉尚勉强。药后恶露较多，呕痛未除。虽产后，当慎养。

丹参一钱，桃仁三钱，竹茹一钱五分，制香附三钱，川连三分，炒荆芥二分，赤芍二钱，枳实一钱，炙乳香三分，淡芩三分，牡蛎三钱。

唐奶奶 八月二十二日

三个月流产，面色不华，脉有热象，法当补益。

高丽参一钱，归身三钱，炙草六分，橘红、络各一钱，绵仲三钱，菟丝子三钱，大生地三钱，制香附三钱。

二诊 八月二十八日

色脉却尚平正，惟不受补。血已止，微咳，不知饥，宜侧重营养。

归身三钱，川贝三钱，牡蛎三钱，炙草六分，制香附三钱，大生地三钱，橘络一钱五分，绵仲三钱，毕澄茄三分。

席奶奶 八月二十六日

乳脉非不通，体质亦不虚，是乳量只有此数，勉强补血，冀得增多，但恐不必能效。

大生地四钱，归身三钱，生麦芽三钱，龙眼肉十粒。

韩奶奶 九月十三日

流产后血不净，气急，脉舌尚平正。是无大害，当补。

高丽参一钱，绵仲三钱，菟丝子三钱，枸杞三钱，炒怀药三钱，归身三钱，生、熟地各三钱，砂仁六分，佛手一钱。

吕奶奶 十月二十一日

脉调，舌有虚象，产后乳少，不宜冷食。

生麦芽三钱，炒白芍一钱五分，大生地四钱，炙草六分，归身三钱，方通八分，王不留行三钱，绵仲三钱（炒），七孔猪蹄一个。

李奶奶 十月二十五日

产后二十余日，血从大便出，有结块，有寒热，舌色平正，无寒象，脉濡软，是当止之。

归身三钱，炒槐米三钱，大生地三钱，白芍一钱五分，炙草六分，川芎四分，棕皮炭三钱，制香附三钱，炒黑荆芥七分。

罗奶奶 十月二十一日

产后十三日，右胯骱酸楚如有筋掣，亦有块，不良于行，小腹亦痛，面色微形不足。是有凝瘀在络，地位稍下，药效较难，拟里外兼治。

全当归三钱,川芎六分,赤、白芍各一钱五分,大生地三钱,秦艽一钱五分,桃仁一钱五分,丹皮一钱,延胡六分。

另用:羌活三钱,防风三钱,艾叶一两,乳、没药各一钱,桂枝三钱,以上各味研末摊布上,缚小腹并以热水袋熨之。

周奶奶 十月二十九日

产后二十一日,热有起伏,表面并不甚热,然最高时至百零四度,唇焦,手颤,目睭动,郑声,寐不安不长,似乎神迷,须臾即醒,醒则汗出,呼吸尚匀整,脉亦尚未见危象。惟脚冷,面肿,气上冲。实是下虚上盛,以参补之则振掉益甚,益不得安。且此属产后热,用清凉汗透均非其治,病情已入险恶境界,能否取效,实不可知。

天麻三钱,蒺藜三钱,桑枝四钱,赤芍三钱,归身三钱,乌犀尖一分半(磨,冲),知母一钱,细生地四钱,钩尖四钱,牡蛎三钱,炙鳖甲三钱,川连二分(炒),猺桂一分。

二诊 十月三十日

诸恙无甚出入,黎明时得安寐一刻钟,手抖较昨日略减。所得之进步仅此,本不敢有奢望,且服药甚少,故宜尔也。舌苔中结边润,脘闷甚。自云热,是痰亦是药积,当设法先除之。

天麻三钱,川连三分,姜夏一钱,钩尖三钱,归身三钱,瓜蒌霜一钱,细生地四分(炒),知母一钱,川贝三钱,橘络一钱,杏仁三钱,炙鳖甲二钱,青蒿一钱。

三诊 十月三十日

原方加知母五分,元参一钱,西洋参、柠檬皮代茶。

蔡奶奶 十二月十一日

产后骨楚,发热,形寒,面色灰败,舌色亦劣,脉尚滑数,腹有癥结。

桃仁一钱五分,红花一钱五分,赤芍一钱五分,炒荆芥四分,归身三钱,秦艽一钱五分,制香附三钱,枳实八分,炒郁金一钱。

傅奶奶 一月二十二日

产后两月迄不得健,面色不华,脉舌均有热象,腰酸乏力。就病证言之,是内肾太热,小腹两旁酸,是子宫亦有病。

天冬三钱，绵仲三钱，菟丝子三钱，莲须一钱五分，炙萸肉八分，泽泻八分，丹皮一钱，归身三钱，云苓三钱，茵陈一钱五分，炒车前一钱五分。

二诊　一月二十八日

略瘥，鼻准不亮，寐不酣，矢燥结内，热奇重。腰酸不任劳，确是肾亏。

高丽参八分，车前三钱，大生地三钱，绵仲三钱，草薢一钱五分，滁菊一钱五分，菟丝子三钱，丹皮一钱，知母一钱，天冬三钱，归身三钱。

三诊　二月六日

产后经频行十数日或二十余日，腰酸。补后略有起色，面色稍好，脉仍不和。虚甚，当再服。

高丽参一钱，滁菊二钱，制香附三钱，天冬三钱，绵仲三钱，归身三钱，大生地四钱，法夏一钱，丝瓜络一钱五分，炒子芩八分，知母一钱，炒车前一钱五分。

妇女门　癥瘕类

陈奶奶　九月三日

虚甚当补。小腹有瘕，是冲任有瘀，其病源是肝气，经不行即因血少。伤风咳嗽，宜先解外。

前胡一钱，象贝三钱，炒荆、防各八分，杏仁三钱，制香附三钱，归身三钱，大生地三钱，青、陈皮各一钱。

张奶奶　十月十日

舌苔不匀，脉少胃气，经阻一月，前此曾似乎血崩，现在苦腹胀，不思食。病为积聚，亦为血虚，用药颇虞顾此失彼，拟先扶正。

归身三钱，枳实一钱，大生地三钱，川贝三钱，炙草六分，腹皮三钱，制香附三钱，橘红一钱五分，人参须一钱五分，蒺藜三钱。

二诊　十月十四日

舌苔已匀，脉有胃气，均较前为佳，病却依然。

人参须八分，法半夏一钱五分，天麻三钱，川贝三钱，蒺藜三钱，桑枝三钱，赤芍一钱，橘红一钱五分，归身三钱，乌梅丸三分（吞）

三诊　十月十八日

舌苔不匀，经阻，脉滑，须防是喜。血分甚亏，腹中有瘕，宜补。

川连三分，竹茹一钱五分，归身三钱，干首乌三钱，橘皮一钱五分，白薇一钱，川芎八分，桑寄生三钱。

王奶奶 十月十四日

脉微，舌干，面色不华，患肝气窜痛，有痞块，时大时小。是为肥气，然病不止肝经，难治。

杭菊一钱五分，蒺藜三钱，郁金一钱，防风六分，天麻三钱，炒金铃肉六分，独活六分，赤芍一钱五分，制香附三钱，左金丸四分，青、陈皮各一钱，归身三钱。

二诊 十月十八日

面色甚劣，黄而瘠，经阻不行，脉少胃气，舌根无苔。虚甚，不可通经，小通不行，大通则崩也，当补。

潞党一钱五分，赤芍一钱五分，川芎六分，绵仲三钱，天麻三钱，归身三钱，细生地三钱，枸杞三钱，杏仁三钱，瓜蒌皮一钱五分。

顾奶奶 十二月十五日

色脉均佳，肝气为患，有黄带，有瘕。带是湿，可另服丸。瘕可渐消，惟不能速效。

制香附三钱，炙鳖甲三钱，赤芍一钱五分，左金丸四分，郁金一钱，归身三钱，大生地四钱。

朱奶奶 十二月十八日

腹痛，瘕块隐现不常，当疏肝调气。

制香附三钱，赤芍一钱五分，青、陈皮各一钱，茯神三钱，归身三钱，木香一钱，郁金一钱，桃仁一钱五分。

二诊 十二月二十一日

脉气不宽，舌质绛，血热而虚。腹瘕痛剧，此病恐不止六个月，一时不能遽消。

潞党一钱五分，制香附三钱，青、陈皮各一钱，木香一钱，生乳香三分，细生地三钱，归身三钱，楂炭三钱，腹皮三钱。

三诊 十二月二十三日

腹痛有瘕，瘕散则略可忍，聚则剧痛连尻，气下坠，溲不自禁，面色略黄，舌苔自可，稍有热象，脉软不鼓指。前曾攻血，血下瘕除，不久又发，痛处在小腹正中。

川芎一钱，归身三钱，白芍三钱，大生地四钱，木香一钱，制香附三钱，炙芪三钱，炙乳、没各三分，桃仁一钱五分，红花一钱，佛手一钱五分。

四诊　十二月二十六日

瘕散痛止。惟热甚，舌苔深黄，胃呆、多饮、便闭即因胃热之故。

大生地三钱，沙参一钱五分，炒白芍一钱五分，竹茹一钱五分，炙芪一钱五分，生乳香三分（去油），知母一钱，制香附三钱，川连三分，归身三钱，佛手一钱。

顾奶奶　十二月二十一日

面色微，形不足，有瘕，是肝气虚。舌苔略剥，经尚正路，拟理气。

制香附三钱，归身三钱，赤芍二钱，茯神三钱，天麻三钱，绵仲三钱，大生地三钱，川芎四分，砂仁八分（研），青、陈皮各一钱五分。

刘奶奶　一月六日

经阻四月，面黄，脉虚，腹中有块，大非轻证。

逍遥丸二钱，炙鳖甲三钱，菟丝子三钱，归身三钱，人参须五分，制香附三钱，炒荆芥七分，绵仲三钱（炒）。

赵奶奶　二月九日

经行腹痛，有块，两腿腰背均酸，色脉无恙，病在冲任。

制香附三钱，赤芍一钱五分，归身三钱，郁金一钱，天麻一钱五分，绵仲三钱（炒），车前三钱，丙种宝月丹二小粒。

二诊　二月十一日

经行腹痛，腰酸，乳亦痛，腹中有块，兼见头眩眼花。病在肝肾，肝不能调血，肾不能作强，故有癥瘕，不任劳剧。

制香附三钱，桑枝三钱，炙芪三钱，菟丝子三钱，滁菊一钱五分，知母八分，绵仲三钱，归身三钱，炙鳖甲一钱五分，左金丸四分，丙种宝月丹二小粒。

三诊　三月二日

原方加钗斛三钱，细生地三钱，胆草一分。

张奶奶　三月十五日

去年经阻，九个月而行，嗣后由漏而崩，现已止。面色形不足，右脉虚甚，左脉却缓滑。如喜，此必有异征。据云腹有瘕，瘕先在下，现移上，此恐难治。

归身三钱，炙草六分，白芍三钱，绵仲三钱，菟丝子三钱，苁蓉三钱，制香附三钱，炙芪一钱五分，枸杞三钱。

范奶奶　三月十七日

脉不甚起，面色亦形不足，右乳结核，阅时一年，已大如鸭卵。此是肝肾证，有形者是块，病不仅是块，割去此块危险而未必有效。

制香附三钱，炒白芍一钱五分，绵仲三钱，归身三钱，细生地三钱，佐金丸三分，丙种宝月丹二小粒（吞）。

陆奶奶　三月十八日

右脉弦，左脉沉涩。沉为在里，涩为荣气少，弦为急痛，为肝病；得兴奋药针而头痛，为胃气上逆；呕吐为肝乘脾。其痛绕脐，虽左右不定，意当偏左时多，苦痛，块有边际，当作蛔治。今按之而响，如漫肿无畔岸，痛作则坟起，痛止则消失，是奔豚气也。气与蛔皆当从厥阴治，一者止呕，二者定痛疏达为主，效难预料。

归身三钱，制香附四钱，姜夏一钱五分，茯神四钱，乌梅丸八分（入煎），川连四分，乳、没药各一钱五分（生用，大通草同研）。

二诊　三月二十日

小腹块痛止之不应，胃气上逆因而作呕，乃胃不能降，所以呕也。拒按而有水声，此是奔豚之证。舌干带虚象，温之必不受，殊难治。

鲜生地五钱，金铃肉八分，赤、猪苓各三钱，茯神三钱，制香附三钱，佐金丸三分（吞），延胡索二钱，乳没药各二钱，紫雪丹半分（冲）。

三诊　三月二十一日

面有火色，脉细数无阳和之气，多冷汗。据证情，桂枝加桂可用。虽渴，舌润，不引饮，是肾阳不能上承，非真渴可知。

桂枝四分，吴萸三分，猺桂心三分（研吞），牡蛎三钱，赤、白芍各一钱五分，炙草六分，川连三分，龙骨二钱。

四诊　三月二十六日

细数之脉是虚，便闭而呕则脏气皆逆。假令是肾寒，则面色当黑，今反亮，是浮火在上也。气从下出，未尝非佳象，强镇不得还，是导之下行。

云苓三钱，独活八分，猺桂三分（研吞），参须一钱五分，赤芍三钱，泽泻一钱，怀膝三钱，制香附三钱，川连三分（炒），归身三钱，小朴三分，延胡五分，巴豆霜一分，九节菖蒲四分。

沈奶奶 三月二十二日

脉全无胃气，舌苔厚，有热象。腹瘕已十余年，无生命之险而不得健，春天尤不适，肝病也。

制香附三钱，归身三钱，元参一钱五分，赤、白芍各一钱，郁金一钱，左金丸四分，金铃肉六分（炒），秦艽一钱五分，绵仲三钱（炒）。

妇女门　杂病类

李奶奶 八月二十日

唇光，脉软，气急，经不调，腹胀。从受惊受湿起，合之见证，乃肝脾为病甚深，颇不易取效。

潞党八分，焦白术八分，宿砂壳，云苓四钱，炙草五分，细生地三钱，归身三钱，牡蛎三钱，苡仁四钱，木香一钱五分，制香附三钱，逍遥丸一钱。

二诊　八月二十二日

色脉均较前诊为佳，据说药后诸恙差减，因剧劳复见血块，舌有虚象，脉尚可，仍当补益。

潞党二钱，绵仲三钱，细生地三钱，菟丝饼三钱，炙草六分，川芎四分，归身三钱，木香一钱，制香附三钱，茯神三钱。

三诊　九月七日

脉较好，面色太黄，经未净，仍当补益，不可强止。

潞党一钱，炙芪一钱五分，炙草六分，川断一钱百分，绵仲三钱，佛手一钱，菟丝子三钱，枸杞三钱，琥珀四分（研，吞），制香附三钱，砂仁八分，归身三钱，川芎四分。

周奶奶 八月二十三日

经阻十二月，色脉均是孕征，腹部觉动微大，确与寻常胎孕不同。

滁菊一钱五分，钩尖二钱，桑枝三钱，赤芍一钱五分，绵仲三钱，菟丝子三钱，枸杞三钱。

毛奶奶 八月二十三日

昨发肝气，近日面色更劣，脉尚无他。经当止，肝气当疏达。

制香附三钱，吴萸三分，绵仲三钱，宿砂仁五分，木香一钱，炙乳香三钱，楂炭三钱，青、陈皮各一钱，归身三钱，人参须一钱五分。

二诊　八月二十五日

诸恙均见差减，颇见虚象，面色较前为佳，仍从原方进退。

人参须一钱五分，制香附三钱，绵仲三钱，莲须一钱五分，菟丝子三钱，枸杞三钱，滁菊一钱，左金丸四分。

何奶奶 八月二十四日

脉缓软，舌根苔花，疲甚，更无他病症。据舌色是胃病，疲乏是肾病，恐成懈㿉。

制香附三钱，毕澄茄四分，丝瓜络一钱五分，归身三钱，赤、白苓各三钱，绵仲三钱，虎骨四斤丸一钱五分。

陈奶奶 八月二十四日

经阻，腹觉胀，头痛不能俯，脉滑数，骨楚，有外感肝阳。

炒荆、防各七分，全当归三钱，滁菊一钱五分，赤芍一钱五分，细生地四钱，钩尖三钱，桑枝三钱，秦艽一钱五分，炒金铃肉五分。

二诊　九月四日

体质渐虚，肝气甚重，肝旺则血益亏。

制香附三钱，赤芍一钱五分，佐金丸四分，茯神三钱，大生地四钱，炙乳香三钱，归身三钱，佛手一钱五分，木香八分。

三诊　九月六日

经行色紫，有块，腹胀，口味淡，少有感冒，当兼顾。

归身三钱，丹参一钱，砂仁八分，左金丸四分，炙草六分，制香附三钱，赤芍一钱五分，炒荆芥六分，琥珀四分。

姜奶奶 八月二十六日

经阻两个月，腹痛，脉无圆滑意，虽作呕，是并月。

全当归三钱，赤芍一钱五分，蚕沙三钱（包），丹参八分，延胡六分，制香附三钱，左金丸四分，炒车前一钱五分。

朱奶奶 十月十三日

脉平，面色尚好，特无阳和之气。月事超前，骨楚，此外无他。腹中有气窜动，连及两乳，当疏肝。

制香附三钱，归身三钱，秦艽一钱五分，佐金丸四分，延胡七分，白芍一钱五分，桑枝三钱，丙种宝月丹二小粒。

二诊 十月十六日

咳颇剧，脉舌均尚平正，经色黄，不易净，是肾虚。

天冬三钱，子芩八分，杭菊一钱五分，川断一钱五分，钩尖三钱，制香附三钱，归身三钱，左金丸四分，细生地三钱，丙种宝月丹二小粒。

三诊 十月十九日

咳剧不爽，喉不痒，脉舌均平正，月事淋沥不净已十日以上。咳当宣，经当止，当以通为止。

象、川贝各三钱，杏仁三钱，红花一钱，炙苏子一钱五分，赤芍一钱五分，炒防风六分，枇杷叶三钱（去毛），桑叶三钱，全当归三钱，桃仁一钱五分。

王奶奶 十月十六日

肝胃病甚深，不能化。恶心与泻皆胃之反应，带多，经不调乃肝之病候。

川连四分，枳实八分，细生地四钱，吴萸三分，蒺藜三钱，归身三钱，杭菊一钱五分，天麻三钱，制香附三钱，青、陈皮各一钱，琥珀四分（研吞），人参须一钱五分。

二诊 十月十九日

脉甚佳，舌苔未化。虽饥不可多食，不宜进不消化之物，带饿可以养胃，因胃病深也。

归身三钱，白芍三钱，炙草六分，枸杞三钱，人参须一钱五分，橘络一钱五分，绵仲三钱炒，枳实六分，竹茹一钱五分。

冯奶奶 十月十九日

孕五月，便血不止，面有火色，唇绛燥，舌有湿象。其湿是因气候燥，生理起代偿作用之故；便血是肠风，可以止。略有肝阳，故面赤，当兼顾。

滁菊二钱，钩尖三钱，大生地四钱，归身三钱，蒺藜三钱，知母一钱，炒槐米四钱，炒子芩八分，炒荆芥四分，炒绵仲三钱，菟丝子三钱，生苎根三钱。

朱奶奶 十月十九日

产后匝月初经，西医法治愈，旋又发热。曾服温剂，继之以冰，体工不胜其扰，脏气为乱，致气急鼻扇，脉尚无他。然但脉好不足为据，因心房不病，故脉无恙。其气急实是急性肺病，此为最吃紧，其余各症姑从缓治。

炙苏子三钱，象贝三钱，归身三钱，炒乌药一钱，杏仁三钱，炙紫菀一一钱五分，炙桑皮一钱五分，炙草六分，炙鳖甲三钱。

二诊　十月二十日

仍气急鼻扇，舌绛而干，脘痛略平，脉亦略好。但支气管炎证不除，总是危险。

赤芍一钱五分，杏仁三钱，炙苏子三钱，蛤蚧尾五分（炙冲），炙鳖甲二钱，炙桑皮一钱，炒乌药八分，炙紫菀一钱，炙乳香三钱，归身三钱，桃仁三钱，牡蛎三钱。

孙奶奶　十月十九日

舌苔隐青黑色，便难，患头眩，心悸，胸闷，气急，病在肝肾。

制香附三钱，地骨皮一钱五分，川连三分，绵仲三钱，金铃肉五分（炒），吴萸三分，茯神三钱，菟丝子三钱，杭菊一钱五分，炒荆芥四分，枸杞三钱。

二诊　十月二十一日

色脉均佳，病是肾热，亦虚。

天冬三钱，绵仲三钱炒，金铃肉六分，麦冬三钱，归身三钱，地骨皮三钱，菟丝子三钱，制香附三钱，川芎四分，橘络一钱五分。

薛奶奶　十月十九日

伤风咳嗽，发热，脘闷，头胀，胃呆，形寒，肺燥故如此。

炒荆、防各八分，淡芩八分，秦艽一钱五分，赤芍一钱五分，知母一钱，茅根三钱，竹茹一钱五分，枳实八分，细生地三钱，象、川贝各三钱，杏仁三钱，橘红一钱五分。

二诊　十月十一日

肝阳上逆，冲任不通，经少。照例月事，不下便，遍身不适。当疏肝，咳是副症。

制香附三钱，佐金丸四分，滁菊二钱，赤芍三钱，枳实一钱，竹茹一钱五分，归身三钱，桃仁三钱。

三诊　十月二十三日

适意些，经仍未行。胆火上逆，故觉眼热。

滁菊二钱，桑芽三钱，归身三钱，草决明三钱，钩尖三钱，赤芍一钱五分，细生地三钱，绵仲三钱炒，竹茹一钱五分，西洋参一钱五分。

四诊　十月二十七日

舌有热象，剧咳，不能寐，头晕，骨楚。慎防发热，宜吃素。

象、川贝各三钱，桑叶三钱，炙苏子三钱，杏仁三钱，橘红一钱五分，荆、防炭各七分，秦艽一钱五分，炙草六分，左金丸四分。

高奶奶　十月二十二日

右脉平正，有胃气，左脉不宽，舌有烂斑，据说向来如此，并无所苦。现患产后寒热已二十余日，迭经中西医诊治，针药并施，热迄未退，且恶露尚未净。近日热型颇乱，寒热亦不甚，照病之经历言之，恐有危险。若现在之病症，尚未至于不可收拾，故不如镇定为佳。

炙鳖甲二钱，赤芍一钱五分，青蒿八分，益母草一钱五分，全当归三钱，淡芩四分，赤苓三钱，丹参六分。

李奶奶　十月二十四日

不发热，舌略糙，有时气急鼻扇，其势较前为减，脉亦较平正，仅乏力，腹痛，溲亦痛，骨楚，不能翻身。病在肾，其痛处是子宫及冲任领域，咳仍剧，大约急性肺病较减，肾与膀胱有发炎倾向。

象贝三钱，杏仁三钱，炙苏子三钱，赤豆一两（泡），方通八分，草梢一钱，犀黄丸二分。

二诊　十月二十五日

腹痛得丸而止，旋复剧痛。总观见证，决是子宫病，当是产后瘀血未净之故，拟予行瘀。

炙鳖甲一钱五分，桃仁一钱五分，红花一钱，赤芍一钱，丹参五分，车前一钱五分，穿山甲一片（炙），炙没药二分（去油）。

李奶奶　十一月二日

肝胆气上逆，故头眩、经阻、腹胀。脉弦，无胃气，当疏肝。

炙鳖甲三钱，桃仁三钱，金铃肉六分（炒），西洋参一钱五分，青、陈皮各一钱，赤芍三钱，制香附三钱，杏仁三钱，延胡六分，茯神三钱，绵仲三钱（炒）。

二诊　十一月四日

头眩，经行，略有肝阳，舌苔、脉象平正，胃纳自可。虚尚不为甚，服药经当来。

归身三钱，绵仲三钱，穿山甲一片（炙），制香附三钱，赤芍三钱，菟丝子三钱，炙鳖甲一钱五分，滁菊一钱五分。

三诊　十一月七日

色脉较前为佳，头尚昏，经未行，脉寸大，苦以降之。

川连三分，西洋参一钱五分，赤芍一钱五分，归身三钱，胆草二分，绵仲三钱。

魏奶奶　十一月八日

脘痛，腹痛，痛在脐下，是肝肾并病；骨楚，是外感；黄带是湿。

制香附三钱，左金丸四分，赤芍一钱五分，归身三钱，秦艽一钱五分，毕澄茄四分，炒车前三钱，细生地三钱。

二诊　十一月十二日

虚甚，痛未除，不能进补，两太阳胀，则尚有外感。

炒荆、防各七分，木香一钱，车前三钱（炒），琥珀四分（研吞），制香附三钱，楂炭三钱，莲须一钱五分，萆薢三钱，秦艽一钱五分，炙乳香四分，川连三分。

三诊　十一月十四日

面色较亮，诸恙见瘥，脉气仍嫌不宽，黄带未除，大约此两事尚须时日。

归身三钱，制香附三钱，菟丝子三钱，泽泻八分，赤、白芍各一钱五分，绵仲三钱，枸杞三钱，琥珀五分（研），车前三钱，橘络一钱，云苓三钱。

四诊　十一月十六日

面色较亮，脉亦较佳，黄带减少，大佳。现惟食后作胀，头痛，此细事，其肢麻尚是内风。

砂仁六分，元参一钱五分，制香附三钱，左金丸四分，赤芍一钱五分，细生地三钱，炙草六分，橘皮一钱五分，钗斛三钱。

五诊　十一月十九日

面色甚好，脉亦平，带已减少，尚腰酸，头眩。

滁菊一钱五分，赤芍二钱，车前三钱（炒），制香附三钱，桑枝三钱，秦艽一钱五分，归身三钱，绵仲三钱（炒），菟丝子三钱，琥珀五分（吞）。

钱奶奶　十一月二十八日

小腹胀，溲频数，大便不爽。此系寒从下受，当里外并治。为时已匝月，至少须三数日乃愈。

川芎四分，赤苓三钱，炒车前三钱，绵仲三钱，红花一钱，归尾一钱五分，木香一钱，滋肾丸一钱五分，猺桂心一分。

另：阳和膏一张贴少腹。

二诊

较好，未净除，仍小腹痛、腰酸。

车前三钱，萆薢一钱五分，金铃肉六分，猺桂心一分，滁菊一钱五分，归身三钱，川芎五分，制香附一钱五分，兹肾丸一钱五分（入煎）。

陆奶奶 十一月三十日

胃气痛可止，脉甚佳，确是喜。惟漏胎最讨厌，竟有至三年以上不产者，以腹大能动为佳。若仅仅小动，其胎不成，不成即不下，延久如桃枭就在枯枝上，不落亦不熟不了。

绵仲三钱，菟丝子三钱，归身三钱，炙芪三钱，炒子芩一钱，大生地四钱，川连三分，枸杞三钱，生乳香三分，制香附三钱。

陈奶奶 十一月三十日

舌无血色，中心无味蕾，咳痰中带血，脘闷，多黄带，阴痒。病属肝旺湿重，湿火犯肺，因而咳血，病绝深，不易治。

萆薢三钱，草梢一钱，琥珀五分（研吞），归身三钱，制香附三钱，杏仁三钱，茯苓、神各三钱，炒车前三钱，徙薪丹二分。

二诊 十二月二日

舌无血色，根际一块驳，头痛，阴痒。现头已不甚痛，痒亦瘥。惟舌色未转，胃有病，血亦有病，此非旦夕间事，须以渐取效。

归身三钱，萆薢一钱五分，西洋参一钱五分，赤芍一钱五分，制香附三钱，胆草二分，川连三分，杏仁三钱，茜根炭一钱五分，象、川贝各三钱。

邓奶奶 一月六日

肝气为病，脉促心跳，目眶陷，此外无他，是衰象。

蒺藜三钱，制香附三钱，茯神三钱，杏仁三钱，归身三钱，白芍一钱五分，炙草六分，炒绵仲三钱，菟丝子三钱，左金丸四分。

另：猪心一个，剖开洗净，入飞辰砂二钱，将猪心扎好，饭上蒸熟，捣数千杵，丸如绿豆大。每服五七丸，日服勿辍，加乌犀尖一钱尤佳。

戴奶奶 一月八日

兼证属脾，其腹痛必月一发者，因兼冲脉，故气上行，发益频者，渐虚故也。

木香一钱五分，赤芍一钱五分，归身三钱，延胡六分，川连三分，小朴三分，制香附三钱，腹皮三钱，丙种宝月丹二小粒。

陆奶奶 一月十一日

色脉均尚平正，经行时腹部乳部皆感酸楚，是略虚之候。

制香附三钱，炒白芍一钱五分，砂仁五分研，左金丸四分，炒荆芥四分，大生地三钱，归身三钱，延胡五分，绵仲三钱。

陶奶奶 一月十四日

肝旺阴亏，心跳，经不调，舌苔花，当柔肝补肾。

制香附三钱，归身三钱，炙芪二钱，人参须一钱五分，莲须一钱五分，绵仲三钱（炒），泽泻八分，枸杞三钱，左金丸三分。

二诊 一月十七日

脉较好，眼花瘥，心跳未已，积弱之躯猝难见效，虽瘥亦不足言。舌苔花，是烟为之。

茯神三钱，姜夏一钱五分，大生地三钱，钗斛三钱，制香附三钱，炒绵仲三钱，潞党一钱五分，橘皮一钱五分。

三诊 一月二十日

脉略有虚象，病较前差减，不寐、肩痛，是虚。

西洋参二钱，钗斛三钱，茯神三钱，大生地三钱，归身三钱，炒绵仲三钱，蒺藜三钱，姜夏一钱五分，制香附三钱，车前一钱五分。

四诊 二月一日

舌中心剥作血色，舌面颇干，脉起落不宽，口燥，胃呆，溲频，艰寐。是过分劳心所致，血不足，供不应求，亟补之。

西洋参一钱五分，法夏一钱，天冬三钱，元参一钱，枸杞三钱，滁菊一钱五分，高丽参八分，橘络一钱五分，茯神三钱，苁蓉二钱，钩尖三钱。

五诊 二月四日

舌剥如血，脉弦，津液少，躁不得寐，头痛，肌肤麻，纯属肝胆为患。

滁菊二钱，赤芍一钱五分，元参一钱，钩尖三钱，炒蔓荆子一钱，茯神三钱，桑芽三钱，防风五分（炒），秦艽一钱五分，归身三钱，鲜生地三钱，川连三分吴萸一分（同炒）。

六诊　二月八日

舌苔抽心如血皮，脉软，艰于成寐。心火重，肝胆皆虚，是虚火，故泻心反不适。

西洋参一钱五分，滁菊二钱，钩尖三钱，鲜生地四钱，元参一钱五分，花龙骨三钱，天冬三钱，知母一钱，朱茯神三钱。

七诊　二月十五日

诸恙渐瘥，脚软不能起立，舌苔仍抽心，寐则较好。

西洋参一钱五分，珍珠母三钱（打），鲜生地四钱，元参一钱五分，钩尖三钱，知母一钱，滁菊二钱，天、麦冬各三钱，茯神三钱（辰砂拌），人参须一钱，龙骨二钱（煅），虎胫骨三钱（炙），逍遥丸一钱五分（入煎）。

刘奶奶　一月十八日

脉结腹痛，经不调，小腹觉冷，心跳，上热下寒之候。

滁菊一钱，归身三钱，炒绵仲三钱，制香附三钱，赤、白芍各一钱，茯神三钱，枸杞三钱，左金丸四分（入煎），丙种宝月丹二小粒。

尤奶奶　一月二十二日

舌胖胀，咽干，脉不宽，是热。腹痛，经后却是寒。上热下寒，寒在冲任。

炒绵仲三钱，钗斛三钱，川连三分，菟丝子三钱，滁菊一钱五分，炙草六分，归身三钱，钩尖三钱，丙种宝月丹二小粒。

沈奶奶　一月二十二日

舌苔有热象，胃中小有食积，产后婴儿不育，因而乳硬，是肝气郁所致。乳部属肾肝，不调达，血失调节而凝，故经行有块，是由肝传肾之候。

制香附三钱，枳实八分，归身三钱，茯神三钱，淡芩八分，炙鳖甲三钱，大生地三钱，生乳香三分，左金丸四分，瘰疬内消丸一钱五分。

蔡奶奶　一月二十四日

咳不爽而呕，脘闷如格，孕六月而有黄带，溲频兼有寒热，脉数，面色稍萎。虚而感寒，更有湿。病情奇复杂，现方趋剧，难治。

炒荆、防各七分，车前三钱，萆薢一钱五分，归身三钱，姜夏一钱五分，川连三分，象贝三钱，生苧根三钱，绵仲三钱，杏仁三钱，桔梗四分。

刘奶奶 一月九日

形寒颇甚，舌有灸苔两条，脉亦不和，经不调。其形寒是营卫不和，当非难治；脉不和，经阻，却有问题。喉间不适，头不清，连及耳部，可试徙薪丹，但当先除形寒。

青蒿一钱，桂枝三分，川连二分，归身三钱，淡芩一钱，鲜生地三钱，赤芍一钱五分。

盛奶奶 二月十日

腹痛，脉软。何以软？为痛在下也。何以痛？因感寒，血气奔集以为挽救，因寒不得通，不通故痛。何以知之，为小腹冷也。

归身三钱，赤芍二钱，制香附三钱，木香一钱，楂炭三钱，青、陈皮各一钱，丙种宝月丹三小粒。

另：阳和膏一张贴少腹。

吕奶奶 二月十一日

经不调有块，产而不育，舌有热象，上热下寒之症。

制香附三钱，钩尖三钱，赤芍一钱五分，滁菊一钱五分，川连三分，绵仲三钱，蒺藜三钱，延胡六分，归身三钱，丙种宝月丹二小粒吞。

朱奶奶 二月十六日

发厥是因肝胆上逆之故，虽甚虚，鹿茸断不可服，犯之则厥更甚。当清，西洋参尚可服，最好暂弗议补。

滁菊二钱，知母一钱，元参一钱，归身四钱，赤芍一钱五分，川连四分，鲜生地四钱，制香附三钱，郁李仁三钱。

二诊 二月十八日

肝阳胆火为患，寒热是疟，面黄即因此，经阻、便闭皆因脏气上逆之故。

茵陈三钱，秦艽一钱五分，常山八分，青蒿一钱，淡芩一钱，炙草六分，白薇一钱，川连三分，云苓三钱，茅根三钱，归身三钱。

三诊 二月十九日

因厥而清肝胆，却因清肝而便血，是血因肝病不循常轨，得清药下行故也。假使上行，即成大患。

炒槐米三钱，大生地四钱，秦艽一钱五分，赤芍一钱五分，左金丸四分，归身三钱，西洋参一钱五分。

夏奶奶 二月十九日

颇见内热，患腹痛病已两年，痛在当脐。照例是肠痛，故与月事无关。

细生地三钱，赤芍三钱，楂炭三钱，砂仁壳八分，淡芩八分，腹皮三钱，青、陈皮各一钱，生乳香八分（去油）。

毛奶奶 三月二日

湿重气虚，又有肝阳上下交征，故头眩而气坠。

滁菊二钱，川芎四分，车前三钱，钩尖三钱，归身三钱，萆薢一钱五分，胆草三分，赤、猪苓各三钱，制香附三钱，逍遥丸一钱。

陈奶奶 三月十口

腹胀肢麻，面肿，舌花，盗汗，发热，遍身见贫血证象。其先因产后漏不止，旋愈，近乃患此，是全身贫血，却是局部郁血，元气大亏，难治。

银柴胡五分，人参须一钱五分，归身三钱，炙鳖甲二钱，制香附三钱，鲜生地三钱，赤芍一钱五分，佛手一钱，佐金丸三分（吞），䗪虫二个（去翅足，炙，研冲）。

二诊 三月十一日

面部浮肿，脚亦肿，脉虚甚。明知是局部郁血，却不能攻。因虚甚，攻则气急。凡攻见气急者，作败症论，当另设法。脉溢出寸口，银胡亦在可商之列。

归身一钱五分，天冬三钱，炒川连三分，童便一杯（冲），白芍一钱，牡蛎一钱五分，制香附一钱，龟龄集二分（冲）。

潘奶奶 三月二十三日

腹胀两年，二便自可，脉无败象，舌色有热象，胃纳颇佳。经虽不调，常行且无肾病证据，当从肝治。

制香附三钱，砂仁六分（研），腹皮三钱，细生地三钱，川连三分，青、陈皮各一钱，归身三钱，琥珀四分（研丸，吞）。

以上戊辰、己巳年案

卷八　小儿门

小儿门　惊风类

林孩　一月十六日

厥逆作不止，是急惊。乳食皆变为痰，故喉间痰声如锯而目光无神，其舌色无热象，脉溢出寸口，当因而越之。

丝瓜蒂七个，生山栀二钱，淡豆豉三钱，姜夏一钱，胆星一钱，龙胆草二分。

上药煎汤一大碗，强灌之，如吐再灌，尽剂为止。倘不吐，可多进，令吐无伤也，吐后予丸药。

另方：归身三钱，炙草六分，青、陈皮各一钱，枳实八分，竹茹一钱五分，安脑丸一粒药（化服）。

二诊　一月十七日

厥为急惊，可以导之下行，所谓厥，多下之是也。热不退，更宜解外。

柴胡五分，枳实五分，川连三分，葛根一钱，梗通八分，车前三钱，泻青散二分（入煎）。

三诊　一月十八日

惊风之后继以壮热，是厥阴证之一种；啼不成声及无涕泪皆虚象，所谓三阴皆虚也。青为热甚，虽虚不可温。

炙苏子三钱，杏仁三钱，连翘三钱，薄荷一钱，淡芩八分，川芎三分，炙草六分，归身三钱，桑叶三钱，橘红一钱五分，川、象贝各三钱。

四诊　一月二十日

咳全不爽，涎多，喉间痰塞，无汗，热亦未退。婴儿才六个月，病重又太小，不任药,是有危险。

炙麻黄三分,葛根一钱五分,橘红一钱五分,炙草六分,杏仁三钱,归身三钱,川芎四分,象、川贝各三钱,泻青散二分(入煎)。

杜孩 二月十一日

发热,微咳多痰,寐中惊,手抽搐,经推拿后得虎黄色粪,多汗,颇佳。醒时神色尚无他,寐则目上视,是急惊。此儿向有胎火湿疮,因外治逼湿毒向里。值春寒,感冒为诱因,致发痉,是外治湿疮之过。现既得粪,不可更服诸香药,只宜清透退热,热退神自安,惊自止;亦不可再推,因食积既除,再推便虚,虚即成慢惊,反难治。凡有湿疮,其血液本少,因血液少不足以养神经,故易惊,以故更不可发汗。凡此皆经验之谈,慎之。

葛根一钱五分,茅根三钱,川连三钱,桑叶三钱,淡芩一钱,防风八分,炙草六分,竹叶十片,归身三钱,赤苓三钱,猪苓三钱,方通八分,象贝三钱,杏仁三钱,花粉一钱。

方孩 二月十三日

两目瞳孔互异,遍身劲强振颤,屡经推拿,昨仍发厥,舌尖红干而光。七个月婴儿罹此重病,延时已十四日,危险已甚,希望甚少,勉强处方,冀幸而得救。

川连三分,独活八分,大生地三钱,淡芩八分,归身三钱,炙草六分,钩尖三钱,乌犀尖二分,龙胆草三钱,安脑丸一粒药(化服)。

王孩 二月十三日

目上视,牙关劲强,是急惊,有大危险。

钩尖三钱(后下),防风八分,蒺藜三钱,炙草六分,独活八分,归身三钱,安脑丸一粒药(化服),蝎尾一分(炙去毒,研冲)。

雷孩 二月十四日

感寒泄泻,继而发热,山根青色,眼白亦青,肝热甚,有成惊之倾向。肌肤尚和,清之。

川连三分,淡芩八分,钩尖三钱(后下),葛根一钱五分,茅根三钱,扁衣三钱,炙草六分,归身三钱。

二诊 二月十五日

神气较好,热未清,舌光,是伤食。

淡芩一钱，象贝三钱，方通八分，杏仁三钱，枳实一钱，竹茹一钱五分，茅根三钱，楂炭三钱，腹皮三钱，云苓三钱。

恽孩 一月十四日。

不发热，咳痰多，窒不得出，常摇头咬牙作痉。此是交感神经痉挛为患，襁褓中有此，甚可虑。现在可以治愈，特恐病根不除。

钩尖三钱（后下），蚤休二分，归身三钱，蒺藜三钱，炙草五分，指迷茯苓丸一钱（入煎）。

胡孩 一月十五日

山根以下直至人王部均隐青紫色，是内伤不轻。据云曾服回春丹，是为热病所忌，有大危险，在后勉强予退热，倘热退但咳即较易著手。

葛根一钱，象贝三钱，方通八分，杏仁三钱，橘红一钱五分，川连三分，茅根三钱，炒扁衣三钱，建曲一钱（炒），云、猪苓各三钱。

乐孩 二月九日

人王部色暗隐黑，大便绿色，舌边光，热有起落，舌中有糙苔。病已月余，延时太久，有险。

葛根一钱，木香一钱，建曲一钱（炒），云苓三钱，炙草六分，茅根三钱，馒头炭三钱。

二诊 二月十日

人王部仍隐青色，颇躁，不安详。是有成慢惊之倾向，甚可虑。

钩尖三钱（后下），薄荷一钱（后下），花粉八分，淡芩一钱，桑枝三钱，防风六分（炒），葛根一钱，川贝三钱，茅根三钱，川连三分。

三诊 二月十一日

尚未退热，面色仍隐青，溲多，舌边光，大便已嫌其太多。

葛根一钱五分，淡芩一钱，杏仁三钱，炙草六分，炒扁衣三钱，炙苏子三钱，焦建曲一钱，芦根五寸，橘红一钱五分，茅根三钱，象贝三钱，炒防风五分，竹叶十片。

四诊 二月十三日

表热已退，面色仍隐青，舌边光质绛。是有里热，清之。

川连三分，淡芩八分，赤芍一钱五分，炙草六分，象贝三钱，杏仁三钱，薄荷一钱（后下），炒扁衣三钱，茅根三钱，瓜蒌皮一钱五分，车前三钱（炒），方通八分。

魏孩　二月九日

面色晦滞，眼皮发肿，气急鼻扇，肺气不宣，头向后仰，面色隐青，是为天吊。四个月婴儿，肺脑症并见，且如此之甚，委实无能为力。

麦冬三钱，杏仁三钱，桑叶三钱，橘红一钱五分，炙苏子三钱，钩尖三钱（后下），蒺藜三钱，川连三分，车前三钱（炒），梗通八分，归身三钱，安脑丸一粒（药化服）。

尹孩　二月十七日

头仍摇，懆甚，脉则较有胃气，神色视昨日略佳，危险仍在，希望较多。温之不可，以无阴也。凡阴燥皆不得用大凉，兹拟如东垣甘温除大热法。

归身三钱，大生地三钱，钩尖三钱（后下），槐米三钱（炒），炙草六分，钗斛三钱，枸杞三钱，猺桂心（冲）二分。

二诊　二月十八日

两手脉行皆有序，右手较有胃气，面色微黄，肌肤噗燥，舌焦苔干，唇裂，鼻孔有干疮，指上有血痕，皆虚极成损之候。据脉象已不致有猝然不虞，所可虑者是损。当培元养营，渐渐恢复。

霍石斛三钱（另煎冲），天冬三钱，细生地三钱，竹茹一钱五分，知母一钱，川贝三钱，茅根三钱（去心）。

张孩　二月二十四日

无涕泪，手指润动，喉间痰鸣，目光有痉意，头向后仰。此是痉，俗名天吊，乃惊风之重者。婴儿才四个月，病起于痧后，极为难治，委实无把握。舌干绛，勉予犀角地黄，冀幸万一。

乌犀尖三分（磨，冲），大生地四钱，归身三钱，川贝三钱，橘红一钱五分，钩尖三钱（后下），独活八分，蝎尾三分（炙，研，冲），秦艽一钱五分，安脑丸一粒药（化服）。

李孩　二月二十五日

面色灰败，肺气垂绝，气喘不能自还，兼见痉证。病不可为，且即晚便有不测，不甘束手，姑勉拟汤药以尽人事。

乌犀尖三分（研冲），归身三钱，炙苏子三钱，杏仁三钱，蝎尾二分（炙，研冲），独活一钱，天麻三钱，鲜生地四钱，人参须八分（另煎，冲），川连三分，安脑丸一粒（药化服）。

张宝宝 二月二十六日

微见呫唇，弄舌，脉平，寐尚安，头仍后仰，囟满而复陷，仍是问题。表热已解，里热甚炽。手握叉指，皆惊风症状。肺病则已除，拟大剂养营频服。

霍石斛一钱五分，竹沥二两（冲），细生地三钱，炙草六分，煨天麻三钱，胆草一分，杏仁三钱，胆星一钱，归身三钱，橘络一钱五分，乌犀尖一分（磨冲）。

二诊 二月二十七日

昨日种种败象今日均见差减，实出意料之外。目睛尚未和，已不上视，气急鼻扇除。此因黑粪得下，肠胃纤维神经缓和之故，当然是佳朕，希望较多。

乌犀尖二分（研，冲），蝎尾二分（去毒，炙，冲），归身三钱，川贝三钱，杏仁三钱，细生地三钱，人参须八分，天麻三钱，独活六分，橘红一钱五分，枳实八分，缕金丹二分。

周宝宝 三月三日

暵热甚壮，啼无泪。此是惊风，为日已久，难治，勉方冀幸。

滁菊三钱，胆草四分，鲜生地三钱，归身三钱，蒺藜三钱，炙草六分，安脑丸一粒（药化服），乌犀尖三分（刨片，先煎）。

二诊 三月四日

热较减，神气较好，惟仍无泪，是惊未净除。咳不要紧，并非主要病症，惊乃主要病症。

胆草四分，鲜生地四钱，川连三分，归身三钱，炙苏子三钱，杏仁三钱，滁菊三钱，象、川贝各三钱，淡芩一钱，安脑丸一粒（药化服）。

三诊 三月五日

神气较好，啼仍无泪，颇倦。是神经已见弛缓，惊之危险略减，仍在险中。

象、川贝各三钱，杏仁三钱，桑叶三钱，橘红一钱五分，川连三分，胆草三钱，归身三钱，滁菊一钱五分，炒香豉三钱，栀皮一钱（炒），安脑丸一粒（药化服）。

四诊 三月六日

神气较好，热较退，仍无泪。面色泛青，尚在险中。

滁菊三钱，鲜生地五钱，归身三钱，川连三分，芦根一两，胆草三分，桑叶三钱，川贝三钱。

费孩 三月六日

大便略青，舌有些微白点，迷睡，热有起落，面色不华。予疏解，略事健脾。

炒香豉三钱，炒栀皮一钱，炙草六分，归身三钱，赤苓三钱，方通八分，象贝三钱，杏仁三钱，橘红一钱五分，茅根三钱，炒枣仁三钱。

二诊 三月七日

寐中手脚润动，行且成惊，亟予防止。

滁菊三钱，归身三钱，胆草二分，炒扁衣三钱，鲜生地三钱，象贝三钱，杏仁三钱，炒枣仁三钱，橘红一钱五分，桑芽三钱，葛根八分，安脑九一粒（药化服）。

三诊 三月八日

神气尚勉强，面色不华，咳不爽，微热。尚有内伏之邪，当达之向外，再须防出痧疹。

葛根一钱，川连二分，淡芩一钱，炙草六分，归身三钱，象、川贝各三钱，橘红一钱五分，杏仁三钱，桑叶三钱，炙苏子二钱。

梁孩 三月六日

舌边光，粪青，是外感陷不得出之症。瑟瑟有惊意，前途变化正多，有险。

葛根一钱五分，腹皮三钱，炒扁衣三钱，建曲一钱（炒），云苓三钱，象贝三钱，杏仁三钱，橘红一钱五分，炙草六分，茅根三钱，胆草二分。

宋孩 三月十二日

惊风发痧之后，面色枯，形神躁烦，舌疳，颅骨似乎放大，观其症象，恐成解颅。症情损则已成，是否解颅，尚未能确定，姑用平剂营养。

归身三钱，细生地三钱，钩尖三钱（后下），杭菊一钱五分，赤芍一钱五分，川连三分，蒺藜三钱。

曹孩 三月十六日

哑唇弄舌，除面色带黄，手温，脉起，病象为邪退正复，颇有希望。

高丽参一钱（另煎冲），钗斛三钱，法夏一钱，归身三钱，白芍一钱五分，橘皮一钱五分，炙草六分，云苓三钱，杏仁三钱。

二诊 三月十七日

慢惊，病情略有起色，仍在危险中。

天麻三钱，猺桂二分（研，冲），归身三钱，炙草六分，细生地三钱，蝎尾二分（去翅足，炙冲）。

三诊　三月十八日

脉见滑象，是阴证转阳之候，咳较爽，属佳朕，庆更生矣。

象、川贝各三钱，杏仁三钱，桔梗六分，炙草六分，天冬三钱，炙苏子三钱，橘红一钱五分，归身三钱。

何孩　三月二十七日

发热，咳嗽，口渴，舌苔黄厚。有积，宜导，防出疹。

葛根一钱五分，竹茹一钱五分，象贝三钱，橘红一钱五分，枳实八分，麻仁丸一钱（入煎），杏仁三钱。

二诊

热退不清，大便溏而黏且青色。照例不青，细询病因，因服回春丹，故青。此儿有生命危险。

葛根一钱五分，云苓三钱，炙甘草六分，杏仁三钱，茅根三钱（去心），腹皮三钱，焦谷芽三钱，象贝三钱，橘红一钱五分。

三诊

热可炙手，后脑更热，无些微汗，目光无神，啼无泪，虚象甚著。今已入阴分，皆回春丹有以致之，仍下青粪，委实无办法，且以辛温救逆。

熟附块一钱，钩尖三钱，云苓三钱，青蒿一钱，柴胡八分，姜夏一钱五分，炒扁衣三钱，陈皮一钱。

四诊

无汗，无泪，神色些微见好，然危险仍在。便溏，色青，恐成慢惊。

制附块一钱五分，姜夏一钱五分，焦白术一钱，杏仁三钱，归身三钱，柴胡八分，青蒿一钱，云苓三钱，象贝三钱，炙草六分。

五诊

有汗不多，啼仍无泪，舌色不甚红，粪作青色，面部青脉满布。确有成慢惊之倾向，现当止其泻。

制附块一钱，云苓三钱，梗通八分，苡仁四钱，柴胡八分，土炒白术一钱，炙草六分，白芍一钱五分。

六诊

大便仍有青色，病仍未除，不过较前有起色。

制附块八分，腹皮三钱，白芍一钱五分，茵陈三钱，炒故纸一钱，炙甘草六分，云苓三钱，白术一钱（土炒），苡仁四钱。

七诊

大便今才正路，可谓顽强之极，面色尚未复元，此可无虑。

炙草六分，归身三钱，苡仁四钱，炒扁衣四钱，芡实三钱，云、猪苓各三钱，白芍一钱五分（炒），法夏一钱五分，橘红一钱五分，炒故纸一钱。

沈孩　七月二十二日

热颇壮，有汗不解，口糜，唇舌干绛，脉数。温邪化火之候。

竹叶十片，银花一钱五分，川连三分，栀皮一钱五分（炒），茅根三钱，赤、猪苓各三钱，连翘三钱，淡芩八分，葛根二钱，梗通五分，西瓜皮三钱。

二诊　七月二十三日

病不过温疟，惟气候不正，更值断乳，恐其增剧，便溏亦不甚妥当。

葛根一钱五分，赤芍一钱五分，楂炭三钱，银花二钱，茅根四钱，煨姜一片，炒扁衣三钱，腹皮三钱，云苓三钱，竹叶一钱五分，木香一钱，炙草六分。

三诊　七月二十四日

病势颇不循常规。细询原是因痧子之后，发热兼旬不退，瘠甚，遍身津润，便溏溲清，面部青脉满布，舌有糜处，慢脾已成，脾无阳也。更服羚羊，安能有挽救希望。拟从荡惊汤法，先用轻剂，逐渐加重，若得转机，只算幸免。骤用大剂，药力太暴，要亦非宜。

制附块一钱，吴萸六分，柴胡一钱，腹皮三钱，薤白一钱，桂心三分，姜夏一钱五分，云苓三钱，炒扁衣三钱，白芍一钱五分。

四诊　七月二十五日

药后颇有起色，面部尚有青色脉，目光略有异征。仍未出险，便溏亦是问题。

制附块一钱，吴萸六分，柴胡八分，腹皮三钱，炒扁衣三钱，猺桂心四分（研冲），姜夏一钱，葛根一钱，薤白一钱，枳实一钱。

五诊　七月二十七日

前方颇中肯，神气亦尚好，惟面部青脉尚未净除，可无大妨。大便正路，须谨慎调护，并慎食。

枳实八分，杏仁三钱，苡仁三钱，归身三钱，楂炭三钱，云苓三钱，薄荷一钱（后下），橘红一钱五分，炒白芍一钱五分，腹皮三钱，馒头炭三钱（自加），炒扁衣三钱。

王孩 七月十四日

舌有结苔，面色黄，指纹直透三关，肠胃薄而积不得出，胃撑大则纤维神经紧张。若复受惊，斯手足抽搐成急惊矣。

钩尖三钱，枳实八分，海南子八分，姜夏一钱五分，炙草六分，茯神三钱，竹茹一钱五分，楂炭三钱，柴胡八分，木瓜三钱。

二诊 七月十五日

虚证甚显，热高而嗫口弄舌。病仅四日，遽至此，病势甚暴。法当从治，退热然后可以免于难。

斜附块一钱五分，姜夏一钱五分，吴萸四分，薤白一钱五分，大生地三钱，炙草七分，柴胡一钱。

三诊 七月十六日

脉已缓和，烦躁亦减，病有转机，从此不误药可望渐瘥，须茹素避风。

归身三钱，云苓三钱，姜夏一钱五分，杏仁三钱，炙草一钱，柴胡一钱，腹皮三钱，楂炭三钱。

四诊 七月十七日

热已差减未清，色脉尚好，结苔未尽化，大便虽行不多，尚有余，积除然后热清。

白芍三钱（炒），陈皮一钱，制附块四分，姜夏一钱五分，归身三钱，银柴胡四分，炙甘草八分，半硫丸三分（药化，冷服）。

五诊 七月十八日

大便多是吉象，热未除，是余波，病已脱险。

柴胡八分，云苓三钱，归身三钱，枣仁三钱（炒），姜夏一钱五分，炙草六分，杏仁三钱，生白芍一钱五分。

六诊 七月二十日

面黄懆甚，此外无他，只须养营善后。

归身三钱，生白芍三钱，生草一钱，生地五钱，炒枣仁三钱，陈皮八分。

朱孩 七月十七日

虚甚，行且成慢惊，二十余日中本当自复，所以不复者，必有种种原因。婴儿自己药片，初病服之本佳，至传变后即嫌太剋伐矣，此亦元气不复原因之一。

大熟地三钱，苁蓉三钱，云苓三钱，姜夏一钱五分，炒怀药三钱，猺桂三分（研，冲），熟附子一钱，陈皮一钱。

二诊 七月十八日

慢惊本不易治，前方甚中肯，宜多服。

熟附块二钱，熟地四钱，姜夏一钱五分，白芍三钱，淡吴萸六分，苁蓉三钱，云苓三钱，陈皮一钱。

史孩 五月十八日

项间有核，头部有疮，目光无神，眉眼口鼻皆瞤动而头不能自支。此有大险，勉拟大建中汤，减小其剂，冷服。

制附块一钱，姜夏一钱，白芍一钱五分，川椒三分，云苓三钱，炙草六分。

二诊 五月十九日

照例天柱倒不救，予大建中汤，居然差减。若能幸免，真有命矣。

制附块一钱五分，云苓三钱，姜夏一钱五分，白芍二钱，川椒四分，吴萸六分，炙草一钱。

三诊 五月二十日

颈软较好，目光总无神，不发热，舌剥，有汗。得大建中小剂略瘥而已，仍有危险，且项间有核，恐终竟不治。

制附块一钱，姜夏一钱，吴萸三分，木瓜一钱五分，白芍一钱五分，川椒三分，桂枝三分，炙草六分，乳、没药各一钱（去、佃）。

四诊 五月二十一日

颈软又较减，神色亦略起，病较前为退。惟目光仍无神而已，见口渴，亦难题也。

制附块八分，吴萸三分，白芍一钱五分，枳实八分，云苓六钱，川椒三分，炙草六分，槟榔六分，楂炭三钱。

五诊　五月二十二日

连进大建中三剂，神气胜，项仍软，湿重痰多，阴证未净除。

制附块八分，木瓜三钱，茵陈三钱，防己三钱，川椒四分，秦艽一钱五分，虎骨三钱（炙），枳实（姜炒）一钱，白芍一钱，云苓三钱，乳、没药（生用，去油）各一钱。

六诊　五月二十四日

颈骨已有力，项间核亦消，诚可谓起死回生，大幸事也。尚有余波，拟改用祛风之剂。

桂枝三分，制附块八分，虎骨（去髓炙）三钱，枳实一钱，白芍三钱，川椒三分，秦艽一钱五分，炙草六分，槟榔八分。

七诊　五月二十五日

迭进阳药，仍见阳不足，咳而多痰，且见气促，仍有危险。

桂枝三分，制附块八分，杏仁四钱，天麻三钱，参须七分，姜夏一钱，小朴三分，虎骨（去髓炙）三钱，乳、没药（生用，去油，勿见火）各一钱。

八诊　五月二十六日

仍见阳不足，回阳剂中略参风药便大不适，非大建中不可，殊令人不易措手。

制附块一钱，桂枝三分，柴胡四钱，姜夏一钱，腹皮三钱，川椒四分，吴萸四分，薤白八分，云苓三钱，白芍一钱五分。

九诊　五月二十七日

神色仍见阳虚，不过较前日略好。

制附块一钱，川椒四分，云苓三钱，制香附三钱，杏仁三钱，姜夏五钱，陈皮五钱，炙草六分。

十诊　五月二十九日

迭进大建中，病除十之八九，今日神色甚佳，已出险矣。

制附片八分，姜夏五钱，炒谷芽三钱，薤白八分，川椒三分，茯神三钱，炙草六分，杏仁三钱。

十一诊　五月三十日

色脉已平正，略见阳不足，亦不甚，较前已不可道里计。现惟寐中啼哭及鼻塞不通，此外无他。舌有剥出，食物宜少。

制附块四分，姜夏一钱，茯苓、神各二钱，陈皮一钱，薤白四分，川椒二分，炙草四分，焦谷芽三钱，杏仁三钱。

王孩 九月十三日

剧咳失音，面色晦滞，病已一候，恐成肺喘哼风。因此种面色，病有入脑之倾向。

炙苏子三钱，川、象贝各三钱，杏仁三钱，桑叶三钱，蝉衣八分，钩尖三钱，橘红一钱五分，天竺黄五分。

恽童 十月二十八日

手抽搐略无定时，寒热不扬，肌肤暵燥，目直视，不识人。病已入脑，是即所谓痉病，最忌强心补血诸针。

胆草三分，钩尖三钱，归身三钱，赤芍一钱五分，犀角三分，防风一钱，枳实一钱，安脑丸一粒。

黄孩 十一月二十二日

两手无脉，结喉旁人迎脉亦不见，乳下有脉甚乱，目不能瞬，口不能开，肢体不能动，面色晦败。昨有谵语，遍体神经弛缓，全失弹力性，此为惊之一种，危甚。

吴萸四分，钩尖三钱（后下），归身三钱，川连三分（炒），蜀椒四分，独活六分，姜夏一钱，回天丸一粒。

丁孩 十二月十四日

病才瘥后，受惊致见抽搐，人王部隐青色，迷睡，行且大抽搐，有甚大危险在后。

钩尖三钱（后下），蝎尾二分（炙，冲），滁菊二钱，归身四钱，象贝三钱，杏仁三钱，炙草八分，枳实一钱。

二诊 十二月十五日

热退抽搐止，惊风已告一段落。

象贝三钱，杏仁三钱，归身三钱，焦谷芽三钱，炙草六分，橘皮一钱五分。

黄宝宝 十二月十五日

舌光苔结，此因初生时吃牛奶，胃壁受伤之证据。现啼不扬而指掐有力，是惊风也。

钩尖三钱，焦谷芽三钱，蝎尾二分（炙，研冲），赤芍一钱五分，胆草三分，归身三钱，回天丸一角（药化服）。

郑孩 十二月三十日

肺闭息滞，见鱼口状，唇黑，目珠不瞬。病已大危，勉强挽救，明知未必有效，毕竟贤于坐视。

生山栀二钱，南瓜蒂三个（切），防风一钱，淡豆豉五钱，杏仁三钱。

煎一大杯浓汁，尽量予服，得吐或泻最好，下午如仍气急目定，予安脑丸一粒开水化服。

金孩 二月十七日

病从去年十一月起，发热、咳嗽以渐加重，迄今反复四次。前昨手脚抽搐，现在目光无神，气急，躁扰不宁，脉无胃气，面无血色，舌炙且剥。形神全枯，脏气悉坏，血液全干，可三五日延耳。

乌犀尖二分，大生地三钱，天冬三钱，人参五分，法夏八分，归身一钱五分，五味子七粒。

二诊 二月十八日

齿枯，舌苔劫津，撮空，目无神。症状与昨日略相似，所不同者，热象显著，委实无血液。虽里热外达，元气不能支，仍无多希望。

元参一钱，归身四钱，鲜生地四钱，炙草六钱，蒺藜三钱，钩尖四钱，犀角片三分，人参须一钱，胆草二分，安脑丸二粒。

金孩 三月三日

剧咳，壮热，头汗，恶恶有惊意。病已久，恐其热入头脑便不易治，当以药力预防之。

胆草二分，防风六分，炙草六分，归身三钱，枳实一钱，象贝三钱，竹茹一钱五分，淡芩八分，杏仁三钱，川连三分。

小儿门　天痘类

金宝宝 一月十二日

天痘六日，疹点红活而不甚密，脉象颇好，有汗，热亦不甚壮，能吮乳，能寐，大便不泻。是为顺征，谨慎调护，无险。

归身一钱五分，紫草茸四分，云苓一钱五分，川芎五分，炙草四分，橘络一钱。

袁童 一月十四日

吐泻，起病才两日，右目起内障，虹彩之边黑色缺一块现白地，手冷，脉伏，形神躁烦。此病无端而起，亦未服药，以病理衡之，是必天痘郁不得出之故，否则无此病。能实不能治，勉强拟方，以冀万一。

乌犀尖（先煎）三分，川连三分，大生地三钱，姜夏一钱，无价散一分。

孙宝宝 二月四日

水痘已回，神色不爽慧，肢凉不清，舌苔花而润，大便溏泄，啼无泪，迷睡。此有余邪未清，不可升散，宜消导。照例痘后不得有余邪，因最是缠绵，延久即难免有变端也。

枳实八分，竹茹一钱五分，归身三钱，建曲（炒）一钱，木香一钱，扁衣（炒）三钱，腹皮三钱，楂炭三钱，川连三分，枣仁三钱，芦根四寸，茅根三钱。

二诊 二月八日

水痘之后，又发壮热，面红，脉数，人王部隐青色，鼻尖微凉，手亦凉。此当出痘，其水痘直是痘之前驱。

葛根一钱五分，归身三钱，炙草六分，茅根三钱，紫草茸一钱，杏仁三钱，象贝三钱，无价散一分（冲）。

陈孩 二月十二日

春寒，咳嗽，粪青色，山根亦隐青色，手背起瘰。是将发水痘，未种痘，其可虑。

枳实一钱，木香一钱五分，葛根一钱五分，象贝三钱，楂炭三钱，扁衣三钱（炒），茅根三钱，杏仁三钱，腹皮三钱，建曲一钱（炒），淡芩八分，炙苏子三钱，防风五分（炒）。

李宝宝 二月二十二日

五月小孩，天痘五日，痘点不分清根盘，不红润，颗粒之顶不湛圆，见腹鸣泄泻，是塌陷也，是为大逆。凡痘顺者，不药可愈；小逆即难治，大逆有万险。万万不宜凉药，勉方温托，冀能幸而转机。

归身三钱，鹿角霜三钱，紫草茸八分，胆草三分，炙草六分，枸杞三钱，川贝四钱，猺桂心二分（冲），赤芍一钱五分，木香八分。

二诊　二月二十三日

粪色转老黄，只有两次，是佳象。塌陷之痘已较为圆湛，且不气急鼻扇，亦属好现象。现在所见之症，惟痒为美中不足。痒故常摇头，因虚而痒也。

归身三钱，橘红、络各一钱，川贝三钱，炙芪七分，炙草六分，赤芍一钱，紫草茸四分。

杨宝宝　三月七日

天痘才回，不谨于口致发热，苔厚而糙。有积，表热不甚壮。但病之变化必剧，在理当发肿。

川连（炒）四分，淡芩一钱，杏仁三钱，腹皮三钱，炒枳实一钱，炙苏子三钱，楂炭四钱，秦芃一钱五分，归身三钱，馒头炭四钱，薄荷一钱，连翘三钱，槟榔四分。

张童　十一月十五日

天花已回，尚在落屑期，此不可吹风，不宜外出。

归身三钱，杏仁三钱，川贝三钱，白芍一钱五分，橘红一钱五分，云苓三钱，炙草六分。

二诊　十一月十九日

色脉均平正，天痘至此已完全告一段落，可以略补。

象贝三钱，归身三钱，菟丝子三钱，杏仁三钱，炙草六分，焦白术一钱，天、麦冬各三钱，绵仲三钱，云苓三钱。

张孩　十一月二十四日

病在督脉，行且成惊。其红瘰在未种痘前发见，亦属可虑，病有甚大危险。

葛根一钱，杏仁三钱，炙草六分，姜夏一钱，象贝三钱，茅根三钱，橘皮一钱五分，枳实八分。

二诊　十一月二十七日

面部红点已灌浆，证状是水痘。所谓水痘，乃副痘，非正痘，但舌尖亦有兼见，气急鼻扇，且婴儿未满二十日，当然危险。

归身三钱，炙草六分，芡实三钱，云苓三钱，川芎四分，扁衣三钱（炒），乌犀尖一分（磨冲），炙苏子一钱。

张孩　十二月十二日

天痘五日，遍身满布，尚未行浆，根脚太散，花点太密，见泄泻、呕吐，是为逆象。泻则有塌陷之虞，呕则虚。因痘非吃不可，呕不能吃，即不能灌浆也。

归身三钱，炙草六分，象、川贝各三钱，姜夏八分，竹茹一钱五分，杏仁三钱，焦白术一钱（土炒），木香一钱，橘皮一钱五分，炒扁衣三钱，炒建曲一钱，川芎四分，糯米一撮（煎三四沸，去米用汤煎药）。

尹孩 十二月二十一日

水痘、痧子都是不要紧的病，但是发病时，或受凉，或吃荤，或吃核桃，便变做极危险之病。此孩壮热，手冷，脉微近于伏，便溏，烦躁，乃痘毒内陷之症，有生命危险。

炙麻黄二分，葛根一钱，生石膏一钱五分，淡芩六分，炙草六分，杏仁三钱，无价散半分。

二诊 十二月二十二日

大瘥，已无险，便不爽，尚防转痢，须忌口。

木香一钱，炒扁衣三钱，建曲一钱（炒），杏仁三钱，橘红一钱五分，腹皮三钱，楂炭三钱，炙草六分。

三诊 十二月二十三日

尚气急，咳嗽，溲如米泔。咳为余邪出路，无妨。

象贝三钱，杏仁三钱，炙苏子三钱，橘红一钱五分，炙草六分，赤苓三钱，方通八分。

秦官官 十二月二十八日

天痘八日，浆不黄，顶不满而见泄泻，昨日清水泻止却下胶黏白物如痢，面部痘点密，甚至于肿。泻与肿与塌陷均逆象，法当温托，然痘症总不可逆，逆则无论如何皆险，此尤其重者。

归身三钱，鹿角霜三钱，江西子一钱（土炒），川芎四分，赤芍一钱五分，炒扁衣三钱，炒建曲一钱，赤白苓各三钱，猺桂心一分（研），姜夏一钱，毛血片一分。

二诊 十二月二十九日

泻略减，次数仍有八次之多，是药力未及彀，故痘顶仍不起，须再托之。热与咳均属第二层，最紧要是止泻举陷。

生芪一钱五分，归身三钱，天麻三钱，鹿角霜三钱，姜夏一钱，橘皮一钱五分，炒扁衣三钱，芡实三钱，云苓三钱，江西子一钱（土炒）。

张宝宝 十二月十一日

药后大便不实，环唇隐青，无表证，当补脾。

焦白术一钱，姜夏一钱，炙草五分，木香八分（煨），公丁香二分，橘红一钱五分，归身一钱五分。

小儿门　痧疹类

陆女童 十月二十六日

发热见红点，泛恶。是将作痧疹，当达之。

葛根一钱五分，淡芩八分，茅根三钱，橘皮三钱，炙草六分，川连三分，象贝一钱五分，炒荆、防各五分，香葱白二个。

二诊　十月二十七日

痧子，面部不见，头眩，口苦，舌尖绛，但头汗，热有起伏，宜外熨。

淡芩八分，栀皮一钱（炒），薄荷一钱，炒香豉三钱，炙草六分，炒牛蒡二钱，杏仁三钱，桑叶三钱，茅根三钱。

外用芫荽菜泡汤熨。

三诊　十月二十八日

热不扬，痧点不透，胸闷。是病不得外达也，色脉尚无他，透之。

葛根一钱，杏仁三钱，炙草六分，归身三钱，象贝三钱，橘红一钱五分，茅根三钱，淡芩一钱，无价散半分（冲）。

田孩 十月十四日

种痘后发热，见红点。是将作痧疹，透之。

葛根一钱五分，杏仁三钱，竹茹一钱五分，炒扁衣三钱，象贝三钱，橘红一钱五分，枳实八分，炒建曲一钱，茅根三钱，炒防风七分。

二诊　十月十九日

咳嗽，热未净，神气较好，舌润脉平。痧已回，尚有余波，再予清透。

薄荷八分（后下），葛根八分，炙草六分，杏仁三钱，归身三钱，茅根三钱，象贝三钱，赤、猪苓各三钱，方通八分，橘红一钱五分。

三诊　十月二十一日

发热，有微汗，下青粪，舌色白润，咳，欲吐不得而渴。前已服透剂，曾见过痧点，当再事清透兼消导，表里两解之。

炒扁衣三钱，炒建曲一钱，腹皮三钱，楂炭三钱，枳实八分，馒头炭三钱，葛根一钱，象贝三钱，杏仁三钱，炙草六分，茅根三钱，赤苓三钱，方通八分。

许孩　十月二十三日

手足转温，粪有黑块，在胶液中，此奶积得下之症。现唇舌皆燥，微弄舌，是化热也。肌腠隐红点，现风痧流行，自不可不防，须达之向外。

葛根一钱五分，淡芩八分，芦根五寸（去节），橘红一钱五分，花粉一钱，连翘三钱，杏仁三钱，薄荷一钱，茅根三钱，象贝三钱，无价散五厘（冲）。

刘小姐　十二月四日

痧后发肿，脘痛。当是不谨于口，切忌碱水面食及饼干等。

炒枳壳八分，象、川贝各三钱，川连三分，杏仁三钱，赤苓三钱，猪苓三钱，梗通八分，炒车前三钱，归身三钱，炙草六分，竹茹一钱五分。

二诊　十二月六日

痧后不忌口，致发肿，溲多，当自退。

川连三分，枳壳八分，海南子六分，赤苓三钱，车前三钱（炒），方通八分，归身三钱。

三诊　十二月九日

痧后不忌口，误食碱水面，致遍身发肿，且有寒热，此是本体化学作用起变化。

橘皮一钱五分，枳实五分，竹茹一钱五分，木香一钱，炙草六分，青、陈皮各一钱。

黄孩　十二月四日

咳不爽，遍身红点，舌色干绛，苔不匀。里热甚，初起即阴液干涸，是不可强责其汗。病奇重，有危险在后。

鲜生地三钱，葛根一钱，桑叶三钱，归身三钱，炙草六分，橘红一钱五分，淡芩一钱，竹茹一钱五分，象贝三钱，杏仁三钱，无价散一分（冲）。

二诊　十二月五日

痧子已净，故热退神清。遍身作痒，舌绛，余邪为湿，当事分利。

淡芩八分，枳实八分，秦艽一钱五分，竹茹一钱五分，归身三钱，炙草六分，赤、猪苓各三钱，炒车前一钱五分。

三诊　十二月七日

痧后再发热，项间有结核。热为余邪未清，核属虚。有成损之倾向，慎之。

归身三钱，炙草六分，木香一钱，杏仁三钱，象贝三钱，橘红一钱五分，桔梗六分，炙苏子三钱，赤芍一钱五分，云苓三钱。

黄孩　十二月五日

痧回，咳不爽，是痧子未净；舌下有腐处，是即余邪寻出路。然舌下见腐为坏象，现在颇躁，无泪，便泄，是有危险。

薄荷一钱，象贝三钱，杏仁三钱，桑叶三钱，橘红一钱五分，炙草六分，炒扁衣三钱，炒建曲一钱，云苓三钱，葛根八分，炒牛蒡一钱五分。

二诊　十二月六日

不发热，舌底腐处较昨日为大，是有湿毒在内。

赤芍三钱，板蓝根三钱，炒牛蒡三钱，象、川贝各三钱，胆草二分，炙僵蚕一钱五分，甘中黄一钱，归身三钱。

三诊　十二月七日

照昨方加徙薪丹每日十丸。

罗孩　十二月五日

气急鼻扇，面浮，无血色，肌肤甲错，有红点，神昏谵语，脉乱。此痧子不能外达之坏病，为时已晚，难冀挽回，勉强拟方以尽人事。

象贝三钱，杏仁三钱，炙苏子三钱，炙草六分，薄荷一钱，归身三钱，无价散一分（冲）。

贝孩　十二月二十四日

咳嗽，发热，面部痧点满布。此是痧疹透达，达即得。不可吃荤，手肿当另治。

葛根一钱，杏仁三钱，炙草六分，象贝三钱，橘红一钱五分，淡芩六分，炒防风六分，茅根三钱。

二诊　十二月二十五日

痧回仍烦躁，微咳，热不退。余邪不清，恐多变化。

葛根一钱，茅根三钱，象贝三钱，炙草六分，杏仁三钱，无价散半分（冲），橘红一钱五分。

童孩 一月二十三日

咳不出，气急鼻扇。肺气将闭，闭则惊，开之则出痧疹，以能出为佳，否则险。

炙麻黄三分，葛根一钱五分，桑叶三钱，橘红一钱五分，杏仁三钱，象贝三钱，炒建曲一钱，炒扁衣三钱。

二诊 一月二十四日

咳甚剧，热旬日不退，微有汗，气急鼻扇不见轻减。此恐出痧子，宜避风吃素。

葛根一钱五分，橘红一钱五分，杏仁三钱，枳实八分，法夏一钱五分，柴胡八分，象贝三钱，桑叶三钱，竹茹一钱五分，茅根三钱（去心）。

三诊 一月二十四日

咳嗽发热兼见，气急，恐其咳剧成急性肺病，亦宜防出痧子。

葛根一钱五分，象贝三钱，橘红一钱五分，赤、猪苓各三钱，黄芩八分，杏仁三钱，桑叶三钱，方通八分。

四诊 一月二十六日

现在咳嗽本极难治，因气候关系，常变急性重大肺病，幸此孩是受热停食。恐出痧疹，须谨慎调护，少予食物。

黄芩八分，炒荆、防各七分，杏仁三钱，橘红一钱五分，楂炭三钱，薄荷一钱（后下），象贝三钱，枳实八分，梨皮一个。

五诊 一月二十七日

痧子出不透，热入营分，唇殷红，舌花剥，便溏，气急，啼无声，重险之候。

薄荷一钱，葛根一钱五分，象贝三钱，橘红一钱五分，炙草六分，炒牛蒡三钱，淡芩八分，桑叶三钱，归身三钱，无价散一分（冲）。

六诊 一月二十八日

痧点虽透，唇殷舌光，神色昏蒙，仍有危险。

葛根一钱五分，薄荷一钱（后下），川连三分，象贝三钱，桑叶三钱，炒牛蒡三钱（研），茅根五钱（去心），连翘三钱，淡芩八分，橘红一钱五分，杏仁三钱，炙苏子二钱，荆芥六分（炒），竹叶十五片。

七诊 一月二十九日

色脉颇好，神气亦佳，微形寒。是余邪未净，仍宜茹素。

羌活四分，葛根一钱五分，杏仁三钱，淡芩六分，炒荆、防各六分，象贝三钱，炙草六分，茅根三钱（去心）。

郭孩　一月二十三日

种痘尚未出透而发热，见红点，是痧疹也。与牛痘并发，亦不妨事，症势尚顺。环唇青色，大便溏泄，此却非宜，当托之向外，以免下陷。

归身三钱，象贝三钱，橘红一钱五分，法夏一钱五分，建曲一钱（炒），川芎六分，赤芍一钱五分，杏仁三钱，扁衣三钱（炒），赤、猪苓各三钱。

二诊　一月二十四日

痧子颇顺，痒是漏风，虽无妨，宜慎。凡痧麻皆不可逆，漏风逆也。

炒荆、防各七分，葛根一钱五分，杏仁三钱，归身三钱，茅根三钱（去心），薄荷一钱（后下），象贝三钱，淡芩七分，炙草六分。

三诊　一月二十五日

痧子已无问题，第一当慎食。

枳实八分，腹皮三钱，炒扁衣三钱，六一散三钱（包），楂炭三钱，谷芽三钱（炒），建曲一钱（炒）。

张宝宝　一月二十四日

喉间红肿，左耳下腺肿颇硬，热不畅，无甚汗，咳亦不爽，舌糙，脉滑数。形神躁烦，恐其出疹，因现在外邪郁而不达。此病当先发表，后通大便，先通大便则逆。

炙麻黄三分，生石膏三钱，板蓝根三钱，炙僵蚕一钱五分，炒牛蒡二钱（研），淡芩一钱，茅根三钱，芦根四寸（去节），甘中黄八分，葛根一钱五分。

朱宝宝　二月十二日

痧子已无望其再出，面色枯萎，鼻扇不止，肺伤郁血即不可救。无汗而热，拟麻桂黄芩合剂。

炙麻黄三分，桂枝三分，淡芩八分，象贝三钱，杏仁三钱，炙苏子三钱，炙草六分，玉竹一钱。

李孩　二月十五日

痧子未能透，致唇肿口不能开，眼亦为眵封不能开，遍身湿毒太重，恐有生命危险。

鲜生地四钱,芦根六寸,赤苓三钱,炒车前三钱,杏仁三钱,茅根三钱,赤芍三钱,梗通八分,薄荷一钱(后下),象贝三钱,橘红一钱五分,无价散一分(冲)。

二诊　二月十六日

药后似乎略好,舌色平正,湿疮虽属疥,亦是胎毒。因疮疡家不可发汗,故值痧疹则难治。

薄荷一钱(后下),茅根三钱(去心),赤芍三钱,象贝三钱,连翘三钱,赤苓三钱,僵蚕一钱五分(炙),杏仁三钱,炙苏子三钱,方通八分。

岳孩　二月十八日

有微汗,热壮躁甚,舌苔稍厚,痧子未能外达故如此。病不算重,调护却须注意,倘不如法则增剧。

葛根一钱五分,象贝三钱,杏仁三钱,楂炭三钱,淡芩八分,枳实八分,腹皮三钱,馒头炭三钱,炙草六分。

二诊　二月十九日

痧点见而不透,色泽亦不鲜明,微见鼻扇,大便泄泻,一夜十余次,舌尖光,是内陷也。及今挽救尚来得及,惟须谨慎调护,忌各种香药。

川、象贝各三钱,杏仁三钱,炙苏子三钱,葛根一钱五分,炒扁衣三钱,芡实三钱,炙草六分,茅根三钱(去心),无价散一分(冲)。

李孩　二月十九日

时邪感冒,当出痧疹。本当达之向外,误服保赤散,泻则内陷。现在目无神,气急鼻扇,舌伸出唇外,皆恶候,有大危险。

川芎四分,归身三钱,炙草五分,象、川贝各三钱,杏仁三钱,桔梗五分,炙苏子三钱,橘红一钱五分,枳实八分,淡芩八分,无价散二分(冲)。

二诊　二月二十日

种种恶候已除,热未退,咳不爽。是不免出痧,宜避风吃素,并用芫荽外熨,助其透达。

葛根一钱五分,杏仁三钱;象、川贝各三钱,橘络一钱五分,炙草六分,桔梗一钱,炙苏子三钱,归身三钱,茅根三钱(去心)。

张孩　二月十九日

咳全不爽已多日，昨日发热，仍是痧子未能透达之故。其传变必为泄泻陷里，否则成急性肺病，极险。

葛根一钱五分，炙苏子三钱，薄荷一钱（后下），杏仁三钱，象、川贝各三钱，茅根三钱（去心），炙草六分，桑叶三钱，桔梗六分。

二诊　二月二十日

时邪感冒，本当出痧疹，乃误食猪肉，面色苍白，剧咳，鼻扇，口糜。是犯痧子之禁，生命在不可知之数。

枳壳八分，猪苓三钱，葛根一钱五分，炙苏子三钱，腹皮三钱，楂炭三钱，杏仁三钱，象贝三钱，竹茹一钱五分，茅根三钱，馒头炭三钱。

舒孩　二月二十三日

时邪感冒，发热，咳不爽，呵欠，是将出痧疹之候，曾服犀角一元保赤散一服，表邪未清，不得攻下。病在阳分，不得服犀角阴药，两药均误，致手足舞蹈如瘛疭状，是有生命之虞。

炒牛蒡三钱，淡芩八分，杏仁三钱，炙草六分，炙苏子六分，葛根一钱五分，象贝三钱，橘红一钱五分，归身三钱，川连三分。

二诊　二月二十四日

唇红舌绛，热略退未净除，目赤眵多，内热尚炽。

川连三分，鲜生地三钱，炒扁衣三钱，茅根三钱（去心），淡芩八分，炙草六分，炒建曲一钱，草决明三钱。

何孩　二月二十日

气急鼻扇，痧隐，泄泻，泪无，汗无。热陷于里，阴分已涸竭故也。人王部青色，法在不救，勉拟犀角地黄大剂，冀幸万一。

乌犀尖三分（磨，冲），鲜生地五钱，生草八分，川连三分，象贝三钱，杏仁三钱，炙苏子三钱，橘红一钱五分，知母一钱，茅根（去心）三钱。

张孩　二月二十日

痧后热尚未净，舌苔已化燥。本可即愈，舌边光却是余邪陷里之证，乃抱龙丸之成绩，强抑，胃不能受，故吐。

薄荷一钱后下，象贝三钱，橘红一钱五分，川芎四分，连翘三钱，杏仁三钱，炙草六分，归身三钱，川连三分。

顾孩 二月二十六日

九龙姜性最悍，痧子不当用且服之一钱之多，不死已幸矣。重复泄泻，较之不泻为佳，然有险。

归身三钱，炒扁衣三钱，云苓三钱，木香八分，炙草六分，芡实三钱，梗通八分，煨葛根八分。

周孩 二月二十六日

粗点痧，仅发于两脚至膝而止，身半以上隐于肤腠不甚显明，共发四次。此亦痧疹，因湿胜故在下，然上半身不出，病总不愈。

葛根一钱五分，川连三分，茅根三钱，腹皮三钱，淡芩八分，防己三钱，木香一钱，猪苓三钱，无价散一分。

二诊 二月二十七日

痧子由下而上为逆，湿太重，脾不运，跗肿亦有问题，当兼顾。

葛根八分，槟榔四分，防己三钱，木香八分，炒小朴三分，川连三分（炒），云苓五钱。

林孩 二月二十八日

喉痧至结毒则告一段落，可无生命之险。

象贝三钱，炙僵蚕一钱五分，杏仁三钱，板蓝根三钱，赤芍二钱，炙草六分，醒消丸一钱五分。

二诊 二月三十日

痧后误吃面食，故肿。耳下肿是结毒，当外治。有微热，尚不可吃荤。

连翘三钱，川贝三钱，炒香豉三钱，归身三钱，赤芍一钱五分，香葱白一个，枳壳六分，炙僵蚕一钱，杏仁三钱。

三诊 三月二日

头面手足均肿，喉间有疮，唇之外皮亦有疮。症状为瘟毒，不热，尚属第二等者，然甚重。

炒荆、防各八分，马勃八分，炙僵蚕一钱五分，赤芍一钱，银花三钱，炒牛蒡三钱（研），赤、猪苓各三钱，炒车前三钱，连翘三钱，胆草二分，梗通八分，甘中黄一钱，板蓝根三钱。

王孩 三月九日

痧后咳嗽，经月不愈，面色苍白，痰不爽如沫而多，咳夜甚，不咳时亦气急异常，脉虚。不能再宣达，肺寒不可更用凉润，病情有险。

人参须五分，五味子四分，干姜炭二分，细辛一分，白芍一钱，杏仁一钱五分，炙苏子一钱五分。

二诊　三月十一日

神气较好，咳较爽，气急较瘥，肌肤甲错亦见减。病未全除，全除须一月。现在出险而已，仍须忌荤。

象、川贝各三钱，归身三钱，杏仁三钱，炙草六分，天、麦冬各三钱，橘红一钱五分，炒白芍一钱五分，炙桑皮一钱五分，炙苏子三钱。

三诊　三月十三日

色脉均极正当，衰弱已甚，亟须培养元气，天明时之痰声不足虑，行当自除。童稚体虚，但慎调护，其恢复当较成人为易。

川贝三钱，杏仁三钱，天冬三钱，知母三钱，炙芪三钱，归身三钱，白芍一钱五分，阿胶三钱（蛤粉炒），橘络一钱五分。

罗孩　三月十日

痧后余邪未清，手掌较热，舌剥，咳夜重。此虚，不宜再发表。

川、象贝各三钱，杏仁三钱，橘红一钱五分，归身三钱，炙草六分，细生地三钱，知母一钱，赤芍一钱五分。

二诊　三月十四日

痧后咬牙，掌热，咳嗽，乃大虚之候，肌肉削，即成损。

知母一钱，天冬三钱，川贝三钱，归身三钱，细生地三钱，杏仁三钱，钗斛三钱，炙草六分，枸杞三钱。

林孩　三月十四日

痧后咳，因痧未出透，余邪借咳为出路，当因势利导，令畅咳乃佳，不可强止。白沫是肺热，亦是虚。

象贝三钱，杏仁三钱，桔梗六分，橘红一钱五分，炙草六分，桑叶三钱，防风六分（炒），枳实八分，竹茹一钱五分，淡芩八分，鹅鹚咳丸一钱五分。

奚孩　三月十五日

痧后发热，咳嗽，面色晦滞，舌剥纹紫，是有危险。水痘非险，余邪自达，为之也。

连翘三钱，淡芩八分，竹茹一钱五分，薄荷一钱，知母一钱，象贝三钱，杏仁三钱，炒扁衣三钱，建曲一钱（炒），归身三钱，云苓五钱，鹧鸪咳丸一钱五分。

何孩　三月十六日

壮热，有汗，痧点布而面上独无，目光无神，舌光润。痧子郁不得达，上行则惊，下行则泻，均不妥，须防。

葛根一钱五分，杏仁三钱，象贝三钱，橘红一钱五分，桑叶三钱，茅根三钱，赤苓三钱，方通八分，芦根一尺。

叶孩　三月十六日

面色晦滞，目光无神，咳不出，故气急鼻扇，并非咳少。此病吃紧处只在咳，本当出痧子，咳畅方能出，咳不畅毛窍皆闭，故不得出。现已成急性肺病，故目珠不活而神昏。

象贝三钱，炙苏子三钱，桔梗六分，炙草六分，桑叶三钱，淡芩八分，川连三分，归身三钱，防风六分，橘红一钱五分。

朱孩　三月十六日

痧未出透而隐隐已十天，现在旸热，无汗，舌苔黄厚，目光无神，神色皆昏迷，咳全不爽。症情万分危险，其舌色是腑证，然非主要症，主要证候在因未达之邪自寻出路而咳，咳不得畅，故神昏。亟须竭力宣达，另扶正气，冀幸万一。

川、象贝各三钱，防风八分（炒），杏仁三钱，炙草六分，归身三钱，枳实一钱，竹茹一钱五分，炙苏子三钱，楂炭三钱，腹皮三钱，知母一钱，淡芩八分，梨汁半杯（冲），馒头炭三钱。

林宝宝　二月十一日

麻证误食核桃，胃中受伤，故舌光而有刺。是有险，亟予透达。

茅根三钱，杏仁三钱，桑叶三钱，葛根一钱五分，淡芩一钱五分，橘红一钱五分，象贝三钱，炙草六分，无价散半分（冲）。

马孩　二月十八日

此是麻证，现在第十。凡麻证，皆封眼，剧咳，壮热，此为应有证象。抓鼻是虚，咬牙是痉，乃入脑之象，最是危险，此为不应有症。热闭不得出，更助其传里，因而有此证情。万险，或者尚可挽救，但无把握。

葛根三钱，归身三钱，方通八分，象贝三钱，赤苓三钱，炙草六分，橘红一钱五分，鲜生地三钱，茅根三钱，杏仁三钱，生石膏一钱五分，淡芩一钱。

二诊　二月十九日晨

溲多，齿润，舌光。便不当烦躁，气急，今不尔，是将作衄。此是小逆，余外各切都正当，脉太数。

鲜生地三钱，归身三钱，炙苏子三钱，炙草六分，连翘三钱，茅根三钱，淡芩一钱，杏仁三钱，象贝三钱，薄荷一钱，茅花一钱五分，栀皮一钱（炒）。

三诊　二月十九日午

耳后肿是瘟毒，其势甚暴，非从速消之不可。拟内外并治，冀得脱险。

炒牛蒡三钱，马勃八分，炙僵蚕一钱五分，银花三钱，胆草三分，滁菊二钱，赤芍一钱五分，川贝三钱，枳实一钱，竹茹一钱五分，甘中黄一钱。

四诊　二月十九日晚

原方加乌犀尖三分（磨冲），归身三钱，鲜生地四钱，胆草二分。

五诊　二月二十日晨

颐肿已略软，继续敷药，可免溃脓之险。麻回脉平都尚无大坏象，即小小烦躁亦属应有。惟面部仍有灌脓之瘰，此实不当有之物，亦未经见过。有如此之甚者，深以为虑。

鲜生地三钱，赤芍一钱五分，胆草一分，象、川贝各三钱，知母一钱，甘中黄一钱，炙苏子三钱，炙僵蚕一钱五分，归身三钱，乌犀尖一分半（磨，冲），杏仁三钱，银花三钱。

六诊　二月二十日晚

麻回，音略哑，此是麻症当有证象。寐安，有溲，均好。大便尚未正轨，肠胃气化未复，故不退热，尚未可予以食物，只宜略进米汤。此外别无败象，须以时日，当瘥。

归身三钱，炙草六分，大生地三钱，茅根三钱，杏仁三钱，知母一钱，草决明三钱，川贝三钱，胆草一分，川连一分，花粉一钱。

七诊　二月二十一日

颌下肿处已全软，寐安，脉甚和，粪溏色黄黏腻，比较昨日为正路，舌光是胃虚，此外无他。是已脱险，有此现象无虑，更有目疾。

大生地三钱，归身三钱，橘络一钱五分，赤、白芍各三钱，滁菊一钱五分，草决明三钱，杏仁三钱，元参二钱，花粉一钱。

八诊　二月二十二日晨

手常入口，大虚之候，脉亦虚甚。麻已回，热尚未清。此时更服凉药，必增烦躁，当从权进补，冀不生枝节。

炙芪三钱，钗斛三钱，知母一钱，归身三钱，姜夏一钱，川贝三钱，杏仁三钱，橘红一钱五分，大生地五钱，茯神三钱。

九诊　二月二十二日晚

麻证之后，热不清，夜间且略高，是虚热。音哑，口糜，目封。以上各节惟口糜为最重要，因胃阴伤也。

竹叶十片，滁菊一钱五分，生石膏一钱，知母一钱，川贝三钱，人参须五分，杏仁三钱。

十诊　二月二十三日

手动不已，频自抓唇，自是虚甚之候。昨药甚补，药后虽闷，能安寐，尚算能受补，是好消息。口中津液奇干，急须救津。不气急，亦尚未动肝风，当以培元为主。惟病太重，尚未能乐观耳。

西洋参三钱（另煎，冲），钗斛三钱，天冬三钱，知母一钱，川贝三钱，法夏五分，钩尖三钱，杏仁三钱，归身三钱，鲜生地五钱。

十一诊　二月二十四日

津液并不算干，脉数有胃气。惟不能酣寐，手自抓鼻，及两手自捯不止。昨夜大便两次，第一次纯青色，二次黄色，亦不甚正当。麻则已回，论脉及神气呼吸均不坏。不能寐，手自抓，有青粪，是病之要点。虚已略回，青粪须考虑。现在确不能说顺手，但决无不测。舌苔甚厚，其不寐是胃不和。

枳壳六分，竹茹一钱五分，川贝三钱，秫米三钱，归身三钱，焦谷芽三钱，法夏一钱，腹皮三钱。

马小姐　二月二十二日

壮热，汗多，略咳，舌苔厚，舌尖红。是时邪感冒，兼有宿积。

葛根一钱五分，腹皮三钱，川连三分，淡芩一钱，竹茹一钱五分，枳实一钱，炙草六分，茅根三钱，杏仁三钱，楂炭三钱，馒头炭三钱。

二诊　二月二十三日

得粪多许，病当减。咳剧，只予宣达，恐其出瘀子，仍带透发。

葛根一钱，建曲一钱（炒），扁衣三钱（炒），淡芩八分，象贝三钱，焦谷芽三钱（炒），橘红一钱五分，杏仁三钱，炙草六分，薄荷一钱（后下）。

三诊　二月二十五日

内热颇重，瘀尚未透全，亦封眼，可知不廉。

葛根一钱五分，生石膏一钱五分，川连三分，茅根三钱，芦根五寸，归身三钱，炙草五分，淡芩一钱，无价散半分。

四诊　二月二十七日

头摇不止，热壮。瘀子未回，遽呈流行性脑炎症状，自是险症。现在姑止瘀子，以治脑为主。

川连三分，胆草四分，淡芩一钱，象贝三钱，羌活五分，防风六分（炒），炙苏子三钱，归身三钱，炙草六分，杏仁三钱，大生地三钱，秦艽一钱五分，葛根一钱。

五诊　二月二十八日晨

寐较安，神色亦好，头摇较少。急性病既转机，便无妨。

川连三分，胆草三分，元参一钱五分，甘中黄一钱，杏仁三钱，归身三钱，鲜生地四钱，板蓝根三钱，茅根三钱，芦根一尺，炙苏子三钱，象贝三钱。

六诊　二月二十八日晚

舌略糙，脉平，规矩权衡不坏。

葛根一钱，方通八分，茅根三钱，炒车前三钱，芦根六寸，鲜生地四钱，胆草三分，赤、猪苓各三钱，花粉一钱。

七诊　二月二十九日

此儿因瘀后脑炎，致邪不得外达，现在咳不爽，头仍摇，脑炎尚未全除，咳嗽恐其延久。固然无生命之险，惟咳若不得即愈，成百日咳，亦属可虑。

葛根一钱五分，象、川贝各三钱，杏仁三钱，炙苏子三钱，橘红一钱五分，瓜蒌皮二钱，胆草三分，归身三钱，桑叶三钱。

八诊　二月三十日

舌尖红，遍身暵燥，是犀角证，人血分也。

川连三分，胆草五分，杏仁三钱，鲜生地五钱，归身五钱，滁菊三钱，方通八分，钩尖三钱，川贝三钱，炙草六分，猪苓三钱，安脑丸一粒药（化服），乌犀尖四分（刨片，先煎）。

九诊　三月二日

热退尚未净，脉与神气均好，微咳，气急。咳为痧后余邪出路，宜令畅，畅则气不急。索食是胃气已复，食物宜少予、频予。尚须忌口，只宜粥汤及乳。

连翘三钱，炙草六分，归身三钱，栀皮一钱（炒），淡芩八分，炙苏子三钱，桑叶三钱，杏仁三钱，橘红一钱五分。

十诊　三月三日

汗多，热较退，现在似已清，惟有晶㾦，㾦本不妨，但恐黎明时仍作微热。脉甚好，神气亦好，当不致有何变动。见㾦亦是虚象，宜养血。

归身三钱，细生地三钱，知母一钱，赤芍一钱，川贝三钱，炙草六分，杏仁三钱。

十一诊　三月六日

色脉实已无病，早起热不除或当渐除。衡量情形，当补。

焦白术八分，焦谷芽三钱，杏仁三钱，炒白芍一钱，炙草六分，桑皮一钱五分，云苓三钱，归身三钱。

小儿门　咳嗽类

钱孩　一月十二日

发热自退，咳剧，须宣达。神色、脉象均好，无妨。

炙苏子三钱，象贝三钱，杏仁三钱，桑叶三钱，橘红一钱五分，淡芩六分，茅根三钱（去心），竹茹一钱五分，枳实八分。

吴孩　一月二十三日

咳经月不止，舌有热象，并有些微寒热，清之。

薄荷一钱（后下），桑叶三钱，淡芩八分，象贝三钱，杏仁三钱，橘红一钱五分，桔梗四分，茅根三钱，炙苏子三钱，瓜蒌皮一钱五分。

唐孩　二月二十日

咳全不爽，舌边光，曾服金鼠矢而未种牛痘，是则生命在不可知之数矣。

葛根一钱五分，川连二分，炙苏子三钱，川芎四分，象贝三钱，橘红一钱五分，淡芩五分，桔梗六分，杏仁三钱。

龚宝宝 二月二十四日

咳嗽，发热，舌有热象。病在肝胃，清宣可愈。

淡芩一钱，象贝三钱，炙草六分，杏仁三钱，桑叶三钱，葛根一钱五分，橘红一钱五分，川连三分，芦根五钱。

黄宝宝 二月二十九日

咳剧，不发热，夜甚。是有积胃逆，故夜咳。

枳实一钱，竹茹一钱五分，杏仁三钱，炙苏子三钱，楂炭三钱，淡芩一钱，象、川贝各三钱，腹皮三钱。

陈宝宝 三月二日

剧咳，不发热，两便自可。但宜宣肺，勿吃荤。

象贝三钱，橘红一钱五分，杏仁三钱，炒防风八分，炙苏子一钱五分，淡芩八分，桔梗五分，云苓三钱，腹皮三钱，楂炭三钱，枳实六分，胆草一分。

张孩 三月二十二日

伤风初起，仅喉痒，咳嗽不爽，则以渐传里。传里之后，发热则为急性肺炎，外出则为痧疹，不可忽略。

炒防风八分，杏仁三钱，橘红一钱五分，炙苏子三钱，炒荆芥六分，象贝三钱，桔梗六分，香葱白一个。

二诊 三月二十三日

热退，咳亦减，肺炎与痧子均可幸免。咳未净除，当再宣达。

川、象贝各三钱，杏仁三钱，炙苏子三钱，桔梗六分，炒防风六分，橘红一钱五分，淡芩六分。

郑孩 三月二十三日

久咳不愈，色脉均佳，惟咳甚剧。婴儿仅八个月，伤肺则为顿咳，发热则为肺炎，是为可虑。

枳壳八分，焦谷芽三钱，象贝三钱，杏仁三钱，沙参一钱，炙苏子三钱，橘红一钱五分，鸬鹚咳丸一钱五分。

裘孩 三月二十三日

咳嗽未除，昨发热，现已退。虚象仍在，舌已化燥，当易甘温为甘凉。

细生地三钱，杏仁三钱，川、象贝各三钱，炙苏子三钱，知母一钱，云苓三钱，归身三钱，鸬鹚咳丸一钱五分（入煎）。

葛孩 十月六日

喉间痰声漉漉，颜额热，手冷，面部规矩权衡不合，此儿甚矜贵。

胆星八分，炙草六分，小朴二分，枳实八分，葛根一钱，楂炭三钱，腹皮三钱，归身一钱五分。

徐童 十月五日

剧咳致吐血。观其色脉，肺气已伤。若痰沫则险，痰黏则危。

麦冬三钱，象、川贝各三钱，杏仁三钱，橘络一钱五分，茜根炭三钱，炙草六分，炙款冬一钱，苡仁三钱，蚕豆花露一两（冲）。

赵孩 十月十六日

神色不甚健全，病不过小小感冒，然先天不足，殊矜贵。

象贝三钱，杏仁三钱，腹皮三钱，橘红一钱五分，炒荆、防各八分，薄荷一钱（后下），竹茹一钱五分，馒头炭三钱，炒香豉一钱。

二诊 十月十九日

仍壮热，舌润纹紫，咳夜剧，有惊象，体弱甚可虑。

葛根一钱，杏仁三钱，橘皮一钱五分，楂炭三钱，炙草六分，象贝三钱，枳实八分，腹皮三钱，归身三钱，焦谷芽三钱。

三诊 十月二十一日

神色尚好，热亦退，大份无妨。

象贝三钱，杏仁三钱，归身三钱，炙草六分，钩尖三钱，焦谷芽三钱，馒头炭三钱。

黄孩 十月二十日

大病之后，肌肉已充，元气未复，口味甜，喉痒，是新有感冒。

象贝三钱，杏仁三钱，橘红一钱五分，炒防风八分，炒车前三钱，云苓三钱，炙草六分，归身三钱，防己八分。

二诊 十月二十二日

神气较活泼，胃纳不香，有苔，前半光，是因食物太多之故，宜带饥便瘥。

喉痒是伤风。

前胡一钱，象贝三钱，杏仁三钱，橘红一钱五分，桔梗四分，炙草六分，炒防风六分，归身三钱。

三诊　十月二十五日

色脉均佳，其咳是伤风，无大害，宜素食。

象、川贝各三钱，杏仁三钱，橘络一钱五分，炙草六分，归身三钱，炙苏子三钱，炙款冬一钱，炒防风八分。

边孩　十一月二十四日

咳黄腻痰，脉洪滑，舌有热象。为日尚浅，只算风热为患，延久却是肺痈。

桑叶三钱，桔梗六分，杏仁三钱，橘红一钱五分，兜铃一钱，竹茹一钱五分，象贝三钱，生草六分，炒防风六分，淡芩六分。

唐孩　十一月二十六日

咳，发热。今早因剧咳吐血，本是时症，须防痧子。吐血则用药掣肘，幸神色尚好。

象贝三钱，杏仁三钱，桑叶三钱，炒防风六分，橘红一钱五分，炙苏子三钱，炙草六分，丹皮八分，淡芩八分，薄荷一钱，茅根三钱，白薇一钱。

施孩　十一月二十六日

颜额见焦黄色，眼帘微肿，咳剧不能寐。病全在肺，不鼻扇，尚无妨。

天、麦冬各三钱，杏仁三钱，归身三钱，川、象贝各三钱，炙紫菀一钱，橘红一钱五分，炙草六分，炙苏子一钱五分。

王孩　十一月二十八日

热尚未退，气急鼻扇，剧咳。已成急性支气管炎症，当专力治肺，一面宣达，佐以分利，其发热姑置之。

象贝三钱，杏仁三钱，归身三钱，橘红一钱五分，前胡一钱，淡芩一钱，炙苏子三钱，赤苓三钱，炙草六分，梗通八分，炒车前三钱，炒防风八分，茅根三钱（去心）。

二诊　十一月三十日

气管热已减，表热仍未退，病情较前为减。

淡芩八分，竹茹一钱五分，腹皮三钱，枳实八分，象贝三钱，炙草六分，杏仁三钱，炙苏子三钱，茅根三钱（去心），葛根一钱，楂炭三钱，方通八分。

三诊　十二月二日

鼻扇有间歇时，色脉较前又略佳，颇有向愈光景。鼻扇，须净除，方无险。

淡芩一钱，枳实一钱，竹茹一钱五分，象贝三钱，杏仁三钱，炙苏子三钱，橘红一钱五分，前胡一钱，炒防风八分，茅根三钱。

张孩　十二月三日

壮热，汗漐漐然，营卫不得和。舌苔厚白，边尖皆略光。此因外感，郁不得达，故咳不爽，手战，舌亦战。恐其成惊，不可吃，只宜带饿。

枳实一钱，竹茹一钱五分，茅根三钱，淡芩一钱，炙草六分，桑叶三钱，葛根一钱五分，象贝三钱，楂炭三钱，腹皮三钱，馒头炭三钱。

二诊　十二月五日

苔厚，舌边光，热未退，头痛。是有积，宜两解，如大柴胡法。

柴胡六分，葛根一钱五分，枳实一钱，麻仁丸一钱（入煎），秦艽一钱五分，炙草六分，淡芩八分。

戴孩　十二月五日

舌苔颇糙，腹痛，是食积。惟见气急鼻扇，内热甚重，腹痛无妨，咳嗽要紧。

淡芩一钱，竹叶十五片，象贝三钱，杏仁三钱，桑叶三钱，橘红一钱五分，炙苏子三钱，木香一钱。

二诊　十二月七日

咳瘥，热退，舌质绛，苔剥，腹痛，便溏，宜慎食。

竹茹一钱五分，淡芩八分，细生地三钱，木香一钱，象贝三钱，杏仁三钱，橘红一钱五分，炙草六分，白芍一钱五分（炒）。

三诊　十二月九日

唇舌都绛，舌面有毛刺，胃热甚重，亟清之。

芦根四寸（去节），竹叶十片，淡芩一钱，鲜生地三钱，炙草六分，杏仁三钱，象贝三钱，橘红、络各一钱五分。

王孩　十二月十三日

咳嗽有黄涕，舌有苔，吮乳时咳，其为胃热可知。

淡芩八分，枳实一钱，竹茹一钱五分，姜夏一钱，杏仁三钱，象贝三钱，桑叶三钱，薄荷一钱（后下），炙草六分，馒头炭三钱。

沈孩　十二月二十六日

咳嗽，气急，鼻扇，面色灰败，是急性肺炎已至不可收拾之境，勉方以尽人事。

炙苏子三钱，杏仁三钱，炙桑皮一钱五分，橘红一钱五分，炒乌药一钱，象、川贝各三钱，淡芩八分，梨汁半杯（冲）。

小儿门　食积类

李孩　一月十四日

舌光，面黄而肿，病在半个月以上，发热不退，是伤食感寒之候。

枳实一钱，腹皮三钱，云苓三钱，竹茹一钱五分，木香一钱五分，杏仁三钱，楂炭三钱，公丁香四个，炒香豉三钱，方通八分。

二诊　一月十六日

舌光色白，神气萎顿，热尚未退，面色仍黄。病有险，亟宜慎食。

茵陈三钱，方通八分，楂炭三钱，赤、猪苓各三钱，炒车前三钱，归身三钱，腹皮三钱，木香一钱，炙草六分。

殷孩　一月二十八日

色脉甚佳，咳痰不爽，胃呆，腹痛。因吃年糕起，当消导。

腹皮三钱，楂炭二钱，象贝二钱，枳实一钱，橘红一钱五分，炙草六分，竹茹一钱五分（虚人三钱），茅根三钱，焦谷芽三钱，炒荆芥四分。

朱官官　二月二日

脉缓舌剥，是多食伤胃，故腹痛，宜消导。

枳实一钱，腹皮三钱，赤芍一钱五分，竹茹一钱五分，木香一钱五分，云苓三钱，楂炭三钱，归身三钱。

王孩　二月三日

舌剥，咳，因胃气不降，是伤食之故。其咳必夜剧，猝不得愈。

枳实八分，淡芩八分，橘红一钱，竹茹一钱五分，象贝三钱，归身三钱，秫米三钱，法夏一钱，防风四分，蒸于术五分，焦谷芽三钱。

农宝宝　二月十五日

舌疳，脉弱，面黄，胃尚好而不肯行动，从大病后不复元，迄今经年，亦疳证，乃慢性重大险症。

潞党一钱五分，云苓三钱，木香一钱，蝎尾三分（研，冲），焦白术一钱，炙草六分，制香附三钱，霞天膏三钱。

二诊　二月十九日

从疳积治，反见泄泻。再服当不泻，脉虚甚，病绝险。

潞党一钱，云苓三钱，木香一钱，枣仁三钱（炒），霞天膏三钱（冲），焦白术一钱，炙草六分，炙芪三钱，蝎尾三分（炙），伏龙肝一钱五分，柴胡六分。

陈宝宝　二月二十三日

山根隐青，舌后半苔厚，发热，泄泻，是感寒停积。热盛则易惊，不可不防。

枳实一钱，楂炭三钱，焦谷芽三钱，竹茹一钱五分，腹皮三钱，象、川贝各三钱，杏仁三钱，葛根一钱五分，淡芩八分。

张宝宝　二月二十四日

舌边光，苔厚，粪青紫色。食积多，胃肠无消化力，其病必剧。

枳实一钱，扁衣三钱（炒），建曲一钱（炒），杏仁三钱，葛根一钱，木香一钱，川连三分，腹皮三钱，象贝三钱，楂炭三钱，馒头炭三钱。

二诊　二月二十五日

原方加淡芩一钱。

王孩　二月二十八日

苔黄厚，积甚多。胃气上逆乃头痛主因，本可达原饮，惟现在须防脑炎。

槟榔六分，枳实一钱，归身三钱，川连三分，竹茹一钱五分，白薇一钱，胆草三分，常山六分，藁本五分。

刘孩　三月五日

舌绛苔干，是热泻，因有积。色白是不消化，不是寒。

楂炭三钱，川连三分，方通八分，枳实一钱，淡芩一钱，象贝三钱，腹皮三钱，赤苓二钱，杏仁三钱，葛根八分，馒头炭三钱。

黄宝宝　三月五日

神气甚好，咳夜剧，是有积。

象贝三钱，炙草六分，归身三钱，杏仁三钱，防风六分，桑叶三钱，方通八分，橘红一钱五分，法夏一钱。

邓孩 三月六日

候色脉无甚病证，大便色白是伤食。惟其伤食，故吃弗落。

枳实一钱，腹皮三钱，竹茹一钱五分，楂炭三钱，归身三钱，炙草六分，馒头炭三钱。

朱孩 三月十四日

便溏是伤食，神色脉象尚好，应无大害。

枳实八分，木香一钱，云苓三钱，扁衣三钱（炒），楂炭三钱，腹皮三钱，建曲一钱（炒），馒头炭三钱。

吴孩 三月十八日

脉平，舌尖绛，中心有结苔，此因有积。胃气不降，故咳不止。其舌尖绛是已动虚火，汗太多，宜止之。

川连三分，竹茹一钱五分，牡蛎三钱，蒌仁一钱五分（去油），枳实八分，白芍一钱五分，杏仁三钱，川贝三钱，淡芩八分，桔梗四分。

顾童 三月十九日

发热三天，寐中辄惊跳。此非虚，乃停积所致。故大便不爽，咳亦因胃逆。

竹茹一钱五分，楂炭三钱，淡芩八分，川连三分，枳实八分，腹皮三钱，小朴二分（炒），茅根三钱。

鲍童 三月二十二日

痧后不咳，热退，本属佳朕。今又发热，便溏，腹胀，是食复也。禁止一切杂食，但吃粥，乃得。

枳实八分，连翘三钱，楂炭三钱，葛根八分，竹茹一钱五分，薄荷一钱（后下），腹皮三钱，馒头炭三钱。

周孩 三月二十三日

顿咳久不愈，舌燥而剥，咳夜甚。此因胃中有积，胃气不降，故尔。

枳实一钱，沙参一钱五分，杏仁三钱，橘红一钱五分，竹茹一钱五分，象贝三钱，桔梗六分，淡芩八分，炙草六分，鸬鹚咳丸一钱五分。

程孩 十二月二日

食积为患，胃气逆，故牙痛龈肿。

石膏一钱五分，枳实八分，炙草五分，淡芩八分，竹茹一钱五分，麻仁丸五分。

史孩 八月二十四日

舌边尖光，中心苔略糙，神气略萎顿，泄泻发热，是感寒停积之候，却不能过温，脾寒胃热也。

竹茹一钱五分，木香一钱五分，建曲一钱（炒），杏仁三钱，枳实一钱，扁衣三钱（炒），象贝三钱，赤、猪苓各三钱，芡实三钱，炙草六分，方通八分，葛根一钱。

陈孩 八月二十五日

伤食而痢，色脉尚无他，惟所食过多，恐尚有大变化。

枳实炭一钱五分，油当归三钱，楂炭三钱，木香一钱五分，槟榔八分，白头翁三钱，焦谷芽三钱，馒头炭四钱。

二诊 八月二十六日

痢除，色脉均佳。当养营善后，可以开荤，还宜慎食。

归身三钱，潞党一钱，云苓三钱，炒扁衣三钱，白芍一钱五分，炙草六分，苡仁三钱，橘络一钱五分。

许孩 十月七日

食物太多，消化力不及彀，故舌光。已伤食，更进食不已，不病何待。今已发热，更恣予食物，且成大病。

枳实一钱，楂炭三钱，云苓三钱，馒头炭三钱，竹茹一钱五分，炙草六分，腹皮三钱。

何孩 十月十六日

壮热，手冷，舌剥。感寒停积，虽有涕泪，亦须防起惊，以胃肠实故也。

腹皮三钱，枳实一钱，炙草六分，栀皮一钱（炒），楂炭三钱，象贝三钱，橘红一钱五分，薄荷一钱，香豉三钱（炒），荆、防各七分，馒头炭三钱。

小儿门　泄泻类

蒋宝宝 一月九日

脉缓滑，舌色、神气亦都平正，患泄泻夜甚，当是感寒停积。

炒建曲一钱，腹皮三钱，馒头炭三钱，炒扁衣三钱，楂炭三钱，炒车前一钱五分，芡实三钱，木香一钱五分。

庞孩　一月十三日

感寒故腹泻，咳亦因感冒，因泻去水多则渴。

炒荆、防各七分，杏仁三钱，川贝三钱，桔梗四分，橘红一钱五分，炙草六分，炒扁衣三钱。

二诊　一月十四日

发热，泄泻，舌无寒象，咳不爽，恐成痢。

炒建曲一钱，楂炭三钱，芡实三钱，炒扁衣三钱，木香一钱五分，云苓三钱，腹皮三钱，制香附三钱，馒头炭三钱。

陆孩　二月九日

头向后仰为脊髓炎，脉当迟；向前倾为天柱倒，手足当弛缓。今不尔，是两者都非，是病得之恐怖，本易入脑，但现在无脑症，凡安脑药及香药皆不宜乱服。大便泄泻，颜额微热，可略事升举、解肌。今用最轻剂等于弗药，徐候其自复为最稳当。

薄荷一钱（后下），炒扁衣三钱，归身三钱，茅根三钱，钩尖三钱，炒建曲一钱，木香八分，炙草六分。

赵宝宝　二月十二日

泄泻是感寒，神气安详，自无大害。凡热当外达，泻则陷，是当止之。如痰则是痢，当以通为止。

葛根一钱，腹皮三钱，枳实一钱（炒），归身三钱，木香八分，炒建曲一钱，白头翁三钱（酒洗）。

邬孩　二月十四日

泄泻，舌无寒象。常患此，别无病。肠胃薄，宜摒除杂食。

木香一钱五分，炒建曲一钱，云苓三钱，薄荷一钱（后下），炒扁衣三钱，芡实三钱，炙草六分。

二诊　二月十五日

泄泻甚剧，多白沫，余无病，神气脉象亦好，拟予健脾。

木香一钱五分，芡实三钱，炙草六分，炒扁衣三钱，炒建曲一钱，云苓三钱，梗通八分，焦白术一钱。

三诊　二月十七日

脉舌均无寒象，泻则不止，于病理不合。

木香一钱五分，炒扁衣三钱，炒建曲一钱，云苓三钱，泽泻八分，芡实三钱，方通八分，馒头炭三钱。

李孩　二月十四日

感寒泄泻，尚未化热，然胃中本热，今有表邪陷里之倾向，是当举之，不当温化。

葛根一钱五分，木香一钱，炒扁衣三钱，炒建曲一钱，云苓三钱，腹皮三钱，楂炭三钱，炙草六分，川芎四分。

二诊　二月十七日

面黄不甚腴润，舌绛干，边光，是已化热。恐其惊厥，因舌色面色均不平正。

葛根一钱，薄荷一钱（后下），川连三分，炒扁衣三钱，芡实三钱，云苓三钱，茅根三钱（去心），芦根六寸。

三诊　二月二十日

热尚未退，咳不甚畅，神色则甚好，脉颇平正，是无妨碍。仍须防出痧疹，宜慎调护。

茅根三钱（去心），葛根一钱五分，象贝三钱，淡芩八分，橘红一钱五分，桑叶三钱，归身三钱，杏仁三钱，竹茹一钱五分，炒扁衣三钱。

许孩　二月十七日

感寒泄泻，舌尖光，根际有厚苔。是有积，积与寒并，故泻是当举，须防发热，但热是里病，外达，热乃愈。

葛根一钱五分，炒建曲一钱，炒扁衣三钱，炒枳实八分，炮姜二分，竹茹一钱五分，云苓三钱，木香八分，馒头炭三钱。

金孩　二月二十四日

泄泻次数多，目赤，微烦，先寒后热，却有泪，才三日，须防惊。

木香一钱五分，川连三分，淡芩八分，葛根一钱，赤苓三钱，木通八分，茅根三钱，草决明三钱。

二诊　二月二十五日

壮热无汗，泄泻，见手颤，防成惊，须速除其热。

枳实一钱，楂炭三钱，钩尖三钱（后下），竹茹一钱五分，腹皮三钱，葛根一钱五分，淡芩一钱，炙草六分，茅根三钱，胆草一分，木香一钱。

改方　二月二十六日

川连三分，象贝三钱，葛根一钱，炙草六分，茅根三钱，橘红一钱五分，杏仁三钱，桑叶三钱，淡芩一钱。

方孩　三月十九日

泄泻，粪色黄。是感寒，当略温之。

小朴三分（炒），枳实一钱，川贝三钱，腹皮三钱，楂炭三钱，炒扁衣三钱，云苓三钱，木香一钱五分。

罗孩　八月二十一日

感寒泄泻，已经转痢。当予健脾，不可强止。

炒扁衣三钱，炒建曲一钱，腹皮三钱，楂炭三钱，芡实三钱，木香一钱五分，青、陈皮各一钱。

蔡孩　八月二十三日

泄泻日四五次，舌苔黄厚尖光，热有起伏。热病屡感寒，停积却有成痢之倾向，更须防起惊。

枳实一钱，炒建曲一钱，木香一钱，楂炭三钱，钩尖三钱，腹皮三钱，栀皮一钱（炒），焦谷芽三钱，柴胡五分。

二诊　八月二十四日

泄泻差减，神气亦好，舌有黄厚苔，是尚有积。

枳实一钱，竹茹一钱五分，钩尖三钱，焦谷芽三钱，楂炭三钱，腹皮三钱，木香一钱，茯苓三钱。

孙孩　八月二十九日

手温囟陷，泄泻日十余次，甚多系黄水。舌苔厚而松，舌尖正气与邪同陷，故外表不热，而后脑较热。现脉尚无他，面色亦尚可，不气急。可速速治疗，此病变化颇多，可以成痢，可以传脑。

木香一钱五分，芡实四钱，煨葛根一钱，焦谷芽三钱，赤苓三钱，苡仁四钱，炒扁衣三钱，煨生姜一片，灶心上五钱。

王孩 九月四日

发热，泄泻，泛恶。此孩是神经质，易起惊。

葛根一钱五分，川连三分，木香八分，炒扁衣三钱，炒建曲一钱，馒头炭三钱，云苓三钱，炙草六分，杏仁三钱，橘红一钱五分，香葱白一个。

朱孩 十月五日

泄泻清水，日五六次，舌面糙，尖光。乃脾阳下陷之故，举之。

川芎四分，炒扁衣三钱，炒建曲一钱，芡实三钱，云苓三钱，炙草六分，煨葛根八分，煨姜一片。

二诊 十月七日

泄泻略减未除，却微发热，当止泻又当达热向外。

葛根一钱五分，腹皮三钱，木香一钱五分，楂炭三钱，枳实三钱，炒建曲三钱，炒扁衣三钱，茯苓三钱，升麻一分。

王孩 十二月十二日

泄泻，多汗，手足常动。舌光中剥，却根际有苔。是热陷而泻，故躁而惊。

葛根一钱，淡芩八分，建曲一钱（炒），炙草六分，枳实一钱，炒扁衣三钱，秦艽一钱五分，杏仁三钱，象贝三钱，防风六分，桑叶三钱，橘红一钱五分，蒺藜一钱五分。

小儿门　杂病类

徐孩 一月二十八日

婴儿三个月，胎火奇重，青脉满布，鼻塞，口干。此不易长成，因有先天病故。

滁菊三钱，钩尖三钱（后下），车前三钱，淡芩一钱，川连三分，大生地三钱，桑芽三钱。

郁孩 一月二十一日

两个月婴儿，寒热，耳烂，颔下有疮，舌战，二便尚可，肝胆之气逆故尔。此儿胎火太重，恐甚矜贵。

炒荆、防各七分，赤芍一钱五分，赤苓三钱，车前三钱（炒），方通八分，茅根三钱（去心），生草五分，川连三分。

田孩 一月二十四日

湿疮、红瘰是胎毒，能自发出甚佳，若逼之向里则有生命之险。

赤芍一钱五分，归身三钱，蒺藜二钱，炙僵蚕一钱五分，川贝三钱，杏仁三钱，梗通八分，车前三钱（炒）。

余宝宝 一月二十九日

两目皆起翳障，右目瞳仁已坏，项强，脚痛，终日迷睡。此因药力太暴，未能治病，反乱脏气，所以如此。候其脉舌，暂时尚无生命之险。然既不能愈，并不能坏，苦乃弥甚。勉事和解，俟其脏气自复，冀得保全生命，再能使左目见物，即是万幸。

大生地四钱，赤芍二钱，枣仁三钱（炒），柏子仁三钱，草决明三钱，胆草四分，归身三钱，郁李仁三钱，天冬三钱，犀角粉二分（冲），梨汁半杯（冲），安脑丸一粒。

二诊 二月二日

两目皆有翳障，右目瞳仁确已全坏，左目神水不清，亦不能恢复。脉较前为佳，停匀有序，表里热全退，手足瘛疭。惟睾丸上悬，舌色光润，深恐肾气不能自还。若药后睾丸得下，即生命可望保全。

草决明三钱，夜明砂三钱（炒枯），泽泻六分，滁菊三钱，归身三钱，上猺桂半分（研，冲），蒺藜三钱，赤芍二钱，杏仁三钱，胆草三分，人参须一钱（另煎冲）。

宋孩 三月十四日

大肉尽削，肌肤甲错，咳不止，热不退，舌殷红而光，面部见红块如疖。虚损已成，本不治，便臭，尚是一线希望。

知母一钱，天冬三钱，川贝三钱，归身三钱，炙草六分，杏仁三钱，猺桂心二分（冲），细生地三钱。

陆童 九月十二日

肤燥见红点，此非痧子，乃血中湿热从肤腠外达，甚佳。鼻衄，当清。

滁菊一钱五分，茅花一钱五分，象贝三钱，桑枝三钱，薄荷一钱，赤芍三钱，川芎四分，杏仁三钱。

张宝宝 十月十四日

先便血，旋面部发湿疮，而便血略减，神气脉舌均好，无妨，可导之下行。

淡芩五分，赤芍一钱五分，川贝三钱，怀膝三钱，炒槐米三钱，法夏一钱五分，炙草六分，炙僵蚕一钱五分，炒荆芥四分。

二诊　十月十八日

疮痒，便血不止，目眵，脱肛。肝热在上，肾虚于下，虽神气甚好，而所患之病绝非童稚所应有。

焦白术一钱，杏仁三钱，茵陈三钱，川芎六分，归身三钱，枸杞三钱，生芪三钱，炒荆芥六分，棕皮炭三钱。

张孩　十月二十三日

初起痢疾。腹硬，便溏，旋热退，更见血，是逐渐传变光景。病已四个月，候其面色，当成疳积，拟补脾。

木香一钱，腹皮三钱，象贝三钱，杏仁三钱，橘红一钱五分，炒荆芥八分，炒防风八分。

王孩　十月二十五日

遍身如干癣作痒，齐腰而还，下半身则无。是因血燥，不可逼之向里，否则有危险。

炒荆、防各七分，蒺藜三钱，炙僵蚕一钱五分，赤芍一钱五分，连翘三钱，淡芩八分，归身三钱，二妙丸一钱（入煎）。

丁孩　十月二十八日

舌剥且干，无涕泪，腹胀，上及胸脘，二便均多，病因中毒起。

当归龙荟丸四分（吞），西洋参七分，生甘草七分。

金孩　十月七日

藏府有权，故病能从皮肤外达。毕竟是病，假使内部清楚，即无物可发。

蒺藜三钱，炒防风八分，象贝三钱，赤苓三钱，木通八分，橘皮一钱五分，连翘三钱，炒车前三钱，杏仁三钱，桑枝三钱。

陈童　十一月十二日

风块愈发愈好，当以药力助之，不过此孩血不清，其病毒来自先天，恐不能健全。

归身三钱，蒺藜三钱，赤芍一钱五分，桑枝三钱，炒防风六分，炙草六分，天麻三钱。

二诊　十一月十四日

遍身痤痱，面有癫疯，肢凉，丸大囊肿，胸骨高，先天症甚显著。

归身四钱，大生地五钱，蒺藜三钱，天麻三钱，防风八分，桑枝三钱，杏仁三钱，滁菊二钱，枸杞三钱，苁蓉三钱，泽泻六分。

三诊　十一月十六日

遍身痤痱，别无所苦，肾囊湿肿，是外达之象。但亦不可过当，深恐外证过剧，则体工起反应，当以平剂培元。

归身三钱，赤芍一钱五分，杏仁三钱，天麻三钱，蒺藜三钱，绵仲三钱（炒），炙草六分。

四诊　十一月二十日

唇燥裂，肢凉，便闭，见证如下疳。童稚有此，其为先天病无疑，姑事分利，以减其势。

草薢一钱五分，草梢一钱，桑枝三钱，丹皮一钱，归身三钱，车前三钱（炒），木通八分，土茯苓三钱。

李孩　十一月二十七日

腺体已坏，运动神经亦坏，故半身不遂，涎多。婴儿有此，得自痧疹之后，阅时经年，是不可为。

回天丸半粒，六味地黄丸三钱。

煎汤去渣下丸药。

徐童　十二月六日

湿热上燔，寒热，头昏，耳烂，面肿，脚软。宜苦降，宜忌口。

胆草二分，赤芍二钱，淡芩八分，归身三钱，炒川连三分，炒车前二钱，炙草六分，茵陈三钱。

以上戊辰、己巳年案

临证演讲录

临证演讲录

武进恽铁樵讲　受业江阴章巨膺编校

哮喘咳嗽

庄时俊
吴季池　记录

　　湖北刘姓妇，年四十许，侨居沪上。患咳，屡治不效，延余诊治。其证形寒剧咳，与寻常感冒之咳无甚显异，惟咳时觉喉间味辣，为此证关键。可以知其是肺气虚寒。当用猺桂、干姜、桂枝等药，以温纳肾气而敛其咳。药后病良已。

　　越数日，到敝寓复诊。因其舌边色绛，乃减姜桂，加地骨皮三钱。岂知翌晨即请拔早出诊，谓服前数方病大减，服昨方乃忽加剧。其夫复言曾有房事，不知是否因此致剧。余谓夫妇之际，乃天地生理之自然，何致于此？所以致此，乃地骨皮之过也。原方除地骨皮，加重姜桂，一剂霍然。

　　吾言至此，知诸同学必有急切欲问之事。即咳而喉辣，何以知是肺虚寒？肺虚寒，又何以须温肾也？诸同学犹忆《内经》以辛为肺味乎？辣即辛也。致咳之原因虽甚多，作咳之关键总在肺。咳而致喉辣，即是真脏味见。真脏味见，等于真脏脉见。《内经》之所谓藏，所谓藏气、藏德，谓其藏而不见也。今肺之脏味不藏，故知是肺气虚寒，非杏贝等药所能愈。古人又言"肺肾同源"，哮喘之证，多由肾不纳气，故宜温肾，此皆就理论上言也。鄙人所以知喉辣是肺虚，亦由临证实验而得。

　　忆五年前，四川人郭子明家之西席陈某，年近五旬，有阿芙蓉癖，患咳而喉辣。服某医之药，咳加剧，甚至摇身滚肚，不能平卧。索阅其方，则先用杏贝，不效；则加麻黄、细辛各一钱，又不效；则加葶苈钱半。虚寒之证，得此重量宣泄药，实足以致死。然而意不遽死者，以其方中又有重量之归身、白芍为之维持故也。余诊察脉证，知其是肺虚，因其误药太甚，尤非姜桂莫救。如法疏方与之，而明日未见复诊，心以为异。后见其友人来寓门诊，询之，知此人服药二剂而全愈，故不须复诊也。

由是而例其他，凡咳而喉辣者，可决以其为肺虚。虚者当补，不易之法也。同学既知此理，则闻一知二，触类引伸。酸味属肝，苦味属心。病上取下，病下取上；从左引右，从右引左，必能妙晤无穷，自成其活医学矣。以上二证，若遇粗工，重用镇咳降气之药；或遇西医，见气管支炎之治疗，纵侥幸不死，亦最易成痼疾。盛杏荪夫人庄氏，尝介我诊其嫂。入病房，有二西医二中医先在。其病是出痧子而胸闷喉痛。上海人知喉痛是微菌，宜请西医；又知痧子是热病，宜请中医，故有此中西合璧之治法。西医以全力治其喉，而喉痛如故；中医见痧子已出，而喉痛又剧，则不敢再予透发，而胸闷无法以使其舒。所以然者，西医对证治疗，只知解剖之体工，不明生理之形能；中医又不知病证之主从，故屡治而不效也。此证痧子是主病，喉痛是副病。凡痧疹兼喉痛者，即西医所谓猩红热。痧子之已净未净，不在痧子之疏密，须问其胸闷与否。胸闷舒，虽痧点稀疏，亦为已净；否则虽堆叠遍身，犹须透发。痧子净，则喉痛不治自除。余与葛根等透发剂二服，而诸恙悉除。由是言之，治病尤须识孰为主证，孰为副证也。又凡痧疹必兼咳嗽副证，治之不能得法，往往成百日咳，不可不戒。故曰："治咳不如法，易成痼疾也。"

结核病

裴尚贤
记录
王怡然

中国医学，素尚空谈，而以近来之医杂志为尤甚。偶阅医界春秋，有余云岫之中国医学结核病观念变迁史，徐相宸之肺病治疗扼要谈，颇不能惬意。今为诸君说结核病源系微菌繁殖腺体起反应而成。如毛囊囊结核，即俗所谓白瘰。此病不甚紧要，紧要者，为粟粒结核。肌肤起粟，乃为险症。此症粟粒必先见于胸腹，后及手臂，仅见胸腹者可治。余曾治一童子，邪退后食童子鸡十余头而愈。手臂见粟粒者不治，此为结核病之属于急性者。又有属于慢性者，颈间之瘰疬，即古人所谓马刀侠瘿，乃虚损证也。初起时颈间结核按之不动；若按之活动者，非瘰疬，乃俗所谓兴阳核。虽亦因劳倦而生，然休息体力，其核即消。瘰疬之核，环颈累累，甚至连及腋上，以腋下亦有腺体故也。须及其未溃而治之，溃则不可收拾。瘰疬既是虚，治法当然不离乎补。此病又与肺有密切关系，初则腺体发肿，继之则肺脏萎弱，故瘰疬之进一步往往成肺痨。

肺痨西医谓之肺结核，有传染与不传染两种。其传染与热病不同。热病传染者，可以遍及一乡；肺结核之传染，只于亲人骨肉，古人所谓传尸劳，一名痤者是也，亦即古书中之桃花痤。传染之热病，与肺痨病病源虽同是微菌，而一从外来，一从内发。故肺结核往往发生于十八九岁时，盖遗传暗伏之毒，当然趁发育时期而发泄也。由此观之，最大原因，却关肾腺。余所见传尸劳一证，最奇特病者，为余戚党。其病初起不过咳嗽，日渐瘦削，继以遗精，继以潮热，遂卧床不能起。每潮热发时，而颧骨现红色，圆如银币。自卧床之后，扣足一百日而死。兄弟子侄递相传染，十余年中相继死者四人，其病状如出一辙。最奇者自卧床以迄于死，必整正百日，无或差忒。最近一女子患此，为最先死者之孙行，求治于余，余谢不能。西医某，自言有新出治痨注射药，若注射后小便色蓝者，其病为医某，自言有新出治痨注射，若注射后小便色蓝者，其病为可治。试之小便色果蓝，西医大喜。为之诊治弥月，然病状则仍依先死者之成例进行。初不为之消减，亦卧床百日而死。死后皮肤有斑纹如虎皮，盖血郁肌肤所致。此种病简直不受医药之影响，无论若何医治，病型始终不变，可异亦可畏也！

痢　疾

朱荫北　记录

金长康

前晚十时，陆先生之本家有病，急电邀诊。病者为妇人，年五十许，患痢。其病状神志清楚，大汗如雨，手足逆冷过肘膝，而颜额间壮热炙手。右脉已伏，左亦细如悬丝，此真四逆亡阳险证。以余经验，凡四逆证头热壮者，必上脱而死。又四逆过肘膝者，爪下见多郁血。今视其指尚现红色，急询有五十滴水，嘱先服半瓶，越时不效，继尽一瓶。冀手足转温，犹有万一之望，更为处四逆汤而归。越日陆先生来，知药未入口。病者逝矣，并云其病经西医汗下，盖坏病也。

痢之为病，肠胃病也。其原因率由饮食，亦有属于天时者，故深秋多痢，正如长夏多霍乱矣。西医知痢之病灶在肠，故治痢多用灌肠法，以为所灌之水，不致上过幽门，自以为甚妥善也。然灌肠之后，竟有水渍入腹腔如死者。其次则用凉性之泻药，而不知痢疾初非一泻可愈。陆媪致死原因，即由于此。盖灌肠，率用冷水以助肠之蠕动，肠兴奋太过；益以泻剂，痢益不止，终至阴争于内，阳扰于外，而亡阳矣。更就形能言之，小肠之下口为阑门，直肠之下口为肛门，皆有括约筋司其收束。而肠壁之神经上通于脑，故阳明有燥矢则神昏谵语。西医专以解剖为能事，知神经之始末所在，而不知其交通所在，故不知燥矢与谵语相关之故。痢之初步，里急后重，由于气坠。气坠则括约筋收束，粪不得出，出者仅肠壁所分泌之黏油。油尽继以血，则损及壁膜，为肠穿孔，即不治矣。

中医治痢，不论为阴阳寒热虚实，有一要药，曰白头翁。其形一茎直上，性升，与柴葛同。其异者，柴胡透发肝经血热，葛根使肌腠达表。又犀角之性亦升，则治热入营分而舌干绛者。白头翁则能升气坠，以舒括约筋，故为痢疾之特效药。今再述治痢经验二则。其一，阳证变阴，用附子治愈者。跑马厅对面，别克登餐馆居近，有王姓者延诊。幼女痢疾，年约十一二，病已入危境。多汗，遍身凉润，目光无神，大小便均闭，脉似有似无。询之病家，知已经上海最负盛名之西医灌肠四次。盖社会习惯，对于痢疾，恒先西而后中也。其时去今已七八年，余尚未敢薄西医，第知病情决不若是简单，仅一灌肠可以了事者。目下已至亡阳地步，则救阳为主。时正悉心研究《伤寒论》，喜用大剂，乃予附子三钱，柴胡钱半，薤白钱半，干姜四分，半夏、白芍等称之。明晨又拔早邀诊，病无出入，汗仍不止。因思如此大药，若不对证，不死亦当剧，是药不误。药不误而病仍不差，必处方佐使有未尽善耳。即于前方加桂枝六分，药下得阳回汗敛。复减去药量三分之二，连服四帖，病乃转疟。其实非疟，乃厥阴耳。以其背恶寒，用阳和膏药，加胡椒、麝香等贴之。内治始终以小柴胡汤，重用参须、当归扶正达邪，以迄于愈。其二，初起即属阴证，用白头翁收功者。会计师童某，素相识，曾为其家人治愈大证多次。五六年前其母夫人病，余适回乡应诊，而求治者坌集，不得去。童某由北京以急电转辗飞召，乃匆匆乘夜车来申。病者年五十余，嗜鸦片，日可五六钱。因食黄鱼子致洞泄无度，十二小时达百次，且所下奇多。至第三日，已无物可下，仍数如厕如前。饮水则下水，服药则下药。切其脉如弓弦，余知其为厥阴证。著神经已变柔软为强硬，食物与肠道不相得，不能停留消化，故不完谷；神经紧张，故弦脉应之。方用附子三钱，薤白钱半，乌梅丸三钱，病则如故，而余技已穷。因思厥阴必并少阴，舍附子莫属。如药与病不相得，必动血，今不动血，是药未尝不合也。乃加白头翁三钱，并调大烟炮一枚，药下而泄止。越廿四小时而病若失，不过罢乏甚，用补药调理得愈。时医恒以痢为滞下，为湿热，用香连丸，用白头翁汤。亦有訾议白头翁有川连、黄柏之苦寒，不适于寒痢者，不知白头翁固可与附子同用，药贵应变。仲景初不教人用白头翁必偕连柏也。前数年沪上有治痢专家，恒于病家见其方，一例雷同药共廿余味，而木香占其七八。有煨木香、青木香、广木香等名目。殊不知病之变化无穷，痢为尤甚，拘一方以应无穷之变，难矣！然病家泰然以性命为尝试，可见社会之愦愦也。

痢无补法

陈效伦 记录
徐志坚

尚文门郭妇年廿三，发热廿日不退，汗出黏着，腹痛泄痢，所下如胶，气急，胸腹皆肿（水肿肿及四肢，单腹胀不及胸，与此病有别），脉躁疾，舌干无味蕾，舌边做锯齿形（此与舌胀大着齿而破碎者有别）。先请某医治之，进豆卷、石斛之属。十余剂不差。又请他医治之，改用补药，加人参辈，胸腹始肿。余诊其舌色，已著败象恐不可救，姑予犀角、地黄、白头翁、木香之类，得药而吐。再诊谓其脾虚甚，木香补脾而不受，是以致吐。遂改用石斛，三诊气急腹肿均差。利下加多，而不频数，舌润，睡颇安，是为有机转。凡八诊而所苦均差，用药不过石斛、天冬、地黄、当归之属，已可收功。盖此证本为痢疾，痢疾无补法，而进人参，遂致危殆耳。

内 风

陆霄春
朱增泉　记录

　　余诊某媪病。媪年六十六矣，方案书，脉有歇止，口微喎，手颤，腕痛。肝气积久成风，高年气血并亏，颇难治。病家问险夷，余言目前却无大害，三月之内，决无危险。学员陆君问高年贞："疾何以知其近期无险？"盖此为内风之证。舌苔不匀，大便不爽，手颤，筋肉瞤动，全身必有一块死肌。脉有歇止，饮食不作肌肉，其来源有三：一、梅毒；二、药蛊；三、肝郁。上海是繁华之地，金迷纸醉，染梅毒者十人而九。白浊、下疳、鱼口、横痃，甚则上窜溃烂而鼻梁塌陷，此犹其显著者也。梅毒之范围实不止此。当白浊、鱼口等初起时，西药如六零六，中药如萆薢、草梢、土茯苓等，虽能取效当前，然久后结果都不良。盖受毒之处在血在腺体，其人面如橘皮，汗腺中生出小颗粒，圆白如珠。生殖腺为全身诸腺之统率，生殖腺受病，故全身腺体俱颓败，蕴毒深而历年久者则为大风。

　　诸君见吾方案上，有"内风"字者，多因其人有梅毒。故上海人年在五十左右者，十九有风病，亦十九由中年蕴毒而来。男子则染自第台，女子则染自夫婿。凡带下黄色者，必因其夫有毒也。某军阀之妻，美而悍，患黄带，来诊，余知其夫必狎妓。有知其家事者，谓狎妓诚有之。其妻初不知，若诊病时为之坐实，则吼声一发，军阀苦矣。又戚串某，以千金纳花国大总统，宠之专房。花总统面多小颗粒，固如罂粟花，美而毒者。不数年，戚串眼中忽生一小瘤，瘤旁有黑点如黍，余忆料其必目盲，中风而死。又有邀诊婴儿发热咳嗽者，儿生才七个月，病殊不重，而头顶坟起，后脑下陷。注视其父，面部亦多小颗粒，乃知此儿有先天梅毒，故头部不合规矩权衡，因谢绝不治。其家乃延西医陈某治之。越日有宴会，余与陈俱被邀而陈来独迟，云适诊某家儿也。问其病，亦云不治。

　　盖梅毒之害，不但传染可畏，遗传亦烈。服药多而杂为药蛊，亦能成风。予昔患此病，手战作径寸之书，尚不能成字；足战至不能上下楼梯，须发尽白，服芪婆丸而愈。今则健步如常，能作小楷书。发之白者，且转黑矣。语详余所著《伤寒论研究》中。

某媪所患则肝郁之风也。凡歇止之脉，不出乎心肌神经病、心房瓣膜病、血管栓塞病。三者之源，不出乎肝郁。此媪因肝郁积久成风，并非梅毒，故不致即死。医者之能事，不仅愈病，尤贵老到。轻病则决其不治，重病则决其不死，乃所谓老到也。

奔　豚

张仰韩记录

《内经》曰："心之积曰伏梁，肝之积曰肥气，脾之积曰积聚，肺之积曰息贲，肾之积曰奔豚。"故奔豚属肾气上升。肾气本下降，今反上冲，俗医必用镇药。不知体工有反动，压迫愈重，反动力愈高，故忌用镇药，应以猺桂为主。前日陆君霄鹏介绍一证，病情甚奇，今尚不知其结果。病人忽有小块，自脐旁突起。块在皮里膜外，数分钟间，渐大，径可六寸，痛亦渐甚。更十分钟，痛极至不可忍。块忽消灭无形，痛亦止。如是往复环环，日必多次。当亦是奔豚，然用奔豚丸，加猺桂，尚未效，姑作悬案再谈。

经水病之原因及治法

张仰韩记录

《内经》曰："女子二七，任脉通，太冲脉盛，月事以时下。"西国生理学谓子宫血管中紫血回流较迟于赤血，输送而常有剩余。故至一定时期，血管充血，渗漏而出。子宫脉更分泌过多之黏液，与血液相合，即月经也。合中西两说，经之重心实在脐下之少腹间，经之周期又赖神经之调节。

故经病之由来，大都由于神经受刺激，间有因局部受伤者。神经受刺激，约分三种：一因环境不良，积渐而成病；二因盛怒惊恐，猝然受刺激，致神经不能调节血行，或经水适至而中阻，或未及期而先至，或虽至而不畅，淋沥多日；三因房事乖常。世风日下，海淫之书画日多。青年漫无限度，贸然尝试，致神经受异常之刺激，为近年经病之最普通原因。局部受伤亦分两种：一因局部感寒，血受外寒则凝泣，虽大部分照常流通，小血管必有阻塞者；二因水入子宫，蓐后子宫尚未恢复原状，苟有生水侵入，则子宫受损，亦为经病之少数原因。然单丝不成线，产前产后必有些微拂逆之意，而后成病。总之神经受刺激，以致不能调节血行为经病之主因。故其治法以弛缓神经、通调血脉为主。寒则温之，热则清之，各随所见兼证而加副药即得。不过"神经"二字，中医籍所不见。凡惊恐忧虑，神经受刺激之病，古人谓之肝郁，肝郁之治法为疏达。凡辛散之品，俱有疏达之功，亦具有弛缓神经之功。故古人调经均主疏肝，其理不过如此。至于男女之欲，为人类发生之最初第一步。中国古来学者，恒讳而不讲。西国则极为重视，大学中设科教授，以为人种之强弱，即基于此。余谓中国民族之弱，西国民族之强，其初步即判于此。何则？西国设专科教授，顺生理之自然，知其有害于生理者，则教人避之，一以不背生理为原则。中国则不然。父兄师长讳而不言，市上则淫书淫画充斥，不顾生理，不顺自然，一以诲淫为原则。青年不知利害，遗害终身，遗害妻子，民族安得不弱哉！即如蓐劳一证，得之新产同房。虽有人参鳖甲丸可治，然见面上脱肉，即不治。世固莫不愿夫妇偕老、子女强壮者，幸勿河汉余言，再蹈覆辙也。

经行淋沥

王怡然
裴尚贤
记录

妇女经行淋沥，不外二因：一属于肝，因郁怒不能调节血行也；一属于肾，因少年房室失宜，或因剧劳所致也（《内经》以肾为"作强之官，伎巧出焉"）。此病治法亦有一关键，为余独得之秘，即以通为止是也。庸俗无知，见经带淋沥，恒用止涩之药，如川断、绵仲、石榴皮、莲须、醋炒升麻、醋炒金铃肉等最所习见，卒之，淋沥依然，白黄红紫，五色腥臭，鲜有愈者。至此而病者医者，俱不自知其故。余昨治杨树浦陈姓妇，其证不过经行淋沥，他无所苦。诊其脉，则左右迟数不同，立方以桃仁、红花为主，此即以通为止之法也。其理由较长，详言之如下：

吾人血脉运行，循环不息，遍体流利，平均有序，是以无病。若脉管中一处偶有瘀塞，则血行至此，必生障碍，于是行程遂迟，而通过之血液亦少。然血受壅塞，必绕道他处以流转，他处既因此运行逾量之血，其速率自必增加，增加不已。血行愈多，于是愈多愈速，愈速愈多，而壅塞之处，愈不得通。此亦循环系生理，伸于此者缩于彼之理也。经行淋沥之病，若由于血行不调节，其脉必不匀。今陈姓妇两手脉迟数不同，其为循环障碍，断然无疑。今以桃仁、红花通其瘀，使窒处开放，血行归经，则淋沥不止而自止。若用酸收止涩，将见塞者愈塞，而通者愈通，淋沥终不可止矣。方案云："行血则止。"若止之却不止，即是此意。然行血通瘀，亦只桃仁、红花而已足。若用三棱、莪术，即易致崩。大黄万不可用，即玄明粉、厚朴亦不可用。若数物同用，其力至猛，不可不慎。以上所言，犹其浅者，若言深者，须知吾人血脉运行，何以能平均有序不致溢漏？则不外《大易》"动"字之义。科学家言人立于地球，所以不坠，因地球有吸力故。然何以不致被吸入地，则因人有卫力故，其实亦因地球转动而已。地球转动于大气之中，无时或息；人于地上，因离心力、向心力之关系，故不坠也。卖艺者贮水于盏，支于竿头而旋转之，上下左右，悉如其意。水在盏中，点滴不外溢，观者称奇，其实亦动之故也。若不动不转，则水且倾盏且堕矣。血液运行，亦犹此理。血液周绕人身，循环无端，运动不息，则能保持平均，秩然有序。若中间有一壅遏，不能安流如常，自必有所轶越。所以一处有壅塞，他处遂不免溢漏也。又产后用生化汤去瘀生新，亦同斯理。西医接生，以为失血过多，法当用止，然止之则瘀血不去，瘀血不去则新血不生，血虽暂止，而恶露未净，其后必多流弊。中医数千年墨守成法，产妇必服生化汤效果虽佳，却无人能说其理，此汤之功用，不过炮姜、桃仁温运血行而已。

倒　经

朱静庵　邵友梅　记录

倒经之原因虽有数端，然总不离乎肝，而以初冬十月为最多，其故与天时有关。盖天时递迁，盛衰交替之时，影响于生理者最大。如长夏湿未去，而燥已至，则多湿温；冬令寒已起而燥未退，则多风温是也。肺主秋，气候则燥，故曰燥金。十月为燥气盛极之时，燥为阳，阳盛则血燥，阳者亲上，又值少阳当令，故阴亏之人，于此时多患头眩。眩乃因肝气也，肝阴不足，则肝阳上升，更值燥令，其升益甚，血随气上，上行极则从口出，而为倒经，是故倒经多于十月也。若经行时暴怒，则气上逆，多有成倒经者。凡治经病，不可专用冲任药（丹参、川芎、玄胡、川楝）；亦不可专用破血药（三棱、莪术之类），以破血药只走冲任也。我人既知病本在肝，当以治肝为主，惟须详其虚实，实则泻肝，虚则柔肝，柔肝如左金丸、川芎之类，泻肝如胆草、芦荟之类。又母多忧郁者，所生子女多患肝病，故女子倒经，亦有从遗传来者。

产后血崩

陈效伦

徐志坚　记录

近诊一病，颇堪存录。病人即学员丁君智醒之弟妇，产后血崩，夜不成寐，心嘈而腰痛甚剧。其家向延丁仲英诊治，此症仲英断为真寒假热，处生化汤重用姜、附、人参，一剂不应，二剂病进，家人惧，智醒乃介余往诊。余审度病情，颇不廉，盖有二见证足征体工已败坏。其一是舌中无味蕾，只两边有味蕾，其二是气急，如此情形，是肺胃均病矣。因与柴胡鳖甲人参汤加生地三钱以凉血补血。

推丁君所以用温，一则囿于"产前不嫌凉，产后不嫌热"之常例，二因舌苔淡白，以为白必属寒之故，于是执意用姜、附，不知其不然也。"产前不嫌凉，产后不嫌热"，犹言夏日不嫌凉，冬日不嫌热耳，然病情不如是之简单，夏月正多姜附证，冬月正多芩连石膏证。舌色淡白，亦不得迳认为寒。淡白者，无血色也，是即贫血。因红血轮缺少，故舌色不华。况见血崩，津液更形干枯，上下失于宣利，体工起反应救济，故见气急。是乃阴虚而热。今误认假热真寒而用姜附，岂不险哉！次日再诊，气急略差，腰痛仍剧，因去鳖甲，加乳香、没药、香附以疏通积瘀。今日第三次往诊，脉已不数，舌有津液，神气清楚，夜不谵语，面有血色，危象已去十之六七。此病若延缓失治，必成血瘅，半年内可以致命，今则去康复不远矣。

疟与色黑

朱静庵
邵友梅　　记录

疟之变化最多。昨诊一人，面有黑色，属肾虚，故用猛桂三分。肾不虚寒，则面色不黑，故《内经》以黑属肾。其言涉五行，不免为人诟病，然证之实际，却精当不易。

余听鸿《诊余集》，载镇江名医王聋子治孟河富翁曹某一案，可供参考。曹患小腹胀痛，脐下有青黑色一条，阔寸许。医以为寒也，贴阳和膏，青筋遽上升一寸许。投温热剂，又升寸许，病家大骇延王诊之，日此龙阳妒精毒也。处方用大黄四两，家人以年老不任攻，不敢投。王负气欲行，乃勉尽一剂，连下七八次，青筋渐短而没，病遂霍然。盖此老有断袖癖，嬖一伶人，因得是病也。曹既愈，王将归。一人病疟三年，面有黑色，请王疗治。检其所服方则四兽饮、小柴胡等，无不遍尝，中一方用六味丸如猛桂六分。王嘱连服此方十余剂至数十剂，以病愈为度，盖因面黑而知肾虚寒也。书是方者，得王揄扬，亦享盛名。余任商务印书馆编辑时，有同学从外埠来访。余见其面色甚黑，谓必房室过度，询之果然。由此知病面黑者，肾病，乃真确无疑义矣。

龙阳毒一案，有足供研究者。病与梅毒同科，何以不病督脉，而病任脉？梅毒之中人，先病肾腺，渐沿督脉上升，而发喉症。喉症有数种，颔下扁腺桃肿，喉中痛者为虚，喉间白腐，发寒热者为白喉。仅仅会厌白腐无他证者，则为梅毒。病此者，上颚渐腐蚀侵其鼻腔，则鼻脱落，病至此已去死不远，即俗所谓"开天窗"也。梅毒为阴毒为慢性病，龙阳为阳毒为急性病。毒之中人也，阳毒则阴受之，故病在任脉；阴毒则阳受之，故病在督脉。

热有阳盛与阴虚

朱颂陶　记录

　　治热病有一紧要关键，盖有阳盛之热有阴虚之热。阳盛之热固可凉折，阴虚之热则非养血不可。辨之于舌于证灼然可见。凡舌苔不论干绛黄黑，只是不焦枯者，与神志清楚者，为阴液未劫。无汗烦躁者，可大青龙；有汗烦渴者，可白虎汤；壮热有汗、上喘下利者，可葛根芩莲；肠有积者，可承气汤。此皆阳盛之热，麻葛膏黄，皆凉折之药也。凡舌苔干绛黄黑而焦枯者，为阴液已劫。神昏谵语、撮空、抓耳、挖鼻、咂唇、弄舌者，为病入神经，谓之动风。动风者，因血燥神经失养所致。既血燥则其热为阴虚之热，故不可凉折。又因营虚，阴液不能作汗，故暵热无汗，非表闭者比，故不可发汗。治须滋养血液、平肝熄风，宜犀角地黄汤。何以不可凉折？因麻、黄、石膏皆能致汗，汗出于血，血虚强汗，则犯虚虚之戒，故禁之。若犀角地黄与葛根芩连相似，然葛根但清气分之热，不能入血分，犀角能清血分之热；芩连能清热不能养血，地黄能凉血又能养血。故虚热动风之症，最宜犀角地黄。目见此等症数次，初用葛根芩连，其热不退，后用犀角地黄，其病若失。陆九芝一例以葛根芩连治温热病，所见犹隘也。阳明腑病多见神经证，仲景则用大承气汤。若仅据动风，则不能辨其是阳盛是阴虚，当据舌色，方有把握。劫津苔不可用承气，仲景亦已言之。小承气证曰：脉微涩者，里虚。然但曰难治，不出方药。但言脉不言舌，亦有未尽。吴又可有承气养营汤，则与犀角地黄汤不甚相远也。

虚实之辨

张仰韩　记录

　　虚实本不易辨，按其脉象，观其舌色、面色、神气，定其是有余是不足。此全恃经验，即老于此道者，犹不能万全无失。惟精细之人，经一次失误，即多一次经验，不致再蹈覆辙。粗工虽遭失误，犹不知悛，则至死不悟，不可救药矣。

某家延余治病六年矣，平时有小恙，则延某医，稍重则延余。一日其家主患洞泄寒中，某医用附子二分不效，余改为钱半，应手而愈。后某小儿发热，下青粪，唇不红舌润。某医投温脾药，遽动风，急足延余。余方主药为川连四分，黄芩一钱，及安脑丸。其父疑过凉，曰唇不红，舌润，便泄，何以进如此凉剂？余曰：病实热证，此方惟恐力不足耳。药后果效，盖余认定急惊属热也。

虚热不可从治之理

张仰韩　记录

从治者，内真寒而外假热，治当以热；内真热而外假寒，治当以寒；表面上似乎以热治热，以寒治寒，故曰从治。《内经》所谓"逆，正顺也；若顺，逆也"。今既阴虚，即是液少。因液少而热，并非内有真寒，自当以甘凉急救其液为主。然附子证之外象，有舌质焦干、无心烦躁、口渴引冷者，与阴虚而热之外象颇有相似处。医者能辨别明析，方能当机立断。用附子以见冷汗为标准，用甘凉以见肤粟为标准。肤粟者，即皮肤上毫毛竖起，毛根之皮肤见粒粒突起如粟状也。

夹阴伤寒不可割治

陆霄春
朱增泉　记录

或问：夹阴伤寒可割治否？余曰：凡腹痛在少腹中间者为冲任病，必冲气上逆。在少腹两旁者，为子宫病，必痛引腰胁脊骶。大腹痛为太阴，绕脐痛为阳明为食积，少腹痛为少阴，此腹痛之大略也。夹阴病在冲任，冲任之脉在表皮之内、腹膜之外，虽剖腹亦无所用其力，故无割治之理。凡他病剖腹，皆于腹之两旁奏刀，无有剖腹中央者。西人不言经脉，不知冲任，然观其剖腹，特避冲任脉。可知冲任割断，必有危险也。又疡科治阴症，宜先发表而用阳和汤，生黄芪托补，大忌刀割。友人某病发背，疡口不广，肌肤不坟，而口内腐烂处奇臭不可近，阴证也。入仁济医院求诊，西医割其疡，如十字纹，以广疡口，然后敷药，越日即死，此亦坐不老到之故。若治病不能老到，则鲁莽灭裂，动辄以人命为试验，因论割治并及之。

中阴溜腑

裴尚贤
王怡然
记录

凡治热病，宜先知伤寒有若何变化，温病有若何变化，然后两者比较若何不同。今言伤寒初病，有有汗、无汗两种。陆九芝以麻、桂、青龙为阳证三级治法，此皆学者所已知。大抵初病阳经，治之不难，苟不误药，不致变阴。所难治者，厥为阴证，而证之阴阳，又易误认。戴北山有言："通体见有余，一处见不足，从阴证治。通体见不足，一处见有余，从阳证治。"语至扼要。以故病人见证，纵有目赤、舌焦、咽唇、咬牙，若其脉迟缓沉软，是为散脉；又见肌肤津润，或郑声、蹿卧、额凉、肢寒者，切不可误为阳证。盖阴阳并见，当以阴证为重，宜用附子。惟阴证尚有一特证，即自利完谷。完谷者，所下如其所食，绝不消化，杂以黑水而已。此俗名漏底，凡漏底急用附子从治勿疑，可用钱半至三钱。病者得附，约一小时半，全身有阳和之气，膀胱气化得行，小溲奇长，胃转和，漏即止。此在生理形能，亦属伸此缩彼之理。脉亦不散，可两睡小时。醒后更进一剂，乃可酣睡六小时。其后渐见舌干、恶热、面赤、谵语，数日乃至廿日，不更衣，漏底之阴证，一变而为腑实之阳证，是皆服附子之效。审是则知阴证服附，所以引病从阴转阳。阴为脏，阳为腑，故曰"中阴溜腑"。而此种腑证，有可用黄龙汤（有人参、大黄、芒硝等）下之者，《伤寒研究》中治豚儿之病是也。有宜用半硫丸（用半夏、硫黄制成，色白有奇臭，宜用凉开水下，使药性入胃乃发，药肆中有售）下之者。药盒医案中治张锦宏之掌珠，及嘉兴刘少寅之女公子是也。又曾治高昌庙某姓小孩，七月间病漏底，予附子三钱，竟睡两日始醒。及复诊，已呼吸停匀，脉亦和，肢不冷，囟门不陷。即用归芍调理，两剂而痊。盖囟门陷，为漏底所必见，故诊察宜及之。

内陷证

裴尚贤

王怡然　记录

内陷之原因有二：其一，误用太乙丹等攻窜药。表邪未解，本忌攻里，误用攻里，邪必内陷。小儿疾病，风寒食积居多。病家医家，往往不问表邪之清未，辄投太乙、保赤、抱龙、玉雪救苦等药。不知此等丹丸，乃明末崇祯间大疫流行之效药，非可适用于寻常者。国人富于保守性，沿用迄今，宁非赤子之劫。

前诊王姓小孩，其见证为发热、肢凉、无汗、呕泻交作，询之已服太乙丹。此丹有千金子、麝香，极不平正，可知其病全由误药，误药则必有危险在后。今既阳为阴遏当，以透达为先。余用炙麻黄、葛根、川芎，及他佐药。越日复诊，去麻黄，仍以芎葛为主。病孩得药，即逐渐而愈矣。此中最要关键，乃在川芎一味初用六分，继五分，因此药性升而病属下早而陷。陷者举之，故得奏效也。

其二，误用大黄。昔吴又可善用大黄，或为当时特殊瘟疫之所宜，未可为后人效法。今川鄂等省医生，用药奇重，大黄动辄三四钱，病者不能堪，往往误事。余前诊包姓妇人，因服湖北医生大黄八钱之多，桃仁、红花、厚朴等药各称之，是以致上则气急胸闷，下则水泻血崩。其气急为下后息高，有大危险。然此妇犹非不可救。余乃重用归地以培元养血为主，并用川芎、柴胡以举其陷。

学员某疑川芎为息高所忌，举以问余。须知平人所以不气急，以有本元在下，能自收摄也。今病人因大黄之攻下，由肠胃脾而间接伤其肾阴，以致下元受损，不能纳气，所以息高。《内经》云："病在上者，取之于下。"况又水泻血崩，下陷可知，安可泥高者抑之之例，而不举其陷乎！至于不用人参，则因发热之故；不用猛桂，则因肾阴不足，非关肾阳之故。柴胡清热，川芎补血，更有取义。方中又有香附钱半，故奏效甚速也。若不识此理而用重镇之药，病必更剧。数年前，寓居鸭绿路周静山之妹，已嫁而病肝，冲气上逆。先延某医，用代赭三钱，气逆更甚；以为药力不足，加至五钱，且佐以沉香，药下气息奎涌，刻不得宁。乃改延余，余用川芎五分，逍遥丸钱半，制香附钱半，一剂而病衰，两剂而平，三剂而愈，是亦用川芎治息高之一例也。

攻下法

朱静庵

记录

邵友梅

常人必有舌苔，以胃中有蓄积故。如无苔者，则为胃虚。是故舌上苔者，不必皆可攻。必须见转矢气、舌苔黄燥、腹痛拒按等证状，乃可攻之。攻之苔略化者，为不误，可再攻；攻之而苔不化，或腹反作胀者，不可再攻，再攻则胃气大伤，其苔必剥。病变随之矣。

数年前，常州杜士初之戚某氏女，患病。初微发热，士初治之，用柴葛香豉，热不退，乃改延余。时表热甚壮、腹微痛，知有积。然以其舌无苔，故但予消导不攻。方中用大黄三分，甘草六分。凡有积者，得少量之大黄及甘草，苔必转黄。次日苔果稍黄，更予芩连楂炭等药，苔黄更甚，乃用麻仁丸导之遂愈。

腺　体

陈效伦

记录

徐志坚

京中医学社寄来一书，名曰《汉医之剪辟》，以西国学理证我国《内经》，其志可嘉，其书则不足信。盖著是书者，知西而不知中，不免有偏执之论也。然欲昌明中医学，自当媾通中西，取长补短。如人身五脏六腑，依《内经》形能之法推究，确有交互之关系。西人发明合而孟，适足以阐明此事。余以为脏腑相互之关系，在于腺体。如胸中有太摩腺，此腺能阻止肾脏之发育不致过当，故小孩之太摩腺特别发达。两腋有腋下腺，人当幼稚时代，无有患腋下狐臭者，男子必至二八，女子必至二七，然后有狐臭。斯时太摩腺已萎缩，而腋下腺则长成也。太摩腺至成童以后完全枯萎，于是肾腺起而代之。故生殖腺发育时，男女声音始异。非若幼时代之不辨，因此推知生殖腺与喉头扁桃腺又有密切关系也。阉宦为中性，其声雌。伶人色欲过度，其嗓倒，更足证明肾腺与扁桃腺之关系。余故知藏府因腺体而生交互关系。腺体之于人身，至可宝贵。然世之小孩多有割螳螂子者，从口内两颊钳出割之，形似螳螂子故名。此明是腺体，因此丧命者有之，发育阻滞者有之，冤哉！

六零六

朱静庵
　　　　记录
邵友梅

六零六治梅毒颇效。其功用是杀菌，然不能彻底。某君患梅毒，手足拘挛，余为治愈。然一指终不能伸，戒其不可再狎妓。然不久又染毒颇重，余辞不治。荐一专家为注射六零六，病旋愈。其人遂以为梅毒不足患，益放浪。未几又患毒，又注射。而注射后异常不适，次日再注射，头颅忽胀大如斗。今其人尚在，已残废不能行动矣。

六零六为梅毒特效药，何以第一次用之而效，第二次竟不效？且西医经精密研究，知梅毒之病源为微菌，六零六又是梅毒菌之特效药，固当有效。然而终竟不效者，可知其尚不合事实真际也。自我观之，必自先有变化，当后发生微菌。然则是病而后有菌，非先有菌而后病也。今病者确有微菌，而杀菌药不能治，因非根治故耳。今取流水一杯，用显微镜视之，决无微菌。隔一宿则菌生焉。是知气血之循环无碍，则菌无从生。一有阻滞，新陈代谢之作用不灵，微菌乃能生长繁殖。是以徒事杀菌者，因病体适合于菌之生殖，则菌终不绝，病亦弗愈。故谚曰："流水不腐"，我于人体亦云。

副药之配合

王怡然
　　　　记录
裴尚贤

日来为陶希泉姻丈治其女公子痢疾。年十四五，腹痛口渴，下痢不休。方用白头翁、木香、油当归、鲜生地等，明日痢加甚。希丈问病如何，余日不妨。因加重药量，嘱再服之。明日痢更甚，希丈甚惶急，余则力言无危险。视其舌有苔而津润，胸闷甚，知其有湿，不宜鲜生地。前此口渴，乃燥湿不能互化之故。于是用厚朴、茅术，除鲜生地，一剂遂愈。

盖此病痢是主证，湿是副证，不用副药以治其湿，虽主药不错，犹然不效，由是可知副药之配合，若能丝丝入扣，虽药量甚轻，取效却捷。

吾尝用大黄四分，病者得畅便三次。时医有用大黄至四五钱而不得下者，逢人称道，自诩有胆，不知其副药之不善配合也。故吾谓中医重方不重药。假使审证周详，主副兼顾，无不立奏奇效。此中医学之八证七法所以可贵，中医学之兼顾全局，所以难能也。至所谓君臣佐使者，直可置之不论。吾人只研究证之主副，药之当否，斯得矣。西医治病多主特效药，如无特效药，则主对证治疗。于是痢疾则注射爱梅丁，疟疾则吞服金鸡纳，热则罨冰，寒则热炭，以及种种卫生上之设施，不可谓不详备，然其结果多不良。其故由于专主特效药，不明主副证，不能活变处方故也。然西医对于病理之研究，颇觉精密。取彼之病理，证吾之形能，有神妙功用。诸君其借助之。

慎用大方

朱静庵
邵友梅
记录

秦皇土《伤寒大白》，有浮萍代麻黄之说，时医多宗之，以为避重就轻之计。此其不明药证，固无足致讥，然大方却不可轻用。近日余治胡孙鼓胀一案，至今思之，亦有不惬意处。始用黑白丑、芫、戟等攻水剂，虽见小效，而胀则不退。又用十枣汤，仍不效，乃知药不入扣。其胃纳、脉象虽佳，乃因正气未败，与药相持故也，遂改用归、枳、茅术等味。

凡用大方不可不慎，设使不知进退，见其胃纳、脉象不变，再用十枣而加重之，则必促其命期矣。诸君初出问世，对于大方尤宜慎之。

误　药

张仰韩　记录

某学员有九岁子，前日发热便闭，以元明粉三钱下之，大泻不止。延西医打针，泻止而热大作，兼呕吐。此儿体气有余，故误药之反应，颇循正轨。盖发热误下，则内陷，故大泻不止。泻止则仍外达，故热大作。呕吐者，胃气上逆也。胃气本下降，因发热误下，不作结胸而上冲。其体工反应尚不弱，不失为佳象。乃其父投以山萸肉三钱，以致见厥。投山萸肉，不知是何用意。再四推测，谅以吴萸汤可治呕，而误用山萸也。山萸味极酸，体工本欲外达，今以酸味敛之，欲人不能，欲出不得，相持成僵局，不厥何待？

辨舌一

孙永祚
　　　记录
丁智醒

临证辨舌，最为难事。以其变化至多，辨别至微。张氏《伤寒舌鉴》，列百二十舌，可谓繁矣，而阅之者不能憭然。盖张氏实未知其原理，即有所知，又不肯明示他人。又舌之变态无方，而张氏强为整理，以就己说，故其模糊如此也。近人有以三色板摹舌色者，既不能似，又辨舌不尽在色，故亦无用。今以经验所得，可以自喻喻人者，略为讲说如左。

平人舌上必有味蕾，其中有味觉神经，故饮食入口而知其味。味蕾与胃中乳嘴体关系至切。验之小儿多食者，胃液伤，舌则剥。更验之吸鸦片者，消化加速，善饥喜食甘，其舌必有一块不生味蕾。故于味蕾，可察人之胃气也。妇人血崩，面色不华，爪无血色，舌色必淡白，诸失血者皆然。且失血之后，舌必先变。此由舌无皮，但有膜，血之盛衰必先见于舌。

舌苔非必病人有之，平人亦有薄苔。阳明病胃中有燥屎，则舌上黄苔，以此知舌有苔由于胃有积。平人胃实肠虚、肠实胃虚，然必其肠胃有所储蓄，而后能忍饥饿，否则一饭失时，即将饥而死矣。既胃中必有储蓄，斯舌必有垢腻，若平人无苔者，知其气体必弱也。舌上苔满者，食积明矣，而有厚薄黄白干润之辨。舌苔黄而厚、而干，自舌根至于舌尖满布者，是阳明腑证，更须合之色脉，用承气汤下之。若黄、厚、干三者不悉具，遽用下法，必至息高。又小儿饱食倾跌发热者，是有积也。然而其舌不黄，必用辛凉解表之后，始见黄苔。吴又可谓舌未黄者，温邪未到胃；舌黄者，温邪已到胃。其意则是，其说不妥。西医不知表未解者不当攻里，误予泻药，则其舌必见三角苔。又凡伤寒温病，舌体前半薄苔而红，舌根厚而白者，是柴胡证。若舌中有苔，边际无苔，垢净之界至为分明者，则由表病不解，误服石斛而然。进斛愈多，舌苔愈削，渐至无苔之界，弧形向内，有苔之界，弧形向外，谓之倒苔。苔中见一线裂纹，平分舌体者，是肝郁证；病渐剧，则裂纹渐歧向内，成"个"字形。凡湿温暑温，舌底绛而干，苔薄而不匀，其色如灰而隐青者，其病必难愈，治之得法，犹当以三七日为期。盖病之末传，至厥阴、少阴乃见此舌，治法以养血为主。舌上有直纹如剥皮之芦藤者，是虚证也，产后劳伤例见此舌，当予补药如人参之类；舌苔紧砌不甚厚，虽黄而干，不可攻也，攻之必死，宜归、芍、地黄之类以养血，舌苔自化。舌尖无苔，亦不可攻。舌绛而光、壮热无汗者，血分热也，用犀角则汗出热退。舌干者，荣不足也，痢疾见之，最忌厚朴。舌短者，病在脑，中风多见此证，盖舌神经直接桥髓，脑病，故舌不能伸也。舌胀大者，必热甚也。舌强者，旧说以为有痰，是亦神经先病，肺胃上逆，则气管分泌逾量液体以为教济，于是痰涎上壅矣。

辨舌二

铁樵自记

中医学舌色最有关系，其重要与脉相等。余编《脉学》，虽言之不能详尽，尚觉可以达意。若舌色，则若非亲见不可，纸上谈兵总嫌不切实用。昨所演讲既未能洽心贵富，孙君永祚所记又与鄙人差隔一层，简直此事，非仅凭笔舌可以济事者。学医必须临证，十九即因此。兹就吾意中所欲言者，勉强再记之如下：

舌面无皮，仅有膜，此膜却与他种黏膜不同。试以唇与舌较，同时无皮有膜，而唇膜光滑，舌面则有小蕾甚密，此一望可知者。此种小蕾之内，皆藏有感觉神经。食物入口，能辨其味，即此神经为之，故此种小蕾渭之味蕾。味蕾之装置，专为胃而设，可谓胃之第一道防线。凡食物与胃相得者，此味蕾则甘之；与胃不相得者，味蕾则拒之。故有甚劣之物，入口而即呕者，因其物与胃极不相得，味蕾知胃不能容，故起极相忤之感觉，胃得味蕾之报告，暴起反抗，遂致呕逆。此为天然设施，具有桴鼓相应之妙，最足耐人寻味者。但此所言，仅限于先天的。大约太古蒙昧时代人类，不致为食物所杀，此味蕾之作用，当推首功。若夫肥甘悦口，反为病媒；良药利病，不免苦口。则后天之事，盖天然能力，皆有程限。过于程限，则失其效用。

　　肥甘致病，良药苦口，人事既胜，天然物遂退处于无权故也。古训谓"旨酒美味，皆足乱性，修养之道，只取中庸"，是即东方文明之真髓。西国反是处处以征服天行为能事，结果乃不免受天行复仇之苦痛。故彼邦学者，颇有参用东方文化之感想。兹事体大，究竟如何，非吾所敢知。不过味蕾虽细事，可以悟大者远者。吾侪治学，用心当如此，是则诸君所当知也。吸鸦片者多胃病，讲义尝言之。因烟之刺激，善饥嗜杂食，恒过于胃力所能消化。是即人事胜而天然无权之证。消化力既不胜食物，其舌乃剥。凡吸烟瘾深者，十人而九皆如此。又小孩在父母溺爱之下，嗜食不节，其舌亦剥，是亦所常见者。所谓剥者，即舌面一部分去皮一层，无复味蕾，状若髹漆剥落一块者然。证之此二事，乃知味蕾与胃消化力之关系。味蕾既剥，感觉不灵，嗜食愈不节，胃病乃愈深。是皆可以推想而知者，凡见此种舌者，常有数种相伴而来之病证。如矢燥、便闭、贫血、咳嗽等。至其理由则较高深，鄙人所知者亦甚有限，诸君当为进一步之研究。第就吾现在所知者，尚不足以教人也。舌中心有直纹一条者，其人必环境不良，有甚深之肝郁，此为经验，上百不爽一者。初起仅一线，久之纹渐深阔，至成沟形，伴此而见者，为脘痛、心悸、脏燥多悲诸证。阳明腑证，其舌必干；热人血室者，其舌亦干。惟腑证必有黄苔，热人血室则无味蕾而质绛。腑证当下，血证当犀角地黄。若既无黄苔，又无光绛之色泽，液干而味蕾不变者，其人必口苦，乃少阳证也。综观以上三者，知热则干，寒则润，故《伤寒论》谓口中和者，胃中寒。和，谓不干也。光绛而干为血少，液少是荣虚。干而黄为胃中燥热，是食积病，有浅深之不同。热人血室，皆后起证，无初起即热入血室者。妇人血崩，其舌必无血色，同时唇及爪下亦必无血色，此较之犀角证更进一层。犀角证病在液少，血证则不止液少，并红血轮亦少，此最为危险，因无血不足以生存也。男子失血过多者同。

辨舌三

张仰韩
陈效伦
记录

（一）血证苔　满舌白苔，上有黑点散布，如雪地上撒以煤灰者，则为见血之先兆。用药忌汗，宜预告病家防有血来。应问其两胁及上膈痛与不痛，有无咳嗽及吐血旧病。若苔已黄，舌底绛而有黑点散布者，血立见。

（二）积瘀苔　舌色、舌苔如常，惟舌质有紫黑斑点隐于膜下，或在舌边，或在舌中，少则一二点，多则数十点。此为有瘀血积于某处之征，虽不能知其积于何处，大约总在心房。惟断不可用抵当汤等猛剂，以图速效；应用虫蚁搜剔法以长时治之，方无危险。其法用水蛭、虻虫、蝎尾䗪虫等，各去翅足，炙为散，另以人参四物等养血之品佐之。

余曾治一妇，产后神经过敏，见积瘀苔，即用此法治愈。又有一妇，脉二三至必一止，即所谓代脉。昔人谓代脉必死，殊不知其不然。不过是心房瓣膜闭锁不全，或血管内血栓启闭不灵之故。其舌亦见积瘀，余亦用前法治之，经长时间后十去四五，渠亦中止不来。数年后，其夫有病延诊。见此妇体气胜前，观其舌黑斑悉退，仅余一二。余颇怪之，询其何人治愈，则曰曹沧洲之子。观其方则始终太平丸加减也。太平丸方与天王补心丹近似，注重养血活血。曹某平时治病不过尔尔，独能治愈此疾，足见享盛名者之后，必有家传心得。吾辈当以自满为戒，不可目空一切也。又通常有心房瓣膜病及血栓病者，日久必成水肿。

（三）辨相似苔　舌干而枯，苔焦黄而厚，甚至黑而燥裂，若舌面铺以锅巴者，此为劫津舌，与前人书中所言阳明腑证苔相似。其实腑证之苔，并不如此，不过厚腻而已。参以腹痛、拒按、矢气、潮热等见证，即可用承气下之。若见劫津苔，误用攻下，必至息高不救。古书又有以苔白如积粉为下证者，某名医用攻下，顿见息高，延余挽救。余察其舌苔白如积粉，而鲜明如绵，此属大虚之候，一经误下当然不救。病家问死期，余曰，当在夜间，已而果然。又有苔似劫津，而舌形舌色宛如荔枝者，质短缩，色紫棕，此为无阳，用附子则舌渐润而伸。舌色既似劫津，何以敢用附子？此当辨之兼证。凡属无阳者，必有汗，皮肤必津润；劫津则皮肤必干。

脉伏脉绝

张仰韩
陈效伦 记录

阳明腑证，常有脉伏者，但按其乳旁动脉必跳动甚速。此因回肠间窒塞，故脉气不能流通，属实属热，断不可误认为寒。其有脉细如丝，或有或无，按其胸部，亦跳动轻微者，此为脉绝，属心房衰弱，必见附子证，多不治。

章椿伯先生案

陈效伦
徐志坚 记录

治医者，博览群籍，又得名医指授，似可矣。然犹未方，犹当从事于实习，方能见景生情，触处自得妙悟。若杭州章椿伯先生之证可记也。先生为太炎先生令兄，耆年宿学，治伤寒卅年，年七十六矣。由太炎先生邀诊，同行者孙君永祚。其证溺管痛，大便溏泄，手面皆肿，冲气上逆，烦躁不宁，呃忒亘六昼夜不止，面色不华，舌干亮如镜面，淡而不红，贫血颇著，左脉无胃气。前医初与旋覆代赭，继与龙骨牡蛎，而呃逆更甚。

生平治程朱之学，多读书，用脑勤，则缺于营养。见解高则忤于流俗，十年心跳，可知意境不舒。又因旋、赭、龙、牡之镇坠，体工起反应，故冲气呃忒大作。病之远因、近因，可以洞若观火。气化一乖，水分不循常轨，排泄一部分渗入回肠，故大便溏泄。一部分随气上升，则手面浮肿。前阴不得水，故溺管神经失润而痛，以是知痛由于干，若谓心热移于小肠，非确论也。体工之气化本顺而不逆，流而不结。因肝阳关系，因误药镇坠关系，既须守常而顺下，又当应变以逆上，乃成下不得、上亦难畅之局，此其所以烦躁不宁，呃逆不止，其面色不华，舌质不红，脉无胃，及心跳，则因血液衰少，血少故心肌病。

心肌病者，例见上列诸证也。病属肝王，则不郁当达。然无少阳证，故不宜柴胡疏肝。增液汁惟犀角地黄，犀角性升，陆九芝论之详矣，乃为处方加副药称之。盖心跳乃心肌神经病，犀角能弛缓神经而又凉心。既经误用镇坠，体工之自然运动被抑，结不得展，是非性升达腾之犀角不为功，所谓从治，理固如是。且贫血则尤宜地黄，余固逆料其必效。

方成即挽孙君游湖，而病者神识清明，见方大不谓然，付杭州医会讨论，亦皆诧愕。惟以太炎先生所称许推荐，则医以人重，而鼎鼎名手远来海上，似不可不服其药。家人强劝，始勉尽一剂。曰："此法未之前闻，若得效，当从此缄口不言医矣。"翌晨复诊，则知药后得寐，晚即舌润，呃亦差稀。凌晨，肿略退，诊脉已有胃气，仍前方益损之，临行又拟一霍斛方。此证治法，固不理于众口，而事实彰彰，则成绩不可诬也。是以治医贵晓形能，而用药之通变随之，所谓超乎象外、得其环中，非不可至之境也。

回沪后，即与渊雷诣太炎先生许报命。先生闻而奇之，因释之曰："高年藏府机体本不滑润，是由于液干，况经误药，体工起反应救济，以致下虚上实，求中和而不得，故呃。与之地黄，使分泌濡润，则机转滑利。犀角升清，乃'木郁达之'之义，诸证所以差减者，以此。"先生闻之，称为灵巧。

越五日，忽先生之令爱来。谓进霍斛方后，三日中有微咳，能寐，能饮粥汤。至第四日夜半二句钟，病忽变，气急甚，故邀往复诊。余日，药后六小时内无变故，则非药误，况霍斛实无变病之理。今竟变，殆不可为。盖病与四时节气有关，系三日后适交大雪。大雪为冬至前一节凡二分二至之前后各一节，与病之进退甚有关系，诸病未传及虚劳等病尤甚。今病变于大雪前三日，乃《内经》所谓"未至而至"也。又诸病皆可医，惟老不可医。椿伯先生不但病，亦且老，去亦从然，因谢不去。既而太炎先生复以书来固请，乃却其聘仪，往人事，至则气急已平，呃仍未除，转动即呃甚，面仍肿无血色，手肿已退，脉尚好。病人间气急之故，余谓是肾不纳气，衰老故也。犀角不可再服，书方用地黄、猺桂等味，别以龟龄集治肿。临行其介弟颂铭告余，病人阳缩，是亦衰老之证，见厥阴也。

于此尚有一义，为诸子所当知者。凡心房病久，例必见肿，大约因淋巴液循环亦与心肌运动相关之故。心房既病，则淋巴液之循环失其常度矣。又年老之肿，不易治，以其衰也。少壮者，肿及睾丸则亦不治。妇人百病，至乳缩亦难愈。

章椿伯先生案二

孙永祚
　　　　记录
朱增泉

杭州章椿伯先生之病，初诊用犀角地黄治呃逆，再诊用龟龄治肿，前次谈话会已详述之。此病至大雪前三日而剧，是衰老不能任病之征，以此逆知冬至前三日或小寒前三日病必更剧，无法可治。故再诊时，即谢不治，却其诊金。

昨病家来言，脚肿而痛，见紫色斑甚多，此最为恶候。盖人体血液循环，随处有新陈代谢作用。血行之迟速，血中废物之多寡，与汗腺排泄之力三者恰如其分，则人体不病；一不相得，血即瘀积，血瘀故见紫色斑。血之行程以四末为最远，故紫色斑先见于脚；血既不能达于四末，心房必大弛大张以为救济，故宿病心跳救济愈力，病状愈进。故今病脚肿而痛，脚肿不已，浸及于腹，于是不可为矣。此即《内经》所谓"四维相代，阳气乃竭"之证，非痧疹之比。

痧疹者，血液有不洁之物，由汗腺排泄之，故发斑。斑见愈多，邪愈外达，其色必鲜红，不似郁血发斑之为紫色，二者有虚实之辨矣。又呃逆为液干，属于火证。而病者即素患泄利为脾虚，脾虚则当补火。见证抵牾如此，尤为难治。病家拟进术。余谓术性温燥，今病者胃腔干枯，恐得术之后，未见止泻之功，已著燥烈之弊，请勿服。病家又拟用肾气丸。余谓药力太强，非病体所能任受，其中山茱萸太敛，泽泻太开，薯蓣补中益气，不宜于郁血。桂与附子固可服，桂性守而不走，犹不宜多用，唯附子走而不守，于此气化不行之证最宜。验之脚气，始而脚肿，继而入腹，进鸡鸣散大剂，纳附子三钱，则病者自觉腹中有热气下行，再进则泄利而病已。以是知附子最能下达，遂以附子地黄汤如仲景复脉法。附子所以强心，地黄所以监制附子之辛烈，然恐元气已虚，药石终无能为力也。

章椿伯先生案三

张警时　记录

　　杭州章椿伯先生之疾，余已诊治数次，病虽无甚出入，然终不可为，何以故？病人先患足肿，继而手肿，此可预断其必腹肿。腹肿则手足之肿将消，此即《内经》"四维相代"之理。故其病至、大雪节而变，至冬至、小寒则危矣。余据此理由，作书详告太炎先生。先生问腹肿时，可否用真武汤。余曰："如真水肿，自以十枣汤为主。若脚气之肿，则自足及腹，不妨用真武。今尊兄之肿，并非外邪自外之内之比，乃真脏气败坏而起反应之肿，故无治法。"

中西医

孙永祚
朱增泉　记录

　　《中医杂志》近有一文，谓西医治病能验菌，中医不能验菌，是其短也。又论及余所著《伤寒研究》中，麻杏石甘汤治白喉之说。余尝谓麻杏石甘愈白喉，其功在麻黄发汗，汗腺能开，扁桃腺肿亦消，非此汤能杀白喉菌也。余君云岫驳之，谓此汤未必有效。如其有效，当是石膏之功，决非麻黄之故。今《杂志》又驳之，谓麻、杏、石、甘四味，合而成功，譬之东风齐着力，此皆昧于形能之义、怵于病菌之说而为此言也。

　　余以为病菌之说，虽似铁案，犹非不可动摇。何也？伤寒有转疟者，疟亦有转痢者。西医说伤寒有菌如棒棍，疟有胞子虫，痢有菌如杆，或有阿米巴，三者病源绝异。何缘可以转变？既可转变，则诸血清疗法所以杀菌及微虫者将无所用之。于是知病菌之说必有打倒之一日，而六气之论，无时焉可破者也。孙中山先生尝言英伦、法兰西、日本皆有中国饭店，不特为侨民所设，即他国人亦乐就之。盖以中国食品滋味甚美，又合于卫生之故。彼邦之庖湢嫉之，或为谣诼，谓中国酱油有微菌，足以害人。政府信之，遽下禁令。后有医生取中国酱油验之，知其中实无害人之菌，且其性补益，仿佛牛肉汁。中山先生以是有感于民族之文野，谓惟文明民族，为能调和饮食，以成美味，而野蛮民族，则不知味也。

余则因食品而有悟于医术，西医以科学原病之理、调药之剂，自谓精审，而以中医不合科学相诟病。然病为西医所不疗，而中医能疗之者多矣。此犹中国庖人不解科学，而和羹调食，亦自有法。夫和羹调食者，能适口卫生则止；治病者，能起病、能视死别生则止。此皆试验而得之，岂西方科学所万能者耶！若谓西方科学已尽生理之精微，则亦窥管之类也。

新中医

铁樵自记

伤寒、温病多属外感；阴虚而热，不由外铄，乃本体阴液枯涸。以故伤寒当用麻黄、桂枝、青龙等，以祛外感；阴虚之热，只宜养血。又外感，虽云由外面六淫之气袭入人体，然单丝不成线，必其人内部先有病因，如食积忧郁等，此层《保赤新书》中已言之。其次凡治病当中肯綮则效。例如外感，并非一个"表"字或"下"字可以济事。伤寒用表，因其是寒，即须姜桂；若已内热，便须芩连；倘然阴液伤当兼顾时，便须石膏；若遇夹湿，便须茅术；湿而有积，便须槟榔，否则不效。惟其如此，所以要分风寒暑湿燥火。而各种热病，因时而异其名，亦可以心知其故。

《内经》以四时分配五脏，六淫不过大略如此，其实不能恰恰就数，故有"至而不至""不至而至"之说。又云"非其时而有其病"，皆教人弗泥之意。吾侪但能根本解决，当用养营以治虚热，或疏解以治实热，均可以不烦言而解。《内经》含意甚深，决不如前人凿空之谈。其司天、在泉等，却是另一种学说，吾侪仅可存而不论。所谓根本解决，当以实地经验为根本，以"形能"二字为方法。故吾侪现在所治之医，实非古人之医，亦非西国医。昔熊宗立以病之生年月日合之司天、在泉以治病，其方不灵，是则堕入魔道。今之治古医者，都存有几分魔道。而西医所注意者，在一个微菌，一个血轮，及其究竟，治病之功效亦未到七十分以上，反而不如吾侪。但观大略，为能超乎象外，得其环中也。

又

张警时
范永鉴
记录

吾侪研究所得，渐与古说相离。不中不西，亦中亦西，命之为新中医，当无愧色。《内经》云："春伤于风，邪气留运，乃为洞泄。复伤于暑，秋为痎疟，秋伤于湿，上逆而咳，发为痿厥。冬伤于寒，春必病温。"喻嘉言执此数语，大放厥词，著书数万言，余以为不能彻底。因自著《群经见智录》，大致谓四时气候递变，与人身藏府发生病痛有密切关系，以阐《内经》之旨。而余云岫大相诋谋，则未免客气用事。

大盖人当无病时，总觉浑身惬适，病作则痛楚随之。而病之太初第一步，确受天时之影响。今当初冬十月，正宜棉衣，若易单夹，即感寒傈。又如天气尚未转冷，而骤服皮衣，则可以动肝阳。故《内经》以四时之不同，而殊其病之名目。因此春发热曰风温，夏发热曰暑温，秋发热曰湿温，冬发热曰伤寒。病虽不同，发热则一。然此特举其通例而已。湖南、长沙等处，虽在长夏，亦有病伤寒者，往往服附子三五钱之多，此岂非例外乎！故欲强四时四方之病，而求其同，则胶柱之见也。

《内经》更有五运六气、司天在泉之说，以六十甲子分应风寒暑湿燥火，当春秋战国时，自成一种学说。明熊宗立注《内经》，至以病人之生年月日合之司天、在泉以治病，而其法殊不效。可知运气与医学是两途也。然六气确有至理，例如燥之与湿，颇堪研究。近得两案，可为诠解。一为年约五十余之妇人，素有烟癖，病咳嗽，痰多白沫，一日可吐数小罐，不能食，只能吸鸦片，大肉尽削，常噗热。视其舌竟堆起如海绒状，此烟劳也。因胃既燥，肺亦燥，则藏府分泌液汁以为救济，故见层出不穷之白沫痰。于是鸦片愈吸愈多，则火愈炽，而成为煎厥之局矣。一为年约四十左右之妇人，体颇丰腴，其病上不能食，下不能便，起坐则头眩，舌中心黄苔，中剥而起片，上有裂纹三四条，此是胃阴枯燥、乳嘴体创伤之证。胃既枯燥，当然不能蠕动，而化学作用及磨砻作用俱滞，此所以不能食、不能便也。

由是观之，诸器官燥，则如机器之无油，终必阻滞，润则活动自如矣。凡时行病皆是热病。谓其皆发热也，或见恶寒，或起热落，总由外感风寒暑湿燥火之故，故有风温、暑温、湿温伤寒等名目。所感既不同，则用药亦不得异。故同是发热，而春时风胜，则用葛根。夏时暑胜，则用香薷，如热仍不退，则须茅术以化其湿，槟榔以化其积。秋冬天气本燥，病亦大都属燥，此时误用燥药，则变端立见。曾见妄人重用桂枝小朴一二剂，后即手战胸闷。须知此等胸闷非关食积，乃津液干涸所致。是当用生地、天冬、麦冬、归身、梨汁等味，故燥病用朴往往见咬唇啮齿，必须用甘凉药，甘凉能助腺体之分泌故也。此皆从形能悟出，简明易晓。前人学说多纸上谈兵，无裨实际。余书分伤寒、温病为两途，而取根本解决，自谓能独树一帜，颇有贡献于医家也。

西 医

陈冰范记录

余尝訾议西医，初非客气用事。西医为技之劣，余实有真知灼见之事实为证。前已屡言之，今又得二事焉。武定路南货号某甲延诊，两手无脉，夫无脉本无足奇，有两手无脉而人迎有脉者，有人迎无脉而左乳下心尖有脉者，皆非绝对不治之证。今某甲不然，两手人迎，心尖俱无脉，其证不过发热泄泻，为期不过三日，惟先一日曾经西医打强心针一次。余视其病状，烦躁异常。通例病人卧床不动者为阴证，手舞足蹈者为阳证，头左右摇者亦为阴证，不言语仅嘴唇呃动而已。阴证病险，治法用附子，但以遍身津润为准。又有脉者可救，无脉者不治；药后一小时能转动者可救，否则难治。余以某甲之证，于例亦属不治，药之效力盖等于零，勉拟瓜蒂散予之。盖瓜蒂涌吐，用以探病人能吐与否，观其藏府机能之坏否。病家问死期，余答可至天明，见气急即死耳。余将出，适昨日之西医自外入，余询其治疗法，则云须再打强心针。余以为不可，西医则不信，遂入打针。顷之，病家仓惶招余入视，则病人已目瞪直视，呼吸极促，盖在大渐之顷矣。据此以观，假令不打针，而服附子固亦死，不过不如是之速耳。今打针以促其死，可见西医实太孟浪，此一事也。

陶希泉姻丈患大腹胀廿余年。病原由酒后房事，房事后复饮冰荷兰水而起，证类夹阴。西医屡治不效，服余药两年，完全痊愈，因深信余术。近年有"返老还童"之说，其法有三：一割腺，二打针，三服丸。三者之中，割腺最险，效果亦不良。南通张季直、南海康长素均经割腺，均已作古，可知其法不效。打针则危险差减。希泉歆于"返老"之说，请西医赵某打针。廿余针后，头脑似有奇异之感觉，且言有一次，手谈时，视十三牌均斜列。余即劝其不可再打针，希泉意不谓然。夫视物斜列，乃神经痉也。多数神经与滑车神经相交错，滑车神经受影响，则视觉生幻差。若视一物成二物，或视正如斜，皆因眼珠不能保其平行之视线所致，以为大病之兆。《易》曰："履霜坚冰至。"至可惧也。希丈则秘不告余，打针如故。西医亦不知病候已深，仍劝其打针。至八十余针后，希丈夫人促余往。谓其夫行动大异，谵语骂人。家人以为遇鬼，巫觋禳解亦不效。余往视之，见其面部及口唇均发黑色，自言心甚发慌，夜不能寐，脑部痛尤能忍。诊其脉尚无他，惟两眼直视而已。余苦思不得其治法，惟知为血热无疑。因投生地一两、霍山石斛三钱，其余佐使均用甘凉。服六剂面黑较退，而唇黑如故。因减石斛至钱半，嘱再服，又三剂始愈。假使希丈非余戚，或不信余药，而西医又莫明致病之由，不将以返老取死耶！此皆西医技劣之事实也。然中医亦有不可靠者。冯某病，仅七日，神昏，直视，谵语，循衣撮空。延余往诊。索阅前方六张，前二纸均用淡豆豉，后四张均用鲜石斛。此固时医之套方，然服之非但不效，病反加重。故余所希望于同学者，上之当研究学理，有所发明；次之亦不可套用豆豉、石斛以误病人，则贤于时下之中医远矣。

临证笔记

家眉卿子案

余最初为人诊病，为家七太爷眉卿之第五子，七太爷住北城都路贞吉里。其五少爷当时生才十四个月，壮热、不啼、不乳，亦无涕泪便溺，延医诊视，予以普通应酬方之豆豉、豆卷等，服后无效，神色则愈昏迷，亘两日夜，了无变动，乃惶急无措。专足至商务编译所延诊，七太爷所以急而招我者，因闻小女慧男生才七个月患伤寒，中西医均束手，而吾以麻黄汤自疗之也（此案载入拙著《伤寒研究》中）。余视其病证，脉数、肢温，热甚壮，微有汗意，舌苔不绛不糙，唇亦不干，惟目光无神，目珠微向上，按其腹部不硬，按胸部则眉蹙。其时为七月，余思时虽盛暑，却与暑湿无关，是食停上膈证。经云：在上者因而越之。是可吐也，因为书瓜蒂散，生豆豉三钱、生山栀三钱、甜瓜蒂五个，因方中无贵药，嘱其后即近处小药店中购之。既而购药者归，谓无甜瓜蒂，仅有南瓜蒂，余思南瓜蒂甚大，五个殊太多，乃改用两枚，并谓病家，药后如不吐，可以鸡羽探喉。归后殊不放心，翌晨自往探视。据云，药后吐泻并作，已能啼矣。亟往视之，才入室，见病儿目灼灼向余审视，余喜曰愈矣。视其所下皆黄粪成块者甚多甚多，此症停积虽多，舌无黄苔，用表药既非其治，用攻药亦不能一药而愈，以承气证未具也，当时用瓜蒂散，只欲其吐，不虞其泻。嗣后乃知此儿以食物太多，上中下三焦皆满，府气不通，故不啼不乳，矢未燥，故腹部不拒按。栀、豆有升降作用，故吐泻并作，抑栀、鼓之力不是去积，其所以能升降，全赖瓜蒂，上口开则下口亦开也。然则因食停上膈而用吐，可谓知其一，未知其二，此病用此方，不可谓是幸中。而此方与此病，丝丝入扣，实非余当时能力所及，乃由事后反复思索者悟得者，实不可谓非幸中。嗣是此五少爷者，竟不复病，直至八岁时，始以小感冒延诊一次，今十二龄矣，此可见仲景方之高绝，非其他方药所可几及。余每用伤寒大方愈病，其人必亘七八年始以小病就诊者甚多，不仅此一症为然也。

家四太爷子误服香药病案

是年九月，家四太爷延诊其第六子病孩，为六个月婴儿，壮热、脉数、无汗，不啼、不乳，两日夜，气促鼻扇，目光无神，病家恐出痧子，以纸捻醮油燃烛，照其面部。余以纸捻向东西移，其目珠乃不随光转动，试以电灯亦然。视前方，不过豆豉、枳壳，初起发热，至是凡六日，第四日陡增重，则因是日曾服金鼠矢半粒，药后下青色粪，遂不啼不乳。初服金鼠矢，热势略杀，是日复壮热，始惊惶。余有两儿一女，皆因发热，时医予以香药而殇者，而此孩才六个月，且气促鼻扇，目不能瞬，计已无望，因不敢处方。家四太爷固强之，乃逐层推敲，久之，忽有所悟，因用生麻黄四分、葛根一钱、黄芩八分、炙甘草六分，仅四味，嘱尽剂。翌日覆诊，诸恙悉瘥，目能动，啼且乳，微汗出热且退矣。原方去麻黄加枳实、竹茹，霍然而愈。此病之机刮，全在初服金鼠矢热略减，既而热复壮。须知初时之热减，非热退乃热陷也。金鼠矢一名万应锭为秘方，在北京甚有名，亦回春丹之类，仅服米粒大，便能奏效，使病孩下青色粪及痰，可知药中必有甚猛烈之品，如甘遂、牵牛之类。热陷为误下，太阳误下则为结胸，胸结则体温集表者反而内攻，而表热乃不壮。药中麝香奇重，麝本能开闭，热既内攻，麝乃不达表而窜里，麝能蚀脑，既不达表而窜里，斯无有不引热入脑者。引热入脑，则热之在表者反低，而脉反迟，脑脊髓炎之险证见矣。故儿科用香药，于热病即多不救，不必见险证败象而后知之。吾初见病孩目光不随烛光转移，以为热已入脑，六个月婴儿，热既入脑，法在不救，故不取用药。继思热既复壮，是仍有外出之机，因势利导，当仍可达之向外，使从外解。其目不能瞬，确是胃气为药力所抑，胃神经起变化，影响后脑，间接及于目珠之滑车神经，若后脑发热，即成一往不返之局。今表热既复壮，生机自在，所谓忽有所悟者此也。

嘉兴刘小姐病温案

　　吾乡先辈刘少寅先生，光绪中为嘉兴知府，后即入嘉兴籍，其所居曰保忠埭，民五少寅先生之女，公子病，由其孙问筹世兄来浥延诊，病者二十二岁，尚未出阁。其病证初起发热，医谓是温病，服药不效，前后易五六医，延时两月，愈病愈重，旧方纸厚寸许，略一审视，初起豆豉、豆卷，其后均鲜石斛为主药，共四十余纸，每纸石斛三钱，有五钱者，最后则为霍山石斛，综计所服，各种石斛，至少当有十二两。又其后则为羚羊犀角，又其后旋覆花、代赭石，其后紫雪丹，最后则为稆豆衣、糯稻根须，嗣是五日无方，盖已谢不敏矣。视病人，则不能动，不能言，肉削殆尽，热不退而脉数，遍身无汗，日进粥汤一两羹匙，舌色厚腻灰润，热百零四度，溲有而甚少，气短，不踡卧，似痦似寐，目尚能瞬而已。病家问如何，余曰，此坏病也，纯为药误，恐不可救。病家固请挽回，余思既远道来此，亦断无不用药之理，乃为处方，此方已不记忆，仅忆是麻黄、附子为主，炙麻黄五分，制附块一钱。书方已，由问筹偕往游鸳鸯湖，时为八月既望，烟雨楼中，光线绝佳，楼外烟云，湖中舟楫，水面菱芡，界为方罫，如铺绿茵，款乃时闻，光景清绝，为之流连竟日。问筹意在尼吾行，游兴既阑，复往饭店晚餐，延至九钟，当日已无火车可行，乃偕归。因病人不能言，亦不能动，故药后无所表见，余诊其脉，其数度如梨园中之板鼓，骤如急雨不可数，急以热度表量之，得百零五度零六，为之大惊失色。病家问如何，余挢舌不能答也。乃至其家厅事中，屏人独处，深长以思，已而复入诊视，按病人之胸脘，觉鸠尾骨下软膛中板然而硬，复四边按之，察其有无边际，则硬处大如五寸径碟子，俨如癥瘕。乃处方如下：制附片三钱、柴胡一钱半、姜半夏钱半、吴萸钱半、薤白三钱、炙甘草一钱、云苓三钱，煎成已十二钟，即予服十之七，寻思药已入腹，更无推敲余地，苟不予药，宁有幸者，虽冒险不悔也。乃属问筹四钟时醒我，是夜竟得酣寝。黎明时，更入诊，脉已软缓，以热度表测之，得百零一度，心为释然，乃将头煎余药并二煎予服，至八钟能言矣。将原方去柴胡，减附子为一钱，吴萸半之，其余副药略相称，嘱服四剂。以十点钟车返沪，越四日，复延诊，他无所苦，惟腹胀不得大便，乃以半硫丸下之，计每次一钱，服两次而便行，嗣后竟弗药，仅以糜粥调理，至翌年五月，始完全复原、遍身肌肉再生，可谓绝处逢生也。按：此病本是伤寒系之温病，医者误认以为喝病，而以叶天士医案之法治之，遂致误入歧路。夫喝病是暑温，在伤寒范围之外，通常所谓风温、温热，乃伤寒类之热病，在伤寒范围之内，此古人所未明者。且叶天士、顾景文等，仅知暑温不可用伤寒法，而不自知其石斛、羚羊、犀角杀人反掌，即暑温亦不可用，后人复漫不加察，谬种流传，滔滔皆是，固不必为嘉兴医生咎也。以上所说，《温病明理》详之，至吾所用之方，为变相真武汤，为舒驰远所常用者，其半硫丸则宋窦材《扁鹊心书》法。此两法若何可用，若何不可用，说详后案。

张锦宏女伤寒病案

凡病未经误治者，纵险可挽回者多，既经误治而见败象者，则十死八九，因藏气扰乱，反应之救剂易穷故也。余治张锦宏掌珠一案，其病之险，尤甚于嘉兴刘氏。张锦宏者，常州奔牛人，与丁君仲英为襟兄弟，向在丁处。民六岁暮，其掌珠患伤寒，初由余继鸿兄诊治，予以豆卷、栀、豉等不效，病渐内传。张延余诊，其病为阳明府证，予以调胃承气，热不解，更予小承气，时已逼岁除，病仍不解。除夕、初一未复诊，初二则病变，舌润、汗多、胸闷、肢冷、神志不清楚、脉数微硬，盖少阴证见矣。问所以致此之由，因连进承气不效，仲英予以银花、连翘、竹叶、芦根等药，初意以为甚平稳之药，恣服无害，不图寒凉过当，遂见阴证也。余曰，今则非附子不可，时座上贺年戚友，强半医生，闻附子无不谈虎色变，仲英欲余负责。余曰：彼此稍有交谊，故略尽绵薄，余岂欲酰之耶？时有窃笑于旁者，余不顾，处方用附子钱半，柴胡一钱，即诊嘉兴刘姓所用方，第分量较轻耳。仲英留余雀战，其意盖不能释然于附子。余斗牌技至劣，是日负至四十余元，然附子之药效则良佳，病者得酣寝竟日，醒而热退矣。既而十日不大便，复有微热，余以半硫丸下之，得干粪，精神爽楚，从此慎摄，可以逐渐复元，余亦不复往。二月初，忽以急足来迓，谓病有变，余莫明其故，姑往诊视。则目上视，环唇汗出，两手无脉，一手脉仅两至。问所以致此之由，因服半硫丸得大便后，又便闭半月，鉴于前此用药之难，不敢予药，以灌肠皮带导之，不图遂有此变。锦宏请处方挽救，余谢不敏，仲英谓此时若更能挽救，其技始真足以服人。余晒之曰：凡事成之至难，败之至易，治病较之寻常事件尤甚。此病所以不能挽回者，因伤寒之变化，至中阴溜府止，前此便闭，用半硫丸，即是溜府，自尔日得大便后，又半月不更衣，其生机即在此处。何以故，以阴病变阳也。今以涤肠法隳其自复之脾阳，吾疑公等之不欲其生也，奈何复言挽救。锦宏声泪俱下，锦之环境甚窘，而爱女如此，余亦爱怜女儿甚于儿子者，且余之儿女多死于医，不觉为之下同情之泪。寻思凡败象之见，其来渐者，不可救；暴者，拟乱反正，却有可愈之理。因令购艾绒于关元穴灸之，至八、九壮，毫无影响。余曰：此当以五十壮为期。业已目上视而无脉，灸与不灸，均之是死，计无复之，遂不返顾。至九十壮，汗敛、脉起，乃以大剂参附频频予服，一面继续再灸，至七十余壮，病者呼痛始止。是日薄暮至夜半，尽附子人参各三钱，两钟时再灸，至黎明又五十余壮，脉见缓滑，余曰可矣。止艾炷、以千槌膏盖灸创处，饮以米汤，病者得美睡，从此不敢妄予药，病亦竟不复变。至七月间，肌肉充盈，病乃全除，精气全复。

自西法盛行后，向患便闭者，始无不知有灌肠皮带及打密唧筒。因中国古法仅有蜜煎导，而药肆中又不备，其物诚不如西法之灵捷便利也。然有两种病不可用，为余目击其害，至数十次无一或爽者，一为伤寒之阳明经症，二为痢疾。伤寒最喜化燥，最忌漏底，化燥则一清可愈，漏底则阴症立惟。见阳明府证，当然可用，其非伤寒大便燥结者亦可用。至于痢疾，里急后重，所苦者即是粪不得出，西药往往涤肠，即非医生，亦往往有此感想，以为涤肠总无大害，不知病理不如是简单也。痢疾之滞下，初起什九属湿热，其有从洞泄变痢者，亦在化热之后，以故太阴腹满症，往往有用理中，遽变滞下者，故初步皆用寒凉攻下。《伤寒论》之白头翁汤，用连、柏、秦皮，即是此理，舒驰远长于用温，短于用凉，因疑白头翁汤非仲景方，其意盖以凉药为疑，不知痢疾初步之无寒症也。然痢疾之后重，在肛门之闭结，而其病毒则在肠胃，又肛门之所以闭，由于气坠，故用枳实、大黄攻其胃肠之积热，会病势差减，用升麻、川芎升举其下坠，则病势更减。若用灌肠法，胃肠之积，绝不因此汤涤，而下坠之气，则因涤肠而更甚，用一次，虽不能愈病，尚能减热而稍松，用多次，则大肠由热变冷。白头翁汤之阳症，变为桃花汤之阴症，甚且有亡阳而大汗肢冷，非附子大剂不能挽救者。张女子病，从前后药效推断，其为灌肠败事，丝毫无疑，是今日治医者不可不知也。

王君依仁伤寒病案

　　王君依仁，丁甘仁君之门人也，住上海小东门，由甘仁之世兄仲英延诊。病可两候，发热有汗不解，曾吐血，气急，脉带硬，自言夹阴，曾用麝香、鸽子，问曾服泻药否，曰：无之。脉硬发热，最惧气急，因脉硬为无阳，气急则大有出入，假使曾服泻药，是下后息高不治。下后息高所以不治者，为不当下而下，藏气乱，故使气急。王之气急，固不甚剧，然使是藏气乱，则当以次增剧。又问吐血如何症状，则因旧有此病，近日固未发。视前方，大半凉药。病人自始小腹不痛，余思虽非夹阴，却是肾虚之体。夹阴指房后受凉而言，则小腹必痛，寒在下，药力不及，当用麝香、鸽子，不痛即用麝，反嫌虚虚，是当从治，以附子补火无疑。因用附子一钱半，佐以归、芍、甘草，以护其阴。写方既毕，仲英乃示我以乃翁之方，则附子八分，参须八分，他佐药今已不复省忆。余曰：此与拙方用意略同，不过分量较轻耳。仲英谓病家见是附子不敢服，故延阁下。余曰：既尊大人已处方，自当即服，犹且犹豫，则拙方更不敢服矣。仲谓家严今日往苏州诊病，彼等恐无以善后，故不敢服，今请君负责，吾当立主服尊方。余曰：诺。时。为上午十一钟，余乃辞去，是时余尚在商务书馆。馆课既毕，傍晚五钟许，至福州路丁氏医寓。仲英出诊未归，余向西餐店购小食。食顷，仲英来，一见即叹曰：王依仁已矣。余曰：何如？曰：殆已绝望。余曰：既未死，便不尔，请姑言病状。曰：已昏不知人，且动风。余沉吟为间曰：嘻！是不可以不往。仲英似惊怖余言，曰：若敢往乎？余曰：如此时不即往，其人乃真死矣！仲英亦神王，曰：然则吾当陪君一行，即街头雇人力车驰而往。抵王寓门前，阵冥器，纸制肩舆一，又一纸制包车，下衬以禾藁，其家人方燃火也，仲英制余衣角，余曰：是不死，当速人。人则室中无虑数十人，余挤至病榻前，则帐帏已撤去，病人仰卧，口中狂呼如唱歌，数女人执其手。余不暇他顾，急从人丛中，伸手按其脉，脉乃缓软，因摇手止彼等勿号哭及叫喊。且曰：是决能安全，倘有不测，惟我是问。众闻言皆聘眙。余且诊脉，且语众曰：室中宜静，人宜少，须臾当得寐，更两钟可神志清楚，谈话如常人。众自将信将疑。余不复申辩，就医室中坐，是时人虽多，余相识者绝少，仅与仲英谈话，询知其尊人尚未归。因问曾延某君否？曰：彼于五钟时曾来。问服其方否？曰：尚未。余曰：险哉！余之疾驰而来，正为此也。仲英曰：是诚怪事，君未见其方，何以知不可服？余笑曰：彼所开之药方，第一味当为羚羊角四分，倘所测误者，则余此来为多事矣。即有人启抽屉出其方，其首列之药，果为羚羊片八分也，余曰：何如？众乃相顾而嘻。余因言羚羊不可服。谈可一钟许，病者神志已清。诊脉之顷，问答如平人，且自言遍身舒适。从此平剂调理渐愈。翌年遇于友人席上，壮健过于未病时，血症竟不复作。此病所以用附，其标准在脉硬而有汗。凡有汗者，脉当缓，纵不缓，亦不硬，硬却是阴证。至其手脚痉挛而发狂，乃上热下寒。药本当冷服，避去上焦之热，因事先未虑及此。习惯药皆热服，热遇热，遂起剧变。然毕竟是瞑眩，不是药误，故表面虽发狂，里面已阳回，脉之硬者转为缓和。附子之性质，辛温而下降，热既下行，浮火自敛，至药力达于下焦，其狂自止。此本非甚棘手之症，因焚冥器，撤帏帐，遂若病者已在大渐之顷，此全由于病家神经过敏，病者又是医生，不妄反因此浪得虚名，其实较之张锦宏君之掌珠，其难易不可以道里计矣。

周君志禹热病案

承天英华学校校长周志禹君，于民九秋杪，由缪子彬君介绍延诊。其病为发热不解，脉数带滑，胸脘痞闷，不能食，大便不行，可三数日。病约五六日，舌润、苔白、口腻，别无败象，亦能寝，不气急，惟晚间热加壮，有谵语，有溲，有汗，如此而已。而其家人则异常惊惶。叩其故，向服西药，因晚间热度臻至百零五度零六，西医欲用冰，而其家人犹豫未决，西医两人咸谢不敏辞去，以故合家惊惶失措。余思谵语是热高，神经受炙所致，然气不喘，脉不乱，规矩权衡不坏，总无死法。观其舌色是温热病之夹湿者，热有起落，可以从少阳治。舌润而白，胸脘痞闷，若从少阳治，即柴胡、槟、朴乃对症之药也，因用吴又可达原饮。药后热势顿减，胸闷亦宽，明日复诊，已无复危险可言，仅予归、芍养营。然神志虽清，体力却不健，舌色仍润，又明日已全无热度。三数日后，忽见迷睡、脉微、肢凉、微汗，其见证纯属阳虚，乃于归、芍方中加附子八分，两剂霍然起矣。

此病实不曾费力，而病家至今以为中医有时神效，有不可思议如此者。周君之戚某君，本有名西医，既称道拙技，偶值疑难热病，辄约余会诊，是余第二次浪得虚名也。十余年来，三次值热度百零五度零六。第一次即嘉兴刘女士之病，又一次为友人余继鸿君约至上海城中会诊一男子，其人可四十余岁，体肥而喘甚，脉乱，余谢不敏，未书方，嗣闻当夜即逝，是百零五度零六之热度，固非易与者。

陶希丈女公子伤寒病案

陶希泉姻丈之第三女公子，今九龄矣，当其初生约四个月时，病伤寒。初延余诊，见其发热呕乳，与以荆防二陈，热不解。第二日余往外埠诊病，遂延某君，亦陶宅向来延诊之熟人，药后仍无出入。第三日壮热不啼不乳，第四日复然。余归，陶宅已两次急足来探询，急往，则某君方为之针十指，云是肺闭，其法如刺疟遍刺十指螺门，每刺令出血，以纸拭之，纸方尺拭血斑斓满之，而小孩不啼，某君谓是闭证。希丈之夫人，余族祖姑也，儿时又曾从余受业，以此因缘，两家往来颇频。祖姑问余何如。余曰：此病不可服香药。又问如何是香药。余曰：如太乙、紫雪、万应、回春各丹，凡有麝香者皆是。某君闻余言，似不谓然，默然辞去，祖姑殊惶急，不知所可。余祖然曰：此病吾能愈之。希丈曰：如此甚佳，请阁下下榻此间，不但医药惟命，且借重看护何如？余亟首肯其语，曰：良佳，苟非余躬自看护，则不能操必愈之券。乃为处方，第一剂用麻黄三分，黄芩六分，杏仁二钱，枳实八分，炙草四分，药一次尽服。时为黄昏八钟，越两钟视之，不得汗，十钟时继进一剂。更越两钟视之，仍不得汗，不啼不乳，亦不寐，形神颇躁扰，加麻黄为四分，黄芩八分，杏仁三钱，更予服，仍一次尽剂。越两钟视之，仍不得汗，诸恙如故，躁扰之外，亦别无败象。余思仲景总不欺人，所以不汗者，必此病不当服麻黄汤，然麻黄汤为大方，婴儿仅四个月，倘施之不当，安有不变者，况壮热无汗，不用麻黄解表，将更用何药乎？已而忽悟洁古谓葛根是阳明药。经云：伤寒三日，阳明脉大，盖热壮而脉不大，惟痉病为然。若伤寒则脉无不大者，王朴庄于阳明脉大之下注云：此义未详。鄙意则以为此节经文当于阳明字断句，若曰：伤寒三日，若已传阳明者，其脉则大。换言之，即伤寒二日，若脉大者，即可定其为已传阳明。夫但恶热不恶寒，脉缓而汗出者，尽人可知其为阳明也，若已传阳明而仍无汗，又值不能言自觉证之婴儿，则将于何辨之？故经文又出"三日脉大"四字，以教人识证之法。今病已第四五日之交，而热壮无汗，此非用麻黄汤之候，乃用葛根汤之候也。沉思至此，瞿然而起，曰：愈矣。即于前方加葛根一钱半，再予之尽剂，药后可半钟许，颜额、两手、胸背、足部均蒸蒸得微汗，向之懊扰者，至此遽静，热亦渐杀，至黎明竟沉沉睡去。候其颜额，热渐退矣，余乃就榻假寐，至八点钟起，早膳毕，视婴儿，仍酣寐，诫乳妈弗无故醒之，听其仅量酣睡。余则出而应诊，至下午四钟始毕事，复赴陶宅，则病孩仍未醒，余甚以为奇，亟趋视之，才揭帐帏，叫然啼矣，乳妈喂以乳，儿饥甚，大口咽有声，乃属勿多予。嗣后仍小有潮热，更三日，出痧疹，得大便，然后霍然而愈。当时某君闻余言不可服香药，默然辞去，其意盖以为如此闭证，不用紫雪、至宝等丹开之，更无治法。此非余之浅测，时下儿科手笔大都如此，岂知苟予香药，必然不救。余之儿女，以类此之病，经时医投辛凉轻剂，失表于前，复用玉枢、紫雪，误开于后，以致夭折者两人。近十余年来见类此之病，误用香药致不可救药者，更指不胜屈。假使不详言此中曲折，公布于天下后世，总觉如骨骾在喉，不吐不快。

金姓妇热病案

有住英租界南京路逢吉里金姓者延诊，不知其为何许人也，病者为三十余妇人。其病至重，发热可二十余日，肢寒、脉软、热不退，昏不知人，舌色灰腻而润，不能食，大便如水，不能起而更衣，粪溺皆壅以败絮，臭秽殊甚。其最可怕者，遍身均微见痉挛，手指瞤动，而谵语时作，目直视，自言自语。省其所言，皆鬼话，谓堂中有某某人在其床前碰麻雀，床上更有某姊妹邀彼至某处。据其所言，几乎满室皆鬼，按其胸腹，不知痛，亦不见蹙额手拒诸反应动作，而前板齿则燥。视前方计二十余纸，皆上海著名高价之中医，而某甲之方最多，近二十纸，每纸皆石斛三钱，有五钱者。石斛之名称不一，曰鲜石斛、曰金钗石斛、曰铁皮石斛、曰风斛、曰霍山斛、曰耳环石斛，每方之药价，从一元四五角起，其最高价一剂药可二十元。余因注意病者之生活程度，病者所居，仅一楼面，所谓楼面者，一楼一底之房屋，仅租赁楼房前半间之谓，上海四五等贫家之居处也。此半间屋中，破旧藤椅一，板桌一，旧红木橱一，旧铁床一，床上蚊帐补缀如衲衣，观此阵设与其住楼面之经济程度恰相称。再注意研究其病情，发热三候，神昏谵语，益以自利，不问可知是伤寒。伤寒之误治，曰误下、误汗、误清、误温，无不可以原谅，独无用甘凉之石斛，遏热不出之理。即让一步说，照叶派治法，亦自有变换，断无一味石斛。自始至终，三候不变之理，夫能生死肉骨，自是良医，苟其动辄杀人，为害犹非甚烈。在病家闻此医之多杀，将裹足不前；在医者因营业之不振，将发奋而研究。是医而杀人，其结果则为演进，始而为庸医，其后来犹有不庸之时。若其用药既不能活人，复不能杀人，则将终身为庸医。近人且展转效尤，习医者专门以不死不活为目的，而病家之受祸乃酷矣。若此病者，本属穷人，但因求愈心切，忍痛出高价以延医，更忍痛出高价以买药，残喘仅延，债台已筑。天下吃亏事，宁有过于此者？余于是对于某医，深恶痛恨。后年余偶值此医于病家，渠又出其惯技，风斛、霍斛、铁皮斛，涂鸦满纸，而病者则为一出痧子之小孩，已拜石斛之赐，昏不知人矣。余恨极，几欲饱以老拳，其实两人前此且不识面，无论恩怨。此医见余以盛气凌之，亦自莫名其妙，此殊堪喷饭者也。今姑置此而言金姓之病，此病为伤寒，已不待言，所当考虑者，是伤寒之阳明府症，抑是少阴症？少阴有自利，俗称漏底伤寒，阳明亦有热结旁流之症。少阴自利是粪水，热结旁流亦为粪水，绝相似而至难辨。又阳明矢燥则谵语，少阴亦有谵语。自来医家分谵语为两种，一种曰郑声，一种曰谵语。谵语者，语无伦次，其人如狂；郑声者，语音细微，言而再言。郑声为虚，谵语为实，实者阳明，虚者少阴。然纸上言之了了，施之实际，仍不能无疑义，所以然之故，病情变动不居，绝不能与印板文字恰恰吻合。病有弃衣疾走，登高而呼者，实之极端也；有仅仅唇吻癣阖，恍恍惚惚，若有所见者，虚之极端也，走极端者易辨，憐郊疑似者难知。古人又以小便之清赤辨虚实，舌苔之润燥辨虚实，其言则是，而事实上则全非。少阴症有舌燥溲赤，得大剂附子、吴萸，后舌转润而溲清长者，《内经》所谓阳扰于外，阴争于内，则九窍不通，舌无津，溲短赤，即九窍不通之谓也。古人又以脉辨虚实，谓脉任按者为实，沉微者为虚，则更不然。脉缓软而沉，沉而弱，沉弱而至于伏，皆阳明府证所有者，以大剂承气攻之，其脉始出，正是习见不鲜之事，理由详《脉学发微》。少阴证脉数，数而硬，硬而怵指者，比比皆是，予以大剂附子，其脉转和，所谓脉有阳和之气，即指此也。此外又有肝阳胆火载痰逆行，神经剧变，笑啼并作者，此病与伤寒迥殊，而医者不察，往往混施医药，多致不救者，此当于他日详之。今只言伤寒，伤寒之阴阳虚实，既如此难辨，则将奈何？曰医学所以贵乎根本解决也，读者知脉之所以鞕，由于纤微神经起反应之故，则阳明证不能滥于少阴，知肠胃廓张过当，手足可以见抽搐，则少阴不能滥于阳明。何以故？因阳明证是阳盛而热，第二步事，少阴证是阳虚而寒，阴虚而热，第三、第四步事，就种种方面推考，灼热可见，不致有混淆也。金姓妇之病，脉软舌苔灰润而腻，即此二端，便可知非第三、第四步事，非阳虚或阴虚之证，然则非大承气不为功。假使其家而富有者，则处方之后，更无其他问题，今病家贫如此而承气之用极有出入，药力太重，将伤及元气，太轻则药不及够。最好用轻剂，药后六点钟，如无动静，斟酌情形继进一剂，此即仲景一剂药分数次服之法也。吾因其贫为之节费，因语之曰，病诚危，药后必须再诊，吾当自来，不必更送诊金也，乃为处方，生大黄一钱，元明粉六分，朴四分，枳实一钱，属一次尽剂。六钟后更往，谵语略少，别无动静，脉软如故，属更进一剂。明日复诊，已得大便，鬼物悉不复见，神志清楚，热亦渐退矣，更调理五六日竟愈。自第二次覆诊至于全愈，其家不复送诊金，余亦置之。嗣知其家固不贫，病家之夫，曰金槽声，在汇中西饭店管账，年入二千元，逢吉里之楼面，乃其母家也。是年中秋，金君赠予以甚丰盛之礼物，且登报道谢，又广为介绍。鄙谚有云：君子落得为君子。余固不敢以君子自居，然虽俚语，亦耐人寻味也。

陆小姐外感食积案

吾因汪星伯而识陆君稼孙，陆夫妇皆知识阶级中人，不可谓无常识，而其子女不病则已，病则必死，三五年中曾两次至其家诊小孩皆不救，今为第三次矣。其故由于多财，病则中西医并延，中西药并进，吾感于医学中两皆不彻底，故记之。病家如陆君夫妇，犹且小疾酿成大病，则财力知识不如陆君者，又当何如？陆小姐九岁，病八日，发热、腹痛、泄泻，舌润而红，手掌干热尚不甚，头热与掌热相等，水泻日五、六次，胸脘腹部皆痛皆拒按，惟须深按之始觉痛，浅按则否，有汗，口味淡，脉尚无败象。如此病象，不可谓甚劣，然以余测之，此病有危险在后，亦许竟不救。所以然之故，余查前方为豆豉三钱、槟榔钱半，凡三剂，前一日曾灌肠，此皆误也，何以用豆豉，为发热也。然观其舌色，此病为新凉伏暑，乃暑温，不可汗，汗之热不退，再汗之热反高，至百零四度。医者不悟，不思易辙，三汗之遂虚，此掌热之所由来也。何以用槟榔又灌肠，病家告余，病前曾吃山芋，当有积，余亦谓是必有积，积固当攻，此所以用槟榔也。用槟榔腹部仍拒按，乃以灌肠法佐之，此所以用灌肠，灌肠无物，遂利不止，病家因曾受多次创痛之教训，故改延余。表面尚镇定，然已心惊胆战，可想而知。明医吴又可善用攻下者也，然彼有一甚有价值之议论，谓温邪未到胃，不可攻。其标准在舌苔之黄否，苔黄者为已到胃，不黄者为未到胃，已到胃者可下，以大黄为主；未到胃者不可下，以消导为主，消导之主药，即槟榔也。吴氏创方有达原饮，即重用槟榔者，前医之用槟榔，是根据吴氏，吾尝试之，吴氏说甚确。然而今兹陆小姐病，何以知其误？盖从形能上考察，肠胃确与皮毛相应，无外感则胃肠消化不生障凝，若有表证，发热形寒，消化工作便不能循常轨，故凡自觉有感冒，立刻节食带饿，其病往往易愈。如其已感不适，仍复强进油腻，则病之传变必凶，若当壮热之顷，误食或误药，伤其内部，则病必日深，往往不救。论病之险夷固如此，而成病之因缘亦是如此，所以单丝不成线，必有外因之外感，复有内因之食积，然后成病。故不必病家说病前曾食何物，然后知有积也。胃之下口曰幽门，有括约筋，司启闭，食物在胃中，为第一次消化，在小肠为第二次消化，第一次消化工作未竟，幽门之括约筋照例不许此未化之食物通过，第二次消化未竟，阑门之括约筋亦显同样作用。舌面之味蕾，其中藏有味觉神经，假使食物与肠胃不相宜，则胃中起反感而呕吐，故知舌与胃有特殊关系。吾尝戏谓鼻黏膜是肺之第一道防线，舌面之味觉神经，为胃之第一道防线，似尚不背事实，惟其如此，舌色可以候胃消化。胃中寒，则口中和，胃中热，则舌面干。舌面无味蕾者，必其胃中消化失职者，味觉不灵敏者，必其胃中分泌神经钝麻者，由此可以推知胃中之变化，必著于舌。胃中湿热蕴蒸，口中舌苔必腻；胃中干燥而又有当去不去之宿积，则舌必黄厚而燥。反是明明有食积，而舌苔不黄厚者，乃消化工作未竟，故并无何等标著，是其病之重心不在胃也。重心不在胃，即《伤寒论》所谓表邪未罢，不可攻下，亦即吴又可所谓温邪未到胃。仲景指伤寒说，又可指温病说，病虽不同，其理一也。未可攻下而强攻之，小攻则小变，大攻则大变，在真伤寒表邪未罢而误攻之，则胸痞、利不止、但头汗出、蜷卧、但欲寐、息高等等。凡《伤寒论》中救逆诸方，除误汗外，几于什九皆是。病温而误攻之，则仲景、又可所未言，庸手且有下不厌早之说。从前文人无不治八股，八股家喜为对偶文字，彼持下不厌早之说者，不过与伤寒下不厌迟，成为对待文字，犹之吴鞠通谓温病邪从口鼻入，与伤寒邪从肌表入为对待文字，此外别无真确之理由。此岂足以知病，兹就吾经验所得，记忆所及，约略计之。温病而误下，其变有四。其一、利不止，乃温病所常见者，所泻皆粪水，日行四五次，腹部拒按，甚似伤寒之旁流，然遽攻之而遽剧，温之不可，止之不应，热不退，泻不止，虚象日增，自汗、盗汗、白痦、红疹，层出小穷，直至于死；其二是呃逆，胸脘如窒，且痛拒按，亘数书夜不止，予轻药如泻心、小陷胸之类，非但不应，转增不适。予丁香、柿蒂则随手而变，热深厥深，谓是食积呃逆，再攻之则呃不止，而增泄泻、呕吐，或者转属痉病，或者呕青绿水，医者不知其故，用种种药尝试，病则日进，变化叠出，以致于死：其三曰痉。痉有两种，其一从胃神经起，胃部受创为其原因：其二从肠神经起，肠部受创为其原因。胃部受创者，因用重药攻其胃，如槟榔是也；肠部受创者，因用涤肠汤其积。胃神经、肠神经所以起变化者，即因幽门与阑门之括约筋，凡食物未化者，此括约筋不许通过，以悍药攻之，相持则痛，反应起，则呕逆，或口中甜。药量重，进之频，体工不胜药力之厌迫，则神经起痉挛，此所以痉也。呃逆为横隔膜痉挛，其病虽异，其理亦同，吾皆曾遇之，且什九是重用槟榔。所以有呃逆、呕吐、泄泻、发痉诸差异者，则因攻药药量之差与进药之疾徐，病候之久暂，种种不同故也。明乎以上种种，然后知陆小姐之病，确为内伤，不是食积。惟其是内伤，所以轻按之不痛，重按始痛。假使是食积，不必重按即已痛也，凡理论须圆满，固然。尤重要者，在能与事实相合符，否则虽圆满，亦非真确之论。余认定此病为虚热，不用清热药，其痛为内伤，不用攻下药，只予培养本元，听体工自复之。治之四日，痛止热减，五日神气爽慧，惟寐不长，且醒时常叫号，以为是神经关系，予以弛缓神经之品，遂日见瘥可。此事实告我以所持见解为不误也。阅两月，陆君以盛筵见饷，其女公子已嬉戏如常矣。按：时下治此病则有三种，其一是通套药，豆豉、豆卷；其二是伤寒药，凉膈、双解、葛根芩莲；其三温病药，石斛甘凉。而此三种皆无标准，无理由，以其人所学为主，甲医不效，则易乙医，乙医不效，则易丙医，既以所学为主，病决不自起变化，以就医之所学，不死何待？三种治法均不效，则乞灵于附子硫黄，甲、乙、丙、丁四种医生皆自以为是，以他人为非。而此四人者，亦皆有其成绩，不过不能必愈，可以幸中，此之谓盲人瞎马，夜半深池。至灌肠之非是，可参观张锦宏女病案（此病有方案，见《药盦医案》中）。

庄氏流产案

同乡老友庄子深君之如夫人寿春，怀妊五月。一日早起骤然腹痛剧作，胞破放水甚多，以电话见招，急往诊视，此将流产，原因不可知。胞浆既破，胎不得长，照例不能安胎，固知其胎必死，然胎之地位尚高，与母体末完全脱离关系，姑事培元。及傍晚再诊，自觉胎元下移至少腹，不动，其胎已死，灼然无疑，舌尚未黑，决其不可留，以参、蓍、归、地等药予之。二剂后，胎与胞衣并下，安全经过，予所用药，皆补气补血，无一味攻下之品，所以能下胎之理由，纯粹是利用体工之自然。盖胎既与母体脱离关系，即属应去之废物，为生活力所不容，下移而不动者，欲去之而未能也。舌不黑者，胎死而未冷也，冷即血凝，脉络不通，组织受累，腹痛而舌黑矣，及其未冷，用大剂补气血之药，扶助生活力，以祛除此大块废物，为最适当之时期、过此以往，即不免大费周折，方中重要药为归身、炙芪、潞党，倘三物缺一，可以不效，所谓大补气血者，全恃此也。浅人于此，必用朴消以去死胎，其意以为消石能堕胎，且能攻下，故是必用之药，岂知适与事实相反。《本草经》谓消石能堕者，以其能坏胎也，若胎已死，死体照例不受药，受药者乃无病之各组织，是死胎而用朴消及类似朴消之药，乃诛伐无罪。且胎死生活力欲驱去之而不能，此时全体均感不足，若复以悍药攻之，是犯虚虚之禁，此理岂不甚明。今试以食积为喻，回肠间有燥矢，当下者也，然而仅适宜于肠明府证。有两种类似证而治法适相反者，一种为少阴自利，其病为寒闭，误用大黄则死，用大剂萸附温之，胶秽并下。照例温性药并不能泻大便，所以然之故，祛寒补火，则肠胃有权，当下之物不能留；一种为虚胀，误攻之，则腹部益膨大，而胀乃弥甚。审其为虚，法当补益，初补之，胀必加剧，再补之，三补之，毅然不疑，猝然腹鸣，胶秽畅下，可以宿病若失，是亦补益及够，正气有权之故。质言之，各组织恢复弹力，气足自摄，故能恢复其推阵致新之本能而已，此虽消化系与生殖系病位不同，其理同也，凡当下之病而反补之。如上所述，与夫女人干血劳，见柴瘠、盗汗、潮热诸症，明明虚甚，然审其致虚之因，由于瘀血，反以悍药攻之，皆在从治之列，所谓伏其所主，先其所因。读《内经》者，对于从治二字，狃于以寒治寒，以热治热，是不明理，故闻一不能知二，举隅不能反三。

心房病治验案

余著脉学，挂漏甚多，常思补作，迄未果，种种脉象，诊而知其为病者皆易晓，独心房病之脉最难知。五六年前，有靳姓老妇患血痢，初诊脉数而微且涩，灼然病脉也。予以石斛、生地等养血养营之品，脉转缓滑，起落宽而不涩，明明是脉象转佳，惟血痢不止。余仅诊两次，其后未见招。久之，靳之戚来诊，询之则患痢之老妇逝矣，且距余最后诊视时仅三数日。心甚疑之，以为其脉不当死，嗣后亦有值缓滑之脉而结果不良者，第不记忆为谁何人，此种脉象之不为好脉，其理如何，则耿耿于心。自去年诊三鑫里传姓之病，乃恍然明白其为心房病，后诊热何路张姓小孩，得明白理由。最近诊虹口沈姓妇产后发肿，乃嘹然无疑义。且发见治法，是在拙著诸书中为甚有价值之一篇，当为详细说明之。

三鑫里传姓老人有两子，五六年前，其次子患暑温，吾为愈之。去年其长子病，初起亦不过小感冒，惟面色不甚好，余为诊一次，病不过发热骨楚，药不过秦艽、荆防。翌日来邀覆诊，余适患痢，命儿子道周往，后遂未再来。更二十余日，传翁自来邀余，则其子病尚未愈，因余病，其家不信任他医，而入某医院。西医以为肠炎，初予涤汤，既而注射，治之二十余日，迄无起色，病人自觉渐臻郑重，乃要求出院。是日余诊其脉，洪滑无伦，面部及手脚皆肿，并见自汗盗汗气喘，诸症皆虚，而脉见盛大，其为心房起救济作用无疑。自汗盗汗皆心房病，假使脉弱可以强心，今脉洪盛异常，是心房兴奋已越常轨，病情甚不妥当，已不待言。当此之时，宜用何药乎？仔细思索，不得要领，勉强予以犀角地黄不效，乃为介绍某西医。某西医诊之，断为心房肥大，为注射强心针，一面仍服中药，病状不变，气急盗汗日见增剧，正气日衰，脉洪如故，原方加人参须、牡蛎、小麦，不应如故，余技穷，谢不能治，某医亦辞去。后于讣闻中知其家延陆姓医予以参、术，似乎有效，继进而病者竟死，年未三十也。此病之误，自在某医院之西医，余亦不能无罪，其所以致死之重要原因，则在幼年本有心房病。据讣闻中说，在中学肄业时，因运动剧烈得之，凡瓣膜闭锁不全，心房起代偿作用，则见促结之脉，或见涩脉，西籍谓此种最后之结果为水肿，当是经验之谈。惟心房起代偿作用，恒能维持至数十年之久，以故促脉涩脉常常见之，而水肿之结果则未曾经见，西籍亦未言其理，乃今而知所谓水肿之结果，由于心肌肥大之故。夫因血行之力与瓣膜启闭之力不相当，而后瓣膜闭锁不全，心房乃有逆流之血，因血有逆流，心肌神经兴奋以为救济，心房则大弛大张以驱逆流之血，斯时则感心跳脉洪大而有歇止，如此情形，谓之代偿。此时之代偿，乃心藏虽病，生活力仍在，迨体气既衰，或遇特种原因戕贼其内部，生活力不能维持，于是心肌肥大，此时之心房增大，其容积并非由于细胞之增殖，乃因组织之松懈，是无统摄力。可知心之本身无统摄力，即全体脉管皆无统摄力，血与淋巴皆泛滥横溢，各组织随之松懈，不肿何待，此所以心房病之末路为水肿也。有因剧咳肺受伤而肿者，其肿为肺不行水，其见症必属甚久之咳嗽，其肿之起点，必在眼下廉。有内肾排泄失职而肿者，其肿之起点在两脚，而溲必不利。有因肝气横逆，致成薄厥失血太多，因而遍身浮肿者，其肤色常隐青紫，妇人崩后，由血痹转属成肿者同理，肤色则隐黄黑。肺肾病之肿，皮下聚水之成分为多；心肝病之肿，组织坏变之成分为多。以故肺肾之肿有可愈者，而心肝之肿，类不可治。我国旧籍，仅分虚胀、实胀、气鼓、血鼓、水肿，而原理不明，界说不清楚，有时不免以水肿之方，施之组织坏变之病，当然无效。而可治与不可治之分际，亦不能了然明白矣，是皆可推理而得者。至于肿病，种类甚多，兼症尤多，难治之症，随在而是。余尚有多数未能明了之处，兹仅言心房病之经验与吾所发见其可治之成绩。

西医治热病之成绩不良，人多知之，然若无兼症，本来秉赋壮实之人，亦多愈者。惟素有伏病之人，用注射杀菌，冰枕护脑，涤肠去积之法，往往因治法反生理上自然救济之故，惹起伏病。傅氏之心房病实其例也，故云某医院不得辞其咎，而其致死之原因，实以早岁伏根之心房病为主要原因。至于犀角、地黄，功效在清血清热，而心房病与组织松懈无统摄力，皆物理方面事，非化学方面事，纵病不可为，犀角、地黄总未中肯，故云余安未能无罪。继此而见者，为热河路张姓小孩。

张孩约十一二龄，其父为汽车裁缝，仅此一子，实爱异常。庚午冬初患热病，其症实是伏暑，医予以豆豉、豆卷，一汗再汗，继又予槟榔剙其内部，继见其寒热起伏如疟，则又予以柴胡，遂致自汗盗汗，肌肤嘆干，屡见白痦而面部浮肿，肌肤无血色。余诊其脉，洪滑不任按，其误药致内伤，与陆稼孙家小孩同，其面肿、脉滑、自汗、盗汗与傅氏子同。以病证论，灼然知其为虚；以脉论，固其显著之心房病也。于是晤得一种妙理，凡缓滑之脉，当然是荣气，即所谓胃气，凡病见有胃之脉者吉，全无胃气者凶，此语原可以该括一切，而心房病则除外。心房因瓣膜闭锁不全有逆流之血而起代偿，其时脉恒见歇止，而脉压恒多盛大，解剖上所见其心藏多为一侧肥大，此皆因代偿之故。此时之代偿，虽入病态，其生活力未穷也，至此一时期告终，转入肿期时，心房更肥大，脉洪滑亢盛，外面则见种种不足病症，如浮肿、自汗、盗汗等，此时之脉，亦是代偿，则生活力已穷也。初期代偿，恒维持至数十年之久，其主要在神经，倘善自修养，用药得法，可以免二期之肿。二期代偿，因生活力已穷之故，恒急转直下，莫可抵御，以至于死。其为期甚短，而脉凡三变，当二期代偿初起时，脉洪大滑数，至为期甚短，而脉凡三变，当二期代偿初起时，脉洪大滑数，至最后临命之前一二日，脉则涣散，而在此两时期之中间，则有一二日见类似平和有胃之脉，非脉象转佳，乃涣散之前一步，洪大之后一步。洪大本是假有余，涣散乃是真竭绝，而此类似有胃平和之脉，乃其中间之过程。欲辨别此种过程之脉之为坏脉，须注意病历与其所著之见证，此为诊断心房病之不可不知者。

此外更悟得一事，凡见缓滑有胃之脉，无论其病证之为热病，或为杂病，总之是吉脉，所谓心不受邪也。如其见缓滑之脉，而病者之肌肤嘆干，血色不足，即可测知其必有自汗、盗汗，此数条件毕具，则缓滑之脉以散论，不问病历如何，已可断定其为心房病。或问此时之为心房病，其病理如何，曰心房本体之组织松懈无统摄力也，此虽不肿，亦必发肿。惟其无统摄力，故自汗、盗汗，面部与手等处肌肤干而无血色，即是肿之前一步事，合之脉象，可知心房已肥大也。然则古人谓自汗为心液，固自不误，由此可知此种病有两种。其一，由长时间之瓣膜病，由本体之衰弱或特殊原因转入末期之肿胀；其二，热病或失血因误药剙其内部，临时转属为心房病。

余因有种种阅历，更证以陆氏、傅氏之病，于是对于张姓小孩之病，灼然知其因悍药内部受伤，心房坏变，其发热决然是温病末传阴虚而热，其面无血色，手上肌肤无血色，唇舌无血色，断然是心房坏变，因而血色素坏变，期期不可从寒热方面寻求治法。于是予以天麦冬、归地、川贝、知母、钗斛、牡蛎、白芍、浮小麦，因热有起伏，加青蒿、常山，初治数日不效，余谢不敏。病孩之母，涕泣以求，乃允勉强为之，既而热退汗不止，脉不敛，肿亦不退，乃加人参须、五味子服之，两日，汗敛，脉亦不复散，此时余知此病可必愈矣，因守方服至八剂，肿退二三，从此其病退较速，共治廿余日，霍然以起。余自有此经验，更值提蓝桥沈姓妇产后肿病症所领悟者，乃更深一层。

沈姓住提蓝桥昆明路，年可二十许，产后十五日，恶露不行，遍身作肿，面无血色，手无血色，唇舌无血色，舌光无味蕾，自汗、盗汗，脘下有两块，常坟起上逆，一日数次，块坟起即非常不适，汗即随之。余因其恶露不行，发热且有瘕，予常山、鳖甲、青蒿，热退不清，去常山加炒熟柴胡三分，热清而肿乃更甚，予龟龄集不应，再予再不应，加麦冬、五味子有小效，更加人参须、牡蛎、白芍，脉遽敛，面上皮略宽，其先面部肌肉无感觉，此时乃有感觉，于是增五味至五分，参须钱半，天麦冬各三钱，其副药为当归、白芍、牡蛎、细生地、佛手，仍用龟龄集三分，是已载底，属服四剂再诊，计四剂毕服，为废历正月初二，予记至此乃庚午除夕也。

余治张姓小孩，方从补心丹损益；治沈姓妇，用生脉加味，皆古人治心藏病之方也。前此未明其意，值脉散之病，而用复脉，岂知脉散则危笃已在临命之时，药力已不及挽救。其前此一步，又误认过程之代偿，脉为有胃之脉，当用生脉、复脉而不用，坐失病机，此一失也。复脉有姜、桂，仅适宜于伤寒少阴症之脉弱，若温病至阴虚而热，即在过程时期亦不适用，而乃因其无血色自汗，误认为可温之症，不用生脉而用复脉，至阴分愈涸竭，是二失也。此二失殆为一般中医之通病，则因未能彻底明了病理故也。

喉痧治验案

急性病之最凶恶而不易治者，莫甚于喉痧与急性肺炎及惊风三病并发者。以余所经验，初起治之不误，可愈十之七以上；初起若误，即节节掣肘，能竟全功者，百分之一二而已。又不仅药误，食物气候不幸而值与病不相得之时与地，皆足以减少愈病之分数。例如已发热而饮汽水，则其病必不可为。又有已发热而食肉面者，用药多不能取效，亦终竟不可为。吾皆曾屡次遇之，而误药为最多。马姓、吴姓小孩，其病之难治，可谓得未曾有，皆因初起悍药创其内部，而其病则皆属肺、脑病与痧子并发者。

严仲文者，为严独鹤之族兄，其戚马姓，即著名帽商马敦和，病孩其外甥也。婴孩可三岁余，病属痧子，并发急性肺炎，痧子原无有不咳者，咳畅者不足虑。有初起咳即不畅者，其病急速增剧，大都初起喉痒而咳，继而痒处不仅是喉头，渐渐下移向胸膈。喉痒而咳，咳即其痒减少，暂时可忍，则咳为之略停，至痒处下移，虽咳，其筋肉运动之力，不能及于痒处，则咳无已时。详所以发痒之故，颈肌及肩背之肌感寒，则鼻塞而喉痒，此在解剖上虽不能寻得其途径，就形能言之，必颈与肩背之浅在感觉神经与喉头及鼻黏膜直接相通，有此呼彼应之功能。在外者感寒，则兴奋而抵抗，此时在感觉则为凛寒，在外者既起抵抗，在内者同时应之，外者司毛窍之启闭，抵抗之法，一面收束以为闭锁毛窍，一面却调集体温以拒外寒。在内者抵抗之方法，促进壁膜下小腺之分泌，其所分泌者为黏液，所以保护壁膜，盖此时内部之感觉神经较平时为灵敏，增多黏液，使从外面呼入之冷空气不与壁膜相切近，则可以减少冷之感觉，此即其所以为保护之意义。然分泌太多，则喉头反觉有物为梗，觉梗则咳而祛之，其在鼻黏膜，命意亦同。喉头所分泌者为痰，鼻黏膜所分泌者为涕，喉头祛梗祛寒之方法以咳，鼻腔祛寒祛梗之方法以嚏，此所以伤风之初一步为肩背凛寒，继一步为咳嚏交作，感觉过敏。

呼入之空气冷，冷则咳，分泌过多，反觉有物为梗，觉梗则咳，在神经促进分泌与所分泌之黏液经过壁膜时，必觉痒，觉痒则咳，咳之原因既多，更无自然减退之理。因剧咳喉头受物理上刺激，体温自然奔集，则为炎肿，故在外因体温集表而发热，在内因壁膜炎肿而喉痛，几为伤风之公例。又肩背受寒，则喉头与鼻黏膜应之，喉头炎肿，则气管壁之神经腺体应之，其病乃渐进而渐深，此即喉痒渐渐下移之故。喉头炎肿则痛，总气管炎肿则痰多而痒下移，支气管炎肿则因气管缩小之故，呼吸均感困难，鼻翼举张应之作势助其开张，则为鼻孔扇动而气急。故见鼻扇气急，可以测知支气管已发炎，须知支气管炎肿，绝对不是细故，此后一步，即病及微丝气管。既及微丝气管，即全肺皆病，遍身浮肿，随之而起，脑症亦继起，而病不可收拾矣。

至痧子与急性肺炎同发者，因痧子本多数以咳嗽为诱因，当其咳时，治之不当，极易由寻常伤风由浅入深而成支气管炎证。既见气急鼻扇，其毛窍必闭，多数无汗，纵有汗亦属漏汗，司汗腺之纤维神经启闭不灵，不能与血行相呼应，如此则痧子不得出，故痧子而兼见急性肺炎者，为恶候险症。无汗者当以麻黄汗之，以剧咳之故，气血皆上壅，热甚而火化，必须佐以凉药乃应，故麻杏石甘与葛根芩连合用，乃此病之特效药。其有汗者必须和营，葛根桂枝乃特效药，葛根嫌其升，则佐以芩、连、石膏，凉则下行故也；桂枝嫌其热，亦佐以芩、连、石膏，而小桂枝之量，或竟不入煎，仅将桂枝泡汤代水煎药。所以然之故，葛根能透发，为初期痧子必需之品，桂枝能刺激表层皮肤司汗腺神经，在阳证漏汗之病，非此不止。泡汤虽力薄，无阳盛用热之嫌，协以小麦、牡蛎，则为效良也。此种止汗方法，古人谓之和营，营和则肺气得通，更得凉性药消炎，则气急可平，此种治法，是极平和者。有病势甚剧，前此已经误治，气急鼻扇异常之重者，则此种药尚不适用，当从速以细辛开之。细辛重则三分，轻则一分半，以五味子监之，以杏仁、象贝为引经药，用甘草调节其悍性，以顾正气，仍得用黄芩、知母等为佐，以消炎肿，为效之良，捷于影响，此即小青龙汤中之特效成分，有汗去麻黄，热甚去姜、桂，仲景本不教人死守其方，何得不变通用之？今之儿科，值此等病，往往放胆且葶苈，以为既非虚证，肺气壅盛，当然可泻，不知肺气所以壅，由于卫气被束，解外则愈。其细辛证因支气管炎肿收小，因而窒息，此为闭证，开之则愈，泻肺是诛伐无罪，徒令肺虚，虚则喘乃益甚。外层则因外感失治而营卫不和，里面则因药力而增内伤，体工之本能，既须救济外感，复须救济内伤，其势不给，藏气乃乱，生命在旦夕间，虽有善者，用药亦感困难矣。又有用槟榔者，其流弊如陆姓医案，其为祸亚于葶苈。又有用石斛者，病在阳经，早用此物，遂遏热入里，热既不肯退，痧子亦不得出，浸成大患。凡此皆若有意与病为难，时医则专喜用之，其病在无学理，无标准。马姓小孩，即兼尝各种误药者，葶苈、槟榔既皆犯之，石斛尤多。自余接手治疗时，其病已半月计，余见其舌尖光，气促鼻扇，知其为急性肺炎，兼泄泻内陷痧子不得出者，先为解外，更事外熨，痧子透发，热乃骤高，却继见脑症，于是施以惊风治法，治之十日，诸恙悉瘥。而耳下颈项间结毒，因延外科，讵外科某，程度幼稚，不敢开刀，仅用咬头药，延之两日，内膜破，遂无法挽救，功亏一篑，甚可惜也。此病与拉圾桥吴姓小孩病同，吴孩出痧疹，初因重药创内部，曾泄泻，其后痧点虽满布，而气急鼻扇，手脚瞤动，并见抽搐，舌苔黑，质不绛，此邪机尚未尽达，而并发急性支气管炎及脑证也，以犀角地黄汤合安脑丸、蝎尾、胆草等，不应，复加羚羊，次日脉缓流利，气急鼻扇差减，惊则尚阵发不已，原方再进，惊亦渐平。其后以五汁饮和金蜈散、安脑丸三者交互投之，痧回热退，惊定脉平，神志爽慧，庆更生矣。后乃面部中央结毒，在鼻节骨之下与上颚之间，则开刀较难，然苟能于适当时期令于口内上颚出脓，未始不可活，结果延请疡医，以犹豫未敢奏刀，功败垂成，竟与马孩如出一辙。其后吴某尚疑不预先消毒，来函诘问，往返函牍两则，足资参考，并附于后（此病有方案载《药盦医案》）。

铁樵先生赐鉴：久未敬候为念，即维公私顺遂，潭第集吉，为颂无量，迳启者，今春小儿患痧，危险已极，得先生诊治，渐见庆生，合家欣慰，曷可言宣，鸿恩硕德，诚没齿不忘也。至后病者鼻部发现黑点，蔓延甚速，迭经中西医治，金云受毒已深，无可补救，不一日即亡。以九死一生之际，尚赖先生保其小命，何在一死九生之顷，反而疏忽，不解其毒，竟疡其命，为父母者，能不心痛乎？素考治小儿痧痘后，必清其毒，况先生曾用蝎尾、蜈蚣诸毒药，岂可不解，抑先生竟明于一世，而糊涂于一时耶？伏念先生驰誉医界，又系书门相传，经验饱学，当必有所根据，千祈示函，藉释疑实，感盼感盼，即请大安　吴荫蕉顿首

覆函

尊函诵悉，弟因事穴，又须检查旧存医案，故迟迟奉复，甚歉甚歉。十月廿

七日尊函，有两层意思：其一，通常治痧子后须解毒，问弟治令郎何故不予解毒；其二，弟曾用蝎尾、蜈蚣等药治此病，尤其当以解毒为先务，乃终竟不为解毒，致功亏一篑，问何所根据，兹竭诚奉覆如下。通常痧子愈后即无事，所谓解毒，不过分利清血药，如生甘草、活贯中、鲜生地、赤猪苓等，此种药力量甚薄，并无许多效力。令郎之病，不但是痧子，乃流行性脑症与急性肺炎同发，当鄙人诊治时，已入大逆境，危险万状之时，假使开场不逆，决不结毒，开场既逆，便生命不保，幸而治愈，结毒是不可避免的。结毒当开刀，那是外科方面事，弟实不能，故最后一方案中，声明须另请外科，至外科医生不能开刀，是当问之外科，弟不敢强不知以为知。色脉好，神气好，毒聚于一处，所以用生黄芪托毒者，即是保护内部，使其毒不向里陷，当此之时，外科医生说，无法可想。然则神昏壮热抽搐之时，本用外科不着，不知外科医生有法想之时，是何时也？至于蝎尾本惊风必用之药。并无所谓遗毒，金蜈散本是丹溪方子，蜈蚣去头尾，和入他药，只用一挖耳之量，亦万无因此结毒之事。况记得阁下曾为弟言，蜈蚣未服，故拙方中有不服亦好之言。是并一挖耳之金蜈散亦未服也，再解毒无逾于犀角，病毒归于一处而成脓，不开刀而责之解毒药，则开刀之手术，在医学上为无用矣。就病情讲，治此种大症，最怕是病毒不肯归入一处，若即使归入一处，呼吸停匀，脉搏停匀，抽搐不作，神色清楚，热度清楚，到此地位，内科责任已尽。倘然有人事后说风凉话，不过同业相妒，那是他自损人格，无与我事。至于弟所根据以治小孩之书，为尊生方中之《幼科释谜》，钱仲阳之《药证真诀》，参用《千金方》中治风、治痉各条，其他幼科书虽曾涉猎，并无心得。再痧子结毒，等于已熟之痈，其脓聚于皮里膜外，有一定时间可以维持，当及此时开之，脓出则愈。若延过适当时期，脓聚太多，内膜一破，其脓内溃，立刻危笃，无可挽救，此是事实。外科书中，防内窜有蜡矾丸，所以护内膜者也，此是外科范围内事，弟知之不详，专此奉覆，临颖主臣，即请台安。

恽铁樵　顿首

以上两案，虽皆未愈，其实为正当之治法，论病用药，均可以为法，如女儿慧协、孙儿龙官，病同治法亦同，皆因病历短能速愈，故无后患。慧协十五岁，读书甚慧，颇贪凉，常少著衣，偶有不适，发热必兼见喉痛，喉头有白点，予以疏解药辄愈，甚且不服药亦愈，已习以为常，不复为意。今年四月初复病，道是发热喉痛，以为仍是寻常感冒，早起发病，余门诊既毕，下午始诊之，面色不甚毕，唇不红，手冷而脉乱，呼吸甚粗，肤红，诊脉之顷，手指所压处色白，须臾复红，此麻疹证据也，其舌质红绛，舌面干苔厚，舌尖皮紧，此为内热有积，石膏证也。麻疹不足虑，面色不毕，已不啻明白告人是猩红热，益以脉乱，则其病势之郑重，非寻常发热可同日语。所居为亭子间，不合于调护，乃移置楼下厢房中，先予以麻杏石甘汤，计生麻黄四分，加葛根钱半，不应，喉益痛，原方继进，改用炙麻黄三分，复不应，黄昏仍原方继进，用生麻黄三分，加板蓝根、牛蒡、姜蚕。用芫荽外熨，令女儿慧庄、慧姝看护，两人皆彻夜不寐，频熨之，面部总不甚红，仍无汗，且有谵语。翌晨，更进生麻黄四分，得小汗，迷睡壮热，乃专事外熨，遍身肤色皆绯红，面部总不甚透彻，余认为药力与病相持，入夜仍有谵语，继进葛根、葱白、石膏，加胆草一分，是夜仍澈夜熨之。第三日早起面部痧子透出，胸脘臂部渐回，喉痛亦大减，下午热退，第四日霍然而愈，犹吃素五日，摄养二十日，然后读书。计病剧时两日夜，用芫荽菜至值两元之多，亦创闻也。

龙官两岁，时尚未断乳。时在春杪，初起发热呕乳，可半日许，见肤红、喉哑、抽搐、剧咳而气急，是实惊风、麻疹与急性肺炎并发者，亟予以麻杏石甘葛根胆草，佐以杏仁、象贝、苏子，药后无甚出入，半日后继进一剂，加半夏、川连，又半日许，呕似乎略瘥，得微汗，咳较剧，仍喘而音哑，以芫荽熨之，惊不止，与安脑丸，呕止，神气略清而泄泻，乃予犀角，药中胆草二分，犀角亦二分。病之第二日，遍身红点皆透，独面部甚少，惊不止，胆草加一分，即时呼大便，坐溺器上许久乃无所下，知苦降太甚，则气欲下脱也，于是去胆草，专恃犀角与安脑丸治惊。因其虚加归身、细生地、麦冬、知母，第三日早起视之，病尚相持，颇迷睡，以为无事也，亦竟未予药。乃下午出诊归，女傭逆而告我龙官病不佳，亟登楼则内人方啜泣，余大惊，视小孩挺卧如僵，面色呼吸尚非死征，候其脉亦非死脉，惟昏不知人，不啼不能吮乳，抱之起，似醒，仍不啼。余心神已略定，见其口角有白沫，此实肺燥之故，适有人赠新会橙，亟剖一枚饲之，颇能瞧，徐予之，尽一枚而目启，再予一枚神气大佳，于是恣予之，竟不服药，一夜尽十二枚，而病霍然愈，余持准提斋，即尔日所许愿也。

自己咳嗽肠病治效

余自药盅瘥减而得落眉大风，厥后须发虽重生，然全作白色，余之盅从治聋来，余之落眉风却从治盅来。盖得药盅后，药兼积聚，用耆婆丸下之得愈，手颤亦渐止，然当时急于求治，又因白癜风，服九江散，因虚而食种种补品，偶因九江从此便须眉与发渐脱，遍身之毛亦脱，头部多油汗，其症状如癞，如此者年余。就《千金》考之，当以苦参为特效药，然余病多，胃纳亦弱，苦味败胃，不敢服也。同时肺病、肠病均极深，自问盛年已过，即须眉尽去，亦不必如到彦之之讲风仪，皇皇求治。且自知因服药之故，毛囊及皮脂腺受病，此种皆有代谢作用，旧者坏死，新者再生，其病当渐愈，只索听之，亘七年半之久，须发再生再落，然后癞风之症状悉除。然发则灰白，须则全白，终不得复，则年龄当亦有关。今吾所记者为此病与肺病之关系及治验。余自幼即多咳多唾，盖因肺弱，自得药盅后，咳乃益甚，动辄伤风，四十五以后，肺萎症状渐著，涕泣俱出，薄痰奇多，喉常痒，某次伤风，咳奇剧，饮宣肺药不效，乃服细辛少许，讵药后涕如泉涌，不可制止。因悟涕多，乃肺虚之证，肺虚不胜冷空气压迫，内部各腺疾速分泌以为救济，多至极点，遂如泉滂，当时只觉涕多，其实痰亦多也。又曾见有伧医治咳用细辛至七八分，其人狂咳不止，咳时非常有力，而涕痰皆薄，余急用生脉加干姜救之，其病遂愈。故辨虚实最难，若误认咳嗽有力为肺实，用葶苈泻之，则适得其反，杀人反掌间耳，余虽自知肺虚，然补肺不效，温肺不效，且积聚药盅虽愈，肠胃总不和，饮食无味，大便五七日始一行，矢气奇多，又每年秋间必患痢，平日便闭，常觉胃中有物，以故虽饥不能食，若以药泻之则亦痢。旧医籍论痢不过滞下、湿热、食积、寒湿，有鸦片隐者，则云烟漏，成方虽多，有效有不效，若烟漏，则多不效。烟客何以漏，则不能言其故，于是烟漏多死。又产后痢病后痢与夫兼症痢疾，病症较复杂，古人成方，不能吻合，则亦多死，此皆不知病理之过也。

以余研究所得者，痢之为病，从生理言之，则肠神经为病，从形能言之，则肝肾肺三藏先受病，由三藏藏气失职，转属而成。假使三藏不失职，即使秋日偶感寒湿食积，亦不能成痢，即使成痢，以痢疾成方投之，可以应手而愈，不为患也。

凡生物所以能健全者，在藏气和。所谓和，无他，饮食之消化，血之运行，淋巴之吸收，内分泌之制造，各不失职，供求相应，不多不少。在内部则新陈代谢，秩然有序；对外界则温凉燥湿，应付适宜。若是者，谓之和。食物太多，不能充分消化，则伤食。温、凉、燥、湿不能适当应付，即不能充分消化，因不能充分吸收，则营养不良。恐则气下，怒则上薄，忧郁则涩滞，淫荡则散乱。如此者，其血之运行，不能循常轨，血行过于疾速，与心房瓣膜之力不相应，则瓣膜闭锁不全，血可以倒行，吸酸除炭之作用不能充分，新陈代谢，乃以渐失序。血行过于涩滞，则脉管血液渗漏者多，组织中乃有过剩之水分，有所羡，即有所耗，于是供求乃不相应。经云：味归形，形归气，气归精，精归化，化化乃能健全。故养生目的，期于能化，欲其能化，须先有以前三项。供求不相应，新陈代谢失序，是先无前三项，病且从生，更何有于健全。瓣膜闭锁失职，病灶在心，然实是神经为病，从忧郁来，故其源在肝。消化不良，病在胃，其有因忧郁而病积聚者，则病亦在肝，肝逆胆汁不降故也。容易下痢为肠胃不和，为阴阳不相顺接，从食积与湿论治，浅者效，深者不效。因病是积与湿，而所以成病，却是肠神经不能调节，然从神经治仍不效，因此病就形能上考察，其源在肺，肺虚则肠虚，肺健则肠健，肺寒则肠寒，肺热则肠闭，此其解剖上理由若何，不得而知。惟肺虚寒，涕泣俱出，咳多薄痰者，最易患痢。肺与大肠相表里，肺与皮毛相表里，感寒可以成痢，停积亦可以成痢，则因毛窍不固，肠胃不和，而其原因则在肺弱，假使能从肺治肠，则痢疾殆无有不愈者，然欲得相当治法，却非易事。湿之为病，一者因血行太缓，脉管渗液太多；二者淋巴细胞不健全，不能充分吸收，但此二者都非病源，其真病源是肾。《内经》之所谓肾，观其论天癸可知是生殖腺，而其各种对于肾之议论，亦皆指生殖腺之功能，故《内经》之所谓肾，非指司排泄小便之内肾言也。凡腺皆一个系统，全体之腺，有荣枯相共之势，此验之形能而其确者。凡肾腺中毒而萎，则皮脂腺亦萎，三期梅毒与夫潜伏性之较轻者，无不见之于面，即因面部皮下小腺变性之故。肾亏而见瘰疬，即因肾腺萎缩，内分泌供不应求，甲状腺及副腺起代偿以应之，故病此者，恒见水不涵火之症象。此皆各腺与肾腺同荣枯之显著可征者，是故湿之为病，其病形为组织下有过剩水分。若问何以过剩，则因淋巴细胞吸收不健全，凡皮下小腺，皆属淋巴系统，此等腺坏，则水分过剩，亦惟肾腺中毒，然后此等腺坏，此在病能上皆予人以灼然可见者。湿病大别之为两种，达表者为皮肤病，在里者为组织无弹力，最初一步，必身半以下受之，以故古人谓水曰润下。又以湿邪归之太阴，伤寒以腹满为太阴，是太阴云者，该腹部与肠言也。湿之后一步变化甚多，若脚气，若水肿，若神经瘫，若脑水肿，如其平素有神经过敏症，肠神经硬化，则为痢疾。吸邪片者，往往患痢，亦因此故，鸦片兴奋神经，藏气不匀，胃先受病，以故瘾家舌恒中剥。凡见剥苔而燥者，阴不足，其人必心跳艰寐便闭，苔剥而润者，湿有余，不在外而为皮肤病，必在里为腹满，新秋寒湿应之，小有不慎，即成痢矣。又从形能深求之，凡肺健全者，其面色必华（皮下腺不坏），其声音必亮（音带有弹力），其呼吸必匀整（经云：肺为相传之官，治节出焉。所谓治节，指呼吸匀整，呼吸匀整，则吸酸除炭之功用健全，各藏气谓安详有序，故云治节。）外呼吸良好者，内呼吸亦良好（内呼吸指动静脉纤维相接处，可谓动静脉之枢纽，其重心在腹部，道家所谓丹田气海，当即指此。），然则肺有弹力者，必不腹满。而患慢性腹满者，其肺必不健全，准此以谈，岂古人肺与大肠相表里之说，即从此处推考而得之公例软。

余之病在上则涕泣俱出，涕泣俱出者，肺无弹力也；在下则大便不行而多矢气，便不行多矢气，是虚闭也。惟其虚而不实，故不任攻，攻之则泻，闭与泻皆肠病也。此二藏病，则内外呼吸皆不健全，宜乎衰象日臻，故食欲、性欲皆降至极低程度，就形能言之，可谓由肺病肾，由脾病胃，脾即指腹部，盖言脾藏之领土该大肠言之，非谓脾藏本体也。脾与胃，肺与肠，皆古人所谓相表里者也，脾、胃、肺、肠既病，阳亦随萎，四肢百体，无不休戚相关。然而病能上必有以次迟及之程序，凡肺病者，肾无不病，肾病者，肺无不病，故曰肺肾同源。就生理言之，即外呼吸病，内呼吸亦病，肾腺无所资，故肺病者，肾当其冲。然则肺与大肠相表里与肺肾同源两语，是一件事，非两件事矣。余因肾病尝服龟龄集，此药以鹿茸为主要成分，余之服此，意在治肾以疗肺，然不但无效，结果乃使眼吒不明，眼白渐向里包裹虹彩，此肾热证据也，亟用天冬、地骨皮、泽泻等以为救济，而涕吐、咳嗽、肺萎证状益甚。又尝服鱼肝油，意在使肺增弹力，庶几由肺以疗肾，然初服似效，继则不适，亦绝无效果，尤劣者，在不能食，凡物入口皆变味，自知味蕾神经无病，其所以变味者，乃胃中化学成分变性。然总不得适当药物，如此者亘五年之久。余于人生观略有理会处，雅能年命自安，即亦不戚戚于修短，旋读《素问·阴阳应象论》云：清气在下，则生飧泄，浊气在上，则生膜胀。王注甚不妥当，飧泄？胀，当然是病，清气本当在上，浊气本当在下，清浊易位，故云阴阳反作。凡阴阳不易位，虽病易治，易治为从；阴阳易位而病者，难治，为逆。故云病之逆从，其下文云：清阳发腠理，浊阴走五藏，清阳实四肢，浊阴归六府。是即阴阳之常轨，易之则为反作。余病不能食，胸脘常苦满，肝胆之气皆逆，故肺气不肃，而在下则虚闭，且阳萎，舌根则常有一块剥处，消化不良，新陈代谢不充分，古人所谓中权失职者，吾病似之。又本喜饮浓茶，三五年来虽嗜之，然稍稍多饮，则作水逆，肝阳甚盛，而痰涕皆薄，体瘠火重，而脚湿气亦甚剧，谓为寒，有之；谓为热，亦有之；燥固有之；湿亦有之，竟莫名一是。古人所谓燥湿不能互化者，吾病亦似之，中权失职云云，望文生义，尚可勉强释为脾胃病，燥湿不能互化，其真相若何，直索解人不得。况肺与肾清之、温之、攻之、补之，均不得要领，大便之虚闭既不可攻，胃之无食欲更不能补，此其病当如何治？今年春杪，偶寻绎《素问》七损八益，重为解释，于阴阳反作句，恍然有悟。盖肺、肾、脾、胃病皆病灶，治神经、治腺、治湿、治萎，均是头痛医头，阴阳反作乃病源，不治病源，枝枝节节而为之，宜乎不效。乃先服温白丸攻之，更作附子鸡鸣散中剂冷服，服丸四日，服散两日，体气骤变，胸满除，饭稍增，大便厚而润，寐酣，皆数年来所未有者。余虑药力太暴，不复继进，然病机则已转，逆料此后治肺肾神经腺体，为效必良，盖清阳发腠理，浊阴走五藏，清阳实四肢，浊阴归六府，阴阳复其故常，则无燥湿不互化。与夫中权失职诸弊，纵尚有病证，攻补皆可应手，所谓味归形，形归气，可以循序调摄，次第程工，故云得适当治法，非易事也。

陶小姐食积不愈症

陶公为余族姑丈，其女公子年十四，七月间患病，病为发热、肢凉、舌色从寒化、脉沉微、口味甜、胸脘痞闷而呕，此外无特殊证据，其口味甜异常之重，自言满口是糖。其起病原因是不谨于口，饼干、油腻、冷面、西瓜、香瓜，恣其所欲，病孩从因而发热，此亦极寻常事，然予退热药不应，予消导药不应，病三日为势转剧，口味甜更甚。于退热消导药中，加槟榔六分，厚朴四分，得之遽厥。病孩自幼即患湿气，遍身多湿凛，频发，又月经尚未行而先有白带，此种为先天性伏湿。凡六淫之邪，各从其类，湿胜者脾应之，亦固其所。病在六七月之交，亦为太阴主令之时，湿胜之候，既不从热化，则为寒湿，在理当温。然口味甜是胃部窒塞，肝糖不向下行，胃中部膨胀，两头俱闭，胃气不伸所以舌上无苔，究竟大剂黄、附，只能祛寒化湿，是否能祛此肠寒胃实之食积，实所未达，故展转思索总不敢用。此事迄今已八九年，常常考虑，至今亦不能下得断语。至所以知其肠实者，则因绕脐痛，拒按，但口味甜，并不神昏谵语，唇舌亦全无热象，是否可以用大承气，至今亦不能下得断语。当时自问学程不及，敬谢不敏，其家乃改延西医某君。此医与余为旧友，经渠诊断，以为是积，宜涤肠，当时灌以两磅肥皂水，得胶黏黑粪可两磅许，明日再延诊，谓当再灌肠，仍用两磅肥皂水，得胶黏黑粪较昨日更多，而神昏益甚。是夜，病孩手足遽反掗，第三日再灌，再得黑粪多许，连灌五日，无日不有多许之粪，神昏与手足反掗都与日俱进。此时西医毫无把握，病家步伐已乱，巫婆单方并进，又三日，溘然而逝。余所以记此病者，因此八九年中，遇类似之病，潜心考察，发见形能上一显明之公例，即中部窒塞，手足必然变相，见手足反掗，即可以知中部必然窒塞，因而悟得古人谓脾胃主四肢，即从此等病症多数之中求得公例而下之定例。《伤寒论》手足漐漐汗出，仲景主急下，用大承气，亦即同此公例。不过手足汗出，较之手足反掗病有深浅。吾又悟得，凡胃中部膨胀，胃之下口必闭，下口闭则上口亦闭，因上口闭病人必呕吐，滴水不能入，下口闭其中脘必膨胀而拒按，如此则其舌必无苔，而且必见寒湿化之舌色。盖热化之黄苔，与口中之臭气，皆胃气得达于口之故，故胃中热，口中有热象可见。若胃之两头闭塞，中央膨胀，则口舌与胃之关连，亦复隔断，如此则无论如何，舌上不得有苔，而胸脘则必痞闷拒按，又进一步则见甜味。故见甜味者，是积，是胃气被窒，必然兼见呕逆，通常以甜味为湿，引《内经》稼穑作甘为言，此则望文生义，不善读书，不能灼知体工如何变化而得见甜味，既不明其理，则用药亦遂无标准可言，此之谓纸上谈兵之医学。吾又悟得，凡肠实者，乃可攻，然肠实而见黄苔者，其人肠虽实，胃部并不实，是则古人谓上中下俱实，是大承气症，此语亦在可商之列。吾又经仔细考虑而知，小肠与大肠之交，有括约筋，凡因食积而腹痛者，即此括约筋与食积相持之故，因此括约筋之地位，与脐纫带最近，而手足反掀，即此括约筋受伤之故。曾经数十次经验，千真万确，毫无疑义，是则此处运动神经，与手足之运动神经为一个系统，或者竟是同一单位。吾又因诊吴振寰之病，悟得肛门有神经直通头脑，彼盖因割痔而患脑症，西医不能治，乃延余，治之十七日而愈，但其病虽见脑症，手足则不反掀，此可以与前案互证，而知肛门之神经，与手足之运动神经，不是一个单位。吾又留心考察，凡肠胃俱实，在腹部绕脐痛，在胸部拒按而呕，舌上无苔，口味甜而手足反掀者，都不救，或者有治法，为余未尝发见，亦未可知。余近来之主张，反对纸上谈兵之医学，处处以实验为主，凡此所记，字字从实地经验来，弥复可贵，读者其注意毋忽。

痧子坏病三则

　　痧子，西医书如《欧氏内科学》，谓原理不明了，余从形能推测，并无不可明白之处。通俗有正痧非正痧之说，大约以小孩未曾出过痧子，不论襁褓孩提，但是第一次出者，谓是正痧，其第二次以后，则谓之风痧，此说不甚妥当。就实地经验言之，正痧、风痧当以病情为断，不问其是第一次、第二次。旧说谓痧子出于胃，天痘出于肾，则甚确。凡患痧子，初起必发热而不能食，出透之后，则热退而思食，且其发热所见之症状，都是阳明经症，其舌质必绛，其唇必燥，上逆则泛恶作呕，下陷则泄泻，皆病在胃之证据。其所以泄泻，因胃与肠不相协调，并非病在肠。又旧说谓此病兼肺，亦确。盖痧子无有不咳嗽者，咳则出，不咳则不出，其初起不甚咳者，乃是咳不出，并非不咳。初步失治，不事宣达，往往因咳不出之故，转属而成急性支气管炎，此尤其可以证明病在肺之说为真确。据余所知，痧子之病源，是血中含有毒质之故，其毒质之来由，是血行不循常轨，老废成分与体工本能之自然力不相协调，因而自身中毒，并非如伏湿等有外铄之毒质。春季风温，本不定出痧子，因失治之故，血郁于上，延时既久，体工起自然救济作用，最后皮肤见红点而病得愈者，往往有之。以此为例，故知此病是血分自身中毒，惟其如此，所以经过一度痧子之后，必须三五年，十余年然后再见，西人谓之免疫性，此免疫二字亦尚在可商之列。若烂喉痧确是流行性疫症，其与寻常痧子不同者，乃痧子之外再加疫毒故也。

　　痧子发热，通常谓是感风寒而发热。就实际言之，乃是血脉运行先不平衡，肺与胃不相协调，毛窍容易感风，胃部不易消化，然后见感冒症而咳嗽发热。观痧子不热不出，则知发热亦是体工救济作用，痧子之咳嗽，通常谓是肺为风束，照西国说法，当云咳嗽是发热之诱引，痧子之前驱，但此说亦非真相。观痧子顺者，咳嗽畅，逆者肺气闭，又痧子已回，热已退，咳嗽常为最后愈之症，则知咳嗽乃体工自然力使痧子透达之一种方法。既明乎此，则痧子之为病，应当如何治法，可以彻底了解。

见点通常谓之出痧，热则出，不热则不出，出透则愈，不出透不得愈。于是可知，西医治此病，见高热恐其转属脑症，因而用冰者非也。咳既是透达之方法，则可以推知见急性支气管炎之危险，因支气管炎是肺闭（参观《病理各论》急性支气管炎篇）。其所以闭，是肺与表层汗孔交通不利，是即通常所谓肺为风束，肺与汗孔交通之途径，古人知之甚悉，常用两语以明之。曰：肺主皮毛。曰：肺之经气。当见支气管炎肿之病症，治之之法，莫妙于恢复其经气，却不可勉强开肺，用麦冬、五味子、细辛，效果良好，即因此方是恢复肺之经气之故，盖病态是生理变相，一用此药，遂复其故常，是拨乱反正手笔。西人治此病用酸素助肺呼吸，其效果不良者，即因勉强开肺之故。盖勉强开肺，体工之本能为药力所持，不得伸展，处处感窒碍，故病反不得愈，是勉强开肺，乃揠苗助长手笔也。

由以上所记观之，可以知痧子之为病，顺生理以为治则生，逆生理以为治则死。发热，手脚热、面赤、目赤、剧咳而爽者，虽高热亦生；手脚冷，人王青，咳不爽鼻扇者，此其体工为乱，不能拨乱反正，无论如何必死；因发热之故，气血皆上行者，可以得生；因泄泻之故，气血皆下行者，必然致命。以上种种，所谓生者，皆顺症，所谓死者，皆逆症，见逆症而使之顺，即为良医；本顺症而用药使之变逆，即为庸医，此为甚明白晓亮之理论，准此以谈，则吾后方所记之病案，庸医当无所逃实。吾所以详尽言之者，欲吾党有所遵循，知戒炯也。

案一：朱姓小孩，可四五岁，今年三月初来诊，面色白，唇舌并不绛，面上有已枯之小点，其小点与已回之痧子不同。痧子当其发出时，颜色鲜明，当其回时，作暗红色隐于皮肤之下，皮肤之外层，平滑无痂。此则如焦头痦子，有小黑痂，脉尚无他，而病孩躁甚，反侧都无所可。问其病状，先起发湿气，其后出痧子，余思此必痧子未透，否则不躁。又此必误服大剂温药，然后面色发白。问果曾服温药否，病孩之母示余前诊之方，初起麻黄四分、七分，其后葶苈一钱、钱半；其后附子三钱，黑锡丹五钱，磁石一两，附子黑锡丹方服三五剂，麻黄、葶苈各两剂。余谢不能治，约延喘四五日而死。

案二：一黄姓小孩，兄弟两人，大者九龄，小者五龄，皆出痧子，皆逆，小者为尤甚。大者汗出不止，咳不爽，无力，神气萎顿。小者咳不爽，不能啼，唇舌都从热化，手自搔鼻，咬牙，寐中惊悸，兼之泄泻，最奇者，喉下琐骨及缺盆约四寸许方积，隆然肿起，按之中空，皮肤甚厚，并非水泡，其余症象是阴虚而热，兼惊，兼急性肺炎。检其前方，则麻黄、葶苈、附子、鸡金，其余为寻常副药，麻黄两剂，葶苈两三剂，附子两剂。余思此亦坏症之必死者，其缺盆处之肿，则属创见，因谢不敏，病家强之，因为治大儿，其小者阅四日而死，大者用止汗药得愈。

此两案极有讨论之价值，今设为问答以说明之。

朱姓小孩，初诊时即知其必死，因面白而躁烦。（问）面白色，为痧子所忌，然未必便死，今云必死，何也？（答）痧子面色白者，有两种。其一，痧子不得出而面色白，其热必向里攻，其人王部必隐青，必然咳不出，其甚者气急鼻扇而泛嗯，此是闭，闭者开之可以生；其二，痧子已出，忽然隐没，则面色亦白，咳不出与上条同，咳不出之外必然再见泄泻，其面色必形不足，如此者是陷，陷者举之，可以得生。今朱姓孩，面白而躁，既不见气急鼻扇之闭症，亦不见泄泻之陷症，所谓躁者，神色不安详，横直都无所可，此种病在肾，一望而知是误服温药，其受病最深，故云必死。（问）面白之原理是因面部贫血，凡热病，因肝胆之经气上行，气血皆壅于上，则见壮热而面赤，若因受寒太阴受之，大便泄泻，气血皆下陷，则面部贫血而色白。故吾书常说热则上行，寒则下陷，今云面白而躁，一望而知是误服温药所致，温药当然是热不是寒，乃气血不上行，面部反见白色何也？（答）凡热病，热则上行，寒则下行，本是公例。若用药，则固有凉而上行者，薄荷、葛根是也；温而下行者，附子、肉桂是也。朱孩面白，假使是热向里攻，则人王部必隐青，手脚必冷；假使下陷则必泄泻而见不足之症。今不尔而躁，躁者面当赤，今反白，横直都无所可，其发作阵，当其稍差时，神气亦绝对不安详，是为阴躁。阴躁者，肾热之症也，肾热而至于血不上行，面部见贫血色泽，假使非甚重之大温药，而又药位在小腹如附子者，何至于此，此一望而可知也。

（问）第二案，喉下琐骨缺盆处，隆起何也？（答）此为创见，余能亦不知，其理有可以明了者。彼用麻黄虚其表，复用葶苈泻其藏气，更用附子以温之，又用鸡金以补之，则生理之经气，因药力之蹂躏，而乱其途辙，其肿处在琐骨下者，可以测知葶苈与鸡金同用，则其药位在琐骨之下缺盆上部。余忆其方中有白芥子一钱半，连服三数帖，此亦有关。盖非此物之去痰，协以附子之下行，则其皮层必不扩然而空，此亦推理可知者。余曾见一事，附识于此，亦足以资炯戒。有一龚姓小孩延诊，本是痧子，药后遽吐血，检其前方，乃细辛与鸡金同用，细辛四分，鸡金三钱。痧子兼急性肺炎，本非麦冬、五味子加细辛不效，但细辛只能一分，若用至三分以上，虽当用，藏气亦吃亏。今却加三钱鸡金以锁闭其肺气，复用细辛开之，此犹紧口毛瑟，本是枪弹大，枪管小，弹子之在枪腔，本须挤逼而出，乃制造者犹惟恐其不伤人，更加一道来复线，然后其挤逼之力，陡增十倍百倍。今用细辛四分，加以鸡金三钱，与枪腔之有来复线同一设施，此种坏症，扁鹊复生，何能为力。此其事与黄姓小孩蹊径不同，而用药之荒谬则同，以故鄙人平素主张治医必须明原理，否则虽有良方千万，等于无一方也。又黑锡丹与附子之用，亦有分别，附子性温，药位在小腹，黑锡亦然。用附子之正当标准，热病汗出肢凉而恶寒，其所见症状是太阳虚症从寒化者。太阳虚症从寒化，即仲景所谓少阴症也，少阴之症位在小腹，故与附子吻合，其他太阴症湿病而兼寒化，是用附子第二标准。其他用附子以补阳，或者用以行药，附子都不处于主要地位，然与黑锡丹不同。黑锡丹硫黄为之主，锡灰为之佐，其药位虽在小腹，其功用是补火，是镇坠，其用之标准，是肾喘痰多，病从寒化，此宜于高年，或虚劳肾衰无阳，此外或有其他作用，余则不知。其效力之久暂，亦与附子不同，附子不与补药同用，其有效之时间，不过一日半日，黑锡丹则力量非常持久，用之不当，其祸患常在三五日之后，是亦不可不知者也。（问）今有医生喜用附子，且喜用大量附子，无论伤寒、温病，一例附子施之，亦无论太阳、少阳，无所之而不用附子。假使杀人则其门当可罗雀，营业有关，彼虽不肖，亦不至肆无忌惮，今用之多而营业转佳，必其杀人者乃偶然，幸中者乃多数，于此亦有说乎？（答）此余经多年研究而后嘹然明白者，第一是阴阳胜复关系，第二是地理关系。

欲明第一项，须先明白六经标本中气，余于《群经见智录》中曾略言之，年来更有所得，此种说明不厌其详，故不嫌重复再申说之。所谓六经标本中气者，太阳之本气是寒，标气是阳，中见是少阴；少阴之本气是热，标气是阴，中见是太阳。本气者天之气，标气者人之气，中见者阴阳胜复之可能性。就事实上说，本气是寒，即天气寒；标气是阳，即人之气是阳。冬天天寒人身则热，盖非热不足以应天之寒气；夏季天热，人体则应之以阴，故夏日人之肌肤凉，假使不凉不足以应天气之热。故本气阳，则标气必阴，本气寒则标气必热。标本同属阳，则中气必阴；同属阴，则中气必阳。其实人身之温度，冬夏并无异致，然人体之温度，不随天气之温度而升降，而常维持一种相对现象，若互相抵抗者，却是事实。不过此抵抗之作用平时不甚显著，病则非常明显，故人之伤于寒者则为病热而伤于热者则为病暑，病热则血行之速率抗进，病暑则汗出而心房衰弱。古人既明白此种事实，于是为之下定例曰：冬至一阳生，夏至一阴生。冬至一阳生，寒之甚而阳随之；夏至一阴生，热之甚而阴随之。故曰重寒则热，重热则寒。中见云者，即指其不病时所含之能力而言，故少阴热为本，则太阳之寒为之中见；太阳寒为本，则少阴之热为之中见，此之谓一阴一阳之为道。其燥湿风火亦同此理，惟六气之化，只有太阳、少阴是阴阳胜复。其太阴、阳明则燥从湿化，其少阳、厥阴则风从火化，此其所以然之故，厥阴主春，少阳为之中见，古人解释少阳之火化，谓之相火，其实相火两字含义不甚明显，今从事实上说明。少阳之火乃生气也，大约无论动植，非有此种热力则不能生。太阴之湿乃润气也，无论动植，非有此种湿润之气则不能长。故春生，夏长，风则从火化，燥则从湿化，此种为东方学说，只能就旧有者为之说明。若用西方科学方法，恐不免无从说起。既明白以上所说，则附子之用，虽误不必死，可以晓然明白。盖伤寒则人体应之以热，治疗用热药，则人体应之以寒，惟其有此作用，故虽误药不遽死，然不当用而用，必不能去病而反增病，既不能去病而增病，当然是误。经不云乎：当其位则治，不当其位则病；重感于邪则甚，复值其不胜之时则死。是故通常见服热药而反著寒象，以为不误；见服多量之热药，其人不遽死，以为当温，皆未是也。痧子之为病，症结在肺胃，目赤、面赤、舌见火化，假使误用附子，可谓不当其位，复重感于邪。痧子病位在肺胃，从火化则兼胆火，当此病情而用大剂温药，造成热极生寒之局，较之所谓值不胜之时者更甚，则不死何待？其有未至于峰极体工之气化能自恢复幸而得生者，乃千百分之一，不得迹此为口实也。仲景惩烧针之误，谓焦骨伤筋气难复也。此复字下得有分寸，即是阴阳胜复之复，读《伤寒论》者，类多滑过故其事迄不得明白。

黑锡丹之误较附子为更甚，此种药品，肾藏无火、口味咸、痰饮上泛、汗出肤津、喘而恶寒者，方是对症之药，但亦不过三四分即可以取效。今人多根据宋、元人医书，如《扁鹊新书》之类，敢于用大量金液丹、黑锡丹、半硫丸之类，岂知此等医书，实是旁门左道。以余所知，晋宋六朝及赵宋时代，此两时期都是道教盛行之时，方士讲导引服饵之术，多偏于温肾一边，故晋宋六朝，人喜服附子，而赵宋金元之时硫黄盛行。张元素、李东垣、朱丹溪，力矫其弊，而用和平补益之品，此与韩昌黎文起八代之衰，其事适相似。故张、朱、李都称大家，知人论世，此亦治医者不可不知也。况痧子之病都属小孩，童体一阳初萌，正是少阳，当此之时，岂容以硫黄附子败其肾藏，此其为误，宁待言说。

所谓地理关系者，六气六经之说，本须活看，不可呆诠。一年之中有风、寒、暑、燥、湿，人之一生有生、长、老、病、已，都与六经相应。而地球上，寒带、两极、赤道、温带、热带，亦都有其阴阳胜复之赜可循，故热带之植物多属凉性，如椰子、芒果等是也；寒带之动物都属温性，如冰洋之海狗是也。广东人多喜服附子，即是此理。上海虽属温带，而广东、香港、南洋群岛之人，侨寓此间者为最多，为热带人治病，即使误用附子，亦幸中者多，杀人者少。而社会上医生大概良医甚少，庸医甚多，病不得愈，见用附子医生治病多有愈者，遂群以为神，展转介绍，而其人门庭如市矣。通常所谓不得明了者，其真相不过如此，医学之现状若是，何能长此终古。余既明了此事，委有不能已于言者，故特著之于篇，初非同行嫉妒，对人发挥也。

论医集

呈中央国医馆意见书

中西医治病之成效，互有短长，其实精密考察，中医优点当占十之六七，西医十之三四尔。然而现社会信西医者实占十之六七，此因中医之学说，不能使普通人了解，实居最大原因。梁任公《演说集》云："中医尽能愈病，总无人能以其愈病之理由喻人。"是故第一要义，在将古书晦涩之医理，诠释明白，使尽人可喻。换言之，非设法使中医学理民众化不可，若仅仅搬出仲景、孙思邈，持高压论调，或专议五行六气，总难得现时代知识阶级之同情已。

其次改进中医，不在方药本身，在运用方药有真确之标准，此层功夫无止境。现在所急者，在明生理之真相，自当采用西国学说为重要工作之一，但亦不过诸重要工作之一种，万不可舍本逐末，以科学化为时髦，而专求形似，忘其本来，如但求科学化，则非驴非马必有大害。又不可效法东洋，彼国现在医学，号称居环球第二，其所以致此，表面是科学化，里面仍是参用中国旧方药，可谓中医同化于西医，如此则中医学镕入西医，而中医本身消灭。在日本，中医学本非己有，自在不甚爱惜之列，且彼邦中医技俩，本来只能拾取一二效方，未能窥见东方文化真相，宜其有此结果。我国若效法日本，本谈不到改良中医，废除可矣，惟我国黄土众民，生活寒俭，科学化之西医，实不适用。又药业为全国千数百万人生活所寄，即欲废除，亦形格势禁。故断不能使中医同化于西医，只能取西国学理，补助中医。质言之，可以借助他山，不能援儒入墨，复次采取西国学理，以生理、解剖、病理、组织各学为最合宜，若微菌学说，则不合用。拙著《伤寒辑义按》中，反对微菌学，谓是先有病而后有菌，不是先有菌而后有病，菌是病源之说，是倒因为果，此说为上海红十字会西医所承认，惟彼不肯正式宣布，助我张目耳。其余如太阳灯、镭锭爱克司光等，彼邦亦尚在试验之中，似乎改革中医，不必在此等处效颦。

复次药物改进，亦非采用化学提炼之谓，平心而论，天然物品所含之成分，其精密远过人工配置，且中医治病，以顺生理之自然为原则，动植同禀天地之化育而生成，人生藏气，失其平衡则病。因动植所禀，各有偏胜，取其偏胜，以纠正不平衡之藏气，故云药物补偏救弊，若加以提炼，便与顺自然之原则相背。天下事无绝对利弊，有表面精致悦目易服之利，便有里面反自然之弊，局外人不知，震惊于西方科学表面之美观，嗤议中医用树皮革根治病，为未脱原人时代色彩，彼又何尝念及西方文明，表面极绚烂，里面极恐慌，本是病态文明乎，且为此言者，以科学头脑自负，实含有一种虚矫之气，不会为中医设身处地设想。我国医学，已有数千年历史，由习惯而酿成一种自然律，终不能因彼不负责任之言，惊表面之虚荣，而受里面之实祸。且提炼药物，非精于化学不能，药业中人，须聘专门技师，购外国仪器，尚有其他种种不能逆料之弊害，是可以牵一发而动全体，故此事当加以审慎之考虑，不能贸然盲从也。鄙意以为改进药物，当从医生治植物学始。而其最初之一步，在将各种药物，制成标本，注明出处、性味、成效，此则为益多而无弊，且轻而易举，孜孜为之。一方既可以添学识，一方可以为医学校教育品，将来更可以自己种植，杜塞漏卮，是一举而数善备也。若由国医馆组织团体为之，则成效更可以刻期而待，鄙见如此，壤流之细，不必有补高深，愚陋之忱，聊复贡其芹曝。

恽铁樵谨具

（中央国医馆有征求意见令文，故有此书。）

对于统一病名建议书之商榷

六月二十六日，奉到上海市国医分馆转来贵馆学术整理会统一病名建议书，并附函令据陈意见，环诵之余，深幸渐就衰歇之国医，有渐入轨道之发展希望，下风逊听，可胜额手。惟兹事体大，且头绪繁复，缴绕殊甚，情事既属创举，环境又复恶劣，初起考虑未周，将来必多周折，谨将一得之愚，聊当细流之助，条陈管见如下。

（一）统一当以中名为主

中西医学基础不同，外国以病灶定名，以细菌定名，中国则以藏腑定名，以气候定名，此因中西文化不同之故。建议书第二节云："天下事物，只有一个真是，西医病名，既立于科学基础上，今若新造病名，必不能异于西医，能异于西医，即不能合于科学，不然，科学将有两可之是。"此说可商。鄙意以为科学是进步的，昨日之是，今日已非，故不能谓现在之科学，即是真是。西医尽多议论与事实不符之处，是其明证，此其一也。天下之真是，原只有一个，但究此真是之方法，则殊途同归，方法却不是一个。譬之算学，用数学求得得数，用代数亦求得得数，方法不同，得数同也，如谓数学之得数，不是代数之得数，则非确论。故西方科学，不是学术唯一之途径，东方医术，自有立脚点，此其二也。今若以西名为主名，不废中国学说，则名实不相副，若废中国学说，则中医即破产，不于此，则于彼，更无回旋余地。例如《伤寒》一书，包括支气管炎、肋膜炎、腹膜炎、胸水、腹水乃至流行性脑脊髓膜炎、日射病、虎列拉等等，假使用此诸名色，初步，《伤寒论》本文，将渐次无人研读，继一步，必《伤寒》方无人能用，及后一步，必讲究注射灭菌，如此则中医消灭，中药消灭。是故用中国病名为统一病名，在所必争，事非得己，不止名从主人而已，此其三也。名者实之宾，先有事实，然后有名，鄙意以为整理中医，当先从诠明学理起。今贵馆既从正名着手，自是一种方法，但定名之时，眼光须注重于本身学说，因学说是主，名是宾，今若不顾一切，惟名是务，则有宾而无主。改进中医，整理学术，是欲使退化之中医进步，欲使凌乱之学术整齐，今统一病名，而用西名为主体，则与本身之学术冲突，与整理改进之初心相背，仅有此统一之名，将来可以步步荆棘，则此番定名之工作何为者，此其四也。

（二）统一病名当先定标准

所以必须统一病名者，为其凌乱无次也，勘落一切繁芜无当要领者，取其扼要适用者，有当取于古者，如《内经》中之煎厥、《金匮》之肺萎、《千金》之风缓、《外台》之尸疰；有当取之于近代者，如《金匮翼》之肾藏风、《吴医会讲》之白瘖；若中国无其名，然发采用西名，如急性传染病中之支气管炎，此与文字之代有孳乳相似。荀子所谓法后王，颇堪为取用近代病名解嘲，而最紧要者，每一病名，其内埏之蕴义，与外围之分际，一望可以了然者为最合度，即便各种病名不能尽如此，亦当于可能范围之内，以此为标准，而加以注解，则较为心安理得。若以为繁杂难能，而竟用西名，则嫌于欲适履而削趾，国人语言不通，迳用英语，亦是一时特殊现象，而其事不可为训。今统一病名，是图一劳永逸，若以用英语为喻，不啻用英语统一国语，而废本有之国语也，定名标准，举例如下。

煎厥 属肺肾病之一种，病灶在肺，病源在肾，病状吐痰夹血而遗精、盗汗，《内经》所谓汩汩乎若坏都，溃溃乎不可止。凡病此者，潮热、掌热、柴瘠有如煎熬，以渐而深，而气血则皆上逆，故名。寻常值如此之症，概谓之肺病，当以此为准。

肺萎 肺劳之一种，病灶在肺，原因为肺系组织无弹力，病状面无血色，肺量缩小，吐透明胶样痰，通常谓之肺劳，今当以此为准。

尸疰 劳病之一种，其病恒限于家族，初起容易伤风，久咳不愈，男子遗精，女子多带，病至于卧不能起，扣足一百日死，直至将死之前数日，面色不变，故又谓之桃花疰。疰字，本是注，去水加广，此病一人死，则传染其同血统之一人，六七年后再死，如此转展传染不已，如一器中水注入另一器，故名。通常概谓之劳病，或谓之百日劳，今当以此名为准。

风缓 即西名神经瘫，病此者浑身之运动神经皆弛缓无力，而感觉神经及植物性神经则无恙，详《伤寒》《金匮》刚痉、柔痉之名，似风缓即柔痉，但《伤寒》《金匮》所说，与现在所见病情不合，今据《千金》定此名。

白痦 夏秋间热病末传所见之一种症候，西医书谓之丘疹，而不言其病理。详此物是皮下淋巴小腺枯，为热病中极重之一种病候，白痦之名，始见于《吴医会讲》。

支气管炎 为咳嗽之一种，西医书属急性传染病，其病灶在支气管，其病状咳嗽、气急、鼻扇，有见寒化证象者，亦有见燥化证象者，见寒化证象者，小青龙汤；其见燥化、热化证象者，麻杏石甘汤加细辛良。中国医书，向无此名，今据《欧氏内科学》定此名，并注主治法。

（三）热病病名当另提讨论

中医病名之不统一，以热病为最，明清诸家，聚讼纷纭。几令人无所适从，统一之难，此为症结，而中医之大本营，亦即在此处。西医对于热病，以微菌为病源，此事与中医尤其杆格（理由详后）。窃意总当从自身打出一条出路，因中法治热病有效是事实，既有此事实，必有其理由，其事甚繁难，仓猝之间，无从解决，现拟暂用《伤寒论》名词及习用名词而详其病候，照《内经》因时定名例，冬曰伤寒，春曰温病，夏至后曰暑温，立秋后曰伏暑。此外有当提出研究者，如痉（即流行性脑脊髓膜炎，《千金方》中言之较详）、湿（通常所谓湿温）、暍（即通常所谓暑温）与伤寒相滥，又如痧子、喉痧之前驱症，亦与伤寒相滥，临诊时，在初期往往不能辨别。其相滥是何理由，其证象之几微区别若何，均当加以说明，俾得有详细界说，著为专书，颁之全国，一方令各医遵行，一方使各医报告经验上所发生之便利与杆格，国医馆汇齐其报告，加以讨论，逐年修改，至于尽善，如此办法，似乎比较妥当。前驱症与伤寒、副伤寒初起几日不能分别，西医亦然，此于治疗上尚无大害，抑亦无可如何。

（四）微菌学加入国医学当从缓

细菌之种类极多，有在人体不能为害之菌，如粪便中所含者是也；有外来之病菌，如诸急性传染病之病菌是也；有三段生命，以牛羊等为宿主，再入蔬菜之中，然后入人体，如节虫是也；有甲躯体之病菌，传染于乙躯体者，如肺病结核菌、梅毒螺旋菌是也，而最与中医有关系者，莫如伤寒菌与副伤寒菌。西国人以病菌定名，凡诊热病，非验血不能断定其为何种菌，即无从断定其病是正伤寒是副伤寒，此种是专科之学，绝非门外汉漫然可以效颦者。而验血绝非易事，血中之菌，非仅恃千数百倍之显微镜即可窥见明晰，必须先染色，方能明了。而染色又非易事，欲知某菌受制于某药，则须培养，更须动物用血清试验其是否有凝集反应，凡此皆非中医所能办到之事。如谓不能办到此层，即无医生资格，则又不然，头项反折，神昏谵语而发高热，所谓脑脊髓膜炎是也，曾值脑脊髓膜炎之病与西医会诊，西医用脊椎穿刺法验之无菌，以为不是脊髓膜炎症，而告病家谓是伤寒症，其人住医院中六日竟死，此事吾甚疑之。适院中助手医生，是故人子，询之，据云，不见脑炎菌，亦不见伤寒菌，故实不能断为何病，后考之《欧氏内科学》，则其中载明流行性脑脊髓膜炎症，亦有无菌者，细菌学之难如此，今改革中医，以此为必要条件，将来必有许多笑话，故不如其已也。又拙著《伤寒辑义按》，对于病菌有怀疑语，谓当是先病而后有菌，不是先菌而后有病，故指菌为病源，恐是倒因为果，此说为红十字会西医所承认。然则谓不治菌学，即无医生资格，非笃论也。又既研究病菌，当然须连带研究血清注射，让一步说，果然切实做到，已是完全西医，无复国医本来面目，故改进国医而欲参用细菌学，实为形格势禁不可能之事。

（五）《内经》不能废除也

按建议书中所采取较要国医书，自张机、巢元方始，而无《素问》《灵枢》，"建议理由"节有云："固守《素》《灵》《难经》可矣，何必谈整理。"是谓整理可以舍《素》《灵》也，一孔之见，则以为此又期期不可。仲景撰《伤寒》，自言用《素》《难》，巢元方以下，皆宗此书，《素问》之不可读，是不易懂，并非《素问》本书不善，即如"东方生风"，余云岫《灵素商兑》，痛加驳斥，其实余氏之言，只攻击到表面，风指动言，与风以动之风字，同一意义，佛家言地水火风，水火指燥湿言，地风指动静言，其意亦同。此所以古医书如《千金》，凡神经病手足肌肉及官能不由意志命令而自动者，统谓之风，此风字之意义，与余氏所说完全不同，惟其如此，所以风生木，木生肝，肝之变动为握，握训痉挛，肝之府为胆，胆之经气为少阳，少阳从火化，火曰炎上，下厥上冒，过在足厥阴少阳，如此则为厥颠疾，其语意是一串的。又《内经》以肾属冬，以肝属春，以心属夏，《伤寒论》以足少阴经为末传，其病实属肾，何以知其属肾。伤寒少阴症，脉沉微，倦卧但欲寐，得附子便愈，其不可愈者，乃是病机已逸，治之太晚之故。附子是肾药，附子之药位在小腹，小腹为肾之领域，用附子而能愈，则可知病之属肾为真确，人身之腺体，以肾腺为根本以，汗腺为末梢，就形能研究之，在可见其联带关系，故足少阴经病，则汗腺亦病，因而汗出恶风。今考《伤寒论》之用附子各方，其见症十、九皆汗出恶风者，于是形能之关系，乃益显著。又如甘露消毒丹为温病特效药，此为现在中医界所公认，此丹专治暑温、湿温。暑温、湿温者，夏季之病也，《内经》以心属之夏，则暑温、湿温，实手少阴经病症，手少阴经，心也，何以证明暑温、湿温之属心，观于甘露消毒丹之为特效药，可以知之。何以故？因此丹有菖蒲之故，菖蒲心药也，故孔圣枕中丹用为主药，甘露消毒丹之用菖蒲，实是引经药，所以变更药位者，因其病以暑为主要，是故温病单用菖蒲不效，甘露消毒丹中除去菖蒲亦不效。谚云：种瓜得瓜，种豆得豆。种瓜有时不必得瓜，而得瓜可以知其决不是种豆，故循因执果，有时靠小住，而执果溯因，则千百不失一。今执菖蒲、附子之药效，推求伤寒、温病之属肾、属心，非妄语也，此为千虑之一得，虽不必便是铁案，然其事实非偶然，据此是《内经》确有精义，并非扣盘扪烛之谈。其他类此之事，五六年中，鄙人所发见者，有十余条，所惜不能全懂耳。

（六）宜令顺民心以期易行也

人类头脑中有潜在识力，其感觉最为奇妙，凡事之不可行者，与夫可行而不能行者，猝然遇之，意识未及分别，而此潜在识力，已感觉其不可与不能。故凡不能顺从众意之命令，辄不约而同，群起而反对，若复事理繁复，知识不能解决其缴绕，则客气乘之，而为无理由之争执，世间许多纷纷扰扰，罔不由此。信如建议书中之办法，一旦公布，群起反对，不待蓍蔡，而现在之中医界知识，足以解决此事者，实寥寥无几，则必为无理由之争执，若云惩戒，则惩不胜惩，不惩反足损国医馆之威信，必致毫无结果，一场没趣，甚无谓也。窃意人之欲善，谁不如我，假使下令能取法于流水，收效必响应如风行，故不如缩小范围，先将热病名称，定有办法，刊为专书，考试医生，用此命题，解决纠纷，用此为准，如此则一般医生行且以不得此书为虑，则欢迎之不暇，又何待惩戒。程郊倩《注伤寒》有云："实热攻肌表颜额，虚热攻四肢。"故吾侪诊热病，手按病人颜额，与手掌比较，两处之热孰甚，则可以测知其热之为虚为实，此为热度表所不能量者。西医笑中医，以为用手试冷热，粗而不确，岂知其妙用乃在热度表之上。又如女人停经，假使属瘀，则环唇必见青色；假使属孕，则脉滑而唇四白，颜色华好。停经与有孕，属冲任子宫方面事，何故与环唇静脉有关，此其事有足以资研究者。第一步观宫监之无须，推知环唇与肾腺有联带关系；第二步观女人经阻小腹痛者，上唇辄显青色，因而推知子宫巢卵，与无须之标著，而冲任之血，仍与上唇有连带关系；第三步观女人之有孕者，环唇色泽华好，因而推知瘀则血凝，故静脉隐青色，孕则血活，故唇四白华妊。如此逐步推测，以为诊断之法，是为形能之学，其事千百试而不一爽，此为事实，非可以口舌争也。子宫、卵巢、生殖腺与环唇静脉之关系，其途径若何，为解剖所不可见，故形能之法，有时贤于解剖。胎元、胎盘，同是血肉，同是能透爱克司光，故有孕与否，爱克司光不能断定，而中法能断定之，是形能之学，有时优于爱克司光也，此之事，为鄙人所发见者多至数十条，故古书实无负于人，苦于后人不能研究耳。故云，东方学术，自有其立脚点，至于建议书中指摘叔和寒毒藏于肌肤之谬，古书谬误处甚多，加以纠正，是我改进医术所当有事，不足为古书病也。铁樵衰朽之余，名心都尽，矑龊之技，自卫有余，为此喋喋，实无所冀，倘然斥为拘墟，投之字簏，何伤于下里之狂愚，如其采及刍荛，翻然改图，出自仁人之冲抱。

此上

呈上海国医分馆书

呈为研究国医，试办函授，以期精进，声请鉴核，准予备案事，窃中国医学，有悠久之历史，丰富之蕴蓄，徒以我国久无医政，民间以医为业之人，政府听其自生自灭，流品既杂，大势每况愈下。迨欧风东渐，猝然遇西医竞争，相形见拙，铁樵无状，怒焉忧之，不自量度，远师前贤讲学之成规，近仿西国函授之方式，拟通讯讲习，定名铁樵函授医学，此事对于现在中医改进，有利无弊，谨分四点说明如下。

五行旧说，为人诟病，而中医治病有效，则为事实，既有事实，必有理由，因留心与科学媾通之道，迄今垂二十年，虽所得不多，未尝不可为后来者识途之导，且富有常识者，不必知医而业医者；若无常识，通讯讲学，则汇多数人才，交互切磋，必能相得益彰，收教学相长之益，此其一也。

古书惟医家为最难读，一者因含意甚深，如《素问》全书皆涉及天文，通于易理，绝非寻常业医者所能领解；二者自古业医之人，不肯公开，所传医书，为妄人倒乱章节，如《伤寒》序所云，江南诸师，秘仲景书不传，因此多数不易明了，私意以为欲纠正古书之错误，须根据躯体之生理、病理，是则非富有经验之医生而又能读古书，则无以解决此困难。医学校中教员都是书生，不是医生，此事最为中医改进之障碍，铁樵一知半解，何敢言学，但筚路缕缕，不敢逃责，今举其心得，公之大众，以造就人才，足为他日学校教员张本，所编讲议，可为将来教材基础，此其二也。

都会中国医常苦人才太少，若内地僻邑，尤苦无人，乡人呼吁无门，常向上海医生征求急救良方，此为近年来习见不鲜之事，准此情形，不但当刷新医学，并且非设法普及不可，藉非研究医学，虽有验方，不能用之适当，若办函授，则穷乡僻壤，有志医学者均可研究，此其三也。

现在国医，不但流品稍杂，著作亦极寒俭，自古学术，因时变迁，儒术与黄老合成文景之治，汉学与佛教合成道学之儒，阳明学说与西方哲学合成日本明治之政，大约甲学说与乙学说相摩相荡，则产生丙种新学说，此为历史上之公例。惟日本中医，明治维新以后，即归销灭，此由于彼邦中医人之不深，故不能与西医相切磋，仅以效方并入西医，是谓同化于西医。在彼邦中医学，本非己有，何所爱惜，我国现在医学著作，只能剿说抄胥，否则拾东国人唾余。似此情形，何能改革，私意以为当先明解剖、生理，知藏府内景，然后本生理诠明古书晦涩之义理，方是正当办法。铁樵所得虽不多，但既经公布之后，中国之大，必有闻风兴起者，如此则不久必能焕然改观，此其四也。

综上所述，用敢不揣谫陋，勉为先驱，谨即遵章呈请贵馆鉴核，准予备案，俾得医学昌明，实为分便。

谨呈

上海国医分馆

具呈人　恽铁憔

创办函授学校宣言

读吾书者，第一当知中国医学是平正的，非玄妙的，是近情著理人人可解的，非艰深难晓不可思议的。何以言之？将健体与病躯比较，见病躯种种异状而知其为病；从种种不同之病推究致病原因，而知病之来路；从种种病状观察其将来，而知病之结果；从病因病状以求免祸之道，而产生治法；以治法之有效者能愈甲病，更能用同样之法愈乙病、愈丙病，推而至于十百千万皆能愈者，著为定法，即医术也。然而健体与健体相较，不能无几微之差异，遗传其一也，环境其二也，年龄其三也，男女其四也。病状不同之中求其同，同样之病亦不能无几微之差异，山泽平陆，地之异也；春夏秋冬，时之异也；阴晴旱潦，气候之异也；剧劳盛怒嗜好，乃至大兵荒年太平盛世，人事之异也，种种异点既极复杂，而各异点又复交互错综而生变化，则歧途之中又有歧途，从此诸多复杂、异点之中求得其公例，消息其治法，治甲乙丙丁而效，治十百千万人而皆效，然后著为定例，而为之说明，太繁冗也，为之术语，难辨析也，为之证例。夫是之谓医理，理与术相合，见病能知起源，循因能测结果，望颜色，听声音，诊脉搏，候权衡规矩，可知痛苦，可知寿夭，能预定可治与不可治，返躬可以自信，语人可以了解，著书可以传后，夫是之谓医学。吾闻国人之学西医也，述其师德人某之言曰：中国殆无医之国（此语见北京某医学杂志）。吾国现在之医生，诚不少笑话，然以卫生行政与泰西较，良有逊色，若以平均人民之寿夭言之，以人民之死亡数增殖数言之，虽无精密之统计，要亦相去不远。若以中德医生治病之功过言之，更不能指出确证可以轩轾，若谓中医不能出国门一步，此则有国力关系，况现在情形是暂时的，统千百年计之，将来固未可知，又况现在科学能力非无限的，即让一步说，亦五十步之于百步。然则有则皆有，无则皆无，中国果可谓是无医之国，德国亦不可谓是有医之国，若云中国无医学，则更不然。夫执果可以溯因，循因可以测果，预言可以征验，语人可以了解，著书可以传后，若此者不足当学，吾不知学字之范围当如何而后可也。若云中国治医者，不能知藏府之真相，体工之变化，以故不足当学，此尤更不然。藏府、血肉、骨脉，躯体之内景也，喜怒动作痛苦，躯体所标著也。躯体，物质也，其所标著，物质所发生之势力也。凡物质皆有势力，凡势力皆附物质，物质消灭，势力消灭，物质变化，势力变化，就势力之变化欲明其所以然之故。而研究物质之内景，两两对勘，然后知内景若何变化，斯势力若何变化，此即西方人士自负之二十世纪新医学，见势力之变化，心知是物质内景之变化。然无术研求内景，仅仅就势力变化之不同，以推测内景而为之说，见某种势力有变化，悬拟必其所附之物质内景有若何变化，结果其所悬拟，不能与真实相符，此即今日为人诟病之中国旧医学。新旧之争，千言万语，只此数言，已题无剩义。夫所悬拟不能与真实相符，旧医学之劣，已无从为之辨护，天演公例，优胜劣败，既确知其为劣，摧残之可也，废弃之可也，尚安足以言学，然此种见解，可以判断他种事物，不足以判断医学，尤不足以判断中国医学。何以故？曰：此其理由有三。

凡理论欲结果不误，必先前提不误，若前提有疑义，则结果鲜有能真确者。今问西国医学之优点，在能知躯体内景，西国治医者何故欲知躯体内景。夫亦曰躯体为物质，疾病为势力，欲知势力之所以发生，必先明物质之若何变化，此语良是，然动物之躯体内景与其动作所标著之关系，确有不可思议之秘密，人为尤甚。如云物质消灭，势力消灭，而动物之死躯体，绝不消灭，即是一可怪之事，以故近顷学者颇注力于生命之研究。夫躯体机能完全存在，而有死时之动作忽然息灭，然则躯体为物质，疾病痛苦为此物质所发生之势力，其然而不尽然也，抑不仅生命，即睡眠亦一绝大神秘。西国人谓睡眠是脑筋休息，或谓是仅仅官能休息，但何故睡中有梦，而又不定有梦，于是又有梦的研究，至今莫能揭破其秘密。而西医遇失眠症辄用安眠药，吾曾值三人，其二皆用安眠药不效，竟至数星期之久目不交睫，后延不佞诊治，用珍珠母丸应手而效。其一为同乡张琴耕之妹，其一为南市富豪沈某也。至于第三人，则为合肥李少川之老太太，因失眠西医予以多量之安眠药，竟长眠不醒，延不佞诊治时，已在大渐之顷，口唇目珠，均呈筋挛，如中风状，是似痴而实非痴也。据此，是人类之动作与躯体，其关系尤为不可思议，但就解剖以研究体工，对于治病果能胜任愉快无遗憾乎，此其一也。

中国古医书之荒谬者，无过于《难经》，《难经》号称秦越人著，而《汉书·艺文志》不见其目，《隋书·经籍志》亦无之，《新唐书》始列之，此必后出之书，当在东汉之后。夫躯体内景，决非肉眼可见者能于治疗有所辅益，以故古书皆不言，而《难经》独言之。肝何故沉，肺何故浮，胃重几斤，肠长几丈，粗劣荒谬，至为可笑。至于今日，乃劳时贤之习西医者，为汉医之剪辟，岂知一为考校，肝沉肺浮之说出《白虎通》，肠长胃重之说出王莽时，是必不通医生，拾汉人唾余，托名为撰之书，本无些微价值，何劳剪辟，然即此可见吾汉医对于躯体内景的确茫然所知，此亦时代为之，无可讳言者。然汉医对于外面可见之病状，所为之条例，创立之治法，则精确无误，往往神行意会，超乎象外，得其环中。例如呕血，面红而脚冷，血液奔迫上溢，此时之有效治法为热酒熨脚，则血可立止，又用生附子麝香帖涌泉穴，则血可以不复上行，是故《内经》云，病在上而取之于下，病在下者取之于上，此有铜山西崩，洛钟东应之妙，后世不知其妙，妄自造作，惯作神话，羌无理由。社会普通人以为中医之治病，无非医者意也，而中医之不肖者，亦云医者意也，几何不令人齿冷？再就西医言之，例如遇呕血之病，谓是肺藏血管破裂，此于内景，诚不啻见垣一方。因血管破裂，血出如决堤溃防，无法可止，则口中、胸部均以冰冰之，于是血立止，然血虽立止，病人因去血过多，则呈心房衰弱症，于是注射强心药以为挽救，而病人则又发热，热甚则喘，肺张叶举，经脉填兴，所谓支气管毛细管炎症，继续发生，则于肺部加重冷罩，而以喷雾器助呼吸，更打盐水针以补血，一面仍用强心剂维持现状，设备可谓周矣，而病者喘之不已，热之不已，不但肺炎，又见筋挛抽搐之脑症，于是更用冰枕后脑，俾延髓不得发炎，于是病者之体温不能及于腮部，更不能及于肺部，四肢肠胃诸大小脉管，因失血过多起反应而变硬，心房因注射叶之力，暂时局部兴奋，兴奋过当，全体不能得其平均，体工之作用全隳，至于不胜压迫而死。今日西医学可谓神速进步时代，以吾所见西医治血症大部如此法，吾曾见十人以上，无一幸免者，此种知内景讲解剖之治法，较之汉医不如内景者之治法，一相比较，其相去之悬绝，恐不止百里千里，又孰者当剪辟，孰者不当剪辟也，此其二也。

我国之医学，亘二千年无进步者也，日本汉医丹波元坚谓中国之医，自宋以后即渐渐退化。自鄙见言之，直是唐以后已无医书，第观王叔和之《脉经》，岂复有些微切于实用者，而自汉以前，文字既极简古，且又无书非残编断简，不佞所以疲精劳神治医学者，不过在此残编断简中，于无字处悟得数条精义，假使向者不能于此残编断简中有所领悟，则吾亦将谓中国无医。须知学问为内美，膏粱文绣外美，世固不乏处膏粱文绣之中，负有绝大学问之人，亦不乏用其学问，猎取膏粱文绣之人。然内美外美，毕竟是两件事，而世人往往误认以为有外美者必有内美，以故劬学穷儒，言虽是不为世所重；缙神阀阅，言虽非不为世所轻，此亦目光之视差，识阅之幻觉，此种视差幻觉，振古如斯，于今为烈，而西洋人为尤甚。吾国习惯，他种学问，内美外美尚不甚相远，惟医学则极端相反，例如章太炎、蔡鹤卿、康长素、梁卓如诸先生，皆负一时盛名，皆有名实相副之学问，假如有西国学者向以上四人，扣中国中古哲学，吾知其答语必有价值，耐人寻味，不为中国羞也。而医学则愈负盛名者愈无所有，怀抱绝学者往往仅为乡医（如《诊余集》中之孟河贾先生，艺术之精如神工鬼斧而衣食不能自给。又东国三十年前亦有草鞋医生，其人常挈草鞋备阴雨，而能愈西医不能愈之病）。吾曾目击有西人挈洋行中买办为翻译，至某君处叩问中国医学，事在壬寅癸卯间，当时上海西医，仅寥寥数人，某固中医中收入丰而交游广者，然其医学仅《汤头歌诀》《验方新编》，西人甚热心，问中医治病以脉，脉学之究竟如何，又问五行真意若何，某既答非所问，而买办复以意译之，结果乃怏怏以去。度彼西人日记中，必有一条极可笑之文字，而某则扬言于人，谓西医来访中医学，其营业乃愈盛，世事阳差阴错，大都如斯，安有如玉盒子底盖相遇而吻合者，而此种视差幻觉，逐演成东方医学史之笑柄。又近顷治医者方奉叶天士为第二仲景，又谁则能知《难经》《脉经》皆谬妄者，此中最高手，方且死守其太阴湿土、阳明燥金之学说，自命为崇古守经，抵死不服从西国新医学，亦抵死不能为有条理之论议以自申其意，故中国医学为尤不易判断，此其三也。

现在西医无有不蔑视中医者，然就吾以上三个理南观之，蔑视果正当否，恐正多商量余地。鄙人此篇之作，初不欲向西医绕舌，但世有学习西医之人，对于中国国粹毫不爱惜，甚至谓轩歧杀人已四千年于兹，如此者其人神经实太躁急，得吾说而存之。亦一剂安脑药也。第二当知学术乃天下之公器，无所谓秘密，又当知凡学有必具之条件，条件云何？可以自喻，可以喻人，可以著书，可以传后，既如此，无所谓可以意会而不可以言传，中国医学所以如此破碎，皆秘之一字为之厉阶。详秘之来由，仍因于无学，譬如吾有验方数十，持此方以治病，可以糊口致富，若公开之，则不复能得钱，因所有者仅仅此方，安得不秘。若医学，则如吾上文所言，有学理，学理至细密，辨别至不易，若小有讹误，毫厘千里，如此，苟不欲传人则已，如欲传人，耳提面命之不暇，又安所用秘。又凡学术之真际，皆演进的，其假象则退化的，拙著《伤寒研究》导言中已详言之，是故一种学术，吾受之于师，治之十年二十年，必有所损益，既有损益必有变化，其所受学苟不误，则所损益变化，必为演进的，如此，则其学当成片段，既成片段，则其人必思于学术史上占一位置，既有此思想，则必设法使吾学能传而后已，此与传种思想同一天性，虽孔、颜、孟、荀之贤圣，浑敦穷奇之凶恶，胥不能外此轨道，则又安有所谓秘密。《千金》云：昔江南诸师，得仲景方秘不示人，历年既久，遂使《伤寒论》破碎不完。所谓江南诸师，皆俗医不能读仲景书者，吾尝以此自验学力，一两年前，尚未能免俗，偶有心得，辄思秘而不宣，今则不然，乃知秘之一字未尽涤除者，学力限之也。客或难曰：君之不辞疲精劳神以讲医学，无非于古书中悟得数条精义，今既不秘，直捷宣布此数条精义可矣，安用函授？曰：此却不然，所谓精义，当于无字处求之，是有本源，非可一蹴几者。况吾历无数艰苦，迄今凡十三年，乃仅得之，今兹所定课程，仅两年耳，安有两年书不读，而能得所谓精义者。读者又虑脉学不能了解，必须临诊，此亦不然。若如王叔和、李濒湖之脉学，虽耳提面命，亦不能了解，若吾所言者，苟一悉心探讨，无有不彻底明白者。实习固必不可少，然亦不必有师，第最初当于家人、父子、亲戚、朋友之有病者，潜心研求其脉，以观其究竟，既确有把握，然后可为人处方耳。凡医谓脉学仅可意会不可言传，皆自文之辞，不通之论也。

医学平议

余自壬戌著《群经见智录》以赠友好，见者都不甚注意，以为是不过为个人营业计之宣传作品，其实余之为此，专为余君云岫抨击《内经》而发。余君著《灵素商兑》，谓《灵枢》《素问》杀人五千年于兹，拙著《见智录》则《商兑》之反响也，《见智录》出版后，余氏又有驳议，载诸某杂志，余当时竟未置答，初非理屈词穷，实因撷拾科学以抨击中医，材料甚多，若捍卫中医，则须将甚晦涩之理诠释明白，使举国皆能明了，然后能伸其说，否则竟无话可说也。诠释真理乃著作工作，非辨论时可以双管齐下者，故余尔时即立意著书，务使中医好处不随俗湮没。迄今十年，所成就者仅此，殊未能自慊，但以吾今日所得，《商兑》已不足一抨击也。西医菲薄中医，中医不能自伸其说，社会复附和之，此之为潮流，潮流非即真理，虽举世非之，宁加贬哉？云岫现在似已变其说，余所主张者，亦非复《见智录》论调，不知云岫对此，其评论又复何如。总之此事乃天下之公言，非吾两人间之利益冲突，惟后来之取缔中医，实导源于《商兑》，而余之努力著书，亦《商兑》实激动之，故旧事重提，以为本篇之缘起。

入主出奴为明达所不免，但立言公而非私，便是言者无罪，以中医界之现状，为西医所不满，亦固其所，故《商兑》之薄中医。与其谓余氏排挤中医，毋宁谓是中医自己取侮，乃《商兑》出版十余年，竟无一人反省，是可异也。前年西医之当路者取缔中医，是西医已与中医正式开战，其所以取此断然手段者，有三种意思。其一，远师日本明治维新之废中医；其二，即因《灵素商兑》之无反响；其三，因自己头脑已经科学化，恨国人之梦梦。今与中医正式开战，使之理屈词穷，则必能唤起国人之同情，嗣后患病之人成就西医，则不难取中医而代之。

就此后中医杂志中之言论观之，以为西医之为此，纯出乎营业竞争，媚外卖国，蹂躏国粹，千言万语，不出此三句话。此三句话与西医三个意思绝不想当，譬之以奕，两人对局，其一人操围棋白子，方以东洋九段自命，而对方一人所操者则为象棋，埋头尽着，各走各路，虽有施范，无从取胜，其为状至为可笑。以故西医界中人至今愤愤，谓中医徒取鬼蜮伎俩，不为旗鼓相当之辩论，可谓无耻。

今试就两造之所持者一评判之，西医第一个意思，是东国事实上之成例，虽日本与我国情形小有不同，大段固不甚相远；第二个意思，审察对方之实力，确可以取而代之，然后发作，可谓知己知彼；第三个意思，洞见国人安常习故因循守旧之惯性，知中医所以能延喘，即在于此，非予以猛烈之攻击，不能醒觉，可谓洞见症结。至于中医所说三句话，营业竞争固然，然此不足以罪西医，易地以处，将不竞争乎？医生之职责在愈病，病家延医之目的亦在愈病，为医生者苟能真实愈病，病愈而能彻底无后患，不作江湖语欺人，不取巧以敛财，如此诚无所用其竞争，抑当今之世亦莫能与之竞争。媚外卖国云云，西医亦无从承认，大之如外交处置失当，小之如奸商破坏抵制外国货，骂之以媚外卖国，诚无以自解，若以西国医术运用于本国，正是优秀分子之所为，鄙人亦是中医，颇以未能留学西洋为憾，未知科学为耻，同业诸君并非别具肺肠，愿独无此思想乎？如云西医得贿，为外人推销药品，为此言者，有证据则可，否则风影之谈，不能人人之罪。国药有许多是日本货，吾侪苦于无植物学知识，未能抵制，责已未遑，亦安足以难西医乎？至于蹂躏国粹，自是彼此争执之焦点。然西医主张取缔中医之理由，即在不承认旧有医学为国粹，彼等以为旧医无价值，中医须说出旧医之价值，值得保存，使西医无可反驳，然后可以开西医之口，若囫囵囵囵只有保存国粹四个色，是未能证明国医确是国粹，亦何能禁人之蹂躏？

照以上所说，西医所持之理由，虽有商量余地，却言之成理，中医所持以为反抗者，则无理可说，所谓强颜耳。乃此次争执之结果，西医丁科学潮流最汹涌之时，更假借政治势力，竟不能奈何此老朽腐败之中医，诚出于彼等意料之外。今中医得政府允许予维持矣，首都且建国医馆矣，其中一切情形无须深说，但吾敢正告同业，此次之幸而无事，绝非代表请愿之效力，亦绝非集会结社、刊印杂志之效力，其惟一之续命汤，即时机未熟耳。

时机如何是成熟，如何是未熟，从各方面观之，皆有显然之迹象。例如废止中医，则西医之入口激增，中药之损失绝大，此其一也；全国间接、直接托命于药业者何止千万人，一旦废止中医，则此千万人尽失其业，必致掀起风潮，此其二也；西医诊费稍高，与下属阶级经济状况不相应，废止中医，则贫病者将无从就医，此其三也；西医虽不少，以我国版图之广，三五年中西医人不敷分配，突然废止中医，则乡镇将无医可求，此其四也。

时机未熟云者，是暂时的，非永久的，自西医言之，中国政事未定耳，定则此问题总当解决。又现在虽有国医馆，徒拥虚名，一事不能为，卫生行政，固操诸西医之手，是不废等于废也。但观中医校不予列入学校系统，即可知中医现在处若何地位，而吾同业弹冠者有人，自炫者有人，排挤倾轧者有人，大多数则不识不知，惟日夜希望其子孙之能守世业，黠者则令其子弟入学校治西医，为将来啖饭计，至于保存国粹云者，口头禅耳。凡此罔非人情，吾亦不愿持苛论，惟区区之愚，则别有感想，藏谷以牧羊为业，其职责在羊，假使亡羊，则博塞读书均之有罪，故用江湖术欺人以求食，固是诡遇，若稗贩陈言，东抄西掇，充自己著作，则天壤间多一部医书，使后来治医者多一条歧路，是不但无补于垂亡之医学，且从而速其亡也，岂非与彼操江湖术欺人者立于同等地位乎？故余甚恶无新义发明，而以著作自眩者。集会结社是对外的，排挤倾轧是对内的，而排挤倾轧即从集会结社来，此不须辨论，可以明白。中医之存亡，乃学术有用与否问题，绝对非票数多寡问题，故不能用政党运动之方法，达保存之目的，则对内之排挤倾轧，更何为者？至于此时弹冠相庆，似乎太浅，令子弟治西医，假使其意在昌明中医，未尝不可，特恐彼子弟是陈良之徒陈相，见许行而大悦，吾未见其有补于中医学也。

是故在此情形之下，苟有可以兴废继绝，使中医奠基础于磐石之安者，正不必待他人为之。古训所谓匹夫有责，所谓当仁不让，不待他人之谓也，鄙人因不自量，引为己责，兹请言鄙人个人之见解，以为中医有保存之必要，与其改良之方法。

余敢大胆昌言曰：西医不能替代中医也。其所以不能替代之故，不但如普通一般人见解，普通人见解，是相对的，有商量余地的，余之见解，是绝对的，无商量余地的，请得鼠缕言之。

普通一般人于医学上无深切之研究，真确之认识，谓西医是科学，贤于中医；或云西医仅能治外科，其治内科反不如中医；又云中医有数千年历史，决不受淘汰，凡此说法，罔非皮相，毁之既非是，誉之亦非是，总之不中肯而已。其稍稍涉猎旧医书而右中医者，与夫略知西药讲卫生而右西医者，尤其如御颜色眼镜辨颜色，其所说去事实弥远。医学之事，原非容易，然医学为吾人生命所寄，如何可以不了了之，西国解剖学、生理学、组识学、医化学，无一不精而且详，入细而真确，我国旧医籍粗而无条理，夸诞而恍惚，两者比较，岂但不可同年而语，直令人欲将旧医籍付之一炬而后快。故就今日之现状但从表面观之，我国旧医籍断不能例于世界医学之林，中医之科学知识，远在零度以下，可以无须绕舌，然医学之目的在疗病，种种学术应用于医事者，其目的亦只在疗病。彼西医应用之科学虽精，治医之功能则不健全，岂但未达健全境界，尚有多数病症未能与中医较一日短长，事实具在，试一调查，即能明了，不必以口舌争也，在理形端者表正。西医治病之工具如此之精，而治疗之成绩不与相副，此则必有其故，人情恒宽以实己，严以责人，在西医未尝不自知其成绩之劣，然必强自觉假曰，此中必尚有未明之故，要必有待于科学之解决。彼中医何知，特幸中耳，为中医者，则云西医治内科病殆真不如中医，彼虽振振有词，我既有一节之长，要亦足以自存，吾且以自了而已。如此则非学者态度，苟且偷安，亦何能自了，吾今为平心之研究，明其所以然之故如下，曰反自然，曰轨着，曰试药，曰未知四时五行。

何以谓之反自然，盖病状之显，均由藏气不循常轨，药物之为用，拨乱反正则病愈。拨乱反正者，乃顺自然之谓，体内各藏气，本是此呼彼应，一处受病，则他处起而救济，欲救济而不能，则为病态，此乃各种疾病之原理，根据此原理以为治疗，则当以药力助生理之救济，万万不可以意干涉。若以意干涉，是与生理之救济为难，是为反自然，西法治病，处处皆可证明其为反自然。例如治热病而用冰与泻药，详所以发热，躯体外层为寒气所逼，浅在感觉神经当其冲，则凛寒，甚且战慄，体温起救济，则集表而发热；其继一步，胃消化受影响，肠神经随而失职，推陈致新之功用全失，燥矢或胶粪在曲肠不得下行，体温向里奔集，组识亦兴奋以为救济，则为炎肿，表层发热为初步，其后全身热化为第二步。第一步即旧籍所谓太阳症，第二步即所谓阳明经症，其肠部炎肿者乃阳明府证；其病灶在肠，虚而自利者，为少阴证。阳明证有谵语，热则上行，脑受熏炙故也，阳明府与少阴亦有谵语、郑声，交感神经与副交感神经失其平衡故也，凡少阴证，心房之迫动必甚微弱，即是制动与催动两种神经失其平衡之证据。旧法先治太阳，使表层之感觉复常，此目的既达，而遍身热化不已者，则用凉药，使其退热；内部因停积而炎肿，则用泻药去积，因虚而自利，此自利亦是体工救济，不过神经平衡失常，组织全无弹力，欲去积而不能，则用温药刺激之，使其无弹力者得药而兴奋，以助其去积之功能。以故太阳用发汗解肌，使侵逼之外寒从体温外散，则表层感觉复常。阳明府之所以肠部炎肿，即因欲去积而不得，故用泻药攻下，少阴症亦因欲去积而不得，其症结在组织无弹力，故用温药刺激兴奋之，少阴症常有服附子而胶粪得下者，即是此理。其阳明经之热化，病在救济作用一往不返，体工本为去寒而发热，既热之后，吸酸除炭之功能，因血行速而失其常度，其热遂有进无退。阳明府证是局部性炎肿，阳明经症是普遍性热化，普遍性热化症结在血行速，用凉药为治，使血行缓，拨乱反正之功，乃立见矣。凡此皆助体工之救济功能以治病，故云顺自然。

阳明经症热至百零四度以上，则神昏谵语。神昏谵语为脑症，西法之用冰枕，所以护脑也，然本是因外界寒逼而热，热所以祛寒，今用冰，是专与体工之救济为难矣。或曰阳明经症普遍性热化，旧法用凉药，旧医称凉药治热病为逆折，固与用冰不同乎？曰：不同。所谓凉药、热药，非物理上有若何变化，入热度表于白虎汤与四逆汤中，其水银柱之伸缩同也，惟病人饮白虎汤则有消炎作用，饮四逆汤则有热化作用，以是区别，是药之温凉专在体工反应下观察而得，非理化方面事。用冰则非但不能消炎，且使体工起反应而增热，故凉药不可与冰同论。曰用冰既是反自然，与生理救济为难，则病当不得愈，然就平日所见言之，热病西医用冰不愈者固多，然亦有得愈者。何以故？曰：此非用冰而愈也，《伤寒论》云伤寒二三日，阳明、少阳症不见者，为不传也，所谓阳明、少阳症，心烦、口渴、胸满、呕吐、是也。经文简古，云少阳、阳明证之下，实省去少阴、厥阴字样，所谓少阴厥阴症，胫股酸痛是也，凡胫股酸痛之甚者，为神经痛，热病之兼神经性者，属厥阴，而少阴症之脚蹜，实即因神经酸痛之故，不过兼见但欲寐脉微者，为偏于虚的方面，故谓之少阴症，胫股酸痛即是蹉卧之前一步。本条《伤寒论》之全文，当云伤寒二三日，阳明、少阳、少阴、厥阴症不见者，为不传，即发热恶寒之病至二三日，不口渴、胸满、呕吐与胫酸者，为不传。何以有兼见少阳、阳明、少阴、厥阴之症，亦有不兼见者。凡热病有积则兼见阳明、少阳症，本虚则兼见少阴、厥阴症，既无积，又不虚，则不兼见。不兼见者，不传，不传者，谓发热数日即自愈也。病起于太阳，即自愈于太阳，故云不传，顾仲景虽如此说，毕竟热病无兼证者甚少，无兼症发热即自愈者，亦不足为病。其因虚而初起即兼见少阴症者，冰之固无不死；其因积而初起即兼见少阳、阳明证者，冰之亦无不死，但并非用冰立刻即死。胃肠与皮毛体工之形能，本是此呼彼应，表层感寒，则消化必受影响，因而停积，若复冰之，则表层之病加重，胃肠受影响亦加甚，则胸脘乃益不适。西医即常用冰治热，亦常用泻药攻积，此时见其胸脘痞闷、呕吐拒按等食积见症，用泻药攻之，则为不当下而下，里病益复加重，此即犯《伤寒论》表邪未罢不可攻下之戒，表里病皆加重，于是其传变不可思议，危险之重症层出不穷，治下胜治，以至于死。惟阳明府证虽亦见普遍性发热，而重心在肠部，是则当攻下，当攻而攻之，其人复向来不虚，得适当之攻下，积除，藏气得安，纵有热未解，亦等于不见少阳阳明不传之病。此种攻之可愈，其实是得适当攻下而愈耳，且为道甚狭，所失固多也，不得适当之时而用攻下之，为反自然，其理由与用冰同。

又如治急性肺炎之用酸素。所谓急性肺炎者，支气管炎症也，支气管炎症之为病，剧咳而气急鼻扇，病人常感窒息，此病之病灶，在气管炎肿而变窄，其来路最当注意者为自发性与续发性。所谓自发性者，伤风咳嗽初起一二日即见气急鼻扇是也；所谓续发性者，往往由热病转属而来，亦有因伏湿传变而见者，其在热病，辄见于第四步阴虚而热之时，试将其病理详晰言之如下。

古人云肺主皮毛，又云肺肾同源，此皆就形能说也。凡伤风咳嗽，其起因在感风寒，风寒之感，皮毛受之，而其病症则为咳嗽。咳嗽肺部事也，故云肺主皮毛，初起伤风时，咳恒不爽，迨用药疏解，或衣被温覆令微汗，则咳恒较爽，执果溯因，遂有肺为风束之说，肺为风束，亦就形能上立说也。其云肺肾同源，乃从慢性病观察而得，凡病瘵（即色劳）之人，因多内而戕肾，其后辄见咳嗽，就病形言之，则为肺病，就病源言之，则为肾亏。又有一种气喘，其人因多内之故，三十五或四十以后，患喘，治肺不效，治肾则效，古人谓之肾喘。喘症明明是呼吸系病证，属肺，乃就病形言之则在肺，就病能言之却在肾，凡此皆肺肾连带关系，显然与人以可见者，故曰肺肾同源。

详咳嗽之原理，本是肺之一种防卫作用，体内各藏器直接与外界空气相接触者，厥惟气管，既直接与空气相接触，则外物之侵入也易，故其防卫亦极周密，第一为鼻孔中硬毛，第二为鼻腔中黏膜，第三为舌咽神经，第四为气管黏膜下分泌腺。鼻孔硬毛专事滤秽，若有外物通过硬毛间隙而侵入，则鼻黏膜阻止之。此黏膜表层具感觉神经，其感觉最为敏捷，温凉小有过当，即起救济作用，以故空气稍冷，即感鼻塞，有物阑入，即作喷嚏，或增多分泌黏液，以捕猎阑入之物，皆此黏膜营防卫职务也。若阑入之物，意得通过二道防线，则舌咽神经立起救济，一面感刺激或痒或辣，即是传入纤维报告于大脑，一面筋肉收缩作咳，以驱逐阑入之物，或亦增加分泌，以捕猎阑入之物，并载之而出，即是传出纤维行防卫之运动。是以伤风初一步常感鼻塞多涕，继一步感喉痒而咳嗽多痰，然有一事不可不知者，凡增加分泌以捕猎阑入之物，与作咳、作嚏以驱逐阑入之物，必其物之有形质者，而后此救济功能能发生相当之效力。若冷空气之侵入，则为无形质者，救济功能不能发生相当效力，而体工乃无知识的机械运动，空气侵入不已，则咳亦不已，同时黏膜下之分泌腺亦加紧工作，增多分泌，则愈咳愈剧，痰涎则愈吐愈多，卒之因咳频而炎肿，感觉益敏，痒亦益甚，其炎肿渐渐波及气管，则痒处乃渐渐下移，从咽喉而总气管，而支气管，至总气管时，苦于剧咳不能疗痒，至支气管时，则感窒息而鼻孔扇张矣，鼻孔扇张所以救济气管之窄，故见鼻扇即可以知是支气管发炎。此种由伤风剧咳起三数日即见者，是特发症。其有初起虽咳不甚，而是形寒发热之太阳症，由阴胜而寒，递变至阴虚而热，然后见气急鼻扇者，谓之转属症。特发症可治，《伤寒论》之小青龙汤是也；转属症不可治，《内经》所谓其传为索泽，其传为息贲，死不治者是也。是为对于支气管炎症之我见，就古书研求，得形能之大略，就西书研求，得生理内景之大略，复就临床经验所得，合成以上之说明，故我见二字，差非掠美，抑此事所关涉者极为繁复，不止如上所述者之简单。《内经》所言与《伤寒论》所言，均须加以甚详细之说明，方能实地应用，否则经文仅足以壮观瞻而已，惜乎本篇不暇及此，后文当有可以互证之处，阅者自能明了，今姑置之。至于西说，亦什九与吾说不同，兹撮要节录《欧氏内科学》之一章于下，以见西医对于急性支气管炎症之真相。

西国所谓流行性感冒，实即我国所谓重伤风，然重伤风之界说，向来无定，重伤风之名词，在医籍中亦不经见，盖著书之人，都以治大症自命，以为重伤风不算病，故皆置之不谈。其先起咳嗽后来发热之病，则都入之温病之中，而温病之界说，又复不明了，其实伤风之真相，自古大医知之者几人，细处不肯切实研究，大处自不免含糊应付，宜乎医学之无进步也。至于西医，则叙病之详细明白，可谓不遗余力，此种优点，足以提醒吾人知前此之错误，惟西医建基础于科学之上，偏重物质方面，愈详细乃愈繁复，转因详细之故，失其重心，致有歧路亡羊之憾。即如流行性感冒，《欧氏内科学》所记，转觉繁重不得要领，故仅节录有关系者数语，赘以注释，以能明白为限，内科学流行性感冒条下云，呼吸道之黏膜，自鼻道以达肺气泡，可视为此病之屯集区，病之轻者，起时显鼻流涕等状，与急性卡他热相似，惟身体之疲倦或困顿则较甚。呼吸系统之危重情况，系支气管炎、胸膜炎、肺炎，三者所显之支气管炎，大概与寻常者相似，无甚特别处，然咳出之痰系一要状，有时极多极薄，内含脓块，间或显极重之支气管炎，细支气管亦受累，故病者显皮色青紫，甚至于窒息。此等流行感冒性肺炎，乃一千九百十八年大流行病之一特状，因此致命者非罕。治法，倘热高而谵妄，可戴冰帽；凡心部虚弱者，宜服激动药：在恢复期宜用番木鳖素足剂量，恢复期之调养，尤宜注意，大都须数星期或数月始克复元，良佳之饮食，调换空气，处境顺遂，系调理此病之要素。

又《病理学》论百日咳云："此病有时呈流行性，然在各地方亦时或散发，病由痰接触传染，且能因病儿而毒留住宅、学堂等处，间接传染。小儿在第一及第二生牙期最易患此，百日咳之症状，病之潜伏期，自七日以至十日不定，在卡他期内，则显寻常伤风之症状。起时或略发热，鼻流涕，眼红显支气管干咳，有时此种干咳或略有阵挛性痉挛之朕兆，早显连续不止之咳嗽系一要状。其阵发性咳期，每一阵咳嗽十五声至二十声连续不断，咳声短而苦，且不能吸气，咳时病儿面色青紫，迨阵咳止，始突然深吸，而有空气入肺，在此时期，阵咳将终而呕吐者，尝见每日咳五六阵，重者每三十分钟即发作一次，其最重致命者，每日或百余次。"

以上所录者为流行性感冒又百日咳两条之节文，本文记病状、病史、治法、原因、豫后皆极繁复。原因则微菌为主，治法则贵族式疗养及注射番木鳖素及服激动药，高热则戴冰帽，颇觉西人之治病与其所研求而得之病理不能相应，以故叙病甚详，而治法甚简，且于治法之适当与否，亦无详细之讨论。近年西医对于百日咳之见支气管炎者，用酸素助病人呼吸为不二法门。问何以用酸素，则其答语为人缺养故窒息，用喷雾机所以增养气也。此三者结果不良，西医未尝不自知，然至今日上海各著名西医，仍墨守成法，余今试为探讨，以质国之知医者。

注射番木鳖素，即所谓强心针，凡脉搏微弱而无胃气者，虽在临命之顷，得强心针，则脉波圆活，湛然应指。余常闻病家言，既无可挽救，不如延西医打一救命针，救命针之嘉名，可谓名不副实。盖脉波之所以圆活，乃心肌神经兴奋之故，心房之动为血动也，假使病人呈郁血症象，心房之势力不能及微丝血管，则内呼吸之吸酸除炭作用淹然停止，即动脉血不能流入静脉，静脉血亦不流，此时小循环当其冲，呼吸必促。心房不得静脉回流之血，若听其衰弱，可延一日，用药强心，且仅延半日，盖物质上维持力只有此数，伸绌相抵，大略如此。又假使病人为血液枯涸，至于危险境界，尔时而用强心针，竟可以于一二时中使心房搏动寂然歇绝，因病人无血，无所资以为搏动也，此两事吾皆数次遇之。至于用冰，若因高热而用冰，在活体当然有反应，热得冰而退缩，乃暂时的，此理易明，人人可晓。其有因吐血而用冰者，薄厥之证，呕血倾盆盈枕，用冰止之，为效最捷，其有止后，大血管再破，至凝血成条而出者，吾亦遇之，但此种为少数，为例外，其大多数固止之得止，止后是否有遗后症，余见闻不广，不敢妄说。不过呕血为血管破裂，用冰制止，不失为从权救急之法，并非与生理救济为难，然亦因此可以证明高热而用冰，确是与生理救济为难也。用酸素喷雾机治支气管炎症，骤视之似于理论上可通，事实上亦合，支气管炎呼吸之所以促，由于窒息，而所以致窒息之故，由于缺养，今以养气助呼吸，正是对症治法，是于理论上可通也。肺之呼吸与心房之迫动相应，假使听其窒息，可以须臾之间即起郁血，至于郁血，即心肺皆坏，虽欲治疗，无可措手，故苟有可以疗窒息者，更无所用其犹豫，用酸素疗窒息，其效可以立观，是更无商量余地，此所谓于理论上、事实上皆合也，然仔细按之，则于两者都不妥当。

按：呼吸之于人身，可谓第一重要，故研究此事，亦为非常繁难而不容易之一事。今就西国生理学求之，吾等仅有普遍知识之人，可以明白者有两事：其一，呼吸之原动力在中枢神经，刺激此神经，则呼吸改变；其二，呼吸之调节力最著者为血中之炭、养，变更血中炭、养之压力，则呼吸改变。哈氏生理学云，呼吸中枢位于中枢神经系之一特别小区内，此中枢所发之兴奋，循脊体下行，达分布呼吸肌之脊神经中枢，此中枢亦接受数种传入纤维，其最重要之纤维，为包含于迷走神经干内者。分布呼吸肌之脊神经中枢，亦谓之副呼吸中枢，副呼吸中枢不但受迷走神经等传入兴奋之感动，亦受来自大脑之支配，故略能随意节制呼吸运动。无论呼吸中枢与脊神经中枢，苟有一处败坏，则呼吸停止而死，然使割断迷走神经纤维，或设法冻断迷走神经纤维之一侧，呼吸并不立刻即停，有时且见呼吸增强，经反覆试验，乃知迷走神经含有两种纤维，一种系增强呼吸中枢吸气部分之作用，一种系增强呼气部分之作用，而呼吸之所以有节律，尚非此神经纤维为之原动力，否则割断之后，呼吸当立停也。更求之空气与血之化学成分，则有以下诸说，浅促呼吸完全为刺激肺之结果，如刺激肺泡内部，或使栓子（凝血小块）入肺管内，皆可致呼吸浅促，欧战时所用之毒气，是其证据。盖空气一千二百五十分中含氯气一分，即能增加呼吸速率，与减小呼吸深度，又如用油注射于山羊之颈静脉，则有栓子成于其肺之小动脉内，亦使呼吸增速而深度变浅。此外呼吸中枢渐弱时，入体之养过少，又如脑血之温度增高，与空气中含养太少，皆能致呼吸浅促。又有一说，真正刺激呼吸中枢者，为血内酸质之总量，即轻游子之浓度，凡血中二养化炭增加时，若他种情形不变，即能增加轻游子浓度，以激刺呼吸中枢。然在甚高之处，虽血内二养化炭减少，其轻游子浓度仍不改变，因其肾同时多排泄碱类故也。欲明白此节，须略知血中酸碱平衡之理，兹更节录酸碱平衡节大略如下。

溶液内之酸度，系赖液内轻游子之数而定，溶液内之碱度，系赖液内轻养游子浓度而定，纯蒸溜水能解成同数之轻及轻养二种游子。吾人谓水为中性，系因其酸碱性相等，并非谓其无酸性及碱性也。血液对于石蕊呈碱性，但因并含轻游子，故亦有酸性，血之轻游子浓度小至几不可思议，为十万万分之三十二，即每三千二百万立特中含轻游子一克，此数虽微小至此，然倘小有改变，却能使生理作用大受障疑。例如动脉血之轻游子浓度增至十万万分之三十四，呼吸即有明显之改变；若增至五十，呼吸即感困难。血之酸性，主要系其炭酸所致，若渐增加，通过水或生理盐之炭酸气，则其液之轻游子浓度亦与之俱增，炭酸常自组织放入血中，平常并不过增血内轻游子，故血之酸碱性无甚改变，此因血浆含有能化合二养化炭之缓冲质也，防止血液酸性增加之缓冲质为炭酸轻钠。各种细胞及组识所需营养之物，几尽为中性，故维持血内酸碱平衡作用极为重要，而最易受血内轻游子浓度改变之影响者，厥惟呼吸中枢酸血症（因轻游子浓度增加影响呼吸中枢者，名酸血症），不但增加肺之换气量，且因血之酸碱性反应与呼吸中枢之作用互有关系，故呼吸中枢作用改变，亦必影响于血之酸碱平衡（此说精绝）。假使吾人制止其呼吸，则血浆溶解炭酸气之量必增加，若能努力制止其呼吸，至溶解于血浆内之炭酸气增之一倍时，则其血内之轻游子浓度亦必增加一倍；倘行与此相反之实验，减少其血内炭酸气至一半时，其血内之轻游子亦只为一半，此类效果可于炭酸轻钠不改变得之。但此种假定，殊不确实，因轻游子之调节不仅赖乎肺也，二养化炭为气体，由肺排出，重炭酸钠为固体，溶解于液内，由肾排出，故知肾亦为调节血内轻游子浓度之器官。血内过多之炭酸气，能刺激呼吸中枢，则血内过多之重炭酸钠（亦即谓血内碱性过度），亦自能使肾之作用增加。是以上述之实验，用强呼吸减少炭酸气时，血浆之碱性增加，因此肾即泄重炭酸钠，其量亦增加，以故酸碱之比例，恒无大改变。至于何以肺与肾如是合作以保持血中酸碱平衡，至今尚难解答（酸碱平衡，肺肾合作，于中医治肾喘之法，可以收释疑辨惑之助，而中医说肺肾同源，于此亦得一有力之佐证。至末一语殊无意思，问肺肾何以合作，不啻问生物何以能生）。

根据以上节录各条观之，则如喷雾机用酸素治急性肺炎之无有是处。盖急性肺炎所以窒息，由于气管变小，其在神经方面，症结在呼吸中枢；其在医化学方面，症结在血中酸碱不得平衡，而空气中含一千二百五十分之一之氯气，即能使人窒息，增加轻游子浓度十万万分之十八即能使呼吸浅促，此皆生理学明白告人者。今认定支气管炎为缺养，究竟此认识是否真确，藉曰真确，亦只一半，因尚有呼吸中枢及迷走神经变性，非缺养二字可以包括者。况用酸素结果不良，执果溯因，可以知缺养之认识为不确，且用喷雾机激动酸素，使病室中空气骤变，大气中二养化炭之减少，何止平地与高山之差。此时肾藏且不及起救济，血中轻游子殆无有不改变者，生理学中精妙议论所谓"呼吸中枢作用改变，必影响血中酸碱平衡"。西医当临床用酸素之顷，殆已悉数忘之矣。我故曰支气管炎症而用酸素，于理论事实两者，均不妥当也。

执着之弊，亚于反自然，人体之显病状、觉痛苦之处，恒非其受病之处，此殆成为公例。若病灶、病源在一处者，乃甚细事，不为病也，《内经》于此为最讲究，故有形能之说，主从之辨。后世医家虽不尽能读《内经》，然秉承《内经》之教训，颇以头痛医头为卑劣手段，此可谓虽无老成人，尚有典型。而西医不然也，同乡刘叔轩之女，病一脚抽搐，三日夜不止，初延西医视之，谓是舞蹈病，用两板夹其胫腿，更以绳固缚之，不今动，半日许，病人痛甚，呼号不成寐，不得已解去夹板，则胫腿已漫肿，乃延余诊之。脉甚平，面有火色，有微热，神气微蒙，则痛甚所致，其一脚则依然抽动，无须臾停时。余问：得毋病前曾创头部否？曰：然。渠在校中读书，偶自楼下，梯不尽者数级，失足而颠，当时虽撞头部，亦无破损处，越一日而发热，胫酸，更一日而舞蹈病作。余曰：是矣。此因头脑震动受内伤所致，予以安脑丸，三日病除，五日霍然以起，迄今六年，绝无遗后症。《内经》云：病在上取之于下，在下取之于上。而西国解剖学则云，下肢之运动神经起于大脑之第一回转偏上，此则余所根据也。凡跌打损伤皮破血流者，其创在外；表面绝无损伤者，其创在里。此因力有重心，撞击毁坏者，力之重心即在毁坏之处；撞击而不毁坏者，则为震力，其重心在里，拳技家所论内伤者，即是此种。西医见其病灶在脚，因脚痛医脚，假使不变更方法，则刘女士必跛无疑，此其执着之弊为何如也。此所举者不过最显著之一事，余所值类此之事多乃不可胜数，且寻常病症随所指而论列之，亦无在不可以显见其执着之弊。即如脊髓膜炎症，西国用脊椎穿刺法，因病灶在延髓，故从延髓设法，中国《千金方》用胆草，苦以降之，为效甚良，则可知病源并不在延髓，寻常脊髓膜炎用中法三日愈，用西法六日愈。又脑症之不属脊髓炎，而延髓不紧张，头不后仰者，用胆草苦降亦效，西法则因其病在脑，从脑着手，如用安眠药，结果有耳聋、白痴、脚软、哑不能言诸遗后症。两法比较，执着之弊，岂不可见，凡病初起，从其所受而病，继一步所显之症状，为体工之救济，此时失治，则第三步为传变，传变多死，其不死者，第四步则为痼疾，痼疾多不可治，病毒归结之处，恒为药力所不及，此为形能上所得之公例，虽非板定程序，大段罔不如此。治脑症所以有遗后者，即病毒归入局部而为痼疾之故，听神经当之，则聋；舌咽三叉神经当之，则哑；影响于下肢运动神经根，则脚软；病毒侵入识域，则为白痴也。又如女子经阻头痛，此在旧医籍谓之天白蚁症，乃冲气上逆月事不下为病，冲任之脉上通颠顶，故头痛也。十年前商务书馆张菊生先生之姪媳患此，西医治之不效，不得已而验血，见血中有微菌，断为梅毒，然病者夫妇均极规矩，则以为遗传，病者母家为南浔刘氏，其父母亦无此病，则谓是隔代遗传，当时盖不知费去几许唇舌，而病卒不治。临命时曾邀余一诊，其目已盲，余心知是血渊停不行之故，血瘀故生虫，此所以有天白蚁之名，非梅毒菌也，然无术可为挽救，徒唤奈何。又余门人陆霄春有戚属，五十许，乡村老妇，患井泉疽，溃烂而不红不痛，惟奇臭，阴症也。西医治之，经月不效，断为梅毒，服药致呕不能食，濒危乃延余诊之，余以阳和汤予之，三数日后，能食而疽微痒，连服三十余剂，病霍然以愈。此两事皆可以见西国医术执着之弊，盖西医所以为根治者，不外病菌，菌之种类以数十万计，其分别之法，以形之短长、弯直、有毛、无毛，以染色，以反应凝集，而此诸方法，不足以尽数十万种微眇之区别，则必有其疑似难解决者，于是其诊断不能真确，然而成见横亘于胸中，不肯怀疑也。又健体血行有序，则能化，若血行不以程序，或有一部分停止，则虫生，如天白蚁、如井泉疽皆是。又都市中空气虽较山林为混浊，若流动则不为病，若不流动，则疫疠必作，此证之事实而不爽者。今病而验血，血中有菌，则执菌为病源，究竟因病而有菌乎，因菌而有病乎，此当为先决之问题，乃未闻有明确之理论，何邪？故鄙意以为执病灶以治病，与执微菌以治病，同为执着不切于事实者。

试药之弊，最是一纠纷难得说明者。中医用药，汗、吐、下、温、凉、和、补凡七法，尚有在七法之外者，如《千金方》中寻常不甚经见之方，约略言之，为弛缓神经剂、为消毒剂、为增加组织弹力剂，共得十法。后三法旧籍所未言，乃吾从经验悟得者，凡此十法，与西医异趣，有可得而言者。药物入口，病人所显之症状，各药不同，就其不同为之类别，凡发热口渴得药而解者，谓之凉；形寒肢冷得药而热者，谓之温，此就病躯反应所见言之也。得麻黄则肌表出汗，他不与焉；得大黄则肠胃泄泻，他不与焉。升麻、柴胡效力专在身半以上；怀膝、威灵仙效力专在身半以下，则药效有地位之辨焉。川连泻心，得吴萸则因拂逆而胸痞者以解，得木香则肠炎腹痛即除，得猛桂则躁烦不得寐者立愈，于是药效之地位，可以副药左右，有听吾人躯使之妙焉。凡此种种，一言以蔽之曰：是建基础于人身之上，于物理学、医化学、显微镜无干也。西国医药则不然，血中含有相当成分之铁质则血红，否则血色素不足，则提练矿物之含有铁质者以补之，刚柔不问也。肌肉瘦削，审其为缺蛋白质，则用肉类之富有蛋白质者补之，于发热宜否不问也。脉搏不匀，多思虑不易寐，审其为神经衰弱，则用砒素兴奋之，温凉不问也。脉搏起落不宽，知为心房衰弱，则用强心剂刺戟之；热度太高，脑受薰炙，神昏谵语，则用冰退热，用麻醉剂安脑，虚实不问也。最近二十年来，由细胞而知微菌，由微菌而发明血清，血清之治法为最新，彼中所谓根治，如治痢疾、脑脊髓膜炎、喉症，其最著者，然结果都不甚良，其脑脊髓膜炎治法，似尚未能与鄙人发现者较一日短长。吾有相识西医留学德国而归者，患痢，自注射爱梅丁至百数十针，几死，其后听其自然，半年乃愈，喉症则十五年前吾大儿即断送于某医院者。凡此种种，一言以蔽之曰：建基础于科学之上，与体工疾病之形能无与也。惟其与形能无与，而又执着于病灶，故治甲病而乙病继见，则转而治乙病，丙病继见，则转而治丙病，甲病与乙、丙病之联带关系则不甚注意，是以竭厥奔赴，常在病之马后，有焦头烂额之功，无曲突徒薪之事。又惟其建基础于科学之上，凡热度表所不能量，显微镜所不能见，则置而不讲，故药性无温凉，药效无定位，因而药方无君臣佐使。有效药，无效方，科学非即事实，舍试验则无从得特效药，故所重者在试验。体工之为物极神秘，其病状可以随所投药而呈变相，无有穷时，不讲形能，则照例常追随于病后，则其试验亦无有穷时。故由西医之道，可以终身在试验之中，此则试药之真相也。

五行为近人诟病，五尺童子变羞称之，然平心论之，五行之不通，尽人易晓，五行之秘奥，尽人不知。木火土金水五字，可谓不伦，用五字代表天地中万有，更从而为之说曰，若者相生，若者相克，是诚痴人说梦。然以余所知，五行实从四时出。不啻四时之代各词，其云木火金水，所以代表春夏秋冬，动植非土不生，故四者之外益之以土，而于四时所相当之名，故释之曰土为万物所归，寄王于四季。又提长夏以配之者，因空气中养气少则窒素胜，名之曰湿，湿之病人，专在腹部，所谓太阴湿土，便于称说而已。四时五行六气五藏六府，实际参差不齐，古人并不以为病，以为日月运行，本有岁差，无从齐其不齐也。春夏秋冬之序，生长收藏应之，春夏相继，木生火也，秋冬相属，金生水也，揆其本意，似云夏之所以能长，由春之生来，冬之所以能藏，由秋之收来，含有阴阳消长之理。并不如字面之解说。仅如字面解说，则木生火、火生土云云，不可通矣。故《内经》云：冬不能藏，则无以奉春之生气，夏为寒变。是则明白说出本意，无以奉生者，当春之时，生气已甚觳觫，由春入夏，大气变换，其无以应夏之长气，更甚于春时，不能与大气相应，即不能生活于此世界之中，则显反常之病象，此所以当火王之时而有寒变之病。凡此所说，皆阴阳消长、盈虚消息之理，何尝就金木水火土字面立说。盈虚消息是东方学说之骨干，懂得盈虚消息，便凡事不为已甚。以治病论，可治者，当然不敢放失；其不可治者，则知其死期，与之期日而已，此与西国学说恰恰相反。西人之治病，一往无前，胸中横亘一科学万能之观念，处处以征服天行为能事，所失实多。中国治法，人事方面，尽其在我，其无可如何者，付之天命，不勉强也。所谓天命，实即自然律，不背自然律行动，然实际上所全反多也。就以上所言，虽不敢谓即此便是定论，读者试平心衡之，毕竟中医当废如东国明治维新之所为乎，抑中医尚勉强当得国粹两字有保存之价值，而西国医学之科学化尚有未尽美善，不如中医之处在邪。此非一身一家之事，可以个人私意左右，而主奴之见，更无是处，读吾书者，当有公论。

人生意味

人生观之研究不彻底，则各种学问之研究亦不得究竟，时无论今古，地无论东西，万有学问，可谓皆对此一的奔赴。西国究研人生究竟，用哲学与自然科学为工具，而胎生学、生理学实占重要位置，《内经》虽谈医学，研究人生之色彩最浓，吾人苟不于此点注意，总不能得其要领，而收实在之效用也。

"上古天真论"以无为为乐，恬淡为训，就此两语观之，可知《内经》之主旨不在治病，而在养生，治病是对人，是外的，养生是对己，是内的，外的为艺，内的为道，《内经》为黄老之学，为道书，自当以内的为主，抑养生不讲，亦何能治病，此则吾人读此书首当注意之点。无为恬淡，是养生极则，毕竟若何能无为恬淡，身处一室之内，神游八荒之外，苟不揣其本而齐其末，愈无为愈不能无为，愈恬淡愈不能恬淡，是非人生观有澈底之究研不可。假使能彻底，则不期无为而自无为，不期恬淡而自恬淡，虽终日碌碌，心神安谧，日接绚烂，淡泊自如，反是虽名山古刹，佛火薄团，亦魔障自生而致死也。

日本人某，著《生物学与哲学之境界》一书，即所以彻底研究人生观，求解决人生之意味者，惟其书长于医学，绌于文字，艰深之意，多不能达，故上卷可观，下卷都不可晓，结论转觉浅薄，书虽日人手笔，大半探集欧洲最新学说，今试摘要一探讨之，以为吾说之发端。

该书排斥二元学说，主张一元学说。所谓二元学说者，以躯体与魂灵为对待，以为人类能运动，有智慧，必有不可思议之灵魂，住宿于躯体之中，为之主宰，宗教家言，与近顷之灵学，皆属此种。该书对于此说，痛加排诋，以为是上古蒙昧时代之幼稚思想。所谓一元学说者，就一个躯体，从两面考察之，一面是物质的，一面是超物质的，即一面是生理，属于自然科学范围内者；一面是心理，于躯体之中，故曰一元学说。此盖近顷欧洲新芽怒苗之学说，而其研究之工具，即自然科学与哲学，然超物质的智慧，何以人类独有，他种动物无之，在理他种动物属于哺乳类者，同是血肉之躯，应当亦有两面，与人类相同，今不尔，何也？如云他种动物确与人类相同，不过有程度之差，此语未为精当。盖他种动物，虽有智慧，不能逾物质的势力范围，如犬类有时有不可思议之举动，而其所恃者在嗅觉官能，此不可谓之超物质的智慧。如云他动物确与人类不同，则同是血肉之躯，何故不同，又人类之死，有细胞、血肉、筋骨完全坏变，而神明不乱，至大渐之顷，猝然而绝者，当其全体坏变之时，智慧之继续不绝，何自供给；当其溘然淹化之顷，知识何以猝亡。凡此皆未能予吾人以满意之答复，是西人所谓一元学说，不过认此为解决人生观之适当方法，非谓用此方法已能解决人生问题也。

吾尝谓人身之神经系，以电池、电线为喻，最能得其近似，不过有精粗之辨耳。脑可以比之蓄电池，中枢神经有如总线，神经纤维，则分线也，脑为知识所居为府，神经为知识所行之路，然谓知识出于大脑，则此语容有未当。盖蓄电池能贮藏电气，不是能发生电气，电气当另是一物，然此说近乎两元学说，即脑为知识所居之府，并非知识出于头脑，知识为另有一物，是即灵魂说。若从一元说，则当云脑是发电机，即知识由脑而生，无复别有灵魂，然大脑若何制造知识，则疑问较之灵魂说更多，兹为分别研究如下。

但就新旧约中所谓灵魂者观之，只为迷信，别无理由可供探讨，若佛说则有深理奥旨，初非吾侪浅人可以信口反驳。然佛说论回，毕竟有谁见来，总不免怀疑，吾常问之友人之深于佛学者，仅云，佛如此说，须知佛是不打狂语的，吾人只能以信佛者信灵魂之确有，此乃信仰佛法与否之答语，非研究人生观之答语。吾尝思之，对于佛说，得如下之解释。

大约头脑愈简单，则神鬼迷信之彩色愈浓厚，故文化幼稚时代，尽人皆信鬼神为确有，而传闻之说，不合理论，则不加思索也。例如人死为鬼，以为鬼是离躯体之灵魂，灵魂如其人生时之状貌，此犹可说也，乃鬼又必有衣服，笔记中记鬼之衣，辄为其人殡殓时所衣之衣，此明明是见鬼者自已脑中之幻影，非外界真有其物，否则人有灵魂，衣亦有灵魂耶，此在稍有思想者，当无有不怀疑者。

凡人即死，即不得复活，其复活者，皆其未死者也，死既不可复活，则死后之事，无由使生人得知。凡宗教家言，及社会上一切相传迷信之说，皆由生人推想，为之臆说，既是臆说，更参之以脑中之幻影，当然人各不同，其为说不中理者，乃其程度之卑下者，其比较中理者，乃其程度较高者，总之臆说而已。人生百年，总归于死，死之原因，最明显者是病、是老，病与老，乃血肉官能坏变之名词也，如谓躯体死而有物不死，必其物与躯体无关系者，或虽有关系，必其物能命令躯体，而不为躯体所牵率者，果有此物否乎？如其有之，则躯体老死，此物必不与俱老死，谓该物为魂灵，不可谓之武断也。

脑之功用，因神经而显著，神经大别之凡三类：曰运动、曰感觉、曰知识。运动、感觉，固不能与躯体歧而为二，知识亦复与躯体有密切关系，例如白痴、神经紊乱，遂无知识可言。且患白痴病者，其躯体往往柴瘠，且发育不全，无性欲，不能生殖。就形能之公例言之，神经与知识，与各种官能，有直接关系，即各种官能与知识，有间接关系，是则躯体死，知识殆无有不死者。又如患脑炎病者，当其未病时，神明清楚，病毒侵乃神经系，即知识昏蒙，若用药治之而愈、则知识恢复常度，以上为最显著之二例。

又《经》谓肾者作强之官，伎巧出焉。此所谓肾，与西医籍所谓肾者不同，《内经》所指者，当然是内肾，然实该生殖腺而言，肾藏之利尿作用，《内经》则属之膀胱。又虽指生殖腺而言，所谓作强伎巧，并不指生殖，其主要之点，与西国所谓 adrenalin 之功用吻合。abrenalin 者，西人近顷发明之一种内分泌也，《经》旨盖谓肾藏充实，则其人精神满足，不畏难而能奋勉，是之为作强，百凡艺术，皆须精神足以举之，如精细之雕刻，优美之文艺，皆所谓伎巧。第从反面观之，《内经》所言，可以证明其不误，凡多内病瘵之人，无论何事，皆畏难苟安，神昏而气短，虽其人未死，生气索然。然则准此以谈，躯体与精神不能分而为二，是其第三例。

又阴虚者肝必王。所谓阴虚者，即血干液少，所谓肝王者，即神经过敏。此病浅者，不过多疑善怒；较深者，辄手颤脚软，矢燥多悲；尤深者，语言不能出，神经错乱，其卑谍证，即此病之最深者，无食欲、性欲，无思想，无记忆力，无鉴别力，畏人，喜独处，日常恐怖，惕惕然如人将捕之，其精神如此之彀觫，而其致此之由，仅因血液少而神经枯燥，是精神与躯体不能离而为二，是其第四例。

由以上四例观之，不但躯体能左右精神，精神亦左右躯体，二者实交互为用，不但如辅车之相依，简直是一物之两面，超物质之精神，即产生于物质之躯体是躯体死，精神即无有不死者，"生物与哲学境界"即根据类此之观念，排斥二元学说为蒙昧幼稚，然此问题，实际上实不能如此简单，或者竟是西国哲学尚在幼稚时代，亦未可知。鄙人于哲学、自然科学、佛学，所知均极寒俭，今仅以说明本问题为止，各种学术之优劣，固不许妄有评论也。

心与肺之运动，血管与淋巴管之输送液体，以及体中其他部分不由意志命令而自动者，生理学家谓之植物官能，其眼、耳、鼻、手、足、由意志命令而动者，谓之动物官能。植物官能之动作，当然是躯体本身所发生；动物官能之感觉，亦何莫非躯体所发生。然佛家以眼耳鼻舌身意为六贼，由眼、耳、鼻、舌、身所发生之感觉色、声、香、味、触为五尘，五尘、六贼，并不认为即是灵魂，且佛以意为第六识，末那为第七识，阿那耶为第八识，必勘落第六识，第七识始见，勘落第七识，第八识始见，至八识全不执著，而后得见真如。真如方是真正灵魂，持此以较西方哲学家言，精粗之分，不待言说，故吾疑西方哲学家之程度尚幼稚也，所惜世之治佛学者无不蹈空，其所言辄不能与科学家头脑相合，因群名之为玄学，至今日风尚所趋，玄字几成为罪恶名词，大有匹夫无罪，玄学其罪之雅，其实平心论之，明理而已，吾又安知其玄与否。

是故超物质之精神，由动植物官能而发者，皆非所谓灵魂，皆能随躯体而死，其不由动植物官能而发生者，方不随躯体而死，此不随躯体而死之体，即佛所谓不生灭性。

按：《楞严》佛告波斯匿王，三岁时见恒河，与六十岁时见恒河，所见丝毫无异，谓是不生灭性。佛又申言："汝今伤白发，面皮皱，而观恒河与昔同，是性未会皱，皱者为变，不皱非变，变者受灭，不变者无生灭。"此节乍观之，似尚非极成之论，因见由于视觉，三岁时与六十岁时同是见，固然，然身死，则视觉随之而死，不能于死后有所见，亦不能于垂死之顷，视觉不生差别，三岁六十岁所见固同，六十岁与临危时所见恐不能同，抑初生时与三岁时亦不能同。又就事理推考，所见者为恒河，能见者为视觉，在恒河则逝者滔滔，前水迥非后水，在人体则细胞新陈代谢，环境感觉，今昔特殊，虽云同是见河，外而所见之物质，内而因见觉而起之感念，固自完全不同。然佛说精密，迥非吾侪凡庸所能窥测，即治十年佛学，亦不必能入其堂奥，就《楞严》言之，在外者为见相，在内者为见性，佛云不生灭，乃专指见性。欲穷见性不生灭之理，乃读《楞严》者所当有事，不佞于佛未尝学问，不敢妄说，不过性灵不灭，就我思想所得者，似尚能言之成理，可以自喻喻人。此当分三节以研究之：第一，性灵是何物；第二，不灭之证据；第三，身死后此不灭之性灵作何竟究。

人类自呱呱堕地时，仅知吮乳与啼哭，其后知识乃逐渐增加，凡百学问，皆自外输入的，而非与有生俱来的，就知识输入论，更当分二层说明之。

（一）人类能输入知识，兽类不能输入知识，若精密言之，兽类虽亦能输入知识，是有限的，机械的，生理冲动的。例如蚁能列阵而斗，蜂知互助而群，皆属机械的，无不测之变化；猴与犬最慧而不能言，鹦鹉鸚鸽能言，而不解语言之意义，是有限的；古时有舞马，闻音乐而能舞；近日有警犬，利用嗅觉能缉盗，虽能输入，其能力既限于由藏器机能而发生，而其奔走效忠，亦只限于受豢养与积渐之习惯，是仅仅限于筋肉神经诸生理上之感觉冲动而止。人类则不然，是无限的，是变化不测的，是能控制生理冲动的，人类血、肉、筋、骨、神经、藏府，与高等之兽类略同，在胎生学上最初之胚胎亦同，乃至由细胞分胚叶，由胚叶成藏器，产生而后由哺乳而逐渐发育，亦无不相同，人类知识所以无限，所以不测，所以能控制生理冲动，全赖乎输入，输入之方法以学，兽类不能学，并非不能学，实是不能受。人兽之血肉藏府官能略同，生理之功用亦同，何以有能受与不能受之辨，是必人类于同样躯体之外，多一能受学之物，此物竟不能以自然科学证明之，是此物竟是超科学的，将来是否能以科学方法证明此物，固未能断言，现在则确处于超科学地位。

（二）收受知识，不止一面，而大部分则在教育，人类以教育收受知识，亦由同样方法输出知识，若仅以所受者授之于人，则不过如一桶水倾入另一桶，是则无多意味。所奇者，从各方面收集知识，如蜂之采花酿蜜，必加以一番蕴酿，自出机杼，然后著之于书，见之于行为，已身受之于先觉者，还以授之于后辈，又其从各方面采集知识，加以蕴酿，不仅集各种知识加以调和变化而已，又必发明新义，有所增益，此实人类进化之源泉，决非他动物所能有。既为他动物所无，可以测知必然与血肉之躯所具之生理机能无与，是又不得不假定有一超科学之物实主宰之，是即吾人所谓性灵者是也。

就以上所言，性灵之为物，其体与用之界说如下，是人类所独有，非物物所共有，非专就物质研究之自然科学所得推测，是无实质，不可以数量计的，能使识阅收受各种知识，能调和各种知识，加以连络贯串或化合，使成片段的知识，能发生新义，使成进化之源泉。

欲研究性灵是否与躯体同死，则有如下当注意之各点。第一、死乃躯体坏变，凡躯体皆不遽死，其来以渐，死之前一步为病，病之前一步为老，是为正命。其未老而病，病而死者，非正命，非正命虽不老，然必病，病是死者，神经细胞藏器各官能坏变，至不能维持，骤现断灭之谓，非正命，当然是病理上事，今仅言属于正命者。死之前躯为老，而照《内经》所言，人生之前半节为生为长，以生长与老病对勘，则知凡壮盛，皆由萌芽发展而来。凡老死，皆由壮盛渐衰而致，日中则昃，月盈则蚀，人生既壮而后，无有不逐渐衰老者，故人生无有不死者，而此超物质无数量之性灵，却与躯体相反，苟能知修养，不加以戕贼，则阅年愈久，愈形盛大，论语所记四十不惑，五十知命，六十耳顺，七十从心，其明证也，渐趋壮盛是生路，渐就衰歇是死路，然则性灵不死，固自有其显明可证之理。其次，当证明是否性灵与躯体无关，如其真确无关，当然不与躯体俱死，否则不死之说，总不成立。前文谓性灵为人类所独有，血肉之躯，则人与高等动物所不同者几希，是西国之主张一元学说者，谓躯体之有灵魂，如盾之两面，一面是物质的，一面是超物质的，其说不为圆满。盖彼所指为超物质的，仅指感觉思想知识之根于生理冲动而发生者，不能包括高踞其上之性灵。欲证明此说，亦非难事，假使谓性灵亦由躯体发生，则戕贼躯体，性灵当有影响，补益躯体，性灵当受影响，乃事实上殊不尔。自古圣贤豪杰，处穷困境地，乃至囹圄之中，大杖之下，极人世所难堪者，往往坦然受之，举止转觉安详，神志反形清朗，此种事实，随在皆是，孟子所谓富贵不能淫，贫贱不能移，威武不能屈，是其证据。因富贵、贫贱、威武之势力，仅仅及于躯体之苦感快感，即有波及于意识方面，亦限于由生理冲动而发生之低等知识，惟性灵高踞于此等知识之上层，不由于血肉官能发生，为富贵贫贱威武势力所不及，故不能淫，不能移，不能屈也。至于药物，当然是藏府官能血肉方面事，虽亦有改勇为怯，变贞为淫之事实，然充其量不能出生理冲动之范围，鸦片烟、吗啡针，能兴奋精神，割换青春腺，能令衰老之人增食欲、性欲，无论如何，总不能因吃药打针之故，使宵小变为君子，俗物变为雅人，是可知变化气质是学问上事，非物质方面之改变，所能左右者，此则尤为显著者矣。

性灵果与躯体无关，何以事实上有因嗜好之故，累及人格者，又自古巨人长德，无不讲修养，人格宜若性灵方面事，修养之目的，保其天真，亦性灵方面事，嗜好，当然是生理冲动方面事，既各不相涉，何以能累，又何自修养，宁非甚费解者。按：躯体之物质方面，血、肉、筋、骨、神经、腺体、藏府、官能，人类大略与高等兽类相同，超物质方面，如喜、怒、爱、恋、嗜欲、记忆、认识，亦复大略相同，其有不同者，乃环境习惯不同之故。若夫仁、恕、廉洁、慈悲、信义、诸道德方面事，兽类则绝对无之，人类于初生期，亦仅具胚胎，成人之有诸道德者，全在乎感染，其最要条件在能受。是道德之发生，全赖乎能受之性灵，与输入之学问（道德最初发生当是从恕字起，其后逐渐繁复，全赖推理的思想，亦为他动物所绝无），此种岂但非从生理发生，且从各方面精密考察，实与由生理发生诸肉欲嗜好，立于敌对的地位，此伸彼绌，互为消长，既立于敌对地位，非出一源，尤为明显。故有时道德克制情欲，有时躯体累及性灵，惟其如此，故有待乎修养。修养之法，人各不同，大约东方哲人，泰半偏重于性灵方面，西方哲人泰半偏重于躯体方面。

佛主超世法，持苦行，修真如，绌肉欲，乃其最走极端者。西人偏重物质文明，修明政治，划清群己，其种种设施，无非欲达到乐利目的，亦其最走极端者。宋儒抬出天理克制人欲，而又排斥佛学，是亦走极端，且不免自相矛盾。以上三者，均有可议，佛学宋学，千余年来得失，已昭然可见。西方物质文明，处处征伏天然为能事，结果天行复仇，受祸亦至酷，科学愈发达，贫富愈不均，下层社会蠢蠢欲动，上层社会乃非常恐慌，而欧风东渐，中国之受祸尤为酷烈。今日荆棘满地，淫书、媚药、跳舞场、充斥于都市，非孝、离婚、已为习见不鲜之事，是皆非吾家所固有，不过此种欧化，未免橘逾淮泗，变本加厉耳。惟其欧人科学万能之观念太深，故研究性灵问题，总觉格格不相入。孔门以六艺为教，曰体以节文，乐以和志，则心身并重。孟子对于性灵问题，色彩最为鲜明，教人则云毋养一指而失肩背，主旨在求放心；律己，则云不失其赤子之心，又云，吾善养吾浩然之气，皆以性灵为主，以躯体为附属品也。

准以上所谈，则有一问题，即我字之意义是也。试问何者是我，一为思索，殊耐人寻味，盖我字不过一假定名词，若认躯体为我，而遗其性灵，宁非颠倒？洗浴而去垢，剃头而剪爪发，此垢与爪发实是躯体中已死之细胞，可谓一部分之我死去，然寻常不认为死者，以躯体有新陈代谢之功能，有新生者为之补偿，故不名为死。然若去其一肢或一官能则何如，即如下走，病聩二十年，耳不闻钲鼓，是听官已死，亦无新生之物以为补偿，然只自认躯体残废，不认我之为我，已不完全，无他，以为性灵未尝残废也。普天下之残疾人，皆与我同具此种心理，是普天下之残废者，皆认灵魂为我，不认躯体为我也，至寻常所谓死，乃全躯体一时断灭之谓，此与一肢体一官能之死，如五十步百步之相去。

　　躯体之死，为细胞新陈代谢之作用，一时断绝之故，其断绝有前躯，曰病，曰衰老。躯体与性灵，不能并为一谈，而性灵若得其所养，则愈老愈壮盛，是性灵不与躯体同死，已真确无疑。既不与躯体同死，则躯体死后，此性灵作何状态乎？现在吾侪仅具普通常认之人，知星球皆如地球，其行动有一定轨道可以测算，是地球自身之动作，是机械的，是可计量的，是物质的，而地球上产生之有机物，任指一种，其构造动作，繁复不可胜数，就中最灵为人类，人类之生活状态，任指一种，一加研究，皆不可究诘。吾侪知识之短浅，恰与吾侪躯体之在沉沉大块之中之渺小程度为正比例，思想不可彷佛之事何限，而灵魂尤不可捉摸，将谓人类为地球之主人翁，如古人所谓三才，以人与天、地并列乎？其然，其不然，不知也，将谓人类之上，更有不可见之仙佛神圣，为地球之主人翁乎，是亦不可知也。若据理推测，当认人类为地球上万有之主宰，而仙佛宜存而不论，至人类死后之灵魂，其可知者，为无苦楚，盖人世一切苦乐，皆发生于躯体。故老子云：吾之大患，在吾有身，无躯体，则无恐怖挂碍，是可断言者。其次决非如世俗所传神鬼之具有形体，如生时形状者，因躯体形骸已经死去，宁复留有此幻影之理。凡寻常人之相惊以伯有者，皆属心理作用，藉曰有之，当不过如《易经》所谓游魂，乃躯体之余影，决非所谓性灵。又其次各个人死后之性灵，是否仍为各个体，亦无得而拟议。凡地球上产物，皆为地球所有原质之集合体，性灵自不能为例外，或者竟如电流，亦未可知。如云是个体，便有分别，有分别，便有数量，宜不致至现在尚未发明，以既有数量，便非超科学的故也。

　　人死不能复活，现在生存者又从未死过，而性灵之为物，又无数量，不可以科学测验，则死后作何状，又孰得而名状之。故可以推测者，仅能如上所言而止。本文之目的，本不在研究死后之性灵，惟在明白人生之意趣，是不可知者，不妨置之。

　　明白人生意趣奈何，照以上所言，共得两要点：其一，躯体非我，性灵是我；其二，死不足惧，世界不足恋。而第二点即从第一点来，性灵是我，躯体是附属于我者，认之既确，决不至于颠倒。如孟子所云养一指而失肩背，人格不期高而自高，然主从认得真确，却非易事。孟子谓一箪食一豆羹，得之则生，勿得则死，呼尔而与之，行道之人勿受，蹴尔而与之，乞人不屑。又乡为生死而不受，今为宫室之美而为之；乡为身死而不受，今为妻妾之奉而为之；乡为生死而不受，今为所载穷乏者德我而为之。此两节实将寻常人不能认得真确之病根，说得深刻显著，无可躲闪。常谓贫困而丧其操守者，为最下品，其次为枉尺直寻者，其次为利令智昏者，其次为沉溺宴安者，其次为临难苟免者，以上五种，有程度深浅之不同，其实同一颠倒，同一不认得主从。彼因贫困丧所守者，仅仅知有躯体，不曾知有灵魂，故当最下，其余皆因躯体之故，而累灵魂者。而尤劣者，在虚荣心，大约此层最难克制，宫室之美，妻妾之奉，所识穷乏者得我，此三事，皆有一个虚荣心在内，就我国最近三十年社会上事实，一考虑之，可谓种种纷扰，皆此虚荣心为祟。例如负债而坐汽车住洋房，拥资数万乃至数十万而营投机事业。问既负债，何故必洋房、汽车，既已拥有巨资，何事尚行险侥幸，则虚荣心继长增高为之也，惟其虚荣心胜，则精神外倾，即孟子所为谓有放心而不知求，于是种种败德之事，相缘而起，而社会乃多事矣。孟子谓使民养生救死之不赡，奚暇治礼义哉。顾亭林谓学者先治生，此皆言凡人处境，不可太穷，虽云无恒产而有恒心，然必内顾无忧，然后可以治学。颜夫子箪瓢陋巷，屡空宴如，亦毕竟须有陋巷可以栖身，箪瓢可以果腹，中国旧俗，重视人格与学问，不必言甚盛时，即乱世亦如此。王宏以都督之尊，屈驾至陶靖节五柳之宅，赏花荒径，饮酒东篱，此等事，可谓在今人头脑中，意想不到者，即在近世先达奖借后进，以专阃之贵官，与布衣订交者，自曾文正以后，直至光绪末叶，此风末泯。二十年来，拜金主义渐渐普及于社会，学问乃不为人贵视，在巨人长德，有何损失，所可惜者，莘莘学子，不复知有国学，欧化又不甚道地，谓为中国人，既名不副实，谓为外国人，又似是而非，而中国学术乃不期而破产，是使国家先无灵魂也。是故就吾人个人之立场言之，处境稍裕者，当屏除虚荣心，处境寒俭者，当亟图自立，既有恒产，或是恒业，即当潜修学术，不复孳孳为利，此所谓从吾所好，不以心为形役之道也。

或谓，现在生活难而失业者众，正是养生救死不赡之时，以云自立，谈何容易。应之曰：此固非本文所欲言者，然救济之道，不外在人人能认清主从，譬如富人而营正当事业，则五十万资本之实业，间接直接赖以存活者，当数千人，以五十万资本而投机，一旦失败，间接直接蒙害者，当亦如之。又如贫人而得职业，安常守分，则资本家亦受其利，营业发达，则外国银行存款减少，而国中实业增多，安在职业之难得，故世界治乱，只在人心一转移之间。

西国学说有极精到语，值得吾人注意者，哲学家谓人类乃追目的性动物，此语甚耐人寻味，其含意与庄子哀莫大于心死句同。何以言之？追目的者，谓凡人皆有一目的，不论美恶大小，总之必有。夫所谓目的，谓其事为心愿所祈望而未能实现之谓，欲其实现，须尽力奔赴，是名为追，尽人皆有此种性情，故名追目的性。凡人前途有希望，虽处穷困不堪之境，亦油然有生气，不以为苦，若前途全无希望，愈是处绚烂境界，愈是恐慌，然恐慌云者，犹有死中求活意。若竟不恐慌，则其心已死，无复生气，就有更可哀于此者，是庄子此语，已明白指出人为追目的性动物矣。吾人既知性灵是真我，躯体不过附属品，而人世一切物质，仅与躯体生关系，势不能视物质方面事，较重于性灵方面事。

所当注意者，生理冲动所发生事，能累性灵，则虽明知躯体为附属品，要不能置之不问，吾人既入世网，自身纵能穷饿，然室人交谪，啼饥号寒，则性灵受累矣。于此可知学者先治生一语，有若何意味，其次当知躯体之累性灵，不但是贫困之境，贫困固累人，富贵尤甚。谚云：人世无百年富贵。何以无百年富贵，不仅世家子弟多宴安耽毒，大约人类苦于眼光短浅，知躯体穷饿之可怕，不知学问饥饿之尤可怕，故处艰苦之境，则努力奋斗，其追目的性能充分发挥，迨既席丰履厚，则此种本能渐失，一再传后，变为无目的之人，有之，亦不过饮食男女为目的，不败何待？于此可知，论语君子谋道不谋食数语，有若何意味，孟子所谓无名之指，简直是指贫富，求放心是指学问。

是故，依赖为害群恶德，人贵自立，古训早已明白诏人，若夫衣食既足自给，则苟有苟完，不当更贪多务得。如云性灵虽是真我，然人世一切绚烂繁华，皆与躯体生直接关系，只恐富不可求耳，否则吾宁暂阁真我，取快一时，世人作此想者自居多数，然苟明知真我非躯体，而犹有如此错误者，可谓之自暴自弃。盖声色嗜好，恣所欲为，即人生仅有之生趣，已被蹂躏净尽，此在稍有阅历者，类能言之，而就医学上一加考察，则声色嗜好之流弊，其予人类以苦痛，竟有不可究诘者，试问一般富豪达官，亦知湿为何物，咳嗽、吐血、中风、之远因为何事乎，苟一为详细诠释，恐抱快乐主义诸君，翘舌汗下，不能自制也。

文孔老庄，为中土四圣（此本章太炎先生所著之《菿汉微言》），故吾亚洲文明，当以《易经》《论语》《道德》《南华》为正干，周秦诸子为枝叶，综合之，为一切学术之大源。比诸佛学，是世法的，非超世法的；比诸欧洲，是超物质的，非物质的，其主要有三事，曰立德、立言、立功。何谓立德，即不以嗜欲害性灵也；何谓立功，谓自身有德，能为人群模范，能感化人类，使去恶迁善也；立言，则以己身受之先民者，加以蕴酿，著之简策，传之后来，言其纲要，如此而已。近日一般欧化学者，但论及古代学术，便下一总括之批评曰玄学，其面部辄显一种不屑之表情，若曰，是不足学，抑亦不能得学。夫所谓玄者，谓其言空洞，带有神秘色彩，令人不懂之谓，自不佞视之，古代学术实不如此，欧化学者自不懂耳，何尝玄。

中国学术，非但不玄，亦且平淡无奇，然却如布帛菽粟，不能一日无之，今之青年，大多数不复知有旧学，此非青年之过，尸其咎者何人，将来历史上自无所逃责，不待吾之饶舌也，不过以有五千年历史之古国，竟因喜新厌旧之故，使先民遗留之故物荡焉无存，谓非奇耻大辱，吾不信也。抑吾犹有说，无论古今中外之哲人，金谓人类为宰制地球上万有之主人翁，果如所言，毕竟人类以何种资格取得比主人翁之位置乎，吾知最多数之答语，必为物质文明。何以故？因物质文明能征服自然，今日之枪炮飞机，固然是物质文明，即古代之纲罟舟楫，何尝不是物质文明，假使上古无弧矢，兽蹄鸟迹遍中国，人类绝灭久矣，然而今之物质文明，其价值有可注意者，杀人之器械日精，国家之负担日重，制造机器愈进步，社会之贫富愈悬殊，科学益进，人民益苦，谓长此以往，便是地球主人翁之生活，吾总疑之，若云尚须别谋他道以图救济，则吾说虽老生常谈，未始非壮热时一帖清凉散矣。

既认明性灵是我，躯体小是我，可以省却无数的无谓纷扰，既知人类同有追目的性，则仰事俯蓄有余力，当别立目的以自课，知宴安酖毒之足以杀身，知席丰履厚之足以丧志，则所谓别择目的，决不是声色货利。而古训之诏我者，可以心领神会，无捍格不入之患矣，然后知绚烂无可乐，恬淡可乐，虽有所为而胸中空空恫恫无有成见，大功不必自我而成，政令不必由我而出，简直等于无为，是则黄老之学之微旨也，读吾书者病未能乎，何不即以此事为目的，而努力修持之，是即躬行实践之己。

　　或问性灵不死，而躯体死后，性灵作何状，竟不可知，亦毕竟有何意味，既不可知，即最后无有归束，难怪宗教家创为天堂地狱之说，以范围人心。而桀黠之徒，当人欲横流之际，觑破神道设教之毫无凭证，于是倒行逆施，肆无忌惮，此社会所以多事，而人心所以不平。今本篇题曰人生意味，对于此点不能解决，则千言万语，徒辞费耳，应之曰此自有说。

　　第一当知者，为推理所得，百无一差，例如佛经上说，见角知牛，墙外有牛，吾未之见，仅见其角，知必是牛，此由推理而得，不能谓因未见牛，否认此推断为不确。又如《左传》见披发于伊川，知百年而为戎，此与见角知牛同理，不过时间较长，为事较不易之耳。不但此也，算学之测量，亦同此理，隔河有塔，测算其高度，用已知之三角，推算未知之三角，得数同实地丈量，且千不爽，一万不爽，一宁得因未经实地丈量，而怀疑测量之得数为不确乎？

　　其次当知感应之理，憐寸之效用在取火，假使浸之水中，而欲其燃烧，则必不可得，是即《易经》所谓水流湿，火就燥，同声相应，同气相求，故积善有余庆，作恶有余殃。《左氏传》云：祸福无门，惟人自召，书传类此之文字，多至不胜缕指。

　　明乎此二者，则性灵之为物，于人死后，其体态虽无从拟议，但以见角知牛为例，可以知其必有。以声应气求为推断，假定其为物为电流为以太，可知其必与光风霁月为伍，决不与朽坏浊秽为邻。是故佛说真如，当是从推断而得，说西方极乐，当是从感应而言，至若恣情于声色货利，心放而不知求，则积非成是，不复有恻隐羞恶诸良知，是即性灵汩没，虽其躯体未死，已等于行尸走肉，是尚不如草木之经得朽腐，更何有死后性灵。

　　是故，吾人当认定真我，不使受累，更不容有疑虑。但就上文所述者之外，更有一事当补充言之，孟子谓浩然之气至大至刚，孔子谓申枨多欲不能刚，合而观之，可知所谓善养，即是去欲，所谓欲则不刚，即是多欲能戕贼性灵之证据。食色两字，实有连带关系，西人割腺术，验之于鼠，足以证明之。鼠之甚老将死者，予之食不能食，亦无牝牡之求，割其肾腺，以幼鼠之腺易之，则斗见壮盛，性欲食欲皆增，是即所谓返老还童术也。然生老病死，根乎天运，故《内经》以合四时之生长收藏，欲求真个返老还童，除非真个虞渊返日。不问返日，则所谓返老，总属假而非真，试问以乙鼠之腺接之甲鼠，杀其一，生其一，所增益者何在。若以山羊之腺接之于人，当更有不可思议之流弊，亦许以人而产羊，亦许所产者虽仍是人，竟尔性灵不具，或竟为人兽混和的头脑，而呈一种空前未有之怪象，则为之奈何。况所谓返老还童，不过缓死须臾，并不是长生久存，是亦不可以己乎，昔苏省某绅，本负时望，有令誉，因割换外肾之故，秽德彰闻，被其毒者，饮恨切齿，致将其手书绮语，付诸影印，到处播扬，某绅死时，报载其致死之由，因进团子十二枚之故，七十老翁，一餐食尔许，食量固可惊，然不可谓之考终正命。准此以谈，是创此术者与受术者，皆可谓之不智。孟子"君子不立乎严墙之下"句，与《论语》"惟酒无量不及乱"句同。何以言之？严墙能压人，酒能乱性，于此等处加以戒慎，不以一指失肩背，自全之道也，古代能乱性之物，仅仅是酒，今则危机遍地皆是，如返老还童术，即其著者，吾侪既不能如苦行头陀，亦无为无端自取堕落，修身以俟命，则人生之正轨也。

更进一步，验之人情，人类既含有性灵，则人与人交接，必不止物质上交换，性灵方面当然有甚繁复之交换事件。物质无价值，性灵当有价值，然则性灵之交换为事何如，通常所为情谊，凡根于利欲者，仍非超物质的，其最有价值者，但有两事：其一，感念旧恩，不渝生死，此言报施，虽初起之事实，总不离物质，其后却纯粹是性灵，人类一切优美行为，皆筑基础于此两字之上，若欲详晰言之，累纸不能书，读者潜心思索，当自得之；其二，是先觉觉后觉，此是教育，人类之知识，既全赖感受，则教育事业，当然是超物质的，故为学不厌，诲人不倦，是孔子生平一件大事。

此两事以现在流行语译之，前者是小己的人格，后者是互助的精神，就人格言之，无论学说如何变更，国家社会组织如何变更，此基础却绝对不能变更，或者谓感恩报德，是寒士心理。数年前曾于报端见此论调，为此语者，真是胡说，岂席丰履厚，便可以忘恩负义乎？不过因感情冲动，倒置重轻，热烈一时，境迁情冷者，当然不可为训，然此当纠正以学问，非性灵本能之罪也。就互助方面言之，此事之范围绝广，时与境均不足以限之，古人嘉言懿行，既常在人心，而东西学术切磋，亦全无国界，是认定性灵为主，躯体为副，则居重要事业之第一位者，当是不朽事业，死亡虽大事，当屈居第二位，而兵轮炮火，强横霸业，究其真际，竟是无谓之纷扰。

除此二者之外，其他种种，吾人既有此身，当然是不可省，然亦不过不可省而止，如题应付，无造恶因。古哲人无心流露之言，往往有此意味，如《论语》富不可求，从我所好，蔬食饮水，富贵浮云等，又如陶渊明寓形宇内复几时，曷不委心任去留，胡为皇皇欲何之，皆是。犹忆有人曾谓陶渊明是废物，此语亦于前数年报端见之，此因物质文明，功利主义，深中人心，遂有此种见解，将来总有自悟其非之一日，无待不佞饶舌也。既明白以上种种，则知百凡人事，总不过过渡生活，纵有所为，自不背无为之旨（无为之为读如字，即无为而天下治之意）。而真正可乐之境界，总不在世人所谓绚烂之场，是则孔孟亦同此旨趣，不必黄老为然矣。

惊风经验谈

惊风之辨证　欲治惊风，须先明何者是惊风症，通常以抽搐戴眼者为惊风，抽搐戴眼者，惊风已成之候也，已成而延医，便多危险。因为真能治惊风之医生，截止今日为止，无论何处，实不多见，而惊风为病甚急，延医既需时，买药又需时，鲜有不误事者，若医生医术不高明，更不必说。病家有鉴于此，往往购藏惊药，以为预防。然而治惊之药，都非平善之品，小有不合，为祸甚烈，凡夭折之惨祸，由此因缘而酿成者，盖不知凡几，故辨症实为诸重要节目之先务。

惊风之朕兆　凡小孩发热，热壮，寐中惊跳者，咬牙者，手指自动者，口唇鼻旁青色者，唇干绛、面色青、手指冷者，啼无涕泪者，目光异常者，皆真惊风之朕兆也。此外更有极恶劣者四种：一嗒嘴（嗒嘴，唇辟阖如尝物辨味然）；二弄舌（弄舌，恒以舌舐出唇外）；三唇舌发黑；四两手冷热不同。既见种种惊风朕兆，复见此四种恶候，其为病之险恶，异乎寻常，虽未见抽搐，已可知其必抽搐，且可以断定是凶多吉少之症。此外更有一种，不发热仅目光呆钝，啼声低缓，有时亦能笑，惟神气总不敏活，此种最不易觉察，惟细心之父母与经验多之医生，为能知之。此种极不易治，患此之病孩，其年龄以两岁者为最多，且多肥硕之儿，其血色脉象，往往甚好，尤能令医者迷惑。

惊风已成之病症　继前朕兆而见者，为抽搐，亦云瘛疭，谓手足痉挛也。凡抽搐，皆阵发，当发作时，手足牵掣，面部之肌肉亦牵掣，如眼皮口唇皆牵动，而目则上视，为状至为可怕，约亘一两分钟渐渐自定，既定后，神气恢复常度。如无病者，抽搐时手脚或冷，定后亦渐温，抽搐时面青，定后则转红润，脉则缓滑有胃气，逾半日或一日再发。若不得适当治法，照例愈发愈频，可以一日二三十次发，当发一二次时，定后完全无病象可见，三四次发作之后，则目必微歧，或微斗，其两眸子之所向，不作平行线，此即病候渐深，变症将作矣。

以上所述者，可分为两层，第一层是朕兆，未即成惊，其发热者，以退热为主，以治惊为副。凡唇红而干，舌色干绛，有汗，手微凉，鼻旁隐青色者，葛根芩连加龙胆草、安脑丸主之，方如下。

葛根（一钱）　黄芩（一钱）　川连（三分）　龙胆草（二分）　安脑丸（一粒药化服）

按：惊风，古时概以痉名之，痉即伤寒之一种，拙著《热病学》《保赤新书》有详细说明，此处惊风由热病转属而来，亦与后文兼证相同。既云治热为主要，治惊为次要，则凡治热之药，悉照伤寒法办理，病证同葛根芩连汤症；其无汗者，葛根芩连加麻黄三四分；其唇不绛，舌不干，汗出而形寒者，加桂枝三四分；而治惊之药则胆草安脑丸，惟分量不可重，倘不及彀，宁可再服一剂，乃万无一失之道也。

前列朕兆之最后一种，即不发热而目光有异征，神气有时不敏活者，虽未见抽搐，亦须照惊风已成法治之。惊风在朕兆已见，尚未实现抽搐之时，兼见四恶候者，为难治，四恶候中之唇黑，与目呆啼声低缓两证，结果都不良，盖前者初起即唇黑，其血已死，后者虽较缓，其病根在先天故也，其理由言之颇冗长。本篇恕不详赘。

其已成惊风而见抽搐者，纵有发热之兼证，亦以治惊为主，热度无论高低，如不暇兼顾时，皆姑置之，方如下。

薄荷（一钱）　天麻（一钱）　独活（六分）　龙胆草（三分）　炙蝎尾（一分，研末冲）　防风（八分）　归身（三钱）　知母（一钱）　细生地（三钱）安脑丸（三小粒药，化服）

上为治惊最有效之方，服法，每剂药分三次，每次用安脑丸一粒，药化服。其进药时间，病重者每次相距一点钟，一剂服完，再作一剂；病轻者，可以相隔四五点钟，饮食或乳，须减少其量；若在穷乡僻壤，夜深市远之时，即不用药方，但服安服丸，用温开水化服。

惊风之变症　凡惊至一日十余次发，当然生命极为危险，用寻常惊药治之，即使幸免，其结果亦不良，最多之变症，为痫、为耳聋、为哑、为瘫痪、为解颅（头颅放大）、为项反折（即后文之脑脊膸膜炎症）、为白痴，或延喘至数月之久，仍归一死，或成终身之累，变为废人。其为祸之酷，令人言之惊怖，惟用安脑丸治之，则统无此等流弊。

安脑丸专治两大症，其一为惊风，其二为脑脊髓膜炎症。

脊髓炎与惊风不同之处，惊风抽搐神昏，脊髓炎亦抽搐神昏；惊风阵发，脊髓炎初起亦阵发；惊风变症有项反折，脊髓炎亦项反折，此皆其相同者。其不同之点，脊髓炎为流行性，同时同地同病者可数十百人，惊风则非流行性；惊风限于婴儿，三岁以前最多，三岁以后较少，八岁以后更少，脊髓炎则无论童稚、成人或老人，皆能患之，此外更有不同之点，详下节病状。

脊髓炎之病状脊髓炎之病状，大段与惊风同，其不同者，在初期目赤、头痛、后脑酸痛，其发热甚者，浑身振振动摇，凡此皆非惊风所有。就中发热一项，惊风虽有之，非必具条件，脑炎则无有不发热者。其在中期，惊风阵发，当其定时，神色甚安详，脑炎则躁烦、骨楚、头痛、脘闷、泛恶等症，错杂而见，病情与伤寒相似，故仲景《伤寒论》谓痉、湿、暍与伤寒相滥，痉即现在流行性之脑症也。其在末期，不但项反折，脚亦躇，谵语奇多，不但谵语，且叫号，凡此皆为惊风所无，此其大较也。

脑炎亦有等差，有此较平善者，谓之普通脑脊髓炎，有甚凶险者，谓之恶性脑脊髓炎，此其病源病理，与我所发见与西医不同之处，皆非简单数语可了，欲知其详，实非本篇所能，今仅言其有效之治法，其方如下。

乌犀尖（三分）　鲜生地（三钱）　蝎尾（二分，炙研冲）　防风（一钱）薄荷（一钱，后下）　独活（一钱）　安脑丸（三粒药，化服）

凡平善之普通脑脊髓炎，往往颈反项折，至五日以上，不变不动，初起发热，后来热度较减，若有若无，此种虽比较平善，然项反折可以百药不效，延至五日至七日，殆无有不变者，恶性者一二日即可以致命。总之，既患此病，便生命在不可知之数，即较平善者，亦未容轻视。上方每剂分三次服，每次隔一点钟恣予之，不论剂数，以病情增减为进退，若谵语除，神志清，仅余项反折，则稍疏阔其进药时间。

犀角甚贵，无力者不易办，乡曲亦不易得，果仓猝不及措手，即不用犀角，亦效，惟胆草则为流行性脑症必须品。

安脑丸之历史与效力　安脑丸，为鄙人创获之方，根据平日读《伤寒论》《千金方》《药证真诀》三书之心得，证以实地经验，斟酌成方。最初在民十四，用以治虹口殷楚记小孩脑脊髓膜炎症，嗣是以治惊风及脑症，效果之良，迥出他药之上，大约治普通流行脑脊髓炎，及寻常惊风，可以十愈其九，惟恶性者仅得半之数。民十九，上海流行性脑症盛行，报载西医界药水感缺乏，商会某君宣言欲用飞机向欧洲办治此病之血清，余固灼知此病之病理与治法，且中药之良，确有一日之长，而且治愈之后，并无白痴、耳聋等遗后症，尤为特殊优点，乃登报发售，意在挽救浩劫于万一，视市侩谋利以含有毒质之品，大登广告，专事宣传者，原有熏莸之判，然泾渭同流，清浊莫辨，颇招细人之猜忌，无已，乃呈请卫生局化验及得证书，前后相距已半年。其后未继续登报者，一因疫势已稍减杀，二则因此丸治恶性脑炎仅得半之数。究竟彼不愈之半数，其故安在，年来悉心研求，分量颇有增损，成绩则较前更良，近来江浙各地，流行脑病复炽，外埠来函指购此丸者，日有数起。现在之成绩，治普通惊风及流行脑症，可谓已在百分之九十以上，惟仍未能十全，兹将未能十全之病症列后，并略言其所以然之名故。

（一）见惊风朕兆，又兼见气急鼻扇者，此种咳嗽必不爽，乃惊风与急性支气管炎症并发之病。所谓炎，必具三个条件，曰红，曰肿，曰痛。支气管发炎则气管变窒，呼吸不利，鼻孔与气管，生理上有此呼彼应之功能，气管觉窒息，则鼻孔扩张以为救济，以故见鼻孔扇动，即可知其气管炎肿。单纯之支气管炎症，为急性肺炎，其险恶不亚于脑病，若惊与鼻扇并见，是肺脑并病，单用安脑丸治脑，肺炎不兼顾，当然无良好效果，而治此种急性肺炎极难，以我经验所得，较为稳捷有效之法，用无价散半分冲服，如无无价散，则须临时延医。

此种肺脑并见之症，十九皆出痧子，当以透发为主，胆草既不能不用，却不可多用，尤忌推拿，是皆不可不知者。

（二）误药之坏病　误药之种类甚多，无从悉数，扼要言之，失表使病内传，误汗至于动血，悍药攻里创其内部，皆是。

（三）风缓　神经紧张，则为拘挛，为痉；神经驰缓，则为风缓，拙著《热病学》中，曾证明风缓即是柔痉。柔痉实较刚痉为难治，近来发见，凡柔痉致病之由，虽不止一途，而病人若本有潜伏性梅毒者，苟患脑症，辄归属柔痉，其症状，遍身无力，不但不拘挛，并不能转动，如此者，则安脑丸不能取效，须用《金匮》大建中汤，此种虽不拘挛，其神昏目歧诸脑症，仍然可见。所谓潜伏性梅毒，亦有种种症据，如爪疥、鹅掌等是，在婴儿，则其病从先天来，故花柳病为害之酷烈，实有不胜究诘者，若尽人能明白此中利害，当无有更向青楼中自寻死路者。不但青楼，凡反自然之媾合，即能致花柳病，拙论皆从生理、病理上立脚，读者幸勿视为村夫子迂腐之谈，则此后沉沦苦海者当减少其数，或者于卫生强种之道，不无小补矣乎。

宜慎之药　本篇为安脑丸而设，今号于众曰：惊风为病，各种药都不可服，只可服我之安脑丸，岂非笑谈，安脑丸纵十全，亦安知安脑丸之外，竟无药可用，且此种口吻，非有饭大家吃主义，窃所不取。不过凭学理与经验而言，实有不容不声明者，既有误药坏病不可救治之病症，岂容置之不加讨论，所当注意者如下。

表药不适用　上文谓见朕兆未成惊风时，以退热为主，此言由伤寒热病转属之症，若起病即见诸惊朕兆，而兼见一二恶候，则其病本非伤寒，表药只能增病，不能去病（伤寒二字是广义的，包括一切热病说，表药二字亦包括诸发汗解肌药说）。此可以一言解决，各种热病是荣卫为病，即体温反射为病，惊风乃神经系病证也，喻嘉言欲以桂枝汤治惊，彼为时代所限，不知有神经系，又强不知以为知，故其持论无些微价值。

攻药不能一例适用　攻药者，通大便之药也，徐灵胎有云：痉病初起时，有以大黄攻之而生者，若其病候已成，则百无一治（见《兰台轨范》。余未检查，大意如此）。小孩停积，因胃丛神经紧张，影响中枢神经，而成病者，乃惊风之一种，去积可效，然限于初起仅见朕兆之时。今就经验言之，亦只宜消导，断非大黄，若大胆用大黄，创其内部，藏气骤乱，即是坏病。舌苔厚腻而泛恶者，胃有积之证据；舌苔黄厚当脐痛放屁者，肠有积之证据。胃积可消导，枳实、竹茹、腹皮、查炭之类；肠积用皮硝缚当脐，最稳捷；若中脘及腹部按之皆痛，乃肠胃并实，是有大险，不攻固不可，功之而小有不当，伤及肠胃神经，惊乃益甚。胃肠并实，虽非死证，已无十全办法，此惟有平日慎食。余曾治此种病多起，皆十三四岁小孩，早起赴学校时，购粢饭团及粽子等为食。盖沪人惯宴起，小孩上学，家中早膳未备，给以铜币数枚，听其自购，其弊在贪图便当，大约经济在中线以下人家，十九如此，此等食物，在将消化未消化时，不幸遇惊怖，或气候剧变，即成大病，若值脑流症行时，则此孩更无幸免之理。凡攻积之药太悍，最能使藏府受伤，仲景对于三承气用法，非常审慎，正是注目在既下之后之变化，并非畏承气汤本身之效力，今人往往有用大黄三数钱者，自谓能师法古人，其实心粗胆大，不知艰难耳。

惊药与推拿　普通惊药，皆含有攻下性，皆当审慎，凡服惊药而下痰及青粪者，其内部已受伤，此其理由，非简单数语能明，只能暂从阙略。推拿于惊风之因积而成者，确有效力，惟将出痧疹之病，绝对不可推拿，故在一地方痧疹流行之时，小孩如其发热，须照拙著痧子调护法办理。

痧子调护法

痧子有顺逆，顺者不药亦愈，逆者调护得法，亦十愈八九，近来沪上此症盛行，我一日诊十数出痧小孩，多半都是逆症，而且有十成之三不及救治者，推究原因，都是不知禁忌之故，兹为详说如下。

第一，不可泻大便。凡是发热的病，有外感必有内因，原来是单丝不成线，外感是风寒，内因是食积，热病的原因，在成人是很复杂的，在小孩什九都是这个风寒食积，这是大家都知道的，因为小孩的病不过是风寒食积，于是一见发热不问情由，先给他些泻药，以为先去食积，无论如何，病势可以减少一半，不但病家有医药知识的如此设想，便是医家亦都是如此设想，岂知按之事实，这设想竟错了。有大多数热病，初起时都应该从发汗解肌治的，倘然先给泻药，那热就阴阳怪气，时轻时重，或者日轻夜重，老是不退，胸脘痞闷，肚皮隐痛，这些花样，就统来了，这个名为内陷。仲景《伤寒论》中三令五申的说，表邪未罢，不可攻下，他这话真好比金科玉律，他那部《伤寒论》太阳篇，有许多方法，都是救误下的，无奈后人都不很注意，如今西法更是动不动讲究通大便，所以往往小病弄成大病，这还是讲的普通热病，若是痧子初起时先通大便，更是受累不浅。

痧子这个病，一定要皮肤见红点，然后病毒能减少，红点见得愈多，病毒减少得愈快，红点见之无可再见，病毒净尽，病就好了，可以说得红点就是病毒的出路，那病毒，罚咒不肯从大便出去的。当病孩初见红点之时，若用药透发，红点续续而多，病孩就渐渐爽慧，本来咳嗽不爽快也会爽快，本来手足微冷也会转温，本来多迷睡也会清醒，本来恶心吐乳也会不吐，本来阴阳怪气发热，或是日轻夜重，就会热一个爽利，一日半日慢慢退清。倘然初见红点之时，用泻药通大便，大便一泻，已见的红点就会隐没不见，同时就会手指尖发冷，而本来的高热，也就变做阴阳怪气，这病从此就一天一天的重了，这个就是内陷，此时尚勉强可救，病家若误认热陷为热退，不思变计，那就糟了。

第二，衣被寒暖要当心。痧子要温保，衣被常要带暖，病孩不可吹风，这是大家都知道的，但也不是一句笼统话，须知温保，只能适可为止，若过于盖得暖，着得多，病孩大汗淋漓，已出的痧子亦能隐没，而且受热变病，较之受凉更是难救。大汗淋漓，汗腺启闭失职，就会亡阳，此重是漏汗，最是危险的。然则如何而可，这问题的答案很简单的，就是衣着被盖的多寡，须以病孩浑身蒸蒸有汗为标准，最好用三层薄履，汗多则去一层，汗少则加一层。尤其不可不知的是季候，冬天可以用毛织物，春夏只能用绵织物，若在清明以后，用皮或是驼毛毯子，那就逼热向里，浑身无汗噗热，只消几点钟工夫，就会使得小孩起惊，各种热病的调护都是如此，不但是痧子。

第三，病孩的面孔不可露在外边。痧子有特例，红点要见得多固然，但是要面部见得多是顺的。若是面部甚少，胸背臀部臂腿手脚各处，无论如何多，都是逆的；若是面部见得多，身上各部见得很少，或竟无有，亦是顺的，逆的有险，顺的无险。痧子又有第二个特例，热即出，凉即隐，例如正在出痧之时，一手露在被外，那手上定不出，面孔露在被外，面孔定不出，若全身受风着凉，全身都是不出，此所以痧子贵温保。不过温保过当，至于漏汗，那更是危险，因为漏汗仅能致虚，并不能透达痧子，人家不懂调护之法，往往将病孩重重厚履，却将面部露在外面，于是面部则因冷而不出，其余各部分则因过热而汗多，虽痧点甚多，亦无益于病，竟有因此致命者。故衣被当适可而止，而面部则须注意不可露在被外，大约此层在冬令最为紧要，春寒时尤甚。

第四，不可吃荤。《内经》谓热病不可吃肉，原是凡发热都应守此禁，而痧子为尤甚，若犯此禁例危险非常，而且难救。不但是吃荤，即猪油气味亦不可闻嗅，又茶食中有猪油者，如杏仁酥、米花糖之类，皆在禁忌之列，其乳孩出痧疹，乳母亦须吃素。

第五，药禁。用药本是医生的职务，不是病家的事情，然而有病家不可不知者数条，兹为简单说明如下。

（甲）回春丹不可吃。前四年我著《保赤新书》，亦曾有此声明，证以近年阅历，此话益发证明不错。凡是痧疹流行之时，小孩见伤风咳嗽，便须防是痧疹，立刻要屏除荤腥，予以疏解药；若见发热，须解肌药；若热盛神昏，或指头自动，或寐中惊悸，此时是有惊意，惊尚未成，可以凉解，于凉透药中加消导药最好，不必忙著吃各种惊药，亦不必推拿，尤其不可的是回春丹。按：回春丹的药味，是犀黄、腰黄、麝香、冰片、辰砂、天竺黄、胆星、川贝、防风、羌活、天麻、僵蚕、全蝎、白附子、蛇含石。论这十五味药，可说得有五个作用：其一是清血热开闭，前五味是也；其二化痰，天竺黄等三味是也；其三是疏散外风，防风等三味是也；其四是祛内风，僵蚕、全蝎是也；其五温化行药，白附子是也；其蛇含石一味，只是镇惊。综观各药，亦甚寻常，然服此丹者，往往下青色粪，痰从大便出，此盖由于天竺黄、蛇含石、胆星、犀黄并用之故，凡小儿皆不知吐痰，此丹能使痰从大便出，故病家信之，其实各种热病，以热为主，能退得热，痰自不为患，不能退热，徒化痰无益。而下青色粪最是不妥，须知青色是胆汁，是人体中消化要素之一，胆汁从大便出，便是消化机能失职，若是服药之后而见青粪，便是不当攻下而误攻之证据，这是极显明的理论，而切合于事实的，惟其如此。所以痧子初起误服回春丹，是无有不内陷的，如何是内陷，就是本来面色红的，药后发青，本来大便实的，药后泄泻。（乙）不可吃葶苈。痧子无有不咳嗽的，虽亦有例外，不过千份之一，当痧疹流行时，总是伤风咳嗽起头，以后逐步加重，至于无时不咳，又咳不出，因而气急鼻扇，须知这是肺闭，不是肺实。古人用葶苈，分量极轻，而且炒过、制过，今人往往一钱八分，并不炒。古人用此的标准，是胸中有饮，喘满不得卧，主要是痰是水，小孩出痧子，咳嗽气急鼻扇，是肺为风束，主要是风，葶苈性格是向下，是能开胸结利水肿的，痧子病症宜透发不宜攻下的，因此之故，痧子用葶苈无不误事，若仅根据喘满泻肺等字面，便胡乱放胆用药，未免看得医道太容易了。（丙）不可服猴枣。按：猴枣能治痰热惊痫，相传其功用等于犀黄、马宝，医家所以用猴枣，是因为他能化痰，以我经验所得，寻当热病有服猴枣而无败象者，亦有不可收拾而病家告我曾服猴枣者，是否因猴枣而坏，未能断言。不过痧子因服猴枣而愈者，见闻所及，竟无一人，以病理衡之，痧子无论在初期或末传，其咳嗽完全是风热，即初起受寒，亦无不化热，绝非化痰清热可以济事。因所以有痰，所以化热，皆因风邪闭不得出，疏散则愈；因为此病总是热的，故温散不愈，必定要清凉透达方愈；因为此病是血中热毒向皮肤宣泄，为唯一愈病之路，故甘凉嫌其遏抑，初起时必须苦寒兼透发方愈，猴枣既与犀黄作用略同，即可知与上列各要点不合。凡是犀黄一类的药，虽云清血毒，但他的路径是使病毒从大小便出去的，可以施之于他种疾病，不能施之于痧子。（丁）不可服远志。远志照古方的效用看来，是心肾药，痧子是肺风胃热，可谓与远志丝毫无关，且此物是温性，与痧子当清凉透达的公例不合。（戊）不得妄用麻黄、石膏。麻黄、石膏是当用之药，痧子当初起时，咳嗽不爽，壮热无汗，非麻黄不解，若复烦躁引饮口渴，更非用石膏不可，若当此之时，仅用麻黄，不用石膏，可以虽用多量麻黄，竟不出汗，况痧子当壮热无汗烦躁大渴之时，不用麻黄、石膏，更有何药可用。不过用此二味，须有两个条件：其一，须壮热、无汗而喘、烦躁、大渴引饮、四种见症皆具；其二，药量与病候宜相得。尝谓凡用伤寒方而偾事者，小半是见证未能吻合之故，大半是药量不中肯之故。吾用麻黄以三分至四分为止，石膏一钱半至三钱为止，如其药力不能及够，则继进一剂，此从《伤寒论》及《圣济总录》方后悟得。《伤寒》方后常云，水若干，煎若干，分三服，得汗后，止后服。《圣济》则一方研末，取四五钱匙煎服者，比比是也。吾留心计算其药量，往往悍药有每服不及一分者，同道中人不知其故，妄相诋议，甚至吾之被开除学徒某甲，亦以此为口实。又陆九芝、章太炎两先生，均著有药量考，考据真确，自是读书人所当致力者，然医家之最要条件，仍在实验，能愈病即是真确，近见有妄人用细辛至一钱半乃至三钱者，病人涣汗失神，不过尚未遽绝，而彼妄人且引以自毫，谓胆识迈越古人吁，用药顾可意气用事哉。近见日本人渡边熙著《和汉医学实验》一书，谓"汉医之秘不告人者，即在药量，《伤寒》《金匮》中所记，有一日之药量，亦有一剂之药量，总之不可尽信"。是则经验之谈也。近见痧子夹惊风而发者甚多，所以有此，盖因脑症流行之故，此病极难治，绝非麻黄、石膏可以济事，味者不察，往往以重量膏、麻予之，上文所谓病症不吻合，药量不中肯，两皆犯之，病何由治。吾于本年三月中一个月，治痧子与流行性脑炎及急性支气管炎三病并发之险症，凡二十余人，吾大孙儿亦罹此重症，吾用清透药与脑炎药加无价散救治，全愈无后患者十余人，凡曾服葶苈、远志、回春丹，与大剂不合病症之麻黄、石膏者，均不能挽救。吾今袒白言之，毫无隐秘，愿吾同道稍加注意也。

第六，救治急性肺炎法。肺炎之症状，即是咳不爽气急鼻扇，医多用葶苈、远志，只能增病，若以无价散予之，则为效甚良，此物只能用一次，且多不过一分，最好先予半分，不瘥，再予半分，用清透药冲服，痧透咳爽，鼻孔可以不扇，是即病机转变之好现象，若不出痧子，气急鼻扇咳嗽，亦能减退。通常用此治痧子，余屡次经验，审其治肺之功效，先自服验其药性，然后施之于人，为效良佳，惟限于肺为风束，气急鼻扇之支气管炎症，其他寻常伤风咳嗽非险症，无需乎此，其慢性咳嗽肺燥肺萎等，当然不合用也。无价散内地药店恒不备，此物系用腊月中健全小儿之粪，倾入银罐内盐泥封固，炭火煅赤，令成灰，加麝香、冰片少许，同研而成，吐血用童便，痧不得出用无价散，均极效，真可谓道在矢溺矣。

第七，芫荽烫熨。最为稳当有效之法，此法人多知之，然苦于不知其详，用之不得法，即无效，故虽知之，无多用处，兹为详细说明如下。芫荽即香菜，此物最能透发痧子，然而并非当药吃，可以透发痧子，曾屡见医者用芫荽一撮，以为药引，却丝毫于病无益。凡药，顺的病症用他不着，逆的病症，不能救险，都是无用之物。芫荽之效力，不在内服，全在烫熨，烫熨之法，于病孩咳嗽发热，身上已见红点之时行之，用芫荽菜一斤，分两次，先用半斤，沸水一大壶，大盆一个，入芫荽盆中，以沸水泡之，切不可煎，亦不可用火墩，泡则香，墩则臭也。泡时须将房间中门窗皆关闭，使香菜气味充满室中，最为合法，既泡之后，却乘热用洁净毛巾，醮透绞干（巾须甚热，绞须极干）。用此热巾，向病孩面部轻轻熨之，频频熨之，巾须著肉即起，不可掀紧在面上，又不可揩，掀则烫痛，揩则皮破也，须连续不已，使病孩面部之肉红，红则痧透故也。巾不须摊开，只须总把握在手中，以一部分著小孩之面，巾之一部份冷，则翻转用较热之一面，一巾冷则更换一巾，盆水冷，则更换一盆（即泡第二个半斤）。烫熨之主要部分，在病儿之鼻旁、口唇之上，颊肉之微近中部处，此处在医书上谓之人王之部。凡病孩痧子内陷，或欲出未得，人王之部必白而不红，且微隐青色，于此处熨之，其痧即也，乃陷者举之之最稳捷有效之方法也。凡烫熨，当专注力于人王之部，他处可以不问，手脚固不必烫，胸背两部尤不可，因解衣则著凉，反添病也。烫熨之时间以药后五分或十分钟时开始行之，最为适当，既熨之后，即行温保，勿使面部外露，如此，则病机必转，若翌日热尚未退，痧尚不多，咳尚不爽，可再如法烫熨之。

以上七条虽甚浅而易懂，却是痧子极紧要关键，皆从实地经验得来，丝毫无疑义者，余固以此告病家，然医家正未可因其浅易而忽之，今之小孩患痧子之险症，无一非由小事化为大事者，岂尽病家之咎哉。

致严独鹤书

独鹤先生台鉴，近日余君云岫等倡议取缔中医，而中医界则函电交驰，声言不能承认，本月九日见。

先生快活林谈话，议论极持平，然在西医方面，必以为尊论左袒中医，盖西医不但营业关系，其心目中以为中医有铲除之必要，固自以为所言公而非私也，中医之争，则不免辞不达意，横说中国医学数千年，竖说中国医学数千年，无非中医有悠久之历史，如此便不当废。岂知西医所持者，纯为学术问题，进化问题，中医惟其年久而无进步，陈腐已甚，留之徒为污玷，非去不可，中医数千年一语，不足为自己辩护也，故此事欲图解决，非有彻底明了之理由，总无由使人洽心而首肯。自鄙见言之，西医之言，虽似乎近理，毕竟有主奴之见，其实似是而非，中医之说，则未能搔著痒处，倘双方长此争执，或中医竟被取缔，或幸而保存，总觉未能涣然冰释于心，今欲使此事得一允当解决，爰为疏其理由如下。

此可分两层说明之：第一，人的问题；第二，学的问题。中医比较西医，可谓腐化已甚，而衡量中西医二者，却是中医较适宜于社会。既是腐化，何以又适宜于社会，岂我国之社会腐败已甚，侔色揣称，当用此腐败之中医乎，果尔，亦复成何话说，然则此话怎讲。中医学的价值，当于后文大略说明之，其所以适宜于社会者，则以治法简捷而为效良也。中医之所以有效，其根柢自在古书，然仅仅读书，不能取效，必须有经验，以所经验证所谓古书，则古书真义，可以明了，而效果可以操券，经验愈多，体会变化之公例，因习见而多所领悟，古书之明了者愈多，则望色可以知病，而其治法乃益简捷，效果乃益良好，昔人所谓见垣一方者，即是指此。王冰序《素问》，谓未尝有行不由径出不由户者，盖中医之成，舍此道以外，亦竟无他途。此中有两要点，值得吾人注意者：其一，以此种方法成功学医，与现在科学方法完全不同，中医竟无由加入环球医学研究会，且以如此方法成就，当其未成之时，治病必多出入，用药必多错误，故苏东坡有学医费人之语，然此层并不足为病，即用科学方法研究成功之西医，亦何尝不有待于经验，亦何尝不学医费人；其二，由经验以明古书，由古书以明体工变化之公例，此种工夫，非等闲之辈可以梦见，必旷代一遇之良医然后能之，自春秋战国和、缓、扁鹊以至今日，其学说有记载可以考见者，二千四五百年之中，不过寥寥三数十人耳，明乎以上二者，乃知中医所以有今日晦盲痼塞之现状，其症结即在此处。盖彼旷代一遇之良医，当其未成之时，在学医费人之试验时期中，本无多成绩可言，及其成功，则已头童齿豁。人类多劣根性，而自私自利，乃诸劣根性中之最强有力者，血气既衰，戒之在得，苟无学问以克明之，则此自私自利之劣性，至老而势力愈张，一也。社会重虚荣，政府奖功利，上下不重艺术，二也。少年多好上人，后生薄视前辈，其甚者虽不必有犯上作乱之事，总不免有逢蒙杀羿之嫌，三也。我国自古以宗教治国，子孙因袭之习惯，即是人生意味之究竟，传世之观念太浓，四也。彼名医者，自问区区心得，乃共毕生精力所寄，当其行将就木之年，自当谋妥善处置之法，因在前述四种情形之下，于是满志踌躇，而定一传子不传女之政策，记云，医不三世，不服其药。医之有世业，在表面不过箕裘弓冶，在里面造成世业之原料，则不外上述各节，殆今古一辙也。但《礼记》所说，亦不圆满，医必三世然后服其药，为其有经验也，然使尽人如我，则彼为医者，虽三世何从得经验，若云在我必须三世之医，在人不妨就初悬壶者诊治，是以他人之生命，供医家之试验，待其成功然后我就之，如此则不恕已甚。抑世业何尝能精，生儿象贤，自古难之，况治医须有天才，彼良医之以绝诣传子，不过予以大好饭碗，席丰履厚，惰性以起，非但不能勤求古训，并前人已得之公例，亦范然不知其故，结果只有一纸效方，病与方合者效，病与方不合者不效，至于何以效，何以不效，因不明体工变化公例，不能知也，故时医能治之病，往往限于最心见之伤寒、温疟、痢病，以有效方故也。然此数病变化甚多，不明公例，则不变者能治，变者不能治，然毕竟轻病多重者少，不变者多变者少，庸医所愈病仍在百分之五十以上。此中之黠者，值病之已变者无术挽救，只予以不能愈人，并不能杀人之方药，而社会以其能愈过半之病，趋之者渐多，其后见就诊者多，群益趋之，其业日隆，其名日高，而为医者世故愈熟，趋避愈工，而治病之方愈劣。

　　阁下曾吃过中医之苦，吾知必属于此种情形下之中医。

阁下谓尤其是大名鼎鼎之中医该取缔，亦即此种情形下之中医也，一般人见中医名愈高业愈隆，技乃愈劣，百思不得其故，其实不过如此。吾侪必明白其症结所在，然后可以对证发药，局外人当知择医之标准不在乎二世三世，亦不在乎门庭如市之医生，局内人当知传子非计之得者，且非勤求古训，仅执一二纸效方不足自存，则师与弟子继续研求后先继美，中医之取信于社会，当视今日旦倍蓰，所谓适宜于国情也。至于当取缔与否，则当问中医学自身有真价值与否，苟有价值，虽欲取缔而不能，苟无价值，虽欲保存而不得，此则学术问题。凡学术之优劣，欲说明之，至少著书成帙，决非八行信纸所能济事者，今既以西医取缔中医，则吾不妨将中西医之短长一相比较，证诸事实，贤于空论，虽是非不必由此而定，要之群众可以较明白也。其一，是伤寒，西医无特效药，只有对证治法，听其自然传变，必须二十一日乃可脱险，然用中医仲景法，一日而愈；第二，是喉证，弟之豚儿，西医院治之十六日发猩红热而死，嗣后值同样之症，弟用中药麻杏石甘汤两日而愈（以上两事皆吾自己儿女所亲历，详拙著《伤寒研究》中）；三日脑脊髓炎证，中医前此无治法，嗣吾用虫类惊风药收效甚良，详拙著《医案》中；四日舞蹈病，同乡刘束轩之女，西医治之不能愈，而吾愈之；五日颠狂病，新靶子路三民纸厂吴震环，西医治之不愈，断其必死，而吾愈之；六日单腹胀，虹口胡桢祥，西医不能愈而吾愈之；七日女人卵巢病，王襄臣君之夫人，多数西医断为必须割治，吾以《千金方》丸药愈之；八日乳岩，同乡钱琳叔之女公子，多数西医皆谓必须割治，吾以《千金方》丸药愈之，其他尚有十余案，以不能举病者姓名之无征，兹不复赘。吾不愿自伐，亦不愿自贬，以上所言，皆事实逐节可以复按者，此就吾个人言之，乃群众中医中之一分子之成绩，未知亦可以证明中医学之价值否？更就西医方面言之，中医之病，在对于脏府内景不甚明了，西医之病，在对于藏府内景过分明了，过分明了，何足为病，病其反自然也。近世学者，常言天行复仇，例如机器发明，可以省人力增出品利也，结果社会之经济不平衡，造成劳资冲突之恐慌，其弊害乃甚于所得之利益；清洁居处，精美饮食，讲究卫生，体魄健康利也，结果体内抗毒素减少，向来不病人之病菌，亦得而侮之，其弊害乃甚于所得之利益，如此者谓之天行复仇。西医因精密之研究，知藏府之内景，对于疾病恒喜以己意左右天然以为治疗，其结果天行复仇之事以起，其显著者，如治呕血而含冰，防脑炎而用冰枕，治肺炎而用酸素喷雾以助呼吸，结果均不甚良好是也。

　　阁下谓曾吃西医之苦，吾知必属于此种情形之下者也，又体工之此呼彼应，实有解剖所不能见者，例如肺与大肠相表里，中国《灵枢》之旧说也。肺与大肠有若何关系，解剖不能知也，近见译本《欧氏内科学》肺病门，以中国墨饲天竺鼠，墨由食道入胃肠，其结果乃肺中蓄有墨汁，某医博士谓，将来或能考察得各种肺病，均由大肠传变而来之证据，亦未可知云云。是中医二千年前所已知，而为西医近顷所觅得者，此非由于附会。中法治呕血用五胆药墨，其效甚良，即是证据。且中西书籍俱在，可以覆按也，就我所已发见者，类此之事，有十数节之多，俱在拙著《伤寒辑义》按中，不知此颇足以证明中医之价值否？

　　抑吾尤有说者，西医之治病也，权力甚大，病人之会客，亲友之探病，皆须得医生许可而后可，此在欧美贵族，已视为照例文，我国则国民性不惯，此等削趾适履之举动，假使谓非此不可，吾无訾焉，然中医之良者，纯任自然，未尝不能取效，则又何也。遇传染证，衣服被褥，必须消毒也，病室必须隔离也，空气必须清洁也，然吾前此豚儿人某公立医院，住二等病房，迨后发猩红热，则移入十数患猩红热者同居之一室，则又何也。又如真性伤寒，与副伤寒病相似，而菌不同，必须验菌验血而后知。如脑炎、急性肺炎、急性粟粒结核，莫不各有其菌，而在某时期时，各病均有相似之点，非验菌不能明白也。然通常西医都不验菌，惟值富家，西医则劝其慎重而验菌，验菌有专家，每验一次，须洋十元，验菌与治疗无关，则菌学为无益，验菌应治疗有关，则不验菌为非是，将悉数验之乎，将惟择富人而验之乎。籍日悉数验之，中人之家，财力有不及，将奈何，贫民小家，又将奈何，此所谓不适于国情也。此外如其取缔中医而用西医，则凭空当增数千百万金之西药入口，同时当增数千百万药店失业之人，一方则闾阎骚然，一方则财用愈竭，不知将何以善其后也，弟虽以医为业，鉴于前人传子不传女之失所，有一知半解，悉数公布，已印之书，已有八种，昭昭在人耳目，而豚犬儿子，亦已毕业高中入商界，取缔中医与否，于我丝毫无所损失，不过因卫生当局，此举之失当，全国明此中真相者少，故不辞词费，覼缕言之，弟方惧名高为累，因先生曾发表意见于《快活林》，故将其所蕴蓄者，一吐为快，若云借此出风头，为自己登广告，吾敢矢言天厌之也。

　　此颂

　　　　　　　　　　　　　　　　　　　　　　台安　弟恽铁樵顿首

论血压致庄百俞先生书（一）

　　百俞老哥台鉴，前日小女自尊处归，得悉贵恙近状。鄙意血压高不足为患，凡患病最苦是不知真相，既不知以前来历，又不知以后变化，复不知现在当如何摄养，则虽小病，亦非常之苦，假使悉数了了，虽大病，亦可以祖然。按：血压之所以高，由于脉管变窄，西医治此病，其主要方法在使脉管扩大，若问脉管何以变窄，其实乃年龄为之，不是病也。脉管壁膜之中，藏有两种纤维神经，其作用专能调节血行，一种是交感神经，主催动，一种是迷走神经，主制动，此两种神经，互相颉颃，互相箝制，如此则有节律。肺呼吸中枢与心房动脉，都有此两种神经，浑身脉管壁中，处处有之，生理之设施，不是两种，不能有节律，不平衡既是两种，则必有一种先坏，一种先坏，则不得平衡，不平衡既呈病态。凡因工作勤奋而血压亢进，因而见血压高者，交感神经为病也；不因工作勤奋，而亦见血压升高者，迷走神经为病也，盖催动力强，则血压高，制动力弱，则血压亦高。问制动力何故会弱，则一半是气候关系，人身与气候之燥湿寒暖，息息相关，气候有变迁，则神经亦起变化，然此种情形，必在中年以后然后见之，若年富力强，则体内各种机件伸缩力都强，不起变化也。准此以谈，因工作而血压高者，是兴奋性，因气候变迁而血压高者，是衰弱性；因兴奋者，休息则愈，因衰弱者，法当补益，安居是休息，寻快乐是休息，避免刺激是休息，吃药是补益，适当运动，亦是补益。

　　西医见血压高，则谈虎色变，见尿中有蛋白质，以为是血压高之故；见心房扩大，以为是血压高之故，于是用利小便之药，用强心之药，种种方法以为试验，自从发明血压计以来，截至今日，尚在试验期中，而病人却不蒙其福，只受其害。弟所见者数十人，结果都不良，未服西药之前，面色华好，行动如常，既服西药之后，面色枯黄，甚至卧床不能动弹，或者弟所见者不是高明西医，原未可据此论定西国医学。然毕竟是严墙之下，故鄙意奉劝老哥，少吃西药，专此奉肃。

即颂。

疼安　弟铁樵顿首

论血压致庄百俞先生书（二）

百俞老哥大鉴，大函拜悉，王说见血压高有五种病症，原是对的，但此种病理极繁复，若欲与事实相合，却不是粗枝大叶一句话。王说五种病，从第二种起至第五种，只是一个中风病，不过是四个阶级。其第五种猝然而死者，乃中风最重之恶候，所以猝然而死，脑中脉管壁硬化，无伸缩能力，气候剧变，人事剧变，脑中聚血，逾于能容之量，血管猝然破裂，病者数点钟即死。死后解剖，见脑中聚血，故西医谓中风是脑充血之病，若问何故脉管硬化，又何故硬化之脉管却在头脑，此则来源甚远，天下无无因之果，此事在今日，有从速说明之必要，故弟不辞词费，不但为老哥释疑辨惑也。

中风病之来源有四，最重者是潜伏性梅毒，最初肾藏生殖腺受病，为横痃，为白浊，无论中西，只能治愈十之七八，其二三成之余毒，从肾藏内传入胃，则为中毒性胃炎；入肝则浑身筋骨酸痛；由肝藏从血分传脾，则为贫血性阴黄病；由淋巴入枝节溪谷，则为关节炎痛风；从此而达皮肤，则为种种风湿症皮肤病；由急性而转慢性，则为鹅掌疯为石灰指甲，此为病毒由肝藏一条路内传之第一、二期，其第三期则入脑。凡病毒传肝者，无有不入脑，故此一条路最劣，入脑之后，神经逐渐硬化，脉管壁亦逐渐硬化，此时若用血压计量之，则见高压，因年龄关系，气候关系，人事关系，会逢其适，病发则血管破裂，此为第一种。其次为酒风。凡酒家大户，年深月久，至中年以后，汗腺受病，神经受病，启闭失职，则容易出汗，皮肤变性，变形成风湿，亦有变为骨脊痛、心悸、咳嗽等症，若值拂逆夏郁，则亦入脑，因人事气候关系，病发则手脚不仁，不必猝死。其所以然之故，因中酒精毒者，不过神经麻痹，其脉管壁之韧力仍在，故虽发病血管小破裂，中风病可以医治与不可以医治，其分别即在此处，此为第二种，其次为多内，钟鸣漏尽，夜行不休，乞灵于春药，如此者则有种种不可思议之病症，百份之五十以上，都得中风之结果。当其精枯血竭，外强中干之时，病虽未发，用血压计量之，则见高压，此为第三种。其次为厚味，体格强盛，食欲强盛，非红烧煎炙，不中以快朵颐，如此者年深月久，血中所含化学成分变性，而为自身中毒，则神经亦硬化，若量其血压，常在二百度以上，此种表面恒不见病态，百份之四十为糖尿病，百份之三十为心房病，百份之三十为中风病。常见因吃粽子等，辄患中风，旧时谓之食中，即是此种病，虽在脑，其重心则在胃神经，此为第四种。就大多数言之，只有潜伏性梅毒发病，则多有猝然而死者，其余都为王说之第三四级病，此四种之外，更有病毒从遗传来者，则其发作常在二十四岁之前，至于王说之第二级病，是中风症之最轻者，但何以限于一局部，则弟尚不能言其故。至于王说之第一级病，则为另一件事，即弟前函所说之衰弱性，不必定为中风也。

我辈措大吃苦一世，最容易患心藏病、胃病，若中风则居少数，即使有之，亦极容易料理，断乎不病第三、四级重症，更无论第五级，兹将预防之法，略述如下。最轻之药方，为滁菊、钩尖，其次为西洋参、钗斛、姜活、防风、秦艽，其次为犀角地黄汤，其次为回天丸、活络丹，此其大略。其中有寒化、热化、兼外感兼食积、兼虚、兼肝气，种种不同，用药亦不同，短简不能尽也。亦有因神经弛缓血压太低者，则为类似中风之风缓症。

老哥怵于西医之言，终日夏虑，即此夏虑，可以致病，岂知无其因，必无其果，今见血压高，更心中惴惴，惟恐患猝死之中风，此如未经人道之处女，终日以产私生子为愁，同一不经，岂不令人喷饭。西医对于脑病，至今无良好办法，尤劣者，是放血，惟其无办法，宜乎谈虎色变也。今人讲乐利主义，精神外倾，中风之四种原因，犯之者多，得吾说而存之，可以略有忌惮，则于社会风俗，不无小补，故趁此机会，力疾详言之，贱恙亦属神经病，所以祖然不优者，正因明白因果之故，诸维鉴管即请。

台安　弟铁樵顿首

按：血压高，是脉管变窄，血量过于脉能管能容之量，则见高压，故西医治中风症，有放血一法，即是将过分之血放去，减少血压之高度。若问脉管何以变窄，就病理推论，却是脉管壁纤维神经紧张之故，故血压高之为病，其症结不在血，而在神经。西医用血压计，可以测知血压之高度，中医并无此项器械，而血压之高否，仅恃诊脉，并不能知，则此事当为西药特长，非中医所能置喙。余初时便以此为疑，如其必待西医诊断病人血压高，然后中医据西医之诊断商量治法，如此则中医不成其为医学，则此后将何以自立，如其必须依赖他人，鄙人亦无须饶舌矣，须知此病既属神经性，则自有其神经性之证据可见，例如手指震战，肌肉瞤动，古人谓是风信。所谓风信者，其意义即是中风之前兆，西医见血压高，断为其人将中风，是血压高即为中风之前兆，此与中国风信之说，正如一句话，不是两句话，不过古人所谓风信，因无科学帮助，言之不详，是则时代限之，非古人之过也。今就余研究所得，风信当分两种，甲种可谓之神经性，乙种可谓之中毒性，手指瞤动、手战、肌肉瞤动、心跳、筋骨酸楚、脉搏不匀，及见各种风信，而兼见脉弦脉紧者，是甲种神经性风信也；舌本强、舌麻、死肌、爪疥、鹅掌、黄涕、鼻中息肉，凡见此种而兼见脉硬者，是乙种中毒性风信，无论何种风信，观其面色（凡将患中风之病，其人面上必有风色），合之脉象，可以测知其人血压之高，若见风缓症象，并可以测知其人血压之不及够，鄙人曾经试验十不爽一，百不爽一，不过不能知血压高至何度，低至何度，然色脉合参，有时能先西医而知。此如热度表，中医不用，仅能知病人发热，不能知病人热至若何度数，然候病人颜额、后脑、手掌、此数处，热度郭高孰低，合之病症脉象，则能知其热之虚实，优点反在热度表以上，此与不用血压计，同一巧妙。至于血压高者，不定有中风之症，其非见中毒性风信而患中风，必不至于猝死，手脚不仁，不限于中风一症，都是事实，不容以口舌争者，因书中并未说明此点，读者不免疑不能明，故附说明于此。

庄先生来函云，西医王完自在电台播音中报告，谓血压高分五种：一不耐繁剧，多想多动多说，即觉疲劳；二嘴唇歪牵；三右手足不能动作；四全身不遂；五猝然绝命……故恽师覆函中，有王说见血压高有五种病症云云，巨膺附记。

答张仲纯君殇女函（附张君来函）

铁师函丈，小女佩兰，近竟因惊风夭折矣，因惊夭折，夫复何言，然所以成惊与治惊不效之理，窃惑莫能解也。惑之不解，岂惟误女，且将误人，学医至此，曷胜悲愧，用敢前来续问，望吾师悯其愚而教之，则幸甚焉，兹将小女病状及所服方药，胪举如下。

女年五足岁，自幼大病数次，以调护得宜，体格不尪羸也。去年十月左右，两颐齿龈作痛，两颊时红，红则痛益烈，甚至饮食不敢入，服《金鉴》肥儿丸加芜荑，得色滞微溏大便，并蛔虫数次，全愈，愈后饮食如常。乃月余后，食欲忽异常不振，审别无他病，大便次数如常，惟微溏滞浊差异平时，余认是前药寒凉克削太甚所致，用香砂六君为丸，间作理中汤调理之，半月不效。正疑虑间，面目微浮，又数日，足亦微浮，兼见舌白滑，尿短赤，形寒，微渴，间微呼头痛等症，是病湿兼感寒之象，改服五皮饮加杏仁、防风、苏叶、花粉、木通一剂，尿长肿消，余症亦减，此一月十八九日事也。廿一日复大呼头痛，恶寒、无汗、微渴，饮食下咽即吐，服二陈汤加霍香、白芷、羌活、麦冬、生姜等药，为温覆得微汗，汗后发热。廿二日早尽退，问之，头痛全愈，恶寒已微，呕亦略止，食粥二三匙，可不吐，惟唇较红，口较渴，苔厚白微带黄，大便次数微溏如旧，色则更老黄，溲仍短赤，知是里热，尚带表寒之故，用花粉、麦冬、姜夏、竹茹、木通、甘草，少加薄荷、芥穗，服之，入夜仍发热。廿三早复尽退，不复恶寒，粥量有加，惟二便如昨，呕仍未全止，口益渴，唇益红，舌黄厚而燥，是阳明经病已显，用竹叶石膏汤、温胆汤加减，生石膏、麦冬三钱，姜夏、竹茹、木通钱半，枳实、甘草八分，川连六分，复因间有燥咳，佐杏仁二钱，川贝钱半，煎为二份，分廿三、廿四两日服尽，呕止，渴差，苔润，黄退，夜亦不热，粥量愈增，且能啖生荸荠、花生等物。至廿五见其病状全消，胃益健旺，因念前本胃弱，何可过服寒凉，停与服药，谁知剧变竟于是日作耶。先是廿五晨，呼其食粥，时睡眼张开，微带上视，颇疑之，然呼之目随还原状，问所苦，胥曰无有，抚其四肢及小脑延髓各处，亦不热，余念神识既清明，旁无发惊见症，疑始释。傍晚进粥，复睹上视状，斯时神识虽仍清明，尚能啖粥半碗，然已知其里热必未清，随检旧购存桑叶、竹叶、滁菊各若干，嘱室人煎与服，煎毕夜已昏，室人抱之起，方拟进药，讵惊搐已作矣，俄惊稍定，即将药一饮而尽，时唇愈红，面色与目中结膜亦红，且能多饮药汁，足证其口必渴，可见表虽不热，其里必热无疑，急往配药施救，计夜八时进竹沥数匙，少佐姜汁，历三时，惊不止。十一时思其数日来大便虽微溏，究仅一日一次，分量甚少，而色老黄，昨夜至斯时，且未大便，近数日进粥，又迭见加多，爰根据《保赤新书》小儿手足抽搐、热壮、面赤（表实无壮热），皆属胃中有积之理，仿《千金》龙胆汤意，用钩藤、胆草、大黄、蝎尾等与服。又三时许，得微溏老黄大便二次，惊仍不止，五时复将《热病学》中犀角地黄协诸风药方与之（虎骨缺，未用，安脑丸未备，以牛黄丸代），亦不效，最后遂知觉全失，手足厥冷，而循衣摸床等恶象毕作。余细揣其面赤、唇红、口渴（因各药饮皆立尽而知），又无吐泻、汗出亡阳等症，明知厥冷抽搐由里然，决非古书所谓慢惊、慢脾等可用辛热之阴寒症，惟清凉攻破，均不效，是病无理可喻，此心宁不被其转移，因煎炮附钱许参倍之，拟与服以尽人事，而图幸中。适天大明，招同道劝君来商，邓君对参附不甚主张，谓是痰迷心窍，主服盐蛇散，姑从之，服半瓶，复毫无影响。日午勉将前煎参附进，亦绝不效，后且舌起白泡，是附不受之证也。本日日夜计抽搐死而复苏者，殆十余次，余以技穷，并认其难度今宵，不再与药，不料廿七天明残喘依然，且抽搐略止，进粥尚能纳受，无可奈何中，午前继进演山截风丹，重加生地、当归一剂，午后三时，目还原状，手足抽搐止，惟语仍不开，咬牙作声，颈项反折如旧。余坐觇其变。六时目上视，手足抽搐复作，是夜犹从容进粥数匙，廿八早牙关始闭，不复能饮食，奄奄一息，至廿九早夭逝。

此吾女惨死史也，吾女之死，吾实杀之，咎何能辞，然有惑而莫解者数点如下：

（一）当食欲异常不振时，认是肥儿丸寒凉克削太过，以香砂六君与理中调补之，半月而面足浮肿，及服五皮饮利水去寒，而尿长肿消，是前药误，后药相得，为病湿感寒无疑。然在食欲不振之初，何以绝无寒湿病象，必半月后始见浮肿形寒等症，且六君理中汤之术、苓、香砂、干姜，独不能去寒湿乎，此其一。

（二）廿一日之大呼头痛，无汗、恶寒、呕吐，是太阳伤寒而与脑炎初起症，亦甚相似，第就药效言，首服羌、芷等，得汗而头痛恶寒愈，化热后，服石膏等而呕止，余症全消，治伤寒成效已见，可知初起决非脑症。又至廿四各症尽除，病确出险，何以廿五突变如许剧烈之脑症，药误欤，则前症当不因药误反尽差，新感欤，则更无若何诱因与他种预兆，此其二。

（三）自惊作，心乱投药，自知太杂，然似尚未出吾师治惊学理范围，何以均不效，此其三。

（四）服胆草、大黄、犀角、牛黄后，而手足厥冷（时脉亦甚迟），与古籍所谓慢惊、慢脾等应用辛热药之阴寒症。颇相类似，惟观其唇红、面赤、口渴、与前服石羔而呕吐止，后用参附而舌起泡，及厥厥冷后亦绝无吐泻交作汗出亡阳等寒象，故始终认其表虽不热，其里必热，决非寒症，在诊断上，究否有误，此其四。

（五）每见惊风多痰声漉漉，表热如炙，治以竹沥、姜汁合药，或龙胆汤辄效，此则始终不闻若何痰声，表亦不热，窃思古人风痰常相提并论，与惊由热炙神经而起之理，岂无痰表不热，亦足致惊耶，此其五。

（六）吾师发明之安脑丸，治此能对症否，此其六。

渎问六点，非函授范围内事，亦非通函论症要求治方也，为学理不明求解惑耳吾。

师其许之乎，嗟乎，家人多病，学医自救，何图自误，乃莫知所由，遗恨其何能休，用敢前来渎问，伏乞赐予指教误治理由，庶免再误他人，藉可稍赎此愆，则拜赐多矣。临纸依依，不胜翘企，肃此，敬请诲安。

受业生张仲纯顿首　三月十二日

本篇问得甚好，是当竭诚奉答，我想学员如遇有类似此等之事，不妨随意发问，又不但此也，即鄙人亦当值有此种疑难事情，当公布之，供大众讨论。个人之心思才力有限，众擎则易举，必如此然后能实收教学相长之效，中医改良方法，无有逾于此者，直可比之《吕览》悬之国门，幸吾同志注意于此，敝月刊不惮扩充篇幅以容此种文字也。张君所问者，敬答如下。

按：肥儿丸确是苦寒克伐之品，不知当时用多少分量，鄙人尝用九味芦荟丸治虫积，用量不过三四分，已经应手可以取效，可知多则无益有害。大约此等苦寒之品，多服则俞气化薄，而当时或竟不觉，观后文手脚面部皆肿而可知，是藏气受伤（凡外面之肿，都是里面藏气有伤，此事古所未言，鄙人从实地体会而得），此其一。理中丸之干姜最不适用，凡用姜必须唇舌都从寒化，腹满自利，肢冷汗出，然后适用，否则当时不过略著热象，其后藏气热化上行，则必见头痛齿䘌舌红等症，而面色则反见寒象，故姜附等温药用之而当，起死回生者十之一二，用之不当，轻病致重，重病致死者，十之七八，此亦多年悉心体会，然后知之，此其二。又凡寒凉克削之药误之于先，最忌用温剂救之于后，此其理由极充足而极难懂，寒凉误之于先，藏府是活体，本来自起救济而化热，克伐误之于先，藏府亦自起救济而组织兴奋，寒凉之失，当然救之以温克伐之失，当然救之以补，但只能用极平和之济，极轻之分量，徐俟其复，若药猛药量重，往往令藏气乱，是治丝而棼也，此其三。廿一日之大呼头痛，就原理推之，寒邪外束，胃气因逆，胆火上行，故得疏解药而差，解其外面之束缚，复以石膏清之，所以得差。服大黄而手足厥冷，恐又是药量太重，压之过当，冲气无有不上逆者，流行性脑症本是上行性病，别无其他巧妙，安脑丸良效，此其四。既无痰声，不宜竹沥，须知阴虚从火化之病，都无痰声，脑炎之所以成，不在痰不痰，而在肝胆与胃之经气逆不逆。肝胆与胃经气皆下行，此《内经》之训也，里热为外寒所束，不得外达，则必逆而上行，神经受熏炙而紧张，则见抽搐。阴虚无液，则无痰，竹沥虽非误，嫌其用之不当，理中加姜，尤其可商，此皆为古人成法所拘之故，此其五。至以后用参附则甚可商，恐非治，此其六。以上六点都有研究之价值，但亦不必懊丧，死生有命，古言三折肱为良医，《离骚》且言九折臂，自古虽仓公扁鹊，其成功都从颠踬中来，所以东坡说学医费人。抑吾言亦不必便是，神经系病症，经得探讨，现在无论新旧医学，都在六十五分左右，不曾到七十分，鄙人曾与德人某医（此德人前数年在沪上有盛名）会诊，我已知病人必死，而德医尚未知。又曾与俄国博士会诊急性脑病，余认为无法，彼则以为有法，乃治之廿八日毫无功效，直致病人于死，此医乃脑病专科博士也，而鄙人于治脑症，常致垂头丧气。故我辈现在研究脑症，平心而论，实在幼稚地位，后有神经系病理治疗，言脑症较之《保赤新书》所言者，详细不止倍蓰，兹不赘。

铁樵谨覆

（注）本篇公布于铁樵医学月刊故有第一段之语调也

苦　笑

《尚书》美大禹之言曰：惟汝不矜，天下莫与汝争能，惟汝不伐，天下莫与汝争功。讲到人生正轨，勋劳著乎旗常，名字垂诸竹帛，德泽被荫人群，功罪听诸后世；此乃第一等大丈夫之所为。其次人生总有一节之长，能自知所短，虽有寸长，自视欿然，亦不失为正人君子，倘然有一知半解可取，便自以为是当世豪杰，惟恐人家不知，向人强聒，说来说去，不过这一点能耐，那就不免令人齿冷，如此者叫做丑表功。我们历来相传的孔子的教训，专勉人以不矜、不伐，而以丑表功为戒，西洋人则不然，凡事不肯退然自处，如有寸长，非尽量宣传不可，这是东西文化大异之点，所以近来人说中国文明是反省的，是克己民族，西国文化是向前的，是争斗民族，这都不在话下，我现在要说的，是我们切己关系的医学。我有一位朋友某君，他是在国医馆办事的，偶然见枉，我问他国医馆办得怎样了，他皱着眉说，没有一件事办得好，中国医学要改良，是做不到的。我说你们弄错了方针，改良这件事，是要向青年后进说话的，老一辈的只好听其自便。某君瞿然道，就是老一辈的反对，说中医只要望问闻切，用不着什么改良，因此凡事掣肘，言下太息。当时我亦不肯深说，事后我想只要望闻问切，用不着什么改良，就这两句话推敲。可知是有些误会。一者是误认改良是用仪器改变诊法，以为如此则中医根本动摇，所以不肯改良；其次是误认历来相传之望问闻切，以为可以诊病有把握，用药有标准。据我看来，这两层都不甚靠得住，假使改良要讲求仪器。乃就连带要讲求病灶，研究微菌，研究提炼药物，岂但中国旧学说根本动摇，简直是将旧法根本铲除，如此改良，不如爽快学了西医。此事鄙人与国医馆来往文件，已经大略说明是不妥当的，至于第二项，若说旧法之望问闻切，可以诊病有把握，用药有标准，正未必然。第一照王叔和《脉经》左寸候心、候小肠，左关候肝、胆，左尺候肾，右寸候肺、候大肠，右关候脾、胃，右尺候命门，处处模糊影响。至于论浮沉，讲三菽六菽之重，又如《频湖脉诀》，拍拍而浮是洪，如榆荚似毛轻是浮，如此说法，更是可以使人堕入五里雾中，是切字靠不住。《内经》有五色诊脉，假使无所发明，不能心知其故，单就字面推敲，《内经》说黄高是心病，又说黄是脾病，肝病者颜青，脾病者唇黑，诸如此类，无一可以施诸实用，如此则望字靠不住。又戴北山说伤寒无臭味，温病有臭味，请问我们同业中人，无论何人，每天都要看几个温病，究竟这个臭味，是如何辨别法子，如此则闻字靠不住。热病口渴，有因内热而然，有因阴虚而然；头痛有因风寒头痛，有因肝胆上逆而头痛，假使不能心知其故，即使问了病人，病人明白告诉，你还是莫明其妙，如此则问字又靠不住。《内经·举痛论》篇云：言而可知，望而可见，扪而可得。并非欺人之谈，即如拙著《脉学发微》，虽甚简陋，却是扪而可得。又如鄙人与国医馆意见书，说上唇青者停经是瘀，上唇不青别无病症，而见滑脉者是孕，其理由是由宫监无须推勘而得，这个却是望而可见。至于拙著各书，变更金元以来论病方法，参以西国学理，确是言而可知，凡此事实俱在，不必以口舌争胜，孰是孰非，彰彰明白，难道可以不改良么。天壤间无论何种事物，积久无有不敝，不能不与时推移，这是一个公例，所以《易经》上说，穷则变，变则通，准此以谈，中医学要改良，是必须的，是无贰无疑的，不过照我的方法改良，是否是不二法门，我可不敢说。照事势平心衡量，鄙人的方法，虽不高明，大约是十不离九。诸君须知前数年取缔中医，其真相可怕，取缔中医之原动力，因为近来我国潮流趋势，一味崇拜外国，有许多人看见日本明治维新之后，中医渐归消灭，以为这个是中国应该遵循之轨道，齐巧当时科学化的呼声甚高，两个原因，凑合起来，取缔中医之议发动了。但是这不过是动机，西医因营业竞争的原故，将他从西洋斗争民族学来的向前文明，用以推倒中医，就本有之动机，推波助澜，于是取缔中医的议论一时如荼如火的爆发起来，等到时机成熟的时候，西医界中人，忘其所以，只觉中国医学非连根消灭不可，其实何尝是合于事实的正当理论。当时中医界呼号奔走，力竭声嘶，向政府请愿，总算勉强苟延残喘，这件事到如今已五年多，但是一为回想，历历在目。所以得苟延残喘，并非奔走呼号之功，乃是千数百万人托业于医药，以故形格势禁，不能遽废，而西医界中人，一种嫉视的情形，尚在在可见，并未减少，二度取缔自在意中，不过时间问题，等着罢了。《孟子》上说及是时明其政刑，现在中医假使能努力改良，假使能急起直追，照鄙人的方法不消三年，可以唤起全国知识界的同情，等到二次取缔发作之时，中医改良已经粗有头绪，反对嫉视的人，虽欲取缔而无从，即使不然，我们亦不至于毫无抵抗，而受城下之盟，这是讲的事实。至于功效方面，改良之后，一层是诊断方面确有把握，二层是用药方面确有标准，三层是循因执果，见角知牛，用推理方法，因甲以知乙，用已知以例未知，从多数之中可以求得公例，如此则不但可以自喻喻人，并且可以得无穷进步，而此种学术，以比较现在欧洲之科学，亦绝对无愧色。我所说这些话都是有事实可以证明，不是单单说得说得好听，但我不愿再说，我不难叙述医案说明改良中医优点，如今付诸阙如，是不愿背孔子之训，专做丑表功工作。我常想我们中国向来所尚的是孔子的伦理与文学，伦理，是做人之道，不是吃饭本领，文学不过是治学问的基础，亦不是吃饭本领，单就这上头打转，当然国势日见其衰。现在人超万万，失业激增，仔细算来，没有一样可以抵抗外国，而商业方面，军事方面，外国人进步一日千里，以后中国只有自己实业上有所发明，然后是一条活路。改良中医，说到发明两字，尚多惭愧，然而能维持药业，抵抗外药侵入，是实在的，及今不为，以后医药两项营业，可不堪设想。鄙人衰朽余年，有何希冀，如今为此喋喋，真正出于不得已罢了。孟子说越人弯弓而射之，则已谈笑而道之，共兄弯弓而射之，则涕泣而道之，我用丑表功为说，有些滑稽色彩，究竟是，谈笑而道，还是涕泣而道，如其说谈笑而道，委实是哭不出而笑，只好说是苦笑。

医学盛衰之关系

凡事皆有盛衰，孟子说：自生民以来，一治一乱。这一治一乱，即是盛衰，其大者如国运，如孔子，如释迦大道，二千年中盛衰之迹，历历可数；其小者如个人之运命，乃至一虫一鸟，综计其一生，亦必有一时期，有飞腾之乐，得意之鸣，此大约根于天运，故无大无小，不能外此公例。但概括言之，所以有盛衰之故，有两种，其一合于时势之需要而盛，背于时势之需要而衰；其二为人利用而盛，至无可利用而衰。前者是本身有价值，而为时势所旋转，后者是本身无价值，而为时势所激扬，无论何种，虽外观之迹象有盛衰，其本身实际却是不垢不净，不增不减。有价值者，大而如宗教，小而如艺术；其无价值者，如明清两朝之八股文试帖诗；其有价值者，如水沤之在波涛中，有起必有伏，有兴必有废；其无价值者，会逢其适，为人利用，当其盛时，虽亦如火如荼，及其衰废，遂一落千丈，不可复振。医学之兴废，当是属前一种之有价值者，绝对不是八股文试帖诗，故医学之衰落，不必为抱杞忧，医学之兴盛，亦绝非人力所能左右。

时势于中医之需要

孔佛之道，如日月行天，所以有盛衰起伏者，亦不外乎自然之趋势。《史记·孔子世家》载齐景公欲用孔子，晏子阻之，谓儒者之道，繁复而难行。按：晏子之学，与乐毅略同，一再传而为盖公为曹参，成汉朝文景之治，执果溯因，晏子实为黄老之学，以恬淡无为为宗，故不以儒术为然。晏子为齐相，而孔子不得志于齐，岂非时势之需要关系。汉高既定天下，博士定朝仪，然后知皇帝之尊，此时儒术已有蓬勃兴盛之势，至汉武遂定为一尊。观其兴盛之所以然，岂非时势须要关系，今后恐孔子之道当衰落，而佛教当盛行，盖礼教渐废，人心诡诈，非地狱之说，不足以范围，故其趋势如此，此其盛衰之故，又莫非时势需要为之。

我现在口不择言，讲了这样一篇大话，似乎话说得太大了，与题目不相称，如今捡小的说，中国艺术中，如围棋，其盛衰之迹，亦有可得而言者。围棋发源甚古，至唐而大盛，王积薪、柳吴兴当时都是内廷供奉；再盛于北宋，苏东坡黄山谷诗文中都屡及围棋；第三次最盛时期，就在清乾隆时，此后渐渐衰落，却移殖于日本。日本之本因坊，现在已第十九代，围棋虽无用，却自有其真价值，细按其盛衰之迹，与国家之富力为正比例。从宗教之大，围棋之小，两方面考察其兴衰之故，都可以推测今后中医之趋势。

诸公知道，黄绵袄子的价值高过于狐裘么。此话怎讲？狐裘是富贵东西，黄绵袄子，可以衣被苍生，无论何人皆可以御寒。不比狐裘单限于少数人受用，围棋是有价值的，所以不消灭，医学更是有价值的，当然亦不消灭。围棋之兴废，既与国家富力为正比例，实在是一件富贵东西，那末中国医学呢，恰恰与之相反，正正当当是一件黄绵袄子。何以言之？譬如将西医来比较，西医诊病，要用仪器，中医无需的；西医诊病，要验血、验尿，量热度听肺，中医无需的，望闻问切够了；西医用药，要讲化学，要提炼，要注射，中医无需的，树皮草根够了；学西医必须大学专科，试验室、解剖学、医化学、微菌学种种，中医无需的，只要肯将自己心得告诉人，不鄙吝，不秘密，说句笑话，像鄙人的缄授，就够了。所说够了，并不是一句空话，西医与中医表面上看来，是文野不同，实际上成效却如鲁卫之政，近来人都说中医用树皮、草根治病，是野蛮，我说这话不对的，毛布底鞋子，平实走得路耐得著，何必皮鞋，绵布丝绸男子一裹圆，女子旗袍好看而受用，何必洋装。西瓜皮帽子，实在说不出不如铜盆帽的所在，树皮草根，野蛮不过形式上的事，何关重要，总不能因此一句空话，将本有的药材，搁起不用，平空添千百万西药进口。前文说时势需要则兴，不需要则废，讲到现在中国情形，就因为中医简单有效，民间对于此项学术之需要，几乎到百分之九十五以上。说到此处，我要掉两句文，叫做天之所兴，谁能废之。

医学进步与我们的医学

是故医学本身是有真价值之物，其兴废视时世需要与否为进退，绝对与八股试帖不同，故现在虽极衰落，不久即循一治一乱之常轨，而渐趋于兴盛方面。医学以治病为目的，食功而非食志，其衰落毕竟是民族健康上吃亏，然则其兴盛，当然要收同登寿域之效果，但其事又不如常情之观察，其理由如下。例如通常习见之病，伤风咳嗽为第一级；发热为第二级；发热而有进行性，即是正式伤寒、温病为第三级；各种流行性热病，如痧子、喉症亦第三级；热病而误药，或食复劳复之感，则其病为比较难治，当是第四级；第四级之病症失治，延日久而见败象者，为第五级；藏器已坏，败症悉见，不可救药者，为第六级，初起即见甚复杂之恶性病，医药无从用力者，亦属第六级。此六级之病，庸手仅能治第一、二级，高手能治第四级乃至第五级，庸手值第六级之病，盲然不知厉害，高手则不但知其不治，且可以知致命之时日。所谓医学进化者有竖的进化，有横的进化，如其个人研究至于极深地步，多所发见，前此不知者能知之，不治者能治之，此竖的进化也；个人以其研求所得，不秘不私，公诸大众，使各都会各通商大埠，以及乡僻之处，平添许多良好医生，此横的进化也，无论若何进化，病家可以完全不知。何以故？因高手治第四级以前之病，治之而愈，完全不以为意，庸手治第一、二级之病，治之而愈，即已意气不可一世；高手必值第五、六级之病，然后告病家已有危险，否则不肯多作危言，庸手则值第二、三级之病，为自己卸责地步，必多作声人听闻之语；高手治难症，往往举止安详，外面无所表见，庸手遇难症，则胸中漆黑，神气骚挠，凡此等处，病家无从辨别，方且颠倒是非，以为庸手之能过于高手。此如巧宦拙官，其所得之利益，与其所尽之义务，往往处于相反地位，世人只以获禽之多寡为优劣，岂知其中有诡遇获禽，范我驰驱两种。

虽然学术进步，表面上若与事实不相侔，其实如其真真进步，则实际亦迥然不同，此可以证之我们的医学。吾非谓我们的医学有若何特长，但其中有两点，一经指出，其事显然共见共闻，绝无模糊影响。所谓两点：其一古书满纸五行，无论何人不能澈底明白，不但外行不明白，即业医数十年乃至数代之世家，若随便于何书检出古人议论一两节，一相质证，则可以瞠目不能致答。我们医学则不然，尽人可懂，不但师弟授受，毫无鉴说，即无论何人，取吾书读之，只要其人文理清通，便能了然明白；第二点古书之议论，往往于诊病用药不能相应，故不满于旧医学者甚多。我们之医学则不然，凡病有其见症，病之进行有其一定之程序，病有主从，药有主从，据当前病症，可以推求起病之原因，可以测知将来之变化，此则理论与诊治打成一片，此则我们医学之特色。以上所据两点，既非自伐，亦无取抑谦，老实话而已。由此两点，更产生出两点，因理论与事实相合，给对不模糊影响，故能采取他人之长，以补自己之短，此其一，因理论与诊治相合，故诊病即是读书，其医学之基础不建筑于古书之上，而建筑于病人躯体之上，此其二，此产生之两点，实为我们医学之命脉，因有此两点，无论何人，苟治我们医学而肯刻苦用功，无有不突飞猛进者，盖此两点乃进步之原则，故就个人而论，人人可以得竖的进化，就我们团体而论，时时可以扩张而成横的进化。有竖的进化，则日新月异，不难与西医竞争；有横的进化，则医生固然内行，久而久之，病家亦成内行。如此则有两层好处，其一医生能得病家之谅解，用药可以不掣肘，可以不代人受过，而受无谓之冤抑；其二凡业医者，非有真实功夫不可，凡欺人江湖术，无从滥竽。准此以谈，前文所说六阶级，庸手与好手病家往往颠倒是非之弊，但得我们医学，果能逐渐昌明，则此种弊病，可以一扫而空矣。

脑炎救治法

脑炎是新名词，可不是什么新病，病名是外国来的，病症可不是外国来的，切莫要弄错了以为这个病，只有西医会医。话虽如此，不过要将病理弄明白，若是以意会之，胡乱用药尝试，是不会有效的。

脑炎病起病的情形和病的变化，种种不同，各种不同之中，有一个相同之点，就是初起见头痛，其次见抽搐，其次见神昏。寻常头痛痛在两太阳，流行性脑症头痛，痛在颈项，就算两太阳亦痛，却必定兼著颈项酸痛，这是因为延髓膜紧张的缘故，所以这个病的正当名称，该说是流行性脑脊髓膜炎。那第二步的抽搐，就是我们常见的小孩子惊风的样子，手脚抽动，两目上视，形状极可怕，到手脚抽动，本无有不神昏的，不过抽动一阵，会自己停止，神气仍能略为清楚，到第三步就没有清楚的时候了。

此病与惊风不同之点：一、惊风只孩子会病，脑炎却无论老幼男女都会病；二、惊风是难得有的，脑炎是流行性，同时一地方同患的，不计其数；三、惊风病因是惊吓、食积、风寒，脑炎不必定有惊吓、食积，真病源是空气中一种微菌，不过就事实上推考，微菌之外，还有一种原因，就是人体内的抵抗力弱。微菌显微镜看得见的，这种抵抗力是看不见的，不过就事实上推考，确有这样东西，西国人名这种看不见的东西，叫做抗毒素，若是健体，这种抗毒素是很有效力的，微菌难入人身不会患病，要是抗毒素失了效用，微菌一入，就无有不病了，故所以说脑炎病的病源是微菌，这句话是不完全的，专用减菌的方法治脑炎，这治法是不健全的。要知道菌在空气之中，无人不呼吸空气，就无人身中不有微菌，然而有病有不病者，即是抵抗力有健全与不健全的缘故，所以菌入人体是外因，抵抗力健全与否是内因，单有外因不病，单有内因亦不病。既病之后，除去外因病可愈，振刷内因亦可愈，两法比较，还是振刷内因的治法健全，因为抵抗力不强，单靠杀菌，那菌是继续由空气中输入人身的，所以比病初起时，用西法要五六天才愈，用中法两天就好了，用西法有耳聋、疟疾等遗后症，用中法可是没有的。而且西国人极怕此病传染，我从各方面考察，敢断定不是传染的，果真传染，难道带一个嘴套子就济事了么？

此病之治法，有兼症与不兼症之别，已成脑炎后之效方如下。

犀角尖（磨冲，三分） 胆草（五分，炒） 细生地（四钱） 蝎尾（二分，炙研冲） 川连（三分） 归身（三钱） 安脑丸（两粒药，化服）

病重者须连服四五帖，并且第一帖可以加羚羊贰分，此指最重者而言，其实亦难得遇着，通常只要照安脑丸仿单服药，即已妥当，其初起伤风发热而后见脑症者，照伤寒兼证治。

安脑丸

（方药）金钱白花蛇(六条，去头，隔纸烘，研筛入土)　蝎(三条)　白附子(一钱五分)　薄荷（三钱）　梅片（三钱）　独活（五钱）　川生乌（二钱）　天麻（三钱）　明雄（二两）　麻黄（二两）　犀角（一钱五分）　麝香（一钱）

上药陈酒熬膏制丸如绿豆大，如无金钱白花蛇真蕲蛇可代用，真蕲蛇约须六钱。

此丸曾经于民国十九年一月呈请中央卫生试验，所试验奉有成字二二三号验单在案。

（说明）本方学理说明，参考《惊风经验谈》。

（用法）小孩发热，指头自动，寐中惊跳，唇红而干，口渴无泪，服丸半粒，薄荷一钱煎汤化服。

手脚抽搐，两目上视，角弓反张，其发作阵一日二三次发作，发时面青，种种恶候并见，不发时，略如平常无病光景，此是惊风已成，不必慌乱，俟其发过，用薄荷一钱、酒炒龙胆草二分煎汤二三羹匙，用此丸一粒化服即安，隔六小时再服一粒，仍用薄荷一钱、龙胆草一分煎汤化服，即不再发。惊风最利害者，一天可发二三十次，亦只照样煎服，无有不愈。

有一种惊，发作时手脚痉挛抽搐，面色发青，两目上视，不发作时，面色不转，目光不正，两眸或微斗，或一眼向前，一眼旁视，此是病毒已经入脑之证据，而且兼虚，病候较深，切勿乱药，各种发汗攻积方法，只能添病，不能愈病，只有此丸非常灵验，服法用归身一钱、细生地一钱、清炙甘草四分、酒炒龙胆草二分为一服，煎汤，取约三羹匙，将此丸一粒化开，灌入病儿口中，再将余药徐徐灌入抚之安眠，不可惊动，三小时后，再服一次，照前配药分量同，第三次须隔六小时，药量亦照前，共服药三服，丸三粒，便能霍然。

更有一种，病孩后脑发酸，颈项反折，此是脑脊髓膜紧强之故，即近年江浙两省流行之脑炎症，此病不但近年流行，无论何时何地，都可以有。又不但小孩会患此病，成人患此病者，亦常遇之，不过这两年为最多耳。此症之起病与兼症，亦各不同，有头痛后脑酸，起病第二、三日即颈项反折者；有初起即与手脚抽搐角弓反张同见者；有先是惊风，后来变为脊髓炎症者；有急性两三日即死者；亦有慢性五七日不变不动者；有神昏谵语者；亦有神气比较清楚者，总之无论若何变化，颈项反折，是其主症。所谓颈项反折，并非角弓反张，角弓反张是全身反张作弧形，颈项反折乃仅仅头向后仰。此病最恶劣，一见颈项反折，便可以百药不效，自古无治法，西国亦只有脊椎穿刺一法，据说有最新发明的一种血清能治此病，百人之中，可愈四十多人。然成人之行脊椎穿刺法者，当用血清换水之后，辄感剧烈之头痛，故婴儿太小者，不能任受，则尚未臻完善之境，且此种血清，上海常感缺乏，更无论内地，惟有此丸，专能治此病。不佞四年前治虹口殷楚记小孩，于无可如何之中，发见此方。殷楚记小孩八岁，病由发热，惊风转属而来，颈项反折，头后脑与背相附著，其颈之弯曲如黄瓜，病二十余日，颈弯曲六日不变不动，百药不效，病孩之父，声言不惜财，不责备医生，但愿有法。吾乃以九元之代价，修合药丸六十余粒，每六时服药一粒，两粒后其颈项觉酸头仰得减，知已中病，继续再进，仅六粒而头仰全除，殷即以余药相赠。嗣是值此病用此药，其效如响，无论男妇老幼，无投不利，惟旧有风湿，更患脑脊髓膜炎症，则结果不良，除此之外，可谓十全，且愈期不出三日。计此四年中修合此丸，已达二百余元，向因其价太贵，且用时为量甚少，故病家须用此丸时，一例不取赀，今已效验真确，且无流弊，故敢出而问世。用法凡见颈项反折头向后仰，不论兼症若何，用西洋参、当归身、细生地各一钱，酒炒龙胆草三分煎汤，化服丸药一粒，隔六小时再服一粒，其效如响。如其病儿牙关劲强，药不得入，可用丸一粒捣碎，指醮擦其牙龈，其口即开。

（意）凡药须与病对证，故有一病即有一药，绝无一药能治万病之事，此丸确是非常之效，然只能治上列之病，用时须照仿单，可保万无一失。若未见惊风证据，千万勿存一预防的意思，冒昧予服，若照仿单服，绝无流弊，寻常惊药，往往令儿不慧，此丸绝对无之。

回天再造丸

（方药）　蕲蛇（四两）　当归（二两）　血竭（八钱）　没药（一两）川楝肉（二两）　龟版（一两）　元参（二两）　天麻（二两）　白芷（二两）当门子（五钱）　犀角（八钱）　两头尖（二两）　毛姜（一两）　全蝎（二两五钱）冬白术（一两）　乳香（一两）　细辛（一两）　首乌（二两）　熟附子（一两）制松香（五钱）　青皮（一两）　黄芪（二两）　山羊血（五钱）　制香附（一两）　广地龙（五钱）　赤芍（一两）　麻黄（二两）　乌药（一两）　大黄（一两）红袖（八钱）　虎胫骨（二两）　熟地（二两）　母丁香（一两）　威灵仙（二两五钱）　草蔻仁（二两）　防风（二两）　羌活（一两）　甘草（二两）　白蔻仁（二两）　姜黄（二两）　川芎（二两）　葛根（二两五钱）　冰片（二钱五分）藿香（二两）　姜蚕（一两）　川草薢（二两）　天竹黄（一两）　广三七（一两）犀黄（二钱五分）　沉香（一两）　桑寄生（一两五钱）　茯苓（二两）　肉桂（二两）　辰砂（一两）　穿山甲（二两）

　　（说明）中风之症状，通常习见者，为半身不遂，口眼㖞斜，语言蹇涩，古籍名此为类中，此两字先不妥当，余初习医时，因如此之病为类中，必更有所谓真中者，乃遍考各书，杳不可得也，患中风者，喉间多痰，有因以痰为中风之病源，又此病往往见唇舌干绛诸热象，有因以火为中风之病源，此更不妥当，须知此为神经病，痰与火，皆由神经矢职所致，况此病人有大多数无痰，而有少数属寒证，须重用附子吴萸者，现在西医谓是脑充血，其病之经路与小孩惊风略相似，而病源则甚深远，迥非惊风之比，我国医书对于此病之治法，最有价值者，为《千金方》，此丸方虽《千金方》无之，却是千金派，所谓千金派者，其用药与伤寒金匮之讲君臣佐使者迥然不同，乃聚四五十味药混合之，使之正负相消，宽猛相济，别出一总和之效力，此种药方之来源，当远在周秦，意《汉书艺文志》所载经方，即是此类，孙真人收集而保存之，成为《千金》，今此回天丸方有是许效力，亦即此理，其来源当亦甚远，特无从考证耳。

（用法）凡中风猝然昏迷，手脚抽搐，有两日上视者，亦有不上视者，有手握者，亦有手开张者，有便溺不禁者，不论何种，急用此丸一粒，开水化开，扶病人仰卧，徐徐灌之，但悉数下咽便有良效，然此时效力，表面直看不出，两点钟后，再灌一粒，服第二粒时，便不如第一粒之艰难，从此每隔六点钟服药一粒，痰多可用胆草、竹沥、半夏，火盛（如目赤唇干舌绛）用菊花、钩尖、鲜生地，风盛（即抽搐利害）用虎骨、天麻、独活，虚甚者可以加参，若诸证并见，即诸药并用，又有全见寒象，痰窒不通而有冷汗者，可重用附子、吴萸，凡诸药分量，须延医生临时酌量配合，以上为急救法，有病重两三日不能清醒者，只坚守此法，不疾不徐，锲而不舍，服丸至二三十粒，自然清醒，清醒之后，即是危险时期已过，当用调理法。

病缓者，须缓治，病急者须急救，此一定不易之理，故霍乱吐泻当救以大剂姜附，因其势暴，药须与病相得故也，中风在猝然发作之时，为势何尝不暴，但危险时期既过，即属慢性，此病往往种因于少年之时，结果于中年之后，其伏因甚远，故其愈极难，既入调理时期，便只能缓药缓治，一面清心寡欲，以修身养性，期以半年一年，可以得尺寸之效，盖各种慢性病，皆须俟体中细胞生灭，经一度新陈代谢，然后可愈，中风之原因为神经钝麻或萎缩，钝麻者可冀以渐恢复，萎缩者只能使病毒归入一处，而维持其余不病之处，使不与病处同化，欲其恢复，欲其不同化，莫妙于缓缓常服。

丙种宝月丹

（方药）白薇（一两八钱）　泽兰（一两二钱）　当归（六钱）　白芷（九钱）　卷柏（二两）　桂心（一两五钱）　藁本（一两二钱）　川芎（六钱，酒洗）石膏（二两）　桃仁（一两五钱）　麦冬（一两二钱）　人参（九钱）　蜀椒（一两八钱，炒出汗）　茯苓（一两二钱）　橘皮（三钱）　炒车前（一两八钱）　蒲黄（一两五钱）　赤石脂（六钱）　紫石英（三两）　庵䕡子（二两）　蛇床子（六钱，炒）　覆盆子（一两五钱）　干地黄（一两八钱）　泡干姜（一两八钱）白龙骨（一两二钱）　炙远志（一两二钱）　太乙余粮（一两二钱）　北细辛（一两八钱）　上药蜜丸如梧子大

（说明）女子欲求生育，必先经期准确，颜色正当。此丸功能调经种子，药性平和，功效王道，无论经期超前落后，或经前经后，腹痛或色黑不多，或色淡如黄水，或经来腥臭，或经来结块如猪肝，或腰酸带下，或白淫赤带等等，此丸悉能治之，并能治痞块、癥瘕、乳岩、颈疬等痼疾。须少服常服，以渐取效，病浅者二十日见功，病深者百日全愈，病大深者二百日全愈。

（服法）每服两小粒，每日一服，开水下，食远服，病重者每日早晚各一次，亦每次两小粒不可间断。

论医集终

后 记

《历代中医珍本集成》辑刊自北齐以来历代中医古籍凡一百零三种，较诸其他类似者有以下数方面独到之处：

一、在选编工作中较好地把握和贯彻了既具有相当学术理论价值，而更注重临床实用价值之选编方针，为使临床治疗立足于更广阔之视野，本丛刊对众所习知之《伤寒论》《千金要方》等经典名著未予收录，而将一般医家不甚稔熟、却对临证治疗颇能启迪思路者作一精审之筛选，并从专科专著角度给予重点介绍。

二、在反映历代名医学术思想及其诊治经验方面，本丛刊不仅辑录了孙思邈、庞安时、罗天益、许叔微、朱丹溪等名家之学术力作，而且还从实际出发，选编了秦昌遇、王士雄、陈莲舫、金子久等江南名医治验，以体现"东南卑湿之地"中医诊疗特色。这对于研究江南地区中医学术之发展，尤其是对台湾及大陆东南诸省同道颇有参考价值和实际意义。

三、本丛刊所辑录之历代古医籍，均由上海中医学院中医文献研究所及学院图书馆专业人员参酌馆藏版本予以校正影刊，并采取了与一般古籍校勘有所不同的做法：

凡有原刻本、稿本或其他善本可稽者，均据以校正，若无，则取后世通行本或精校本勘讹。

凡无碍于理解，或去存皆可者，概存其原貌，不作校正论处。

本丛刊为便利阅读，仅对明显错讹进行校正，如"鞭"之讹作"鞭"、"徵"之讹作"澈"等，并于原文处迳改正之，不采取傍出注脚或附以［校勘表］的方式；

凡具有版本价值者，原则上不作修正，采取傍贴小字方式正讹；

如系脱讹，或采取在所脱讹处上下字之间补以傍出小字，或于上下行之间插入脱落字句以正之，等等。

本丛刊的付梓，对于普及和促进中医学术的发展将会起到一定的作用，亦是一件值得庆欣的事情。然而，囿于学术见识，碍难十全，混乱失误亦在所难免，尚祈海内方家不吝赐教，以使更臻完备，何幸如之！

朱邦贤　王若水

一九九〇年十月

中医新论汇编

痧痘之原理

恽铁樵

一、痧痘必须从皮肤透发之理，就病之形能推考，人体蕴毒，皆以皮肤为宣泄之出路，此是体工自救之唯一妙法。例如痧子、天花两种病，是先天毒，非由外面侵入者，此毒深伏在体内，以适当时期外达。所谓适当时期，有两个条件：第一、须俟体内各藏器发育至于雏形悉具，然后此毒方外达，故小儿出痧子、出天花，总在乳齿既生之后。若乳齿未生以前，罕有见出痧子天花者，有之亦属千分之一之例外。盖乳齿未生，雏形未具，藏府肌肉血液腺体，皆未有截然分工之界限故也。第二、痧子天花，决不无而见。所谓因，即外感四序之寒暖，有非常之时，最能使小孩伤风伤寒，此伤风伤寒，是为外因。而外因却能为内病发作之诱因，故认痧子天花为传染病，非充分切合事实之理论。盖就表面观之，甲病乙不病，然使甲乙两孩同居一室，甲孩病乙孩即无有不病，而且病状相同，谓为传染似无不合。然自真际言之，病毒本潜伏于躯之内，发不发乃迟早问题。天花、痧子之主因，是先天病毒，伤风、伤寒不过副因，与病人同室，不过非时寒暖之外，加有病菌空气，可谓双料副因，而此双料副因，毕竟非时寒暖，为实中之主，其病菌空气，实宾中之宾。故使离群独处之小孩，若遇非时寒暖，伤寒伤风，亦可以出痧子、天花，若已经出过天花、痧子，短时期中，即与病孩同室，亦不传染，岂非传染云云。非切合事实之理论乎，其一例也。

又如花柳毒，初期无论为白浊，为横痃，为鱼口下疳。亦无论用西法，或中法，治之使愈，愈后辄患皮肤病。花柳非本体内蕴之毒，其初由于外铄，毒既人体，蕴酿而为病，如法治之而愈，什九皆有一部分药物不能涤除之病毒，此病毒潜伏于躯体之中，则遍身骨楚而感不适，乃其最后，辄发泄于皮肤，剧者为疬、为癣，轻者亦为红点，通常谓之湿气，《微疮秘录》谓之痧仁疬。痧仁疬之为状，介乎天花、痧子之间，其红点视痧子为大，其异于天花之处，在点疏而不浆。其性质与天花、痧子全异，盖痧子、天花为急性，此则慢性也，然因药力不能荡涤之余毒，卒之体工自起救济，驱之使从皮肤发泄，则与天花、痧子同一蹊径，其二例也。又如酒客沉溺于饮，因醉而血行失其常度，积年累月，血中新陈代谢之机能，以渐失职，经隧谿谷中老废物，不及疏泄向外，则壅滞而沉淀，则为痛风。痛风之末路，则为血枯，为痉挛，为不仁，如此则为痼疾，假使不逐渐趋重，体工之能力有活动余地，则能驱之向外，而使皮肤发红点作痒，则为风湿，以故酒客多风湿。假使用药外治风湿，则痛风必增剧，假使风湿愈发愈多，则痛风必以渐差减，筋骨内之痛风，与皮肤外之风湿，互为消长，及知确是体工驱病毒使外达也。其有风病不因饮酒而来者，古法辄治之以酒，《千金方》有醉仙酒，《内经》有醪醴治病法，乃知古人默会体工之形能，而利用其自然力以治病，故有此发明，其三例也。

此外默察形能之机转，可得而言说者尚多，今姑省之。仅就以上三例，凡躯体内有蕴毒，体工之自然力苟尚有活动余地，必能驱之向外，以皮肤为宣泄之尾闾，殆甚真确而无可疑者，此则天花、痧子之原理也。既明此原理，则治痧子，自当以透发为主，病有向外之机转，而用甘凉遏抑之石斛，内窜蚀脑之香药，岂不背谬之甚也哉。

慎轩按：恽君此论，颇多卓见，但以痧、痘为先天毒，其意以小儿乳齿未生以前，罕出痧痘，已出痧痘，不再传染，故有疑焉。然余见初生患痧、痘者甚多，惟一次传染之后，已有免疫质，故不再传染矣。

小儿惊风用全蝎、蜈蚣、僵蚕、蕲蛇、虎睛之原理及区别

恽铁樵

（上略）凡全蝎、蜈蚣、僵蚕、蕲蛇、虎睛，乃弛缓神经之正药，抽搐、拘挛、撮口、直视，得药可制止。惟其能制止，故有撮风、截风诸方名。而此数种虫药之中，亦有等级，蜈蚣为最猛，全蝎为最平，有用全蝎蝎尾不能制止之风，用蜈蚣则无有不止者。然亦有宜有不宜，惊风以撮口为最酷烈，非蜈蚣不能取效；寻常抽搐，则全蝎足以济事，不宜蜈蚣也。蜈蚣所以不相宜，正为其性太猛悍，此物服后，眼鼻均觉干燥异常，此为他人所不知，而吾独知之。神经赖血为养，血行则赖神经调节，此从形能上考察，殆甚真确而无疑异者，既二者有互助作用，则弛缓神经，不宜燥血。今服蜈蚣而眼鼻俱干，是蜈蚣能令血燥也，一方面弛缓神经，一方面令血液化燥，则血既燥之后，神经失养，行且变硬，既变硬，纵欲弛缓之，不可得矣。故蜈蚣之熄风，乃不得已偶一用之，非可视为延寿丹、长生果者。抑凡药物治病，无非不得已偶一用之，人参常服且不可，何况此等毒药？若全蝎则较平和，僵蚕次之，蝉蜕直无甚用处，蕲蛇亚于全蝎，少用无效，多用味腥，令人作呕。虎睛每封价可十四五元，余曾购之，拟合丸，未自服，亦未用过，药店出售之虎睛丸，曾见人用之不效，以虎骨之有效推之，虎睛当有效，悬拟之谈，不足凭，是当证诸实验。此虫药性味雄烈与和平之大较也。

慎轩按：愚意虫类药治痉病之原理，更有二端。一因虫类药物，均含有强烈之刺激性，入胃之后，能使胃肠充血，俾脑部之充血得以减少，如喉肿之贴异功散于喉外，因其散中用全蝎能刺激喉外，以引喉内之充血向外也。一因虫类药物，

均有去瘀通络之功，经络之郁血化除，则神经之紧张者，易于柔软，如疟母之服《金匮》鳖甲煎丸，因其丸中有多数虫类药，能祛瘀通络，以消脾脏之肿大也。但以虫类之药，用于痉症，实属猛烈之治法，只可于不得已之时，偶一用之，非可妄投者也。

论小儿惊风之原因

恽铁樵

（上略）小儿惊风，有正因，有副因，有远因，有近因，是当先明惊风之各原因。饱食则胃撑大，饱食而有外感，则不消化，既不消化，复进食，则胃撑大过当，欲收缩而不能，胃神经乃起反应以为救济，则异常紧张，体温本当集表驱逐外感，因胃中有积，反因急于救里，而表热不壮，则胃中温温欲吐而面青，紧张之胃神经受影响愈甚，全体之运动神经皆见紧张，其著于外者，则为手指瞤动，或拇指食指交叉，且握固而有力，握固交叉，乃痉挛瘈疭之最初一步也，此其一，猝然与惊怖之事于值，则心跳，心跳者，非心跳，乃心肌神经欲疾速供给多量之血于大脑，俾得应付外界可怖之事，因为势太骤，秩序凌乱，瓣膜闭启失职，故感震动，从此等形能观之，可知神经之源在大脑，而其关键在胸前之交感神经节，故心跳而头不痛。凡心肌神经、胃神经、肺与肝胆之神经纤维，皆一个系统，与神经节为之总约束，故凡感惊怖者，心无不跳，而与心跳同时并见者，呼吸如窒，胃中痞满，下粪作青绿色，面无血色。其面无血色，即所谓面青乃肝病；呼吸窒乃肺病；粪作青绿色，乃胆汁不循常轨；胃中痞满，乃胃神经紧张也，凡此皆神经反射动作。反射动作，不由意志命令，不遇阻力，则其势力自消，若有物为之梗，则其势力增进。心肺肝藏皆无物为神经之阻力，若胃中空虚，亦无物为阻力，故饥时总遇惊怖，亦不必即病，惟当饱食之后，而遇惊怖，则胃中食物，乃与神经为难矣，饱食而遇恐怖，所以能成瘈疭之惊风者，其理由如此，此其二。倾跌固无不与惊怖为缘，而倾跌之受伤者，则更于惊怖之外，多一创痛，创痛乃末稍神经直接受伤，此有浅深两种，浅者为皮感觉，深者为肌感觉，此种感觉神经，其源来自延髓中之神经系。故因跌仆受伤而病者，往往易病颈项反折之脊髓膜炎症，是较一、二两项胃神经起反射者，更多一种副因，此其三。（中略）小儿患伤寒痧子，最初皆有太阳症，皆当发表。不敢发表，而用无用之敷衍药，继之以甘凉，继之以攻下，是太阳始终未罢，太阳未罢而误下，热陷病深，安得不波及神经，此由药误而造成之惊风，为惊风第四原因。

此外惊风之原因，更有二种，其一曰秉赋，其二曰环境。其父母以脑自存于世者，则婴儿多聪慧；其父母以力食自存于世者，则婴儿多顽强；其父母席丰履厚，无所用心，惟以饮食男女为事者，则婴儿多脆弱而愚钝。由前二者言之，箕裘弓冶，西方进化说之所由来也；由后一者言之，盛衰转毂，东方循环说之所由来也。其他特异之嗜好，偏执之性情，婴儿之于父母，殆无不如影随形，如响斯答，欲穷其说，累纸不能尽言。若其父母多抑塞愤懑，则婴儿多神经质，不病则已，病则必惊，惊且难治，是为远因。寻常处境素丰者多骄，处境觳觫者多谄，若濡之以学问，渐之以阅历，则又适得其反。富贵而能好礼，贫贱而反骄人，此两种孰是孰非，乃解决人生问题所当有事，若问何以有此变化，则神经应付环境之作用也。自有知识之日，即神经应付环境起变化之日，故婴儿之脑筋，亦复有此作用。世有初生即不得于父母者，又有抚育于残酷之后母者，如此婴儿，其知识辄早熟，虽在襁褓之中，已自知其笑啼足以取罪，而善于望颜色承色笑，此为人生最惨酷之境界。而言病理，则为造成惊风之一种原因，是为远因中之近因。更有婴儿之患者疮疡者，因血少神经枯燥，发热则易见抽搐，此固非常见之事，又有乳妪有隐忧悲感，会逢其适，婴儿亦有容易成惊之理，惟此事较为不可捉摸，然此二者，苟其有之，必为惊风之重要副因，可断言也。谚云：单丝不成线。凡病皆非单纯一个原因，惊风为神经系病，较之伤寒为深，其来源较为复杂，至少当具上列原因三个以上，若仅仅两个原因，而成惊风者，甚为罕见。例如惊怖与饱食，最是能造成惊风之事，然仅仅惊怖饱食，不病也，当时纵神色异常，须臾即能自恢复，盖生理之自然弛张力，与自然抵抗力，足以胜之。故婴儿偶然啼哭不止，或神气不敏活，只须少与食物，一二日便能勿药自愈。若抚育者慢不经心，恣与食物，则因惊怖之故，已食者不能消化，继进者遂如积薪，而养生之品，反与本身为难，两个原因以外，加第三个原因矣，既有三个原因，自无不病之理。然病发仍有迟早，则因自然抵抗力与弛张力未至竭尽无余之故，但此时必已有显然可见之病状，如不思食，不大便。或便溏溲赤、口渴烦躁、痰多之类，意近人所为前驱症潜伏期，即是指此种病候，继此而有第四原因，病乃立发。所为第四原因，随处皆是，不召自来，即如和风晴日，为卫生上最有价值之物，至此亦皆与疾病为媒，因既有以上三个原因，本体所有弛张抵抗之能力，已极形恐慌，无复有对付外界之作用，外界万事万物，皆得而侮之也。

以上所言，为最普通最多数酿成惊风之途径，若复值疫疠流行之顷，喉症或痧子、猩红热与惊风并发，则原因更复杂，病乃重险，多数不可救药。若各种原因之中，并未受恐怖，即便发热，亦不必成惊，然必治之得法，然后可免。若伤太阳症，当然以仲景法为准，无汗者当汗，不得横亘一温病忌表之谬说于胸中，致失表延日，坐令热壮，痧子、猩红热，亦复如是。然仅仅失表，犹之可也，轻药延宕三数日，太阳症仍在者，仍可用麻黄葛根等汤挽救，若犯以下两事，则病深而必成惊风矣。其一，见其唇干舌燥，恣用石斛凉遏，使热无出路，则神昏谵语而抽搐。其二，见其喉间有痰，妄用回春丹等攻下之药，致胸脘痞结，表热陷里，肢寒头热，大便泄泻，此种因误药而成之惊风，极难治。当其既经误药，尚未成惊之时，亦极难治，盖此为坏病，麻黄、葛根等已不适用，且正气被伤，邪热反凶正虚而炽盛也。惊风原因，以误药为最恶劣，以云挽救，实无善策，吾今所以重叠言之，不能自已者，愿天下阅吾书者，咸能了了于胸中，不致使庸医为刀俎，而以自己子女为鱼肉也。

慎轩按：恽君此论，发前人之所未发，可为儿科之宝筏，使余钦佩极矣。惟云"各种原因之中，并未受恐怖，即使发热，亦不必成惊"。此语似尚可商，夫惊风必由惊恐，乃古人误痉为惊之故，其实惊风即《金匮》之痉病，痉病原因，岂必由惊，嘉言、鞠通，早已详辨之矣。

咳嗽新论

恽铁樵

外感而咳，即流行感冒，共有三种。其一，即伤风咳嗽，鼻塞喉痒，多痰多涕，一礼拜后，喉痒差，痰稠咳少，渐自愈。其二，为风温症，初起与伤风略同，三数日后，则发热鼻塞，喉痒之外，更见舌绛唇干，头痛骨楚，形寒，旋形寒罢，而热状，咳转杀，是咳嗽不啻为此种热病之前驱症。其三，发热与咳俱来，愈咳愈剧，至于气急鼻扇，无论童稚成人，皆见此症状，即今西人所谓急性肺炎，治之不得当，可以致命，其主要在咳，而热反为副症，此中稍有曲折，再分别说明之。

伤风咳嗽，诚不足为病，然当初起时，与风温及急性肺炎，殆无甚分别，此种病与气候极有关系。苟非骤寒骤暖，则如上海之数十万人，聚居一埠，可以不见一人有此病。又与肺气之强弱亦极有关系，例如向来锻炼体魄，肺量宽者，虽天时有非常寒暖，患伤风无什九，肺强之人，亦决不咳嗽，反是若向来有肝胃病、脾肾病者，但衣被小小不谨，便尔伤风。然则外感为病，仍关内因，未可截然分说，不过伤风为病之小者，虽有内因，但治其外，例无不愈。又有一节，亦甚有研究之价值，伤风本不发热，然苟不忌荤食肥肉，则必发热，此屡试不爽者，故《内经》热病禁肉食，常人以为苟非肺病，无忌口之理，其实寒暖不时，肥甘不节，皆酿病之原因，病随之变，正非异事。

风温症亦流行感冒病，其治法当以热为主，以咳为副，最要先退其热，热退则咳不能为患，往往热退之后，剧咳数日，即愈，所谓余邪以咳为出路也，退热当用伤寒法，若以叶派药治之，变症百出，《讲义》中谆谆以叶派为戒者，均属此种。《药盦医案》中有数案，如迎春坊愈姓，宁康里顾姓，皆此等病误治之后，至于燎原，而后为焦头烂额之上客也。

急性肺炎病，初起病症，亦复相同，其与风温症异者，风温多属胃热，而急性肺炎，多属肺寒。吾所以为此言者，非从西医书研究而得，乃从病症及药效研究而得。风温初起，即见舌绛唇红燥，以凉胃之药，与解肌发表药并用，其效如响，故云胃热；急性肺炎初起，却舌润，以温肺药治之，可以曲突徙薪，故云肺寒。又两种病之变化，亦复不同，风温者，伤寒系热病也，其传变与伤寒同，急性肺炎，则从肺之支气管而入肺络，继见郁血脑病，其势甚捷，可以自始至终，不见阳明证，故是别一种病，不能与风温并为一谈。治急性肺炎，当以麻、桂为主，有时当用小青龙，此外感咳嗽之大略也。景岳一例以温为言，是其偏处，又云有时当补。外感咳嗽，实未见有可补者，其说亦可商。

至于内伤咳嗽，则原因甚多，而且复杂，鄙人亦苦经验不富，不能言之详尽，若欲明其大略，则有两种：其一、由于血液少而咳，即所谓阴虚咳嗽；其二、由于肺失弹力而咳，即所谓阳虚咳嗽。兹再分别说明之。

阴虚咳嗽　阴虚谓荣不足，血管所分泌液体，因血少亦少，其人恒苦内热，其脉必带数，其唇舌必绛，其神经必敏。其所以咳，则因肺热，肺所以热，则因肺虚不胜外界冷空气之压迫，体内存积之酸素，自燃以为救济，故化热。里面愈热，则与空气冷暖之差愈甚，在健体里热则观迎外界之冷，虚热则抵抗外界之冷。咳嗽者，肺脏抵抗外力侵入之工作，故无论阴虚阳虚，虚甚者，无有不欬，从鼻孔至咽喉气管，其途径颇长，所以必须此长途径者，以情理冲之，当有两个意义。其一、使外来之空气渐温，俾与肺相得。其二、使鼻腔黏膜，直接与空气相接，气管壁膜，间接与空气相接，即鼻黏膜为第一道防线，气管壁膜为第二道防线，途径既远，内部可以从容变化，以为应付故也。故嚏为第一道防线之抵抗工作，欬为第二道防线之抵抗工作，此为防护设使之一种。更有第二种防护设使，即管腔壁之分泌物是也，此种分泌物，可以骤多，可以骤少，其分泌力，视内部与外界热度相差，以为低昂，在鼻腔者为涕，在气管者为痰。阴虚者，既肺管不胜冷空气之压迫，一方酸素自燃化热，以为抵抗，一方即分泌痰液，以为防护，同时却用欬之方法，以事驱逐，喉间之痒，为冷空气侵入，故痒，亦为欲使管壁分泌多量液体，故痒，为驱逐冷空气而咳，亦为驱逐阻碍气道之痰液而咳，亦为止制喉痒而咳。如此种种救济作用，同时并起，而各种作用，复互相牵引，遂成肺病矣。

阳虚咳嗽　阳虚，谓无火也，此火字，指肾火而言。所谓肾火，即是生气，若从科学言之，此生气即是各个细胞仁中含之不可思议之物原，不专属肾脏。中国以肾为说，是就生理形能言之，凡色欲过度者，往往索然无生气，故谓肾中有真火，是生命之原，《内经》中所谓阳气，如阳气者精则养神，柔则养筋等，即是指肾中真火。若用科学方法证明中国旧说为是，或反证旧说为非，皆非吾侪今日所能，今所可得而言者，不过从形成说明，较之旧说，此善于彼而已。阳虚者多肥人，多痰，多汗，多形寒，多喘，喘古人谓之肾不纳气，若就病位言之，喘是肺之呼吸为病。而阳虚之喘，其原因在肾，凡色欲断丧太甚者，则病喘，此就来路可以证明肾病。又凡治阳虚之喘，得附、桂温肾则愈，用艾灸关元、气海亦愈，此从药效可以证明肾病。古人谓肺肾同源，故两脏密切关系，凡在上见肺虚久欬之症，在下必见遗精、白淫诸病，此为事实，非可以口舌争者。至于生理及解剖上，究竟若何生此关系，则鄙人于西医学，未尝学问，不能言其所以然，观西医之治肺劳，并不兼治肾病，或者并无此说，凡阳虚而咳者，其初痰薄而味咸，其后痰、涕、汗并见，诚有溃溃乎如坏都，汨汨乎不可止之势，而最后辄见透明胶黏之痰，病乃在不可救药之数。鄙意以为此透明胶黏者，乃肺细胞崩坏之所致也，因细胞崩坏，生气已索，故肺无弹力而肺萎，古人有言肺萎肺热叶焦者，则阴阳并虚之症也。以上所说，虽仅以阴阳为言，其实各种咳嗽，皆是此理，举凡单声干欬，金空、肺痈，皆可隅反。

慎轩按：咳嗽本是肺之一种反抗作用也，盖因肺受病原素之刺激，即起反抗作用以谋驱逐者也。故病原轻者，稍咳即愈，惟病原重者，乃致反抗无效，屡咳不已，甚致因咳频而炎肿，咳剧而吐血，于是不可收拾矣。故治欺不可以止咳为能事，当以除去其犯肺之病原素为目的也。

治喉症的经验新法

恽铁樵

详时医治喉症，不能收十全功效者，其误全在再初之失表。所以有此误者，则因《临证指南》温病忌表之说，深中乎人心，而指南所以有温病忌表之说者，则因温病本多汗，表虚例不得再发汗，虚其所虚，而昧者不察，奉此语为公例，但是温病，便尔忌表，又认喉症亦为温病，不问病状如何，只是执定忌表，遂致杀人无算。岂知发热形寒无汗，正仲景所谓太阳麻黄症，固不问其为伤寒为温病也。吾于十余年前，常用麻杏石甘汤治喉证，应手而愈，转机不过六点钟，全愈不过二十四点钟，详说在拙著《伤寒研究》中，谓非喉症唯一正当治法不可也。西国以喉症血清为特效药，其着眼在微菌，故西人之议论，以微菌为喉症真确病源，杀菌而病可渐愈，执果以溯因，实足征明微菌为病之说不误。然鄙意不能无疑，假使微菌为喉症病源之说，十分真确，必除却杀菌之外，无法能愈喉症而后可，今用麻杏石甘汤应手而愈，何也？如云麻杏石甘虽能愈喉症，然喉症之病源，仍是微菌，是必麻杏石甘汤能杀喉菌而后可。然麻杏石甘汤决不能使喉菌有凝集反应，不待试验而可知也，且喉症血清，仅能使喉菌显反应凝集，不能使伤寒菌反应凝集。而麻杏石甘汤能愈喉症，亦能愈伤寒，伤寒与喉症，病状不同，微菌亦不同，所同者发热形寒发汗，麻杏石甘汤所能治者，亦只发热形寒发汗，除发热形寒无汗，病菌便不能为患。然则发热形寒无汗，是病之主因，而微菌非病之主因也。（中略）凡喉症一次撄疾而愈，则终身免疫，虽终日周旋患者病榻间，亦不传染。问何以能不传染？曰：以抗毒素强盛之故。抗毒素为内分泌关系，乃无管腺之所制造。喉证之初步，汗腺闭，故无汗，喉头扁桃腺肿胀，故喉痛。得麻杏石甘则汗出，汗腺得疏泄，扁桃腺之肿胀者，遂快然而衰，是腺体不病。腺体不病，抗毒之力强盛，故虽有微菌，不能为害，其效捷于影响，此为事实，非可以口舌争者。是故以血清治喉症，是增加抗毒之力，以制微菌；以麻杏石甘治喉症，是保护腺体，使制造抗毒素之能力，不稍减杀，以制微菌，其理同也。增加抗毒力，菌虽受制，腺体之病，须缓缓恢复，故愈期须六日；保护腺体，使其不病，是直接治腺，故愈期仅六钟。是故西人以血清治喉菌，自谓探源根治，不知麻杏石甘，既可以愈喉症，复可以愈伤寒也（麻杏石甘汤愈喉症，其效如神，但必在初期其毒未溃之时，大约在喉间见白腐之后，二十四点钟乃至三十六点钟之内，过此则毒溃，麻杏石甘不能治，喉症血清亦然，此则初学者不可不知也）。喉症之症结在扁桃腺，而治愈之枢纽在汗腺，扁桃腺肿，则汗腺闭，汗腺开则扁桃腺肿消，此病之形能，可资研究者也。（下略）

慎轩按：麻杏石甘汤治急性之疫喉，确有奇效，余亦属试不爽矣。但考《伤寒论》以此方治汗出而喘之症，余之经验，虽有汗者，亦可用此，惟其所出之汗，富黏稠性，而多汗臭，为内热蒸迫而出者也。

治夹阴伤寒用活鸽之新理

恽铁樵

夹阴用活鸽，相传如此，详其用意，是欲以病人腹中寒邪，收入鸽腹之意。病人腹中之寒，何以能入鸽腹，此理为历来医书所不言，今之时医，照例不用头脑，当然不知。愚意夹阴所以腹痛，即因冲任中寒，故病人之少腹必寒，寒故痛，鸽腹则热，寒热相遇，照物理温度相差之两活体，并之一处，延时稍久，则显中和作用，是鸽腹之热入人体，而人体之寒入鸽腹，故病立愈。若用热水袋，则无此效力，以一活一死也，审如此，则鸽可用，鸡亦何尝不可用。

慎轩按：俗传小儿慢惊，用雄鸡置腹上，与夹阴用活鸽之法，均有效验，愚已见之屡矣。盖此二法，俱以肉体之温度，传入于腹，使其腹中温暖，则神经血脉通畅，而病理之沉滞变态，自能由兴奋而转机，故能治愈虚寒性之疾病，实非别有神奇之作用也。

伤寒发热有迟数不同之新理

恽铁樵

或问太阳病或已发热，或未发热，何以发热有迟速之不同。铁樵答曰：反射迟速不同，其理稍赜，动物所以能生存，因对于天空自然力之弛张，有低昂之忍耐力，此忍耐力之低昂有限度，过限度后，起反射作用，不过度则不起反射作用。复因山国、泽国、温带、热带之气候寒暖燥湿不齐，当躯体受自然力之压迫，已过其限，忍耐之低昂，未尽屈伏，斯时呈不适状况，即所谓潜伏期，迨忍耐力之低昂完全无效，然后反射作用以起，斯时呈苦痛状况，乃是病矣。故内经谓之病能，注家不解病能两字，强欲改作病态，自是去题万里。王叔和不明物理，妄谓寒毒藏于肌肤，至春不病，过夏至为热病，直是痴人说梦。

慎轩按：愚意发热迟数之不同，在乎抵抗强弱之各异，抵抗力强者即发热，抵抗力弱者，不即发热。

论西医治病反自然中医治病顺自然

恽铁樵

何以谓之反自然，盖病状之显，均由藏气不循常轨，药物之为用，拨乱反正，则病愈。拨乱反正者，乃顺自然之谓，体内各藏气，本是此呼彼应，一处受病，则他处起而救济，欲救济而不能，则为病态，此乃各种疾病之原理。根据此原理，以为治疗，则当以药力助生理之救济，万万不可以意干涉，若以意干涉，是与生理之救济为难，是为反自然，西法治病，是处皆可证明其为反自然。例如治热病而用冰与泻药，详所以发热，躯体外层为寒气所逼，浅层感觉神经当其冲，则凛寒，甚且战栗，体温起救济，则集表而发热。其继一步，胃消化受影响，肠神经随而失职，推陈致新之功用全失，燥矢或胶粪在曲肠，不得下行，体温向里奔集，组织亦兴奋以为救济，则为炎肿，表层发热为初步，其后全身热化为第二步。第一步即旧籍所谓太阳症，第二步即所谓阳明经症，其肠部炎肿者，乃阳明府证，其病灶在肠，虚而自利者，为少阴证。阳明经有谵语，热则上行，脑受薰炙故也。阳明府与少阴亦有谵语、郑声，交感神经与副交感神经失其平衡故也，凡少阴证心房之迫动，必甚微弱，即是制动与催动两种神经，失其平衡之证据。旧法先治太阳，使表层之感觉复常，此目的既达，而遍身热化不已者，则用凉药使其退热。内部因停积而炎肿，则用泻药去积，因虚而自利，此自利亦是体工救济，不过神经平衡失常，组织全无弹力，欲去积而不能，则用温药刺激之，使其无弹力者，得药而兴奋，以助其去积之功能。以故太阳用发汗解肌，使侵逼之外寒，从体温外散，则表层感觉复常，阳明府之所以肠部炎肿，即因欲去积而不得，故用泻药攻下，少阴症亦因欲去积而不得，其症结在组织无弹力，故用温药刺激兴奋之。少阴症常有服附子而胶粪得下者，即是此理，其阴明经之热化，病在救济作用一往不返，体工本为祛寒而发热，既热之后，吸酸除炭之功能，因血行速而失其常度，其热遂有进无退。阳明府证是局部性炎肿，阳明经症是普遍性热化。普遍性热化，症结在血行速，用凉药为治，使血行缓，拨乱反正之功，乃立见矣。凡此皆助体工之救济功能治病，故云顺自然。

阳明经症热至百零四度以上，则神昏谵语。神昏谵语为脑症，西法之用冰枕，所以护脑也，然本是因外界寒逼而热，热所以去寒，今用冰是专与体工之救济为难矣。或曰阳明经症普遍性热化，旧法用凉药，旧医称凉药治热病为逆折，固与用冰不同乎。曰不同，所谓凉药热药，非物理上有若何变化，入热度表于白虎汤与四逆汤中，其水银柱之伸缩同也。惟病人饮白虎汤，则有消炎作用；饮四逆汤，则有热化作用，以是区别，是药之温凉，专在体工反应上观察而得，非理化方面之事。用冰则非但不能消炎，且使体工起反应而增热，故凉药不可与冰同论。曰用冰，既是反自然，与生理救济为难，则病当不得愈。然就平日所见言之，热病西医用冰不愈者固多，然亦有得愈者，何以故？曰：此非用冰而愈也。《伤寒论》云：伤寒二三日，阳明少阴症不见者，为不传也。所谓阳明少阳症，必烦、口渴、胸满、呕吐是也。经文简古，云少阳阳明症之下，实省去少阴厥阴字样。所谓少阴厥阴症，胫股酸痛是也，凡胫股酸痛之甚者，为神经痛，热病之兼神经性者，属厥阴，而少阴症之脚蜷，实即因神经酸痛之故，不过兼见但欲寐脉微者为偏于虚的方面，故谓之少阴症，胫股酸痛即是蜷卧之前一步。本条伤寒论之全文，当云伤寒二三日，阳明、少阳、少阴、厥阴症不见者，为不传。即发热恶寒之病至二三日，不口渴、胸满、呕吐与胫酸者为不传，何以有兼见少阳、阳明、少阴、厥阴之症。亦有不兼见者，凡热病有积，则兼见阳明、少阳症，本虚则兼见少阴、厥阴症。既无积，又不虚，则不兼见，不兼见者不传。不传者，谓发热数日即自愈也，病起于太阳，即自愈于太阳，故云不传。顾仲景虽如此说，毕竟热病无兼证者甚少，无兼症发热即自愈者，亦不足为病，其因虚而初起即兼见少阴症者，冰之固无不死，其因积而初起即兼见少阳、阳明症者，冰之亦无不死。但并非用冰立刻即死，胃肠与皮毛体工之形能，本是此呼彼应，表层感寒，则消化必受影响，因而停积。若复冰之，则表层之病加重，胃肠受影响亦加甚，则胸脘乃益不适。西医既常用冰治热，亦常用泻药攻积，此时见其胸脘、痞闷、呕吐、拒按等食积见症，用泻药攻之，则为不当下而下，里病益复加重，此即犯伤寒论表邪未罢不可攻下之戒。表里病皆加重，于是其传变不可思议，危险之重症，层出不穷，治不胜治，以至于死。惟阳明府证，虽亦见普遍性发热，而重心在肠部，是则当攻下。当攻而攻之，其人复向来不虚，得适当之攻下，积除藏气得安，纵有热未解，亦等于不见少阳、阳明不传之病，此种冰之可愈。其实是得适当攻下而愈耳，且为道甚狭，所失固多也，不得适当之时而用攻下之为反自然，其理由与用冰同。（中略）若因高热而用冰，在活体当然有反应，熟得冰而退缩，乃暂时的，此理易明，人人可晓，其有因吐血而用冰者，薄厥之症，呕血倾盆盈碗，用冰止之，为效最捷。其有止后，大血管再破，致凝血成条而出者，吾亦遇之，但此种为少数，为例外。其大多数固止之得止，止后是否有遗后症，余见闻不广，不敢妄说。不过呕血为血管破裂，用冰制止，不失为从权救急之法，并非与生理救济为难，然亦因此可以证明高热而用冰，确是与生理救济为难也。（下略）

　　慎轩按：西医治伤寒，往往先用攻下之药，反使其抵抗力衰弱，病毒力增进，以致重者必至于死，轻者亦必待四星期而愈，此实为其治疗上反自然之尤者也，至于用冰治热病，本非妥善之法，沈君仲圭，曾有论此之文，余已编入本书，读者宜参阅之，若因薄厥呕血而用冰者，余曾见一人呕血，西医用冰，虽一时见效，后则不时吐血，致成劳怯而死，于此亦可见呕血用冰之法，亦非尽善者也。

中西用药之不同

恽铁樵

中医用药，汗、吐、下、温、凉、和、补凡七法，尚有在七法之外者，如《千金方》中寻常不甚经见之方，约略言之，为弛缓神经剂、为消毒剂、为增加组织弹力剂，共得十法，后三法旧籍所未言，乃吾从经验悟得者。凡此十法，与西医异趣，有可得而言者，药物入口，病人所显之症状，各药不同，就其不同为之类别。凡发热口渴得药而解者，谓之凉；形寒肢冷得药而热者，谓之温，此就病躯反应所见言之也。得麻黄则肌表出汗，他不与焉；得大黄则胃肠泄泻，他不与焉，升麻、柴胡效力专在身半以上，怀膝、威灵仙效力专在身半以下，则药效有地位之辨焉。川连泻心，得吴萸则因拂逆而胸痞者以解，得木香则肠炎腹痛即除，得猛桂则躁烦不得寐者立愈，于是药效之地位，可以副药左右，有听吾人驱使之妙焉。凡此种种，一言以蔽之曰：是建基础于人身之上，于物理学、医化学显微镜无干也。西国医药则不然，血中含有相当成分之铁质则血红，否则血色素不足，则提练矿物之含有铁质者以补之，刚柔不问也。肌肉瘦削，审其为缺蛋白质，则用肉类之富有蛋白质者补之，于发热宜否不问也。脉搏不匀，多思虑，不易寐，审其为神经衰弱，则用砒素兴奋之，温凉不问也。脉搏起落不宽，知为心房衰弱，则用强心剂刺戟之。热度太高，脑受熏炙，神昏谵语，则用冰退热，用麻醉剂安脑，虚实不问也。最近二十年来，由细胞而知微菌，由微菌而发明血清，血清之治法为最新，彼中所谓根治，如治痢疾、脑脊髓膜炎、喉症，其最著者，然结果都不甚良，其脑脊髓膜炎治法，似尚未能与鄙人发见者较一日短长。吾有相识西医留学德国而归者，患痢，自注射爱梅丁至百数十针，几死，其后听其自然，半年乃愈。喉症则十五年前，吾大儿即断送于某医院者。凡此种种，一言以蔽之，曰建基础于科学之上，与体工疾病之形能无与也，惟其与形能无与，而又执着于病灶。故治甲病而乙病继见，则转而治乙病，丙病继见，则转而治丙病，甲病与乙丙之联带关系，则不甚注意，是以竭厥奔赴，常在病之马后，有焦头烂额之功，无曲突徙薪之事。又惟其建基础于科学之上，凡热度表所不能量，显微镜所不能见，则置而不讲。故药性无温凉，药效无定位，因而药方无君臣佐使，有效药，无效方。科学非即事实，舍试验则无从得特效药，故所重者在试验。体工之为物极神秘，其病状可以随所投药而呈变相，无有穷时，不讲形能，则照例常追随于病后，则其试验亦无有穷时，故由西医之道，可以终身在试验之中，此则试药之真相也。

慎轩按：恽君此论，精警透辟，足为中药增光不浅焉。

失血见芤脉弦脉之新理

恽铁樵

失血之脉有两种，曰芤、曰弦。凡倾盆盈碗之吐血，与小肠血管破裂之便血，及妇人血崩，皆如此。芤者中空之脉也，失血所以脉芤，其理已详吾《伤寒研究》中，兹为易于明了起见。再详言之，凡无病之脉，必觉指下湛圆，所以能湛圆者，因脉管皮颇韧，可宽亦可紧，故血在脉中，常逾于脉管能容之量，盖必如此，然后血栓不为虚设，脉管因血量之微溢而常紧，栓塞复阻血倒行，心房复弛张不已，则三者齐着力，使血进行，然后偏身微丝脉管中，血无不到。血既无所不到，然后爪下乃呈红活之色。吾人诊脉之顷，乃觉脉管在指下湛然而圆。若其人患失血，血量骤然减少，脉管之紧张者，随之而弛，脉管之宽紧，自有其限度，若失血过多，血少过于脉管能缩之限度，则脉管弛之无可再弛，必扩然而空，此时若诊其脉，则必异乎常人，所谓芤脉如慈葱者是也。体工有公例，各藏器之组织，在平时有互助之作用，如前所述血之进行，脉管、血栓、心房三者，一齐着力，是其例也。在病时则各组织有救济之功能，此种救济功能，亦反射动作，不由意识命令者。脉管之壁，有纤微神经，此本所以调节血行者，若失血过多，脉管由紧张而渐迟缓，弛至无可再弛。至于扩张而空，此时心房虽依然弛张，栓塞虽依然启闭，然脉管既宽，其距离心房较远之微丝血管，为血行势力所不及，微丝血管中本有之血，因无后继者来为之爪代，遂停止不复前进。推陈致新之功能歇绝，心房之势力范围，与时俱蹙，静脉管中血渊停不行，互助之作用失其效力。生理上起极大恐慌，救济之功能以起，此时脉管壁之纤微神经，乃起反射动作而紧张。所以紧张者，意在使脉管收小，与少量之血液相得，仍能互助驱血前行。然脉管既尽量收束于前，至此无以复加，神经虽收束，亦不生效力，而神经则愈收愈紧，于是时诊其脉，则指下觉如弓弦。如弓弦者，所谓弦脉也。是故失血之初一步，脉必芤，迨神经起反射作用以为救济，则其脉必弦，昧者不察，见自古脉家言芤为失血，遂死煞句下，以为凡失血皆见芤脉，竟有明明弦脉，而方案仍必书脉芤云云。彼盖恐人指摘以为未见《脉诀》《脉经》，故必书此芤字，以自炫其曾治脉学，至于实在如何，则非所知也。又欠血而见弦脉，必弦而弱，以脉管中血少，脉管壁宽，不能湛圆故也，若不深明其所以然，鲜有不误认弦弱之脉为芤脉者。又失血之初步见芤脉者，必失多量之血者为然，若仅仅痰中夹血者，是小血管损坏，脉必不芤。（下略）

慎轩按：余意古人所谓之芤脉、革脉，实系误解《金匮》中之芤字、革字，妄立名目也。金匮曰："脉弦而大，弦则为减，大则为芤，减则为寒，芤则为虚，寒虚相搏，此名为革。"此条之减字、芤字并举，系指病理，非言脉象。芤者空也，盖谓脉弦乃阳气减少，脉大乃血管空虚，故下文又曰芤则为虚也。革者，谓其病危笃也，非脉名也。礼曰：夫子之病革矣，即以革指病之危笃者也，盖弦大乃脉管变硬之危候，故曰此名为革也。后人误以此条之芤字、革字为脉名，故致妄立芤脉革脉之名矣。然余自临证以来，诊病已有十余万人，从未见有如脉书所谓之芤脉、革脉也。恽君此论，虽极新颖，而余亦未敢妄赞一词，姑附鄙见于篇末，以备后人之研究耳。

研究脉象之基本观念

恽铁樵

研究脉象，须先有几种基本观念：脉何故动，为血行也，脉动所以使血行，非因血行而脉动，此其一；何以能动，心动也，脉之原动力在心，心房震动，脉随之而动，脉非能自动，此其二；脉管内壁有纤微神经，此神经能弛张，弛张之原动力在脑，脑为知识所从出，脉与血皆与知识无干，因脉管有纤微神经，然后遍身脉管中之血，皆受脑之支配，此其三；脉管中之神经，其重要职司，在于调节血行，而此神经，却藉血为之养，神经得血则缓软，失血则拘急，此其四；病若在躯壳，则脉之搏动，其地位恒近于皮肤，病若在藏府，则脉之搏动地位，恒似乎附骨（此节惟体温起反射则如此，其不关体温反射者则否），此其五；脉管之壁膜有弹力，血生脉管中，分量恒微溢于脉之所能容，盖必如此，然后其势力乃能直达于微丝血管，此其六。明此六者，合之病证，以言脉象，则胸中有物，言下无疑，指下不惑矣。（下略）

慎轩按：恽君所著之《脉学讲义》，说明脉理，俱有新理，此段为其讲义中之最精要者，苟能细究于此，则思过半矣。但余更以为诊脉之要：第一，须知脉之生理，盖脉之体状本于血，脉之搏动在于气，血即循环系之血液，气即神经系之作用，人身百病，不外乎神经系及循环系之变化，即可于脉之体状中，诊知循环系之病，脉之搏动中，诊知神经系之病也；第二，须知诊断疾病之法，不可独凭诊脉之一端。经曰：辨色泽，听声音，视喘息，候规矩权衡。又曰：合色脉可以万全。由此可知脉象必须与病证相参合，方可作为诊断之标准也。

细胞学说之大略

恽铁樵

细胞学为专门学术，非实地研求，不足以明真相，著者于此实门外汉，今仅能以不合科学之文字说明，俾读者略增常识。所谓一个小段落，不能详也，既曰细胞，其细可知，然而至无可再细，恼无生命，只算微分原子，不是细胞。细胞者，有生命者也，西国学者，以细胞为单位之生体，细胞互相结合而成组织，组织相集而成藏器，藏器相集而成躯体，是细胞为组合躯体之基础也。各个细胞，皆有其独立生活，故云细胞有生命，有所谓荣养机能、繁殖机能、动作机能。荣养机能者，为摄取荣养物，而使同化于躯体，且排除老废成分，是有新陈代谢之生活力也。繁殖机能者，为细胞自身，由一分裂为为二，二复分裂为四，增殖无已，以代偿其老死之数，是亦新陈代谢之生活力也。动作机能者，细胞各有职责，例如肝细胞生胆汁，筋细胞司收缩运动，肾细胞排泄尿分，神经细胞司知觉运动皆是。凡物之有生命，能有生活力，营其职责者，皆有抵抗外侮之本能，此亦物理之公例。细胞既有生命，能营职责，于是偶遇刺激，必起反射作用，以为抵抗，因刺激而现兴奋形状，或因不胜压迫而现衰弱形状。无论为兴奋为衰弱，皆与其平时按步就班之形状不同，一个不同，个个不同，其在躯体之一部分者，即为局部症状，其在躯体之一部份而影响及于全身者，即为全体证状。细胞因衰弱而起变化，或兴奋而起变化，病状乃有变化，以上皆由细胞方面说法。若换一句话，从疾病方面说，则疾病之症状与证状之变化，其根本乃细胞也。于是可以下一定义曰：疾病者，乃细胞对于病源起反射所显之形状也。近世医学，以此为基本，专力研究细胞之变化，进步遂一日千里云，是为细胞学说之大略。

慎轩按：细胞约有十种，即血液细胞、淋巴细胞、表皮细胞、腺细胞、结缔细胞、脂肪细胞、筋细胞、骨细胞、软骨细胞、神经细胞是也。人身之生活，全赖细胞之作用，细胞运动，随时变化，且变化最速，形状多端，能吸收养料，造成体素，至吸收养料饱满时，即行分裂，由一细胞分裂为二，由二分裂为四，分裂不已，遂为无数细胞，而人乃能生长发育也。古人所谓太极生两仪，两仪生四象，四象生八卦，错综变化，生生不已，颇与此理相同也。

肠胃主降之新理解

恽铁樵

肠胃皆主降。所谓降，谓使食物下行也。自食物下咽，在食管中，即起降之作用。其方法，食管之壁，包裹食物处，略略膨胀，食物所在之上部管腔，与下部管腔，则较小，然食物上邵之管腔，收缩力甚大。下部之收缩力较小。如此食物下降则顺，上行则逆，故下咽不久，便达于胃部。至胃中则略停顿，以营消化工作，消化既竟，胃之迫食物下行，亦如食管腔，胃上口收缩，下口开放，食物仍是上行则逆，下行则顺，继此至十二指肠，再营消化之工作，是为第二次消化工作。二次工作既竟，然后入于小肠，此时则有吸收与分泌之工作，小肠壁膜吸收精华，使入血分以成血液，与小肠相通之肾藏毛细管，承剩余之液体，以事排泄。继此食物入大肠，已成完全之粪块，仍复迫之下行，至于直肠，以出肛门。故食物从入咽起，至出肛止，一路下行，非由其重量由地心吸力吸收而下行，乃生理作用迫之使下行也。从咽至胃，其行速，在胃中因须行第一行消化工作，则停顿，入十二指肠，因须营第二消化工作，则亦停顿，入小肠因须营吸收与排泄之工作，则行缓，入大肠因既成粪块，亦行缓，入直肠，无复余事，乃行速。胃下口曰幽门，有括约筋，司启闭，凡食物之未消化完全者，不许通过，是幽门括约筋之设施，其目的在使食物得停顿胃中，而不致急剧下行。观直肠之设施，可以悟大小肠之回环曲折，因各种工作之未竟，有藉此回环曲折，使其行迂缓，得各部分从容竟其工作之意味。又从咽至胃，迫食物下行之方法，在上部收缩，下部微弛；在胃与小肠，则收缩方法之外，更加一蠕动；在大肠则蠕动方法之外，更于肠壁放出液体濡润之，以为之助。故吸鸦片者，与患藏燥者，容易病便闭与积聚，即因大肠壁不但不放液汁濡润，且吸收粪块中黏液，致令非常燥结故也。

又胃中之消化工作，乃磨砻消化兼化学消化者；十二指肠之消化，乃纯粹化学之消化。胃中之胃酸，十二指肠之胆汁膵液，其重要成分也，然观于粪便中有胆汁，尿液中亦有胆汁，则可知胆汁不但有消化作用，兼有迫令食物下行之作用，胆汁亦主降者也，因此可以悟得《内经》苦降之义。而川连所以能治呕，正因胃气上逆，得苦则降之。故患肝病者，往往便闭，其甚者，致作恶呕吐，皆因肝郁，胆汁不能循常轨输送至十二指肠，第二次消化工作不健全，故胃逆，胆汁入小肠者少，粪便不能下降，故便闭也。

慎轩按：此论末段，发明苦降之理，新颖精确，尤胜于前段。

五行为四时之代名词

恽铁樵

《内经》言五行配以五藏，其来源本于天之四时。藏有五而时仅四，故以六月为长夏，以配脾。何以言之？五行木生火，非谓榆、柳、枣、杏，可以钻燧取火也。如谓木生火，是钻燧取火之意，则石亦能生火，是不仅木生火矣。

金生水，亦非谓火之意，则石亦能生火，是不仅木生火矣。金生水，亦非谓金能生水也，金类手触之而润，乃空气凝结，古人虽愚，不至认此为金生之水。火生土，亦非谓灰烬。土生金，亦非谓矿质。水生木，亦非木得水而荣之谓。盖如此解释，均属牵强，《内经》认定人类生老病死，皆受四时寒暑之支配，故以四时为全书之总骨干。四时有风寒暑湿之变化，则立六气之说，以属之于天。四时有生长收藏之变化，则立五行之说，以属之于地。五行六气，皆所以说明四时者也，今姑置六气而言五行。春为发陈，乃万物向荣之候，此时植物之生意最著，则用木字以代表春季；夏日溽暑，骄阳若火，则以火字代表夏季；秋时万木黄落，有肃杀之气，比之兵革，则以金字代表秋季，金兵也；冬令冱寒，惟水亦寒，冬为夏之对，水为火之对，故以水字代表冬季；夏至一阴生，其时为一岁之中央，其气候多湿，故以土字代表长夏。

慎轩按：袁、恽二君之论五行，见解卓异，皆足以资研究，故并录之。

中医新论汇编

王慎轩编

门人（王德箴、唐景昭、沈潜德、龚敏仁、张又良、王道济、谈元生、郁佩英、朱溪裔、管愈之）

仝参校

第三编　病理

中西病理之不同

恽铁樵

有人于此，初病腹满浮肿，已而四肢皆肿，以手按之，肿处陷下，须臾复起，此为何病，何以故，则得两种答语如下。

其一，病名水肿。原因静脉血归流障碍，小血管内血压增加，或因管壁之渗漏机过盛，凡有以上原因，液体集于皮之蜂窝织内部，故肿。其远因凡患心脏瓣膜病者，最易罹此证。

其二，病名水肿，肾病也。肾何以能聚水而生病？肾者，胃之关，关门不利，故聚水而从其类也，上下溢于皮肤，故肤肿。肤肿者，聚水而生病也。水之始起也，目窝上微肿，如新卧起之状，阴股间肿，腹乃大，其水已成矣。其原因在湿土太过，阳光不治，而大寒在下，肾气伤也。故"气交变大论"曰：岁水不及，湿乃盛行，长气反用，民病腹满身重，濡泄寒疡，流水腰股，痛发腘腨，股膝不便，烦冤、足痿、清厥，脚下痛，甚则跗肿。寒疾于下，甚则腹满浮肿。

上第一答语，为西国医学，第二答语为《内经》，以两说一相比较，则所同者为水肿之病名，至病理则完全不同。西说从血肉之躯研究而得，《内经》则从四时运行推考而得。若据西说以研究《内经》，则有最不可解之两点：其一，血管壁之渗漏机过盛，液质集于皮之蜂窝织内部，究与肾藏有何关系，而《内经》指为肾病。而二所谓心藏瓣膜病者，谓心房回血管有三尖瓣、僧帽瓣，血行时此瓣司启闭，启闭不密，则脉搏不匀，而心跳，此则《内经》所谓宗气泄，左乳下跳动应衣者也。患瓣膜病者，易患水肿，与手少阴心有关系，与足少阴肾无与，谓之肾病何也？而《内经》之意义则谓水不及，土太过，无阳则大寒在下，故肿，且《内经》于此痛独有方，云治以鸡矢体，一剂知，二剂已。鸡矢体治脾者也，病源病理，既与实地考验者不同，何以治脾而效。于是可知《内经》之所谓肾，非即实地考验之肾，其物是，其名是，其用则非。《内经》谓十一、十二月冰复，人气在肾。又云：肾者，主蛰，其华在发，其充在骨，为阴中之少阴，通于冬气（其他不备举）。凡此皆非解剖所能明了，亦非由解剖而得，乃由四时推考而得者也。

不知五行生克之理，即本四时之生长化收藏而来，则求五行之说不可得。不知五藏气化，亦由四时之生长化收藏而来，则求五藏之说不可得。五行五藏不明了，则《内经》全书皆不明了，刻苦好学之士，只知其然，不知所以然。凡不知所以然勉强说法，必多误解，张隐庵之注释是也，下焉者，不耐探讨，妄拾程明道之言，谓气运之说，除非尧舜时五风十两始验，明道非医家，不料此语竟为后人口实。须知将气运之说抹去，则《内经》且无一字，不知彼一面口中尊《内经》，一面谓气运之说不可从者，对于《内经》之见解何如也？（下略）

慎轩按：此以《内经》所论之病理、生理等类，乃由四时推考而得，别具卓见，堪资研究，惟《内经》以水肿病由于肾，西医亦以肾脏为排泄体内水分之脏器，若有疾病而生障碍，则水分停滞，发生浮肿（见内科全书），于此可知中西之学理，亦有相通者也。

对祖国医学的贡献

先师恽铁樵对祖国医学的贡献

章巨膺口述　章沛时整理

恽铁樵先生（1878—1935），名树珏，江苏武进人，是辛亥革命以后到三十年代这一阶段中著名的中医学家。他不仅累积了极其丰富的临床经验，而且创建了卓越的理论学说，因而在当年享有崇高的声誉。

恽氏早年毕业于南洋公学、精词、章、诗、赋，通英文，曾提任商务印书馆《小说学报》主编，有声于文坛。恽氏因体羸多疾，子女又多不育，于是发愤钻研医学，熟读中医学历代名著。他又曾问业于当年伤寒名家汪莲石先生，因而对《内经》《伤寒论》等经典著作尤有心得。中年弃文行医，声名鹊起，行道二十余年，著作都廿余种，卓然成一家之言。当年文坛耆宿章太炎先生曾称："恽氏昔有南田之画，子居之文，今得铁樵之医，可称三绝矣。"先生曾创办中医函授学社，海内外遥从问业者千数百人，其学术思想有着极其深远的影响，对继承、发扬祖国医学遗产，作出了巨大的贡献。兹择要简介如下。

一、恽氏医学思想的特点

恽氏治医正值亥革命前后，当时政治、经济、文化无不受欧西日本的影响，医学自不例外。传统的中国医学已不能满足当时的需要，当年中西医之争，至为激烈。西医界激进的人士要排斥中医，废止中医，或主张废医存药，改造中医。中医界的保守者则高呼中医药有数千年的历史，要保存国粹。恽氏独抒创见，大声疾呼，力挽狂澜，谓"居今日而言医学改革，必须与西洋医学相周旋，所谓与西洋医学相周旋，初非舍己从人之谓，假使中医有演进之价值，必须吸收西医之长与之化合以产生'新中医'，是今后中医必循之道。现在西医中医既都有缺点，都未达到相当的美善境界，则应互相切磋，不应互相冲突。所谓缺点，就其深处言之，东西文化之演进不同，各有其长，亦各有其短；就浅处言之，西医治病，反乎自然，中医治病，少有标准，双方逐渐交换知识，可逐渐臻于美善"。这些话充分反映了恽氏对待祖国医学的科学态度。他主张"兴废继绝"，但反对"抱残守阙"，他提倡"发皇古义、融会新知"，对祖国医学抱有强烈的革新愿望。

恽氏热爱祖国医学，认为祖国医学是东方文化精粹的一部分，有其独特的理论体系。特别对《内经》《伤寒论》等经典著作，更深有研究，指出要继承发扬祖国医学，必须具备三个条件：其一是古文学的根基；其二是西洋医学的知识；其三是临床实践的经验。他的学术思想，正是这三者结合而成的。下列四端，可以反映其特点。

第一，全局观点，从整体观点看问题。这反映在他的治学态度不是就事论事，就文论文，而是从无事、无文处着眼，辩证论治，分析症情。不是见热象就用寒凉，见里实便予攻泻，而是全面分析，从整体出发。他常把弈棋作为诊病用药的比喻，要有全局观点。因此，反映在"辩证论治中"，他常能抓住要害，从全局出发下结论。这类治验在他的著作中是屡见不鲜的。

第二，分析表面现象，探索动向，从本质看问题。这就是恽氏畅发的《内经》"形能"学说。他认为察外形以知内变，从现象以求本质，是《内经》的精义所在。正常生理现象有生理的"形能"，患病以后则有病理的"形能"，内部看不到的病理活动是"病能"，外部表现出来的临床证象是"病形"，从"病形"推测"病能"，即是《内经》的"形能"学说。由于恽氏悉心在这方面观察研究，所以，在诊断疾病，估计发展预后，都能言必中的，洞见症结。由于他不是依靠症候群的罗列，而是从"形能"的理论去认识症候的本质；所以他常能在复杂的症候群中"见微知著""履霜坚冰"。在治疗中能"防微杜渐""曲突徙薪"。

第三，重视调动机体抗病之势，恽氏所谓"顺自然"。这种观点随处反映在恽氏著作中。他说："凡属症状，皆体工救护作用。例如咳嗽，本体工自然的反射动作，所以救护气道者。谓咳嗽是病。其实风寒入肺，咳以祛之，咳何尝是病。若风寒入肺，竟不能咳，乃真病矣"。所以，他主张用"宣肺疏风"之法，因这是顺体工自然抗病，是正确的治疗方法，若"润肺止咳"，乃逆体工的抗病趋势，便完全错误了。仲景《伤寒论·太阳病》曾三申五令地说，表邪未罢，不可攻下。恽氏亦认为这是体工救护作用在表，只能用表药。若阳明府证里实，则抗病之势集里，便当用攻下。这就是"因势利导"，"顺自然"的治疗。如果表证用下法，里证用表法，便是逆治，就与抗病之势相违了。这样就造成"药误"和"坏病"，纠正这些病情，就要"拨乱反正"，让"病邪"仍按体工正常自然的作用来排除。恽氏治疗麻疹的经验，最能反映这种思想。他说："体工于病时之救济功能，为吾侪治医者所不可不知者。大约病势缓，则此种救济功能最为有用，病躯所以能维持现状者，惟此种救济是赖……利用此救济功能以治病也。"

第四，重视气候、时令等自然条件、环境因素与疾病的关系。这种思想蓝本于《内经》"天人合一"的学说，恽氏则更予发挥。他说："《内经》以四时为本，全书皆以四时为说。"又说："《内经》全书以'善言天者，必有验于人'为前提。"又说："阴阳五行是用来说明人体与自然界气化的关系。"凡此，都是强调"人与自然"的重要关系。他对温病学说，亦以四时的概念来认识疾病。他说："热病，发热之病也。春丰风，夏主热，长夏主暑湿，秋主燥，冬主寒，是六气配四时之大略。因时定名，冬之热病谓之'伤寒'；春之热病谓之'风温'；夏至前之热病谓之'温病'；夏至后之热病谓之'暑温'；夏秋之交溽暑，其时以湿胜，当此之时患热病则为'湿温'；八、九月燥气主令，其时热病多半因于夏日受凉，'长气'无以应秋之'收气'，因而病热则为'伏暑'。此为根据四时以定病名之大纲。但日月五星之运行有岁差，其气候不能整齐划一，故有至而未至、未至而至之不同。如此则春之时亦有'伤寒'，至而未至也。冬之时亦有'温病'，未至而至也。因此，其病的变化遂不可究诘，但仔细考察，无论如何变化，竟不能逾此大纲。"恽氏这段论述，指出温病的外因，由于时令之不同，致病因子之不同（指风、寒、暑、湿、燥、火六淫）而所致的热病就不一样，这就是他分析疾病重视自然环境影响人体的典型例子。

二、对《内经》学说的认识

恽氏第一部中医著作为《群经见智录》，高度评价《内经》这部古典著作。他认为《内经》的精义很多，是祖国医学理论体系的中坚，必须努力学习，充分继承。他说："吾所以能知此者，十之四五得之《内经》，十之二三得之西国医籍，其余则由诊病阅历悉心体会而来。"这说明恽氏何等推重《内经》一书。他认为《内经》是纯粹的科学理论，是从整体观点解释病理的一种工具。《内经》所说的"天"，就是科学家研究的"天"，一部《内经》以四时为总骨干，全是"善言天者，必有验于人"的精神。他说："风、寒、暑、湿、燥、火，为天之六气，过当而能病人者，谓之六淫。六淫中人，五藏六府应之而病，病有种种不同。在人身，藏府地位不同；在气候，四时寒暖不同。就一年言之，有生、长、化、收、藏；就一生言之，有生、长、老、病、已；就一日言之，有黎明、日中、薄暮、夜半。据以上种种交互参合而言之，是为《内经》之大法。故《内经》之言五藏，是气候的五藏，是四时的五藏。"他又指出《内经》所言"揆度奇恒，道在于一，神转不回，回则不转，乃失其机，是全书的总纲。他解释说："恒，常也；奇，非常也。不病，人之常也；病，人之非常也。是即'奇'病也；'恒'，不病也。揆度奇恒，即审察其人病与不病也。揆度奇恒，其道奈何？曰：'道在于一。'一者何？曰：'天也'。天之意义若何？曰：'远矣！大矣！'……转为恒，回为奇，故奇恒回转，可为《内经》的总提纲。奇恒之道在于一，则一又为总纲之总纲。"恽氏这段论述，深得《内经》要领，把如何分析病情、辨证论治，如何找出规律，按照规律办事，提供了极为重要的思想方法。

恽氏又指出《内经》重视养生以预防疾病，亦是很重要的一个方面。他说："《内经》不仅谈医学，又研究养生之道，吾人苟不于此点注意，总不能得其要领，而收实在之效用也。《上古天真论》以'无为为乐，恬淡为训'，就此两语观之，可知《内经》之主旨既在治病，而又着重于养生以预防疾病。"这实际是是指出《内经》贯穿着"增强体质，预防疾病"的积极意义。

三、对《伤寒论》学说的发挥

恽氏在中医学术上，有很多创造性的理论，对《伤寒论》尤多独特的见解。他著有《伤寒论研究》《伤寒论辑义按》，颇多新义和发明。这里介绍他对《伤寒论》理论的发挥一则，总结《伤寒论》论热病四个主要的病理类型。

恽氏认为热病病理尽管千变万化，不外《内经》所说"阴胜则寒""阳胜则热""阳虚则寒""阴虚则热"四大类型，此四型一步深一步，可以概括一般热病的全局。他解释如下：

"何谓阴阳寒热？曰：'实者为阳，虚者为阴；实者属热，虚者属寒。'是故三阳皆热，三阴皆寒。问阳病有寒者乎？曰：'有之，在体工未起反射以御外感之前。'阴病有热者乎？曰：'有之，在藏器既乱，体工代偿救济之时。'故《内经》曰'阴胜则寒'，谓外寒侵袭躯体，毛窍洒淅恶寒；曰'阳胜则热'，谓体工集表驱逐外寒而发热；曰'阳虚则寒'，谓病之重心在里者，阴争于内，阳扰于外，汗出不止，体痛恶寒之寒；曰'阴虚则热'，谓体工互助之机能悉数败坏，躯体内蕴之热力毕露于外之热……"

"凡急性热病，初期发热与末期发热，有迥然不同者。初期之热，肌肉不削，津液不竭，涕泪汗溲，以药行之则行。末期则反是，种种治初期之方，施之末期，无一可以取效，非但不效，反足增病。例如口渴、唇十、舌燥，初期以凉药解之则解，末期非但不解，反增痞满。又如急病闭证，无涕泪者，以卧龙丹搐鼻则作嚏得开。若妄施之热病末期，则徒增其气促而已。他如初期热病，汗之而汗，攻之而便，分利之而溲。施之末期，无一而可。强发汗则失血，强攻下则息高。凡初期可以愈病方法，误用于末期，无一非促其生命者。所以然之故，就病之形能推测，急性热病为时愈久，则津液全消耗，而热力不消耗。病至末期，津液消耗殆尽，而热力反见增加。就外状观之，唇焦齿枯，舌干且萎。几此热状，正因津液减少之故。故古人于此下一定义曰：'阴阳互相承制'。又如患痨瘵者，色欲过度，辄骨蒸，其热从骨中出，此即所谓消耗热。健体何以不热，则因津液不竭之故。古人所谓'水不涵火'，亦是阴阳不能承制之义，其语可谓明显矣！惟津液耗竭，热象愈炽，故名此种热为'阴虚而热'。"

"读者须知：第一步之'阴胜则寒'，即伏第二步之'阳胜则热'，第二步之'阳胜则热'，正从第一步之'阴胜则寒'而来。'故曰：'阴胜则阳复'（阳胜则阴复非热病范围）。盖胜则必复，乃体工之良能。其少阴病之阴争于内，阳扰于外，至于亡阳者，乃第三步。盖体工之集表者失败于外，斯病邪之入里者猖獗于内，是为'阳虚则寒'。而第四步之'阴虚则热'，亦正从第三步之'阳虚则寒'而来。何以然？有第三步之寒，斯有第四步之热，乃经文'重寒则热'之理也'阴胜则寒，阳胜则热'，为浅一层病；'阳虚则寒，阴虚则热'，为深一层病。浅一层病，反射救济以气化；深一层病，反射救济以实质……第四步之'阴虚则热'，此热乃躯体所固有，与第二步之体工反射绝然不同。且影响所及，起反射者，无一非实质。故阴虚而热者，其唇舌绛如猪肝，遍身肌肤甲错，暵热无汗，喉部肿痛，津液全涸，面部鼻旁毛囊如刺猬，甚且男子则阳缩，女子则乳缩，如此其病在必死之数矣！《内经》所谓'入藏'即指此。'入藏'而不甚者可救；'入藏'而甚者不可救。故曰：'病人于藏者，半死半生也。'夫曰半死半生，初非约略之辞。盖同是入藏之病，仍有深浅难易。若以战事为喻，浅一层为病，比诸阵地交绥；深一层为病，比之攻城肉搏故《内经》又有'病温虚甚者死'之文……"

"既知阴虚而热之热，是实质起反射，专为救济阳虚之寒，是一寒一热实居对抗地位。今见为热，治以寒药，直接是增病邪之势力，间接是减本身之抵抗力。故阴虚而热者；以凉药治之，愈凉则愈热，若以热药治之，则适得其反，直接为减杀病邪之势力，间接为安绥本体之抗暴。故经文又曰：'若顺逆也，逆正顺也。'审是安得不治以热。此所谓治以热者，不是辛温。凡用辛温须未离第三步阳虚境界者方可。病至于'入藏'，虽深明从治之理，亦只得半之数，难在衡量毫厘分际之间，其不愈乃衡量未确之故，非医理背谬之咎也。"

"'阴胜则寒，'是麻桂证。'阳胜则热'，是白虎证。'阳虚则寒'，是附子证。'阴虚则热'，则治法甚难，若有三种：其一，以热治热。伤寒末传，舌苔干枯作赭石色，如荔子壳，肌肤润而自利，神志不安详，反侧都无所可，或者叉手自冒，此即所谓阴躁，其脉则硬而数，乃真寒假热也。当用大剂温药，阳回则阴随之，是即所谓从治。虽舌色干枯，得温反润，脉硬者转和，方药炙甘草汤、附子地黄汤是也。脉硬，为阴躁必具条件，否则非是。舌苔枯如荔子壳，亦必具条件，不过有微甚之辨，甚者易知，微者难晓，是在阅历。第二种不限定伤寒，有肌肤暵燥，或自汗盗汗，舌干绛如猪肝者，不可温，亦不可寒，寒则躁愈甚，温则阴不能养而动血，东垣所谓甘温能除大热者是也。在温病用甘凉可愈十之六七，伤寒则都死。第三种暑温证末传阴虚而热，此却与伤寒异治，当以甘凉，若误用附子，必面色晦败，头汗发润，气喘发肿而死。"

恽氏这些理论，不但阐明一般热病过程中的病机，更发挥"辛温解表、辛凉清热、甘凉养阴和甘温除热"等治法的理论，同时又论证了《内经》"微甚逆从"之精义。

四、对温病学说的研究

恽氏对于温病学说颇多创见，首先他根据《内经》四时定名的法则，确定伤寒、温病的名义，已于"学术思想特点""对《内经》学说的认识"两节中言之。其次他根据《伤寒论》"太阳病，或已发热，或未发热，必恶寒，体痛呕逆，脉阴阳俱紧者，名为伤寒。""太阳病，发热而渴，不恶寒者，为温病。"之文，直截了当的指出这就是伤寒、温病的区别点。另外他又把温病分为两类：一是伤寒系之温病；一是非伤寒系之温病。这个论点，是以时与地来分别的。以时令来说，若在春天气候温暖节令，或虽在冬天而有非时的淫暖而病发热，则必为温病。以地区来说，若在山岭高原地区，所有热病，多属伤寒。若在近海岸如江浙一带，所有热病，多属温病。这是他根据王叔和"伤寒叙例"之言："土地温凉高下不同，物性刚柔飧居亦异，是故黄帝兴四方之问，岐伯举四治之能，以训后贤，开其未悟者，临病之工，宜须两审也。"这类温病，还是属于外感风寒而来的，故称它为伤寒系的温病。所谓非伤寒系的温病，他以《伤寒论》"痉、湿、暍"当之。《伤寒论·辨痉湿暍病脉证第四》说："伤寒所致太阳病，痉湿暍三种宜应别论，以为与伤寒相似。"恽氏认为所谓相似，因其病都发热；痉相当于流行性脑膜炎，湿系湿温，暍乃暑温。此三者，病理不同于上述之温病，故称它为非伤寒系之温病。其实是观察到温病成因的复杂性。

恽氏又根据《内经》"先夏至日为病温，后夏至日为病暑"之文，认为前者即"风温"，后者即"暑温"。他认为"热病以时令来定名，最合真确的标准。以伤寒与暑温来言，冬气通于肾，伤寒为肾病；夏气通于心，暑温为心病。热病初期只治府，不治藏。肾之府为膀胱，足太阳也。心之府为小肠，手太阳也。故同是发热，冬之伤寒，以发汗解肌为主；夏之暑温，则以利小便为主。足太阳之邪可从肌表解，手太阳之邪可从溲溺解。《内经》所谓心邪从小肠泻也。以故暑温即使无汗亦用香薷，得汗之后，即当注意利小便。伤寒之特效药是麻、桂、青龙诸汤。暑温之特效药是六一散、甘露消毒丹等方。病与伤寒不同，药亦完全与伤寒不同，就方药之效力，执果溯因，亦可知伤寒温病之有属足经、手经之辨。"所谓手经、足经，乃古人术语，其涵义即上文以时令、地区来区分之意。恽氏这种对温病的分证概念，主要认为伤寒病在足经，故可用重药；温病病在手经，则只宜轻药。当然这是大体的情况。

五、对脉学的态度

祖国医学在脉学诊断方面，有其悠久的历史和丰富的经验，但是它毕竟是中医传统四诊望、闻、问、切中的一部份，应该全面考虑、综合分析，不能过分强调，更不能据此卖弄、夸大而神化之。这是对待脉学至关重要的态度问题，亦正是恽氏对待脉学的客观态度。可是长期以来，"凭脉断证"的错误观念，一直没有纠正。甚至有什么《三指禅》，把切脉作为中医诊病的独特之秘。在恽氏所处的年代里，目击时弊，颇为痛心，乃著《脉学发微》一书，大声疾呼，认为切脉必须首先讲脉搏以外极明显的事——病证。他说："脉搏为人身血管之跳动，切脉凭医者指端之触觉；症证不同，脉动亦不同。脉动之不同，乃根于病证之不同。脉学之真正意义，是辨别不同之脉搏，以推测不同之病证；由不同之病证，以理会不同之脉搏。而其所以能辨别脉搏，则全赖训练指端之触觉。准此以谈，则切脉之步骤如下：第一，当认定切脉动之触觉是脉学，弗误认脉动之名词就是脉学。第二，当先知症证吉凶祸福之大略，本种种不同之病证，合之吾人触觉所得的种种脉动，勿妄谈脉的名词，以推测病证。第三，以所研求而知之脉象，合以所见之病证，参互错综，以推断病之缓急浅深，切勿误认脉学是推测疾病惟一的工具。"这段话充分反映了恽氏对待脉学的态度。恽氏强调先要讲脉外极明显的事。他说："脉是看不见的，凭着三个指头去摸，你摸着的，心里以为这是弦脉，换一个人去摸，他心里以为这是滑脉，归根大家以意会之，究竟是弦是滑，好比春天听着布谷鸟。甲说是脱却布袄，乙说是得过且过，丙说是不如归去，毕竟鸟声只是一种，并没有三种，然而人类的耳聪是一样的，何以会听出三种不同来，这就是以意会之的不是了……莫说脉学是说不清楚，画不出来，古书所说，不能懂得，而且有无止境的奥妙，就算种种困难都能减少，就算写书的人有生花妙笔，说得活现，就算读书的人聪明万分，十分了解，毕竟还是空空洞洞，无形无质，无臭无声……所以鄙人先从有凭有据的地方认定死活，然后逐层推敲。有凭有据，可以判别死活，而又不是脉象，倒底是什么东西？答道，是病形。怎样的病形可辨死活？答道：有四大纲，脉居其一。除去脉象，尚有三纲，每纲分目共数十事，数十样是必死的，数十样是危险的，一望可知，了然明白。那四纲乃是色泽、呼吸、脉搏，规矩权衡……吾不先言脉而言病状，使学者就可见之症象，以测病之深浅险夷。为法至便，为效至良。然吾之为此，乃为学者创造一种治脉学之工具，非为治脉学者辟速成之捷径而设也。抑吾尤有说者，世人往往以脉学必须从师，而非笔述所能济事为疑，岂知从师之下，还须实习。世俗所谓临证，开方子耳，充其量，不过知其师习用之方而止，安能知所谓脉哉！至于毕业之后，挂牌应诊，实际上乃是实习之时，此时而实习，实苦其不早，且表面为行医，里面乃以病者供吾实习。若能于求学时代，先为人诊脉，从种种不同症状，以理会种种不同脉象，领悟自易。中医果能继续存在，十年之后，吾之方法当为治医者所公认，而莫之能易也。所谓就研求所得之脉象，合之所见之病证，参互错综，以推断病之吉凶深浅，此实《内经》之法。"恽氏这段论述，在当时中医界是没有人敢讲的，但他毫不在意，实事求是地阐述了他的观点，为后世治脉学者指出了正确的途径。

恽氏论脉，还有一个特色，就是借助西国医学的理论来解释脉象。他说："西国学说，可以与中国医学互证而相得益彰者，随处皆是。而血行循环之理，可以证明脉学，为益尤多。"他指出："研究脉象，须先有几种基本观念：脉何故动？为血行也。脉动所以使血行，非因血行而脉动，此其一。何以能动？为心动也。脉之原动力在心，心藏跳动，脉随之而动，脉非能自动也，此其二。脉管壁有神经纤维，此神经能使血管弛张与收缩，其原动力在脑，脑为知识所从出，因脉管有神经，遍身脉管皆受脑之支配，此其三。脉管壁之神经，其重要职司在调节血行，而此神经却借血为之养，神经得血则缓软，先血则拘急，此其四。病若在躯壳，则脉之搏动，其地位恒充于皮层；病若在藏府，则脉之搏动地位，恒似乎附骨，此其五。脉管之壁膜有弹力，血在脉管中，分量恒微溢于脉管之所能容，盖必如此，然后其势力乃能直达于微丝血管，此其六。明此六者，合之病证，以言脉象，则胸中有物，指下不惑，言下无疑，可以自喻，亦可以喻人。叔和《脉经》、《濒湖脉学》，皆徒乱人意耳！"恽氏在其所处的年代里，能首倡"结合新知、勤求古训"来发扬祖国医学，确是一件了不起的创新行动。

六、对儿科的经验

恽氏在儿科方面，特有心得，他在所著《保赤新书》中有如下一段话："病之最普通习见而为吾侪所当提前研究者，无过于伤寒、温病，其次即为幼科，此而不明，不足以为医。此而既明，则凡病皆头头是道……吾初意以为治伤寒既通，则凡病可以尽通，古人亦多持此说者，继乃知其不然。盖伤寒之法，可以贯彻各种急性内科病，伤寒之理，且可以贯彻各种慢性内科病，然独不可以概括儿科。儿科盖别有蹊径，苟不专精研究，则治法鲜有能取效者。"综观其全部著作，对儿科疾病的观察、讨论、心得、治验特别丰富，说明恽氏在这方面深有研究。这里略举三点，以见其例。

第一，强调望诊，重视实验，细心观察儿病特有之征象。例如对小儿囟门的检查特别注意。他说："检查囟门，专指三岁以内小儿而言。凡诊婴儿，当先视其囟门，囟不可陷，陷下如碟子者危。与此并见者有三证：一为口糜（即鹅口）。舌根及上颚有白腐，轻者仅数白点，重者满口皆白。二为目眶陷。面部肌肉无变；惟目上帘眼眶骨之内，陷下成弧形线者是。盖不病时，无论其人若何之瘠，此处却有肉。病时虽颊肉毫不瘦削，独此处无肉，似仅剩薄皮包裹目珠。三为泄泻清水。凡见囟陷，则此三证必兼见一二，如此者皆危候。"又如对小儿颅骨的检查，他说："凡诊小儿之未满三岁者，当视其颅。颅骨当不大不小而圆整，为合于规矩权衡。若巨大过当，便须问其向来如此抑或病中增大，因小儿患病热入脑而头大者，中医籍谓之解颅，西医籍谓之脑水肿，其头可逐日增大至于三倍四倍，虽不速死，无治法。又当注意其圆整与否？若有一块突起，他处一块却低陷，亦无治法。"此外对小儿面部鼻旁唇周的是否色青，有无气急鼻扇，以及小儿惊厥的先兆，惊厥的表现等等，认为都是儿科检查观察的重要内容。他反对看指纹以诊断疾病。他说："有些医生讲究看指纹，那是靠不住的。何以言之，指纹是皮肤下浅在静脉，妄将食指三节定风关、气关、命关、又定紫、红、青、黑、白五色，又定分枝不分枝，纹向里弯向外弯等，每一种指纹，妄定一种病名，委实痴人说梦。余留心多年，未能证验，故指纹之说，全非事实。"

第二，治疗麻疹有独到的经验。恽氏对于麻疹的治疗，可以说完全是运用《伤寒论》的理、法、方、药。病宜表散，宗《伤寒论》之法；病忌攻下，守《伤寒论》之禁。他提出麻疹的病理只病三阳，麻疹的治疗主在透发。总的概念是：认为邪机集于肺胃，以宣肺、发表、解肌、透疹为治疗的根本原则。基本法则有三个步骤：初期宣肺疏表，中期解肌透疹，后期养阴清化。恽氏特别强调治疗必须顺机体抗病的本能，因势利导。麻诊透发以面部疹点稠密，尤以两颊及鼻旁人王部畅透红润为顺利，这是邪毒出于阳分、表分，为顺证、轻证；若面部不见疹点，甚至面白，为邪机内陷，必将引起种种变证，为重证、逆证。只要认清这个形势，治疗不失其机，病无有不愈的。恽氏又认为麻疹的顺证、轻证，赖人体自然抗病本能，不药也可自愈。用药就在乎重证而使之轻，逆证而使之顺。因此，主重"因势利导""拨乱反正"八个字。人体抗病趋势向外，助其透表，就是"因势利导"。邪机不达表而内陷，使之达表，就是"拨乱反正。"恽氏坚决反对二事：一为用保赤散类泻药，认为是犯《伤寒论》太阳病误下之禁；一为用石斛养阴，认为甘凉能抑遏邪机。两者都是违反病机形势，与生理抗病本能为难。但恽氏亦指出麻疹未尽透达而邪化燥热，有见舌干津伤者，却宜鲜生地。盖生地能清血中亢热，增加津液，似与石斛相类而实际效果则不一样。恽氏还总结麻疹初期三个逆证：一气急鼻扇；二面白唇青；三大便泄泻。气急鼻扇为邪毒蕴于肺，面白唇青为热毒内攻，大便泄泻为邪机下陷。三者之中以邪机下陷最为严重，因为邪机一下陷，邪毒就不从皮肤宣泄，疹点就发不出，或发得很少，或已经见到的疹点忽然隐没，这样病情必定剧变，出现种种危证。救逆的办法，还是根据《伤寒论》用药的原则，宣肺、疏风、发表、解肌，唯邪机下陷的治法须举陷提升。恽氏特别赏用葛根一药，认为葛根性升，辛凉透达，是麻疹必用之药。还主张与柴胡同用，因既能解肌退热，又能升举下陷之邪。他还推广应用芫荽菜泡汤外熨人王部的外治方法，对透疹有帮助。

第三，治疗小儿惊风的经验。恽氏有三大特点：（1）对惊风前兆的观察非常细致。他说："凡小儿发热，热壮，寐中惊跳者，咬牙者，手指自动者；口唇鼻旁青色者；唇干绛，面色青，手指冷者；啼无泪者；目光异常者；皆真惊风之朕兆。"此外，他还观察到"咂嘴（唇常动如尝物辨味状）""弄舌（常以舌尖舔唇状）""手握有力""食指与拇指相附着""握拳，拇指出于中指食指之间""手指瞤动"等为将作惊的早期征象。对眼睛的观察，亦特别注意。他说："惟眸子总有异征，不是目光无神，即是瞳孔互异。所谓目光无神者，并非眊而不明，乃运转不甚灵活之谓。所谓瞳孔互异者，亦非眼孔有大小之谓，乃两黑珠之位置不作一直线，两眼恒微歧。"（2）对"惊风"能与"流行性脑脊髓膜炎"（以下简称"流脑"）一病鉴别出来。恽氏说："流行性脑脊髓膜炎与惊风相同之处，惊风抽搐神昏，流脑亦抽搐神昏；惊风阵发，流脑初起亦阵发。其不同之点：流脑为流行性，同时同地同病者可数十百人。惊风则非流行性。惊风限于婴儿，三岁以前最多，三岁以后较少，八岁以后更少。流脑则无论童稚成人或老人皆能患之。流脑之症状，初期目赤、头痛、后脑酸痛、颈项反折。其发热甚者，浑身振振动摇。凡此皆非惊风所有。惊风阵发，当其定时，神色甚安详。流脑则烦躁、骨楚、头痛、脘闷、泛恶等症错杂而见；其在末期，不但项反折，脚亦踡，诘语奇多，不但诘语，且号叫，凡此皆为惊风所无。"（3）对惊风的治疗有创造发明，而且亦能用以治流脑。恽氏自制"安脑丸"，是治小儿惊风有名的经验效方。他说："安脑丸为鄙人创获之方，根据平日读《伤寒论》《千金方》《药证直决》三书之心得，证以实地经验，斟酌成方，用以治惊风及脑证，效果之良，迥出他药之上。"据其《论医集》所记录的临床治验，确有治疗流脑的功效。恽氏在介绍用法中写道："小孩发热，指头自动，寐中惊跳，唇红而干，口渴无泪，服丸半粒，薄荷一钱煎汤化服。手脚抽搐，两目上视，角弓反张，其发作阵一日二三次，发作时面青，种种恶候并见；不发时，略如平常无病光景。此是惊风已成，不必慌乱，俟其发过，用薄荷一钱、酒炒龙胆草二分，煎汤二三羹匙，用此丸一粒化服即安。隔六小时再服一粒，仍用薄荷、龙胆草煎汤化服，即不再发。惊风最利害者，一天可发二三十次，亦只有照样煎服，无有不愈。有一种惊，发作时手脚痉挛抽搐，面色发青，两目上视；不发作时，面色不变，目光不正，两眸或微斗，或一眼向前，一眼旁视。此是病邪已入脑之据，而且兼虚，病情较深，切勿乱药，各种发汗攻积方法，只能添病，不能愈病，只有此丸非常灵验。服法用归身一钱、细生地一钱、清炙草四分、酒炒龙胆草二分为一服，煎汤取药三羹匙，将此丸一粒化开，灌入病儿口中，再将余药徐徐灌入，抚之安眠，不可惊动。三小时后，再服一次，第三次须隔六小时。这样共服药三服，丸三粒，便能霍然。"后文又有治殷楚记小孩患流脑之记录："殷楚记小孩，八岁，病由发热惊风转变而来，颈项反折，头后脑与背相附着，其颈之弯曲如黄瓜，病二十余日，颈弯曲六日不变不动，百药不效。病孩之父声言不惜财，不责备医生，但愿有法。吾乃以重金修合药丸六十余粒，每六小时服药一粒。两粒后，其颈项觉酸，头仰得减，知已中病，继续再进，仅六粒而头仰全除。"当年尚无磺胺类药物及各种抗生素，能有如此特效，委实惊人。先父与顾雨时世伯亦有同样的验案，说明本方确有一定的治疗价值。其方药的组成如下：

金钱白花蛇（六条去头，隔纸烘研筛）

全蝎三钱　白附子一钱五分　薄荷三钱　麝香一钱　天麻三钱　川生乌二钱麻黄二两　犀黄一钱半　梅片三钱　明雄二两　独活五钱

上药用陈酒熬膏，制丸如绿豆大。如无金钱白花蛇，可代以真蕲蛇，用量约须六钱。

此外，恽氏在治疗小儿惊风中，尚有两条重要的经验：第一是用"虫药"熄风镇痉，如僵蚕、蕲蛇、全蝎、蜈蚣等。认为能弛缓神经，制止抽搐，可用于惊风已成之倾。第二是用龙胆草，苦降能泻肝胆之热。增药效协川连同用，防克伐配当归、生地。每剂用龙胆草仅二三分，药力不够，则再进一剂，认为是"惊风""脑证"重要之药。

七、用药的心得体会

恽氏在用药方面，有很多独到的经验，特别对《伤寒论》的用药范围更有心得。他反对用僻药，对"浅人炫异，喜用不经见之药以为能"大加抨击。他强调要好好研究古人的经验实录，"凡药物用以治病，其效用如何？利害如何？皆当洞彻中边"。对今后如何研究中药，提出三点建议：（1）重视中药的采取炮制，亦就是药物的来源、制备，规格必求统一标准，要有专业中药人员司其事。（2）中药的主治适应证，要把中药与中医的理论结合研究，不能废医存药。他说："不难于某病之用某药，难在于某病至某候宜用某药，某病兼某症时不宜用某药。"这就是要结合中医理论研究的问题。（3）中医一定要懂得中药，不仅懂得其性能，还当兼治生药学，要扩大中药种植，组织药源。这三点建议，至今仍有指导意义。现举述他阴证用附子、阳明府证用大黄、风病用虫药三方面的经验。

（一）阴证用附子

阴证用附子，道理上很简单，但用起来就不简单，因为若何是阴证，往往把握不住，因此，恽氏首先提出阳证与阴证的标准。他指出阳证出汗肌肤必热；阴证出汗肌肤则凉。阳证厥逆，初见指尖凉，人王部隐青，面赤而亮；阴证厥逆，手腕背冷，初不面赤，到戴阳乃赤，人王部不隐青，头必汗出。阳证烦躁，谵语有力，面赤，舌红绛，汗多，渴饮，脉滑；阴证烦躁，郑声无力，肢凉，脉沉微。恽氏认为这些都是辨别阴证、阳证的要点。在阳证、阴证错杂互见时，他指出应以阴证为重。如病人见肌肤津润、郑声、踡卧、额凉、肢冷、脉迟缓沉软，都是阴证，即使同时见目赤、舌焦等等，切不可误认为阳证。他又认为戴北山"通体见有余，一处见不足，从阴证治"一语，颇为扼要。这些都是辨证的紧要关头。

恽氏对阴证的另一特征——自利完谷，认为亦是用附子的适应证。他指出所下如其所食，绝不消化，且杂以黑水，即俗称漏底，宜急用附子。药后能得醋眠，全身阳和之气复，膀胱气化得行，小溲长，漏即止，此在生理形能上归属于伸此绌彼之理。同时指出，得附子回阳之后，若见舌干、恶热、面赤、谵语、数日甚至十余日不大便，漏底之阴证一变而为府实之阳证，谓之"中阴溜府"。盖阴证用附子，所以引病从阴转阳，阴为脏，阳为府，故曰"中阴溜府"。此种府证，有可用黄龙汤下的，有宣用半硫丸下的。

此外，恽氏在少阴病理中、四逆辈证之外，更在色脉方面指出阴证垂危的特征，作为急用附子的依据。如：

1. 辨脉

"脉硬有汗"是特征。脉紧无汗，为寒邪在表，属太阳证。脉紧甚至脉硬而反汗出，乃少阴亡阳危证（少阴病一般脉沉微细，若脉紧而硬，病更危重）。

2. 辨舌

"舌色干枯"是特征。舌色干枯如荔子壳，色紫棕，为劫津状，为肾阳不能上承，不同于阳证热盛津液受劫的舌色干绛，参合证状，可断为阴证。

3. 辨证

"肌肤津润"是特征。舌苔劫津，同时并见四肢冷、头汗出、肌津润为阴证。阳证劫津，肌肤干燥无汗；阴证劫律，肌肤津润汗出，明显可辨。

恽氏认为附子固然可以挽回少阴病的危局，"然限于脉不乱、面部不肿、气不急、头汗未至发润之候。此四证有其一即属难治，有其二便属不治。所以然者，以附子温肾回阳，必须内在的"活力"不竭，然后有通假泡注之可能。以上四者，见其二，即是"活力"已竭之证，人力不能回天也"因此，他在临床上特别注意亡阳的病机，指出由浅渐深有四步：最初，手腕之背面先冷；进而汗出，手腕肤凉，全手皆冷；再进而四逆，手冷过肘，足冷过漆；最后，体温外散，肌肤冷，涣汗出。第一步为亡阳之机兆，第二步为亡阳之的证，用附子最有疗效。至第三步，亡阳已临危机，急进附子，犹可望机转。若入第四步，则用附子的时机已失，就难望挽回了。

（二）阳明府证用大黄

治中医者，都知阳明府证用大黄，但如何掌握分寸，恰到好处，恽氏有丰富的经验。其《论药集》中说："大黄下积，用之当，乃效。若服之大便不行，即是误服，内部必伤。时医用二三钱，见无大便，以为药力未及够，大谬也。吾尝治极重之阳明府证两人，其一为三十余岁妇人，所见满屋皆鬼，用大承气大黄一钱半，分二次服，药后鬼魅全消。其二为一小孩，脉伏、耳聋、昏不知人、伏枕作叩头状，如此者三日夜，满舌厚腻灰苔。余视其动而不静，合之舌苔，断为阳明府证，予大承气，大黄亦一钱半，顿服，遂得安寐，翌日下宿粪半圈桶。然后知大黄不得过一钱半，又此药得甘草则缓，得芒硝则悍，其悍猛与否，不在分量而在副药。三承气皆下肠积，肠无积，不得用大黄，盖此物药位在肠。积是否在肠，辨之之法如下：舌苔黄者为积在肠，然但云黄，尚不足以明其分际，须黄厚微润者为可攻之候。若燥甚，则胃肠两部均无液，漫然攻之，必创其内部，此其重心在胃燥热，不是肠中矢燥，矢燥舌苔不一定燥。前所述之小孩，舌苔灰厚腻润，是承气证苔不必黄。若乾黄苔紧砌舌面，如一层薄漆，此是虚证，当补不当攻，攻之则死。更有黄厚苔带黑，其厚非常，如锅焦状，是胃败不救证。所谓舌苔大虚之盛候也。辨舌之外，更须辨之以证：绕脐痛其一；转矢气其二；拒按其三；手足汗出其四。凡此皆属燥矢已结，为可以攻下之证据。虽自利粪水，亦属热结可攻之候。"恽氏这段论述，可以概见其辨证谨严，掌握用药之分寸，精细入微。

（三）风病用虫药

风病用虫药，恽氏有独到的经验。凡小儿惊厥，成人风病有神经系统症状者，恽氏认为虫药都能发挥疗效。他说："凡全蝎、蜈蚣、僵蚕、蕲蛇、虎睛，乃弛缓神经之正药。抽搐、拘挛、撮口、直视，得药可以制止。而此数种虫药，亦有等级。蜈蚣最猛，全蝎最平。有用全蝎、蝎尾不能制止之风，用蜈蚣则无有不止者。然亦有宜有不宜。惊风以撮口为最酷烈，非蜈蚣不能取效。寻常抽搐，则全蝎足以济事，不宜蜈蚣也。蜈蚣之所以不宜，正为其性太猛悍耳。此药服后，眼鼻觉干燥异常。神经赖血为养，血行则赖神经调节，二者有互助作用，故弛缓神经，不宜燥血。今服蜈蚣而眼鼻俱干，是蜈蚣能令血燥也。一方面弛缓神经，一方面令血化燥，则血既燥之后，神经失养，纵欲弛缓之，不可得矣。故蜈蚣之熄风，乃不得已而偶一用之。若全蝎则较平和，僵蚕次之。蕲蛇亚于全蝎，少用无效，多用味腥，令人作呕……古人治风，常兼养血，丹溪、河间、景岳、石顽均有此议，此盖从病能上经验得之，故治成人风懿必须当归、生地等药为佐，且须重用也。蜈蚣固燥血，各种虫药殆无不燥血，不过有等差尔，故最好用当归、地黄等煎汤下药。"按虫药治惊治风，是中医之特长，恽氏对此则更有丰富的经验，前节小儿惊厥之用安脑丸，亦是虫药组方，实有进一步研究的价值。

八、临床实践中的一些心得

恽氏治医，精研理论，重视实践，主张从实践中认识理论，再以理论去指导实践。他在《脉学发微》中如下一段话："鄙人尝谓学医既成之后，诊病即是读书。何以言之，因既有根底，观病躯形能之变化，即可以悟体工之交互作用。诊一习见之病，犹之温熟书一章；诊一不经见之病，犹之读奇书一篇，此非以病人供吾试验之谓，犹之教学相长，非损学生以益教习之谓。循此道以往，确能进步至于无穷。"这除了说明恽氏治学的态度外，足证他在临床实践中的心得，决不是纸上谈兵。兹摘录几则，以见恽氏辨证论治的精细入微。

（一）表证与表药

表证为发热、为形寒、为头痛、为骨楚、为脉浮、为舌苔如常人、为口味谈。表药为麻黄、为葛根、为豆豉、为荆芥、为防风、为藁本、为蔓荆子、为秦艽、为羌活、为桂枝、为香薷、为浮萍。

表证较为简单，所谓太阳证。若表方则繁复矣。方有副药，副必有的；苟无兼证，即无副药。病鲜有无兼证者，兼证即不限于表证，故谓表方繁复。例如麻黄为表药，有麻黄之方为表方，麻杏石甘、大青龙则证兼里热、方兼清凉作用也；麻黄附子细辛汤则证兼里寒、方兼温化作用也。是一表字而兼有其他几字，则其变化不可胜极。

兼证为副证，副证固无定，原非印板文字。然副证之于主证，皆有线索可寻，皆有连带关系。绝非偶然相值者比。例如麻杏石甘汤，麻黄所以治太阳，而石膏则所以治阳明。太阳为表层，有无太阳证，以恶寒、不恶寒为辨。麻黄所以治表实，石膏所以治里热，是故有表实之太阳证，复有胃热液干之阳明证，以麻杏石甘治之。其效如响。药之主副，从病之主副，若副药不合，则主药亦不能取效也。

（二）以舌苔辨虚实

辨病之虚实，莫切要于辨舌。舌色无论燥润黄白，其鲜明如锦者，大虚之候也。黄苔为积，黄苔而薄砌舌面者虚也。苔黄厚，松浮有孔，色微带黑，其质如青苔、如海绒者，胃肠已败也。黄苔薄砌不匀者，大虚也。舌苔如常人，质红，其中央有较红之处，其处若无味蕾者，为虚之朕兆。若一块无味蕾，余处有味蕾，其无味蕾之处如去皮之鸭舌，如猪腰，此消化吸收都不健全，当然是积弱之据，虽或见有余之证，都是假象。

（三）寒热虚实两极相似

寒热虚实两极相似，为医者不可不知之紧要关目，王冰谓大虚有盛候，李东桓谓甘温能治大热，即是指此。所谓甘温，灸甘草汤之类是也。大热，少阴阳越之证等等是也。然大虚之盛候，不仅指寒与热。诊病以脉、以色、以舌、以呼吸，此四者为中医诊断上最重要之事，而此四者均有大虚之盛候。例如脉溢出寸口，为上盛下虚，其人必肝旺头痛气逆。然此未必是大虚，因头眩气逆之证，有时可以用龙骨镇之，沉香降之，凡可以用此等药之病，皆非真大虚证也。若脉溢出寸口直至掌心，乃真大虚证。吾曾两次见此脉，皆从攻下后见之，补之恐已不及，若认脉溢为实，从《内经》高者抑之之例，必速其死矣。须知脉至掌心，即是败证。仲景仅言下后息高者死，然脉溢决不比息高为轻，实可补古人所未言也。面色自以枯萎者为虚，红润者为健体，然戴阳则虚甚而反见红润之色，又肺肾病有至死而颜色美好者，《外台》谓之桃花疰。乃年来所见之肺结核病，多有病至垂危而颊肉不消颜色美好者，皆大虚之盛候也。舌苔自以有苔为实，光剥为虚。乃有一种舌苔，黄厚异常，而其他见证则盗汗、气喘等恶候极为显著。此种舌苔看似阳明，其实是劫津败象，已在不可救药之列，亦可谓舌苔之大虚盛候也。至于呼吸息高等等，尽人知为险证，固不必由虚实为辨别，惟有通常见惯之一种冲气上逆证，医者不察，用旋复代赭镇压，反应立起，本不气喘，反而喘满，亦可谓大虚之盛候。按旋复代赭为刚剂，凡虚证皆不任刚剂，而此种冲气上逆，足以惑人，是亦虚证之盛候也。

（四）论上下病候

上下两字，于诊断治疗上有甚大价值，例如脑证之用龙胆草，即是其例。《内经》"高者抑之，陷者举之。"皆上下两字范畴中事也。陷者举之，如气虚下坠之用补中益气汤；高者抑之，如肝阳头眩之用龙骨、石决明。皆上下两字范畴内之甚显著者。然仅云抑之举之，似甚简单，实际治病却无有如此简单者，简则不效。肝阳之所以眩，由于热，热则上行，镇压所以抑其上行，然不清其热则不效。故镇压之品为主药，必须有清热之药为副药。祖方中如乌梅丸之温凉并用，大柴胡之升降并用，皆足为吾侪取法，惟当师其意，不必泥其迹耳。

九、典型医案举例

恽氏著有《临证笔记》一书，记录临床治案，详尽精细，读之如亲临其境。其辨证之谨严，用药之有真知灼见，尤足为后人取法。兹节录两则，以印证前所介绍之论述。

（一）王君依仁病伤寒用附子案

王君依仁，丁甘仁君之门人也。由甘仁之世兄仲英延诊。病可两候，发热有汗不解，曾吐血，气急，脉带硬，自言夹阴，曾用麝香鸽子，问曾服泻药否，曰：无之。脉硬发热，最惧气急，因脉硬为无阳。气急则大有出入，若曾服泻药，是下后息高不治。下后息高所以不治者，为不当下而下，藏气乱，故使气急。王之气急，固不甚剧，若是藏气乱，则当以次增剧。又问吐血如何症状，则言旧有此病，近日固未发。视前方，大半凉药。病人自始小腹不痛。余思虽非夹阴，却是肾虚之体。夹阴指房后受凉而言，则小腹必痛，寒在下，药力不及，当用麝香鸽子。不痛而用麝，反嫌虚虚，是当从治，以附子补火无疑。因用附子一钱半，佐以归、芍、甘草，以护其阴。处方既毕，仲英乃示我以乃翁之方，则附子八分、参须八分，他佐药今已不复省忆。余曰：此与拙方用意略同，不过分量较轻耳。仲英谓病家见是附子不敢服，故延阁下。余曰：既尊大人已处方，自当即服，犹且犹豫，则拙方更不敢服矣。仲英谓家严今日往苏州诊病，彼等恐无以善后，故不敢服，今请君负责，吾当力主服尊方。余曰：诺。时为上午十一时，乃辞去。傍晚五时许，至丁氏医寓，仲英出未归，余乃购小食。食顷，仲英来，一见即叹曰：王依仁已矣。余曰：何如？曰：殆已绝望。余曰：既未死，请姑言病状。曰：已昏不知人，且动风。余沉吟为间曰：嘻！是不可以不往。仲英似惊怖余言，曰：若敢往乎？余曰：如此时不即往，其人乃真死矣！仲英亦神王，曰：然则吾当陪君一行，即驰车去。抵王寓门间，陈冥器，纸制肩舆一，纸制包车一，其家人方燃火也，仲英牵余衣角，余曰：是不死，当速入。入则室中无虑数十人，余挤至病榻前，则帐帏已撤去，病人仰卧，口中狂呼如唱歌，数女人执其手。余不暇他顾，急从人丛中伸手按其脉，脉则缓软，因摇手止彼等勿哭叫。且曰：是决能安全，倘有不测，惟我是问。众闻言皆愕眙。余且诊脉且语众曰：室中宜静，人宜少，须臾当得寐，再两时可神志清楚，谈话如常人。众将信将疑。余不复申辩，就医室中坐，与仲英谈话，询知其尊人尚未归。因问曾延某君否？曰：彼于五时曾来。问服其方否？曰：尚未。余曰：险哉！余之疾驰而来，正为此也。仲英曰：是诚怪事，君未见其方，何以知不可服？余笑曰：彼所开之药方，第一味当为羚羊角四分，倘以测有误，余此来为多事矣。即有人启抽屉出其方，其首列之药，果为羚羊片八分也，余曰：何如？众乃相顾而嘻。余因言羚羊不可服之理。谈可一时许，病者神志已清。诊脉之顷，问答如平人，且自言遍身舒适。从此平剂调理渐愈。翌年遇于友人席上，壮健过于未病时，血症竟不复作。此病所以用附子，其标准在脉硬而有汗。凡有汗者，脉当缓，纵不缓，亦不硬，硬却是阴证。至其手脚痉挛而发狂，乃上热下寒。药本当冷服，避去上焦之热，因事先未虑及此。习惯药皆热服，热迂热，遂起剧变。然毕竟是瞑眩，不是药误。故表面虽发狂，里面已阳回，脉之硬者转为缓和。附子之性，辛温而下降，热既下行，浮火自敛，药力达于下焦，其狂自止。

（二）金姓妇热病用承气案

患者为三十余妇人，其病至重。发热可二十余日，肢寒，脉软，热不退，昏不知人，舌色灰腻而润，不能食，大便如水，不能起而更衣，粪溺皆壅以败絮，臭秽殊甚。其最可怕者，偏身均微见痉挛，手指瞤动，谵语时作，目直视，自言自语，省其所言，皆鬼话。按其胸腹，不知痛，亦不见蹙额手拒诸反应。前板齿燥。视前方计二十余纸，皆用石斛。发热三候，神错谵语，益以自利，不问可知是伤寒。伤寒之误治，曰误下、误汗、误清、误温，而本例则属误清。所当思考者，是伤寒之阳明府病，抑是少阴病？少阴有自利，阳明亦有热结旁流，少阴自利是粪水，热结旁流亦是粪水，绝相似而至难辨。又阳明燥矢则詀语，少阴自利亦有詀语。自来医家分谵语为二，一曰郑声，一曰谵语。谵语者，语无论次，其人如狂；郑声者，语音细微，言而再言。郑声为虚，詀语为实。实则阳明，虚者少阴。然纸上言之了了，施之实际，仍不能无疑义。所以然者，病情变动不居，绝不能与印板文字恰恰吻合。病有弃衣疾走，登高而呼者，实之极端也；有仅仅唇吻壁阘，恍恍惚惚，若有所见者，虚之极端也。走极端者易辨，邻疑似者难知。古人又以小便之清赤辨虚实，舌苔之润燥辨虚实，其言则是，而事实上少阴病有舌燥溲赤，得大剂附子吴萸后舌转润而溲清长者。《内经》所谓阳扰于外，阴争于内，则九窍不通。舌无津，溲短赤，即九窍不通之谓也。古人又以脉辨虚实，谓脉任按者为实，沈微者为虚，则更不然。脉缓软而沉，沉而弱，沉弱而至于伏，皆阳明府病所有者。以大剂承气攻之，其脉始出，正是屡见不鲜之事。少阴病脉数，数而硬，硬而怦指者，比比皆是。予以大剂附子，其脉转和。所谓脉有阳和之气，即指此也。伤寒之阴阳虚实，既如此难辨，则将奈何？曰：医学所以贵乎根本解决也。阳明病是阳盛而热，少阴病是阳虚而寒、阴虚而热，就种种方面推考，灼然可见，不致有混淆也。金姓妇之病，脉软，舌苔灰润而腻，即此两端，便可知非阳虚或阴虚之证。然则非大承气不为功。而承气之用，极有出入，药力太重，将伤及元气，太轻则药不及够，最好用轻剂。药后六小时，如无动静，斟酌情形继进一剂，此即仲景一剂药分数次服之法也。乃为处方：生大黄一钱、元明粉六分、厚朴四分、枳实一钱，嘱一次尽剂。六小时后再诊，谵语略少，别无动静，脉软如故，嘱更进一剂。明日复诊，已得大便，鬼物悉不复见，神志清楚，热变渐退矣。更调理六日意愈。

十、小结

总结恽氏一生献身于中医事业，是非常活跃的。他处于辛亥革命前后中西医之争至为激烈的年代，挺身而出，大声疾呼，主张"发皇古义，融会新知"。他认为祖国医学是东方文化精粹的一部分，有其独特的理论体系，必须继承发扬。但亦反对"抱残守阙，故步自封"。他主张"他山攻错"，吸收新知识来充实提高，建立"新中医"。由于他的这股思潮，大大推动了中医界的觉醒和革新！

恽氏学术思想有四大特点：一是从整体出发，融会贯通，全面理解，树立全局观点；二是透过现象看本质，不就事论事，发展《内经》的形能学说；三是重视调动机体的抗病力，强调"因势利导""拨乱反正"顺自然而治疗的重要性；四是重视气候、时令等自然条件、环境因素与疾病的关系。

对《内经》《伤寒论》及温病学说，恽氏都深入研究，继承而有发展。在脉学方面，强调从证学脉、以脉参证、脉证互用。对儿科重视望诊，在惊风、脑脊髓膜炎的诊治上，更有创造发明。此外如临床心得，用药经验，都有许多独到之处。

总之，恽氏无论在学术理论、医疗实践等方面，都有重大的成就。他的学术思想有着极其深远的影响，为继承发扬祖国医学作出了重大的贡献。

恽铁樵简介

恽铁樵（1878—1935），名树珏，江苏武进人。恽氏精通英语，早年翻译西洋小说，并任《小说月报》主编。因体弱多病而攻读医经，后因长子病故，乃发愤学医。1920年挂牌行医，1925年创办铁樵中医函授学校，1933年创办铁樵函授医学事务所。他是中西医汇通学派的代表人物，力主中医改革，著有《论医集》《群经见智录》《风劳鼓病论》等。本篇介绍恽氏在阴证中用附子的经验。其要点有二：一要辨证正确；二要掌握时机，若至体内"活力"已竭，则用附子之时已失，难以挽回了。

恽氏对附子的运用有很多的理论，散见于所著各书中，这里总结他在阴证病机用附子的经验。他认为用附子难在于辨证正确和掌握时机。因此，他提出阳证与阴证的鉴别，必须明确阳证与阴证的标准。例如阳证出汗，肌肤必热；阴证出汗，肌肤则凉。阳证厥逆初见指尖凉，人王部必隐青，面赤而亮；阴证厥逆，手腕背冷，初不面赤，戴阳乃赤，人王部不隐青，头必汗出。阳证烦躁，面赤、舌红绛，汗多，渴饮，脉滑；阴证烦躁，郑声无力，肢凉，脉沉微。这是阳证、阴证辨别要点。当阳证、阴证错杂互见的时候，更指出以阴证为重，认为戴北山"通体见有余，一处见不足，从阴证治；通体见不足一处见有余，从阳证治"之语最扼要。病人见肌肤津润、郑声、蜷卧、额凉、肢冷、脉迟缓沉软，都是阴证，即使同时见目赤、舌焦等等，切不可误认为阳证，这是辨证紧关头。

编者按：此节引用戴北山后半句"通体见不足，一处见有余，从阳证治"之语，恰与反文"病人见肌肤津润、郑声、蜷卧、额凉、肢冷、脉迟缓沉软，都是阴证，即使同时见目赤、舌焦等等，切不可误认为阳证"自相矛盾。在《近代中医流派经验选集》第2版中，戴北山后半句已初删去。其实戴北山自有戴北山之经验，恽铁樵自有恽铁樵之经验，两者原可并存，其临床价值可留待后人检验。

万不可对古人言语断章取义，歪曲以为个人之佐证。

阴证还有一特征——自利完谷，所下如其所食，绝不消化，杂以黑水，俗名漏底。急用附子，药后能得酣眠，全身有阳和之气，膀胱气化得行，小溲奇长，漏即止，此在生理形能上也属于伸出绌彼之理。同时指出，得附子回阳之后，若见舌干、恶热、面赤、谵语、数日甚至十余日不大便，漏底之阴证，一变而为府实之阳证，谓之"中阴溜府"。盖阴证用附子，所以引病从阴转阳，阴为藏，阳为府，故曰"中阴溜府"。此种府证，有可用黄龙汤通下的，有宜半硫丸通下的。

编者按：文中提到的"中阴溜府"，董廷瑶先生有一例证。1962 年董氏治一喘证患者，肾不纳气，病情危重，经先后用济生肾气丸、黑锡丹、真武汤治疗，喘息平定，由阴转阳。但患者便结五天，要求灌肠，值班医护人员即予盐水灌肠，不料突起变化终至死亡。"中阴溜府"是病由阴转阳，起死回生，故虽大便不解而与病无妨，即欲下之，必须顾其元气，轻者用半硫丸，重者用黄龙汤，切不可孟浪行事。（见《幼科刍言》第 321 ~ 322 页，董廷瑶著，上海科学技术出版社1983 年出版）

此外，恽氏在少阴证理中、四逆辈一般挈证之外，更在色脉方面指出阴证垂危特征，为急用附子的依据。如：

（甲）辨脉："脉硬有汗"是特征。脉紧无汗，为寒邪在表，属太阳证。脉紧甚至脉硬而反汗出，乃少阴亡阳危症（少阴证一般脉微沉细，若脉紧而硬，病更危重）。

（乙）辨舌："舌色干枯"是特征。舌色干枯如荔枝壳，色紫棕，如劫津状，为肾阳不能上承，不同于阳证热盛津液受劫的舌色干，参合症状，可断为阴证。

（丙）辨证："肌肤津润"是特征。舌苔劫津，同时并见四肢冷，头汗出，肌肤津润，为阴证。阳证劫津，肌肤干燥无汗；阴证劫津，肌肤津润汗出，明显可辨。

恽氏认为伤寒少阴证，附子固然可以挽回，然限于脉不乱，面部不肿，气不急，头汗未至发润之候。此四种有其一，即属难治。所以然者，以附子温肾回阳，振奋分泌，必须内在的"活力"不竭之证，人力不能回天。因此，他在临床上特别注意亡阳的病机，指出由浅渐深有四步：最初，手腕之背面与手背先冷，进而汗出，手腕肤凉，全手皆冷；再时而四逆，手冷过肘，足冷过膝；最后，体温外散，肌肤冷，涣汗出。在第一步，为亡阳之机兆，第二步，为亡阳之的证，用附子最有疗效；第三步，亡阳已临危机，急进附子，犹可望机转；若入第四步，则用附子的时机已失，难望挽回了。

节选自《恽氏医学学派简介》，作者章巨膺，录自《近代中医流派经验选集》第 207～210 页，上海中医学院编，上海科学技术出版社 1962 年出版。

恽铁樵

恽铁樵简介

恽铁樵（1879—1935），名树钰，江苏武进人，后迁居上海。恽氏学贯中西，曾在长沙、上海任教，业余翻译西洋小说，闻名文坛。1911年任商务印书馆编译员，后任《小说月报》主编。因两子夭折，愤而学医。1921年辞去商务印书馆职，务，挂牌行医，不久名声大振，尤擅儿科。开办中医函授学校，自编教材，培养中医人才400余人。著有《群经见智录》《伤寒论研究》《伤寒论辑义按》《保赤新书》《金匮翼方选按》等三十余种，后经其弟子辑为《药盦医学丛书》，主办《铁樵医学双月刊》，发行二十期。发表《灵素商兑之可商》等文章，维护中医体系，与废止中医派余云岫等进行论战，是近代中西医汇通派的重要代表人物之一。

伤寒案

王君依仁，丁甘仁君之门人也。由甘仁之世兄仲英延诊。病可两候，发热有汗不解，曾吐血，气急，脉带硬，自言夹阴，曾用麝香鸽子，问曾服泻药否？曰：无之。脉硬发热，最惧气急，因脉硬为无阳。气急则大有出入，若曾服泻药，是下后息高不治。下后息高所以不治者，为不当下而下，藏气乱，故使气急。王之气急，固不甚剧，若是藏气乱，则当以次增剧。又问吐血如何症状，则言旧有此病，近日固未发。视前方，大半凉药。病人自始小腹不痛。余思虽非夹阴，却是肾虚之体。夹阴指房后受凉而言，则小腹必痛，寒在下，药力不及，当用麝香鸽子。不痛而用麝，反嫌虚虚，是当从治，以附子补火无疑。因用附子一钱半，佐以归、芍、甘草，以护其阴。处方既毕，仲英乃示我以乃翁之方，则附子八分、参须八分，他佐药今已不复省忆。余曰，此与拙方用意略同，不过分量较轻耳。

仲英谓病家见是附子不敢服，故延阁下。余曰：既尊大人已处方，自当即服，犹且犹豫，则拙方更不敢服矣。仲英谓家严今日往苏州诊病，彼等恐无以善后，故不敢服，今请君负责，吾当力主服尊主。余曰：诺。时为上午十一时，乃辞去。傍晚五时许，至丁氏医寓，仲英出诊未归，余乃购小食。食顷，仲英来，一见即叹曰：王依仁已矣。余曰：何如？曰：殆已绝望。余曰：既未死，请姑言病状。曰：已昏不知人，且动风。余沉吟为间曰：嘻！是不可以不往。仲英似惊怖余言，曰：若敢往乎？余曰：如此时不即往，其人乃真死矣！仲英亦神王，曰：然则吾当陪君一行，即驰车去。抵王寓门前，陈冥器，纸制肩舆一，纸制包车一，其家人方燃火也，仲英牵余衣角，余曰：是不死，当速入。入则室中无虑数十人，余挤至病塌前，则帐帏已撤去，病人仰卧，口中狂呼如唱歌，数女人执其手。余不暇他顾，急从人丛中伸手按其脉，脉则缓软，因摇手止处等勿哭叫。且曰：是决能安全，倘有不测，惟我是问。众闻言皆愕眙。余且诊脉且语众曰：室中宜静，人宜少，须臾当得寐，再两时可神志清楚，谈话如常人。众将信将疑。余不复申辩，就医室中坐，与仲英谈话，询知其尊人尚未归。因问曾延某君否？曰：彼于五时曾来。问服其方否？曰：尚未。余曰：险哉！余之疾驰而来，正为此也，仲英曰：是诚怪事，君未见其方，何以知不可服。余笑曰：彼所开之药方，第一味当为羚羊角四分，倘以测有误，余此来为多事矣。即有人启抽屉出其方，其首列之药，果为羚羊片八分也。余曰：何如？众乃相顾而嘻。余因言羚羊不可服之理。谈可一时许，病者神志已清。诊脉之顷，问答如平人，且自言遍身舒适。从此平剂调理渐愈。翌年遇于友人席上，壮健过于未病时，血症竟不复作。此病所以用附子，其标准在脉硬而有汗。凡有汗者，脉当缓，纵不缓，亦不硬，硬却是阴证。至其手脚痉挛而发狂，乃上热下寒。药本当冷服，避去上焦之热，因事先未虑及此。习惯药皆热服，热遇热，遂起剧变。然毕竟是瞑眩，不是药误，故表面虽发狂，里面已阳回，脉之硬者转为缓和。附子之性，辛温而下降，热既下行，浮火自敛，药力达于下焦，其狂自止。

（《近代中医流派经验选集·先师恽铁樵对祖国医学的贡献》）

按语：病家乃学医之人，自诊为夹阴伤寒，用凉药及麝香鸽子而不效，"病可两候，发热有汗不解，曾吐血，气急，脉带硬"，樵公详析病情认为不是夹阴伤寒而是肾虚之体，虽见热象，而脉硬有汗，是当从治，故以附子补火。因未嘱冷服其药，药后病人"狂呼如唱歌"，再诊后樵公认为"热遇热，遂起居变""表面虽发狂，里面已阳回""两时可神志清楚，谈话如常人"，不可服羚羊角。伤寒发狂而用附子的确大开眼界！

（李兆健整理）

伤寒误清案

患者为三十余妇人，基病至重。发热可二十余日，肢寒，脉软，热不退，昏不知人，舌色灰腻而润，不能食，大便如水，不能起而更衣，类溺皆壅以败絮，臭秽殊甚。其最可怕者，偏身均微见痉挛，手指瞤动，谵语时作，目直视，自言自语，省其所言，皆鬼话。按其胸腹，不知痛，亦不见蹙额手拒诸反应。前板齿燥。视前方计二十余纸，绵用石斛。发热三候，神昏谵语，益以自利，不问可知是伤寒。伤寒之误治，曰误下、误汗、误清、误温，而本例则属误清。所当思考者，是伤寒之阳明府病，抑是少阴病？少阴有自利，阳明亦有热结旁流，少阴自利是粪水，热结旁流亦是粪水，绝相似而至难辨。又阳明燥矢则谵语，少阴亦有谵语。自来医家分谵语为二，一曰郑声，一曰谵语。谵语者，语无论次，其人如狂；郑声者，语音细微，言而再言。郑声为虚，谵语为实。实则阳明，虚者少阴。然纸上言之了了，施之实际，仍不能无疑义。所以然者，病情变动不居，绝不能与印板文字恰恰吻合。病有弃衣疾走，登高而呼者，实之极端也；有仅仅唇吻辟阖，恍恍惚惚，若有所见者，虚之极端也。走极端者易辨，邻疑似者难知。古人又以小便之清赤辨虚实，舌苔之润燥辨虚实，其言则是，而事实上少阴病有舌燥溲赤，得大剂附子吴萸后舌转润面溲清长者。《内经》所谓阳扰于外，阴争于内，则九窍不通，舌无津，溲短赤，即九窍不通之谓也。古人又以脉辨虚实，谓脉任按者为实，沈微者为虚，则更不然。脉缓软而沉，沉而弱，沉弱而至于伏，皆阳明府病所有者。以大剂承气攻之，其脉始出，正是屡见不鲜之事。少阴病脉数，数而硬，硬而忤指出者，比比皆是。予以大剂附子，其脉转和。所谓脉有阳和之气，即指此也。伤寒之阴阳虚实，既如此难辨，则将奈何？曰：医学所以贵乎根本解决也。阳明病是阳盛而热，少阴病是阳虚而寒、阴虚而热，就种种方面推考，灼然可见，不致有混淆也。金姓妇之病，脉软，舌苔灰润而腻，即此两端，便可知非阳虚或阴虚之证。然则非大承气不为功。而承气之用，极有出入，药力太重，将伤及元气，太轻则药不及够，最好用轻剂。药后六小时，如无动静，斟酌情形继进一剂，此即仲景一剂药分数次服之法也。乃为处方：生大黄一钱，元明粉六分，厚朴四分，枳实一钱，嘱一次尽剂。六小时后再诊，谵语略少，别无动静，脉软如故，嘱更进一剂。明日复诊，已得大便，鬼物悉不复见，神志清楚，热亦渐退矣。更调理六日竟愈。

（《近代中医流派经验选集·先师恽铁樵对祖国医学的贡献》）

按语：金姓妇人发热二十余日，肢寒，脉软，热不退，昏不知人，舌色灰腻而润，不能食，大便如水，不能起而更衣，偏身均微见痉挛，手指瞤动，谵语时作，目直视，自言自语，望闻问切后，樵公明确诊断为伤寒误清（前方计二十余纸，皆用石斛）。惟伤寒之阳明府病，抑是少阴病，较难分辨，典型的阳明府病或少阴病，医书上虽言之灼灼，但临床病情变动不居，绝不能与印板文字恰恰吻合。樵公抓住脉软，舌苔灰润而腻，可知非阳虚或阴虚之证，果断用大承气汤取效。从本案中可知樵公用大承气汤颇有心得：药力太重，将伤及元气，太轻则药不及病，最好用轻剂。药后六小时，如无动静，斟酌情形继进一剂，此即仲景一剂药分数次服之法也。

（李兆健整理）

弃医从文夸鲁迅弃文从医羡铁樵

词曰：

弃文坛，寻道路。三子天亡，写作全无绪。熟读伤寒金匮句。缺少临床，大匠知何处？雪中天，云外树。满眼风光，幸未青春误。多少雄篇宏力著。留得江南，千载传芳誉。

调寄《苏幕遮》

学医者必先学文，学文者往往通医。文医相通，古来一焉。但鲁迅和恽铁樵两个人的经历，颇有点戏剧性。一个学医的反而从文，一个学文的反而从医，但都取得了伟大的成就。

先说鲁迅，据载，鲁迅先生开始是学医的，但见到当时国家处于动荡时期，不忍坐视，于是，又拿起笔杆子，与敌人进行斗争。他的第一篇文章《怀旧》，就登载在1913年《小说月报》四卷一号卷首。当时任《小说月报》主编的是恽铁樵先生，他并不认识鲁迅，见鲁迅的文章精美，为此特在鲁迅的文章后面加了一篇按语："曾见青年人才能握管，卒至满纸饾饤，无有是处，极宜以此等文学药之。"以此来勉励青年。人言"恽铁樵慧眼识鲁迅"，即指此也。从此以后，鲁迅即投入新文学运动，1930年3月，鲁迅与茅盾、郁达夫、夏衍、丁玲、田汉、蒋光慈、柔石等在上海发起成立中国左翼作家联盟，确立文艺为无产阶级革命事业服务的方向。事隔二十多年后，1934年5月，鲁迅致杨霁云的信中曾提及此事，鲁迅对此印象甚深。观鲁迅先生，是弃医从文而取得伟大成就的典型代表。

再说恽铁樵，名树珏，江苏常州武进人。自幼父母双亡，家境贫寒，但他刻苦攻读，才华出众，十六岁考中秀才，后毕业于上海南洋公学，不但文学好，而且精通英语，曾任湖南长沙某校英语教师。返上海后，任浦东中学教师，业余翻译西洋小说，如《豆蔻葩》《黑衣娘》等，因此，闻名于文坛。后接受商务印书馆张菊生先生聘请，担任该馆《小说月报》的主编。

恽铁樵在攻读经书之外，还学习医书，由于文学功底深厚，读起医书来游刃有余，对《内经》《伤寒论》等，都了如指掌。令人遗憾的是，恽铁樵先生有三个儿子都死于伤寒，请来的医生，虽也熟读《伤寒论》，但不会用伤寒方，以至遗误时机。后来，又一个儿子慧度生病，医生用药仍是山栀、豆豉、豆卷、桑叶、菊花、连翘、银花、杏仁、象贝等，服后发热依然，气喘加剧。恽铁樵先生终夜不寐，俳徊室中，直至天明，心想：这明明是《伤寒论》中所说的太阳病：头痛、发热、身疼腰痛、恶风、无汗而喘等证，为什么医生不用麻黄汤呢？自己熟读《伤寒论》，可是没有临床经验，不敢贸然开药。但是，见到儿子痛苦的神情，弄得不好，又要断送性命，其他几个儿子都是这样死去的，想到这里，决定自己用药。于是，就开了麻黄、桂枝、杏仁、甘草四味药，将处方交给夫人说：“我的三个儿子都死于伤寒，今慧度又病，医生都说无能为力，与其束手待毙，不如含药而亡。”夫人也没办法，提心吊胆地配药给儿子煎服。谁知服后，见儿子气喘较平，肌肤湿润，再服一次，汗出喘平而愈。

恽铁樵见儿子病愈，心中感概万端，我成天写文章，还自命不凡，忙到最后，连自己儿子的命也保不住。如果不是果断决策，这个儿子又死了。看来，天下有多少人，不死于病，而死于医也。我既熟读医书，何不弃文从医！于是，辞掉《小说月报》主编之职，并推荐茅盾继任。又经过对医学深刻钻研后，于1921年正式挂牌行医。

亲友们听说恽铁樵开始行医，都知道他学问高深，遇到有病者，争相聘请，凡经恽先生诊治的病人，都有良效。特别是儿科病，铁樵更是独有心得，治好了多例疑难大证，一时门庭若市，医业大盛。报纸上专门给予报道，说“小儿有病莫心焦，请医要请恽铁樵”。

恽铁樵白天诊病，晚上著述。由于他文化高深，读书明理，下笔成文，著作等身，计有：《群经见智录》《伤寒论研究》《伤寒论辑义按》《温病明理》《保赤新书》《生理新语》《脉学发微》《十二经穴病候撮要》《金匮翼方选按》《药物学》《临证笔记》《金匮方论》《伤寒后按》《病理概论》《病理各论》《热病讲义》《霍乱新论》《梅疮见垣录》，共十八种。加上其他的书，后又辑入《药盦医学丛书》。这些书中有许多精彩的论述，读后耐人寻味，特别是对一些不易阐明的医学内容，更是以流畅的文笔，分析得一清二楚。这对初学者来说，真是做到循循善诱，引人入胜。即使是行家读了，也大有启发，诚不愧为精心佳作。

由于恽铁樵先生的医学思想对当时中医影响很深，故被誉为"国医革命先导"，一时来归及门弟子很多，其中知名的有上海顾雨时、庄时俊、蒋可久、刘美意、黄理澄，武进徐衡之、江阴章巨膺、吴颂我、松江何公度、仲添澜、冯志侠，安徽李鸿庆，武昌张东野，江都哈与之，川沙陆渊雷等，他们后来都成为了一方名医。

正当恽先生研究《内经》的时候，商务印书馆以前同事，从事西医的余岩，著《灵素商兑》一书，诋毁《内经》，攻击恽铁樵。先生奋起反击，据理驳斥。1929 年 2 月，国民党政府在中央委员会通过余岩提出的"废止旧医以扫除医事卫生之障碍案"，使摧残消灭中医的活动达到了高潮。余岩，字云岫，武进人（一说浙江镇海人），早年曾去日本学医，受日本医学影响很深。1914 年回国，他对祖国医学抱有极深的偏见和敌对的态度，除《灵素商兑》外，又著《医学革命论》，极力贬低和攻击祖国医药学，说："我国人民""大部分还不能脱离野蛮民族的气味"，这种卖国行为，狂妄到了极点！国民党政府荒唐至极，居然采纳了余云岫的意见。

这个消灭中医的提案一通过，立即引起全国中医药界的极大愤怒和强烈反对，全国各地中医团体代表聚集上海，于 1929 年 3 月 17 日召开全国中医药团体代表大会。会场上悬挂着"提倡中医以防文化侵略"和"提倡中药以防经济侵略"巨幅对联，并由 15 个省 132 个团体组织联合赴京请愿团。公推谢利恒、随翰英、蒋文芳、陈存仁、张梅庵五人为代表，向国民政府要求取消这个决议。这是中医历史上一次最大的革命运动，恽铁樵虽未亲身参加这一事件，然而，恽先生和余岩的争论，实为这一事件的开始。恽铁樵先生，是现代弃文从医而取得伟大成就的典型代表。他的一生，不愧为中医事业奋斗的一生。

恽铁樵（1878—1935），名树珏，江苏省武进县人。他对中医学理论的维护和研究，对中西医汇通的探讨以及对中医教育的兴办等方面，都有许多创见。是近代医史上一位卓越的医学家。

恽氏生于福建台州，5 岁时其父照磨卒于台州任上，11 岁母又病逝。自幼孤苦，刻苦读书，13 岁就读于族人家塾，聪颖异常，年 20 已自立，26 岁考入南洋公学，毕业后在长沙、上海任教，又任商务印书馆编译员，民国元年兼《小说月报》主编，译有《豆蔻葩》《黑衣娘》《波痕夷因》等欧洲中篇小说，当时颇受欢迎。人称与林纾所译异曲同工。当鸳鸯蝴蝶派小说盛行之际，他主编的《小说月报》以雅洁著称。该刊1913年第四卷，一号曾首先发表了鲁讯署名"周遵"的第一篇小说《怀旧》。人称其刊"非小说乃大说也"。亦有推重者称他为"小说中马丁路德"（孙世杨：恽先生传，恽樵医学月刊，第2卷第7期，1935年9月）。恽氏体弱多病，中年一耳失聪，39岁时长子患白喉死去，促其奋力钻研医学，受业于名医汪莲石。43岁辞去商务印书馆译员与《小说月报》主编之职，始以医为业，至57岁病故。恽氏行医仅有14年，日为人治病，所救无数，夜著书讲学，于1925年、1928年、1933年三次创办铁樵中医函授学校、铁樵函授医学事务所，通函授业者近千人，授业学生40余人。编撰各科讲义数种，著书20余部，有《群经见智录》（1922）、《伤寒论研究》（1923）、《温病明理》、《保赤新书》、《生理新语》、《脉学发微》（均为1925）、《十二经穴病候撮要》、《金匮翼方选按》（1926）、《伤寒辑义按》（1927）、《药物学》（1929）、《医学入门》、《临证笔记》、《金匮方论》、《热病学》（1933）、《梅疮见恒录》（1934）、《霍乱新论》（1935）等，统名《药盦医学丛书》。可见先生一生发奋著书，从未中断，直到晚年瘫痪在床，足不能行，仍每日看门诊数号，手不能写，仍口授其女慧庄命笔录之成文。至临终前还在改定《霍乱新论》一书。恽氏真可谓为中医事业呕心沥血，奋斗一生。

恽氏的主要成就可概括为以下两点。

1. 在维护与发扬中医学理论方面作出了突出的贡献

他重视中医学基本理论的研究，对《内经》《伤寒论》的研究花费了很大精力，提出了一些独到的见解。至今仍对后人有很大的启示。

（1）对《内经》的研究达到了一个新的水平。他首先指出研究《内经》的重要性和存在的困难，说："《内经》之为学绝奇，其书则断简残编，其理则绝无层次系统……而其预测生死，徵之色脉，竟有不爽毫厘者。"故他"决心熟读此书，嗣后渐觉其精，然犹未能一贯。故仍锲而不舍"。他认为："若此书既毕业，当研求各种科学。"并进一步指出："若以《内经》为基础，更以近顷科学眼光，整齐而亭毒之，必能产生一种较近情切之医学。于现在西国医学之外，别树一帜"（恽铁樵：复余云岫信，《医学革命论初集》卷 5 第 206 页）。可见，他把对《内经》的研究不仅视为研求各种科学的锁钥，而且认为是"必能产生一种较近情真切之医学"的基础。在这一思想指导下，他对《内经》的研究，确实提出了一些新的见解。如在《群经见智录》"《内经》之总提纲"第四中提出《内经》全书的总提纲为："揆度奇恒。道在于一，神转不回，回则不转，乃失其机。"这个提纲在一定程度上反映了《内经》的辩证思想。他在解释回、转时说："转为恒，回为奇，故奇恒回转可为《内经》之总纲，奇恒之道在于一，则一又为总纲之总纲，不明了此一字，千言万语均无当也。欲明白此一字，非求之《易经》不可。"因此，可以说《群经见智录》一书，对中国古代的自然观作了科学的说明，论证了中医学理论体系的完整性。

为了捍卫中医学理论体系的科学性，他还针对余云岫在《灵素商兑》中以西医解剖学，攻击《内经》的种种谬论，加以批驳，写了《灵素商兑之可商》一文，与之论战达两年之久。指出余氏之《灵素商兑》，"书名商兑内容则谩骂"（恽铁樵：复余云岫信，见《医学革命论初集》第 5，第 206 页）。他在文中除了肯定《内经》的学术价值外，还论述了治医不应以《内经》为止境的种种理由。充分反映了他力主今人应该超过古人，古今治医皆应兼通其他学科的主张。

（2）对《伤寒论》的研究尤有创见。他著《伤寒冷论研究》一书指出："余所欲言者，皆古人所未言。苦无书可以证佐。"可见他对《伤寒论》的研究确有敢于创新的精神。

他还指出："治医必先通《伤寒论》，能通《伤寒论》，则方之组织，药之功效，脉之精微，证之变化，始能心下了然，指下无疑。以之临证则可以决死生，别嫌缺，定可治。"并进一步明确指出："伤寒论第一重要之处为六经，而第难解之处亦为六经，凡读《伤寒》者，无不于此致力。凡注《伤寒》者，亦无不于此致力。历史上注《伤寒论》诸家率之能得真义者，竟无一人，此处不解，全书皆模糊影响，有何医学可言。"又说："今问六经何自来乎？曰：来从六气，六气何自来乎？曰：来从四时……故问六经为何物，则经直答曰：六经者，就人体所著之病状，为之界说者也"（《伤寒论研究》）。他对于《伤寒论》的研究的确抓住了要领，并结合各经症证，所用方药详加论述。所著《伤寒论研究》《伤寒论辑义按》等书反映了他研究的新成果。

此外，对于中医的诊断、治疗、药物、方剂以及内、妇、儿科他都进行了比较深入的研究，撰有专著问世。因此，称其为近代杰出的中医理论家是当之无愧的。

2. 进行中西医汇通的尝试，提出了一系列的学术主张

恽氏具有深厚的古代文化素养，又受过较系统的近代科学训练，还通晓英文。这使他有条件对中西医学以及近代科学进行比较广泛深入研究。因此，他对中西医学都有较为客观公正的认识，在进行中西医汇通时，能从近代科学的角度，提出一些独创性的学术见解，成为中西医汇通派中对后世影响很大的一位医学家。

（1）认为中西医基础不同，理论不同，两者各有所长。他说："西医之生理以解剖，《内经》之生理以气化。"又说："盖《内经》之五脏，非解剖的五脏，乃气化的五脏……故《内经》之所谓心病，非即西医所谓心病，西医之良者，能愈重病；中医治《内经》而精者，亦能愈重病，则殊途同归也。如云治医学不讲解剖，即属荒谬……然吾即效'商兑'口吻，谓治医学不讲四时、寒暑、阴阳、胜复之理即属荒谬"（《群经见智录·灵素商兑可商》）。他还指出两种医学的文化背景不同。在当时条件下，他认识到西医重视生理解剖、细菌、病理和局部病灶的研究，而中医重"形能"、主"气化"，重视四时五行等自然界变化对疾病的影响。这些看法指出了两种医学体系的不同之处，较之那些认为"西医长于形迹，中医长于气化"，以及言"西医精密，中医粗疏"的见解是一个很大的进步。

（2）认为发展中医应吸收西医之长，与之化合。他强调指出："居今日而言医学改革。苟非与西洋医学相周旋，更无第二途径。""中医而有演进之价值，必能吸收西医之长，与之化合，以产生新中医"（《伤寒论研究·总论》）。又进一步指出："医术不外两大法门：其一曰诊断；其二曰用药。西国人以科学明病理，亦以科学明药效。其诊断是否合于病理，仍取证于科学。其用药是否能愈病，则当取证于事实。取证于科学，可以锐进。取证于事实，则有时间性，须积长时间试验。非可一蹴而几者，故西国之用药，处处在试验之中"（恽铁樵：近来之感想，铁樵医学月刊，第1卷第1期，1934年1月）。1929年，他在上海国医学院一次演讲时还明确提出：①中医是符合国情的医学；②西医自有长处；③中西医化合是必然的趋势。可见其从事中西医汇通的指导思想是非常明确的。

（3）主张中西医汇通，首先要发展中医学。他在自己的第一部奠基之著《群经见智录》中就明确提出："吾撰著此书，目的在使今之中医，先对于自己的学说了了，然后吸收他国新文明，固非反对西医而为此书，亦非欲使中医以《内经》为止境而著此书。"他还在书中阐述了治医不应以《内经》为止境的理由，强调今人"当贤于古人"，并主张进行中西汇通应深入钻研《内经》。他认为："若夫号称中医，于《内经》之学理全未领会，是于自身未能了了，乃采用一、二种西药以自炫……而嚣然自得，以为能改良中医，此则不但本书绝对不承认，西医且笑存之。又不但为西医所笑，若技止于此，则吾中医当去淘汰不远矣"（《群经见智录·结论》）。因此，他大力倡导医学应创作，应刷新，以产生新中医。他说："予之医学是创作的，其实是刷新的。中国医学可贵处在验方，而其受人指摘所在，在无标准。盖无标准，则虽有千万验方，不能用之适当，用之不当，虽有千万方，等于无方，乃不成其为医学矣。标准二字，非易言者，必须学理，所谓学理，不但是病理，尤当明生理，欲明生理，则非参用西学不可，然又非依样葫芦可以济事，盖仅仅明白西国生理不足以应变……生理病理之外，更当明形能。形能二字出《内经》"（恽铁樵：近来之感想，铁樵医学月刊，第1卷第1期，1934年1月）。

他还针对中央国医馆学术整理委员会统一病名的建议书所说"国医原来之病名向来不科学……然天下事物只有一个真是，西医病名既立于科学基础之上，今若新造病名，必不能异于西医，能异于西医即不能合于科学……"的主张。提出了截然不同的见解，他说："统一当以中名为主，中西医学基础不同……此因中西文化不同之故。鄙意以为科学是进步的，昨日之是今日已非，故不能谓现在之科学即是真是。西医尽多议论与事实不符之处，是其明证。"他还明确提出："西方科学不是学术唯一之途径，东方医术自有立脚点"（恽铁樵：对统一病名建议书之商榷，医界春秋，第81期，1933年）。这些论述都反映了他努力发展中医学的思想和必胜的信念。

（4）中西医汇通应讲求实效。他认为："书有定义，病无定型，以有定义之死法，应无定型之活病。可以动辄得咎，无所之而不受窘。然则奈何曰，生理病理之外，更当明形能……形能非可以空谈济世，尤其不可者是纸上谈兵，必须参以实地经验，处处不离事实"（恽铁樵：对统一病名建议书之商榷，医界春秋，第81期，1933年）。可见他是重视从临床实践上进行中西医汇通的。在他的医疗活动和著作中，努力试图作到兼采中西各家之长，如所著《伤寒论辑义按》：

"全书六经关系以《内经》形能为准。全书生理关系以西国书为准，各方变化配合以临床经验为准。"又如他在《保赤新书》中，运用中西医理分析儿科诸疾，处方用药不拘不泥，自制了一些新的方剂，为时人所称道。他既不因袭前人的旧说，也不照搬西医的条文，常常以求实为准。体现了他不尚空谈，注重实际的治学精神。

（5）在中西医汇通中，注意吸收近代科学知识和研究方法。他认为："治一种科学，必兼具他种科学之常识，而后可。西人治学如此，中人治学亦如此"（《群经见智录·灵素商兑之可商》）。他在提出改良中医时还说："改良之后，一层是诊断方面确有把握，二层是用药方面确有标准，三层是循因执果见角知牛，用推理方法。因甲以知乙，用已知以例未知，从多数之中可以求得公例。如此则不但可以自喻喻人，并且可以得无穷进步，而此种学术，以比较现在欧洲之科学，亦绝对无愧色"（恽铁樵：苦笑，铁樵医学月刊，第1卷3期，1934年3月）。他教授学生时不在承受家技，而是注意教给学生以治学的工具。他在《生理讲义》中说："学医有三种工具：一、古文学之眼光；二、新世纪的常识；三、临证之经验。"他说自己便是以这三种工具研究《内经》《伤寒论》的。由此可以看出，恽氏已经初步认识到发展中医学，需要吸收多学科的知识和注意采取科学的方法。尽管他在这方面的论述还很有限，但确很有意义。

还值得提出的是，恽氏不仅坚决地批驳了余云岫等人废止中医的种种谬论，与之进行了针锋相对的论战，而且还帜鲜明的反对"全盘西化"的主张。他针对当时知识界一些人盲目崇拜西方的思想，非常尖锐的指出："近来知识阶级因崇拜西方过分热烈之故，哆口谈科学化，下焉者因潮流所趋，绝对不敢谈五行，此其事皆可商。余则以为治学能进步与否，须视其能怀疑与否，西方学术，诚有可以饮佩之价值，然崇拜而热烈，热烈而过当，则凡属西来者，无物不好，如此则无所用其怀疑，结果乃不免于盲从……亦岂能因潮流之故，而推翻一切"（恽铁樵：近来之感想，铁樵医学月刊，第1卷1期，1934年1月）。在当时他的这一见解，已经超出了学术的范围，而且具有政治上的意义。也正是当时知识界中不少人尚未认识的先进思想，直到今天仍有一定的现实意义。

在中西医汇通的思潮中，恽铁樵可以说是作了比较广泛全面的探讨。提出了许多精辟的见解，虽然他也不可避免的存在着牵强附会甚至错误之处。但是，他的学术思想在当时和后世确实产生了很大的影响。

这一时期，中西医汇通的思潮日益广泛流行。除上述几位著名医学之外，还出现了不少中西医汇通的著作和论文。如《中外卫生要旨》（1890）、《中西医方会通》（1910）、《中西验方新编》（1916）、《中西温热串解》（1920）、《实用混合外科学讲义》（1930）、《本草经新注》（1933）、《中西病理学合参》（1934）等。还出现了中西医合刊的杂志如上海的《医学世界》（1908）、《中西医学报》（1910）、太原的《山西医学杂志》（1912）等，并建立了研究中西医学的学术团体，如"中西医学研究会"（1910）、"吴兴中西医学会"（1912）等。中西医汇通的思潮，可以说贯穿了整个近代医学史。几乎近代著名医家，不但没有人公开反对这一思潮，而且在他们的著作中，不少人都采取了中西医比较取长补短或用西医之说论述中医之理。虽然没有什么突破性的成就可言，却反映了一个时代医学发展的趋势。这一历史事实是值得重视的。

恽铁樵事略并医案赏析

杨奕望　上海中医药大学

关键词：恽铁樵；医案；处方赏析

中国分类号：R 289.5　　文献标识码：E

文章编号：1007-1342（2005）03-0017-02

恽铁樵（1878—1935），名树钰，别号冷风、焦木、黄山民，江苏武进人。幼年父母早亡，亦发奋攻读。13岁就读于族中私塾，16岁中秀才，20岁读完科举经典，并粗涉医道。25岁考入上海南洋公学，精通英语。1906年毕业，赴湖南长沙任教，后返回上海浦东中学执鞭。教学之余，翻译《豆蔻葩》《黑衣娘》《波痕夷因》等中篇小说，刊登于《小说时报》。1911年入商务印书局当编译，1912年任《小说月报》主编。1916年，遭丧子之痛，愤而学医，深研《内经》《伤寒论》，同时问学于伤寒名家汪莲石。求治者日多，应接不暇，1920年起辞职挂牌，开业行医，门庭若市，医名大振。

1925年弘扬医道，创办铁樵函授中医学校，1933年复办铁樵函授医学事务所，遥从受业者千余人，遍及全国各省市，门人有徐衡之、章巨膺、陆渊雷等。恽氏学验俱丰，代表作有《论医集》《群经见智录》《伤寒论研究》《温病明理》《药盦医案》等22种，大部分辑入《药盦医学丛书》。

二十年代，正值中西医论争之激烈时期，恽氏提出的主张颇有见地、着重弄清中西医学的特性和长短，与余岩等人否定中医之谬论针锋相对，为改进中医寻求客观依据。主张以中医学说为主体，立足中医，探究近代科学和医学加以诠释、提高。明确指出：发明古书精义，采取西国学说，征诸实地经验为改进中医的三要素，并切实加以施行。其论难免间有牵强、过当之虞，但思想主流可资借鉴，深中肯綮，对中医学发展有重要的启迪作用。

现有铁樵先生验方一帧，收藏于上海中医药博物馆，转载如下，以飨读者。

季先生　十月二十六日

舌本强，语言不清已两年，痰多且黏腻，脉躁而无藏气，是中枢舌咽神经病，且虚甚，难治。

白人参须　二钱半另煎

陈胆星　八分

归身　三钱

生白芍　二钱半

姜半夏　一钱

天麻　三钱

淡竹沥　一两冲

羚羊尖　一分磨冲

回天丸　一粒药化服

患者痰多而黏腻，舌体板硬强直，运动不灵，言语不清，历经两年之久。脉来躁急主病邪有余；脉无脏气，呈真脏之状，无胃，无根，无神，藏府之气衰竭。中医辨证属肝风挟痰，真元衰惫，故曰"难治"。恽氏引入西方医学的概念，称为"中枢舌咽神经病"。现代医学认为，舌咽神经为混合性神经，含内脏感觉、躯体运动和内脏运动副交感的纤维，与这三种纤维的功能密切相关，反映了当时铁樵先生中西医汇通的认识水平。

处方以羚羊尖、淡竹沥为君。羚羊角平肝熄风，为肝经之要药，《本草纲目》称之："肝开窍于目，其发病也，目暗障翳，而羚羊角能平之。肝主风，在合为筋，其发病也，小儿惊痫，妇人子痫，大人中风搐搦，及经脉挛急，历节掣痛，而羚羊角能舒之。魂者肝之神也，发病则惊骇不宁，狂越僻谬，而羚羊角能安之。"淡竹沥清热化痰，为痰家之圣剂，《本革衍义》曰："竹沥行痰，通达上下百骸毛窍诸处，如痰在巅顶可降，痰在胸膈可开，痰在四肢可散，痰在藏府经络可利，痰在皮里膜外可行。"姜半夏、明天麻、陈胆星、回天丸为臣，东垣《脾胃论》："足太阴痰厥头痛，非半夏不能疗；眼黑头旋，虚风内作，非天麻不能除。"二者合为治风痰眩晕之要。人参用须、当归取身、白芍药生用，三者补气养血，柔肝敛阴，扶助真元。恽氏立方严谨，攻补兼施，丝丝入扣，看似平淡之方，却收神奇之功。

恽铁樵运用附子的经验

许天德　云南中医学院

恽铁樵（1878—1935），名树珏，江苏武进人。早年毕业于南洋公堂，曾任商务印书馆《小说月报》主编，因善译西洋小说而誉驰文坛。后求学于伤寒名家汪莲石先生门下，精通《内经》《伤寒论》旨义。恽老既精医经，更重实践，临证审慎，用药果敢，应用附子，得心应手，屡起沉疴。

运用附子指证

恽老从色舌脉证方面，归纳出运用附子的几个指证。

1.辨脉　脉硬有汗是运用附子的首要脉征。一般说来，脉紧无汗，此为太阳寒邪束表，脉弦紧甚至脉硬如石而反汗出，此乃少阴亡阳之重证，当急用附子回阳救逆。此与少阴证脉沉细微有轻重之别。一般少阴证，运用附子尚需斟酌，如脉硬而汗反出，此元阳将亡，运用附子，刻不容缓。

2.察舌　舌干枯涸、舌色紫晦无苔是为附子运用的又一主要指征。舌枯少津，状如荔枝外壳，舌色紫棕晦暗，如劫津之状，此为肾阳竭于下，不能蒸水化气，上承于舌之故。它与阳证热盛伤津耗液之舌干色绛，焦枯起刺者大有区别，结合脉证，不难判断。此舌多见于久病体衰之人，或失治、误治之后。

3.识证　肌肤津润，如油滚珠，扪之粘手湿冷者，是为阳虚不能卫外，阴津外泄之征。此不同于白虎汤证之大汗出而肌肤热者。若本证同时见有四肢厥逆，头汗如珠，发润如油者，此为阳气欲脱，急用附子回阳固脱，方可挽回一线生机。

4.自利完谷是附子运用的一大确征。食不消化，杂以黑水，是为肾阳衰败，脾阳将竭之征。急用附子，全身得阳和之气，肾阳蒸水化气，逐阴寒于尿中而去，小溲奇长，利即自止。也即离照当空，阴寒自去之理。临证时，见其一证，便急用附子而不疑，救垂危于乌有之手。

此外，恽老以为附子大辛大热，善走而不守，功专而力宏，阴证用之，以救衰微之阳气，若阳证用之，每致阴竭而不救。如病家见肌肤湿冷、郑声、蹴卧、额凉、肢冷、脉沉迟缓，此阴盛阳衰之证，可酌用附子。若阳虚之象不现，附子不可轻投。

应用附子的时机

恽老临证仔细，对附子应用，多有心得。他认为附子运用，首难在于辨证，其二在于把握时机。亡阳之证，固然可以用附子挽回。但附子回阳在元阳衰亡之先，救逆于真气耗散之前。若时机不符，当用不用，过而用之，反能耗气竭阴，劳而无功。伤寒少阴证用附子回阳救逆，有一定的范围。只限于脉不乱、面不肿、气不急、头汗未至发湿润之候，此四种有其一，即属难治，有其二，便属不治。所以然者，真气耗散，元阳离绝也。因此，特别强调亡阳的病机，以此作为附子运用的最好时机。总结了亡阳由浅至深的四个阶段。最初，手腕之背面与手背先冷，继而汗出、手腕肤凉，手指皆冷，再进而四逆，手冷过肘，足冷过膝。最后，阳气外脱，肌肤冷，冷汗出。第一阶段，为亡阳先兆，当用附子；第二阶段，为亡阳之确征，此为用附子的最好时机；第三阶段，亡阳已成危机，急进附子，犹有一线希望；若进第四阶段，阳气外脱，附子应用时机已失，十难救一。

掌握时机，得其所宜，是恽老应用附子的又一成功经验。

运用附子的特点

恽老认为，附子为辛热峻猛之剂，用之得当，效如桴鼓；用之失当，贻害匪浅。因此，对于附子的用量，有三大原则。

1. 辨证用药　根据证情之变化和轻重缓急，来决定附子的用量。亡阳重证与一般阳虚证有很大的区别。亡阳重证有急、重、难三个特征。亡阳重证阴阳俱衰，元阳将脱，真气耗伤。救得一分阳气，便有一分生机。此时若非大剂附子，不能救阳气于顷刻。对此危证，恽老必用大剂附子，其用量在 50 ~ 100 克，甚至达 500 克之多。一般阳虚证，其用量多在 10 ~ 30 克。

2. 据时用药　把握时机用药，是恽老的一贯主张。不同的时机，病情变化也不同，故用量也殊。先生将阳虚证由轻至重、由浅入深分为四个阶段，阳虚初期，阴阳未伤、真气未耗，用少量附子 10 ~ 30 克，借其纯阳之力即能回复虚衰之阳，用之过量，反伤正气。第二阶段，阴阳已伤、其气虚衰，急用大剂附子多在 50 克以上，方能回阳固脱。少量附子，力不抵病，反贻误病机。第三阶段，阴阳大伤，真气耗竭，非大剂附子不能回复欲绝之真阳。此阶段每与参、芪同用。至第四阶段，阴阳俱虚竭，一线残阳尤如风烛残年，若大剂附子，辛热纯阳，有伤阴耗气之弊，故以少量附子，辅以参、芪益气生津，意在固复将亡之真气，以待生机。

3. 因人用药　恽老以为，人体禀赋不同，素质相异。年有老少长幼之别，体有阴阳虚实之殊。故附子用量，应根据机体之不同，而有大小多少之别。特别强调，对于幼儿与年老者、以及久治误治之后的患者，用药尤须谨慎，不可大意。幼儿藏府娇嫩，形气未充，体质未壮，生机蓬勃，故用药应因势利导，不可违忤生机。小儿用量，一般都为 3 ~ 15 克，且中病即止，让其自然恢复。年老体衰或久治误治之人，因其阴阳俱伤，机能衰竭。故先生用药多主平和，一般多在 10 ~ 30 克，也有多达 100 克以上者。

恽老精研《伤寒》深得仲景用药旨义。配伍精当，用药果敢，是恽老的一大特点，运用附子，他尤注意药物的配伍。恽老认为，附子辛热，回阳救逆之力较猛，而温补之功欠佳。只可暂用，不能久服。亡阳厥逆，附子多为急救，若药味繁杂，每多相互牵制，贻误病机，若患者素体阳虚，先生每多用白术、防风、柴胡、陈皮与附子相伍；若阳虚水肿，每多与茯苓、白术、生姜等同用；风湿痹痛，每多与桂枝、川芎、当归等共用。亡阳重证，每多与人参、炙黄芪相伍。总观恽老用药配伍，药味一般不上十味。这与现代有些人所主张的剂量越大、药味越多、作用越强、疗效越好的观点是不相同的，值得我们仔细揣摩和深思。

文坛伯乐中医大家——恽铁樵先生传略

狄忍安　武进药业有限公司（江苏武进）

编者按：在中国现代史上，如果要数名传文坛，又声振医界的杰出人物，则有恽铁樵先生其人。他的文学创作和译作称誉当时，又是出色的编辑，在他主编的《小说月报》上首次刊登了鲁迅的处女作《怀旧》，仅此举就足见恽氏在文学史上的卓越贡献。在医学上，恽氏得中医之真髓，不但擅长儿科，独步一时，而且"发皇古义，融会新知"，提出在"万不可舍本逐末"的基础上"沟通中西，取长补短"，是深具洞察力的肺腑之语。本文介绍恽铁樵先生生平事迹，以说明文学基础文化素养对形成一位中医大家的重要意义。

摘要：介绍恽铁樵在文学创作上，有外国著作翻译和主编《小说月报》的成就；在中医学上，他是著名儿科专家，并倡言立足于中医传统基础上的中西医汇通，是中国现代史上杰出人物。

关键词：恽铁樵；文学创作；翻译；医学理论

中图分类号：R 092；K 112；R 2

文献标识码：A

文章编号：1007-1342（2004）04-0014-02

恽树珏（或汝珏），字铁樵，一署焦木，别号黄山、冷风。生于光绪四年（1878），江苏武进西夏墅南街人，是恽氏北分支第七十二世，与恽代英同属阳湖古文派领袖恽敬的后人。恽铁樵年幼孤苦，父母早逝，由族叔抚养成人。他天资聪颖，十六岁就中秀才，以后以设塾授徒为生。他努力学习考入上海南洋公学专攻英文。国学基础扎实，长于文辞，国文月考成绩总是南班第一。1906年，恽铁樵以优异成绩毕业于该校，后去湖南长沙一所中学教书，辛亥前夕到上海浦东中学执教。

在浦东中学教书时，恽铁樵开始了他的文学生涯。当时严复所译的西方政治经济思想书籍影响广泛，林纾所译小说流行一时。工作之余，他仿效林纾文言文，并用章回体形式翻译长篇小说《豆蔻葩》《黑衣娘》《波浪夷因》《奇怪之旅行》等，创作了文言短篇小说《造像毁像》，均刊载于包笑天主编的《小说时报》上，传诵一时，有人誉之与林纾的译著有异曲同工之妙，遂享名文坛。1911年在邑人庄百俞的推荐下，进商务印书馆任编译员，受到经理张元济的赏识，次年主编《小说月报》。他选文严格，力求"雅洁""变国俗"，文艺思想进步，其取材以文艺为主，人或笑曰：此非小说，当称大说。然识者以为深得稗官遗意，在民国文坛上，恽铁樵有"大说家"之誉。

在主编《小说月报》期间，他既当编辑又创作和翻译小说，先后创作、翻译《欧蓼乳瓶》《文字姻缘》《赣榆奇案》《孽海暗潮》《露西旅客》《爱筏》《婴原小影》《工人小史》等二十余篇作品，还与洪深合译《幸而免》，与成舍合译《金钱与爱情》，撰写《南北史演义》。他注意物色和培养新人，奖掖后进；他慧眼识英才，当时鲁迅、张恨水的第一次投稿均被赏识。1913年《小说月报》第四卷第一号上刊登了"周遵"的一篇小说《怀旧》便是鲁迅先生的处女作，铁樵阅后大加赞赏，逐段加了小评，如"接笔不测，从庄子得来""用笔之活，可作金针度人""写得活现，真绘声绘影"，篇末又说："曾见青年才解握管，便讲词章，卒致满纸饾饤，无有是处，极宜以此等文字药之"，下署："焦木附志"，作了很有份量的评赞，并复信大加赞赏。因此，有人说他是发现鲁迅的伯乐。他还发现和培养了程瞻庐、程小青、许廑文等人。程瞻庐有一篇《传奇》稿投到《小说月报》，已经刊出，他又取而读之，惊曰："如此妙文，吾奈何予以薄酬，吾其盲乎？"乃亟饬会计处追补其润资，且附书道歉。当时他与程瞻庐未有"一见之雅"，可见他确有伯乐风格。

恽铁樵受家乡"孟河医派"之影响殊深。其五世祖南楼为清代名医，伯父西农擅内科，同光间悬壶常州青果巷，堂兄仲乔在家乡行医，亦有名声，《恽氏家乘》说他"家世知医，而铁樵尤开悟"。他自幼贫困，读书用功，废寝忘食，以致身体虚弱，未老先衰，头发尽白，手足拘挛，两耳重听。"周身毛窍忽然作痛，如张弓然，是时须眉毛发俱渐落，七年后复生，则尽白矣"。于是他发奋遍览古今医书，旁及西洋医学译本。中年以后，不幸三个儿子先后患伤寒症，为庸医所误而夭折，他痛定思痛，乃深入钻研《内经》《伤寒论》，并向当时上海名医汪莲石请教。后来他第四个儿子也得了伤寒症，在生命垂危之际，他决定自己开方治疗，终于让儿子度过难关，显示生机；又继续服药，从病魔手中夺回爱子。从此他的医名传开，商务印书馆内外亲友不少人请他治病，皆有良效。

1921 年，铁樵在亲友的鼓励下，辞去商务印书馆编辑职务，弃文从医，不久便名声大振，尤擅儿科。他博采诸家，学识渊博，对中西医学都进行过深入研究；他辨证用药，胆识过人，诊病必推究其所以然，难以治疗的病，日夜思索，一定寻求到治愈途径才止，并把自己的心得和医学理论相印证。他认为《内经》中易医相参，是中医学的根本，不可废弃。《伤寒论》经方，历来有效验。同时主张"医者不当以《内经》止"，而应"发皇古义，融会新知"，对于当时中医现状，他深感"守秘恶习"及因循守旧，闭门自守阻碍了中医的发展。他对《难经》提出质疑，他提出"中医要改良是必须的，无二无疑的""中医不改良终无自存之希望"，并提出改进中医的具体建议，他说："改良之后，一层是诊断方面确有把握，二层是用药方面有标准，三层是循因执果，见角知牛，用推理方法，因甲知乙，因已知测未知，从多数中求得公例。"

恽铁樵对外文、古文均有很深的造诣，对事物有超人的洞察力。他勇于接受新的科学知识，提出"取西医之说补助中医"，并指出"欲昌明中医，自当沟通中西，取长补短"，认为"今后中医如循之轨道，是必须吸取西医之长，与之合化，以产生新中医"，但他认为"万不可舍本逐末"，中医不可废，祖国医学自有渊源，他认为"中国医学是平正的，非玄妙的，是近情著理人人可明白的，非艰深难晓不可思议的"。针对中央国医馆有些人提出废除中医案及废除中医病名案，及某些人否定中国医学的民族虚无主义，为捍卫和发展中医事业，奋起反抗，据理批驳了诋毁中医的各种谬论，著《群经见智录》《医学平议》《灵素商兑之可商》等文章、著作与余云岫之中医不科学观点论战达两年之久。他认为"东西方文化演进不同，各有长，亦各有短""中西医应互相切磋，不应互相冲突""国医改良之途径是采取西洋科学之长，补吾不足"，而不是"舍己从人，同化于西医"。恽氏的医论和活动反映了近代中国中医界为维护中医理论体系，沟通中西医而进行的努力探索。

恽铁樵为了培养中医人才，普及医学知识，改变缺医少药的状况，于1925年创办"铁樵医学函授学校"，通函受业者达四百余人，两年后因故停办。1933年，他又筹集资金，开办"铁樵函授医学事务所"，后改名为"铁樵医药事务所"，通函问业者达七百六十余人。他于1934年1月创刊《铁樵医学月刊》，至1935年12月，共出版二卷二十期。为开办医学函授，筹集资金，他呕心沥血，日夜奔忙，二十多种讲义（共一百多册）除少数几种为助手和学生编写外，均亲自编写。1935年7月26日，恽铁樵终因积劳成疾，心力交瘁，医治无效，病逝于上海，终年五十七岁。直至逝世前一日，他还在床上口述，由女儿慧庄执笔改定《霍乱新论》中的章节。

铁樵先生著作颇丰，医药学方面的著作有：《药盦丛书》，包括《论医集》《群经见智录》《伤寒研究》《伤寒论辑义按》《脉学发微》《药盦医案》《医学平议》《生理新语》《温病明理》《医理概论》《保赤新书》《热病学》等二十多种，另有医学函授讲义二十多种及讲演集。

铁樵先生一生自强不息，在教育、文学、医学领域声名卓著，是我国现代史上不可多得的文人名士。尤其在医学上卓有建树，既首创中医函授教育，又是中西医汇通派的代表人物，为中医药事业的复兴作出了重要的贡献。

恽铁樵妙着用附子

上海中医学院中医文献所　施　毅

恽铁樵（1878—1935），名树珏，号焦木，江苏武进人。少时孤贫，刻苦自励，年二十毕业于南洋公学。早年主编《小说月报》，文名藉甚；中年体弱多病，三子又相继亡于伤寒，乃发愤攻读医籍。执经问难于汪莲石先生，深得《内经》《伤寒论》之旨。悬壶海上，活人甚众，有"小儿有病莫心焦，有病快请恽铁樵"之传。诊余创办中医函授学社，海内外遥从问业者达六百余人，及门弟子有顾雨时、章巨膺、陆渊雷等十余人。平日著述甚勤，撰《群经见智录》《伤寒论研究》《脉学发微》《金匮方论》《温病明理》等著作二十余种。

恽氏治医十分注重对中医经典的研究。对伤寒理论尤多发挥，有独特的见解，并在医疗实践中积累了丰富的经验。现以其对少阴寒化证急用附子辨证要点及病案为例，以示一斑。

仲景认为少阴病脉微细，但欲寐。即少阴之阳已虚，急以附子扶阳破阴，迟则有亡阳之变。恽氏认为少阴寒化证急用附子的关键在于掌握辨证用药的要点和时机，并为急用附子提出了三条辨证依据。

1. 辨脉：以"脉硬有汗"为特征。少阴寒化证是心肾阳虚，寒邪偏盛，通常以"脉微细"或"脉沉而微细"为主要脉象。而"脉硬"是指脉紧，与太阳病寒邪在表，脉紧无汗相反，脉紧有汗，多伴有恶寒、蜷卧、四肢厥逆、下利清谷等症。仲景云："病人脉阴阳俱紧，反汗出者，亡阳也。"因此"脉硬有汗"是少阴亡阳危证，较"脉微细"为甚，应急用附子回阳救逆。

2. 辨舌：以"舌色干枯"为特征。少阴寒化证津液不伤，表现为"口中和"。舌色干枯如荔枝壳，色紫棕如劫津状，是肾阳虚衰，津不上承所致。正如《伤寒本旨》所云："干燥者，阳虚不能化津上润也。"而非阳证热盛，津液受劫的舌色干绛，故可用附子温阳化津。

3. 辨汗：以"肌肤津润"为特征。少阴寒化证，肌肤津润汗出，是阴盛阳衰，虚阳外越之象。若大汗淋漓，发润肤凉是阳气脱之危候，不易挽回。只在汗出津润而头发不湿的情况下，急以附子回阳固脱，方有生机。

恽氏认为伤寒少阴证，附子固然可以挽回，然限于脉不乱、面不肿、气不急、汗不润发之际。在煎剂口服的情况下，见其一症，即属难治，有其二则预后不良。其将亡阳过程和病机分为四个阶段：第一，腕背与手背先冷，此为亡阳之征兆；第二，手腕肤凉，全手皆凉，此为亡阳之证，用附子最有效；第三，四肢逆冷，冷过肘漆，此为亡阳危候，急进附子，犹可转机；第四，体温外散，肌肤冷，涣汗出，此时阳气已绝，再用附子难以挽回。归纳恽氏对阴证诊断标准是"肌肤津润，其肤必凉；热厥指尖凉，阴证腕背面肤凉"。

下举恽氏"治张绵宏女伤寒病案"（《临证笔记》）

张女初病，余某予豆卷、栀、豉等不效，病渐内传。改延余诊时，为阳明府证，以调胃承气，热不解，更予小承气，病仍不除。时已逼岁除，除夕、元旦未复诊。初二复诊，则病大变，舌润、多汗、胸闷、肢冷、神志不清楚，脉数微硬，盖少阴证见矣。问所以致此之由，因连进承气不效，改进银花、连翘、竹叶、芦根等药，初意以为甚平稳之药，恣服无害，不图寒凉过当，遂见阴证也。余谓，今则非附子不可，处方用附子钱半，柴胡一钱，及吴萸等，药后病者得酣寐竟日，醒而热退矣。既而十日不大便，复有微热，予以半硫丸下之，得干粪，精神爽慧，从此慎摄，可逐渐复元，余亦不复往。

上述病例，恽氏就是以"多汗""肢冷""脉数而微硬"等少阴证的主要脉症，而诊断基为阳证入阴，急以附子温阳救逆，使病情得以缓解。可见恽氏师古而不泥古，其对伤寒少阴寒化证的辨证论治的论述，是有其理论依据和临床实践基础的。

名医恽铁樵的治学之路及医事活动

王致谱　中国中医科学院　中国医史文献研究所

摘要：评论民国时期上海名医恽铁樵先事文学后从医的历程，以及他刻意岐黄、精研医药、悍卫中医的活动。

关键词：恽铁樵；治学；抗争；维护中医；发展中医

中国分类号：G112R；R2–092

文献标识码：A

文章编号：1007–1342（2006）01–0044–05

一、自幼刻苦学习，先事文学后从医

恽铁樵（1878—1935），江苏省武进孟河人。恽氏出生于父亲恽磨照的任地福建省台州，5岁丧父，11岁丧母，乃返回孟河老家，由族人抚养长大。他13岁时就读于族中私塾，16岁时考中秀才，20岁时已读完全部科举经典，为其后来步入中医殿堂，打下了坚实的文化基础。江苏武进孟河，近代名医辈出。受乡风影响，恽铁樵于习儒的同时已经接触到《素问》《温病条辨》《医学三字经》等中医著作，对医道已能有所了悟。一次，其叔祖北山先生患温热夹食，庸医拟妄投小青龙汤，恽铁樵提出质疑，直指其误，显示出优良的医学天赋。

1903年，恽铁樵26岁时考入上海南洋公学，攻读外语和文学，成为近代中医界里既精通旧学，又系统接受新学教育的第一人。1906年，他以优异的成绩从南洋公学毕业后，先后赴湖南长沙某校及上海浦东中学执鞭任教。教学之余。恽铁樵翻译了却尔期·佳维的《豆蔻葩》《黑夜娘》以及《波痕夷因》等中篇小说，并于1906—1910年分别登载于上海出版的《小说时报》上。由于其翻译水平较高，作品发表之后风行一时，以至于时人将其译著与近代翻译家林纾的作品相媲美。1911 年，应商务印书馆张菊生先生聘请，恽铁樵成为商务印书馆编译。次年，始主编《小说月报》，以翻译西洋小说而著称于文坛。

《小说月报》为当时上海出版界较有影响的小说类期刊之一。恽氏担任主编后，颇为重视文风章法，尝谓"小说当使有永久之生存性""我之小说，实大说也"，一改过去刊登描写才子佳人的"鸳鸯蝴蝶派"类作品的办刊风格，取而代之以情调高雅的文学作品。他录用文稿，不论作者职位高低，名声大小，唯优是取，尤其重视奖掖晚生，育携新秀。就是在这一时期，恽铁樵以其独具的慧眼，发表了鲁迅的处女作《怀旧》。该文以辛亥革命前夜的社会动荡为背景，揭示了当时中国社会各阶层人物的微妙心理变化和性格特征，是一篇具有喜剧性的现实主义小说。恽铁樵将其安排在《小说月报》第 4 卷第 1 号卷首，还特加批语，向读者热情推荐这篇小说和作者。恽铁樵对新人的态度给鲁迅留下了深刻的印象，以至于 20 多年以后，鲁迅在致杨霁云的信中还提及此事，被传为千古佳话。

就在恽铁樵文学事业与时俱进的时候，丧子之痛却接二连三地刺激着他。1916 年，年已 14 岁的长子阿通不幸染上伤寒，不治而殁。次年，其二子、三子也相继病染伤寒，告别人世。略知医道的恽铁樵苦于没有临床经验不敢轻举妄动，向医生提出建议商讨，却从来未被采纳接受。屡屡丧子的巨大悲痛，使恽氏深感求人不如求己，于是刻意岐黄，精研医药，曾问学于沪上名医汪莲石。后其四子又染伤寒，众医束手，恽氏以麻黄汤证论治，一剂而起，遂更加折服于中医经典。此后，每为亲戚朋友诊治，多获良效，医名渐起。一位同事的小孩患伤寒阴证已近垂危，恽氏以一剂四逆汤转危为安。病家感激不已，特意登报鸣谢："小儿有病莫心焦，有病快请恽铁樵。"由是，求诊者日多一日，业余时间已经令恽铁樵应接不暇，1920 年，他索性辞去了在《小说月报》的职务，正式挂牌行医，尤其擅长儿科，很快闻名遐迩。

二、撰写《群经见智录》，回应余云岫的挑战

恽铁樵业医之际，中医正处在生死存亡的危急关头。一方面，中医学受到外来西医西药的冲击，另一方面，当时的国民党政府对中医采取歧视、压制、打击的政策，甚至想要取缔中医。伴随着西方文化的传入，如何看待中国传统医学出

现了两种极端。一种是盲目崇洋媚外，极力诬蔑中医不科学，主张废医存药。如余云岫，于1916年抛出《灵素商兑》，从攻击中医基础理论入手，认为《内经》"无一字不错"，中医"不科学"，治病是"靠暗示的效果""精神的作用""和催眠术差不多"，甚至狂妄地提出应该立法废止中医。另一种是夜郎自大，固步自封，对现代科学盲目排斥，攻击学习西医者为"媚外卖国，蹂躏国粹"。

面对这种形势，恽铁樵保持着清醒的头脑。当时国内中医、西医两种医学体系并存，通过比较并作出抉择成为当时业医者必须面临的主要问题。围绕这一问题，中西医学界聚讼纷纭，难以统一。特别是西医余云岫刊布《灵素商兑》，率先向中医基础理论宣战之后，中西医学之间论争日趋激烈。中医界以恽铁樵为代表，率先于1922年写成《群经见智录》，次年又著成《伤寒论研究》，成为中医学界第一位挺身而出迎接余云岫的挑战者。受其影响，杨则民、陆渊雷、吴汉仙、陆士谔等亦纷纷著书立说，回应余云岫的挑战。其中，杨则民于1933年著成之《内经之哲学的检讨》一文，从前所未有的理论高度对《内经》进行研究和阐发，成为继《群经见智录》之后，又一批驳余氏废止中医观点的力作。在这场中西医学的论争当中，恽氏起到了至关重要的作用。

《群经见智录》一书，篇幅与《灵素商兑》相当。在书中，恽铁樵从维护中医学理论体系科学性角度出发，通过剖析《内经》的理论实质，对构成中医学理论基础的阴阳、五行、六气等令人费解之处作出了比较圆满的解释。他所提出的"四时五行"观点，把自然界四时的交替变化看作宇宙万物变化的支配力量，从而揭示出《内经》的理论核心与自然界的运动变化规律一脉相承，即由四时的风寒暑湿化生出六气，由四时的生长收藏化生出五行，再由四时五行派生出五脏。故尔，四时成为《内经》的基础，"《内经》之五脏非血肉之五脏，乃四时之五脏"。恽氏从方法论的角度揭示出中医学理论体系的精神实质，明白晓畅地解释了中医学朴素辩证的认知思维。《群经见智录》有力地驳斥了《灵素商兑》的恶意攻击，捍卫了中医学理论体系的完整性。在近代中西医学论争史上，恽铁樵不愧是一位勇敢的主将。

三、阐发《内经》，捍卫中医理论体系

恽氏阐发《内经》，既是学术上的探讨，同时也是为了与当时主张消灭中医

的思潮作斗争。恽氏所处时代正值中西文化交汇之际，业医者大多忽视理论学习而更侧重于具体方药的积累，致使中医学经典著作《黄帝内经》被束之高阁，少有问津。加之余云岫《灵素商兑》的问世，对《内经》大加攻击，诬蔑中医不科学，使中医学陷于千载罕见的困境。余氏认为《灵枢》《素问》是中医学理论之根本，把《灵枢》《素问》彻底否定，则中医学便无立足之地可言。恽铁樵通过大量临床实践，深刻地体会到"中国医学为极有用之学术""与西国医学比较，委实互相有短长"，因此起而与之论争，专著《群经见智录》四万言，以驳斥余云岫的谬论。该书是恽氏研究《内经》的专著，可谓其学术思想的奠基之作。他在书中提出的有关《内经》基本理论的创见在近代中医学理论研究中具有较高水平。

恽氏认为，《内经》的学术思想固然博大精深，但它有一个总的提纲。即《素问·玉版论要》所言："揆度奇恒，道在于一。神转不回，回则不转，乃失其机。"恽氏阐发这句名言的含义："转以恒，回为奇，故奇恒回转可为《内经》之总纲。奇恒之道在于一，则一又为总纲之总纲。不明了此一字，千言万语均无当也。"在恽氏看来，《内经》一书，无非是研究人体病与不病的关系。而人体的病与不病，《内经》又把其建立在人体与自然界现象相结合的基础上进行研究，认为人体与自然是不可分割、有着密切联系的统一体。

医易相通，自古医家都有这样一种提法。但究竟如何相通，很少有人能够解释得晓畅明白，以至于有人把《易经》看作是不可思议的神秘典籍，从而把医学理论也搞得神秘莫测。恽铁樵认为《内经》与《易经》具有共同的哲学基础，二者之间不仅理论可以互通，而且具有密切关系；不仅并不神秘，而且完全可以理解。《内经》与《易经》都在研究和阐发一年四时的运动变化，这是二者的共同基础。四时的变化，是万物变化的根本；一阴一阳的变化，又是四时变化的根本。所以《易经》言阴阳，《内经》亦言阴阳。《易经》谓："法象莫大乎天地，变通莫大乎四时。"《内经》亦谓："阴阳者，天地之道也，万物之纲纪，变化之父母，生杀之本始，神明之府也。"可见，《内经》与《易经》相通，二者具有密切的关系。

关于五行之说，恽铁樵认为《内经》中之五行，为四时五季的代名词。他以春、夏、长夏、秋、冬五季的更相交替来解释五行的生克胜复，即用春、夏、长夏、秋、冬的相顺来说明五行中木、火、土、金、水的相生，用春、夏、长夏、秋、冬的相逆来说明五行中木、火、土、金、水的相克。恽氏揭示出五行的实质是代

表五季，五行的生克表示五季气候的常与变。因此，《内经》中的五行学说，已经超越出原始的五行说。这表明，在五行学说被引入到中医学的过程中，经过了一番加工改造。之所以如此，是因为《内经》把四时五季的寒暑更替对人体生老病死所产生的影响看得至关重要。恽氏以四时五季的盛衰变化来解释五行的相生相克之理，把《内经》五行学说的医学特点和内涵意义阐发得清楚明白。他的解释不仅有助于人们对中医基础理论的理解应用，而且有力地批驳了当时种种攻击中医的谬论，在捍卫中医学理论体系的完整性和阐明中医学理论体系的科学性方面，恽铁樵功不可没。

恽氏之时，正是取消中医和维护中医两种思潮斗争激烈之时。当时的中央国医馆，曾经一度想取消中医病名，而以西医病名代替。恽氏坚决反对，提出改进中医应以中医学术为主体的主张，并先后撰写了《对于改进中医之意见》《对于统一病名建议书之商榷》等文章，以反驳中央国医馆的错误意见。

在近代中医学发展史上，恽氏首先揭示出中西两种医学体系存在着本质的区别。他通过比较研究东西方医学发展史，认为中医有实效，乃有用之学。西医有其长处，尤其是生理学的研究，较中医更为直观具体。造成中西两种医学体系存在差异的原因，在于中西两种文化背景不同。他的观点，给那些认为除了近代自然科学体系之外，否认还有其他体系能够说明医学科学的人以有力的回击。"西方科学不是学术唯一之途径，东方医学自有立脚点"。所谓立脚点，就是中医的实际效验。凡是能够经得起实践检验之事，虽一时未能说明，但不能因此而否定其中有科学价值存在。恽铁樵认为，改革中医，西洋医学固有足资借鉴的地方，但亦应以中医学术为主体，不能舍此而他求。正如他在《群经见智录》中指出的那样："吾撰著此书，目的在使今之中医，先对于自己的学说了了，然后吸收他国新文明。"

恽氏认为，整理中医应先从诠明学理做起。由于中医学年代久远，通过整理总结，有利于其发展进步、升华提高。因而，恽氏主张"研求古书，当以《伤寒论》《内经》为主""第一要义在将古书晦涩之医理诠释明白，使尽人可喻""否则西医菲薄中医，中医不能自伸其说，竟无话可说"。恽铁樵支持吸收西方医学知识来提高和改进中医学，但同时强调，"定名之时，眼光须注意于本身学说……今若不顾一切，惟名是务，则有宾而无主。改进中医，整理学术，是欲使退化之中医进步，欲使凌乱之学术整齐。今统一病名，而用西名为主体，则与本身之学术冲突，与整理改进之初心相背""万不可舍本逐末，以科学化为时髦，而专求形似，忘其本来"。他的真知灼见，为身处逆境的中医指明了生存和发展的道路。恽氏的这些观点，即使在今天看来，仍然有其一定的积极意义。

四、一生锐意进取

恽氏一生为人谦逊。锐意进取。他是近代中国医学史上一位有着多方面贡献的著名医家。无论是在中医基础理论的探讨、临床治疗经验的总结，还是在中西医学的沟通、中医教育的兴办方面，恽铁樵都作出了突出的贡献。他非常注重理论联系实践，主张在继承前人学术思想的基础上，吸收新知以补充、提高和发展中医药学。他认为，欲使中医学进步演进，必须"发皇古义""融会新知"，取长补短，"吸取西医之长与之合化以新生中医"。

恽氏倡导中西医学沟通。自鸦片战争以后，西方医学大量涌入中国，严重冲击着传统中医中药。一些受改良主义思潮影响的医家认为中西医学各有所长，中医在学术上应该吸收新的知识而使自身得到发展，于是便开始探索沟通中西医学的渠道。恽铁樵认为中西两种医学各有所长，中医重视人体在整个大自然中随四时阴阳而发生的运动变化，而西医则于生理上重视解剖，于病理上重视局部病灶。恽氏指出，中西医学之间应该相互沟通、取长补短。中医在发展过程中应该广泛吸收近代科学的研究成果，用以研究自然以及人体的生理、心理和病理，同时还主张以西医的解剖、生理等知识来深化和提高中医理论。他曾说"中医有演讲之价值，必须吸取西医之长，与之合化产生新中医，是今后中医必循之轨道"，但同时亦强调"断不能使中医同化于西医，只能取西医学理补助中医，可以借助他山，不能援儒入墨"。恽氏从维护中医、发展中医的角度，倡导中西两种医学沟通，具有一定的积极意义。

关于沟通中西医学的具体方式，恽氏提出当"发明古书精义，采取西国学说，证诸实地经验"。其采取西国学说的目的，在于"欲借此以证中国旧说也，欲中医知西方学说以纠正自来我国相传之谬说，更欲吾中医以古代学说与西国学说交互映证，确实指出彼短我长、彼长我短之处，使何者当因，何者当革，胸有主宰，然后吾国医学有进步可言也"。恽氏认为，在沟通中西医学的过程中，应该以中医学理为主，采用西方医学的生理解剖知识，来说明人体的藏府内景、诠释医学典籍中晦涩难明的中医理论。诚然,恽氏所提倡的中西医学沟通尚有很大的局限性。

为倡导中医革新,1925 年,恽铁樵与国学大师章太炎及其弟子张破浪等在上海英租界西藏路大顺里 509 号共同创办"中国通函教授学社",也即后人所熟知的"铁樵函授中医学校",当年即通函教授学员 250 名。是年秋,恽氏发表了《创刊函授学校宣言》,点明了其通函授学的目的与指导思想。其后,接受通讯讲习者多达 600 余人,学员遍及全国各地,南洋诸国亦有从学者。1928 年,由于种种原因,铁樵函授中医学校曾一度停办。1933 年,复经铁樵函授医学事务所重办,继续进行通函授学,求学者达 300 余人。经过恽氏的努力,铁樵函授中医学校成为近代中医教育史上以函授形式办学影响最大的中医学校。

作为先学文后攻医者,恽铁樵一生撰写了大量医学著作,其学术思想在近代中医学发展史上产生了深远的影响。

其门人弟子当中,较有影响者,如童巨膺、陆渊雷、徐衡之、顾雨时、何公度、庄时俊等,均成为日后中医学界的骨干力量。1932 年,因忙于铁樵函授中医学校的工作,又要顾及繁忙的诊务,恽铁樵身体过于劳累,渐感不支。应章太炎先生邀请,恽氏曾到苏州章氏寓所休养。待身体状况好转,恽铁樵又返回上海,继续行医、办学。由于体力过度透支,长年积劳成疾,恽氏晚年瘫痪在床。即使在这种情况下,他仍然坚持口授著书,不曾懈怠。终因病情每况愈下,恽铁樵于1935 年 7 月 26 日在上海辞世。

恽氏所强调的改革中医必须以中医为主,而不能援儒入墨的主张,不仅摆脱了尊经崇古的思想影响,同时还旗帜鲜明地反对了崇洋媚外的民族虚无主义。他的一些精辟见解,达到了他所生活的那个时代的最高水平。其学术思想与观点方法,得到当时许多著名医家的认同和赞誉。谢观称赞其"别树一帜,为革新家所宗",丁仲英谓其著作"为环境之需要,时代之作品",陆渊雷则言"以为中医不欲自存则已,苟欲自存,舍先生之学,别无途径"。即使在今天看来,恽铁樵那种从社会需要出发,努力发掘、提高中医学,使之与社会、与时代同步前进的思想与观点,仍然具有十分重要的现实意义。

作为一位有着远见卓识的杰出医家和蜚声近代中医教育史的佼佼者,作为致力于沟通中西医学而对后世产生很大影响的一代宗师,恽铁樵为中医事业所作出的一切努力,将永载祖国医学史册。

八十年旧案求破——恽铁樵医案介绍

林乾良　浙江中医学院

关键词：恽铁樵；医案；处方

中国分类号：R 289.5　文献标识码：E

文章编号：1007-1342（2005）01-0014-02

在本刊 2004 年第四期中，我以特别喜悦的心情读到狄忍安的文章《文坛伯乐　中医大家——恽铁樵先生传略》。我之所以感到特别喜悦，是由 1956 年我从浙医二院外科被选送到部办的首届上海西医脱产学习中医研究班时，教务主任章巨膺就是恽氏的高足。我喜欢文史，常在图书馆里乱翻，发现恽氏竟是文、医并臻极致的泰斗。半世纪后，见到恽氏的乡人为他撰传，自是十分高兴。

然而，真正的原因还不在此，而在于学术上有件八十年的旧案亟待破解。如今，还有些老前辈健在，或许会有希望。随着时光的流逝，难度就更增加了。而这件旧案的主角就是恽铁樵先生。

要说这件旧案，还得从中国近代史上两位夫妻名人说起，那就是章太炎与汤国黎。我是在 1976 年春前往苏州拜访汤国黎的，并带去沙师孟海与师母包稚颐的问候。章夫人见到我十分高兴，并称"你是我故乡来的人"。后来，又去了几次。因此，和她的哲嗣章导及其夫人也成为老朋友了。在首届章太炎学术讨论会筹备时，有关中医学这一范畴的任务就落在我肩上。煞费苦心，终于成文。定稿时，章导以一旧信封为赠。我打开一看，原来是几张墨书处方，笔迹各异，均无签名。看到我不解的眼光，章导告诉我一段往事：

"江苏武进恽铁樵先生，是当代文、医并精的奇人，和家父相知多年。当年，曾以临诊时学生抄存的医案数本相托。这是几张残存的散叶，敬以相赠，略酬您整理家父医学成就之劳。当年，能随恽先生临诊抄方的学生，如今都是国内中医界名人。到底是谁的笔迹，还有待您将来细细查对。"（大略如此）

又是几十年过去了。人海沉浮，也不知道终日忙些什么。有关这些医案是谁抄写之事，虽曾和几位师友谈起，却也无人破解过哪怕一星点。关于阵铁樵的高足，除章巨膺以外，据俞慎初《中国医学简史》，还有陆渊雷与徐衡之。在访问中得知，还有秦伯未、章次公等，不知确否。据称：恽氏在先后办"铁樵医学函授学校"与"铁樵医学事务所"时，均在临诊时带徒。他在四诊后口述医案与方药，由学生记录于册并另书医案付病家。每次带徒，少则一二位，多可五六位。由于诊务繁忙，前方口述刚完就接诊下一位病人。因知老友朱良春是章次公高足，曾以此事相询，也未蒙裁答，未知曾见到信否。

为撰此文，曾查阅数种文献。其有狄文未载者，特略举其要如下：据陈玉堂《中国近现代人物名号大辞典》：恽氏又有树珏、黄山民等名号。据俞慎初《中国医学简史》，列恽氏为"主张中医革新的著名医家"；并称"父照磨，曾宦台州，后卒于任，时铁樵年方五岁"；所办中医函授学校，"宣言文长四千言，通函受北者达六百余人。"

此次共披露恽诊医案八笺，各加编号。如有确认或疑似之意见都请赐函作者。通讯地址：310009 杭州市老浙大横路 3 弄 32 号 2-301 室。如有成果，作者当另撰文公布，并详列提供资料者之大名，以示敬意。

麻黄汤案

恽铁樵之四公子又病伤寒。发热，无汗，而喘。遍请诸医家，其所疏方，仍不外乎历次所用之豆豉，山栀，豆卷，桑叶，菊花，薄荷，连翘，杏仁，象贝等味。服药后，热势依然，喘益加剧。先生乃终夜不寝，绕塞踌躇。迨天微明，乃毅然曰：此非《伤寒论》太阳病，头痛，发热，身疼，腰痛，骨节疼痛，恶风，无汗，而喘者，麻黄汤主之。之病而何？乃援笔书：麻黄七分，桂枝七分，杏仁三钱，炙草五分。持方与夫人曰：吾三儿皆死于是，今四儿病，医家又谢不敏。与其坐而待毙，曷若含药而亡！夫人默然。嗣以计无他出，乃即配药煎服。先生则仍至商务印书馆服务。及归，见病儿喘较平，肌肤有润意，乃更续予药，竟得汗出喘平而愈。

曹老评：时医遇风热轻证，能以桑菊栀翘愈之，一遇伤寒重恙，遂不能用麻黄主方。罹其殃者，夫岂惟恽氏三儿而已哉？此其一义也。恽先生苦攻《伤寒论》有年，及用轻剂麻黄汤，尚且绕室踌躇，足见医学之难。此其二义也。

婴儿壮热案

恽铁樵

家四叔祖延诊其第六子，为六个月婴儿，壮热，脉数，不啼不乳两日夜，气促鼻煽，目光无神。病家恐出疹子，以纸捻醮油燃烛，照其面部，余以纸捻东西移动，其目珠乃不随光转，试以电灯亦然。初起发热，至是凡六日，第四日突然增重，则因是日曾服金鼠矢半粒，药后下青色粪，遂不啼不乳。初服金鼠矢，热势略杀；是日复壮热，始惊惶，来邀余诊。病儿才六个月，且气促鼻煽，目不能瞬，度少希望，因不敢处方。家叔祖固请，乃逐层推敲，久之忽有所悟，因用生麻黄 1.2 克、葛根 3 克、黄芩 2.4 克、炙甘草 1.8 克，仅四味嘱尽剂。翌日复诊，诸恙悉差，目能动，啼且乳，微汗出，热且退矣，原方去麻黄加枳实、竹茹，霍然而愈。（《近代中医流派经验选集》）

编按：金鼠矢又名万应锭，含辛窜芬香之麝香及攻里通下之甘遂、牵牛等品。本案初即非属麻疹，患热症而误于辛散攻下，虽热势见杀，诚属热陷之象，故又复见壮热，气促鼻煽，目不能瞬等邪陷深重诸危证。恽氏用因热利导之法，以麻葛外透，芩草清里，一剂后证安，又去麻黄加枳实、竹茹清透理气，救治得法，而得病愈。故热病用攻伐之品当慎之，辛窜之品更当慎之。

中华名医传世经典名著大系

恽铁樵传世名著

（下）

恽铁樵◎著

潘华信　点校

天津出版传媒集团

天津科学技术出版社

本书配有读者交流群　品读经典名著　拓展医学视野

使用说明

微信扫码加入读者交流群，回复关键词或点击链接获取资源，
参与线上交流互动，开拓医学视野，解决实际临床难题。

资源介绍

购买链接 · 相关中医图书推荐，并附有购买链接。

读书卡片 · 记录书中精彩片段，分享读书心得感悟。

微信扫描二维码
加入读者交流群

图书在版编目（CIP）数据

恽铁樵传世名著 / 恽铁樵著 ； 潘华信点校. -- 天
津 ： 天津科学技术出版社，2020.1

ISBN 978-7-5576-7210-2

Ⅰ.①恽… Ⅱ.①恽… ②潘… Ⅲ. ①中国医药学-
中国-民国 Ⅳ. ①R2-52

中国版本图书馆CIP数据核字(2019)第252043号

恽铁樵传世名著

YUNTIEQIAO CHUANSHIMINGZHU

责任编辑：梁　旭　吴　頔

责任印制：兰　毅

出　　版：天津出版传媒集团
　　　　　天津科学技术出版社

地　　址：天津市西康路35号

邮　　编：300051

电　　话：（022）23332393（发行科）23332369（编辑部）

网　　址：www.tjkjcbs.com.cn

发　　行：新华书店经销

印　　刷：天津兴湘印务有限公司

开本 710×1000　1/16　印张 81.75　字数 1 240 000

2020年1月第1版第1次印刷

定价：458.00元（全三册）

病理各论

病理各论第一期

铁樵口授

女儿慧庄笔述

凡医书不惟其名，惟其实。文字之华美，考据之周密，与夫《素》《灵》《针经》《伤寒》《金匮》等窃取书中一二语为高压论，调此等皆无补实际，皆所谓名也，治病有效力，乃为实矣。欲治病有效力，第一层须先识病，故详著病状为第一。病状者，病人外面所著之情状也。欲知其何故有此病状，则须明白病理，故研究病理为第二事。病理既明，然后可以研究方药，不但某病当用某药，可根据病理以知之，即某药当用若干分量，处于主要地位，或处于次要地位，亦可根据病理以知之。如此则尺度在心，权衡在手，读书则渐渐从有字之处，悟到无字之处，诊病则渐从可见之处，窥见不可见之处，而诣乃进矣。本书所言者，大略如此。而最精之处在病候，明其来源，详其豫后，初起不误，则小病不致成大病。深明病候及其变化，则胸有主宰，不致杂药乱投。若夫不可治之病，洞明病理，则可以决生死。吾所知者，亦仅此耳。

伤风咳嗽第一

咳嗽种类最多，伤风咳嗽其最轻者，西国医书列之流行性感冒之下，中国古书多不言，其意以为小病不足治。吾今首言之，亦犹之教算学从一加一为二起。然伤风虽小病，其病理却不易明了，且此病是进行性，不得以其轻而忽之。

病状

鼻塞多涕，无嗅觉，喉痒，咳嗽多痰，痰有厚者，有薄者，味觉亦钝，常兼见头痛形寒，背拘急，脚酸。此有时间性，大约春寒及秋凉时最易患此病，余时则少。

病理

内部藏器与外界空气直接者，只有肺藏。空气从鼻孔入，直达肺气泡为止，惟其如此，外界空气得入肺藏深处，故其设施不得不周密。鼻孔中硬毛所以阻止外物之侵入，有滤筛作用，是为第一道防线。鼻腔中部有黏膜，其下藏有小腺分泌黏液，黏膜之浅层藏有感觉神经，此神经之感觉最敏，空气中有不洁杂质、气味及冷暖均能觉之，以故空气太冷，则此神经兴奋，多分泌黏液以保护黏膜，若有小虫或微尘透过硬毛而入，经过此处，黏膜辄兴奋捕获之，更作嚏迫之使出，此黏膜为第二道防线。喉头会厌为总气管之上口，此处之设施与鼻腔黏膜略同，亦有腺体与感觉神经分泌黏液，其驱逐外界拦入物之方法以咳，是为第三道防线。从此再进为总气管，再进为支气管，仍略有防御作用，故云：肺藏之防御组织最密。伤风之为病，乃因外界空气冷，与内部温度相差太远，肺藏起防御作用而显之病状，以故初一步必鼻塞多涕，鼻黏膜兴奋，分泌过剩也。多嚏，黏膜下感觉神经驱逐冷空气之作用也，多咳多痰，喉头起防御作用也，然伤风有寒热，何以故。

肺为一藏器，其势力则及于肩背、胸膈、臂腕，乃至手指（本条详说在肺痨节）。凡肺藏健全者，其肩背、胸膈、臂腕均甚强，对于寒暖之变更，有极强之抵抗力，以故壮健之人，如工拳术者，对于寒暖辄不甚措意，虽气候骤变，冷暖之程度相差甚远，而不易衣，亦不伤风。所以然之故，凡举重，须一鼓作气，重物能举，非力举之，气举之也。凡一鼓作气，则其气在身半以上，恰恰当肺藏权力所至之地，以故古人谓肺主气。肺藏健全，则身半以上肌肉坚而腠理密，故古人谓肺主皮毛。伤风之感风寒，其初一步是从肩背、臂腕受风寒，不是鼻孔中受风寒也。肺不健全，身半以上之肌理不密，风寒乘之皮肤之浅在神经，与鼻黏膜、喉头黏膜下之浅在神经为一个系统，强则俱强，弱则俱弱，一处感寒，他处应之。以故肌腠不密容易感冒者，其鼻腔、喉头之神经亦感觉过敏，所以空气冷则分泌过剩，春寒时有此，秋亦时有此，正因此故。然体格仍有不同，凡肥人多脂肪，瘦人则神经之反射较敏，通例活体感寒则化热，而肥人感觉比较略钝，往往不易化热，瘦人感觉敏，往往容易化热。此外又有时间性，例如春寒，空气中所含润气为多，则不容易化热；秋凉，空气中所含燥气为多，则比较容易化热。故肥人春寒感冒而见咳嗽者，必从寒化，舌面润，口味淡，涕清而痰薄，所谓寒化也；

瘦人当秋凉时感冒而见咳嗽者，则反是唇舌绛，口苦而渴，甚且喉痛，所谓热化也。肥人春寒感冒而有热化者，瘦人秋燥咳嗽而有寒化者，则为例外，非常轨，当求之起居、饮食，与夫受病原因，如因烘火，因冒雨，因饮酒，因平日嗜好，皆是，皆为医生所当注意者。

治法

既明以上病理，则知伤风咳嗽之原因是肺为风束。而"肺为风束"四字之意义，亦可以明了，今为读者容易明白起见，更详释之。前文云：肺之势力所及，为胸膺、肩背、臂指，凡肺藏健全者，则此等处肌理缜密。据此可以知伤风是此等处肌理受风受寒，而起变化之故。肌理如何受风受寒，假使不能说明其理由，则仍旧是一句囫囵话，吾所知者如下。

空气侵及皮肤，寒而觉寒，暖而觉暖，是为温觉。温觉者，浅在感觉神经报告大脑，因而发生之一种感觉也。寒则肤粟，热则出汗。肤粟者，肌腠收缩，汗孔紧闭，立毛神经所标著之一种情状；出汗者，肌腠疏松，汗腺排泄，分泌神经减少体温之一种作用。此两种作用，与浅在神经之感觉，如桴鼓之相应，暖则排泄，寒则紧闭，天空空气之寒暖有转变，躯体因肌表浅层感觉之故，紧缩、排泄两种作用应之，是为常轨，健体如此，衰弱者亦如此。惟天空冷暖之变化，有经常与非常之别。经常者，人之躯体应付较为容易；非常者，健体并无感觉，弱体则往往穷于应付。例如觉寒，健体不甚措意，以能耐寒也，弱体不能耐，则思取暖，取暖则加衣，当其寒时肌腠收缩，当其暖时则须排泄。而天气既然骤变，则冷暖不易调匀，室中户外，劳动逸居，种种副作用，无在不有关系。肌腠乍因冷而紧缩，暖热加之，汗空乍因热而排泄，寒凉乘之，如此则手忙脚乱，不及应付，于是立毛神经紧张，则虽烘火而亦觉凛寒，分泌神经兴奋，则虽凛寒依然排泄。以故瑟瑟形寒，漐漐汗出。肌表既是肺藏势力范围，则处此处之神经，与肺藏各种防护神经息息相通，此所以著伤风之病态。而其事有先后次序，由浅及深，绝不凌乱，以故第一步是鼻塞，第二步是涕多，第三步是咳嗽、喉痒，继此不愈则传变而见他种病态，则其事在伤风范围以外。

涕多鼻塞，所以为防卫也；咳嗽多痰，所以驱逐风寒也。假使了解治病当顺自然，不可反自然，则体工所显之救济作用，即不啻告吾人以治法。故治疗伤风，惟一方法是宣达，宣达云者，即驱逐束缚肺藏之风寒之谓。其有效方药，为荆、防、薄荷、象贝、杏仁、桔梗、橘红等。凡患伤寒，其头必痛，其痛处必在两太阳，其肩背必觉拘急。何以头痛？咳则气血上壅，两太阳之经络与喉头、舌咽有特殊关系。又，肩背、胸膺为风寒所束，则卫气不得四散，则上行而迫于头部，此所以痛且胀。而其地位则在两太阳，同时兼见肩背拘急，则因肩背是肺藏领域，即古人所谓手太阴经气也。荆芥为阳药，能刺激肌表浅在神经，使分泌疏泄。防风之作用等于荆芥，但荆芥之药位在肩背，防风之药位在头部两太阳也。此等有疏散之作用，与麻、桂之发表解肌不同，故仅谓之宣剂、疏剂，不名为表剂。象贝、杏仁为咳嗽之特效药，桔梗为开肺药，凡伤风咳不爽，得此良。橘红通常都谓其能化痰，其实此物含有挥发油，其刺激性能减少气管壁膜及喉头黏膜发痒，痒差则咳少，是其化痰真相，旧时谓化州橘红能变痰为水，非确论也。以上所述，为治疗之大略，非治疗之能事，欲尽治疗之能事，须明白以下种种。其一当知药量，其二当知药禁，其三当明兼症，试分疏之。

象贝、杏仁、荆、防、橘红等，乃药之最平善者。假使无病服之，亦不必便有何痛苦，似乎分量轻重可以随意，小有出入并无大害，岂知大谬不然。通常杏仁之量以三钱，用杏仁做成杏酪，多吃并无感觉，则药中用此，何必限于三钱。但用药是拨乱反正，以能取效为止，无取其多，且取效须俟藏气转变，太骤则无益。曾见有一次服多许杏仁精，致浑身震战，此药量不可不知者一。桔梗开肺，亦属平善之药，方书、本草都不言此物有若何悍性。然吾见有妄人治伤风，用桔梗四钱，连服三剂，病者呕血半痰盂。其人是我故人子，年事仅弱冠，用药之医生亦旧相识，号称儒医者也。病家、医家都不知何故吐血，余检查前方，心下了然，但无可措手，当时急用大剂麦冬、五味，然竟不能挽救，此为不可不知者二。所谓药禁，凡用药当有标准，假使无标准，便是盲人瞎马，岂得谓之医生。上海一埠，鱼龙混杂，无奇不有，假使能随处留心，简直是百科全书，可以增加无限知识。尝见著名儿科治伤风，用炙鸡金。按：小儿患病，恒表症与里症互见。表症是风寒，里症是食积，停积于胃，胃神经不能与肌表浅在神经相应，则容易感冒。太阳有外感，肌表浅在神经不能与胃神经相应，则消化不良，容易停积。此所以古人谓小孩之病，无非风寒、食积。中国旧说，大分都不甚错，但大半是囫囵话不彻底，不彻底即颟顸，其弊乃不可胜言。彼见小孩咳嗽而用鸡金，其意以为凡风寒皆有食积，鸡金能消积，且亦甚平和，用之宜若无过，岂知此物专能补膜。咳嗽为体工本能之一种救济作用，肺为风束，咳以驱之，故咳嗽非病，不能咳乃是病。咳嗽得鸡金，咳即完全不爽，是本来能咳，药后并欲咳而不能也。此其用药不是治病，是专与生理为难，岂不显然可见。又尝见有著名儿科用葶苈治咳，其祸较鸡金为更酷，死者甚多。葶苈专能泻肺，其性甚悍，《伤寒》大陷胸汤用之，以为攻坚破积。遍观各家医案，仲景虽有此方，后人用此者甚少，是此方猛悍过于大承气，而葶苈之为悍药亦不问可知。推测咳嗽用葶苈之所以然，其一以为葶苈能泻肺，其二以为咳嗽有力是肺实，此种推测，最靠不住。肺为风束，体工起救济作用而咳，咳剧面红，乃邪正相持，并非肺实。因咳甚气血上壅，初一步喉痒、面赤、痰涕多，继一步肋膜震痛，其痒从喉头渐渐下移。咳虽有力，只是正气未虚，并非邪实，其症结只是肺为风束，祛风是去病之原因，是釜底抽薪办法，泻肺是诛罚无罪。肺虚则正虚，正虚则病进，衰弱性之急性支气管炎必继续而起，其病状为气急鼻扇，甚者胸背皆高起，脑症继见，其人乃去死不远矣，此之谓病随药变。然而一般医生原理不明，混沌无穷，逐日杀人不知改变，其事可恶，其情可怜。又，凡悍药用量，以三四分为止。此层古书皆不言，吾从实验、试验而得。时医用葶苈既错，而用量至少七八分，有多至钱半二钱者。又凡用葶苈，须隔纸炒黄，而彼等用此，往往不炒。盖原理不明，无从研究，故以讹传讹，无从改变也。

所谓明白兼症者，即识症之谓。伤风虽小病，然大病与之相滥者甚多，有似伤风而实非伤风者。例如春日风温症，本是伤寒类热病，而风温之发作，辄先咳嗽，有延至一候之久然后发热者，其未发热之前一候之咳嗽，谓之前驱症，其症状喉痒、鼻塞、多涕、头痛，都与伤风同。当其未发热之时，欲断定其为单纯伤风，抑属风温症之前驱，甚非易事，以故西医书竟谓无从预料。然就我经验所得，合之《伤寒论》诊法，亦自有其标准。大约单纯伤风，不形寒骨楚，温病前驱，则必形寒骨楚，此即促景所谓阳明少阳症不见者，为不传。凡风温在前驱时，其骨楚以两脚为甚，此实是神经酸楚，乃足厥阴症之见证。暑温属心，风温属肝，其病因时间定名，谓之风温，其实与伤寒为一系，亦属足经病也（此处初学恐不得明瞭，《伤寒》后按中言之甚详，《内经讲义》论标本中气节亦可参看）。又痧子未发热未见点之先，亦往往咳嗽、鼻塞、头痛各种见证，都与伤风同。咳三数日后发热，热两三日然后见点，故此种咳嗽谓之痧子前驱症。寻常亦以为无从辨别，但余所经验，却有甚显明之标准。凡痧子前驱之伤风，其面必赤，其目皆必含润，病孩必多嚏，多呵欠，其指尖必冷，凡此皆为单纯伤风所无者。此等都不讲脉，所以然之故，肺胃之经气为病，藏气未动，不形之于脉也。如其从脉象研究，左脉如何，右脉如何，寸关尺如何，就学问言是真堕入魔道，可以终身无彻底明白之日。若以脉教人，如王叔和《脉经》所言，则欺人之谈也。痧子治法详《幼科讲义》中，风温治法详温病专篇。

病理各论第二期

铁樵口授

女儿慧庄笔述

此外单纯伤风咳嗽亦有兼症，例如唇舌燥绛，口渴喉痒，而无多痰涕，此种为热化症象，兼燥化热化，秋冬时为多。气候久晴无雨，与冬日炉火，皆此病之病源。凡病此者，往往兼见喉痛，若值喉症流行，都市中空气不洁净，则容易患喉症，故西医书谓此种伤风是喉症诱因。治疗之法，宜润燥清热，麦冬、桑叶、枇杷叶等类，为其主要药。其病之主因，仍不外肺为风束，故荆、防、薄荷在所必用。若形寒无汗，喉头见白点者，则当麻杏石甘汤，其病理治法详喉病专篇。其舌润，口味淡或微咸，清涕，痰薄，如此者，则为从寒化，春寒多雨时，此种病症最多。若误投清热润燥之药，则其病增剧，治此种症以杏苏散为主，前胡亦重要药，而荆、防、薄荷等疏散药仍在必用之列。又有症象如寒化，而咳声如在瓮中者，是从湿化之症。此必其人向来湿胜，复值冒雨中湿等偶然相值之事，则其病发作必兼湿化，其治法假使不祛湿则不效，祛湿以分利为主，薏仁、赤白、苓、木通等是也。假使明白以上种种，先审其确是肺为风束，然后再辨其寒热燥湿，就见症之多寡，为药量之重轻，恰如分际，可以应手取效。而现社会一般大医，似乎尚未足语此，余亦不愿深说。总之医学败坏至于今日，使欧洲物质文明横行于东亚大陆，甚可叹也。

尤有一事不可不知者，伤风虽细事，假使不忌荤油，则必逐渐增剧而至于发热。盖病在肺络及肌腠，最容易使太阳经气起变化，太阳经气病，殆无有不发热者。所谓太阳经气，仔细体会，实是行于皮里膜外之润气，古人所谓荣卫者，即是指此。而荤油专能补膜，不病时并无感觉，若小有感冒，全赖体工本能之能疏泄，得荤油，则此种本能即失其效用，风寒益发不得出，体温集表，即发热矣。

以故《内经》于热病，禁人食肉。

流行性感冒及百日咳

此种病即是伤风症之重者。中国本无此病名，西人对于此病，谈虎色变，迄今无健全办法。就《欧氏内科学》中所说，仔细一为考究，觉西人对于此病之理解，甚为不确，兹节录原文数段略加按语，俾学者得明白此中真相，庶几不为西法所炫而误入歧途。节录《欧氏内科学》原文如下。

（流行性感冒定义）

此系一大流行病，发显无定期，传播极速而致病众多。凡一次大流行后，该地方每遭此病之害，或为地方性，或为流行性，或为散发性，流连迁布，数年不绝迹。依临诊而论，此病之症状，略无一定，变端百出。然有一特别之趋向，此趋向即致呼吸系统之黏膜受患。此病常有一特种菌名，流行性感冒杆菌。

（病史）

自十六世纪第一次认明此病之大流行性后，曾大流行四次。第一次在一千八百卅年至一千八百卅三年之间，第二次在一千八百卅六年至一千八百卅七年之间，第三次在一千八百四十七年至一千八百四十八年之间，第四次在一千八百八十九年至一千八百九十年之间。每次流行之际，其传播也速而广，大陆、海岛、诸洲、各国皆受其害，故有大流行病之名称。例为最后一次之流行，发端约在俄国之东南波嘎拉，时正一千八百八十九年之五月，迨七月已传播至莫斯科，十月达圣彼得堡及科克煞，十一月中旬抵柏林，十二月中旬则已越海而染及伦敦，至十二月已渡大西洋而传至纽约，欧洲大陆传播殆遍，次年即传至中国（此真笑话。中国自古有伤风病，何烦欧洲传染，即此亦可以证其说之不确），一年之间，几染遍全球。流行最剧烈者，乃一千九百十八年。最奇异者，有数国见于夏季，且甚剧烈，尤奇异者，患此病而死者，多为壮年人，老及幼者较少。与此病并发之肺炎亦甚重，易于染及孕妇，美国陆军之营内流行甚烈，兵舰上亦不少，死于肺炎者亦多。

此病之流行时期，每一地方大概流连六至八星期之久，除登革热（关节痛热病）外，无他病致患如是之众多者。每一地方当此病流行时，居民受患者，大抵占百分之四十。幸此病（与登革热病同）致命者极少，然累肺者死数颇多。

（原因）

此病之对于地方上常有之卡他性热病（即英美俗名流行感冒性伤风者，亦即中国所谓伤风或感冒之沉重者）。究有何关，系一问题，有答案如下。

（1）真流行性感冒；（2）地方流行性感冒；（3）地方性似流行性感冒。又各假流行性感冒或卡他性热，系由许多菌类所致，或单独一类菌，或各菌合并不定。而此似流行性感冒对于真流行性感冒之关系，恰与似霍乱病对于亚细亚霍乱病之关系相同。

一千八百八十九年与一千八百九十年间大流行后，至今全世界此灭彼发，无时无此病之流行。就局部言，且有此病连绵不绝之处。按：医报所载之报告，则知流行性感冒杆菌流行于世间，在流行间歇期常侵入呼吸系统，假流行性感冒或多半因此而致，此菌对于呼吸系统急性传染病之关系与他常见之菌无异。

此病之传染力甚大，传播极速，且其流行也与时令气候略无关系。凡一次致病后，不定能免第二次。有一类人似乎不受此病之侵犯。

（症状）

潜伏期自一日至四日不定，大抵三四日者为最寻常。病之起也，大概骤突，显发热及与之相伴之症状。

（病类）

流行性感冒所显之症状非常复杂，故就病之类而分别汇述，或较有条理。

（一）呼吸系统类

呼吸道之黏膜自鼻部以达肺气泡，可视为此病屯集区。病之轻者，起时显鼻流涕等状，与急性卡他热甚相似，惟身体之疲倦及困顿或较甚，至于他类，则显卡他症状后，随发支气管炎，热加重，谵妄，体愈弱，而其情况甚或与重肠热病相似。呼吸系统之危重情况系支气管炎、胸膜炎、肺炎三者，所须之支气管炎，大既与寻常者相似，无甚特别处。然咳出之痰，系一要状，有时极多极薄，内含腻块，发否氏以为色黄绿而作钱样之痰，系流行性感冒之一特征。此外更有咳出暗红色之血痰者，间或所显之支气管炎极重，细支气管亦受累，故病者显皮色青紫，甚至于窒息（气闭）。

流行感冒性肺炎系一极危重之病，或仅由发否氏菌所致，或系混合染之结果。此等流行感冒性肺炎，乃一千九百十八年大流行病之一特状，因此致命者非罕。或为流行性感冒之早状，或病至数日后始显，其临诊之经过常不规则，症状亦不显明，常有呼吸声闭止或细捻发鸣为其早状，亦有剧烈之咳嗽并血痰、咯血等，常至面甚发绀。因有排泄液体之特殊趋势，故其肺被液体渗满成脓肿或坏疽者非罕见。虽血中毒甚剧，然血循环之改变未甚，寻常血压较低。流行感冒性皮下气肿常见于一千九百十八年之大流行时，多半在颈部或胸上部，有时播散甚阔。此类病人多见甚剧之半肺气肿其致皮下肿之故，概因肺面上之大疱疹破裂，而空气由此入纵隔障并散布至颈部之组织也。至于流行感冒性胸膜炎则较少，有致脓胸者。倘病者原有肺痨，则一患流行性感冒必致旧病加重。

（二）神经系统类

无卡他症状，而显头痛、背及关节痛，兼极重之虚弱，至于沉重之并发病，则有脑膜炎及脑炎，又或引发偏瘫或单瘫病之属急性者，或有脑脓肿继之而起，脊髓炎之显急性升瘫病状者亦或有之，更有因此而有痉挛性下身瘫痪（又名截瘫）继起者。流行性感冒杆菌可用腰脊刺术查出，而脑膜炎则须在死后证明。各种神经炎亦复不少，有时其特状为运动及感觉功用受扰。就流行性感冒之历史而论，似乎无论何种系统病，皆可被此病引发。至于重要后患，即精神不振、忧郁痴愚等。

（三）肠胃类

病起时发热者，或兼恶心及呕吐，又有病起时显腹部痛，大泻及脑力虚脱者，有时或显黄疸，脾增大者，亦复不少，此则与发热之沉重与否有关系。

（四）发热类

流行性感冒之发热大有等差，然须知有时除发热外或竟无他症状，有时其发热属间减性，且兼寒战，更有恒久发热数星期而与肠热病相似者，有时其发热状似二日疟。

（并发病）

心包炎或为潜伏性，心内膜炎亦有之。而炎之增殖物（粒）上或有似流行感冒杆菌之菌类可以察见，此则有时或显恶性类，心肌炎或继起，此系猝然致命之一故。官能性受扰常见，如心悸、心动徐缓、心动急速、心痛等，静脉炎及血管内结血栓及脑膜炎亦或有之。

尿系统之病亦复不少，肾炎常见，精腺炎亦曾遇见。皮有时显播散性红斑，间或显紫癜（瘀斑）。卡他性结合膜炎不少，虹膜炎或视神经炎亦曾遇见，急性中耳炎系一常有之并发病。余曾见沉重及恒久之头眩，继流行性感冒而起，此则或因耳迷路受累所致。支气管扩张或继起，自前次流行性感冒流行后，医界察见继之而起之各种症候甚多（神经系及血循环系为最）。

凡流行性感冒一次后，病者之身体因而虚弱者，不可胜数。

（诊断）

当流行性感冒流行之际，则诊断甚易。病者身体之虚弱与病势之轻重不相符合（犹言依其病势而论，似乎不应如是。虚弱即虚弱重而病轻之谓），即此病最特别之情状。呼吸系统类可由检查痰中之菌而断定，若为散发性，或较小之流行，则断定只在热退期之剧烈虚脱，然不甚可恃。至于流行性感冒之类，别则已详前。

天哮呛，又名百日咳（嚏嗽）。

定义此系一特殊病，大概为天哮呛杆菌所致。其特状为呼吸道之卡他及阵发性咳，咳终时，长吸而带啼声（或曰哮咳）。

（病理解剖）

患此病者之本身固无无甚特别之病理上的改变，若有并发病如肺病等，则剖验时每有各该病之情状可以察见，此外则惟气管有一常有之损害，其柱状细胞之间有杆菌。

（症状）

病之潜伏期自七日以至于十日不定，卡他期及发作性咳期二者每可辨认。在卡他期内，则显寻常伤风之症状。起时或略发热，鼻流清涕，眼红，显支气管干咳，有时此种干咳或略有阵挛性症之征兆，早显连续不止之咳嗽，系一要状。所显之发热大抵不高，故每不使人注意，而仅以为单纯之卡他炎，迨七日或十日后，则咳嗽增重而其痉挛状亦益明显。发作性咳期，又名阵发性咳期。此期内显所谓大哮呛者，每一阵咳嗽十五声至二十声，连续不断，咳声短而苦，且不能吸气，咳时病儿面色绀（青紫），待咳阵止，始突然深吸而有空气入肺，吸时作啼声甚响。此种发作性咳，或数阵继续发作，迨胶黏之液咳出为止。此液之量甚少，如连发多阵，则每日或咳出甚多。在发作性咳阵将终之际而呕吐者常见，每日或呕吐数次，致病儿食物停留不住而消瘦。有时每日仅有发作性咳五六阵，病之重者每三十分钟左右或发作一次，而其最重及致命者甚或每日发作百余次之多。当咳发作时，因力呼气而胸部紧压，致无空气吸入喉门，故血欠氧，面肿而发绀，静脉暴露，眼球外凸，结合膜甚充血。一若将气塞者然，于是始嗷然一声深吸，空气入肺，而面色等各状乃骤然复原。病儿于发作性咳将发时，每能自觉，尽力自止而不可得，惊趋父母或保姆以求救护，此等状况实为人所不忍见。大咳时不但呕吐，而且遗粪尿，舌下或因常被牙齿摩擦而溃烂。激发阵咳之情况，大概为情感（如哭）及咽部之激惹，有时甚或吞咽亦能致咳，又在沉闷多尘之空气中。阵咳每多发迨三四星期之后，病势渐轻，终则痊愈。病之不甚重者，大概六星期之内可愈。当病发作时，内检查胸部，呼气时叩响不足，蓦然深吸时，叩响满而清亮。惟听诊则深吸时或无肺气泡杂音，盖因喉门压窄而气入迟也，间或支气管鸣。

（并发病及后患）

当静脉充血之沉重期内，甚易出血而成瘀点，在头之前部者最多，显结合膜瘀斑，甚或因静脉裂而致眼出血泪、鼻衄、耳出血等。间有咯血者、肠出血者甚少，惊厥不少，大约系大脑外质充血所致。因喉门发痉而致死者有之，更有因沉重之脑硬膜下出血而突死者。瘫痪者甚罕，急性多数性神经炎亦极少。缠绵之呕吐，或致沉重之贫血及消瘦。肺属并发病极危险，当咳嗽剧烈之期，或致肺间质气胀，甚或致气胸。（胸膜积气）毛细支气管炎、小叶肺炎及假性大叶炎三者，系最危险之并发病，因天哮呛死者，十九患此。有时其肺炎或为结核性胸膜炎及大叶炎，亦间或有之。支气管淋巴腺增大，系天哮呛之一常状，或且以为系其病原之一。阵咳时脉搏小，心右部充血，咳时及咳甫止之际，心之动作大受扰，有时或损害心部，致甚重之心瓣病。（门扇症）小儿既未悉偻麻质斯热又未患猩红热而有心瓣病者，或即此故也。沉重之尿系统并发病则少，惟尿中时或含蛋白素及糖。成人患天哮呛后，或成气喘，（痓症）此则甚困苦，一年内或复发数次。白细胞增多早显，大概多为淋巴细胞。

以上所节录者，为《欧氏内科学》中论流行性感冒及百日咳两种病之一节文，当知形能。例如，《伤寒论》言脾以腹满，乃知其所说是肠，不是脾；仲景言燥矢在胃，其所说不是胃，乃是肠，凡此皆读古书时不能死煞句下。对于第二项，当改革。须知古书言三焦，多半是指物理病，故有上焦如雾、中焦如沤、下焦如渎之文。若从唐容川以油膜为言，是自坠五里雾中也。对于第三项，古人甚难，今人甚易。北史载崔浩常于夜半升屋，用铅锭记所见天文，此与《内经》所说鬼臾区其上候而已。同一艰难，而今人只须手持历本，便四时八节、廿四气无不嘹嘹。此其难易之相差，盖不可以道里计，若复佐以科学常识，实较阴阳大论所言，比较有把握，而尤其紧要者，为医家能真确说明发热之故。

古书只言发热，不言何故发热，从来注家亦不注意及此。第一期《伤寒讲义》中，日本丹波元简曾言有汗恶风，无汗恶寒，究竟真相如何，殊不明了。大约风之与寒，犹呵之与吹，此种想当然之说，自今日观之，岂不可发一笑。鄙人于《伤寒辑义》作按语，说明发热是体温集表，举国中医界讶为创闻，迄今六七年，只有巢□□同不闻有谁何继续发明精义者。须知仅言体温集表可以明阴阳胜复之理，而于外感病之从皮毛起，仍未说得明白。执体温集表之说，与西医争辩，谓风寒确从肌表入，不是微菌为病源，总觉立言不干脆，故吾现在于各讲义中，另为详细之说明。谓胃神经与皮层浅在神经有连带关系，胃中有积，则肌表容易感冒，肌表既受风寒，则胃中容易停积。恶寒者，立毛神经兴奋，故不必有风而亦凛寒。热则疏泄，寒则固闭，感冒成病之后，壮热而不疏泄，恶寒而反出汗，是汗腺启闭失职，乃分泌神经反常之故。用麻黄发汗，用桂枝汤敛汗，是拨乱反正手笔。如此立言，可谓比较干脆矣。何以明其比较干脆，因胃神经与肌表神经连带关系，乃是形能之学，不但肌表与胃有此种病能，心与肌表、肾与肌表亦有之。例如，心藏衰弱则汗出不止，肾藏衰弱亦汗出不止，而心藏衰弱之汗出，往往是自汗，其汗醒时出，肾藏衰弱之汗出，往往是盗汗，其汗寐中出，以故古人谓自汗是心液，盗汗是肾液。再详细分别之，则急性病与慢性病，更有几微之差别。例如，伤寒少阴症，亡阳汗出，四肢逆冷，是一种霍乱，第二步吐泻交作，亦汗出四逆，为又一种，此两种用四逆汤温之，可以汗止肢温。而肺劳病末传汗出肤津，亦是肾病，却不能用四逆汤。即伤寒霍乱亦有差别，霍乱因呕泻而亡阳，其病为胃肠不相顺接，与辟瘟丹开之，其汗可以立止，西法用盐水针，汗亦止，用强心针，汗亦止。而伤寒末传之少阴症，却不能用辟瘟丹一类香药，与强心针，结果不良。而暑温症，亦因心弱汗多，屡见西医用强心针，结果不良，又屡见伧医用四逆汤，随手病随药变，致不可救。此种几微之分别，除执果溯因外，无法可以明之，只有讲形能与经验可以明了此事。而藏府与肌表之有关系，则非常真确。而感冒为病，风寒确从肌表入，亦非常真确，毫无疑义。

病理各论第三期

铁樵口授

女儿慧庄笔述

吾今更作一说以明之。《内经》言器能，"器能"两字，王冰、马峙、张隐巷都不得其说。余从《内经》本文偶然悟得，因明其理。《经》云：出入废，则神机不守；升降息，则气立孤危。出入者，言呼吸气也；升降者，言循环血行也。上句是指气管，下旬是指脉管。其意若曰：假使无气管，则不能呼吸；假使无脉管，则血不能循环。脉管、气管谓之器，呼吸、循环谓之能，此之谓器能。由此推之，皮层之为全身器能，资以卫外，不待言矣。惟其因卫外之故，故有分泌神经之设施，感觉神经、立毛神经之设施。人类因饮食、居处进化之故，皮层不足以抵抗天行，则冬裘夏葛，以为补助。动物亦然，凡皮层柔软者，其毛辄丰厚，毛稀疏者，其皮辄强靱，盛夏无取厚毛，则落毛以应之，秋凉则长新毛以护之，故尚书有"希革毛毨氄毛"之文。植物亦然，树木之生长不恃皮层，而去其皮层，则必枯死，亦器能之用也。明乎此，则感冒为病，其病源从肌表而入，甚为显明，无可反驳者。此层既明，以下节节可以明白，试搂指数之。太阳病，所以必传阳明者，为胃神经与肌表各种神经有连带关系也。何以有感冒与不感冒之别？胃中有积，则肌表容易感冒也。何故发热？肌表感风寒，立毛神经、感觉神经均呈异常之敏感，体温因而集表也。伤寒所以用麻、桂者，因此两物有刺激分泌神经之作用，能收拨乱反正之效也。假使胃中无积，而亦患感冒，如虚体冒邪者，何以故？曰：肌表浅在神经，与内部藏器生关系者，其途径不止阳明一条路，《伤寒论》言伤寒属足少阴肾，而膀胱为肾府，是为足太阳。肌表浅在诸神经，则为足太阳之经气，故躯体之外层，名为太阳经。是故太阳经与阳明之关系，为一条路；与膀胱之关系，为两条路；与肾藏之关系，为三条路，又不止此。前文所谓自汗、盗汗，自汗为心液，心为手少阴经，温病当从手经治，不从足经治，是太阳经与手少阴之关系，为又一条路。每一条路，都有其界说，有其病名，有其病候，并且有其治法。持吾说以读古书，可以嘹嘹，如数指上螺纹，无有疑义。继此而讲六经，讲虚实，讲天人交际关系，皆有途径可循，不是扣盘扪烛。

至于西医，虽亦有甚优久之历史，在中古之世，实未形成一种有系统学说，至十七世纪，解剖盛行，然后医学真人轨道。从解剖入手，则必注重于病灶，病灶有不可明时，则进而研究医化学，研究各藏器，由粗入细，进而研究组织，因而发明细胞，因而发见微菌，此如瀑流就壑，委婉曲折，不必疏凿而自然趋于一途。此如种兰蓺菊，西医所讲者，花、瓣、蒂、萼、枝、叶、根、茎，中医所讲者，乃土宜、气候寒暖燥湿，故知其所以然。双方技术渐渐中和，则可以日见进化，若不揣其本而齐其末，强比而同之，张冠而李戴，则无有不趋于失败者。惟其西医以微菌为病源，故值凡病之有流行性者，无不谈虎色变，此所以流行性感冒而有如上文所述可惊之记载。若中医值此等事，则以为是气候变迁关系，不甚重视也。

按：《欧氏内科学》所说之大流行，观其所述之症状，谓潜伏期自一日至四日不定，是则初起伤风，其后发热也。先伤风，后发热，即吾侪所习见之风温，其症状鼻塞、头痛、喉痒、咳嗽、痰涕多，而兼见骨楚形寒者，则必发热。自今日言之，未发热之先，症状为伤风，已发热之后，症状为温病，伤风可谓温病之前驱。此有两种关键，其一，当知此病之原因，为肺为风束，假使宣达疏解，则病势减退；其二，当知凡热病皆须忌口，此为《内经》之教训，而经验所不爽者。假使知此二者，则无论伤风、风温，其病本不足为患。然西国人既走解剖一条路，则认微菌为病源，无法杀菌，便无法愈病，既无法愈之，则张皇失措，亦固其所。不问病之大小也，凡发热所以必须忌口，因荣气与膜之关系，得油腻则风邪不得疏泄。而西国人以为非肠胃病，不须忌口，如此则由小病而成大病。观下文所列急性支气管炎、肋膜炎、肠炎、肾藏炎，种种并发之兼症，无非由风温失治传变而来。见支气管炎，不知宣达，但用酸素助呼吸，如吾《医学评议》中所言，见肋膜炎、肠炎等，复从病灶治疗，则病必随手而变，所谓歧路之中又有歧路也。凡伤风初一步，鼻塞继一步，喉痒第三步，化热、喉头炎肿第四步。传里，痒处从喉头渐渐下移，至于总气管支气管，尔时，虽咳不能疗，痒则支气管亦炎肿，此为急性支气管炎症之所由来。剧咳则肋膜震痛，肿且热，则亦为炎，此肋膜炎之所由来。所谓肠炎，即是阳明经府症，因胃神经先病，而后肌表感冒，故有此种传变。准此以谈，则内科学所记病，本不如是之重，因根本上所取之途径不同，不得适当治疗，因而有此种变化。及传染既广，不可收拾，然后张大其辞，是亦郑人相惊以伯有之类，不足为训也。中医之治热病，其主要在退热，退热有种种方法，无非拨乱反正手段。热既退，则种种兼症随之而解，此即《内经》所谓"先其所主，伏其所因"。其理由本是内藏神经与肌表神经因有交互关系而病，解其外，安其内，所谓病由外而之内，甚于内者，先治其外，后治其内，如此则更无余事。由西国之方法，炎肿则消炎，有菌则杀菌，传染则讲隔离、讲清洁，亦未尝不能愈病，但其愈病之成分甚少，多数结果不良。而其防患之手续，烦难纷扰，令人难堪。执果溯因，中西两种方法之优劣显然可见，不必以口舌争也（将来《临证笔记》中，有虞姓小孩痧后咳嗽症，可以参看）。

百日咳，观其所记症状，是即中国所谓顿咳、天哮呛。在余之经验，则为另一事，兹为分别说明如下。

顿嗽患者以小孩为多，其症状略如《欧氏内科学》所言，其病理亦是风寒束肺。其所以数十声连咳者，因其病实兼有神经性，是内藏神经之属植物性者，故与知识无关，涉及神经，则痉挛阵发，以故其咳作阵，而连续数十声不已。其所以连续，当即因神经痉挛之故。旧时治此病用鸬鹚咳丸，有时效，有时不效，近来悉心体会，乃知此事，殊不彻底。同是顿咳，有有汗者，有无汗者。其无汗者，是肺为风束，汗孔闭，荣卫之气不四溢，因而上行，胃气不降，胃气不降，咳乃频发，此种宜解表，表解荣卫之行循其故道，咳自差，鸬鹚咳丸当是治此种病者。若有汗者，此丸当禁，因其中有麻黄、细辛，皆有汗之禁药也。然无汗顿咳仍有寒化、热化之辨，大分上行之气都属热化，故鸬鹚咳丸中有石膏。亦有从寒化者，其症状唇不干，舌不绛，多清涕薄痰，形寒而不渴，如此者，则此丸不适用，宜小青龙汤。其有汗者，无论小青龙、鸬鹚咳丸，都不适用。有汗而从寒化，当温肺，轻者杏苏散，重者干姜、五味子、细辛。如其有汗而从热化，唇舌燥绛，口渴、目赤、头痛，则苏叶、干姜都不适用，宜北沙参。而顿咳既属内藏神经性病，则当加用弛缓神经药，轻者如钩尖、蒺藜、桑枝、独活，重者宜清咽太平丸之类，取其中有犀角故也。凡麻黄、细辛、犀角、干姜等，都是大药，不得妄用，用之适当，仅一两分已去病有余，若用之不适当，虽不及一分亦坏事。凡此等药，动辄五六分，乃至钱余，皆伧医也。鸬鹚咳丸之用鸬鹚涎，当是引经药，其用意与《伤寒论》中甘澜水同。甘澜水取其圆，能助脉管中血流成轴，鸬鹚涎则能引药力使人气管。凡患咳嗽，吐沫痰如蟹沫，其痰皆从肺气泡来，必气管热化，肺气泡热化，然后如此，鸬鹚涎能消气管、肺气泡炎肿也。诸方另有说明，详将来《药物学》。

至于哮症，与顿咳为两件事，其症状无论成人、小孩，头常微前倾，其面色必带棕红色。盖患此种病，血色素常有此种变化。常患咳，其咳时完全痰声，气管中漉漉然，听之可辨。不咳时，常喜作深呼吸，吸气时，其两肩辄随肺叶之弛张而上下，吸气时，病者恒自觉气管中有鸣声。如此者是哮，其病与顿咳完全不同，咳嗽亦不必数十声连咳。哮症亦有两种，其一是遗传性，有直接遗传，有隔代遗传，假使父母无此病，其祖父母或外祖父母有此病，因而遗传者是习见不鲜之事，其病源是衰弱性，不是神经性，与顿咳亦完全不同，不知《欧氏内科学》何故并为一谈，是当加以纠正。至于有此种遗传者，其发见时期最早在出世后七八个月，其次三岁，其次七八岁，其次十四、十六岁，其次廿一、廿四岁，过此以往不见，则终身不患此病也。凡有此病者，终身苦于不得健全，但与生命无关，亦能受高等教育。以余所见，有文学家而患此者，但既不健全，则治学亦较他人为苦，而不易深造。孟子谓：人之有德慧术智者，恒存乎疢疾。此其所谓疢疾，当如庄子之兀者、驼者。若哮症恐于忍耐力、毅力，不能无影响也。更有一种，乃伤风失治，多食咸，因转属而成哮症。此种居少数，大约经济力在中线以下，营养不良小孩，常易患此。其病理当是咸能稀血，患伤风时多食咸，能使肺中脉管化薄，薄则不胜冷空气压迫，常多分泌黏液以为护卫，此所以见哮之症状，即古人所谓俞气化薄也。此种能变换环境则愈，否则难。

（注：第一页"器能"二字，出《内经·阴阳别论》。）

病理各论第四期

铁樵口授

女儿慧庄笔述

急性支气管炎，此病就吾经验所得，可分为四种：其一是特发性，其二是并病，其三是转属，其四是末传，此专就病候言之。若就病症言，亦复有寒热虚实，兹以病候为纲，条列如下。

此病之病状，初一步咳嗽、鼻塞、头痛、形寒，略与伤风相似。其特异处，伤风不气急，此则必气急；伤风发热者为温病，不发热不名为温病，此则恒与发热并见；风温初起虽气粗而不喘，且鼻孔必不扇，此则必喘，必见鼻扇。详鼻扇之理由，因鼻翼两旁有运动神经，通常谓之鼻翼举筋，所以见鼻扇，即此鼻翼举筋为之。鼻扇之命意，在使鼻孔扩张，利于呼吸，生理上所以见此变化，因气管变窄之故。气管窄则窒息，而呼吸不通利，生理之工能起自然救济，补助呼吸。因气管中无动物性神经，不能以意志命令使气管扩张，仅鼻翼举筋可以随意运动，故其救济之作用，限于鼻孔扇张而止。因呼吸窒而喘，因救济而扩张鼻孔，此所以呼吸喘急而鼻孔扇张也。至于气管何故变窄，则因此病病灶在支气管，凡病此者，其支气管常炎肿，炎肿则管内之地位变小，此为窒息原因之一。又因炎肿之故，管壁下之小腺体努力分泌痰涎，气管既窄，痰涎复多，此为窒息原因之二。然何以知其不在总气管，而在支气管？凡咳嗽，为驱逐病邪作用。假使病灶在喉头，则可以咳而去之，因会厌之筋肉，皆能随意运动之故。假使病灶在总气管，其地位高与会厌相近，总气管中肌肉虽不能随意运动，然尤为剧咳势力所及，总气管虽炎肿，咳剧则能杀痒，亦能去痰，故无取扩张作用以为救济。在支气管则非剧咳势力所及，救济之道遂穷，然而体工之救济是机械作用，既有所苦，便竭蹶奔赴，不问其有效无效。此所以见鼻扇，即可以测知是支气管炎症，百不爽一也。

此病初起，即见气急、鼻扇，为特发性急性支气管炎，西医谓有微菌窜入气管之故，中医则谓是岁气关系（中医向无急性支气管炎之名，惟宋代窦材所著《扁鹊心书》，有肺伤寒症，其症状与此病相合）。所谓岁气者，谓气候变化，人身应之。其说本阴阳大论，其理多不可晓，鄙人亦未能了然，只得暂从盖阙。凡特发性支气管炎症，其来势必暴，其传变多凶恶，往往二三日之间，即能致人死命。其病多从寒化，所谓寒化者，其舌必润，舌质不红，不渴，不引饮，唇亦不绛，溲不赤，面色咳剧则红，咳略停则不红，有有汗者，有无汗者。无汗者，其病理仍是肺为风束，当亟解其外，宜麻黄。从寒化者，其肺寒，宜姜、桂、麻黄。姜、桂药位在肌表，不能达支气管，加细辛、杏仁，则达支气管，故此病小青龙汤是特效药。惟麻黄、姜、桂、细辛之分量都不可重，麻、桂不过三四分，干姜不过两分，细辛不过一分，若不及够，则继服一剂，以知为度。凡用细辛过三分，用姜、桂、麻黄过七分，无论中肯与不中肯，皆偾医也（《药物学》中另有说明）。如其有汗者，麻黄在禁用之列，无汗热化者，桂枝在禁用之列。特发性之支气管炎，从寒化而汗出如珠，气急鼻扇，可用附子。其理由，一者肺寒当温，二者气上壅，附子之药位在下，能导之下行也。

从热化之支气管炎症，气急鼻扇之外，其咳必剧，舌质必绛，口必渴，唇必绛燥，脉必洪数，如此者，小青龙汤之姜、桂乃不适用。亦有有汗者，有无汗者。其无汗者，仍是肺为风束，不过是风热为患，宜麻杏石甘汤加细辛一二分良效。所以然之故，此等热化之病，其病灶虽在肺，必兼有胃家副症。所谓阳明从燥化，凡病之初起兼见阳明症者，都是阳明经，不是阳明府，麻杏石甘之石膏即所以治阳明经燥化之热。其有汗者，麻黄仍在禁用之列，如其误用必痉，此仲景之训，不可背也。其所以然之故，有汗更用麻黄，则必漏汗，血中液体骤减，神经即枯燥，高热因液少而更甚，所以必见痉也。凡不可用麻黄者，去麻黄代之葛根。凡热化之病，往往有兼症，如发热、喉痛、痧子、麻症等，当参看《幼科讲义》。

转属性之支气管炎，其初起不过伤风，如其误治，如用炙鸡金，又如不谨于口而吃荤，皆可以继续见气急鼻扇。又，风温症，先伤风后发热，治之不当，热盛咳剧，亦见气急鼻扇。既见气急鼻扇，便是支气管发炎，是已转属为支气管炎症也，照《内经》之法，先其所主，伏其所因。又云：病由外而至内，甚于内者，先治其外，后治其内，则治仍当以解外为先务。不过转属之病，无有不从热化者，是小青龙汤竟用不着，倘无标准，漫然尝试，可以祸不旋踵。转属之理由，初起伤风，喉头作痒，其病灶本在喉头，用鸡金补之，则风不得出，吃荤油，风亦不得出。喉头之作痒，与壁膜下腺体之分泌，与体工去病之剧咳，三者交互为用，则会厌肌肉炎肿，炎肿则热，与外界冷空气不相得，而感觉神经复异常之敏，如此则咳乃更剧，于是其炎肿处、发痒处乃渐渐下移，由咽喉而总气管，由总气管而支气管。此为转属成支气管炎之真相。

支气管炎症之为症，假使仅仅咳嗽，气急鼻扇，则亦未见有若何可怖之处。其所以与伤风异者，因气管变窄，肺气泡与心藏来之微丝动脉交换空气之作用，不能不起变化，此处起变化，则吸酸除炭之作用不能充分，于是肺动脉之浊血不能变为清血，小循环乃起恐慌，心藏与肺不能相协调，则全体之血行皆起变化，只须三数日可以其人面无血色，瓜下发紫，十指皆冷，呼吸仅及胸部。凡见此者，即不可救药，其生命不过在三四小时之间。所以支气管炎症是大病，非可守不服药为中医之古训，希冀幸免者。

至吾所说第二种兼症，亦复大有研究。例如，先起伤风咳嗽发热，为热病，其后因剧咳而见气急鼻扇，是热病之外兼患急性支气管炎症，则当一面治热病，一面治支气管炎，双管齐下，然后可以济事。若其病为痧子，痧子虽亦在热病范围之内，然治法则与热病见症不同，当以治痧子为主，痧子透发净尽，则气管之炎不治自愈。因所以见气急鼻扇之故，即因痧子不得尽量透发之故，是其病之症结在痧子不得透发，不在气急鼻扇也。此虽极简单几句话，原理亦甚容易明了，然而一般医生，都不了了。中医固然混沌未凿，然而西医之于中医，亦复如唯之与阿。以吾所见，中医值此病，往往用葶苈泻肺，泻则致虚，痧子乃益发不得出，其病急剧变化，三数日即死。西医值此病，误认病之重心在急性支气管炎，以为病人此时所吸之酸素，不足供营养，于是用喷雾机助呼吸，肺部热高则用冰冰之，病人手冷则用热水袋熨之，渐见虚弱则注射补血针补之，历久不愈，病人不能吃，则用牛奶糖浆从粪门灌入，其方法愈多，病乃愈进，可以延喘至四五十日之久。而痧子卒不见，医生穷于应付，以为中国人之病较之西洋更加难治，其然其不然耶。此为吾在上海著名中西医院所习见者。

至于第四种末传而见急性支气管炎症，所谓末传，乃指各种热病，无论伤寒、风温、暑湿、温，至于第四步阴虚而热者，皆谓之末传。凡末传见气急鼻扇，必与脑症同见。此虽与急性支气管炎同一病理，因正气虚竭，已是油干灯烬，水尽山穷境界。此虽支气管炎肿变窄，不当名为支气管炎，《内经》所谓其传为索泽，其传为息贲，死不治者是也。

凡支气管炎症，初一步用小青龙汤，或用麻杏石甘加细辛，或葛根、石膏加细辛，药后病差必化燥。此时若气急鼻扇不除，不得再用细辛，须养肺阴为主，沙参、麦冬是也。各种方药之配合，详《药物学》中。

肺虚咳嗽，此种有多种，大分都有兼证。咳嗽处于副症地位，兹言其最重要者，最重要之肺虚咳嗽，宜莫如吐血，此中病理甚纠纷。欲明白咳嗽之病理，须先明白吐血之病理。吐血亦有多种，可参看后文"煎薄厥病理篇"，兹略言其概要。躯体中动静脉恒相附而行，而动静脉之在肺中者，其微丝血管恒与肺之微丝气管及气泡相索绕。凡患吐血之病之属肺者，即是此微丝血管破裂之故，破处地位即使甚小，而肺因呼吸之故弛张不已，破处受其牵掣，则出血必多。生理起救济作用，多分泌黏液以掩护破处，则痰多，因痰多之故，气管被窒则感窒息而气喘，此所以有多数吐血皆见气急而喉中痰声如锯者。此时用药止血幸而血止，则破处结痂，结痂之处有多数微丝血管不能照常行血，血刃从他处并道而行，如此结痂处既胀，结痂之近旁血管充血，则亦感胀痛，于是肺叶不能充分弛张，则其人常苦短气。呼吸既不能充分，吸酸除炭亦不能充分，因失血之故，复因呼吸不充分之故，乃急速呈衰弱症象，面色苍白，肌肉锐瘠，气管壁膜变薄，不胜外界冷空气压迫，如此则咳嗽以起。惟此种咳嗽，因肺叶不任震动，欲咳而不能，则其咳声甚轻，而次数甚少，却须频频作咳，如此者，即通常所谓单声咳。古人仅以单声咳为言，而不明其原理，遂致有许多误会。今之医家，常误认咳嗽有力偶然发作一两声者，以为是单声咳，岂知完全非是。此种咳嗽只算习气，并非病症。真单声咳有必具之条件，其一，曾经吐血；其二，面色形不足；其三，因肺痛之故，咳声常轻；其四，上膈必有痛处；其五，因血液虚竭之故，往往热化燥化，形阴虚证象，虽咳而无痰。此五条件之外，又有相因而见之病症。肺虚之甚，肌表不固，则见自汗；肺虚连带肾虚，则见盗汗；生活力告竭，则见阵发之微热，每日一次，其发在下午，所谓潮热。医者知此，然后望色可知，听声可知，诊脉可知，其于诊病，洞若观火，不但寒热虚实不能淆惑其心思耳目，即欬轻欬重、当多当少之间，亦复腕下无疑，胸有成竹。到如此地步，假使值太史公，必以为曾饮上池之水，能见垣一方人也。

吾言肺虚咳嗽，其咳无力，此正不然。有咳声极有力而仍为肺虚者，医者不明其理，往往误药致死，虽杀人而不自知，其事极可注意。古人言：肺气不肃。此语在金元人医集中所习见者，如何是肃，如何是不肃，今人都不求甚解，此如鹦鹉学语，如何可以济事。按：古人言此，常以清肃、肃降为言。盖健全之躯体，清气恒在上，浊气恒在下，肺之地位高，宜清不宜浊，清则安，浊则病，故以清肃为言。凡痰涎在上，虚火在上，皆所谓不清肃也。又，躯体之形能在下者，恒与上相应，在上者，恒与下相应，故在上者，其气必下行，肺与胃是也，在下者其气必上行，脾与肾是也。古人于此常以易理为说，谓地气上腾，天气下降，上下交通，谓之天地交泰，天气不下降，地气不上腾，上下不通，谓之天地交痞，泰则健全，痞则病作。据此，是肺气当下降也。凡肺气上逆而咳者，谓之肺不肃降，是则然矣。但"肃"字何解，肺气宜敛，不宜散如何是敛。组织有弹力是敛，无弹力是散，敛则健全，散则萎弱。健全则呼吸有节律，与心藏之搏动相协调，是即《内经》所谓"肺者，傅相之官，治节出焉"之真意义。萎弱则无力抵抗空气之冷暖，气不足以自摄，而涕泣并出，呼吸非促即喘，不能与心藏相协调，是健全则敛，萎弱则散，敛则清肃，散则不能肃降也。然何以不迳直言，肺气敛或肺气散，而必以肃不肃为说，此则本乎《内经》。《内经》以肺配以秋，秋者，天气清明，草木黄落，肃杀之令也，秋之属金亦正因此。金者，兵也，先王以之诛伐不庭，安良除暴。此事在从前知之者尚多，今人多认定古人所谓肺金是五金之金，故其理不可通。是则肃不肃云者，即肺气有弹力与否之谓。肺虚咳嗽，有无力者，如吾上文所说者是也；有肺为风束，咳甚有力而不属虚者，伤风咳嗽是也；有咳甚有力而为肺气不敛，表面似实，其实是虚，所谓大虚有盛候者，即吾今兹所欲明言者是也。此种病其病状为剧咳不已，咳声大而面赤气粗，可以完全不见虚象。若医者不察，以开肺药与之，轻者如桔梗，重者如细辛，都足以增病，愈开其咳愈剧烈，结果必致吐血；若用葶苈泻肺，则病者肺气伤而面色变，可以致命不救；若用麦冬、五味子、牡蛎、白芍等，则其狂咳之势骤减。执果溯因，可以知此种咳嗽，确是肺气不敛，无有疑义，此是病理。若言临床诊治，则当有标准。肺为风束之咳是有力，肺气不敛之咳亦有力，同是有力，一种是虚，一种是实，执果溯因，可以明理，不可以治病。然则奈何，曰：凡患此者，其人之口味必辣。《内经》以五藏配四季，以五声、五味、五色配五藏、五味。甜酸辛苦咸，苦属心，甜属脾，酸属肝，辛属肺，咸属肾。《内经》谓五藏之气宜藏。故曰：藏德不止，故不下也。凡藏气不藏者，干脉，谓之真藏脉。真藏脉见者死，据此隅反。则知五味无端而见者，乃真藏之味。辣味者，辛也，辛为肺之味。今见剧咳，无端而味辣，则知其为肺之真味，故可以测知其虚。若论真相，亦不过是俞气化薄，薄故感辛辣，此为事实上百不爽一者。况既是俞气化薄，则种种有余之象都是假象。综合考察，自然虚实灼然可见，此标准之说也。

病理各论第五期

铁樵口授

女儿慧庄笔述

胃咳 古书如《圣济总录》《证治准绳》等，皆言五藏都有咳，其理稍晦，旧说言之不详，益发令人不易明了。本书乃就吾经验所得，切实可靠，能施诸实用者言之，原不能详备，惟模糊影响之谈，概不列入。咳为肺藏驱逐病邪之本能，他种藏器绝对不能咳，咳限于肺，不待烦言。然就病灶言之，咳在肺。若就病源言之，五藏有咳，其事甚确，胃咳、肾咳乃其最显著者。今所习见者，为小孩之胃炎咳嗽。

病状 其咳与伤风无大异，但不是肺为风束，故其作咳时不必有涕泪，亦不定鼻塞头痛，甚且不必有痰，亦不是虚症。其特殊之点，第一件是舌苔。凡小孩患咳，其苔剥，剥处甚大，其状略如地图，西医谓为地图舌，此三字形容最工，可谓惟妙惟肖。凡咳而见地图舌者，可以测知是胃咳。又，凡见地图舌者，病家虽不告医生，亦可以测知其必咳。第二件，此种咳嗽，其最剧时，恒在夜间，白昼却不甚咳。此其所以然之故，当明胃家生理与病理之形能。胃肠为消化系，其全部重要之工作是新陈代谢，其各部分之中尤重要之工作是消化与吸收。全消化系之藏器，起自食道，迄于肛门，只是一个管子，其第一重要之处是胃，第二重要之处是小肠。口为食物之所从入，齿牙为第一道防线，舌面味蕾为第二道防线，咽喉为第三道防线，与肺藏之鼻孔硬毛，与鼻黏膜等之为防护物略相似。盖人生所以能维持生命者，第一是吸酸除炭，第二是吸收营养。躯体内部与外界空气相直接者是肺，与外界食物相直接者是胃，以故此两处之防卫不得不周密。肺部防卫之周密，已如吾前卷所述，胃部防卫之周密，可得而言者如下。

舌面之味蕾，其中藏有感觉神经。苦者，知其为苦，甜者，知其为甜，皆此味蕾中感觉神经之所报告。此中含有化学作用，视躯体中各原料缺乏与过剩以为迎拒。例如，血中少盐，则味蕾欢迎咸味；少碱，则欢迎碱味；湿胜者，恒拒绝糖分，如酒客不喜甘；寒胜者，则欢迎辛辣，如湖南人之嗜辣椒。凡食物，躯体中需要与否，当迎当拒，赖此味蕾之感觉为先决，故味蕾为胃藏最重要之防线，此言其常。凡神经之刺激，初起则锐利，久之则钝麻，故又有习惯与不习惯之辨。例如，嗜酒者往往致醉而呕，呕后仍旧嗜酒。嗜之，是欢迎之也，呕吐却是拒绝，照缺少则欢迎，过剩则拒绝之原则言之，既欢迎何得拒绝，且既呕吐以为拒绝，又何仍旧嗜饮以为欢迎，岂非孟子所谓"恶醉而强酒"。恶醉强酒，为事理上绝对不可通，而事实上却是习见不鲜之事。此何以故，无他，习惯则然。惯则神经之刺激钝麻，因而有偏嗜。质言之，是神经受欺。谚云：病从口入。即是味蕾受欺之故。小孩在生长进行剧烈时期，其需要食物甚于成人，故小孩无有不贪吃。因习惯之故，体中需要者嗜之，不需要者亦嗜之，乃至胃中能消化固进食，胃中不能消化亦进食，消化力既不及够，则胃内壁炎肿，胃中所有之消化液其分泌必不能均匀，如此则胃病。味蕾中神经与胃神经息息相通，胃病则味蕾亦病，于是苔剥，此为见地图舌之原理。见地图舌，何以知其必咳？其一，因胃气之常例是下降的，反常则上升，胃能消化为常，不能消化为反常，今因消化力不及够之故，而见地图舌。既见地图舌，仍进食不已，则其气不能下降已甚显著，胃气不降，肺气无有得降，则呼吸不能有节律，乃必然之事。其二，因中宫被窒，汗空之启闭亦失常，如此则容易感冒，感冒斯肺为风束。所以知其必咳。然又何以知其必夜咳，而白昼咳必不甚？仲景不云乎，胃不和则不寐。可知人之得寐，必须胃气下降。凡肥人，头着枕即作鼾声，其易寐较之瘦人不啻倍蓰，固是肥人之肝胆不上逆，而神经之感觉较钝。其他一方面亦因体格肥盛之人，其胃力恒强，无所谓胃不和，实为肥人善睡之一大原因。准此以谈，是见地图舌，必难于成寐，寐且不可得，当然无有不咳者，以故知其咳必夜甚。明乎此，则胃咳已题无剩义，而以"胃咳"二字为此病之名词，亦甚确当也。

治法 治胃咳，不当治肺，当治胃，《内经》谓必先其所主，伏其所因。此病肺与胃并病，而主要在胃。咳虽在肺，咳之原因在胃，胃中停积为病之症结，则当消导。胃中之消化力不及够，为第二个症结，则宜节食带饿，饿所以养胃力，消导所以去积，如此而已。此中有不可不知者，用药定是消导，不是攻下，所以然之故，病在胃，不在肠，此其一。地图舌是胃中受伤，是虚弱性，是不足之症，不是有余之症，此其二。凡积在肠者，可攻，在胃者，不可攻，此其病理已散见于各篇。《内经》治病之公例，虚者实之，实者虚之。故云：毋虚虚，毋实实。今胃咳既是胃中受伤，是虚弱性，若复从而攻之，是犯虚虚之禁。此中有甚复杂之病理，他篇再详之，兹不赘。

肾咳 肺与胃若何关系，与肾若何关系，都为解剖学所不能见，就生理、病理之形能观之，则显然可见。例如，病瘵者，肾亏之甚，则肺萎涕泣俱出，此由肾传肺也；患肺劳者，肺虚之甚，辄相火易动而遗精，是由肺传肾也，此为最明显之两例。凡患咳嗽，无肺为风束、头痛、形寒诸外感症象，而有自汗、盗汗、腰痛、腿酸诸本原症象，则为肾咳。凡如此者，咳恒与喘俱，古人谓之上气肾咳而喘；是肾不纳气也。此病之症状，其唇必红，面色必苍白，眸子暗而无神，女子腰酸多带，男子腰酸脚软而遗，其左手尺脉必弦，两手脉波必不圆滑而带数，所谓无胃气之脉，其痰多白沫，喘急之甚者，恒不能平卧。其特效药为生脉散，加蛤蚧良。其寒化者，可用金匮肾气丸；其甚者，可用炙甘草汤、局方黑锡丹。若误用麻黄定喘丸，则病随药变，可以随手增剧。此种为虚症，慎毋犯虚虚之禁。凡此种病深者易辨，浅者难辨，熟能生巧，见微知着，是在医生之阅历。

凡病，病灶在某藏，病源亦在某藏者，无论如何重，都是小病；若病灶在甲藏，病源却在乙藏，其痛苦虽轻，亦是重病。例如前文所述之伤风咳嗽，病灶在肺，病源为肺为风束，是病源亦在肺也，如此者则为轻病；急性支气管炎，病因在肺，其病源若仅仅肺为风束，则亦是轻病；肺虚咳嗽，病灶在肺，所以致咳之原因为阴虚，阴虚之原理是内分泌不足；肾腺不健全，则其病源在肾，是病灶在甲藏，病源在乙藏，虽其病情未至郑重，亦是大病。根据此理以为推测，则百不爽一。以故，同是咳嗽，若见喉头扁桃腺肿，即通常所谓喉蛾，其病便不可轻视。虽小小伤风，亦当兼顾本元，治病之所以难，即在此等处。因凡病皆不单纯，虚不纯虚，虚中有实，实不纯实，实中有虚。能心知其故，病情之变化无穷，吾心之所以应付之者，亦层出不穷，若不能心知其故，可以一步不可行。何以故？因医书是死的，躯体是活的，执死书以应付活病，犹之对谱着棋，殆无有不败者。本书就吾经验所得，确实有效者言之，又因年来病甚，不能握管，不能考查，仅就思想所及以为说，原不能详备，深恐因不详备之故，有误学者，故该括言之如此，举一反三，在诸君自己用力矣。湿邪入肺咳嗽，此亦肺肾病之由肾传肺者，其病为近顷通商大埠所习见者，其理甚颐，其为病之变化甚多，中医都不识，西医虽知之，亦不能尽知。十余年来，鄙人潜心考察，略能穷源竟委，一得之愚，似此病所以传变之故，其一因治法不健全。凡患花柳病者，中药有五宝丹、圣灵丹等（其药方，见药物学篇），用此种药无速效而多禁忌，而患此病者之心理，则在求速而不能守禁忌，如此则病益难治。旧时中国毒门医生，治此病用轻粉，其效甚捷，可以三数日即霍然而愈。凡报端广告，有所谓刻期而愈者，大都是用此一类药。此等药并不能愈病，毒菌得此，辄深入潜伏，药后在三五年中可以完全无病状发见，然三五年之后，最多者有至十七八年之后，其人发热、头痛、喉痛、骨痛，绝似出麻症状。凡麻症、猩红热、喉痛，其痛在颚扁桃，白腐亦在颚扁桃，甚者则延及口盖弓、悬雍垂，潜伏梅毒发作而喉痛，亦红肿有白腐，但其红肿白腐都在喉之后壁。猩红热喉烂不过三五日即成燎原之势，而梅毒喉痛，往往十日半月不变不动，初起有高热，后来其热度反在若有若无之间，亦会见有舌下一块腐烂，历久不变不动，至数月之久者，其病至此时期，则不可治。有迳死者，有从喉后壁溃烂，渐渐向上，入鼻腔，将鼻节骨下面之肌肉筋膜悉数烂去，然后穿至外面，此种即俗名开天窗，病者有求死不得之苦。现在轻粉之流弊，已渐渐为人所知，即江湖医生亦不复取用，故开天窗者绝少。西国人之治此病约十五年前开始发明六〇六，当时西医界一般论调，以为有六〇六，梅毒问题可彻底解决，四五年后，已渐知其不然。余曾见初打六。六而效，其后再打而头肿，延至三五年然后死者，其后又有所谓九一四，最近则用黄药素，余不能知其详，此其大略。凡花柳病，无论何种药，只能愈十之六七，其毒菌之剩余者，抵抗性极强，药不能杀，此种菌即潜伏深处，内传至心肺而杀人，此为传变之一种理由。其第二种理由，学医者都知躯体之内，血有循环，肠胃有新陈代谢，岂知循环者不止血，淋巴液、内分泌都有循环，各藏器细胞都有新陈代谢。惟其如此，病毒苟潜伏于躯体之内，即可以无处不传。其传变往往有一定规则，即循躯体内，循环于新陈代谢之程序而为变迁，可谓病之形能，随生理之形能。

凡梅毒，鄙意以为都由人工造成，并非天空中原来有此种病菌。中国旧俗，一夫多妻，非人生之正轨。余于此事，虽谈医学，亦不愿多描写，简单言之，非正轨即有造成病菌之可能，故《易经》谓一阴一阳之为道。观梅毒菌，专产生于妓女之躯体，即可知此物是人工造成。其受毒之程序，初一步入生殖藏器，随内分泌之循环而内传，首当其冲者，即为生殖腺。凡腺有分泌作用，有代偿作用，有滤毒作用，彼患白浊继一步，骻褶间结核肿大而痛者，俗名谓之横痃，是即腺体滤毒作用，腺体因滤毒而肿也。此时腺体虚毒，与医生用药物杀菌，其菌总不全死。假定用药物治病，病愈十之七，其余十之三则随血液内传，此时面部有特征可见，病者之颜额必黑，横肿，乃腺体虚毒之最显著者。病毒既内传之后，其他腺体亦显滤毒作用，此时有特徵可见，病者面部之皮脂腺微㿠肿，隐隐见于皮肤之下、肌腠之中，此因体内各藏器之腺体受毒，皮下之小腺体因而兴奋，故病人之部面细审之有细颗粒而不平润。数个月或数年之后，此种小蕾已不可复见，颜额问黑气在受病之后一两月即退去，亦早已无从审察，然而此时仍有特征可见，病者全面部皆显一种异常颜色，或黝黑，或棕红，或阴黄色，其所著甚微，惟老于医者能辨之。此其所以然之故，因病毒与腺体合同而化，其所分泌皆含有毒性，故面色异乎寻常也。此时不但病人之本身受病，即其家族妻儿子女亦无有不含毒性，近见《东国医学杂志》谓此种人家谓之梅毒家族。按：梅家毒族，实为中国旧俗所无，恐东洋在六十年前亦无此种家族。质言之，梅毒家族者，道地西洋化之产物而已。西国人抱乐利主义，其政治虽美而不讲理教，其科学进步、美术进步，无在不足以助长媱风，故其结果如此。吾中国蒙西洋化之益者，十之一，受其害者，十之九，而国中优秀分子至今不悟，可慨也。

病理各论第六期

铁樵口授

女儿慧庄笔述

肺劳 肺劳为病，种类奇多，病则奇杂治。其病为现在所习见，而为余所躬自经历，能灼知其故者，可分类如下。

一由肺病肾者，二由肾病肺者。由肺病肾者，谓之劳；由肾病肺者，谓之瘵。其间途径极为繁复，不易分析，然此为余之杜撰说法，若古人所言，虽复连篇累牍，实际可谓无当要领，搜罗最富。说法最备者，无过于王念西《证治准绳》，其书见在，读者不妨一加涉猎。余之著书以躬自经验，言之成理，切实有效为原则，古人之说不足以囿余，余亦无意与古人争短长，区区之意，在提高现在中医之程度，不在个人身后之虚荣，读者会得此意，则于吾书可以无隔阂也。肺病之成劳者，多半由于吐血，健体所以患吐血症，则有如下之各种。

其一，初起不过伤风咳嗽，因起居、饮食、服药等不如法，久咳不已，致气管受伤而吐血。既吐血之后，仍复调护不当，治疗不当，致吐血之病屡发，如此则其肺萎，此所谓伤风不醒便成劳者。

其二，举重伤力，因而吐血。凡人举重由力举之，力在躯体之筋肉，故古人谓力出于臂。假使举重伤臂并不致吐血，须知举重不但力举之，乃气举之，气出于肺，肺健者力亦健，弱者力亦弱。不但举重，跳高、赛跑皆如此，凡运动员仅量其肺量与其体重，不必比赛可以预决其胜负。惟其如此，举重过于肺能力之限度，则受伤而吐血，其伤必在肺络。

其三，因盛怒而吐血，古人谓此种是肝血。然而以理推之，由实验证之，亦多半是肺血。肝胆之气皆下行，骤然盛怒，则骤然上逆，上逆则肺举叶张。盖此种人本来神经敏而俞气薄，然后能撄此病。因是肝胆之气上薄，故古人谓此种谓之薄厥。

其由肾病肺者

其一，由于房劳，男女皆然。《内经》谓肾为作强之官，此指肾腺内分泌说。人之所以能耐劳，以肾腺内分泌健全而后可，老人所以不能耐劳，即因肾腺枯竭之故。而就形能推考肺之健全与否，系于肾之健全与否。盖肺之有弹力，呼吸之有节律，皆有赖乎肾藏内分泌为之接济。凡多内好色之人，其背必驼，其肺量必缩，其面色必苍白，其肺部抵抗风寒之力量恒弱，常咳嗽而多痰。凡此种种，皆是强有力之证据，以故古人谓肺肾同源。不过"肺肾同源"四字甚费解，不如吾说容易明白。

其二，由于勉强操劳，而复不知摄养，如手淫之类。凡青年学子，因读书用功而致吐血者，皆属此类，须知但用功决不致吐血。不过凡手淫之病，辄讳莫如深，凡为人父母者不必知医，而医生又多饭囊，故知之者少耳。

其三，由于遗传。凡肺病之从遗传来者，有衰弱性、中毒性两种。其衰弱性即通常所谓先天不足，此种小孩其俞气皆薄，耳轮、鼻翼、口唇皆有一种显然薄弱症象，而其知识恒早熟，看似聪明，其实不成大器，古人所谓"小时了了，大未必佳"，即是此一类人。其属中毒性者，颇不易辨别。毒有轻重，重者襁褓中即夭殇，轻者完全无症象可见，而其伏病之发作有四个时期，第一期为生齿期，第二期为毁齿期，第三期为发育期，第四期为长成期。长成期，女子以七计，男子以八计，女子二十一，男子二十四，其病之发作以咳，重者则为痫。盖潜伏之毒，最后之传变多在肺、脑。其在肺者，咳嗽恒兼见吐血，其音常嘶，其面色恒苍白，此种即所谓童劳。凡由遗传来之痫与童劳，其病恒不可治，因来源深远，基础先坏，为医药力量所不及，无如何也。

吾书虽简，真正肺病之成功，其原因不外以上所据之六种。由肺病肾之第一种为最轻，初起伤风，由伤风而吐血，见血之后，伤风即愈，乃常见之事，此种不成其为肺病。伤风不忌口，或者误服补药，因而久咳不愈，又因久咳不愈之故，与剧劳盛怒诸非常事相值，因而吐血，其病以渐而重，结果见腰酸、遗精等等，亦为由肺传肾，但无论如何总是劳病中最轻之病。其第二种因伤力而伤肺络，须视其所伤之轻重，与夫医药摄养之当否，然而即使甚重，犹是劳病中之轻者。其第三种盛怒而吐血，当然比较险重，然假使能环境变更，其人之秉赋若不过分薄弱，犹是此病中之轻者。凡患咳嗽而吐血，或由吐血而咳嗽，明明劳病已成，药之而得愈者，皆属于上列之三种者为多，至于由肾病肺则难言矣。

由肾病肺之第一种，假使其病未至于大深者，有可愈之理，不过较为费事。世有因新婚而吐血，医者令其夫妇隔离，复多方设法调养，如临帖作书，柔软运动，转地疗养，病有竟得愈者，均属此一类。其由肾病肺之第二种则大难，假使父母明瞭，医者明瞭，令病人变换其环境，并变换其意志，如亲贤远佞，多看哲理书，扩大其心胸，提高其志气，然后予以相当之药物，则亦有得愈者，但此为少数之少数。因贤父兄，良医生，与夫病人有无资格受此种高等治疗，均须视缘法，非可强而致者。至于由肾病肺之第三种，大约卢扁亦无能为役，即使不死，亦是废物，况在理无有不死者。西国人对于肺病，动辄以结核菌为言。凡西医书中所说与我所说，恰恰是两条路，东西学术之不同，此为最显明矣。

肺病治疗之探讨，今假定由肺病肾者为甲种，由肾病肺者为乙种。甲种第一项虽为劳病较轻之症，其病程却有深浅。当其最初时，不过伤风失治，调护不适，当其症状所见者，不过肺为风束，如此则治法自当以宣肺为主，一面讲究忌口，节食节劳，调其寒暖，其病自愈。有一种伤风，初起寒化，后来热化，初起痰薄，后来痰黄，痰中偶然见一二血点，此是伤风将愈之候，并不是吐血，其所见之血当是从喉头小血管中渗出，用药凉解清疏即愈，不药亦愈。若初期肺为风束，误服补药，久咳不已而见吐血两三口，或四五口，半痰半血，膈旁隐隐作痛，此为真吐血，其原因是肺气不得疏泄，因剧咳震动而然，其人本原必不虚。治此种病只须停止补药，疏泄肺气，兼予止血消炎，其病不久可愈。疏泄，荆、防、薄荷、杏仁、象贝等；止血，茜根炭、藕节、童便等；消炎，淡芩、款冬、麦冬等。其有兼症者，如食积、肝气之类，并治其兼症，可以应手而愈。通常号称能治血症，只是此种，其实仅仅治得此病之最浅者而已。

甲种第二种，其病亦有深浅。当其初期，病人虽吐血，色脉不变，惟上隔及胁下必有痛处，其痛处即其受伤之处。凡诊此种病，病人咳而吐血，其呼吸必微短或粗，其膈旁胁下有一处痛，而色脉不变者，医生则当问其病历。如病人不自知所以吐血之故，则当问其所业，如职业须劳力负重，则其病属甲种第二种吐血无疑。此时医者所最当注意者，其人有无风寒，如其肺为风束，止血药中仍须兼用疏解之剂，外邪除则其病容易料理。若不去其外感，专予治血，外邪不去，咳嗽不止，膈膜受震动，血虽止必复见，不但不能止血，风寒久客则渐向里传，嗣后可以步步荆棘，故必须先解其外。至于其吐血主要原因是受伤，则当治伤，轻者七厘散，重者地鳖紫金丹，其主要药也。此种药所以能治此种病之故，其理由详后，药方配置之理由详药物学篇。

甲种第三种薄厥之症，就自己经验言之，可愈者多，并世同道之治此病，亦治愈者多，求之古人医案，此种病治愈者亦多，然而不是一句话。古人分煎厥、薄厥，以血之多寡为衡，谓痰中夹血为煎厥，倾盆盈碗呕而出者为薄厥，煎厥属肺，薄厥属肝，金元人持论大都如此。此其说太粗，今当先明煎厥、薄厥之病症。就余经验所得，煎厥是肺肾病，由房劳而受伤者，病属肾，由剧劳而受伤者，病亦属肾，因肾主作强之故，既受伤而吐血。其初一步，肺中微丝血管受伤，则痰中夹血，吐之不已，其血由渐而多，可以致倾盆盈碗，用药止之，血得止。因肺肾不能平衡之故，必作咳，此时之咳，较之初起吐血时为剧。因初起吐血时不一定咳也，咳剧则见夹痰血。因气候变迁，躯体受影响，其病则频频发作，因起居不慎，久病体气受伤，复值气候变迁与剧劳诸外缘，七情激动诸内因，则其病大发，大发时依然是倾盆盈碗。凡患此种病者，肌肤津润，涕唾皆多，又复阴虚，恒从燥化，病人之痛苦有如煎熬燔炙，故名煎厥。其薄厥之病，由一怒而呕血，初起即倾盆盈碗，谓其血奔薄而上行，故谓之薄厥。然薄厥之症用药止之，当其病未除之时，与不幸之外缘、内因相值，重复发作，经过再止再发，即亦变为夹痰血，其结果亦成肺病。准此以谈，是以血量之多寡分煎、薄厥，无有是处，惟古人谓煎厥是肺血，薄厥是肝胃血，此却甚确。余诊此病甚多，悉心体会，觉煎厥之血是从肺来，是与肺气泡萦绕之微丝血管破裂，其吐血从气道出；薄厥之血是从胸腔血管来，其血从食道出。辨之之法，凡吐血，喉间痰鸣而气急者，是从气道出，无论初起后来，其面色必不华，必有种种不足之症相伴而见，其上膈两旁必有痛处，虽不吐血时期气亦促，如此者是为肺血。吐血而气不急，喉间无痰声，面有火色，脉洪数，不吐血时气并不促，其上膈两旁不必定有痛处，其痛处必在肋骨之下两胁之地位，此处古人谓之虚里，乃肝胃之大络，如此者则为肝血。凡从气道出者是小循环血，其地位与心房近，其代偿作用易竭；从食道出者是大循环血，其迂回曲折之途径距心房较远，其代偿力较富，此是其迥然不同之处。前文所说甲种第三种之病，治之多愈者，乃是从食道出之病候。若从气道出而见倾盆盈碗者，是肺藏小血管破裂，恒百无一愈，其不即死者，不过延喘几个月至一两年而止。若从食道出之薄厥，治之而愈，苟能摄养，终身可不再发。治食道出之血，其特效药是花蕊石、童便，至如习用之茜根炭、地榆炭、仙鹤草、五胆墨、藕节、荷叶、三七等等，不过居于副药地位。治此种病，以葛可久《十药神书》为最佳，其书中谆谆以花蕊石、童便为言，据云花蕊石能化血为水。按：化血为水所以能止血之理，甚为奇妙。盖所以吐之故，皆因血中有凝块，此凝块西医书中谓之血栓。血在脉管中行，假使有血栓，血行至脉管两歧之处，血栓即停止于交叉点而不动，前者未去，后者复来，如此则血管必窒而不通，血乃绕道并道而行。血栓之前必贫血，血栓之后必充血。血既并道而行，脉管不能容，此即所以破裂之故，亦即所以隐痛之故。脉管壁有弹力，充血时其破裂之口常开，若去其血栓，则破裂之口能闭，血乃得止。假使花蕊石化血为水之说而信，是花蕊石能消灭血栓，此种药效，其理由不可谓不神奇也。其余方药配合等等，详药物学篇。乙种第一、第二种病，其病原、病理大略相同。其所著之病状，种类既多传变又极繁复，若分别言之，可以连篇累牍不能尽，各种西国书籍都是如此，其详细诚有不可及者，然颇伤繁芜，读者恒苦不得要领。鄙意治医当以执简御繁为是，无取琐琐屑屑，故今兹特总括言其概要。凡患此，所见之病症，初一步面色必苍白，腰腿必酸软，唇色必干红，呼吸必微粗，初步目光不致无神，然必无威重意，其痰必多。继一步目乃无神，多痰多涕，两肩髃微促，背微驼，头微倾，腰酸腿软而外，男子则患遗，女子则多带，有带下如水奇多非常者，谓之白淫，到此地步，其手常必干而热，咳嗽痰中乃开始有血丝，劳瘵成功矣。第三步必见之症为骨蒸潮热，自汗盗汗，至此则去死不远矣。其咳嗽与痰亦复有种种不同，有阴虚而咳，干咳无痰者，有痰涕多甚不可制止者，大约此种痰并非如上文所说，气管壁膜下小腺体加紧分泌以为保护之故，乃因肾藏不能与肺藏合作，肺气不复下降，因而痰向上壅，凡人临命时喉间痰窒亦是此故。更有出痰如珠，必十数声咳然后有痰，干而硬，破之奇臭异常，此种必有菌，但不知是否西国所谓结核菌。

凡治此种病，其最要点不得误认潮热为疟疾。潮热云者，每日傍晚时发热，如潮水之有信。病者因汗多之故，发热之先，或既热之后，都微微形寒，其为状极似疟疾，但将病人之面色呼吸规矩权冲综合考虑，则显然有虚实之辨。疟疾亦有虚者，但疟之虚其途径与劳病迥然不同，读者可参观将来疟疾篇。六七年前，余有亲戚患劳，其家延医生三十余人，多数认为疟疾，无一人知其为劳者。又，三数年前，虹口亚细火油公司有职员延余诊其妇，初诊余亦误认为疟，复诊见疟药全不应，而病人头汗奇多，一夜之中易枕三次，皆如水中浸渍者，乃改用獭肝散，一药而汗止，即此可知辨症之难。

用药之研究　劳瘵两种病都难治，而方药并不多，因其病是慢性，其变化不似热病之移步换影，故用药甚少变化。所难者，第一在知病理，洞明病理，则知何药可用，何药必不可用，不致以病试药。第二在知病候，生气尚存真藏未见者，可治，否则不可治，辨别可治与不可治是其要点之一；药虽无变化，药量之轻重，配合之节制，与病情之进退，消息甚微，辨别药量与病情相得与否，为其要点之二；病既属慢性，有服药须七八剂然后略见微效者，有须二三十剂然后见效者，药不对病不能变通固非是，药未及够半途更张尤属大谬，是故辨别病候是其要点之三。

由肾病肺而咳者，紫菀、麦冬为主：阴虚肺燥者，沙参为主；骨蒸者，桑皮、地骨为主；气喘者，蛤蚧为主；自汗、盗汗者，獭肝为主，此皆余所经验心得，真确而有效者也。其余见何种副症加何种副药，治法在人，无可胶执。

古说有极不可为训者，亦不可不知。薄厥之症，古人有主张用生军攻下者，此事甚不妥当。薄厥之症失血多，无论如何其藏气必恐慌，即使有见有余之色脉者亦属假象，生军是悍药，委实无可用之理。然人类头脑中恒具有好奇心理与好胜心理，吐血虚症闻有用生军之说辄思一试，此是好奇。又，吐血虚症而敢用生军，则足以自豪，此是好胜心理。余见同道用生军治薄厥者不止一次，此种学说何以至今能存在，即好奇、好胜之心理为之也。

余病甚，此书是病榻间口授慧庄，自不能详密，读者如有疑义函询可也。廿二年九月，岁癸酉，铁樵自识。

病理各论第七期

铁樵口授

女儿慧庄笔述

疟痢篇第一

诸咳嗽之外，其病最习见而变化最多者，惟热病与疟痢。国医习惯热病，伤寒为一槛，暑湿温为一槛，其与热病相连带者，如痧、麻、喉症、天痘、惊风，各为专书，而疟痢则附于热病之中，亦有刻疟疾为专书者，如卢之颐之《痎疟论》之类，向无定例。拙著以曾经实验者为主，未能完备，其势不能照旧籍分类，亦不能照西医书分类。伤寒、温病各为专书；惊风则列之神经系病中，书名之上加"儿科"两字以为区别；痧、麻、痘、疹则列之幼科之中；疟疾转属变化最多，类似症亦多，痢疾病候与兼症最繁复，则各为专篇，列入本编（即病理各论）之中，此其大略也。

疟疾之为病，乃最普通而习见之病，《内经》《金匮》言之，后人言之，西医书中更有甚详确之论说，治法、方药亦似乎完备，然而一为仔细探讨，简直不能满意。《内经》之说终竟不易明瞭，《金匮》之方可谓不切于实用，实地试验，愈者什之一，病随药变至于不救者，乃在过半数，西国之说虽有凭有证，然而局于一隅，西法与中法其成效亦如唯之与阿。夫以甚普通之病，学说治疗未能臻于健全境界，此实不容苟且隐忍者。然余所知者亦不能彻底，此可知学术之难，神秘随在皆是，无论何事，实际上不许自满也。余今之所言，本其经验所得，为以前旧说之补，且为后来研究之坏流而已。

通常谓疟疾之为病，其病状寒热往来、口苦、咽干、胁痛，此本是《伤寒论》中仲景之说，后人宗之。但见疟疾，而胸中即横梗此数语，不复分清，无所别择，此大不可也。今吾不避杜撰之消，本吾所知者详尽言之。

疟之大纲，可分为正式疟、非正式疟两种。而正式疟有多种不同，非正式疟种类尤多，试分疏之如下。

寒热往来，先寒后热，发作有定时，当其发作时，祁寒壮热，及其发过时则并无热度，行动举止悉如常人，此所谓正式疟也。而此正式疟细别之，复有以下之不同。（1）逐日发作者；（2）间日发作者；（3）虽逐日发作，其寒热却一日轻重一日者。此三种为最普通，《内经》所释者即此，西医书中所言者亦即此种，兹将两说并列于下。

痎疟，总名曰痎。痎者，秋时寒热兼作，即痎作而金伏者是也。分名曰痎，曰疟。疟即惟火渗金，酷虐殆甚，日作日休者是也；痎即问日发，或间数日发，深入阴分者是也。此皆得之夏伤于暑，热气盛，藏于皮肤之内，肠胃之外，募原六府之间。如客于头项或肩背、手足者，则藏皮肤之内；客于胸胁或胪腹者，亦藏皮肤之内，或肠胃之外，或募原，或六腑之间，此皆营气之所舍也。以夏气通于心，心主营血之故也。本经云：以奉生身者，莫贵于经隧，故不注之经而溜之舍也。舍即经隧所历之界分，每有界分，必有其舍，犹行人之有传舍然也。此暑令人汗空疏，腠理开者，以暑性暄发，致腠理俱开，不能旋阖耳。不即病者，时值夏，出之从内而外，卫气仗此，犹可捍御，因遇秋气，机衡已转，自外而内矣。其留舍之暑令汗空竦腠理开，风遂乘之以入，或得之以淋浴，水气舍于皮肤之内，与卫气并居。卫气者，昼行于阳，夜行于阴。风与水气亦得阳随卫而外出，得阴随卫而内薄，内外相薄，是以日作。故卫气至必腠理开，开则风与水气之邪入，入则病作。卫气与三阳之气，亦并于阴矣。当是之时，阳虚而阴盛，外无气，故先寒傈也。卫气虚则起于毫毛伸欠，阳明虚则寒傈鼓颔，太阳虚则腰背头项痛，三阳俱虚，则阴气胜，则骨寒而痛。寒生于内，故中外皆寒，甚则汤火不能温，脉则体静而至来迟也。不列少阳形证者，以太阳为开，阳明为阖，少阳为枢，而开之能开，阖之能阖，枢转之也。设舍枢则无开阖矣，离开阖无从觅枢矣，故开阖既陷，枢机岂能独留。倘中见枢象，即为开阖两持，所以持则俱持，陷则俱陷也。三阳俱陷则阴气逆，阴气逆极，则复出之于阳，阳与阴亦并于外，则阴虚而阳实，阳实则外热。阴虚则内热，内外皆热，则喘而渴，甚则冰水不能寒，脉则体动而至来数也。此阴阳上下交争，虚实更作，阴阳相移也。极则阴阳俱衰，卫气相离，故病得休，卫气复集，则复病也。其作有日晏日早者，邪气客于风府也。卫气一日一夜大会于风府，循膂而下，日下一节，二十一日至骶骨。故其作也，日益晏也，二十二日入于脊内，注于伏膂，其气上行，九日出于缺盆，其气日高，作复日益早也。有不当其风府而作者，谓邪中异所，则不当其风府也。如中于头项者，气至头项而作；中于肩背者，气至肩背而作；中于腰脊者，气至腰脊而作；中于手足者，气至手足而作；中于胸腹者，气至胸腹而作。故卫气之所在，与邪气相合而病作，是以风无常府，邪气之所合即其府也。若痎之间日或至数日作者，其气舍深，内薄于阴，阳气独发，阴气内著，阴与阳争不得出，是以间日及间数日而作也。问日作者，邪气内薄于五藏，横连募原也。间数日作者，邪气与卫气客于六腑，而有时相失不能相得，故休数日乃作也。但所中之府，即诸经募之舍，更当兼见诸经募之证。如舍属足太阳者，更令人头重腰痛，寒从背起，先寒后热，熇熇暍暍，然热止汗难已；舍属足阳明者，更令人洒淅寒，寒甚，久乃热，热去汗出，时喜见日月光，得火气乃快然；舍属足少阳者，更令人身体解㑊，寒不甚，热不甚，恶见人，心惕惕，热久汗出甚；舍属足太阴者，更令人不乐，好太息，不嗜食，多寒热，汗出多，病至则喜呕，呕已乃衰；舍属足少阴者，更令人呕吐甚多，寒热，热多寒少，欲闭户自处，其病难已；舍属足厥阴者，更令人腰痛，小腹满，小便利如癃状，非癃也，数便耳，意恐惧气不足，腹中悒悒然。舍属肺募者，更令人心寒，寒甚热，热间善惊，如有所见也；舍属心募者，更令人烦心，甚欲得清水，反寒多热不甚；舍属脾募者，更令人寒，腹中痛，热则肠鸣，鸣已出汗；舍属肝募者，更令人色苍苍然太息，其状若死；舍属肾募者，更令人洒洒然，腰脊痛宛转，大便难，目眴眴然，手足寒；舍属胃募者，更令人善饥，不能食，食则腹支满也，此但详足经而无手经者。经云：风寒暑火，天之阴阳也，三阴三阳上奉之。又，邪不干藏，列藏证者，非真藏之藏，乃藏募之气化证也。更有曰温、曰寒、曰痹、曰牝者。温即先热后寒之温疟也，内分二种。其一，夏亦伤暑，秋亦中风，后更伤寒，则暑热在内，风气在中，寒独在外，故惟寒风互为上下，不涉营舍之暑，以势唯两歧，难于三向故也。其先热者，风乃阳邪，是以先外出而上从乎寒，则外胜，外胜故先热也。逆则复内入而下从乎风，下从乎风则外负，外负故后寒也。其二，证兼脑髓，烁肌肉消，亦先热后寒，同名温疟者。此先冬中寒风藏于骨髓，以冬气通于肾，肾藏骨髓之气也。至春阳气大发，邪气不能自出，因遇大暑，腠理发泄，或有所用力，邪气与汗皆出，先从内出之外也。如是者，阴虚而阳盛，阳盛故先热，衰则气复入，入则阳虚，阳虚故后寒也。寒即先寒后热之寒疟也广亦夏伤大暑，其汗大出，腠理开发，因遇夏气，凄沧之水，寒藏于腠理皮肤之中，秋更伤风，则病成矣。此先伤水寒，后伤风气，故先寒而后热也。暑亦在内，势亦两歧，止此一种，无有其二。痹即但热不寒之痹疟也，亦分二种，悉属内因。其一，阴气先绝，阳气独发，则少气烦冤，手足热而欲呕，以阳即热，不假外邪，一唯似暑，故无寒也。其二，肺素有热气盛于身，厥逆上冲，中气热而不外泄，因有所用力，腠理开，风寒舍于皮肤之内、分肉之间而发，发则阳气盛，阳气盛而不衰，则病矣。不及于阴，故但热而不寒，其气内藏于心，而外舍于分肉，故令人消烁肌肉，此以似暑之肺热为内因，更受寒风为外因者也。牝即但寒不热之牝疟也。夏亦伤暑，秋亦中风，但阳气独沉，不能挈阴，自下而上，为阳实阴虚仍实，此仲景先生补疟论三遗阙，有痹必有牝故也。至有随四时而作者，则证形少别于常法。如秋病者，寒甚；冬病者，寒不甚；春病者，恶风；夏病者，多汗。乃若得之于冬，而发之于夏，藏之于心，而显之于肺者，虽亦似因时异形，此即温与痹之因分内外更超于常法者也。以上约略两论之，当稍置先后云尔。

原因　循环寄生于人类及蚊类之间而致疟之原虫（原生动物），属芽孢原虫纲，又名胞子虫纲，现已考查确定者有三种：（1）致间日疟者；（2）致三日疟者；（3）致夏秋疟（又名恶性疟）者。

（一）间日疟原虫（隔日疟原虫）

当正在发疟时，取病者之血一滴，覆以玻盖，四围涂乏碎林，使勿冷勿干，查之以显微镜，则在红血球内可见此原虫最早之形态，色灰白形网或不规则，直径约二微或为红血球直径五分之一，当此虫作变形动（阿米巴样动）时，最易查见。逾数小时，则虫体增大，作环形，且有微细之色素点；逾十八小时，此细黑色素点益明显；逾二十四小时，则在色淡而肿之红血球内，虫体之色素及假足更易辨认；迨三十至三十六小时，则此虫之变形动停止；迨四十至四十八小时，虫体增大，至几占此种血球之全部。而在四十至四十八小时之间，虫体之色素聚集，虫则分裂为十五至二十芽孢（或名孢子），此即所谓分裂性增殖，此芽孢排列多作光线四射状。然此等已长成之间日疟原虫中，有一种不属分裂性增殖者（即指原虫不分裂而生芽孢而言），则较分裂者体大，而含能旋动之色素点，具有雌性或雄性，不能在人体增殖，此即所谓生殖原虫，或名生殖体，或交合细胞者是也。

检血法 当疟退之末期，取病人之血涂于玻片，染以利什曼氏染法，用显微镜检查，则见红血球内有蓝色小椭圆环，其直径约为红血球直径五分之一，此环之一极有色素点，此环即非生殖性间日疟原虫。逾二十小时，另取血染而查之，则见红血球较大于常，其内之原虫亦增大，约为寻常红血球四分之三，内含多色素；逾四十八小时，更取血染验，则见色素聚集，原虫分裂而成十五至二十芽孢，各芽孢含一色素点；迨四十八小时后，则红血球裂开，而显三种结果。（1）幼虫（即芽孢长成者），入血而侵入他红血球；（2）色素（变黑之血红素）被血输至肝、脾、腹膜等之上皮细胞；（3）虫之毒素循血播散全身，致显疟之症状。该侵入红血球之幼虫，在四十八小时内又依样发育分裂生芽孢，随即红血球裂开，而又依样显三种结果。如此每四十八小时（即每二日或隔一日）一循环增殖，轮流不息，此疟状之所以间日（即隔四十八小时）一显，而成所谓间日疟也。

检生殖原虫法 此则较易察见，其环形体较厚，色素点居巾央，长成后无分裂性增殖（犹言不分裂生芽孢）。

（二）三日疟原虫（隔三日疟原虫）

此一类寄生虫，与间日疟原虫之不同处如下。

（1）三日疟原虫最早之外形，颇似间日疟原虫，惟虫体增大时，则色素点较粗而且黑，其阿米巴样动较微；（2）至第二日（即逾二十四小时至四十八小时之间），此虫更增大作圆形，几无阿米把样动，色素点多列于虫体之周围，而此周围作深古铜色；（3）至第三日（即四十八小时至七十二小时之间），色素点向虫体中央进集，作光线四射状，略似菊花形，终则分裂而成六至十二芽孢。虫中亦有长成后无分裂性增殖者，即成生殖体，此即三日疟生殖原虫，非生殖性三日疟原虫。每七十二小时（即每三日或隔二日）为一增殖性循环，故疟状三日一显，而成所谓三日疟也。

（三）夏秋疟原虫（又名恶性疟虫）

此一种寄生虫较前二种小，在完全长成之际，其体积每较红血球二分之一小，色素点甚少，每仅数微点。当虫初发育之际，系小透明体，有时有一二色素点，在原虫之周围，迨至后期，则仅能在身内器官（以脾、骨髓等为最常）之虫中查见。含此虫之红血球，时或缩小，凸凹不平，并显古铜色，逾一星期左右，始有大而成眉月形或椭圆形或圆形，中央聚色素之虫体显现，此等虫体，系夏秋疟之殊特征。此种虫之作新月形或椭圆形者，无分裂性增殖，与前述之两种生殖原虫形异而性同，具雌雄性，名为夏秋疟生殖原虫。

（四）生殖原虫之增殖

以上所述三种生殖原虫（又名生殖体）当既长成后寄生人体内之际，皆不能再进行增殖，惟在破片上或人中间宿主（如蚊子）之胃内，则雄性生殖原虫（又名小牛殖体或雄性生殖体）生出若干鞭毛样运动性小生殖体（属精子类），继则此小体脱离其雄性原虫，而侵入雌性生殖原虫（又名大生殖体或雌性生殖体）。

于是此雄性原虫死，而雌性原虫则因受鞭毛样小体之侵入而妊孕，成接合子（又名受胎虫），继则有蠕动能而成原虫蚓状体（又名虫样态）。因其蠕动而穿入蚊（中间宿主）之胃壁，际此则虫体渐次增大，分为数多之芽孢母，内含无数之生殖性芽孢，孢子母既成熟，则裂开而产出生殖性芽孢（凡原虫入蚊体以致产出芽孢之一增殖性循环，约须十日至十二日之久）。非生殖性原虫之增殖也，因于分裂，故曰分裂性增殖。而生殖原虫之增殖也，则因于交骺，故曰芽性增殖（或曰孢子发生）。前者之际，此疟寄生原虫之两大类也。生殖性芽孢产出后，由蚊之胃壁而入其毒性涎腺，当此蚊啄人时，其芽胞则随蚊毒涎而侵入人体，苟人血之免疫力强，则生殖性芽孢被杀，不成疟病，否则芽孢侵入红血球内，成非生殖性原虫，循环行分裂性增殖，而疟发矣。

（五）为中间宿主之蚊

蚊之种类甚多，而寻常多见者，则为库雷克司及安俄斐雷司蚊二者。此二者之中，前者尤多，至于后者，则不仅为疟原虫之中间宿主，且为传染疟病之媒介。后者亦尚分多种，然就今日医界之知识而言，则仅能统言之曰凡为安蚊，皆能为疟原虫之宿主而已。寻常屋宇房舍之间，库蚊为最多，然不能为疟原虫之宿主。凡有疟之地方，皆有安俄斐雷司蚊生存。至于有安俄斐雷司蚊之地方，而无疟者，则有二要故。（1）气候太冷，疟寄生虫不能发育；（2）地方从来未有此寄生虫，故蚊无从受染而染人。

据现在医学上之知识而论，疟寄生虫只能寄生于人体及蚊体内。是故凡有安俄斐雷司蚊之地方，则当气候温热之际，或有疟发生，固为意料中事。又须注意者，凡啄人之蚊，皆属雌蚊，雄蚊不啄温血动物，只取植物性食物为食。雌蚊当交尾之后，不得温血，动物之血，不能生卵，故不仅啄人吸血，且啄鸟兽。

安俄斐雷司蚊与库雷克司蚊之区别

（一）蚊之基本构造

一般蚊体之构造，头部较小，有三种杆形突出物，一为吻（又名嘴），居于中央，具啄吸作用；二为触角，居啄之上方，左右各一；三为触须，居触角之外上方，亦左右各一。胸部之左右各有一翼及一结节（萎缩翼），脚三对，各有七节，腹之全部系八环状圈连结而成。

（二）安库两种雌蚊及雄蚊之特别区别

安雌蚊之吻，与其两触角长短几相等，触须之长约为吻四分之三；库雌蚊之吻，较其两触角，约长四分之三，触须颇长，较吻短四分之一。安雄蚊之触角，与二种雌者异形，肥粗作棒锤形，其颠较大，触须有纵毛环生，较雌蚊长；库雄蚊之触角最长而且形异，长过于其吻，其颠弯曲而密生细毛，触须与前一种雄蚊相似。

（三）安库两种蚊之普通区别

安蚊翼有斑点及纹，体形自喙至腹尾作一直线，栖壁时头向壁，尾向外，作斜势，蚊体与壁作四十五至八十度之角，昼间多静伏空隅及草阴，日没后始出啄哺乳动物，多生于野外，每不远离，亦不能似库蚊之飞甚高，喜产卵于浅泽及缓流小溪之有苍苔草莽者，而其卵子之排列每甚整齐，所成之幼虫（孑孓）呼吸管甚短，在水面时，与水面作平行线。库蚊翼透明，有纹而无斑点，体形头及胸部屈曲，与腹部作钝角状，栖壁时腹部与壁平行，日间多不静伏，除啄哺乳动物外，兼啄鸟类，喜产卵于沟池、水缸等不洁之死水内，而其卵子之排列紊乱不齐，所成之幼虫呼吸管长，在水面时，头向下而尾段向上作斜势，与水面成四十五度之角。

（四）蚊之增殖

气候温热之际，蚊类产卵于水中，经二十四小时，卵变成幼虫（孑孓）。逾一星期，幼虫变成蛹，幼虫及蛹均赖尾段之呼吸管以吸水面之空气。更逾二日至七日，则蛹出水面而变成蚊，于是再产卵，再成蚊，循环不息。

病理解剖

体中变迁为红血球之破坏及坏血球之血红素汇积，皆由于疟虫之毒素所致。

寻常疟鲜至丧命，故所知之体变，仅系恶性疟及慢性疟恶病质两者所显。自起之脾破裂，间或有之，然由外伤而破裂者多，曾见因用针探刺疟病肿大之脾，而致殒命之出血者。

《内经》之说，终竟不易明了。所谓卫气昼行于阳，夜行于阴，及说日早日晏，及邪之所中，当其风府则其病作，此语殊无畔岸，不可捉摸，不能以为标准。西医说微菌分裂，其理论较有柄握。然微菌分裂，何故发热？又，同是微菌分裂，何以疟疾有先从背冷起，有先从手足冷起者？又云：蚊为疟之媒介物。然无蚊时亦发疟，则其理何如？又西法以鸡纳霜为特效药。按：鸡纳霜为一种树皮所提炼，其树产于非洲多蚊之区，土人用以疗疟有效，是此药由实验来。但鸡纳霜限于夏秋间普通正式疟，施之其他疟疾，则完全不效。则西说仅能明其一部分，鸡纳霜既非可一例横施，疟菌之说亦非可概括诸般疟疾也。

《伤寒论》主张小柴胡汤，其挈症为寒热往来，口苦咽干，胁痛而呕。仲景且言有一证即是，不必悉具，然用小柴胡治疟。以我所见者，竟什九不效，甚且病随药变以致于死者，随在皆是。以故老于医者，凡遇疟疾，不肯轻用柴胡，惟阅历不深之人，则往往以《伤寒论》为口实，悍然用之，然而不免于杀人。此其中秘密若何，断不能不加以探讨，无长此终古之理也。

此事为鄙人所已经发见者。为同是普通正式疟，有手经、足经之辨。手足经分别之法，完全是时间性，脉证虽亦小有不同，然当以时为主。心气通于夏，肺气通于秋。《内经》言夏暑汗不出者，秋为痎疟。此种为手经病，其病状虽寒热往来而不口苦，有兼呕泻者，都不必胁痛，大分汗多，此不得用柴胡。如其用之，则汗出不止而泻乃益甚，多半皆转属为痢疾，病深而正气虚，则非常难治，若更误药可以致命，故吴下有"疟变痢疾，两脚毕直"之谚。用柴胡而泻，此事实常常见之。七八年前，曾有人函询其理，余当时不明其故，不能答也，后乃知为阳虚生内寒，此说见之于《伤寒论注》（何人之说，已不记忆。此亦可见古人所得者甚多，足为后人导师，我辈当虚心求之也）。

柴胡并不能致泻，其所以致泻者，正因其出汗，皮毛与肠胃有连带关系故也。柴胡并不能发汗，其所以发汗者，因误用于手经病之故。夏秋间热病，皆与心房有关，本自多汗，夏秋最易病洞泄寒中，亦是此理。假使用柴胡以治足经热病，则并不汗出，以故《伤寒论》诸柴胡汤，列之和剂不列于表剂也。

若足经病之疟，论时间则发于春冬之交，论病症则必口苦，头眩痛，咽干，胁下满痛而呕。其寒热往来，先寒后热，发作有定时，则与手经病同。肾气通于冬，肝气通于春，肾之府为膀胱，其经气是太阳，肝之府为胆，其经气在头。凡祁寒壮热乃膀胱之经气为病，当其寒时，遍身外层发冷，足胫发酸，手冷，爪下色紫而战，纯粹与伤寒太阳症同；当其热时，遍身肌肤可以灼手，但恶热不恶寒，而口渴躁烦，其为症状完全与伤寒阳明症同。一度大寒大热，将毕时，汗出而退，则完全与常人同。其为病，前半截全是太阳，后半截全是阳明。热既退，则无病状可见，至一定之时间则再发作。当其退时，几无病状可见，则不得谓之太阳，亦不得谓之阳明，退而再发则不得谓之病愈，可见完全是病毒暂时潜伏。病毒潜伏必有其场所，何以潜伏，必有其理由，古人从此推勘，故有少阳一经，从而为之说曰：太阳为开，阳明为阖，少阳为之枢。云为之枢，则非真有其物，不过谓两者之枢纽。其云少阳为半表半里，乃指病毒潜伏之场所言。其云胃气昼行于阳，夜行于阴，风无常府，邪之所中即为其府，胃气与病邪相值则其病发作，此言病毒潜伏之理也。详古人之为此言，完全从病之形能推勘而得，虽与解剖殊途，然其理则甚真确。按：躯体之组合，藏府之外，为皮毛、肌肉、血脉、筋骨，肌肉之为物，是各个凑合的。圆者谓之腨，畸形者各以其形定名，如扁平肌、羽状肌、斜方肌、三角肌。此种肌肉，每一块其外层皆有薄膜，肌肉与肌肉相切之处，薄膜为之间隔，此两薄膜之中缝为荣气所行，就其空隙言，即古人所谓溪谷，就荣行言，即古人所谓经气。此外，躯体皮层与藏府之间亦有空隙，亦是荣气所行，此等处所，就一处言之，即古人所谓募原，就全身言之，即古人所谓三焦（唐容川不明此理，以油膜当三焦，其说不可通，徒乱人意，遂致三焦是何物，终竟不得明白）。此外，两大骨之关节面相切处，亦有空隙，亦是荣气所行，古人指此等处谓之四肢八溪。云四肢八溪之潮汐，即是指空隙中所行之荣气。一年之中有二分二至，一日之中，黎明、薄暮、日中、夜半，亦是二分二至，人身之荣气循环连行，与之相应，以故老年人骨痛，恒与一岁之节气相期。二分二至为一年之大节，大节之前一节气与后一节气，最与病状有关，如此则有十二个大节，其余十二个则为小节。又，有一种病往往与一日之二分二至相期，如之疟多传变而为痢疾者，即此故也。详所以变痢，多半由于长夏之湿，湿邪胜，腹部应之，因胃肠无弹力而滞下（人之躯体各部分之感觉不同，如官能之作用不同，例如舌司味，鼻司嗅，耳司听。口不能尝声，目不能辨味，姜、椒入口可以辟秽，入目则致盲矣，躯体之各部分亦然。面部不恶寒，严冬犯霜雪而不病，肝脐不耐冷，夏日受冰渍必腹痛。古人从此等处推勘，而定躯体各部分之阴阳，以四季六气配五藏六腑，谓水流湿，火就燥，各从其类。其言有至理，验之事实而信，不可诬也）。此所以与冬春之疟迥然不同，春日发疟，口苦咽干、胁痛胸痞而呕者，非小柴胡汤不效。因是肝胆为病，假使其经气不发，则不致化热而上行。下行为顺，上行为逆，逆故头痛口苦，用柴胡解其壅遏，则体温得四散而不上行。苦为胃中热化，用黄芩所以消炎，半夏、人参、生姜则止呕者也。假使胁不痛，胸不痞，不呕，则小柴胡汤不适用。

病理各论第八期

铁樵口授

女儿慧庄笔述

疟痢篇第二

上文言小柴胡之用法，以呕为标准，假使不呕，则用此方不效。但呕尚非其症结，当问何故呕，详春夏发疟。所以泛恶，乃因胁下痞痛，胁下痞痛是其症结。其处为虚里，为胃之脉络，与肝之脉络相应。肝郁故痞痛，痞痛故呕逆，木郁达之，此所以得柴胡即解，学者须注意于此，否则夏秋之疟亦有呕者，其呕乃胃与肠不相调，柴胡仍不适用也。至于夏秋之疟，无论逐日发，间日发，以我经验所得，常山为特效药，无论其病若何变化，须以常山为主药。兼虚者补之，兼积者攻之，兼湿者燥之，小便不利者利之，无汗者汗之，而常山一味则不动，轻则四分，重则八分，不过二三剂，其病可以霍然而愈。惟用常山有其必要之条件，须先寒后热，起迄分明，发作有定时，如其不然，常山不适用也。相传常山是吐剂，《金匮》仲景有蜀漆汤，蜀漆即常山之苗，其味腥，然常山则不呕。蜀漆余未曾用过，其药力及影响所及之边际如何，未能甚详，当从盖阙。余有平日景仰之畏友某公，其学问文章都为余所心服，三年前为其兄治病，病属疟疾，是夏秋问之疟，服小柴胡汤十余剂不效，特从外埠来沪就医于余。余谓此当常山，不宜柴胡，某公执定常山是吐剂不肯服，争之不听。因服柴胡已多，汗多而大便溏泄，认汗多为亡阳，认大便溏泄为伤寒自利，遽用真武汤。余知其必死，门人问何故，余曰：柴胡为第一次错误，虽多可救；附子为第二次错误，年事高藏气伤不可救也，此所谓岐路之中更有岐路。病者、医者都与余有雅故，至今不胜车过腹痛之感，是亦学者所不可不知也。

另有一种疟，其发间日，或间两日，先寒后热，发作有定时，面部黪然而黑，胁下或腹部有大块癥瘕，其疟可以亘半年一年不止。此种与《欧氏内科学》中所谓恶性疟者相近似，其瘕瘕名为疟母，乃肝胃脾藏脉络不通，瘀血凝结而成。此当用《金匮》鳖甲煎丸，且须大剂攻之，轻则不效，虚则另加补药以为调节。此种病有两路变化，其一是发黄，病者之胃恒扩张，因胃扩张之故，胆管被挤，胆汗不得输入十二指肠，横溢入于血分，面部黪黑之中乃透出黄色，此种病多兼湿化、热化，以故其甚者可以深黄如橘子色，茵陈蒿、大黄、牡丹皮是其治也。其第二路变化是腹肿，脾藏、胰藏都膨胀，肠无弹力，所以腹部膨胀，此最难治，无一定方法，湿胜者燥之，实者攻之，寒胜者湿之，活法在人，不能刻舟求剑也。以上所说都是正式疟疾，其似乎疟而实非疟者，种类甚多，医者无标准，胸无主宰，常以疟药尝试，病随药变，本是小病浸成大病，杀人如草，可为太息，兹更分疏之如下。

女人产后疟疾，产后未满月，恶露未净，因感冒而发热，其热起伏有定时，有恶寒者，有不恶寒者，亦有胁下痛，头痛，先寒后热，其病型完全似疟者，其实不是疟。凡疟，其病灶都在募原，其病原都是淋巴液血清变性，质言之，都是荣气为病。观疟愈之后，吃碱水面食，则其病辄再发作。盖平人淋巴液中含碱质最富，揆之水流湿、火就燥之理，凡食富于碱质之物，则淋巴液中之碱质必然增加。今疟疾已愈，吃有碱之物即复病，可以测知淋巴液中含碱过多，即是病疟之原因。照西国学说，血中有疟菌即病疟，则其病源完全在荣，而其病灶亦必在募原，如此者方是正式疟疾。产后感冒因而发疟，其原因一方是因失血过多而虚，一方是因感冒而血凝泣，故患此病者，表热必兼见掌热，又必恶露不多而腹胀。此其虚与血凝皆灼然可见者，其特效药是白薇、鳖甲、青蒿，酌加四物（凡产后用四物汤，川芎不得多用，三四分为率），白薇、青蒿所以退热，四物汤所以补虚，鳖甲所以行瘀血也。又当注意兼症，若胁下痛而泛恶者，是兼有肝气，可以用柴胡四分或八分，加入方中；若汗多形寒肤凉，可以加桂枝二三分，其从热化而无汗者，可以加炒荆芥八分乃至一钱；若有食积者，可以加消导药；虚甚者，可以加参（人参用三五七分，与荆、防等表药同用，补虚而不碍外感，金元人成方多有如此者），如此则病可应手而愈，所谓化小事为无事。若误认为疟疾，予诸疟药，如小柴胡汤，如常山，如鲜首乌等，又如西药金鸡纳霜，其病必不愈。

岂但不愈，延日稍久必渐渐加重，如此则小事变为大事，医术之庸劣无可逃责也。所以然之故，其症结在虚而血凝，不是淋巴液变性，其血中亦必无疟菌。

温病转疟，先起是温病，三数日或七八日后，热起伏作阵，或一日两度发。当其发作之时，指尖微凉，病人自觉症亦似乎形寒，其病状纯似疟疾。戴北山《广温热论》中所谓温与疟迭为进退，先发热不退，其后发热作阵有退时者，谓之温隐疟显。又，一日两度发者，时医往往谓之子母疟。问何故作子母疟，则瞠目不能对，有病名而无病理，可谓杜撰不通。若稍读《伤寒论》，号称儒医者，则必引《伤寒》太阳篇一日二三度发如疟状一节，而以柴胡桂枝为治，其实皆非是，误用桂枝可以动血，多用疟药只是出汗。须知此种不是疟，是食积。凡候食积通常都以舌苔为准，有苔者有积，无苔者无积，此其说甚粗，须知有积而舌苔黄厚垢腻者，皆非难治之病。所以然之故，胃气得伸，然后有苔，故有苔之积非难治之症也。若胃中有积，胃气被窒不得伸展，则舌上无苔，其甚者可以致胃扩张，胃虽肿大而仍无苔，但见舌润口淡。时医往往误认为湿，恣用厚朴，病者唇焦齿燥，却依然舌润口淡，其甚者则口中发甜。时医复不知发甜之故，以为《内经》以甘属之脾，甜味亦是湿症，益加重燥药分量。先是厚朴、茅、术七八分，后用至一钱半乃至三钱，而病只不愈，逐渐加重至于神昏谵语，此为我近年来习见不鲜之事。用药错误，丁此医学衰微时代，情有可原。所可恶者，在一次、二次、三次，乃至十次、百次、无数次错误，漫不经心，完全不加探讨，惟断断与人较量诊金，此则见金不见人，罪无可逭。盖胃气被窒，恣用燥药而不中肯，体工起救济，愈燥而愈见湿象，全体之重心在胸脘，痞闷益甚，肝中糖分不能下行，所以口中发甜，此与《内经》稼穑作甘，完全是两件事。读古书只知表面不知里面，无有不杀人者。凡诊胃中有积而无苔者，其舌虽润，其唇必燥，其热虽起落，热度必不甚高，其肌肤必润而有汗，其人必迷睡而不爽慧，其胸脘必痞闷，甚则拒按，其舌虽无苔，而舌面之味蕾则恒粒粒耸起。尤有一事不可不知者，此等病，其脉不变，时医不明病理，往往从病人之脉，寸关尺各部，为似是而非之推敲，可谓痴人说梦，去题万里。凡唇燥、舌润、迷睡、胸脘痞闷，诸条件毕具，而寒热起伏者，法当去其胸脘之积。轻者，枳实、竹茹；稍重者，瓜蒌、川连、半夏；尤重者，可以加少量之巴豆霜。第一步是消导，第二步是小陷胸，第三步是大陷胸，药量都不许重，川连不得过三分，巴豆霜不得过一小豆许，伤寒方之药量不可从也。此外，寒热往来，似疟而实非疟者尚多，但病情尚不甚相混，非甚庸劣之医尚不致以疟药混试。惟有一种所最当注意者，即是肺痨。肺病有一时期，每至下午辄发热形寒，其病状先寒后热，发作有定时，起落清楚。当其发时，寒不甚，热度亦不甚高，而寒热截然分明，当其退时，全无热度，与疟疾完全相似，惟无头痛、口苦、胁下满痛、呕吐诸见症。亦有一日两度发，致误认为子母疟者，此种为衰弱性寒热，其所以发热，即因躯体内血液、淋巴液及酸素、温度都不及够之故。此种病虽纯似疟疾，其与疟疾不同之处甚多。第一是病历，痨病之寒热都是转属为病，无特发者；第二先怕冷后发热，其怕冷不是立毛神经凛寒，是外界冷空气侵逼，体温不足抵抗，虽亦从手冷起，从背冷起，然完全是衰弱不足之症，不是有余之症。当其寒罢而热，其发热亦非体温集表，乃体中温度不及够，骨髓中磷质发出热力以为代偿，故病者自觉热从骨中出，惟其如此，其手掌必热。此外尤有一显著症象，即是多汗。汗多异乎寻常，可以使里衣尽湿，如浸渍水中，亦有头部汗多使枕头尽湿者。此外特殊之见症为面色，其面色必苍白而不红，口唇却异常之红，每至下午申酉之间，两颧见红色，此红色与苍白之面色相映，往往如施粉涂脂，异常鲜艳，以故《外台》有桃花痒之名。此种红色从肾藏虚甚来，其发见之地位必是两颜，不是两颧。在初见此种寒热时，其脉并无变更，舌色亦无变更，肌肉虽瘠，往往面部亦看不出，以故医者多迷。古书中仅言此种是潮热，而言之不详，藉非有数十年经验，不能知此潮热之真相。今吾著之于篇，未始非苦海中一苇慈航也。凡治此种病，苟能就吾所言者，从各方面注意考察，决不至误。至其效药，以《外台》獭肝散为主，若误用疟药，即促其生命。獭肝散方药，详解在药物学篇。

痢疾　痢疾之为疾，变化不如疟疾之多。其发作恒在秋季，春夏虽有，只算例外。此病有从疟病转属而来者，然多半是特发症，亦不必有何等前驱症象。痢之凶恶者，本病即足以致命，亦不必谈转属，是此病之变化甚少，然而奇难治，其病理甚复杂，亦不易说明。治医学者固绝对不许轻视，虽无前驱，无转属，其病候极有关系，兼症亦有关系。明白病候分别主从，为治痢最要关键，所谓不易说得明白，即在此处。

痢疾为肠病，即是大肠，不是小肠，其症结所在是回肠，不是直肠，轻者发作于夏末秋初，重者常在深秋之时。照《内经》定例，秋气通于肺。肺为手太阴，其府是大肠，大肠为手阳明，其经气从燥化热化，其俞在肩背，于此有一极有价值之发明，为从来古书所未言，尽人所不知者。余善患痢，从弱冠至五十岁，几乎无年不痢，近年来悉心体会，乃有此发明，而余之痢病亦竟不发，诚咄咄怪事。痢疾之原因，多半是起居不慎，进油腻，受风寒，则足为此病之媒。初一步腹痛，继一步滞下，滞下即里急后重，欲便不得之谓，后一步粪中有胶黏物如涕状，而痢成矣。当此之时，腹痛频作，如厕亦频，才离厕腧，又欲大便，努力作势，而所圊无几，最剧者完全无粪，只有涕状之白色胶黏物，亦有作红色者，此种通常谓之冻。凡无粪而仅有冻者，里急后重必甚，如厕之次数必多，少者一昼夜三十余次，多者可以至百二三十次。凡诊痢疾，病者告医如厕次数多，即可知是里急后重，大便若爽，次数决不多也。

痢疾是肠病。前云：秋气通于肺，大肠为肺之府。以故秋季之痢是手阳明经气为病，是则然矣。正式痢疾在秋季，冬初夏末有此，亦是秋气为病，盖气候有至而不至，未至而至故也。若非其时而有其病，则为非正式痢疾。非正式痢疾亦是肠病，而治法则小有不同，因非正式痢疾常与他种病并发，或者痢疾之外更有其主因，医者当求其主因用药，此层于治病之效不效极有关系，后文详之。又，肠病不止痢疾，洞泄寒中是肠病，飧泄是肠病，霍乱初步是肠胃病，脾约大便燥急亦是肠病。此其为病，病状不同，病原不同，故病理亦不同。腹部为太阴，不耐寒，中寒则其病为飧泄。《经》云：春伤于风，夏为飧泄。伤寒则为洞泄寒中，飧泄当是《伤寒论》太阴腹满自利之病，洞泄寒中，《伤寒论》霍乱篇所言是也。此皆足太阳脾为病，病虽在肠，古人不属之肠。又如伤寒阳明府症，矢燥则其脾为约，甚者神昏谵语，此是因胃病肠，是足阳明经病。阳明从燥化，故矢燥而便约，病灶虽在肠，病原则在胃，古人不名为肠病，而以为胃病。仲景谓胃中有燥矢五七枚，正因此故，若循文义求之，岂有燥矢在胃之理。我故云古书难读，当于无字中求之。不明此理，以为仲景论病肠胃不分，又或疑《伤寒论》"胃中有燥矢五七枚"句，"胃"字是伪字，都非是。

痢疾为病，是肠无弹力。凡燥化则各组织拘急，湿化则各组织弛缓，滞下自是各组织弛缓之故，以故古人谓痢疾属湿。凡肠中之病，洞泄则属寒，闭结则属热。今屡次如厕而又欲下不得，是为里急后重。里急后重，其病决不属寒，故患痢者，初步必不见寒象，此古人所以说痢疾之为病是湿热。既明白此层，则治初步痢疾正气未虚者，不得用温药，此层有绝大关系。十余年前，余亦不明此理，遇初步痢疾治之不效，以为腹肠为病是太阴，在理可温，且《伤寒论》有"便下脓血，桃花汤主之"之文，于是用干姜附子尝试，岂知一用温药，病随药变，从此步步荆棘，百药不效，以至于死。自己治病如此，见他人治病亦如此，于是心畏痢疾难治，苦心探讨，复随处留心，嗣见凡用温药结果多不良，直至近年然后悟得其理。

此外，更有一紧要关键是攻。痢无止法，尽人知之，然治痢而恣用大黄，亦复有效有不效，且多半结果不良。然而假使畏大黄之悍而不敢用，其结果之不良乃更甚，于是潜心研求用大黄之标准，亦直至近年然后得之。痢疾初步腹痛滞下，无论舌上有苔无苔，痛即是积痛，不除，痢不止。胸脘痛，小腹痛，满腹痛，都不是积，须别求原因，惟绕脐痛是积，非大黄不效。用大黄不如用枳实导滞丸，最少四分，多则八分，更多则一钱半，最多可用至二钱，通常以八分连服数帖为最稳当。痢疾之特效药是白头翁、木香，里急后重之特效药是油当归。木香与川连同用，可以消肠中之炎，且能化湿。川连之药位在中脘，得木香则变更药位而入肠部，川连之分量以三分为列，木香可以一钱半，多至三钱，川连多用则破血，木香少用则无济于事。其余舌质绛者，宜知母、花粉；舌苔结者，宜枳实、竹茹；小便不利者，宜赤白苓、木通、车前；见风化而骨楚者，宜秦艽、羌活、防风；兼有表热者，宜葛根、白薇；无汗头痛者，宜荆、防、葱白；汗多者、宜牡蛎、少麦。而枳实导滞丸则须与此等药同用，此为治初步痢疾最有效而平稳之方法，痢疾之凶恶者，舌质绛，舌苔结，里急后重，腹痛而汗出。调护方法，最要在吃素避风，避风以保护肩背为主。因痢疾之为病之症结，在手阳明大肠，其俞是肩背，肩背寒则腹痛，肩背温则痢减，此不可不知者一。不但吃素，并宜少吃，略进米汤足以维持胃气即得，若强食即是与病为难。谚有"吃不杀的痢疾"之说，此语大谬。痢疾为肠病，肠病者胃亦病，其消化吸收都不良，以故不可吃。痢疾最怕噤口，寻常不知何者是噤口，以为少吃便可怕，故恒勉强进食，此尤其误之误者，是不可不知者二。凡病以胃气为最紧要，胃气伤，不能食，则病必锐进，无论何病皆如此，痢为尤甚。保持胃气之法，在勿伤胃阴。痢疾之病因是湿热，里急后重是气滞，因此两个原因，医者恒喜用厚朴、槟榔。厚朴、槟榔能破气燥湿，痢疾得此，诚足取快一时，然用之宜审慎。凡唇燥舌绛、液干口渴者，此药不宜用，用则伤阴，胃中枯则舌苔劫津，本非噤口，劫津则真成噤口矣。所谓劫津者，舌苔枯而无津液之谓。以故用厚朴少则三分，湿胜者多至六分为止，槟榔五分起，一钱为止。时医用厚朴往往在一钱以上，用槟榔有至三钱者，此等皆伧人。须知伤阴初一步是劫津，后一步是呃逆，痢疾见呃逆为败症，百无一愈。彼伧医不知药之分际，病之变化，贸然以医为业，镇日杀人不知警惧，其事可恶，其情可怜，此不可不知者三。痢疾因消化不良、吸收不良之故，若复勉强进食，则往往见完谷。完谷者，不消化之食物见于粪中。仲景《伤寒论》以完谷为肠中无热，主用附子，此与痢疾恰恰相反，若以附子、干姜治痢疾之完谷，立刻病随药变，从此便步步荆棘，百药不效以至于死。坏在病人之死恒与服附子、干姜相距一两候之久，故虽药误而入，不知其为药误，所以陈陈相因，不知纠正，而医者复引《伤寒论》为口实，以为完谷当用附子、干姜，悍然自是，终竟无有能发其覆者。余今灼知之，自不可不言也，此为不可不知者四。

凡治病，皆当明病候。百病皆是进行性，躯体中各组织之坏变，以次递深，今日之病，非复昨日之病，医者必明病候，然后能知其症结所在，治痢疾所最当讲究者，即在此处。欲明痢疾之病候，须明白其所痢之物之变化，最初腹痛滞下，粪中夹有痰状物，是为痢疾之开始，继一步，里急后重益甚，仅有痰状物而无粪。此当明其所以然之故，痰状物是肠壁膜之黏液，平日藉此物使肠中滑利，俾粪块得渐渐下行排泄而出。患痢因组织无弹力之故，气血下坠，直肠一段先炎肿而闭结，其阻滞粪块下行之物，即是肠之本身，同时直肠上部之回肠不能蠕动驱粪块下行，则欲排泄而不得。因欲排泄之故，作势努责其下，却因努责之故，气血愈益下坠，炎肿愈益加甚，下部愈益闭结，上部却不能提挈，于是结粪盘据于回肠之间，虽努力责之而不动，体工起反应救济，肠壁则加多分泌。当此之时，被努责而下者，即此加多分泌之黏液，此所以完全无粪，仅有涕状之物，而所下则不多。第三步，里急后重加甚，所下之涕状物必杂有红色，此红色是血。因炎肿努责太甚之故，肠内壁小血管被迫，红血轮从脉管渗出，渗于黏液之中，轻者作粉红色，渗出之血多，则作纯红色，是为红痢。旧说以红痢属血，白痢属气。此则想当然之说，羌无理由，颇疑其不可为训也。此种红血轮不过从脉管壁逸出，并非脉管壁破裂，故其红色物是胶黏的，若血管破裂，则所出为纯粹血液。通常区别言之，以胶黏者为红痢，纯血者为清血。清血即圊血，"圊"字是"动"字，意思是便血。痢而圊血为穿孔性痢，而红白痰状物并见，只是红白痢，红白痢为轻，肠穿孔为重。穿孔性痢，下文别论之。以上三步，为痢疾未虚之候，因粪块不下，其如厕之次数必频，其腹必痛，全部藏气皆恐慌，大肠与皮毛相应，其肩背必汗出。肩背是肺俞，此所以说肺与大肠相表里也。当此之时可攻，一面攻其粪块，一面提掣其上部之肠，此所以白头翁是特效药。本经谓白头翁性升而上行，与柴胡略相似，是具有提掣之作用。油当归所以资其滑利，木香则增肠部之弹力，复用攻药以下其粪块，此为最适当之治法。若红白并下之后，忽然变为纯白痢，其所利为透明黏质，则病已更深一步。所以然之故，因代偿作用，肠壁膜分泌加多，不及化为涕状，故为透明胶状液体。此时病人则倦甚而锐瘠，须知此胶状液体乃各组织之蛋白质所变化，是为第四步。四步以后，其变化却不同，通常习见者有三条路。其一，舌苔厚而松浮，不能食，迷睡，语声低，脉沉微，肌肤津润，痢则不止，其所见症状与伤寒少阴症略同，其舌苔与伤寒阳明府症相溘。惟阳明府症之苔黄厚而黏腻，此则黄厚而疏如海绒，此由肠而病胃，胃败故见此种苔与脉象。若贸然攻之，病人必因虚甚不任攻而死，即不攻亦死，但攻是误治。其正当治法当补，人参为主要药，以参能助胃气故也，是为第五步变化之一条路。又，有本是下透明胶状物，乃忽然变为结块之白物，其状如鱼脑，如放透之蛤士蟆，亦有杂黑色、红色、青黄色者，是为五色痢。无论其为鱼脑或五色，其气味甚腥臭，此为肠败，其所下乃肠组织腐烂故也。此亦为至危极险，但如此之病，苟不见他种败象，十人之中可以治愈五人。其正当治法是干姜、赤石脂、禹余粮，或者加人参、附子，所谓桃花汤者是也，是为第五步变化之第二条路。最劣者，是劫津打呃。劫津打呃之理由，前文已言之，《伤寒辑义按》末篇按语亦言之，可以参看，兹不俱赘，其正当治法是犀角地黄汤。但此等病，百人之中可愈者仅仅一二人，质言之，必死而已，是为第五步变化之第三条路。更有第四步之后，病者忽手足抽搐，神昏谵语，目上视而阵发，此由肠神经直传头脑，其病以小孩为多。此种脑症，初起与寻常惊风同，其后一步则手足反掯，至手足反掯，便不可救药。当初见惊时，痢疾药中加一二分犀角良，此为第五步变化之第四条路。

其肠穿孔痢亦是至危极险之症，其所以是至危极险，有两个原因。其一，肠壁膜本是活动体，下痢则常常用力努责，如此则其血管破处不能收口，血乃出之不已，出血多即危。其二，肠穿孔之痢疾，并非痢疾必见之症，乃数十人中偶见一人。试问何以此一人独见穿孔性痢，则因其人俞气本薄故也。此由于平日秉赋，所以难治。此外，更有烟漏，亦是难治之候。因雅片富刺激性，平常本是大便燥结，此种人而患痢，因烟瘾之故，用药往往不易取效。好在此后烟禁森严，有瘾者日少，则亦不足为患，此其大略也。若欲从此更进一层，至于神而明之地位，是在各人自己之用力矣。

病理杂谈

病理杂谈

一、表证与表药

表证为发热，为形寒，为头痛，为骨楚，为脉浮，为舌苔如常人，为口味淡。表药为麻黄，为葛根，为豆豉，为荆芥，为防风，为藁本，为蔓荆子，为秦艽，为羌活，为桂枝，为香薷，为浮萍。

表证为最简单，所谓太阳证，若表方则繁复矣。方有副药，副必有的，苟无兼证，即无副药，病鲜有无兼证者，兼证即不限于表证，故繁复。例如麻黄为表药，有麻黄之方为表方，麻杏石甘、大青龙则证兼里热，方兼清凉作用也；麻黄附子细辛汤证兼里寒，方兼温化作用也。是一表字而兼有其余几字，故其变化不可胜极。

兼证为副证，副证固无定，原非印板文字，然副证之于主证，皆有线索可寻，皆有连带关系，绝非偶然相值者比。例如麻杏石甘汤，麻黄所以治太阳，而石膏则所以治阳明，太阳为表层，有无太阳证，以恶寒不恶寒为辨。躯体之温觉，是表层觉感神经所司，天寒而觉寒，近冰而觉寒，为生理之正常，天气热而亦觉寒，近火而亦觉寒，则为反常。反常为病，麻黄所以治表实，石膏所以治里热，是故有表实之太阳证，复有胃热液干之阳明证，然后以麻杏石甘治之，其效如响。药之主副，从病之主副，假使副药不合，则主药亦不效，故当用麻杏石甘汤，决不能用葳蕤汤，或真武或麻黄附子细辛汤。更即此而深求所以然之故，则胃部之神经，与表层之神经，有此呼彼应之连带关系，所以太阳、阳明有合病。更就麻黄附子细辛汤推之，则知腰骶神经所属诸神经，与表层诸神经亦有此呼彼应之功能，故太阳、少阴有两感。不过何以两阳合病，何以阴阳两感，则有其真确之原因。例如饱食感寒则为合病，遗精感寒则为两感，人事不齐，禀赋互异，则其差别有胜缕指。于是治法有标本，方剂有缓急，用药有轻重先后，药之主副，从病之主副。而病之主副，有其一定之途径，连带之关系，此其途径及其关系，合乎《内经》之形能，于是即方可以知证，明证即可处方。初一步取法古人，循规蹈矩，有物有则，继一步得心应手，不拘拘于绳尺，而自不背所谓规矩权衡，于是无不可读之医书，日新月异，而有所发见，治医至此，亦乐事也。

二、无汗用麻黄

无汗用麻黄，有汗用桂枝，凡热病有汗则麻黄为禁药，无汗则桂枝为禁药，此殆尽人能言之。若问何以有汗禁麻黄，无汗禁桂枝，则能详言者盖鲜，自来注伤寒者所未言，如不能深明其故，则千变万化之病证，应付必有或误之时。余曾屡次目击其误，而余固心知其所以然者，则乌可不言。病人得麻黄则发汗，麻黄之效力为发汗，其发生效力之场所则为肌表，其所以能发汗，则因服此能使肌表司汗腺分泌之神经兴奋。而汗之为物，为躯体中应排泄之水分，若应排泄而不排泄，则此水分必改道而自寻出路，以故无汗者则溲必多，病时如此，平时亦如此。故夏日汗多溲少，冬日汗少溲多，若既无汗又无溲，则水分之过剩者，无路可去，则聚于皮下而为水肿，若仅仅过剩之水分聚于皮下，亦未便成大患。水肿之原因，为汗腺失职而无汗，内肾失职而无尿，初一步过剩之水分聚于皮下，继一步血中不应排泄之水分，亦继续奔辏聚水之处，至血液干枯而不止，以故愈肿愈甚，若从皮下放水为治，则不能纠正生理之失常，故放后仍肿，预后不良。旧法之开鬼门，洁净府，即是纠正生理之失常，故肿退可以不复作。此言水肿，其在热病亦同一理，凡无汗而用麻黄，是纠正生理之失常，若本有汗而用麻黄，则反引起生理之失常，以故有汗而用麻黄，可以漏汗不止。至于厥逆，何以厥，即因漏汗之故，不应排泄之水分，亦变而为汗，血中失液，神经亦失养，所以厥也。《伤寒论》亡血家不可发汗，正因此故。

三、麻黄定喘

为医不能彻底明白原理，则临床无标准，因而用药错误者，其事不胜枚举，最显著者，莫如麻黄定喘。试详言之，以供隅反。

喘有痰喘，有肾喘，有寒有热，大分不离肺虚，虚而不胜冷空气压迫，则多分泌痰涎，以护气管，如此则痰多。若本是阴虚，血中液少，则无物供给腺体以制造黏液，无物可护气管，如此则无痰而热化，热则上行，则亦致喘。其肾亏于下肺虚于上者，精竭则内分泌不足，肾部自起恐慌，不能与肺部相应，则显种种不同之病证。上下气压不相等，其一也；肺不得肾之供给，因而无弹力，其二也。全体生理反常，气管感觉奇敏，不断分泌黏液而为痰，致液干精竭，一方面为骨蒸潮热，一方面引饮食自救，而有虚假之食欲，每值气候小有变换，或情感冲动，或些微劳苦，则痰奇多，而呼吸异常浅促，《内经》所谓汩汩乎若坏都，溃溃乎不可止者，即是指此。此种病程有深浅，机兆有显晦，衡量审察，存乎其人，万绪千头，莫名一病，此等而见喘，要皆非麻黄所能治，且麻黄反能增病。其麻黄能治之喘，仅有一种，其原因为肺为风束，卫气不向四围分散，而从中上行，亦仍有其他副因，如肺虚肺热肾虚水逆等，与气喘为缘之病，然后见喘，其主因在肺为风束，故麻黄为必用之药。至于副药则当从副证，绝非执着一个古方可冀幸中，而昧者不察，以为方名麻黄定喘丸，则凡见气喘之病，皆欲以之尝试，并有汗无汗而亦不问，几何不败事哉？

四、有汗用桂枝

桂枝之效力亦在表，其作用恰与麻黄相反。司汗腺之神经失职则自汗，虽恶寒汗仍自若，故知是汗腺启闭失职，桂枝富有刺激性，能使神经恢复常度，故得桂枝而汗止，惟其如此，故无汗桂枝是禁药。汗所以泄热，无汗而热，复与桂枝，既能助热，如何病不增重。用桂枝之标准在口中和，有汗发热而形寒，而口中和三字尤为紧要。所谓口中和，即口味淡而舌润，凡是口中和，虽不形寒亦可用桂枝，仲景桂枝黄芩汤即为此而设。盖普遍性热化之阳明经证，汗多热不解，口中和者，桂枝黄芩之效，捷于影响也。今人于口淡舌润之热病，认为湿重而用厚朴，厚朴乃胃家药，非能解热者，又桂枝不可用之标准，在口燥舌质绛，渴而引饮，如此是血中液少，荣气不足，其人必躁烦，白虎证也。其舌尚未干，壮热形寒，渴引饮而躁烦者，乃桂枝白虎证。第一种若误予桂枝汤，第二种若不与石膏同用，必致衄，其后一步即转属成痉，王叔和所谓桂枝下咽，阳盛则毙者此也。此即无汗用麻黄，有汗用桂枝，有汗禁麻黄，无汗禁桂枝之所以然之故。不明所以然，读古书不易彻底明了，不彻底即不免有或误之时，是旧时治医之通病也。

五、葛根之解肌

麻、桂两味之外，最有用而重要者，莫如葛根。葛根能发汗，亦能治形寒，退热之效用极良好，其效力发作之场所亦在太阳，作用在发汗驱热。略如麻黄、桂枝，惟有汗而壮热者可用，不似麻黄之当悬为厉禁，无汗而壮热者亦可用之，不似桂枝之当悬为厉禁。其人腹后所呈之反应为清凉的，不是热化的，此其与麻、桂不同之处，因其有清凉作用，故普遍性热化之阳明证得之良效，以故洁古谓葛根是阳明、太阳两经药。古言葛根性升，按之理论，与事实都不合。体工之公例，热则上行，葛根既是凉性，当不升，惟此一层尚未能真确，因通常都与芩、连或石膏同用，假使葛根本凉，则无取芩、连、石膏协调，然则葛根殆平性，不可云凉。又从实验言之，凡痧子得葛根则透发，热病之阳为阴遏，猝不得退者，得葛根辄解，是此药富有透发性，故古人谓葛根能通阳。然则性升云者，乃透发之谓，是由里达表，并非由下向上。《伤寒论》有汗而喘主葛根芩连，两阳合病自利主葛根汤。胃热而逆，肺气不得下行，壮热不为汗解，其病之癥结在热，重心在里，葛根解肌，芩连清里，癥结既去，其喘自平。是葛根芩连之定喘，由于清热，非直接能定喘也。两阳合病之利，因表闭不得疏洩，复因胃肠有病之故，并从大便出，因而自利，葛根汤之麻黄葛根解表发汗，是纠正体工之失常，故利得止，亦非葛根举陷之故。

葛根治伤寒系风温阳明经证良佳，陆九芝、戴北山两家，视为惟一效药，《世补斋》用此为治热主方，全书强半解释此方。然就我个人经验言之，葛根之效，只在伤寒系风温阳明经证与痧子之上半期，其余都不适用。如暑温湿温，用之多误事；痧子传变见阴虚者，得之尤劣；深秋伏暑，寒热起伏，一日三五次发，误用葛根，可影响至久不肯退热，其传变则转属阴虚而热，而见白痦，或由泄泻而变痢，或因气候关系而成痉。三种传变以第一种为最多，若第四步阴虚而热之病，误用葛根则衄。

六、其他诸表药

麻、桂、葛根为表药中之大药，荆、防、薄荷等则为小药。药本无分大小，吾所以为此言者，麻、桂、葛根乃《伤寒论》中药，用之当，效力固佳，用之不当，为祸亦极显著，以故有禁，时医于此种药之用法，往往不甚明了，遂避而不用。凡热病当解表者，一例以豆豉、豆卷、荆、防塞责，医学堕落，至于此极，豆豉虽能发汗，而退热之攻效不良，绝非麻、桂、葛根之比。而伏暑病证忌发汗，用豆豉致汗多，荣气益枯，因而出白痦者，实习见不鲜，不过用豆豉不能愈病，恬不为怪，用麻、桂、葛根病情小有变动，即被指摘，以故墨守成法，抵死不敢更张。又荆、防用于伤风鼻塞形寒有效，假使用之不当，其为祸不似麻、桂之烈，《世补斋医书》中所谓不谢方者，均是此等药。惟荆防之效用，限于伤风而止，其他病证都不效，可以充摇旗呐喊之选，不足独当一面，谓为小药，固自不误，惟其范围颇宽泛，例如失血忌用表药，而妇科产后血崩诸证之杂有外感者，用之无害。防风则内风诸病为佐使药，亦居重要地位。

藁本、蔓荆子、秦艽、羌活皆风药。藁本、蔓荆与防风略同，治头痛良，羌活、秦艽治骨楚良，有时为大药之引经，成绩良好。吾所试验而得者，如中寒头痛与细辛同用每著奇效。细辛之药位颇无定所，与肺药同用则入肺，与肾药同用则入肾，与荆防、藁本同用则入头部，例以人事。防风等药虽不能独当一面，却如幕府如向导，有左右大军之力，功人之功，反高于功狗，固自有其不可废者在也。

香薷之范围较狭，通常仅用于暑温之无汗者，然暑温之有汗者，用之亦无大害。盖暑本当与汗俱出，不似麻黄之于寒伤，误用之有漏汗之弊，然亦仅限于暑温，其伤寒、风温、痉、湿诸证，都不适用。香薷膏用治水肿，则未尝经验。浮萍发汗创于秦皇士，观其本意，殆因不识用麻、桂，故创此药以代麻黄，浮萍本身之界说何如，亦无明白之说明。

七、论舌苔与病候

首节谓舌苔如常人，口味淡，皆表证，此则不可不详言者。舌色为中医诊断上极重要之点，而遍观各种古医书，均少详确之说明，《张氏医通》之伤寒舌鉴，计一百二十舌，虽有图有说，结果因不言原理，图说不得明了，读者总无由领悟也。余现在所知者，尚苦不多，然舌苔如常人之为表证，却不难说得明白。按舌面之有味蕾，其所以能辨味，并非为人生食欲而设。舌之于味，目之于色，鼻之于臭，三者俱有连带关系，食物入口，是否有益无害，必须经三者之审查，而辨味为主要。假使味不合，入口即吐，故知舌面之味蕾，为胃之第一道防线。食物本所以养生，然谚谓病从口入，何以故？则因世人调味之技太工，味蕾受欺故也。老子谓五色令人目盲，若嗜食致病，可谓五味令人舌敝，审是，则知舌与胃有直接关系。试就各种疾病所显之症状验之，凡有积者，舌上必有黄苔，此尽人所知也，若问积在何处，则必云在胃，此误也。凡舌上有黄苔者，其积在肠不在胃，此为千古一大谜，于治疗上有甚大之关系。何以知其在肠不在胃，此有种种证据。凡苔已黄者，为可攻之证据，吴又可以苔已黄者，为温邪已到胃，未黄者，为未到胃，到胃者，可攻是也。然到胃字当改入肠，凡可攻之证，辨舌之外，必须验其绕脐痛否，有矢气否，必此诸项条件毕具，然后可以放胆攻之。矢气与绕脐痛，皆肠中事，非胃中事也，凡胃有积者，其初一步必不欲食，刘河间所谓伤食则恶食；其继一步必呕吐，伤食则胃不消化，食物梗于胃中。初病生活力强，当然迫而去之，此为自然之救济功能，故拙著《惊风经验谈》，谓绕脐痛矢气，为肠有积之证据，泛恶呕吐，为胃有积之证据，以病情衡之，殆甚确也。肠积苔黄，胃积苔不黄，是皆可以推理而得者。肠积可攻，以其物既在回肠间，只是欲下不得，助以药力，迫之下行即得，更无其他问题，若在胃，则不能迫之下行。因胃之下口，所谓幽门者，有括约筋，凡食物之未消化者，照例不许通过，若勉强通之，则此括约筋必竭力收缩，与药力相持，如此则脘痛而痞闷，而病乃增剧，胃部乃伤。舌面粒粒耸起者，为味蕾，味蕾之下，蒙有一层甚薄之白色垢腻物，其厚度刚能填满味蕾相接处之微凹，使舌面显平滑状，此一层薄垢，即通常所谓舌苔。凡有积者，其苔则厚；凡绕脐痛，拒按矢气者，其苔则黄且厚，乃知据苔之厚薄，可知胃肠有无食积。然无病之人，必有薄苔一层者，示胃肠间新陈代谢之过程也。更从别一方面推求，凡绕脐拒按作痛转矢气者，舌苔必黄厚；而胸脘痞闷泛恶呕吐者，舌上则无苔，岂舌苔专为肠积表示乎？后经多年考察，乃得心知其故，须知舌苔非即食积，乃胃肠消化工作强弱与正常、反常之标帜。质言之，胃有消化力，肠有吸收力，则有苔，若胃肠完全不能工作，则无苔。胃之纳食，其容量有其一定程限，在其程限之内，当然为正当之消化，若过其适当之程度，则必影响其消化与吸收，而此时舌面则无苔，并平日应有之一层薄垢亦无之，第见味蕾粒粒耸起，而舌面则润，以意测之，当是大本营受病，不复能与前线相呼应之故。准此以谈，则舌苔者，乃胃气，胃之本身受病，至于能与舌面相应，此时用重药攻之，殆无不厥之理。吴又可《温疫论》中，对于如此之舌，主用槟榔。自我之经验言之，大黄固非是，槟榔亦非是，吾曾值此证，用槟榔而致厥，又曾见同道用槟榔而致呃逆。又《临证笔记》中，陆稼孙小姐之病，因槟榔致内伤，经长时间调理而后愈者，亦同一蹊径。不过陆小姐之病，并非有积，用槟榔尤属无理，于是可知根本解决之可贵，否则《温疫论》中用槟榔之界说，总不明了，即使有时用槟榔而愈病，仍不知其所以然之故。于是可知舌上无薄苔，味蕾粒粒起耸，胃停积过多，扩张过当，胃气不伸故也；舌苔厚且黄，有积在肠，胃气能伸，惟肠部蠕动不利，欲去积而不能，因肠有积，胃气不下降而上行，且因胃气得伸，而又不能去积，故其自然救济作用为热化，热化而上行，故苔厚且黄也。更就所见之证推之，凡舌上无苔，仅见味蕾，而胸脘痞闷，为胃有积，此时所见之症状，必有呕逆泛恶，呕逆泛恶为救济作用，若不呕逆泛恶，但闷若石压者，是胃已无力起救济作用，尔时所显之症，必为口味淡，不引饮，因胃之功能被窒，不能化热；或为口味甜，胃不能受；或为腹部痛泄泻，胃不能与肠相应，肠部单独起救济也。此时所泻者，必为粪水，或如药汁，纵有粪，亦不黄不黏，所下者非真食积，胃肠功能不得伸展，消化与排泄不得协调，生理上遂显反常之救济工作也。其舌苔黄厚而热化者，积在肠，消化工作未尝失职，不过因热化之故，水分消耗太多，致粪燥不得下行，此时所见之症状，必为头痛，胃气逆故也，甚且神昏谵语。若夫不见种种病证，仅发热而舌面有一层薄苔，是其病在初期，胃尚未受影响，此则所谓舌苔如常人，邪尚在表，古人名此为舌上苔滑，意以滑字表明有病，其实是不明原理，须知此时舌苔未有变动，与无病时同，况滑字毫无定义，不可捉摸，岂不令人坠五里雾中哉。

　胃部停积之无苔，与常人无病之舌色，只差几微，即常人舌面有薄白垢腻物，各个味蕾相接之处，无凹凸形成平面，停积之苔，则无此薄垢，各个味蕾耸起，显然可见，其舌面所蒙者仅有水分，此种舌苔与不黏不臭之粪，均可以不和两字形容之。不和者，不能协调也，若夫黄厚之苔，与胶黏之粪，则并非不能协调，所患者，在偏胜而，补偏救弊即得，此种多热化，用凉所以补偏也，有三承气，有大柴胡，有凉膈双解，种种方法，所以救弊也。补偏救弊不难，难在分际，然较之不协调之病为容易治疗，亦较容易审察。不协调之病，因藏气不能伸展，往往不能化热，故胃中停积之病，舌面润而色白，舌质亦不红，昔时以此为寒不能化热名之，曰寒得其近似，非真洞见症结也。凡误用萸、附、姜、桂，致病随药变，渐致不可收拾者，皆此近似之审识误之。其有病浅，因温药刺激，组织兴奋，因得去积而病愈者，为道险而迂远，虽或得愈，内部必伤，而病家医家都不知。然治之之道奈何，曰：内部不能协调之病，千头万绪，原非一言可以解决，若仅就胃中停积而言，在初起，内部未甚败坏之时，莫妙于吐法，一吐而各种纠纷悉解。张戴人专用吐法而享盛名，即因彼于此等处，独有心得，否则他人宁不可效颦，然《儒门事亲》中吐案甚多，而可吐与不可吐，却无明白界说，是亦吾人当研究者。鄙意凡病在初期，审其为胃停积，可用吐法；若食物已过幽门，即吐之不得。凡物不消化，不得过幽门，而胃中无热力，则不得消化，然则苔黄而厚，绕脐痛者，不可吐，无苔胸闷，即为可吐之标准。又凡虚甚者，不可吐，虚则胃中无液；舌剥者，不可吐，剥虽因伤食，病机在胃本体，不在食积，吐无益也。古人以发热恶寒为表，停积在胃肠两部为里，本书亦以此为范围，否则藏气病皆可谓里，将说不胜说也。

吐剂以盐汤为最轻，藜芦、蜀漆为重剂，重剂余未尝试用，可谓毫无经验。盐汤不甚效，蜀漆为常山苗，治疟屡用常山，竟不吐，以此推之，恐蜀漆亦非能必吐者。中剂为瓜蒂散、参芦，参芦曾试用数次，不见有何效力；瓜蒂散成绩甚佳，其方为豆豉三钱、生山栀三钱、南瓜蒂两个，仅此三物煎服，服后仍须鸡毛探吐，吐一两次后，必继之以泻，泻后精神爽慧，痞闷除，舌色必转黄，黄为热化，栀、豉、瓜蒂皆无热化作用，何以舌色反见黄苔。记得古人亦有此说，而不能明其反见黄苔之故，就上交文所者观之，无苔乃胃气被窒，苔黄乃胃气得伸故也，然则见口中和，苔白舌润，而遽用温剂者，岂不甚误事哉。

八、以热候辨虚实

虚证就热病言，范围较窄，容易明白，在杂证则繁复难明，兹所言者，不仅限于热病，惟就余所知者，择要言之，简陋当然不免，然余不敢强不知以为知，既明原理，不难隅反，亦无取乎求备也。热病初一步，太阳发热而兼凛寒，继一步，阳明普遍性热化，渴不恶寒，此两种皆热，其区别在恶寒与否，为病人自觉，必须病人告诉医生，假使病人不说，医生亦能知之。候太阳之法，《伤寒论》谓脉浮紧，其一也；无汗，其二也；或有汗或无汗而形寒者，其指尖必凉，其三也。阳明证热向里攻，指尖亦凉，古人谓之厥，但指尖凉者是微厥，手肘均冷者，是热深厥深（此种都是热向里攻，胃中有积热攻胃，则人王部青，心下温温欲吐，其厥深者，热聚于里，不能外达，则向上行，更侵脑则神昏谵语。仲景以热深厥深者属厥阴，其指尖微厥者，实不可谓之厥阴，就病理言是阳明，以热在胃故也。然《伤寒论》并无分别明文，致读者见一厥字，以为即是厥阴，又不敢明定是厥阴，遂疑莫能明，存而不论。伤寒六经，厥阴属肝，以《内经》肝之变动为握言之，则涉及神经者，乃是厥阴，指尖微厥，乃含有神经性者，不过以病候言，指尖微厥是阳明兼见厥阴者，重心在胃，固当以阳明为主证，汉时文字自不能如今日之详）。指尖微厥之阳明，与手凉之太阳，何以辨之？曰：凡病在太阳而手凉者，其人虽热，面色不红，唇不干绛，人王部亦不泛青色。阳明证之指尖微厥，则唇舌干绛，即有不干者，亦必绛或红，且面部必显赤色，目亦有时有赤脉，脉则洪滑带数，其心下温温欲吐者，则面赤，人王部独隐青白色。亦有两种之外之发热，手凉者，疟疾是也，先寒后辄发热，发作有定时，固然容易辨识，虽在正恶寒时，亦与太阳阳明不同，其同者是壮热手冷，其不同者为爪甲微泛青紫时，颜额与两太阳比较，则两太阳为较热，以故古人谓少阳之经气行身之侧面。以上所述者，为三阳为实证，若夫虚证，除望色之外，触觉上有不可欺者，掌热是也。凡虚证手掌之热，必甚于颜额之热，而实证则无论如何无此现象，阳明经壮热，至多颜额与手掌之热相等，其次为肌肤暵干，甚则肌肤甲错。暵干为轻，甲错为重，暵干与甲错，因皮脂腺缺少分泌，无物以润泽肌肤之故，今肌肤失润泽，可知血液不足，血液者，荣气也，不足则荣少，是即所谓阴亏，此种发热，即所谓阴虚页热，热病至此，必出白痦。凡热所以必辨虚实者，实热表闭者可汗，普遍性热化者可凉，因于食积者可攻，若虚热，三者皆不适用，误用之，内部藏器受伤，立即病从药变，必以甘凉培养营血，渐俟其活力恢服，则病乃自愈。虚证于触觉之外，有望而可知者，为病人之动作。手指瞤动者为虚，指头瞤动为神经性，有中毒性与虚弱性之辨，中毒性如初步之流行性脑疾患，小孩之惊风朕兆，此不必是虚；虚弱性则因荣虚，古人谓此为血不养筋，其在热病，必与肌肤暵燥或甲错同见，又不限于热病，妇人产后痉与血崩亦大多致痉，其初步亦指头瞤动，此其一也；病者唇干，薄皮鳞然剥落，病者常以手自捋其唇，或鼻孔干有微血，病者常以手自抠其鼻，又或常自搔其头，皆大虚之候，此其原理如何，未能甚详，但手无安处，不期而自动，绝非真头痒、鼻孔有物，而有待乎爬搔，故常与肌肤甲错或津润同见，此其二也；面色苍白，唇独红绛而干，此与肌肝甲错同见，亦属荣枯。面部贫血，口唇独否，古人以唇属脾，乃从病候悟得者，面苍白，唇干绛，眸子乌黑，而黯暗者，为精枯败证，此其三也。

九、以舌苔辨虚实

此外辨病之虚实，莫切要于辨舌，舌色无论燥润黄白，鲜明如锦者，大虚之候也，若见气急头汗等，去死已不远。黄苔为积；黄苔而薄砌舌面者虚也；苔黄厚，松浮有孔，色微带黑，其质如青苔，如海绒者，胃肠已败也；黄苔薄砌不匀者大虚也。舌苔如常人，质红，其中央有较红之处，其处若无味蕾者，为虚之朕兆；若一块无味蕾，余处有味蕾，其无味蕾之处，如去皮之鸭舌，如猪腰，其胃中腺体已坏，肠壁腺体亦坏，消化吸收都不健全，当然是积弱之证据，虽或见有余之证，都是假象。舌剥如地图者为伤食，此种小孩最多，亦胃中腺坏，此常与夜咳为缘，其咳不属肺而属胃，当治胃，治胃不当攻积，若用槟榔即内部受伤，变端蜂起，热不退、泄泻、呕逆、惊风等层叠而起，因重创内部故也。吾尝治此种坏病悉心调治，经数月之久，然后复原，若因其热不退而汗之，因其泄泻而温之，则一误再误，病随药变，然后见喘肿涣汗等证而死，可怖也。误药之变，不仅此一种舌，凡上文各条属虚者，误攻之皆如此，又凡上文所指为败象者，皆不救之候，不可不知。

十、以脉搏辨虚实

脉象虚实之辨最难，脉波无湛圆意是虚，其理由脉管中血不足，血压低，则扩然而空；心藏衰弱，不能充分驰张，此两者脉波皆不湛圆，前者为芤，后者为微，皆所谓虚也。然有食积之脉当任按，而有时则见软弱，涣散之脉，不能应指，所以然之故，藏气被窒，脉虽见虚，病处是实。又如脑脊髓膜炎证，当病初起，藏气未衰，而脉则完全见迟弱涣散之象，脉虽见虚，病证全与虚实无关。又如失血，无论呕吐或崩漏，失血过多，其脉当虚，然仅限于初步，反应既起，脉则硬化，脉象是实，病则真虚，以故《内经》必合色脉然后可以万全。色字包括一切证象言，是故虚脉实证，或虚证实脉，必须证脉合参，则得之矣。

十一、虚证种种

证之虚者，在热病白痦是虚，肤糙是虚，两者常牵连而见，尚有耳聋，亦多与两者同见。其在杂证，自汗是虚，咳无力是虚，咳而多涕是虚，经所谓涕泣俱出者是也。干咳是虚，肺燥故无痰，剧咳有力。痰涕奇多是虚，肺不能敛也，且是险证，尝见误服细辛三钱，剧咳略无已时，以人参五味子予之，其咳顿差，此与风寒袭肺不同之处，在开与闭，凡事至于极端，则有相似之现象，辨之之法，自有标准。凡如此之咳，其口味必辣。《内经》以五味配五藏，肺主辛。又云：真藏脉见者死。言脉则色味可以隅反，肺之味辛，平时不见，此时见之，藏气外露，等于真藏脉见也，凡辨病之虚实，当见微知著，方无陨越，既明原理，则见微知著，并非难事。凡事皆有微甚，甚大之事，鲜有不起于细微，故易言，履霜知坚冰之将至，上文言味辛，乃肺虚，是已至坚冰境界，并非履霜，若最初见之朕兆，则微妙难言，操之既熟，可以一望而知。面色有晦明，荣气有枯泽，呼吸有静躁，颈项、脊柱、胸膺、肩背，皆有正常反常，所谓规矩权衡也，而此种种皆有深浅，有至极甚之地步而尚可治者，有仅露端倪而不可救药者，能见微知著，则可以防未然，知生死，测寿夭。故曰：知几其神，然而曲突徙薪，例无恩泽，论医学，固当致力于此，能知此等微妙之处，乃为高手。

上节所言者专指肺部，其他各藏，皆有特征，未能悉数，抑余所知者，亦苦不多，只能择要言之。凡病有其部位，各藏有其特征，就此二点注意，能知病之所在，而不能知其变化，若就形能观之，则能知其变化。例如咳嗽为肺病，气急为肺病，若仅仅咳嗽气急而无他藏见证，则是肺为风束之证，轻者为伤风，重者为气管炎，乃急性单纯病，无论如何，必不虚。伤风宣肺即愈，剧咳且喘，卫气不能四布，无汗而恶寒，麻黄定喘即得，气急鼻扇，充其量，至用小青龙汤亦无勿愈者，总之，是头痛医头可以济事之病，不算重也。若咳而兼见腰酸、遗精、头汗、盗汗，或其他前举之虚证，有其一，便非前项各药所能济事，误用麻黄，肺本虚，复从而虚其表，则为虚虚；若误用细辛，则诛伐无罪，且腰酸、遗精、盗汗、头汗皆肾病，若用细辛，不止病随药变，竟可以立即脱绝。而喘咳之证，什九皆兼肾证，鲜有单纯病肺者。医理不明，仅就方名望文生义，贸然尝试，其危险诚有甚于盲人瞎马者。肺证兼见肾证，须注意是由肺病肾，抑由肾病肺。凡由肾病肺者，颊肉削，眸子暗，腰腿酸软而冷，遗精，精不固，掌热骨蒸颧红；由肺病肾者，肩耸背驼，头微前倾，面色苍白，痰中夹血，形寒自汗臂酸，甚者指头胀，常自汗，背骨酸，膺痛。肺肾两藏病连带而见者，乃习见不鲜之事，而在各种病中，亦惟此两藏病为最难治。其由肺病肾，溲不利，眼下先浮肿，旋四肢肿者，不治，脚肿退，手肿较甚者，谓之四维相代，可与期日矣。由肾病肺者，肺无弹力，则为痰多涕泣俱出，其荣枯者则干咳，痰偶有之，小粒成珠，破之有奇臭，潮热汗出发润，可与期日矣。虚损证，男子以肺肾病为多，女子以肝肾病为多，此其所以然之故，生理关系、环境关系均有之。女人月事不调，腰酸带下，即古人所谓冲任病，凡在冲任者，其病源必在肝，间接以及于脑，为形能上之公例，此在平时及病时，均有显著之证据。《内经》以春配肝，肝气条达，当春则乐，忧郁肝虚，当春则病，而动物孳尾，必在春日，环境拂逆，忧愁幽思，男子则阳萎，女子则不月，此皆肝肾有连带关系，与人以可见者也。肝为藏血之藏，肝气拂逆，则其气恒上逆，所藏之血，不能以适当之时间供给各藏器，如此则身半以上，血恒有余，身半以下，血恒不足。又肝与胃肠之关系更为显著，凡肝逆者胆汁不下，则消化吸收两皆受病，如此则血液益形不足，无在不起恐慌而成积弱。以故肝病解剖上有直接关系者为胃肠，形能上有直接关系者为冲任。至于肝病之轻者，恒心跳眩晕，重者瘛疭昏厥，则又因血与神经有密切关系所显之证状。肝病之范围，大略如此，审是则肝病殆无有不虚，然病肝之人，往往善怒，性情暴戾，恒少寐躁动。虽竟夜不寐，辛苦难堪，而无倦意，则又何故？曰：非健全过人，实因肝虚血不足，而显假象之有余，通常所谓肝旺皆如此。欲证明有余之真假，可以验之老人、烟客、痨病。凡少年健体，无有不嗜寐者，每昼夜若无八点钟酣寐，则精神不振；而老人则否，每二十四小时中得六时睡眠已足，且镇日作事，可以无倦容；吸鸦片者，终夜不寐，精神转佳，因有日间睡眠以为代偿，毕竟其夜间不寐是不足于健康；劳病多欲，虽临命之顷，于房室不能自制，此岂有余使然哉。不足而显有余之假象，证以此三者，是信有其事，然何以故？此亦是体工救济之故，体内各物，常通假有无，捐彼注此。由此推之，则躁烦易怒，非实证也，然伤寒少阴证有躁烦，通常名曰阴躁，以大剂黄、附温之，辄应手而效，此为实乎虚乎？在理凡躁烦皆舌干无液，舌干无液为荣虚之所标帜，则谓为虚证良确，然所可疑者，为太阳、阳明合病证之大青龙汤，阳明经证之白虎汤，少阴证之通脉、白通、真武诸汤，皆所以治烦躁，其烦躁亦皆舌干液少，何以太阳、阳明则用石膏，少阴则用附子，且两阳病之躁烦得石膏即止，少阴证之躁烦，得附子亦止。古人对此，以寒热为说，以肾阳不得上承为说，标准亦欠明了，今若能为甚详细之说明，使原理了然明白，俾后之人对于附子之用，毫无疑义，则误治之病，当减少其泰半。某虽不敏，当竭其所知，与世之知医者一商榷之，说详于后。

十二、热病之虚候

世人皆以为太阳有太阳病证，阳明有阳明病证，伤寒六经，是六个病证，此其观念，小有错误。此种错误在浅处，无甚关系，至深处，则因此观念错误之故，不得明了，关系殊非浅鲜。须知六经只是病候，所谓候者，深浅之谓也，热病初起，病在卫，继一步病在荣，第三步病在腺，此有寒热之辨，普通性热化，荣卫渐被消铄，入第四步阴虚而热之候，此时误汗，立见白瘖，腺枯也。有病从寒化，组织无弹力，由太阳直传少阴，所谓传，即由实而虚之谓，东医喜多村谓三阳皆实，三阴皆虚是也。又陈修园谓太阳底而即是少阴，即是指太阳由实变虚之病。以理推之，表层感寒而凛寒，为伤寒太阳证，体工起救济作用，体温集表而化热，为伤寒阳明证。体工之为物，往往呈一往不返之象，绝无热化之后，复自变为寒化为寒化之少阴证之理。然则《伤寒论》中诸附子方，强半皆治由太阳直传少阴之病，其所以不免传少阴者，为病在太阳时未用麻桂之故，若用麻桂而适当，病即愈于太阳，其化热而为阳明者，用葛根芩连、白虎诸方，病即愈于阳明，此为经验事实无一或爽者。审是则后人所谓少阴证，无一非误治致虚之坏病。坏病与太阳直传少阴者不同，以《伤寒论》方合之，当然龃龉，因坏病无定型故也，医家不知其故，横直试验，都不合法，又不敢非议仲景，遂创为江南无真伤寒之说，此因不知体工之救济，化热之后，决不变寒，除非药力与体工抗衡，然后病随药变。阳明府证用三承气过当，有变为阴证者，《海藏》曾言之，验之事实而信，则仲景用承气所以非常审慎，亦可以灼知其故。脉弱踡卧迷睡，自汗肢凉，肌肤津润，诊此以肌肤津润为标准，谓为腺病，尚不远于事实。第四步则在生活力，而病大深矣，病在卫仅恶寒，绝对不烦躁，在荣而未热化者仅恶寒，汗出发热，亦绝对不烦躁，惟唇舌干绛，渴而引饮者则烦躁。《本经》谓石膏清胃，《伤寒论》以阳明为胃家，而此时之烦躁，得石膏即止，是此时之烦躁，仅仅胃中液干，他藏不与焉。观白虎汤证有神昏谵语，可以证明吾说之真确，此所以两阳合病与阳明经证之躁烦，皆以石膏为主药也。

十三、用附子之病理

伤寒六经，所以明病候，六经虽有六个名词，病候却只有三个，即太阳证、阳明证、少阴证是也。太阳有病卫病荣之分，并非作两个段落算，不过表明伤赛初起有此两种情形，并非由卫传荣，此凡读《伤寒论》者固皆知之（此实《伤寒论》本文文字有应当商量之处，读《伤寒》者，只宜认定恶寒为太阳证，太阳证有两种，有恶寒发热而有汗者，有恶寒发热而无汗者，此两种皆是卫气为病，化热之后，液体不足，方是荣病。卫属第一步，荣属第二步，自古伤寒、温病纠缠不清，皆因不明此真相之故）。阳明证亦有两种，普遍性热化者为阳明经证，局部发炎而兼普遍性热化为阳明府证，两种皆阳明，在六经中只有一个名词，并不分两个段落。少阴之外，虽有太阴、厥阴，然三阴只有一个少阴，何以言之？厥阴者神经症状显著，下厥上冒谓之厥，热深厥深谓之厥，指尖冷谓之微厥，厥热昏瞀阵发者谓之厥。太阴者组织无弹力之病也，其地位在腹部，名为太阴，其实仍是肠胃为病，并非脾病，水分过剩，不能化热，遂见腹满，此与阳明府证一热一寒，恰恰成为对待。凡病而至脉弱头汗，但欲寐踡卧，大便溏泄，粪不稠黏，所谓少阴证也，此时之病候，无单纯少阴证者，常兼有厥阴、太阴证，不过重心在少阴，故不名为太阴或厥阴。其单纯之厥阴，实是痉病，单纯之太阴，实是湿病，《伤寒论》既云痉、湿、喝与伤寒相似，则单纯之厥阴与太阴当别论，惟转属之少阴证为伤寒，而伤寒少阴证无有不兼见太阴厥阴者，惟兼见之程度有微甚耳，准此以谈，岂非三阴只有一个病候？（据此说，伤寒原文次序凌乱，与其亡篇，皆可以推想而得其大概。）少阴之烦躁，乃因腺体失职，古说谓少阴属肾是也。经云：病在下者，取之于上。今当易其辞曰：病在下者，证之于上。凡肾有病，其面必黑，凡由花柳病而得之淋浊，其面必黑，肾藏虚寒者面部亦黑，此因药效而知之，得瑶桂面黑即退，瑶桂能温肾故也。何以知瑶桂能温肾，此不但因《金匮》肾气丸之有桂与《本经》别录之言，凡肾藏虚寒，排泄失职者，得桂则溲利；患遗精病者，瑶桂为禁药，误用则病发。附子亦肾药也，瑶桂能退面部之黑色，附子常服，能使颜色华好。又厥阴证阳缩者得附子则伸，少阴证头汗为必具症状，得附子则无阳症状悉除，而头汗亦敛，如此辗转印证，乃知少阴证确是肾病，附子确是肾药，头汗确是肾证。既明白以上种种，乃知古人所谓气化之意义。气化病云者，乃藏器不病仅藏气病也，热为卫之藏气，汗为荣之藏气，内分泌为腺之藏气，有古人所已知者，亦有所未知者，但从形能上审察得其公例而为之说，古人所谓经气，即是此等。吾尝治一人遗精，投以固摄之药，遗乃益甚，其见证腰酸腿软，明明是肾亏，补肾固涩均不效，仔细考虑，其人瘠而面有火色，决为肾热，投知柏八味丸，应手而效，是即所谓隅反，乃知古人定法，丝毫未误，后人头脑颟顸，读书不求甚解，自不免为盲人瞎马，岂可执此以咎医学哉。又按附子之效用，肾藏虚寒者，能使温化，是其效用之一；能旺盛分泌，兴奋肾腺，是其效用之二。此中有一不可思议之秘密，即用附子之分量，附子性能达下，为少阴证之特效药，然使用量太少，则未及其药位而亦发生效力，如此则见甚危之热象。曾有一次治少阴证，有附子一钱，其脉疾数至不可数，热度由华氏百零四度骤升至另五零六度，亟继进附子三钱，佐以吴茱萸八分，药后仅半点钟，脉搏转和，热降至华氏百零一度，嗣后调理半年始愈。此实至危极险之事，当时绞尽脑汁，从各方面考虑，然后冒险继进。然谓少用有如此险象，多用则否，则又不然，尝治坏病数十次，皆经前医用多量附子，皆不可救药，有遍身痉挛舌萎缩，口中津液奇多，脉乱而无胃气者，此乃附子刺激神经过当之真确证据；有涣汗神枯，头部发润，气急者，此种是肾受大创，不能与肺协调（此种与细辛同用之结果）。近见有服多量附子与黑锡丹，病人小腹热，面部四肢均肿，面色晦滞，气喘汗出发润，脉细且乱，此亦垂绝不能稍延之候（余于此病悟得头汗与肾有关之故，仲景所谓但头汗出，乃其初步所见之朕兆，此则临命时所著之证象，所谓凡事皆有微甚也）。黑锡丹用硫黄，乃大温之药，伤寒少阴证，但头汗出乃寒证，所谓寒，乃脉沉微但欲寐之阴性证。今云服多量黑锡丹附子，小腹热甚，则是热化，如何亦头汗？曰：此所谓两极有相似处，寒热至于极端，则症状略同。其所以然之故，此时不但藏气为病，实质亦病也，凡内藏受大创者，其组织炎肿，内部既肿，失其控制之力，外部应之。初一步面色晦败，继一步面部及手脚浮肿，故面色败而见肿者，其病辄不易治，十之九预后不良。吾治愈一十一岁小孩，其见证是心藏肥大，其来源是热病误服槟榔，吾所用药，不过甘凉养血，治之二十余日，守方不变，竟得全。又曾治一阴黄伏湿，自汗肢凉，用茵陈术附，亦二十余日而愈，然愈后脚仍肿，其家用单方冬瓜皮薰洗而愈，则不明其原理。此外曾值十余人，与之期日而已，竟无一得愈者，尤其是误服附子而肿，甚少可愈之希望。今所欲证明者为头汗为肾病，肾病无论为寒为热，苟有组织变化，无有不肿，亦无有不头汗者，但头汗不肿，可以测知其实质尚未坏变，病之属寒属热，不得仅据头汗，当就其他见证合并考虑。既明白少阴为肾病，复明白附子之药位与其效力，则少阴烦躁用附子，其理由可以推想而得。少阴烦躁，此时外面可见者为烦躁，舌干而又有头汗，脉沉微踡卧诸证，此与阳明、太阳证完全不同。阳明、太阳证因高热薰炙而舌干，其烦躁只是少荣，与内分泌无关，虽烦躁，根本未动，欲救荣枯，只须消炎，以故石膏得著神效。其标准在脉滑，面赤目赤汗多，大渴饮水，少阴证并非少荣，所谓阳破于外，阴溃于内，此时肠胃本无炎可消，若误用石膏，一面涣汗肢厥，一面阳越发狂，不速挽救，可以脉乱气喘随见，而病乃不可为矣。古人皆谓阴躁，声音不洪，谵语无力，所谓郑声，须知误进凉药，阴躁之极，至于发狂，竟可以欲尽去其衣，愿置身泥淖之中，第就声音状态辨之，岂不误事。凡诊阴证之标准，在肌肤津润，此与阳证之出汗不同，阳证出汗乃蒸发而出，其肌肤必热，阴证出汗，肌肤则凉。阴证之肤凉与热厥不同，热厥初步指尖凉，其人王部必隐青，其面赤而亮，阴证初步面必不赤，戴阳乃赤，戴阳非初步事，且无论戴阳与否，其人王部必不隐青，而头则必出汗，其肢凉绝对不限于指尖。总之阳证之厥冷与阴证之四逆，能明白其原理，根据原理，从各方面推测，自无扑朔迷离之感。而最简捷之方法，则为手背近腕处其肌肤凉，阴证也，热厥指尖凉，阴证腕背面肤凉，可谓不传之秘。是故阴证之躁烦须用附子，使之兴奋，阴躁之证，舌面干枯，是内分泌缺乏，得附子后，舌面复润，则古人所谓肾阳不能上承，致舌底廉泉不出津液，造语虽极费解，于事实则吻合也。

由此为进一步之研究，人身荣少则躁，内分泌少亦躁，荣少之躁，审其为热盛薰炙所致，用石膏清热则愈；内分泌少之躁，用附子兴奋之则愈，然有两法均不适用。须知石膏之用，限于阳明，若温病末传，第四步阴虚而热之候，荣气枯竭，肌肤甲错，此时亦烦躁，往往不得入寐，同时见白痦，是当以甘凉养营。此时若误用石膏，躁烦益甚，可以涣汗气喘；若误用附子，则血管充血，舌衄齿衄，无论石膏附子，误用之，病皆不救。伤寒少阴证，附子可以挽救，固然，然限于脉不乱，面部不肿，气不急，头汗未至发润之证，此四者有其一，即属难治；有其二，便属不治。所以然之故，附子仅能振奋分泌，必须生活力不竭，然后有通假泡注之可能，以上四者，见其二，即是生活力已竭之证，人力不能回天，无可如何也，必先明乎此，然后炙甘草汤、人参附子汤，可以心知其故。

十四、寒热虚实两极相似

前言两极相似处，其事至确，且为医者不可不知之紧要关目，王冰谓大虚有盛候，李东垣谓甘温能治大热，即是指此，然皆指寒热说。学者每苦其言无畔岸，不知何者是大虚之盛候，又何者是甘温能治之大热。对此问题之答解，所谓甘温，炙甘草汤是也；大热，少阴阳越之证是也，方与证均不止此，第举此可以例其余。然大虚之盛候，不止此寒热，诊病以脉、以色、以舌、以呼吸，此四者为中医诊断上最重要之事，而此四者均有大虚之盛候。例如脉溢出寸口，为上盛下虚，其人必肝旺头痛气逆，然此不必是大虚，因头眩气逆之证，有时可以用龙骨镇之，沉香降之，凡可以用此等药之病，皆非真虚证也。若脉溢出寸口直至掌心，乃真大虚证，吾曾两次见此脉，皆从攻下后见之，仅观病历，已可知是虚，而此种脉象，辄弦硬有力，病人亦不气喘，不戴阳，别无败象可见。吾所见者，其一为伤寒食复用黄龙汤，其一为痢疾，因灌肠复与泻药，两人皆老人皆男子，亦皆不起，则因未知治法也。然自今思之，补之恐已不及，若认脉溢为实，从《内经》高者抑之之例，则死必加速。须知脉至掌心，即是败证，仲景仅言下后息高者死，然脉溢决不较息高为轻，实可补古人所未言也。面色自以枯萎者为虚，红润者为健体，然戴阳则虚甚而见红润之色，又肺肾病有至死而颜色美好，《外台》谓之桃花痧，乃年来所见肺病，多有病至垂危，颊肉不削，颜色美好者，皆大虚之盛候也，戴阳须附、桂，桃花痧则獭肝散良。舌苔自以有苔为实，光剥为虚，乃有一种舌苔，黄厚异常，而其他见证，则盗汗气喘等恶候，极为显著，此种舌苔看似阳明，其实是劫津败象，已在不可救药之列，亦可谓舌苔大虚之盛候也。至于呼吸息高、坌息等等，尽人知为险证，固不必由虚实为辨别，惟有通常见惯之一种冲气上逆证，医者不察，用旋复代赭镇压，反应立起，本不气喘，反与喘满，亦可谓大虚之盛候。按：旋复代赭，喻嘉言《寓意草》屡言其效，然余见他人用此者竟绝少效果，岂喻氏别有秘密之标准未宣布乎？旋复代赭为刚剂，凡虚证皆不能任刚剂，而此种冲气上逆足以惑人，是亦虚证之盛候也。

大实证甚少，阳明府证宜用大承气急攻者，数年中仅偶一见之，而脉反软，不盛而忤指也，舌苔则厚腻灰色而润，不黄燥也，亦复耳聋，目光不正，全与虚证相混，其惟一标准在动而不静，成人见鬼谵语，小孩烦躁反侧不宁，皆是可攻之确证。又女人积瘀，亦有实证似虚者，其标准在而色舌色，凡舌隐黑斑，面部隐隐有青色成块者，可攻之候也，虽瘀甚虚甚，亦当攻。舌上黑斑是寻常习见之症，若仅舌上有斑，面上无青块者不可攻，凡云可攻，非大剂抵当或大黄䗪虫丸，丸可用宜少，抵当汤不可用，宜虫蚁搜剔法。若仅仅舌上黑斑，或兼见环唇青色者，疏肝养营而已，非真实证也。

寒热仅指躯体反应而言，水分过剩者为寒，津液燥化者为热，凡荣枯掌热骨蒸者，通常谓之虚热，凡实热皆体工防御作用，凡虚热皆通假代偿作用，寒热虚实，常交互而见，亦不能分别为说，故不另分章节。

十五、论上下病候

上下两字，于诊断治疗上有甚大价值，例如脑证之用胆草，即是其例，《内经》高者抑之，陷者举之，皆上下两字范围中事也，假使不知此，则脑证多致束手。凡流行性脑证，由气候燥热，新寒外束，卫气郁而上行，则不必治脑，但苦降之，可以必愈；其因跌扑受伤者，神经挛急，弛缓之亦愈；其由伏湿而病风缓者，为中毒性，脑质往往坏变，如此则无可愈之理，以故风缓证不可治，此其大较也。

陷者举之，如气虚下坠，用补中益气汤；高者抑之，如肝阳头眩之用龙骨、石决明，皆上下两字范围内之甚显著者。然仅云抑之、举之，似甚简单，实际治病，却无有甚简单者，简则不效。肝阳之所以眩由于热，热则上行，镇压所以抑其上行，然不清其热则不效，故镇压压之品为主药，必须有清热药为副药，且肝阳为肝家假象之有余，例无不虚者，虚而抑之，照例无有不起反应者，故又必用疏达之药以为反佐，如银柴胡逍遥丸是也。祖方中如乌梅丸之温凉并用，大柴胡之升降并用，皆足为吾侪取法，惟当师其意，不必泥其迹耳。

脚气号称难治，咸归咎于白米，以为患脚气之原因。中国古说，以脚气为湿病，中药以鸡鸣散为特效方，方中重要药味为槟榔、吴萸，其寒化之甚者，加附子，凡服此药者，其感觉为脘下有热力从上下行，身半以上陡觉舒适，酣然入寐，醒后，脚肿便渐渐自上而下，有显然可见之迹象。脚气之为病，最初脚背微肿，旋肿甚达两踝骨处，本凸出者因肿甚，反见微凹，继而胫股，继而过膝，然后小腹肿，胸闷欲呕，面色遂变，脉亦骤变，浮而无力，所谓澈澈如羹上肥者，乃甚工之形容词，如是谓之攻心，攻心则危。其有入腹之后，腹部肿，脘下胀闷而色脉不变，则不遽死，转属而为水肿，以后全属水肿病型，直至四维相代而后死。当脚气既入腹未攻心之顷，投以大剂鸡鸣散，其肿渐渐下行，逐步见退，亦如病进时之次序，病人则感觉松快，大便一日四五次行，若湿毒从粪便出者，脚无力者渐觉有力，脚觉重者渐渐觉轻，最后趾丫间非常之痒而奇臭，则霍然起矣。是故此病名为脚气，其末路谓之攻心，其病源谓为湿从下受，循名责实，无一不极真确，是形能上最明显之病证，然则主维他命乙缺乏之说者，纵有几分是处，其真确之成分，似尚不如上下两字之真切也。

广东人某，著《脚气刍言》（已不忆其名，其书为小本，现在亦无购处），其主方为鸡鸣散，试之而效，惟云槟榔为不可少之药，似不尽然。按：鸡鸣散中最效之药为吴萸，此物之效力在下降，其药位在中脘，性味又辛热，脚气之病源为寒湿，病之进行途径为由下上行，其致命之要点为攻心，此药与此病有输攻墨守之妙，协以附子，则奏效可以操券。附子与吴萸略同，所不同者，药位在小腹，而脚气攻心之先，必见腹满，其湿毒上行，由膝入腹，若非附子，则不能直达至小腹驱之使去。槟榔效力能燥湿，其药位在胃肠，视吴萸之人血分，附子之刺激神经不同，脚气之病源为湿，而病位则不在肠胃，是槟榔为协佐萸、附之副药，非主要药也，明白此层，则药量轻重，手下自有分寸。凡治脚气，愈后必须继续服《金匮》肾气丸合轻剂鸡鸣散，否则不免再发，再发时为轻车熟路，湿毒上行极速，可以令人措手不及，是亦不可不知也。又《脚气刍言》有三将军丸，为吴萸、槟榔、大黄，吾曾试用之，不但无效，且增痛苦。事后思之，脚气属寒湿，凡患此者，多舌润而口味淡，大黄苦寒，与病不合，况既宜附子，必不宜大黄，不待言而自明。又通幽汤之通大便，猪肾丸之治肾藏风，亦上下范围内事。观通幽汤之用桃仁、红花，则知其大便不通由于血液枯燥，凡肝虚而便约者，均属此种，大约桃仁、红花不参用其他破血药，例如干漆、丹参、䗪虫、鳖甲等，则不能破血，且不能行经，但能通大便。其理由如何，尚未明了，经验上是如此。肝气有腹胀者，昔人谓之肝乘脾，腹胀而大便不行，则其气下坠，升则便行，故通幽汤用升麻，大约升麻之用意，只是疏达，易以银柴胡逍遥丸，亦未必便远于事实，然以经验为言，故尚有待于实效之证明。

《金匮翼》之肾藏风，患者肌肤感觉麻痹，神经性病也，凡古籍所谓风，无一非神经性者，其云肾藏风，乃指部位而言，此病脚胫腿皆漫肿，且必上连及腰。腰腿胫股，肾藏之领域也，猪肾丸用甘遂、全蝎为方，就方药考求其病理，便了解明白，有如指掌。全蝎所以治风，甘遂所以泻毒，亦即所以抑之下行，猪肾则引经药也。既知此，则风胜者可以加蕲蛇、天麻等药，湿胜者可以加防己、槟榔等药，上逆者可以加吴萸、附子等药，岂不左右逢源，头头是道，脚气如此，肾藏风如此，他病可以类推，一切古方，均有左右逢源取撷不尽之妙矣。

脉学发微

《脉学发微》卷一

武进恽铁樵　著

受业武进徐衡之　江阴章巨膺　参校

导　言

　　教授中医，须比不得教授西医，何以故？西医书完全是科学，编讲义的完全用不着费心，可以头头是道，层次井然地说出来，读的人也就可以由浅入深，循序渐进地学下去。中医可不然，中医书向来是凌乱五次的，若要使他有点次序，委实非费九牛二虎之力不可。而且就算整理一个次序出来，学的人还是不便当，因为这件事完全是创作。伊古相传，是这门一团茅草，你要用创作精神加以整理，没有几十年试验，休想弄得熨帖。诸位不信，只要看国文。国文当最初时候，有马氏《文通》，那是用全付精神，要想使中国文字成为科学形式的，归根也不曾听说有人读马氏《文通》读通了文理。其后又有教科书，从壬寅癸卯直至如今，各书局国文教科书出得愈多，社会上好国文却愈少了。社会上现在有几位崭然露头角的少年，还是读《左传》、读《孟子》读好的。再不然，就是西文先登了岸，然后自修弄好的，决不是拜教科书之赐。到得现在，又有什么国语，那益发弄得满纸伊拉挨的东洋化，更是令人不明白了。所以鄙人深信东洋文化与科学是有些捍格的，因此深怕吃力不讨好，不敢将医学用我个人意思另外编辑。话虽如此，当我办函授初期，学员中有人写信来要求，说是有汗脉缓，无汗脉紧，伤寒太阳病脉浮，如何是紧，如何是缓，如何是浮，我们先不懂，这如何能学下去呢。我想他这话也不错，一定要人很气闷地读到后来豁然贯通，这件事，对于现在青年，委实有些勉强。况且鄙人抱的是牺牲主义，立志要使中国医学普及，然后将来可希望我国不蹈日本覆辙，使先哲创立的医学有大放光明之一日，而不至于斩焉绝祀。我又拿定了主意，以为要达我这目的，非唤起学界的同情不可，光光向我们贵同业强聒不舍，无多用处。既然如此，人家有要求，只要我做得到，当然没有不迁就的，这是我毅然编辑脉学的缘起。

先要讲脉外极显明的事情

脉是看不见的，凭着三个指头去摸，你摸着的心里以为这是弦脉，换一个人去摸，他心里以为这是滑脉，归根大家以意会之。究竟是弦是滑，却没有一定的标准。好比春天听着布谷鸟，甲说是脱却布袴，乙说是得过且过，丙说是不如归去，毕竟鸟声只是一种，并没有三种，然而人类的耳听是一样的，何以会听出三种不同来？这就是以意会之的不是了。今世找不出公冶长，这是非恐不容易判断啦。脉学等于如此的模糊影响，却要以性命相托，这是中医受现世非难第一个要解答的问题。

有许多人的意思以为这脉学自己用功是没有用的，非得负笈从师，耳提面命不可。这话何尝不在理，但是就愚见看来，恐怕未必吧。大约负笈从师，在师傅那里吃三年饭是有的，要耳提面命，只怕走遍天下找不到这样好师傅。不过既然吃了三年饭，自己也说不出没有学着，只好硬着头皮去挂牌。在要好的呢，刻苦自励，将古书上所说的，与病人所有的脉，互相印证，久而久之，自然心中有会，这便是个中超超等人物。等而下之，不过说两句老生常谈的废话充著作，出出风头，医会里列个名，奔走奔走，壮壮声势；碰着运气，弄着两文，就吸鸦片，坐机器车，放谣言，造空气，搭臭架子，充起名医来。这其间黑幕，不过如此，还有什么可说的。然则如何而可，那就要先讲脉外极显明可见的事情了。

一个人除掉犯法自尽，以及偶遭不测之外，总是病死的。能杀人的大病总是小病变成功的。用这两句话做了前提，那就可以说得凡是病都有杀人的可能性。医生的职务，并不是能使一切病不杀人，不过是能使一切小病不至于变成大病来杀人。既然如此，医生第一要紧事情，是要辨别何病不杀人，何病必杀人。简单点说，就是先要知何者是死，然后能知何者是生。孔子对子路说：未知生，焉知死。那话是有人生哲学意味。若论医学，可要将这两句话倒过来，叫作未知死，焉知生啦。

莫说脉学是说不清楚，画不出来，古书所说，不能懂得，而且有无止境的奥秘；就算种种困难都能减少，就算做讲义的人有生花妙笔，说得活现，就算读讲义的人聪明万分，十分了解，毕竟是空空洞洞，无形无质，无臭无声。要将这空空洞洞的东西去辨死活，譬如诊了脉说是活的，偏偏死了，那还了得！或是诊了脉说是死的，偏偏不死，也是不妥当。若是说两句骑墙话，了了门面，一层，人家未必要请你这桂花医生；二层，那又何必要学医，何必要读书；三层，我们目的在利人利己。假如学会了并不在乎挂牌行医，那么，对自己家人说骑墙话么，没的教人笑掉下颏罢。所以鄙人想了一个方法，先从有凭有据的地方认定死活，然后逐层推敲，自然有路可走。

有凭有据，可以判别死活，而又不是脉象，到底是什么东西？答道：是病形。怎样的病形可辨死活？答道：有四大纲。脉居其一，除去脉象，尚有三纲，每纲分目共数十事，数十样是必死的，数十样是危险的，一望可知，了然明白。那四纲是色泽、呼吸、脉搏、规矩权衡。

色泽（此项包括面部各部位与肌肤及爪下血色）

颜额　颜额黑暗者肾病，有死之倾向，不必便死。

眼帘　眼上帘一块黑斑，他处皆无，必死，且死不出三日。温热病未传恒见之，理由是郁血。

鼻准　鼻准有黄点，此恒见于未满百日之婴儿，稍险，不必死。详《保赤新书》。

鼻旁　鼻旁青色，险症，不必死，小儿兼见抽搐者极危。

环唇　环唇青色，险症，病类不一，伤寒杂病皆有此色。

唇色　唇作黑色。唇本红，所谓黑色，即本红处如涂黑，不复有红色可见，必死，死不出二十四时。小儿急惊有之，成人甚少。

齿枯　齿如枯骨，伤寒温病末传皆有之，十死七八。大都与他症同见，单见不过齿干，非死症。

面尘　满面黑色，如蒙尘垢，谓之面尘。伤寒温病末传多有之，有可救者，然十死七八。

甲错　肌肤甲错，糙如鱼鳞，抚之忤手。单见者险，兼气促者必死。

爪甲血色　血本属心，此条当在脉搏之下。因是辨色所当有事，故从权移置于此。凡爪下血色微紫，并不甚紫，不过其色不华者，无妨。大都见此者，指头必寒，伤寒温病皆有之。凡如此者，其胸中必不适，而有泛恶干呕等症。疟疾见此者尤多。爪下深紫色者为郁血，恒兼见气促，必死，乃急性肺病之末期，死期不出五日。其有亡血过多，爪下色白者，女人危，不必死；男子必死，死期参他种见证。其有并无他病，且其病与血色无关，而爪下色白者，此为内风。另详《杂病讲义》中。凡病至末传而见爪下深红者，死证，此与神经有关。理由详《保赤新书》急惊条及成人中风证下。

唇干舌润　唇干舌润者不必死。惟病见此，非三五日能愈之证。此专指伤寒温病言。

呼吸（此项所包括者，直接为肺病，间接为他脏病）

凡候呼吸，不以耳而以目。因病人若鼻无涕，气道无痰，听之不能审，须注视其胸部起落。故《内经》云：视喘息，听声音。不曰听喘息也。辨呼吸之不同，有如下之种类。

气粗　气粗者，呼吸有力，较之常人为不和平，此于热甚时见之。既云有力，是实而非虚。实者为阳，虚者为阴，故气粗阳证也。阳明多血多气，病在太阳少阳，气恒不粗，至阳明则气粗矣。气粗为肺叶张举之最浅者，仅就气粗论，病在肺；若推求所以气粗，则病在胃。因胃中有积，外感乘之，胃中物不得消化，因而为热。胃气不得下降，肺为所搏，因而气粗。所以知胃气本下降者，观于病人胃气之逆，而知不病之人胃气必下降也。

气微弱　气微弱为气粗之反。粗为有余，微弱为不足；有余为实，不足为虚，故见气微弱而知病不在阳而在阴。其在杂证，失血证最显著；其在伤寒，多在两候之后。微弱虽非美名，却未至死期。何以故？因将死则虚极，必反见假象之有余，决不微弱。微弱者，正气固弱，病毒亦衰也，以故呼吸微弱。多半见于热病已愈，正气未复之时。

气短　气短者，呼吸较常人为短，亦虚证也。与微弱异者，微弱者静，短者躁；微弱无声，短则带粗；微弱者气不足以息，言不足以听，状态则自然，短者气若有所窒，语若不能续，状态则勉强；微弱者多属外感病末传，气促者多属内伤病初起；微弱为病退之时，气短为病进之候。

气喘　通常为气急之总名称，在伤寒有有汗而喘者，有无汗而喘者，详葛根芩连及麻黄汤条下。大份皆因热甚而喘，其范围不外太阳阳明，其原因无非热甚，其症结只在肺胃。此种以呼吸粗而且促，有起有迄者为正当，所谓阳明非死证也。然初学遇此，须留心其兼证，庶免误认不足之阴证为有余之阳证。

气急鼻扇　气急是一件事，其情状即上条之气喘也。鼻扇又一件事，鼻扇者，鼻子弛张不已，可一望而知者也。气急非危险症，气急而兼鼻扇则无有不危者。然当分三层：

（一）小孩。小孩患重伤风咳嗽发热，最易见鼻扇，虽属危象，治之得法，可以即愈。详《保赤新书》。

（二）新病。凡初病即鼻扇者，是急性肺病，不当作寻常伤风论，成人小孩同。证情极危险，须视兼证。有当用附子者，有当用小青龙汤者，有当用宣肺药者。参看小青龙汤条下。高手遇此等病，十愈其七。若遇时医，恐难幸免，以彼等无学理，往往以豆卷、豆豉、石斛等，胡乱塞责，故无一能愈。

（三）久病。久病鼻扇者有两种：（甲）热病末传鼻扇，无论伤寒、温病，先时不鼻扇，至三候后，病势增剧，气息喘促而见鼻扇，是为肺气将绝，例不多救；（乙）杂病末传见鼻扇，此种多属肺肾病，如褥劳、煎厥、肺痈、肺萎等，死证也。死期参他种见证。

息高　《伤寒论》谓下后息高者死。息高云者，盖因病人呼吸及胸而止，其肺部之起落仅在胸膈以上，故云息高。凡杂病、久病，衰弱已甚者，亦息高，但未可据此一端断为死证。若伤寒下后而见息高，则无有不死者，死期近则三日，远则五日。其与秋分、白露等大节气相值者，则以节气为期。总之，必死而已。

气息坌涌　此是一种特别急性肺病。胸高肺胀，当是气管挛窄之故。吾曾见过四次，三次皆三岁以下小孩，其喘息大起大落，胸部腹部皆膨胀，如鼓气之风箱，而鼻孔若感异常狭窄者；细审他种见证，则又极微，无显然可用温凉攻补之证据，因敬谢不敏，三次皆如此。第一次为同学袁君兆蓉之子，起病即如此。第二次已不记忆。第三次则为岭南中学张君云鹏之侄女，初起并不尔，不过伤风咳嗽发热，嗣经某著名儿科予以葶苈一钱，药后遽见此状，深夜以急足延诊，竟束手无策，却诊金而归。以上袁张两孩，皆死不出三日，余皆未开方。第四次为一邻女，十五岁，其家即会乐里，与余寓相隔仅六七家，尚能至余寓就诊。审其病，除气息坌涌外，其余皆白虎证。因语其父：观此儿之喘息，委属不救，余恐不能愈，君其速延他医。其父固请立方，乃以大剂白虎汤予之。讵明日来复诊，喘息平复。诊两次，竟愈。十年中所见，仅此四人，皆不同时。小孩患此者，殆无生理，且前三次所见之三孩，实非白虎证，以病理论，似当以肺为主病，兼见之白虎证为副病。何以最后一人治其副证，主证竟愈。吾虽愈之，仍不能无疑。姑识于此，以为后来者研究之资料。古人治此，用牛黄夺命丸，方载《保赤新书》，药味不平正，又无充足理由，未敢尝试。

肩息　此是哮吼病至最剧时而见者。所谓肩息，因其人气道极窒，体力极弱，吸气时非出全力不可，既出全力吸气，则每次吸气，其肩必动，是为肩息。此病之病灶在肺，病源则在肾，所谓不纳气是也。大约能节欲，不至肩息。详细理论他日详之。此病为慢性，既见肩息，病重自不必言，然不能遽愈，亦不至遽死。若兼见面部浮肿，或大肉削尽，则去死不远矣。

气咽　无论何病，至最后，类有一种喘息，与他种喘息迥然不同，其为状只有吸人，不见呼出，且其势甚疾者，乃临命时之气喘也。咽气乃鄙人杜撰名词，是呜咽之咽，非咽下之咽。凡如此者，其生命只在数钟之间。

规矩权衡（此项所包括者直接属脑，间接及肺胃心肾肌肉肤膝）

规矩权衡四字出《内经》，所包甚广。概括言之，凡举止安详者，谓之合于规矩权衡；举止不安详者，谓之反规矩权衡。准此，则不但治病，凡古书所谓目动言肆，所谓中心怯者其辞枝，又孔子谓观其眸子，人焉廋哉等等，皆以合于规矩权衡与否以为推测。本篇所言，则专指病状，可谓只言其粗，未言其细。然至工夫深时，神而明之。仲景之于仲宣，扁鹊之于齐侯，亦不过用此四字，能充类至义之尽而已，非有其他谬巧也。

囟门　此专指三岁以内小孩而言。凡诊婴儿，当先视其囟门。囟不可陷，陷下如碟子者危。与此连带而见者有三事：一为口糜（即鹅口），舌根及上颚有白腐，轻者仅数白点，重者满口皆白。二为目眶，面部肌肉无变，惟目上帘眼眶骨之内埏陷下成弧形线者是。盖不病时，无论其人若何之瘠，此处却有肉，病则虽颊肉毫不瘦削，独此处无肉，似仅余薄皮包裹目珠。三曰泄泻清水。凡见凶陷，则此三事必兼见一二。凡如此者，皆大危极险之候。治法详《保赤新书》及《伤寒讲义》。

颅骨　凡诊小孩之未满三钱者，当视其颅。颅骨当不大不小而圆整，为合于规矩权衡。若巨大过当，便须问其向来如此，仰系病中放大。因小孩患病，热易入脑，入脑而头大者，中医籍谓之解颅，西医籍谓之脑水肿，其头可逐日增大，至于三倍四倍。虽不遽死，无治法。又当注意其圆整与否，若有一块突起，他处一块却低陷，如此，无治法，死期不过数日（以上专指小孩）。

颜额　颜额之色泽，以与他处相称者为佳，不可独见暗黑。若独见暗黑，其病在肾，大非轻证。凡热病，以颜额比较两太阳，若颜额热者为顺，为阳明证热；若两太阳较热，属食积，为少阳证，其发热多有起落，其病较为延长，尤忌误下。若颜额与后脑比较，而后脑较热，颜额间反不甚热，此是危证，有成脑炎之倾向。脑炎证病理及治法，详《保赤新书》（本条所言者亦以小孩为多）。

眼珠　眼珠与病证关系，较他物更重大。古书所言，均不彻底，简直无甚用处。兹仅就鄙人经验所晓者言之。

古书以瞳仁放大者为热，收小者为肾水枯。证之实验，乃殊不然。因瞳子大小无标准，若何是放大，若何是缩小，毫无一定。若以意会之，失之弥远。通常童稚之瞳人恒大于成人，以此推之，是童稚之瞳子大，乃精神充足之标著也。又在黑暗处瞳子恒大，在剧烈光明中瞳子恒小，不过不如猫眼之收放显著，容易观察。准此，是瞳仁之大小随光线而转移，更非可据以断肾病者。夫以人体为标本，苟旧说有与不合者，虽《内经》亦当更正，遑论其他。故吾以为旧说不宜盲从。兹言事实上经多次经验而的确可靠者数事如下：

瞳孔不圆　"瞳人作三角形"。瞳子本圆整，然有作三角形者，收放不随光线之强弱，而随痛苦之进退。此种属肝病，阴亏肝王，忧郁之极。有见此证者，其胸脘作阵痛泛恶，每当痛且恶时，瞳子则收小。痛恶稍减，则略大如恒状，而总不圆整。凡如此者，乃不治之证，然亦不遽死。虽遍身皆病，不过不健全而已。

若病者环境变换，心无拂逆，则其病当自愈，否则区区药物，无能为役也。

歧视　凡人两眼之视线，皆为平行线，决不互歧。且眼球之运动，所以圆转自如者，因有筋为之系。两眼之系，其动作出于一辙，故左眼动，右眼亦动，虽欲歧视而不可得。如热入于脑，则眼系上司运动之神经受影响，两眼系宽紧不同，则两眼乃互歧。如此者，其病至危极险，虽亦有愈者，然经数十次之试验，其平均数，愈者不过十成之五。盖热既入脑，即属至危险。目珠之互歧，乃邪热入脑之见端耳。非目歧为险，乃热入脑为险。故当发热之初，目本不歧，迨热甚而目歧者，生命在得半之数矣。此条以小孩为多。

戴眼　戴眼与歧视不同，歧视乃一眼向前，一眼旁视；戴眼则两眼平均向上，亦属热入头脑，若不兼见他种死证者，危险稍次于歧视。吾曾值戴眼三人，愈两人。若兼见他种死证者不救。

山根青脉　此亦专指小孩而言。青脉者，静脉也，人人有之。皮肤薄者，隐然青色现于皮肤之下，皮肤厚者不见，皮肤尤薄者，则不仅此一处可见，可知此一处尤浅而易露，无他故也，然因此可以测知其善病。盖皮肤薄者肠胃亦薄，肠胃薄即非健体。卫气不强，容易感冒；消化不良，容易停积。故俗谓山根见青色脉者，其孩矜贵，不易成长。所以然之故，譬之器皿，例如时表，无论手表挂表，其外壳花纹细而质厚者，其内容必良；外壳花纹粗而质薄者，其内容必劣。又如木料，其理粗者，其中不坚。如植物，其枝叶疏者，其根不深。盖无论人造品、天然物，胥不能外此公例。于以知薄皮肤决不配厚肠胃。而谈医学者，必故为艰深之辞，谓肺主皮毛，脾主肌肉，肺为金，脾为土，土弱不能生金，故肺气弱，肺弱故皮肤薄；肺与大肠相表里，故皮肤薄者肠亦薄；脾与胃相表里，故肌肉削者胃亦弱。如此说法，直是上海谚语所谓兜圈子。在著《内经》者创此学说。彼自言之成理；自余注家皆盲从附和，莫明所以然之故，徒见五行之说，纠缠不清。故余于哆口谈太阴湿土、阳明燥金者，甚不谓然。以不知其所以然之故，则歧路之中，必更有歧路。且五行之说，可以随意翻澜，甚无谓也。本条尚有较深之理，详《保赤新书》。

鼻旁青色　鼻旁，医籍谓之人王之部，属胃。所以知其属胃，非有若何解剖上关系，不过此处若见青色，即可测知其人必温温欲吐故也。所谓青色，亦非纯青，不过比较他处，其色稍白，以健体之白色一相比较，其色似乎隐青，此之谓青色。凡是此者，虽非险证，其病却有趋重之倾向。向若兼见抽搐、气急等症之一者，均极危险。又凡见鼻旁青色者，其指尖必微寒。

撮口　撮口者，小儿惊风之一种证。其口唇收小，如荷包之口，颇有弛张，抽搐作则口收，逾时如故，已而复作。此是至危极险之候。理由详《中风讲义》。

肺高　胸膈以上，本属骨骼护外，在理骨骼不能弛张，万无高起之理。有一种急性肺病，其呼吸必大起大落，即前文所谓气息坌涌者。其颈以下胸以上均高起，是肺胀也。此病小孩最多，成人在四十岁以上亦有之。小孩多兼抽搐，成人多兼中风症状，故名小孩之患此者为肺喘惊。以我所见，殆无不死者。前述用白虎治愈之十五岁女孩，虽坌息上涌，肺却未高。此病病理，须参看《中风讲义》。

颈脉跳动　《内经》谓水肿病，颈脉跳动。就现在实验所得，凡病势暴而险者，颈脉跳动；势渐而临危者，亦颈脉跳动。不仅水肿，但水肿则跳动尤剧烈。结喉之旁两寸许，大筋起落，目瞩之而可见者是也。凡见颈脉跳动，皆危证。其理由不甚明了，大约是筋脉兴奋过当之故。慢性病见此，殆无不死者；急性病有大愈者，然亦奇险。

手颤　久病猝病皆有之。久病为风，风又内外二种。伤风咳嗽，中风发热，是外邪侵入躯体，乃病之浅者。内风则病之深者。详医书所以名风之理，本于《易经》风以动之故。凡自动者皆谓之风，详所以动之理由，则关系神经。凡病皆不直接影响神经，惟忧郁直接影响神经。凡忧郁之病，旧医书谓之肝病，故因忧郁而动者，谓之肝风。肝风之名本于《内经》，"肝之变动为握"，《内经》以拘挛、抽搐，皆属于肝。而病之能见拘挛、抽搐者，不外恐怖、忧郁。恐怖、忧郁为七情病，影响直接于脑。故旧医籍所谓肝病，皆神经病。《内经》以脑、髓、骨、脉、胆、女子胞相提并论，名为奇恒之腑。奇恒之腑，别无病证，凡病证之涉及神经者，皆以肝为言，此为吾侪不可不知者。凡久病手颤者，可以测知其人忧郁而神经过敏，原无生命之险。新病而手颤者，则热甚，延髓受炙，乃是险证。以热病而波及神经，即有成脑炎之倾向，非轻证也。

手脚抽搐　纤维神经有司感觉者，有司运动者。凡手足抽搐，皆司运动之神经因热炙而紧张之故。然热病例与神经无直接影响。热病而与神经生关系，必其受病之初，曾经恐怖，或误药引热入脑。不然，必其人素有脑病，或本多忧郁。理由详《新生理讲义》及《保赤新书》。凡手脚抽搐，见于小孩者为多，见于成人者为少。顾无论成人或婴孩，见此证者，绝非佳朕。

手冷　凡发热无汗或微汗，指头寒者，谓之指尖微厥。凡见此者，其人必温温欲吐。舌淡红，苔白润者，因胃中寒，体温集里以为救援。热向内逼，因而指尖微冷。若舌干糙而绛者，或因湿热，或由寒转热。既热之后，反射动作不变，体温依然内逼，是为热厥。若冷至手腕者，谓之热深厥深，其表热反不壮也。若大汗如雨，颜额亦冷，手冷过肘，脚冷过膝，是亡阳也，即伤寒之四逆，危险在顷刻。若肺炎而手冷者，必兼手爪下紫黑色，法在不救。若疟疾亦手冷兼见爪下微紫者，此无妨也。

脚踡　凡诊病，当留心病人之脚。脚伸者病轻，踡者病重。仲景以但头汗出，踡卧，但欲寐，脉沉细者，为少阴病。踡卧即脚踡也。凡脚踡者，使之伸直，未尝不能，但须臾之间，不知不觉而复踡矣。夫阳病有体痛，脚踡即体痛第二步。所以然之故，伤寒虚证酸痛，以两脚为最。古人指此为足太阳之见证。痛甚至于踡者，为足少阴之见证。此亦体工一种自然表现之症状。就经验所得者言之，脚踡恒与但头汗出同见。《内经》谓此种是阳扰于外，阴争于内。阳恒亲上，故头上汗出；阴恒亲下，故下体酸痛。病至此，已见遍身气化不匀整，而呈倚侧之象，故少阴证较之三阳为重。阳证虽壮热，全体能保持均势，故较阴证为轻。凡见但头汗出，脚蹯卧，即属险证。虽高手，不得轻心掉之。

半身不遂　半身不遂者，偏左或偏右，半个身子完全不能动弹之谓。此为中风专有证，西医谓此是血管爆裂。假使是血管爆裂，何以中风并不见血，且此病治之得法而愈；愈后其肌肤之色泽，与爪下血色，均无变动，惟不遂之半身永远不得复原？因此可知决非血管爆裂，或者是译名之误，亦未可知。西名原文如何，我可不知道。据我经验所得，乃是纤维神经司运动者断绝之故。此症有遽死者，有不遽死者；有半身不遂较轻而能复元者，有永远不能复元者，皆有极翔实之理由，详《中风讲义》。总之，类中、真中之名词，及丹溪主痰，东垣主火，连篇累牍，无非梦话而已。

项反折　小孩患病，有颈项反折、头脑后仰者，西医籍谓之延髓膜炎是也。商务书馆词源以为慢惊，非是，此病确是延髓膜紧张之故。有初病即反折者；

有初起不过伤风咳嗽发热，其后乃见项反折者；有久病虚甚，成慢惊之后，而见项反折者。初起即项反折者极少，必小孩本属神经质，又曾倾跌惊怖，然后初发热即头项向后仰，此种极少。今所见者，多半属于后两种。其初起伤风发热而后见反折者，纯粹由于药误。其既成慢惊而后见反折者，则咎在热病失治，使成慢惊。既成慢惊之后，当然容易见反折也。惊怖起病何以有此，伤风病如何药误而后有此，皆详《保赤新书》。今所当知者，凡见项反折，其病已属不治，纵有愈者，不过百之一二。此即《伤寒论》所谓痉病，《金匮》有治法，然不效也。

以上所言，仅就鄙人经验所得，忆想所及者，拉杂书之。原不详备，然而非纸上谈兵者比，语语皆可证之事实。所言虽浅，至可宝贵。微论今之业医者茫无所知，彼等即有一二节知之，亦视为鸿秘，传男而不传女，其鄙吝谫陋，至堪齿冷，余惟恶之甚，故不吐不快。今所言虽粗，然苟充类至义之尽，即为扁鹊之于齐侯，正非有他谬巧。公乘阳庆语仓公曰：尽去而方，非是也。吾于今之哆口谈标本中气，与夫太阴湿土、阳明燥金者，亦云。

《脉学发微》卷二

武进恽铁樵　著

受业武进徐衡之　江阴章巨膺　参校

脉之概论

脉搏为人身血管之跳动，脉学乃医者指端之触觉。病证不同，脉动亦不同。脉动之不同，乃根于病证之不同。脉学之真正意义，是辨别不同之脉搏，以推测不同之病证。而脉学从入之途，乃由不同之症状，以理会不同之脉搏。而其所以能辨别脉搏，则全赖指端之触觉。准此以谈，则脉学之步骤如下：第一，当认定脉动之触觉是脉学，弗误认脉动之名词是脉学。第二，当先知病证吉凶祸福之大略，本种种不同之病证，合之吾人触觉种种之脉动，弗妄谈脉动之名词，以推测病证；第二步，以所研求而知之脉象，合所见之病证，参互错综，以推断病之缓急浅深，弗误认脉学为推测疾病唯一之工具。

古人以浮沉迟数为脉之四纲，自以为所言不误，后人宗之，亦以为论脉舍此无由，其实弗思之甚。盖认浮沉迟数为脉学从入之门，不自知其开口已错。何以故？因不认触觉为脉学故，不知从病证以理会脉象故。此非无谓之争，委有绝大关系。

指端之触物，犹舌本之感味。舌之于味曰尝，指之于脉曰诊。味之名曰甜酸苦辣咸，犹脉之名曰大浮动数滑，曰沉涩弱弦微。然舌之于味，简单者可名，复杂者不可名。例如醋酸、糖甜、盐咸、黄连苦，此可名也。陈皮梅酸而甜，酱生姜咸而辣，则无得而名之，无从为之名，直谓之陈皮梅之味，酱生姜之味。又显别者可名，类似者不可名。例如冰糖甜，砂糖亦甜，而砂糖之甜，绝非冰糖之甜，无从为之名以示分别，则直谓之冰糖之甜，砂糖之甜。如此者以尝为主，不以名为主。如以名为主，当就甜酸苦辣之名词而加以界说。如舌面快感为甜，舌根难受为苦。然其言说，与实际已不能吻合。若陈皮梅之味，界说若何？冰糖、砂糖之甜，区别若何？则言语文字皆穷，不可得而名也，脉学亦如此。故治脉学，当以诊为主，不当以名为主。故《内经》曰：春弦，夏钩，秋毛，冬石。非谓弦为春脉，钩为夏脉。谓诊无病人之脉，春之时异于其他三时，无以名之，名之曰弦；夏之时异于其他三时，无以名之，名之曰钩。弦、钩、毛、石，名也。名者，实也，惟其名处实位。故《内经》之言，脉以四时为主。盖《内经》言脉，无有离四时、藏府、病证而独言者。而其所定之名，皆极简单。如大、小、滑、涩、坚、软、长、短，无有甚费解之名词。其有自我辈视之稍费解者，如弦、钩、毛、石。然其上乃系以春、夏、秋、冬，则虽不得其解，竟不求甚解可也。何以故？以名处实位，等于记号故。

现在人视为最高者，为叔和《脉经》，为《濒湖脉诀》，皆从名上着笔。千言万语，愈说愈难。卒之读其书者，不能喻其意。一病人之脉，五医生诊之，至少有三种以上之名，甲曰弦，乙曰滑，丙曰紧。决不能不谋而合，斠若画一，则根本错误有以使之然也。故吾欲废王、李脉学而宗《内经》，盖不如此，不足以得脉之实用。今日飘砜风雨之医学，欲为之存亡继绝，先当辟谬；凡徒便口给，无益实用，与自讳自文自炫为媒之物，非严绝屏除不可也。

《脉学讲义》第一卷，不言脉而言病状，使学者就所著之症象，以测病之深浅险夷，为法至便，为效至良。然吾之为此，乃为学者制造一种治脉学之工具，非为治脉者辟速成之捷径而设也。抑吾尤有说者，世人往往以脉学必须从师实习，而非函授笔述所能济事为疑。岂知从师之下，竟不能缀以实习两字。世俗所谓临证开方子耳，充其量不过知其师习用之方而止，安能知所谓脉者！至于毕业之后挂牌应诊，实际上乃是实习之时。此时而实习，实苦其不早。且表面为卖医，里面乃以病者供吾实习。天下事之不德不恕，无有过于此者。若能于求学时代先为人诊脉，从种种不同病状，以理会不同脉象，更证之于吾书所言，至原理既明，会心自易，学成问世，以较彼负笈从师而悬壶者，当有上下床之辨。故社会苟不长此懵懂，中医果能继续存在，十年之后，吾之方法，当为治医者所公认，而莫之能易也。所谓就研求所得之脉象，合之所见之病证，参互错综，以推断病之吉凶深浅，此实《内经》之法。此段工夫，初为止境，鄙人能启其关键，未能穷其奥窍。是在有志之士，聪明特达，而又年富力强者之孟晋，不必以吾所言者为限也。

脉之原理（参看新生理循环系篇，所言较略，亦不纯，取西国学说）

脉者，血管也，载血之器也。躯体内之流汁，不仅是血；躯体内之管，不仅是脉。因体工之工作必须分工，故欲使血不与他流质相混，而有取乎此载血之脉管。血为人生最重要之物，脉非最重要之物。自血行脉中，藉此脉管以与躯体他部隔别，又藉此脉管为流行之路径，而脉乃重要矣。血在躯体之中，功用不可尽述，其最要最要者，为荣养神经。大脑为知识所从出，苟不得血，则大脑皮萎缩，而知识思想均不健全。延髓为神经总汇之区，苟不得血，则神经紧张而项强反折。手所以能握，足所以能行，为有司运动之神经，苟不得血，则神经痉挛而振掉。《内经》不知有神经，故以脑与骨、脉、胆、女子胞同为奇恒之腑，此是《内经》短处，不必为之讳饰。然《内经》能从体工自然之形能体会而知其故，为之定例，曰足得血而能步，掌得血而能握，目得血而能视。盖就自然之形能，本所已知，测所未知，结果所得，丝毫不致差误，此是《内经》长处。晋以后人不能师其长，专以神秘的眼光视《内经》，故所得解释多误，而医学至今乃支离灭裂。亦惟《内经》有此长处，故至今日科学大发明，而《内经》仍为极有价值之书，根本不为动摇。夫天下之事理，繁赜奥衍，无有穷极，语其至大，语其至小，圣人皆有所不知不能。即今科学所未明，西国医所不能知之病理，用《内经》方法为推理的论断，殆无有不可知者。而《内经》所已经推断而得，著为定例者，奚啻数千百条，我辈所当奉为准绳，视为玉律。辟前人之谬误，采西法之所长，胥惟此数千百条定律是赖，此即中医之立脚点。不知此，不足与言医学也。此非本篇范围内语，然吾感于非难中医者之谬妄，觉不吐不快，不自知其词费也。

是故四肢百体，凡有感觉之处，皆神经所到之处；凡神经所到之处，皆血所到之处。血在脉管中行，神经亦即附于血管之壁。神经藉血以为养，血亦藉神经为之调节，此体工之妙用。若一为推演，多数不明了之病理，均可以明白如画，诚医学紧要之关键也。然此非本篇所欲言，本篇所欲言者如下。

体工之组织，其精妙不可思议者，随在而是。而其最奇最要者，即是脉动。脉何以故欲动？血之所以能荣养肌肤四肢百体，不在大脉管内之血，而在微丝血管内之血。盖大脉管内之血，不过为血行之路径。至血之效用，全在微丝血管之中。微丝血管无乎不达，斯无所不养。人身有血之目的，自当□□。故大脉管之血非重要部分。假使脉管不动，则不能送血至于微丝血管，而营养目的不达，此所以必须动也。脉管何以能动？其原动力乃在心房。心房一弛一张，脉管一动再动，心房之弛张也。肺中清血入心，静脉之浊血亦入心，心房之弛张也。上心房之浊血入肺，下心房之清血输入于动脉。而心房之门有倒瓣，脉管之内有栓塞（参看《新生理》循环系篇）。血不得倒行，于是心房弛张不已，脉管搏动不已。每一搏动血则前行，因不得倒行之故，其前行有势力，乃直达于微丝血管。然则心房何故能动？曰：心房之动，所以为血行也。若心不动，血不能运行，无所谓循环矣。曰：此则然矣。然心之动，谁为之主宰？曰：凡动物，皆自动，非他动，心自能动也。《内经》对于血之循环有说，曰：此本于天运。《内经》言天运，自今日言之，实即地动。《内经》曰：上者右行，下者左行，循环不息，人为天地之产物，法天则地，故其血亦循环不息。故《内经》于人身疾病，常以天为说，今问心何故动，则非医学范围以内事矣。

基本观念

研究脉象，须先有几种基本观念。脉何以故动，为血行也。脉动所以使血行，非血行而脉动。此其一。何以能动，为心动也。脉之原动力在心，心房震动，脉随之而动，脉非能自动。此其二。脉管壁有纤维神经，此神经能弛张，弛张之原动力在脑。脑为知识之所从处，因脉管有纤维神经，然后遍身脉管中之血皆受脑之支配。此其三。脉管中之神经，其重要职司在调节血行。而此神经却藉血为之养，神经得血则缓软，失血则拘急。此其四。病若在躯壳，则脉之搏动其地位恒近于皮层；病若在藏府，则脉之搏动地位恒似乎附骨（此节惟体温起反射则如此，其不关体温反射者则否）。此其五。脉管之壁膜有弹力，血在脉管中，分量恒微溢于脉管之所能容。盖必如此，然后其势力乃能直达于微丝血管。此其六。明此六者，合之病证，以言脉象，则胸中有物，言下无疑，指下不惑，可以自喻，可以喻人。叔和《脉经》，濒湖《脉诀》，皆是徒乱人意之物。而西人诊病，手持一表，计脉搏之次数，以为脉之当知者，不过一分钟若干次，抵死不信中国有脉学。其是非曲直，乃不辨自明。而《内经》之绝学，亦将由此而中兴。本书后此所言者，皆足以证明吾言也。

释十字脉象

伤寒论言脉有十字，曰大、浮、动、数、滑、沉、涩、弱、弦、微。脉象之区别，不止此十字，此十字乃其浅者。惟其浅，吾乃先为之释。

根据第二个基本观念，脉之原动力在心，心房震动，脉随之而动。心房一弛一张，脉则一起一落，已不言可喻。然则心房大张大弛，脉当大起大落，于是大之界说可明。乃为之下一定义，曰：大者，脉之大起大落者也。

心房大弛大张，脉则大起大落；反是，心房若小弛小张，脉则小起小落。小起小落者，微脉也。微为大之对，何以不曰小而曰微？盖微脉者，谓起落不宽，非谓脉管细小，欲形容起落间无多余地，故不曰小而曰微。

根据第五条基本观念，病若在躯壳，则脉之搏动，其地位近乎皮层。近皮层者，浮脉也。证之病证，太阳病之已发热者，其脉浮。所以然之故，太阳为躯体最外层，太阳感寒，体温起反射动作而集表，故发热。如此则浮脉应之，故病之在躯壳者其脉浮。

浮之对为沉，沉脉之似乎附骨者也。证之病证，阳明有燥矢者，其脉沉而实。少阴脚踏，头汗欲寐者，其脉沉而微。其脉沉而微，燥矢结于回肠之间，欲下不得，神经起反射作用而紧张，则绕脐作痛，体温亦奔集里层，则局部发热，西人谓之肠炎。肠壁胃壁纤维神经紧张之甚，影响及于头脑，则谵语。此时全体皆病，表虽有热而戒严，重心则在里也，故沉脉应之。少阴病脉沉者，少阴为三阴之表，却非躯壳外层之谓。自来注家谈少阴，语多含糊，无显明界说。今吾本经验所得，为下切实之说明曰：所以为三阴之表者，应太阳传经，传于阳，则或少阳或阳明；若传于阴，则必少阴。其太阴证，有直中者，有兼见者，无由太阳传入者。其厥阴证，有可兼见者，有后起者，无由太阳直传厥阴者。故曰少阴为三阴之表。又柯陈各家，金谓太阳之底面即是少阴，亦是此故。是故少阴虽为三阴之表，其实在里，且《内经》《伤寒论》均以实者为阳，虚者为阴。阳居于外，阴居于内，故少阴非外层病也。或问太阳为躯体最外层，阳明为胃家实，少阳为半表半里，介乎太阳阳明之间，少阴究在何处，余对于此问题之答案如下。

太阳为躯体最外层，对于三阳言，则太阳为外，阳明为里；对于阴分言，则三阳为外，三阴为里。言病位不过如此，竟不能将六经厘然划出界限，只能说这样一句囫囵话。若要精密点说如何如何，于古书既无考，于病证亦无征。因为这六经所说的，是逐节变换的病状，并非藏府的实验，所以研究这个问题，当换一个方法，从病状着笔。

风寒着于人体而病，病名伤寒。第一步是恶寒未发热，是太阳。第二步是体温起反射作用而发热，既发热，仍恶寒，还是太阳。仲景对于以上两步有说明，却不分经，统谓之太阳病。若用现在西国医籍急性传染病说比较，第一步可谓潜伏期，在本讲义的解释，是躯体对于外界压迫的忍耐力，所以不即起反射作用。第三步恶寒已罢，但恶热，口渴，自汗出，这就叫做阳明。于是可以下一定义曰：阳明者，太阳之化燥者也。其有虽渴仍恶寒者，太阳阳明合病者也。化燥有已结、未结之分。结指胃中宿积，因外层感风寒，胃中即起消化不良。迨太阳病罢，化燥之后，胃肠液体减少，食积遂成燥矢。有燥矢者谓之已结，无燥矢者谓之未结。注家谓未结者为阳明经证，已结者为阳明腑证。若少阴，乃由太阳传变之另一种病状。仲景以踡卧、但欲寐为提纲，症状原不止此。其最普通习见者，耳聋、胫酸、自利、郑声（即谵语话之无力者）、潮热。凡此种种，不必全见，必于踡卧、但欲寐之外兼见数种。古人皆以少阴为肾，其实亦不尽然。固有胫酸之甚，因而腰酸异常者，确是内肾为病，西医谓之肾炎。然此种多后起证，普通一般之少阴证亦是肠病，故西医谓此病为肠窒扶斯东国译名。不过视阳明腑、证，有寒热之辨、虚实之分。证诸实地经验，少阴证多由太阳误下而来。盖太阳未化燥，体温集表，其里本虚寒，此时遽下之，是里本虚者，又从而虚之，犯《内经》虚虚之戒，则虚者愈虚，寒者愈寒，成一往不返之局。此中有奥窍，治医者勿谓集表之体温，能返斾遄征，奔集肠胃，以为救济。须知体温集表祛寒，寒不得去，继续奔集不已而成壮热者，因藏府未病，体温有来源，故能继续增加不已。若误药创其内部，藏府既病，体温之后路已断，来源已绝，孤军在外，惟有溃散而已，故此时多自汗而热不壮。其甚者，竟可以汗出而肤冷，即孤阳外散之证也。故《内经》有阳扰于外、阴争于内之语。循释《内经》此二语，真有洞若观火之妙。在外既孤阳有涣散之兆，在内肠胃复有启闭失职之虞。此时无物可为救济，于是纤维神经起反射，以为救济；于是胫酸腰酸，而脚乃不得不踡。神经既起变化，知识于是昏蒙，而语言乃不得不乱，此少阴证之真相也。因其在里，故脉亦沉；因其是虚，故脉沉而微。盖肠病、肾病、脑病，心亦病矣（心房衰弱不能大弛大张，所以脉微）。宋版《伤寒论》少阴第一条原文为脉微细，细字为十字中所不有。微为起落不宽，细则指脉管，即粗细之细。所以然之故，因神经起反射，又虚故尔。读少阴全篇文字，当益明了，他日再详之。

数脉乃脉搏疾速之谓，大约血行速则脉数，血行缓则脉迟。验之病证，发热则脉数，恶寒则脉迟。准第一个基本观念，脉动所以使血行，非血行能使脉动。然则脉数是神经兴奋之故，第观饮酒脉数，吸鸦片亦脉数，则知过热而脉数者，确是神经兴奋。久浴而使人晕，热高而作谵语，尤神经兴奋过当之明证。其有热高而脉反不数者，详下文弱脉条。

动脉与滑脉相似，辨别最难。根据第一个基本观念，脉之动所以使血行，然则脉动之时即血行之时，可谓血与脉管合并而为动。若分别言之，脉管之动是弛张的，血之动是进行的。拙著《伤寒研究》中有一节，言之尚属明白，兹录之如下。

（上略）心房一次弛张，血即一次激射。前者既去，后者续来。前后相续之顷，脉动有源泉滚滚光景，故西人谓脉动为脉波，须知波字最妙。脉之行有弹力，然以树枝低昂为喻则不可。盖树枝低昂虽有弹力，非继续进行者；脉则继续进行者也。谓脉管中血继续进行脉动为继续进行，然以时钟秒针为喻则不可。盖秒针以轮齿相衔之故，其跳动进行如逸矢，两动间之一歇止则小却，其路线为折叠的，如其所附轮齿之状。脉之起如水浪之起，落如水浪之落，其路线如云行板，所画之曲线，恰如波纹。惟然，波之一字为甚当矣。脉行如波，可以状其圆圆生机也。（下略）

指端之触觉，其奇妙实有不可思议者。直接能候脉管之跳动，间接能候脉管中前进之血。如吾《伤寒研究》中所言，略具脑筋者，当能会心。所谓滑脉，即一圆字与一湛字。平人之脉，无不可圆者，皆可谓之滑脉，故滑脉非病脉也。其在病证，阳明壮热之顷，脉辄滑数并见，即既滑且数。如此之脉，本非险证。至脉之所以湛，据第六个基本观念，脉管容血，恒略逾于其所能容之量。惟其如此，吾人诊脉之顷，必觉指下湛然。脉管既湛，脉行复圆，故滑脉在有余之列。《伤寒论》曰：大、浮、数、动、滑为阳，沉、涩、弱、弦、微为阴。阴为不足，阳为有余故也。动脉与滑脉，其相差几微之间。滑脉寸关尺三部皆圆湛，动脉则寸关尺三部之中只一部圆湛，其他二部，圆而不湛。验之病证，妇人妊子者脉动，健体月经偶阻者脉亦动，凡欲作痈脓者脉亦动。其在热病，痰滞结于一处，亦偶有见动脉者，然不过偶然遇之。大约健体，其在病体必未至有虚者，有气血痰滞凝结于一处者，其脉辄动。动脉与滑脉异者，即其脉搏较为凝聚，是脉象与病证竟有相似处。若问何以如此，其理由却不明了，不能言其故矣。大、浮、数、动、滑，皆为有余之脉，故皆为阳脉。

涩脉者，脉搏迟数不匀整也。脉搏不匀整而无力者谓之涩，故涩脉属阴脉。根据第二个基本观念，脉不能自动，其原动力在心。是脉搏不匀整，乃心病也。心为血之总机关，故见涩脉，多半属血病。气足以帅血者，其血不病。故见涩脉者，可以预知其气弱。脏气若有条不紊，脉亦停匀有序。故见涩脉者，又可以测知其脏气之乱。

弦脉者，脉管壁纤维神经拘急之脉也，是当根据第四个基本观念。古人以弦脉为肝，病乃恰与事实吻合。所谓肝病，乃忧郁为病。多忧郁则神经过敏，消化不良。胃不和，复多思虑，则艰于成寐。眠食失常，则间接影响及血。故肝病每与胃病相连，甚者辄脘痛，又甚者见昏厥。旧医籍谓之木侮土，虽以五行为说，不可为训，然亦恰正与事实相合。神经本拘急，因起居无节，饮食不时，心衰血少，神经失其养，则拘急亦甚。古人谓肝藏血，脾统血，亦恰正与事实相合，惟其说法则全误。此因未明真相之故，虽《内经》不能为之讳也。不明真相而能悉与实际相合者，即吾所谓就势力以推测物质，自能超乎象外，得其环中也。因脉管中纤维神经拘急，指下遂觉脉如琴弦。

弱脉者，圆而不湛之脉也，后人所谓芤脉亦即此种。根据第六个基本观念，则知弱脉因血少之故。然热病亦有脉弱者，热至百零四度，脉反非常弛缓无力，最易误认为阴证。余于数年前尚不知其故，嗣后考之西医籍，谓是迷走神经之故。迷走神经与交感神经作用适相反，交感神经促进各部分之动，迷走神经则制止各部分之动。而此两种神经皆分布于心房，盖必相互钳制，然后可互相调节，非是，心之跳动不能匀整有序也。交感神经主一切非意识动作，如血行、脉动、胃蠕动、肠蠕动等；迷走神经主喉头、食道、肺脏、心脏及胃之知觉运动。若迷走神经末梢钝麻，则脉动数；迷走神经兴奋，则脉动迟。交感神经则反是，钝麻则脉动迟，兴奋则脉动数。审是，凡热度高而反迟者，乃迷走神经兴奋之故；其热高而脉数者，乃交感神经兴奋之故。盖不病则能保持平均，病则不免倚重也。又热高脉数者居多数，脉迟者居少数。当是交感神经容易兴奋，迷走神经不易变动。至其倚轻倚重，何以有此不同之状，则不能言其故。惟脉数热高者易治，热高而脉反弱者难治。且交感神经，直接主动是神经节，间接主动方是头脑，故脉数热高者无后患；迷走神经则直通延髓，此神经而变更常态，往往易罹脑病。此则吾经验所得，不可不知者也。

《脉学发微》卷三

武进恽铁樵　著

受业武进徐衡之　江阴章巨膺　参校

释促结代

以上十字脉象，原理既明，促、结、代脉之真相如何，可以不繁言而解。然促、结、代脉虽易知，其理则较深。且吾所领略而得者，与晋以后各书既不同，即与《伤寒论》亦有不同，与西书译本所载者亦有不同。而吾所得者甚真确，因验诸实验数十百次，无一差谬故也。鄙人尝谓医学既成之后，诊病即是读书。何以言之？因既有根柢，观病躯形能之变化，可以悟体工之交互作用；诊一习见之病，犹之温理熟书一章；诊一不经见之病，犹之读奇书一篇。此非以病人供吾试验之谓，犹之教学相长，非损学生以益教习之谓，循此道以往，确能使进步至于无穷。又医书多讹误，若加以考证，则诸书皆谬。言人人殊，卒之无抉剔整理之可能。惟就病能以正古书之谬误，则有执柯伐柯之妙。吾今所得，与《伤寒论》异者，吾敢断言是《伤寒论》之误，盖《伤寒论》转转传写，自不免有错简讹脱之处。其有文字不见错乱之迹，医理与病能变化不合者，乃经妄人改窜所致，《千金》谓江南诸师秘仲景书不传是也。

《经》言脉行数，时一止，名曰促；脉行迟，时一止，名曰结；脉止不能自还者，谓之代。后人以脉歇止有一定次数者谓之代，盖所以别于促结二脉也。前言涩脉，脉搏不匀整，亦是促、结、代之类，不过涩脉仅仅迟数不匀，并无歇止。若促、结、代，三种脉搏皆匀整，惟匀整之中时一歇止则其分明。准之脉起落由于心房弛张之原理，是脉之歇止，心房弛张有顿挫也。心房照例不得有顿挫，须臾不动，可以致命。西医籍谓是心房瓣膜闭锁不全，参观《新生理》循环系篇。

其理由甚充足。盖瓣膜之为物，血前行则开，血倒行则闭。心房之弛，中窄，输血入脉；心房之张，中空，受血于肺。此仅言清血，浊血由静脉入肺者同是，此弛张作用。藉无瓣膜，心房张时，血安得不却行。惟其脉管中血，微逾于脉管所能容之量，而又不得却行，然后弛张有力，乃能输血直至微丝血管。假使瓣膜闭锁不全，血得倒行，即有一部分为心房输出之血，仍复还至心房。如此者，则脉有一歇止。既有还入心房之血，脉管紧张者，得稍弛缓。故第二次心房弛张时，其闭锁仍得完全，脉乃不复歇止。必经过多次弛张，脉管中血，渐积渐多，至瓣膜不能闭锁完全时，然后再有一次歇止。故此病之甚者，脉三至一歇止，五至一歇止。其较轻者，则经数十至乃有一歇止。

促脉数而有歇止，结脉迟而有歇止。中医籍谓热者脉数，寒者脉迟；热者属阳，寒者属阴。故促脉为阳证，结脉为阴证。乃考之实际，则殊不然。例如太阳病有不浮紧者；阳明病有热壮而脉不甚数者，亦竟有缓软而近乎迟者，如上节弱脉所释。然前所言者，仅限于迟、数。若促、结之歇止，则更有当研究者如下。

脉之歇止，由于心房瓣膜或脉管中栓塞闭锁不全之故，已无疑义。然瓣膜与栓塞何故闭锁不全，以何因缘而有此？此为疑问之一。西医诊病重在听，中医诊病重在色脉。今用诊脉之法，假如遇有歇止之脉，能辨别其为心房瓣膜病，抑为血管栓塞病乎？在理瓣膜与栓塞地位不同，病之进行亦必然不同。苟不能辨别是栓塞，是瓣膜，则将不能预测后来之变化，而用药不免含糊。此为疑问之二。促、结既有迟速之辨，其病源必然不同。古人以阴阳为说，如本书前节解释弱脉条所言，则阴阳之说不确。古人治病，往往说法虽误，而成效则良。促、结之脉，既不可以阴阳为说，古人治法，亦有可采取者乎？此为疑问之三。

以上三个问题，极重要且极不易答。余纵能言之，读者或不免有费解处。今吾以事实为证，详叙数医案于下，则容易了解也。

著者自己之脉

余自壬寅癸卯间初人世谋生，即兴拂逆相值，亘二十年之久，无日不在忧患中，遂得一失眠症。大约每七日之久，仅得酣寐十小时，通夜不寐以为常。至三十五，因剧劳，患耳鸣失聪。初就西医诊治，服砒素，谓是神经衰弱，故用此富刺激性之药。连服七日，舌碎心荡，不寐愈甚，耳鸣益剧。改就他西医，嘱服铁精牛汁酒，并用手术，聋益甚，不寐心荡尤甚。嗣是连换西医七八人，有专科博士，有德人，有日本人，而病则愈甚，气急脚软，形神燥烦，脉三至一歇止，五至一歇止，每脉一次歇止，心则一次震荡。食则无味，终年不得一饱；夜则不寐，惟午后得假寐一小时；便则腹鸣，而粪不得出；更复多疑善怒，有时语言不得出口。乃改就中医，凡稍有名誉者，无勿求诊，计沪地中医，历三十余人，无能识吾病者。顾虽不识吾病，吾亦强服其药，以冀幸中。于是补药则人参、燕窝、银耳，温药则附子、硫黄，镇药则代赭、黑锡丹，泻肝则龙胆、羚羊。凡悍药、劫药，无不试服，而病则愈进，手颤不能握管，足软不能登楼。向人寿公司保险，公司中、西医诊吾脉，摇头咋舌，不敢保也。吾乃潜心治医学以自救，近年脉仍有歇止，而心则已不觉震荡，手战脚软诸病亦差。嗣用耆婆丸，下黑粪多许，便闭亦差，且能熟寐，食亦有味，惟须发尽白，又久之，发转黑，须白如故。

吴福茨中丞之脉

扬州吴福老，清末曾为黔抚，鼎革后，蛰居沪上，年七十矣。知医而不精，平日喜静坐，炼内功。偶患脚肿，来延诊，谓是脚气。家人则疑系带稍紧所致，病者主张不服药。余曰：此是急性脚气，一星期后，脚肿当过膝，过膝为脚气第一步，亦尚可治。今既怀疑，俟过膝后再来延余可也。已而果如余言，五日而两脚尽肿过膝。余主用附子鸡鸣散，病者又以附子为疑，谓平生畏热药。余曰：此不可泥，所谓有病则病当之。不得已，允进半剂。余语其世兄，谓药轻病重，势且不及，当两剂并一剂收膏，少其药量，顿服乃得。药后得黑粪，体较舒。再进再泻，五日中服附子十剂，得宿粪二十余次，脚肿尽退。当其将退之顷，脉见歇止，然又翌日，病则良愈，霍然而起。嗣是不复药，亦未见招。七日后，忽接报丧条子，则此老逝矣。嗣询其家人，谓此数日中，起居饮食，均如无病时，惟第七日，忽然心中不适，急延西医打针。心中不适为上午十一时，打针为十二时，气绝则下午一时也。此事颇莫名其故，当病剧时，日必招余两次，后来何以竟不见招，余亦未便深问。但其将愈之时，而脉见歇止，则为余所跃诊者。

家九先生疟疾之脉

家九先生，号瑾叔，年五十余，性拘谨，而处境多拂逆。因体弱，入同善社习坐功。去年九月间患疟，先寒后热，寒热日作，为势亦不甚。其疟作时，以下午一钟，至下午七钟则退。余先用小柴胡，继加厚朴、槟榔、草果，又加生首乌，十四日乃得愈。当其热时，脉数无歇止，在热退及未热时，则脉有歇止，脉行颇迟缓。其歇止有定数，三至、七至、十七至、三十余至，相间而歇，心则不跳。至疟愈时，忽便血一次，嗣后病愈，脉歇止亦除。

舍亲潘奶奶之脉

潘奶奶，廿四五龄，以伤寒病殁。初时本有天哮症，十三四时已愈。出阁后，因抱天坏王郎之憾，病频发，渐成损症。每为诊脉，无论病发与否，其脉弱而逶迤，恰如蛇行，三十余至必一歇止。

贞吉里家四小姐痢疾之脉

四小姐年才及笄，体健无病。去年九月间患痢，其原因是感寒停积。初起即延诊，余谓病实无妨，惟以时令言之，深秋痢疾，却不易愈，不免稍延时日。因照例攻之，连攻六日，积乃未净；第七日处方仍是攻药，病人不能耐，改延西医。又六日，复延诊，面尘，气微促，脉促近乎乱，三五至一歇止，心荡不能寐，举室惊惶。问六日来病状，前五日西医诊治，每日注射爱梅丁一针，间日注射强心针。第六日因痢止而心下不适，改延中医某，与四磨饮，药后转增烦躁，因仍延余。爱梅丁为西国治痢疾特效药，然其效恐仅限于杀菌。余有友业西医，甚有名，前年患痢自疗，注射爱梅丁可百针左右，痢不止，形销骨立，几至不救，后入某医院半年始瘥。准此，痢疾之病源，殆不仅杀菌一端。至四磨饮中之沉香，实与脉促心荡不宜。余以归芍六君加西洋参与之，得药渐安，翌日面尘得退，六日后脉促渐止，病霍然矣。

陶希泉姻丈之脉

陶希丈夫妇之脉，皆有歇止。希丈因早岁处境极啬，且有腹胀旧病，六年前，其脉行懆疾，而歇止甚多。心颇危之，知其必见血，劝就诊于汪君莲石。汪与以附子，两剂后便血。嗣是便血症遇劳辄发，每发之前，脉必燥疾，既发之后，脉则缓软。无论脉疾或缓，必有歇止，歇止无定数，心亦不跳荡。五年来，由余一手诊治，便血病略愈，又苦不得寐，既稍得寐，又苦腹胀。逐渐用缓剂调理，病亦次第渐减。至今年，得完全告痊。所以能如此者，关于药力者半，其又一半则因希丈近年来处境甚顺故也。

陶太太之脉，涩而有歇止，神经敏而心荡，实与促、结、代、涩诸名词均有小出入。因既非缓而有歇止，亦非数而有歇止也。推究所以致此，亦因处境拂逆，又产后饮酒甚多，遂患血热。但就表面观之，席丰履厚，无所谓拂逆。江湖医生诊此等病，方且以为逸病，不知其实际适相反也。

以上略就记忆所及，信笔书之。十年来所诊促、结之脉，不可胜数，无从详载，亦无取详载。即此数节，已足该括促、结、代诸脉之大略。准以上医案，对于前面三个问题之答案如下。

问心房瓣膜及栓塞何故锁闭不全？此非瓣膜及栓塞本身为病，乃血行不循一定程序为病。凡天然物之设置，其应付对方之能力，必恰如分际，不多不少。制造家之讲力学，实即取法于此。故血行之力量，与瓣膜栓塞闭锁之力量及心房弛张之力量，丝毫不得增损。若瓣膜闭锁之力量稍增，血将不得通过；血行之力量稍增，斯瓣膜闭锁不全矣，此故可以推理而得者也。然试问何故血行不循程序，则当问诸脉管中之纤维神经，脉管壁之神经，所以调节血行者也，可以征诸事实者有二事。

其一。凡赛跑、登高、蹴球、举重，乃至斗殴，当将为未为之顷，先须振作精神，其表现于外者，轩眉怒目；及既为以后，呼吸喘促，心房震荡。所以事先有表现者，即司运动之神经与颜面神经同时兴奋之故；所以事后感心荡者，即因血行不循程序，瓣膜与栓塞失其与血平均之力量，不能停匀启闭之故；所以血行不循程序者，因神经强迫血行之故。体工有公例，无论躯体何部分用力，血则聚于其用力之一部分。用力愈多，则血聚愈多；用力愈骤，则血聚愈速。血听命于神经，神经听命于大脑，大脑为意志所从出。意志强迫躯体，神经斯强迫血行。血行太速，瓣膜不及启闭，则心房震荡。当此之时，虽甚健体，其脉必促。此其一也。

其二。凡动物皆能自卫，不能自卫者，不足以生存，此为公例。惟有阶级，下者以力，高者以智。人为最高，故独能虑祸于将来，防患于未然。惟其如此，故当有祸患，虽未至当前，但一悬拟，即已惊怖失色，甚且战栗者，皆神经之剧变也。血听命于神经，神经起非常变化，血行失其程序，瓣膜不及启闭。心房感震荡，则脉亦促。此皆其显著者。

血与神经，交互为用。前者似偏重在血，后者似偏重在神经，其实皆脑为主动，而神经与血，循分守职而已。又上节虽云用力则血聚于其用力之部分，尚非圆满之谈。须知血聚不但因用力，用力亦不仅血聚。其说甚长，当于杂病中详之。今所言者为脉，但略知纤维神经与血之变动，已可知脉之梗概也。

如以上所言，神经与血之变动为脉歇止唯一原因。而使神经与血变动者，厥惟努力忧郁惊怖。是见歇止之脉，即可测知其人或用力过当，或忧郁，或惊怖，三者必居其一。然自今日实验言之，更有例外。其有于三者全无关系，而脉歇止特甚者，则药力为之也。

体工之反射动作，除热病之体温集表外，惟血之反射较他种为易见。被灼则肤红，被摘则肌肿，举重则腰痛而带脊之间聚血，皆是其例。血之所以聚，及血奔集之影响，复三个公例如下。

（一）全体重心何在，血则聚于重心所在之处。例如一处被灼或被摘，则纤维神经报告于大脑而感痛苦，此时心神意念皆集中于此痛苦之一部分，血则疾速奔赴其处，以为救护。又如举重所以伤腰者，因全体之力出于腰脊，举重则重心在腰鼓也。

（二）在无病之健体，无论何部分，有血则健全，无血则衰弱。故《内经》曰：掌得血而能握，足得血而能布。健全之甚，致长筋肉，则因血常聚其处故也；衰弱之甚，至于麻痹，则因其处无血，纤维神经失养故也。

（三）凡体工之反射，其来以渐则强，其感太暴则病。盖感之太暴，一部分起反射，他部分不为适当之应付，则全体失其平均。失其平均，斯感痛苦而病矣。八段锦、十二段锦等书，深明此理，创为各种姿势，使每一姿势各得一重心，使遍身之血常常奔集于各重心，令全体平均发达，而无偏颇。复持之以恒，期之以渐，遂能使弱体变成健体。古法之针砭、艾灸亦深明此理。盖感之太暴，反射太速，因失其平均而为病。当及其未甚败坏之时，利用体工反射之本能，使不平均者重复归于平均，则病自愈。故针灸法，病在上者，取之于下；在下者，取之于上；从左引右，从右引左。而药物之攻下、发汗，陷者举之，逆者从之，从阴引阳，从阳引阴，亦同此理。

就以上第三个公例观之，则药物亦能使脉歇止。盖针灸、药物之治病，既是使不平均者重归平均，即亦不得过当。故《内经》言治法，其下辄缀以"适事为故"四字。适事为故者，犹言适可而止，不得过当之谓。凡用药而见脉歇止者，皆药力过当。纵不过当，亦失之太暴。因感之太暴而病，复因药力太暴，且是误药。前述吴福茨中丞之脉，纵非误药，亦是药力太暴。惟高年病剧，委有不得不下之势。吴病苟药轻，决不能退肿，纵不攻心而死，亦当变为水肿，其终竟不愈者，乃肿退后失于调理，非脉促即可以致死之道也。至前列四小姐之脉，为近顷最普通者。以吾经验所得，凡服西药，十九皆脉促。此实西药不如中药之一绝大证据。盖提炼之品，无论注射、内服，求其与病体相得最难。因药量毫厘之差，其力量出入甚大，虽甚高手，自难每病皆适事为故也。

至于第二个疑问，鄙意以为凡脉有歇止而心房感震荡者，为瓣膜病；心不感震荡者，为栓塞病。又凡属急性病而见脉促者，多半是心房瓣膜为病；慢性病而见脉结者，只有肺病及神经过敏症。急性者病浅，慢性者病深。又慢性肺病，亦有脉数而见歇止者，不过其脉多带微与弦，而少胃气。故若结脉之定义为迟而时一止，于事实上竟不适用。

至于第三个疑问，以我之陋，简直未见古人之说有是处，方法亦无可采者。大约因误药而脉促，是脏气骤乱，拨乱反正则愈，徐俟其定亦愈。所谓拨乱反正者，观其病证，当清者清之，当补者补之，当汗下者汗下之；所谓徐俟其定者，因别无急当汗、下、温、清之见证，只调其脾胃，维持其正气。若因神经变化而脉促者，自非变换其环境不可。环境不能变换，则须变化气质，变更意志，否则药多不效。世有多年痼疾医不能疗，诵经忏悔霍然而愈者，皆次此类也。至若肺病而脉有歇止，且兼一二败症者，乃死证也。从古人之说，促为阳，结为阴，治促以阳，治结以温，则去实际远矣。又《脉经》谓脉代是脏气绝，亦非通论。更谓几何至一代者，为一脏气绝；几何至为两脏气绝，尤属想当然之论，不可为训矣。

更有一事为中西医籍所未言，而其事则饶有研究之价值者。凡因忧郁而患脉促或涩者，固常常见促脉或涩脉，无论何时诊之，皆无变动。然有两事例外，凡心房瓣膜病初起时，当平旦初起床时诊之，脉无歇止，上午十一时以后，则歇止见矣。余初病时即如此，既是拒于永年人寿公司之西医，而公司中人又以营业关系不肯放弃权利，乃约期再诊，余遂以八钟前往，西医遂允担保，此可以证明西医于时间未尝注意。西国医学，于时间本非所注意，然而既讲实验，于此等处乃未尝探讨及之，未得为密。而尤可异者，即在《内经》。《内经》谓平旦候脉最真确，然若值余之病，岂轩岐亦将如永年之西医耶！又循环系有病者，平时脉歇止，若值感冒而患病热，则不见歇止，及热退而歇止复见，余曾留意此事至数十百次，无一为例外。是故他医诊热病见脉歇止而惧，余则断其将愈。此亦古书无征，西籍所未言者。前云血行之力与瓣膜启闭之力不相得，则脉有歇止。患热病者，筋脉兴奋，血行加速，而歇止反除，是可知慢性之歇止，纯属神经衰弱，西医谓神经过敏者是。神经衰弱当服兴奋刺激剂，然服刺激性药，往往本无歇止之脉而变为有歇止之脉，是神经过敏为神经衰弱，真确不误。谓神经衰弱者当服刺激性药，则误矣。此亦所当研究之一事也。

《脉学发微》卷四

武进恽铁樵　著
受业武进徐衡之　江阴章巨膺　参校

释浮沉迟数

自来谈脉学者，皆以浮、沉、迟、数为四纲。测其用意无他，以此四字容易了解耳。然自吾意言之，正复不尔。仅言浮、沉、迟、数，不言何故见浮、沉、迟、数，则浮有多样，沉有多样，迟、数亦复有多样，正复不易明了。浮、沉、迟、数既不明了，其他种种，更不易明了。复因脉有多种，以不明了之浮、沉、迟、数为纲，从而为之说曰：浮芤为何，浮洪为何，是不明了之上，更加不明了也。故《濒湖脉诀》云：浮如榆荚似毛轻。又云：泊泊而浮是洪脉。余则以为费解已甚，如榆荚似毛轻，其语颟顸无界限，泊泊而浮，则更不知所谓。形容词愈多，界限愈不明了。若能明何故见浮脉，则不必言浮之状何如，自不至误认。更能参其病证，详其理由，虽见例外之脉，亦且不至淆惑。故四纲之说当废，无疑义也。

热病而见浮脉，乃因体温集表之故，语详《伤寒讲义》第一、二、三期，兹不复赘。然有一事可以推理而得者，即热病见浮脉，可以浮与紧并见，决不与迟并见。何以故？热病之初步，有已发热、未发热之辨。当未发热之时，因感寒而恶寒，血脉有凝泣意，反射未起，其脉迟。然因体温未集表，脉必不浮。反射既起，则为壮热，筋脉兴奋。因兴奋之故，浮必不迟。其在延髓发炎者，因迷走神经受刺激而兴奋，其脉亦迟。然因神经总汇之区受病，不复能调节血行。因迷走神经兴奋，其他筋脉竟不兴奋。热度虽高，病不在表，其脉近乎迟，然而不浮。此外急性肺病及水肿病末期有见浮脉者，此种浮脉与热病之浮脉迥然不同。《内经》"澈澈如羹上肥"六字，形容最为入妙。羹上肥者，即浮在菜汤上面的油，所以说明他丝毫无力。此种脉已无胃气可言，只是在皮肤最外层跳动，轻轻按之即已无力。凡见此种脉者，不过三日必死。又惟肺病与脚气之变肿胀者有之，其理由可得而言之，仅如下：此种肿胀，皆系皮下聚水。病在皮，诚一身之最外层，故当浮。见此脉者，三数日即死，可见脏气全坏，故脉无胃气。其他或有若何深奥之理由，则非我辈今日所能知。其肿胀有脉沉候而任按者，攻之可以得生。又肺病、脚气何故成肿胀，其理由详《杂病讲义》。

　　沉脉见于伤寒者为多，他种病则偶然遇之，非诊病主要之点，故无特殊病理可记。其伤寒阳明腑证，与少阴证之脉沉，确是要点。阳明腑证为燥矢结于回肠。矢燥者，必谵语，可知与神经有关系。又燥矢已结，有下粪水不已者，谓之热结旁流，其脉皆沉。热结旁流之理，乃肠胃之反射作用，所以为救济者也。盖肠胃之职皆下降，今患停积不行，至于矢燥，初一步肠壁必竭力蠕动，迫粪下行。迫之不去，则纤维神经紧张，以为救济。又不应，水分之应入膀胱者，改道入大肠，以为救济，是为热结旁流。又不应，则神经紧张之甚，各脏器必起非常变化，直接为筋脉拘挛，而见循衣摸床、撮空理线诸凶恶症状；间接影响于大脑而昏不知人。此阳明腑证，自始至终，重心在躯体之里面，故沉脉应之。有沉之甚至于伏，两手之脉完全不见者，亦至危极险之大症也。少阴证脉沉，其症结亦在肠，其影响亦及脑，其理由已详本讲义卷二。其于阳明腑证之脉沉不同者，有虚实之辨也。然虚实之辨别，正自不易。苟不明真相，横说不妥，竖说不妥，初学既不了解，即老于医者，亦不能灼然无疑也。古人以阳明腑证，脉沉而任按；少阴证，脉沉而虚细，谓虚实寒热之辨准此。然阳明腑证有脉伏者，少阴证有脉硬者，泥定任按虚细为辨，鲜有不误事矣。然则奈何？曰：当明原理。古人阴阳之定义，实者为阳，虚者为阴。吾言病毒之中于人身，不能单独为厉，必有所凭藉，而后症情乃剧。病毒究何所凭藉？曰：正气而已。凡病至于痛苦不可堪者，乃本身之正气与本身为难而已（读者须知凡属病状，皆体工救护作用，故死体不病。例如咳嗽本体工自然的反射动作，所以救护气道者。谓咳嗽为病，名之云尔，为达意便利云尔。风寒入肺，咳以祛之，咳何尝是病？若风寒入肺，竟不能咳，乃真病矣。发热之为体温反射，亦正与咳嗽同）。三阳为实证，热壮病势剧，脉无论浮沉，皆有胃气。故阳明腑证而见沉脉，无有不任按者。少阴为虚证，少阴病之沉脉，无有或任按者。然阳明腑证而有脉伏，少阴证而有脉硬者何故？阳明腑之脉伏，与郁血不同。郁血脉本不伏，爪甲则紫；

阳明腑脉伏，爪甲不紫。又阳明腑之脉伏者，必耳不能闻，目无所见，全无知识，而见循衣摸床种种。用药攻之，得燥粪则止，而脉亦出。执果以溯因，是脉之伏，乃回肠间窒塞不通所致也。两手虽无脉，人迎乳下则有脉。吾曾见有两日无脉，而爪下血色不变者。如云心房势力不及四末，不当如此。是必回肠与寸口有特殊关系，脏气窒塞，四末之脉管亦窒，血则仍由别道通至微丝血管。此由病之形能推测如此，至其真相不能知矣。少阴病之脉硬，乃体工最剧烈之反应，不止神经反射之一端。观其神识昏蒙，神经之变化自属最为重要。然仅仅神经变化，则脉弦而已。吾意与腺体之内分泌或有关系，古人谓无阳和之气者近是。以上但言脉，论症则有余不足，更有显然不同之点。少阴踡卧、但欲寐，其状静；阳明则恶热引冷、躁烦，其状动。此指神识昏蒙之后，其他症状均无可辨识，惟动静两字，则无论如何变幻，皆可识也。所以古人于识脉之外，必注意兼证，而《内经》色脉并举，其色字实该种种症状而言。若但言脉之沉浮，恶足以知病乎？

迟、数两脉，自浅人观之，亦以为易懂，岂知其难更甚。在热病热壮而脉迟缓者，古人谓是阳证阴脉，今西人则谓是延髓受病，刺激迷走神经所致。近来时医不复能识此，即遇此等脉证，亦不甚措意，只本其普通应酬方子，以为敷衍。西医虽知之，而治法亦不健全，故病此者多死。吾于静安寺路史姓米店中一小孩，本西医之学说，用仲景大建中汤，竟于万分绝望之中，回生起死。然后知此种迟脉，于中西医学双方皆有极大关系。史姓小孩之病状，及何故用大建中汤，其理由详《医案》，兹不俱赘。

其非热病之迟脉，吾所见者有两种。其一为商务书馆同事谭廉逊之弟，患吐血，其脉一分钟仅二十至。此殆崔希范《四言举要》所谓一损二败，病不可治者。此其理由，当是心房衰弱之极，已邻于寂静者，其人三数日即逝。其二为周积萱先生之夫人，初诊其脉仅觉异常迟缓，嗣乃辨为心房瓣膜病。其脉之所以迟，非心房衰弱而迟，乃瓣膜闭锁不全，每两至之间，有一至不至，是三至之脉，仅见两至也，故觉其迟异常。叔和《脉经》谓三至一代者，即日死。若周太太之脉，可以证明其说之非是。

至于数脉，则更有当讨论者。一呼一吸之顷，脉几何至者为数：谓一分钟之久，脉几何至者为数，皆不足以知数脉。鄙意仍当以有胃无胃为主，有胃为阳，无胃为阴。阳为热，阴为寒。热当清，寒当温。今以吾言语，一般时下中医，则必以为谬妄。西医治病，无所谓寒热，故西药亦无寒热之分；中医药则最讲寒热。以成效言之，寒热自确有其事，安得云无？惟医以脉数为热，迟为寒，则背真理。此犹之认舌干为热，润为寒，知其一，未知其二也。其理稍赜，甚难说明，姑为解释如下。

何谓阴阳寒热？曰：实者为阳。虚者为阴：实者属热，虚者属寒。是故三阳皆热，三阴皆寒。问：阳病有寒者乎？曰：有之。在体工未起反射以御外感之前，阴证有热者乎？曰：有之，在脏气既乱，体温反射失败之后，神经代起救济之时。故《内经》曰阴胜则寒，谓外寒侵袭躯体，毛窍洒淅恶寒；曰阳胜则热，谓体温集表，驱逐外寒而发热；曰阳虚则寒，谓病之重心在里者，阴争于内，阳扰于外，汗出不止，体痛恶寒之寒；曰阴虚则热，谓神经起反射，以为救济，血行失其调节，体工互助之机能，悉数毁坏，躯体内蕴之热力，毕露于外之热。阳胜而热，其脉数；阴虚而热，其脉亦数。阳胜而热者，脉数有胃气；阴虚而热者，脉数无胃气。

阴胜则寒、阳胜则热；阳虚则寒，阴虚则热。前三项已见于《伤寒论》一、二、三期讲义及本书卷二，惟第四项尚未说明。兹更释之如下。人身之有热，其一从呼吸来，空气中含有酸素，即体温从来之大源。其二从食物来，食物中含有酸化成分，当亦发生体温之一大原因。其三曰摩擦，热则血行速，行速则愈热。假如不流动，则血中所含氧化成分无由发生热力，故知摩擦亦生热原因之一。其四为骨髓中所含磷质，古人以躯体中各种液体为水，以躯体中所含之热为火。凡急病初期发热与末期发热，有迥然不同之点。初期之热，肌肉不削，津液不竭；涕泪汗溲，以药行之则行。末期则反是，种种治初期病之方，施之末期，无一可以取效，非但不效，反足增病。例如口渴、唇干、舌燥，初期以凉药解之则解，末期非但不解，反增痞满。又如急病闭证无涕泪者，以卧龙丹搐鼻则作嚏得解；若妄施之热病末期，则增其气促而已。他如初期热病，汗之而汗，攻之而便，分利之而溲；施之末期，无一而可，强发汗则失血，强攻下则息高。凡初期可以愈病方法，误用于末期，无一非促其生命者。所以然之故，就病之形能推测，急性热病为时愈久，则液体全消耗，而热力不消耗；病至末期，液体消耗殆尽，热力反见增加。热力实际并不增加，就外状观之，唇焦齿枯，舌干且萎，凡此热状，正因为液体减少之故。故古人于此下一定义曰：阴阳互相承制。又如患痨瘵者，色欲过度辄骨蒸。骨蒸者，其热从骨中出，此即磷质发热。健体何不发热，则因精液不竭之故。以故古人谓为水不涵木，亦是阴阳不能承制之义，不过其语较明显矣。惟液体耗竭，热象愈炽，故名此种热曰阴虚而热。

阳胜而热与阴虚而热，其热同，病状则大同；脉数同，有胃无胃则不同。然虽不同，毕竟病是热，脉是数。今云有胃为阳，无胃为阴，阳当清，阴当温，是认阴虚而热者，当用温药。既云阴虚，自异于阳虚之当回阳。既云热，更从而温之，岂热因温而得解邪，是何理也？曰：此乃从治也。《内经》有从治之法，自古注家未能明其界说，若其所以然之故，则更模糊影响，无一人能详言者。

读者须知，第一步之阴胜则寒，即伏第二步之阳胜则热，正从第一步之阴胜则寒来。故曰：阴胜则阳复。其阳胜则阴复句非热病范围。盖胜则必复，乃体工之良能。其少阴病之阴争于内，阳扰于外，至于亡阳者，乃第三步。盖体温之集表者失败于外，斯病毒之人里者猖獗于内，是为阳虚则寒。而第四步之阴虚则热，亦正从第三步之阳虚则寒来。何以然？有第三步之寒，斯有第四步之热，乃经文重寒则热之理也。阴胜则寒，阳胜则热，为浅一层病；阴虚则热为深一层病。浅一层病反射救济以气化，深一层病反射救济以实质。风寒为天之气，体温为人之气。风寒侵袭，体温反射，皆气之变化也，故名曰气化。若体温既已失败，脉管壁之神经起反射以为救济，是实质矣。阳虚而寒之病，脉虽沉细，按之则硬，且脚踹神昏，并见郑声、撮空理线诸症，谓神经起反射，其理由甚真确。假如大汗淋漓之顷，虽不知治法，却能止其汗，则汗腺开者得闭，而反射之热以起，即入第四步之阴虚而热。此热虽躯体所固有，乃血中仅存之氧气，既与第二步之体温反射截然不同，且影响所及，起反射者无一非实质。其始神经紧张以为救济，不足；则肌纤维兴奋以为救济，又不足；各腺体起兴奋以为救济，因是血中仅存之氧气悉数呈露，故阴虚而热者，其唇舌绛如猪肝。因肌纤维兴奋以为救济，故舌生毛刺干绛；因腺体起兴奋以为救济，故遍身肌肤甲错，暵热无汗，喉头肿痛，津液全涸，面部、鼻旁毛囊如刺猬，甚且男子则肾囊缩入，女子则两乳缩入，则其病在必死之数矣。曰神经，曰肌纤维，曰腺体，皆实质也。《内经》指实质起反射，为入脏。入脏而不甚者可救，入脏而甚者不可救。故曰：病入于脏者，半死半生也。夫曰半死半生，初非约略之辞，盖同是人脏之病，仍有深浅难易。若以战事为喻，浅一层为病，比诸阵地交绥；深一层为病，比诸攻城肉搏。至于腺体起反应，则有析骸而炊，易子而食光景，是即喘息仅属之时。故《内经》又有病温虚者死，索泽、息贲者死，阴阳交者死诸条；《伤寒论》有"下之，息高者死，及强责少阴汗必动血，若从口鼻出，为下厥上竭，为难治"之文。若尽量菟辑，为之列表，则固厘然可以指数，不致模糊影响也。

既知阴虚而热之热，是实质起反射，专为救济阳虚之寒。是一寒一热，实居对抗地位。今见为热，治以寒药，直接是增病敌之势力，间接减少本身之抵抗力。故阴虚而热者，以凉药治之，愈凉则愈热（旧说以此为阴火，故寒之则愈增热，其词意不明了，必如吾说，然后尽人可喻也）。若用热药治之，则适得其反，直接为减杀病毒之势力，间接为安缓本体之抗暴。故《经》文又曰：若顺逆也，逆正顺也。审是，虽脉数，安得不治之以热哉！此所谓治以热者，不是辛温。凡用辛温而愈者，须未离第三步阳虚境界者方可，说详下文。病至于入脏，虽深明从治之理，亦只得半之数，难在衡量毫厘分际之间，其不愈，乃衡量未确之故，非医理背谬之咎。吾侪以读书明理自期，此种大关键可不讲乎？

以上所言，实是《新生理》范围，为读者便利起见，遂不复分析。今吾当继续言脉，阳胜则热，其脉必数，因热而数也（其有不数者为例外，乃兼有脑炎症之故）。其起落必宽，其搏动必圆滑（所谓胃气）。所以然之故，因体工未坏，为病尚浅，故脉象如此。阴虚而热，其脉，亦数，因热而数也。其有不数者，并非例外，乃病在第三步之阳虚而寒。若既入第四步之阴虚而热，则无有不数者。但与阳胜而热者不同，其起落必不宽，其脉管必不湛圆。起落不宽又不湛圆，至数则数，此种脉，可以已坏之时表为喻。时表之力在发条，而动机则在游丝，游丝下之轮俗名甩水轮，随游丝之收放而左右摆宕，命周环为三百六十度，甩水轮之左右摆宕，若得一百八十度而羡，如此则秒针之进行安详而有程序，反复颠倒，均不停止。若时表之坏者，游丝收放之弹力每不及彀，甩水轮之摆宕仅及九十度，秒针虽亦进行，其跳动则较促，计时既不准确，略一摆动，便停止矣。阴虚而热之数脉，以拟九十度宕力之甩水轮，可谓神似。此种数脉，岂《脉经》《脉诀》之言能道其近似者。故尽人以为浮、沉、迟、数之脉易知，余则以为最不易知。若浮、沉、迟、数而能彻底明了，脉学亦竟无余蕴也。

第四步阴虚而热，有脉硬舌枯如荔枝壳，肌肤润而自利者，真寒假热也。当用大剂温药，阳回则阴随之，是即所谓从治。虽舌色干枯，得辛温反润，其有肌肤暵燥，或自汗、盗汗，舌干绛如镜面者，不可温，亦不可寒。寒则躁愈甚，温则阴不能附而动血。东垣所谓甘温能除大热者，即是此种。在温病用甘凉可愈十之六七，伤寒则多死，所谓病温，虚甚死也，理由详《温病讲义》。

《脉学发微》卷五

武进恽铁樵　著

受业武进徐衡之　江阴章巨膺　参校

王注《内经》第七篇阴阳别论言真脏脉，有诠释之必要。"所谓阴者，真脏也。见则为败，败则必死。"王氏注云："肝脉至，中外急如循刀刃，责责如按琴瑟弦。心脉至，坚而搏，如循薏苡子，累累然。肺脉至，大而虚，如毛羽中人肤。肾脉至，搏而绝，如以指弹石辟辟然。脾脉至，弱而乍数乍疏。夫如是脉见者，皆为脏败神去，故必死也。"王氏所注，即是《内经》本文，所谓以经解经，自来推为名著，无敢反驳并无敢怀疑者。然五脏真脏之脉，何以如此现象，何以见则必死？王氏既未言，自古名家亦多存而不论。至于今日医者大都视为不可晓，此节经文遂等于无有。余向来主张医者当先知死，然后可以知生。假使真脏脉不了了，即对于病人之死生不能了了。既不能知其生死，则用药论治都妄。心思才力且无所用，遑论其他。兹为释之如下：

肝脉至，中外急如循刀刃，责责然如按琴瑟弦。肝脉本弦，云如循刀刃，不过言其弦之甚。往往有病人脉弦如刀刃，而其人行动如常，岂但不即死，且神明不乱，二便、眠、食自可。若据《内经》断其必死，可谓去题万里，岂非笑话。然经文固自不妄，后人未之思耳。

第一步当知者，肝脉何以弦？弦为脉管壁神经紧张，《内经》所谓肝病，实该脑病言之。经文大部分以怒属之肝，故云肝为将军之官，然实包括忧郁、愁恨、神经过敏、七情方面事，其病与脑息息相通，故属神经性。

第二步当知者，暂时怒、暂时忧郁，脉不必弦。长久处于忧郁之中，脉则必弦。何以久乃弦？虚故也。虚何以弦？所谓虚，指血虚。血不足，神经紧张，所谓见有余之假象也。

第三步当知者，初步脉弦，其人必上盛下虚，其脉虽弦，不必如循刀刃。不如循刀刃，即非真脏脉。此固是微甚之辨，欲知其所以然之故，先须问何故上盛下虚？此见于拙著各篇章者，为热则上行。问：何故热则上行？其答语为"火曰炎上"。何自有火？其答语为"化热"，此即古人所谓木能生火。肝为甲木，胆为乙木。胆之经气为少阳，少阳从火化，其病状为头偏痛、口苦、舌绛、唇燥而渴、面色赤，皆热象。所谓火也，若就事实言之，忧郁盛怒，则生理起非常变化，其重心则在神经。神经细胞，因非常变化剧烈运动，则感觉过敏，心房搏动不能循常轨，遍身血行不平衡，积久渐成病态，其血渐少。一方血少不能充分供给神经之营养，同时神经不能按部就班调节血行；其他一方因虚弱之故，血中酸素起代偿作用而燃烧，此所以火化也。

第四步当知上盛下虚之意义是代偿作用，其见证头痛、躁烦易怒、艰于成寐，是即通常所谓阴虚。阴虚者，虚而已。毕竟尚有物为之代偿，此后一步。女子不月，男子阳痿，无论男女皆兼胃病，则体内储藏已竭，无物为之代偿。故肾脏有显然之病症，胃病是因肾而病，肾腺枯竭，其形如劳。就病症言之，只见肾病。若就脉言，则弦甚如循刀刃，此所谓肝脏之真脏脉也。

综以上四步观之，肝病必见弦脉，而肝病弦不至于如循刀刃，如循刀刃是肝之真脏脉。见此真脏脉，其病症不是肝，而为肾腺枯竭之劳怯症。此即《内经》所谓能合色脉。

心脉至，坚而搏，如循薏苡子，累累然。此其理由为脉管中有血锭。按：静脉节节有瓣膜，动脉无之。在理，有瓣膜而又充血，然后循之累累然；若无瓣膜，照例不是如薏苡子。故如经文所言之心脏真脏脉，竟未见过。寻常所见心房瓣膜病之脉，即前卷所说之促、结、代，其病不遽死，必转属水肿而后死。则促、结、代非《内经》所谓真脏脉也。又心脏病有滑动之脉，与躁疾之脉，皆属危笃之候。然治之得法，有愈者，亦有非《内经》所谓真脏脉，故此条当阙疑。

肺脉至，大而虚，如以毛羽中人肤。按：凡脉皆根于心，今以五脏分之，仅就脉搏言之不能分，能分者是症。故经文该色脉言是无可疑者，所谓肺脉见症，必见肺病，喘肿是也。如以毛羽中人肤，极言其轻，即瀿瀿如羹上肥之前一步事，此种脉于水肿见之。水肿之为病，是皮下聚水，其最初一步眼下肿，皮肤颜色晦滞而气喘，恒见颈脉跳动。其脉有两种，一种硬石且大，异乎寻常，即经所谓肾脉，所谓搏而绝，如以指弹石辟辟然。更一种则浮而无力。在理颈脉跳动则血聚于颈。身半以上必充血，则脉当有力，不当如羹上肥。其所以浮而无力者，因肺组织坏变，肺叶胀大，肺气不下行，水分亦不下行。故肿喘色晦，皮下聚水，颈脉跳动是代偿作用。肺组织既坏，代偿不胜效力，故虽见颈脉跳动，而脉则完全无力。凡如是者，不但眼下肿，其脚亦必肿也。因是肺组织坏，故云是肺脉。凡见如此色脉者，其人必死。有一两日即死者；有先脚肿，旋手肿，遍身皆肿，后来脚肿反退，然后死者。所谓四维相代，阳气乃竭是也。其时期大约半个月乃至一个月，视其人秉赋、营养、年龄与所值节候为断，总之必死而已。以余所见，从眼下肿起，无有延年至四十五日以上者。《内经》谓见某种脉几日死，不可泥也。肾脉搏而绝，如以指弹石辟辟然。此种脉洪大异常，其人爪下必郁血，所以然之故，因血行不能及于微丝血管，心房势力蹙，起非常之代偿作用。故见此脉，仍能强步者，不过面色必晦滞，呼吸必喘促，神气必不安详，殆无有不死者，死期同肺脉条。病症多属肿，亦与肺脉条同。水肿之病多半是他病转属。肺组织坏者，眼下先肿，则见肺脉。肾脏坏者，颜额先黑，其病多先脚肿。古人谓之肾水凌心，其病之初一步为脚气，如此者则见肾脉。

脾脉至，弱而乍疏乍数。按：弱而乍疏乍数，即所谓涩脉。寻常疾病见此者甚多，若误认为死脉，则贻笑于大方之家。《经》文定为真脏者，乃指病人临危之顷，其脾胃已坏，新陈代谢之令不行，而见此种脉象者。凡病至危笃之候，舌色坏变，或腹部肿大不能食者，皆属脾胃证，故云是脾脉。

如我解释，处处本之实验，读者一见可以了然。凡视《经》文有神秘性质，深求之，而为种种曲说者，皆非是。本条所说，当参看将来医案。凡细微曲折之处，现在未能详言者，医案中无不毕具。余所著书皆根据事实，为言不多，亦不在多，亦不在说得好听，读者知之。

自今日经验言之，心脉实不止一种，其事甚有价值。著之于篇，以告后来，于诊断上委属空前之进步。八九年前，余诊一忻姓妇，其人为中年，其病为痢疾，其病程为痢而见鲜血，其脉缓滑有序，细循之，有动意。其病历则甚劣，服过槟榔、大黄多许。余思此为肠部受伤，其鲜血不胶黏，不是从肠壁膜下，乃肠中血管破裂，故不是红痢，是穿孔性痢，当死。然脉实有胃气，不必死，疑不能决。余诊此病仅一次，后月余，其家人来诊他病，询之，则彼患痢疾之妇人，自余诊后两日即死。当时颇以为怪，以为有胃气之脉，不当两日死也。其后年余，诊一十三四龄童子，其病为温病，其病历亦劣。温病不可汗，此童子则服汗药多许，病四十日以上，面色晦败而肿，见白痦。其脉缓滑有序，细循之，细而软。余思病程、面色、见症均不当见有胃气之脉，病孩不喘，不咳，惟胸脘异常不适。余以生脉散予之，连服十三日，脉遽安详，面肿亦退。执果溯因，乃知此脉为心房肿大之候，此儿月余后竟庆更生。嗣后屡次值此脉，指端触觉辨之弥审，不复与有胃气之脉相混，更合之病症、面色，乃丝毫无疑义。惟既见此脉之后，其内脏已坏，其病乃绝不易治。盖心房之肿，其一因受伤，其二无物可为代偿，因而肿大，肿实脏气竭也。

数月前在肺病疗养院中，诊一男子，西医断为肺病。凡肺病，气当喘，面色当坏，乃病人全不了尔。面有血色，气并不粗，惟脉则躁疾无伦。余谓此非肺病，其胸脘必异常不适，乃心房病也。询之果然。病家问公能治则当出院，余竟允之。寻思，脉躁疾，胸脘不适，面赤，当是心肌发炎。予以天王补心丹加牛黄安宫丸，治之十余日竟愈。此为今年二月间事，现在其人已健硕，假使作肺病治必死。心肺关系最密，心之地位即处肺叶之内，心房脉络与肺叶中动静脉相距甚近。或者西医察之不详，故误认为肺病与？又《温病条辨》认温病末传，神昏、谵语者，为热人心包。心包即心囊，此物并不能使人神昏、谵语，其诊断之误，无可辩饰。此时用牛黄安宫丸，病则必死。因牛黄之为物，专能清血，热病得此，立刻内陷，其病邪不能复出故也。凡此皆不可不知。

奇经八脉

中国脉学与生理合，与解剖不合，故当心知其意，不可泥于迹象。奇经八脉，医者类都以为难治。若从形能上着想，求其神理不求其迹象，则心与神会，古说皆可通。若从阳路、阴路横行、直行，从解剖上求其起讫，则杳不可得。盖本无其物，自难晓也。

时珍云："阴脉营于五脏，阳脉营于六腑，阴阳相贯，如环无端，莫知其纪，重而复始。其流溢之气，入于奇经，转相灌溉，内温藏府，外濡腠理。奇经凡八脉，不拘制于十二正经，无表里配合，故谓之奇。盖正经犹夫灌渠，奇经犹夫湖泽。正经之脉隆盛则溢于奇经。"所谓八脉，曰冲，曰任，曰督，曰带，曰阳跷，曰阴跷，曰阳维，曰阴维。二维属手，二跷属足，冲任在前，督脉在后，带脉围于腰际如束带，其大略也。铁樵按：就古人所说者，泥于迹象以求之，可谓绝无其事。脊椎中有脊髓膜，其两旁有神经节，以脊髓为督脉，则与古书不合，与生理亦不合；以神经节为督脉，与生理较合，然不止一条，且古人不知其物。又非冲气上逆，乃有气自小腹上行直冲胸膈。此种是病形，不是经脉。又肝郁深者，腹部有大筋肉隆起，直上直下阔两寸许，肝病发作则显然可见，若以此当任脉亦不妥当。因此隆起者，乃腹部筋肉，古人所谓伏梁者近之，非脉络也。又有中湿为病，腰间如带五千钱，此仲景所说，注家均谓是带脉病，然实际是腰肌作痛，其原因是中湿，组织无弹力所致，痛处是腰肌神经不是脉络，指此为带脉亦不可通。此外则并无所谓冲、任、督、带，是诚千古之大谜。

张洁古曰：督者，都也，为阳脉之都纲；任者，妊也，为阴脉之妊养。按：督为衣后缝，任为衣前缝，督、任与带皆以地位名，谓督为都甚不确。照现在生理说，脊髓放纤维神经凡十二对以通各组织，则都纲之说颇近似。古人谓任脉起于胞中，以"妊"训"任"。《素问》《灵枢》皆言其地位在小腹，则为子宫无疑，是妊训任亦通。冲则以病状言，凡肝郁月闭则有气从小腹上冲，此即冲脉命名之所由来，其余说法虽多，都不可晓。《灵枢》《难经》《脉经》《伤寒论》《金匮》都言经病属督脉。痉即脊髓膜炎，是督脉当以脊髓膜当之。然总有几分模糊影响，则因就形能立说，言病状不言解剖，当然不能入细。其次则因古人于命名不甚讲究，故诸书多歧，益令人不可捉摸，度濒湖亦不甚了解，故广引诸书以供参考。鄙意以为从形能致力，为道捷而确，可以得无穷进步。盖中医基础在形能，故不当专事穿凿，否则无有不堕入魔道者。

洁古以跷捷训跷，濒湖谓阳维之脉与手足三阳之脉相维，维跷之意义不过如此。二维指手，二跷指足。手足与内脏常显特殊之形能。吾曾值胃部窒者手脚肿，多服附子者手脚肿，胃热甚者手脚肿；头部伤者脚抽搐；手脚伤者发寒热；慢性神经病以踵着地跳而行，急性神经病手脚皆反掀。此皆二维、二跷之可供研究者。《脉经》谓二跷之脉见于寸口左右弹者是，又《灵枢》《脉经》多以癫痫症属之二维、二跷。余平生诊神经病最多，从未见癫痫之病其脉左右弹，有时亦见寸口又两歧之脉，然其人又不病癫痫。是则尽信书不如无书也。

《脉学发微》终

神经系病理治要

神经系病理治要第一期

恽铁樵 著

自 叙

书云，若药不瞑眩，厥疾弗瘳。《语》云：子之所慎斋、战、疾。由前之说，治病决不可敷衍；由后之说，用药却不许鲁莽。然而庸手为之，不鲁莽即敷衍，倘无真知灼见决不能免二者之识，知病之温凉寒暑，虚实表里固已，又必明其所以然之故。明温凉寒暑之所以然，则能辨真假；明表里虚实之所以然，则能知深浅，真假深浅，灼然知之而不惑，然后能知生死。论可治与不可治，其不可治者，可以预知其时日；其可治者，斟酌于正治从治，轻剂重剂，主药副药，急进缓进，从容应付，不爽累黍，彷佛尺度在心，权衡在手，是则医工之良也，不能知此，仅云某药为某病特效药，则粗之甚矣。尝谓医病如治疱，醯、酱、豉、盐、糖、酒、葱、蒜，常人治肴恃此良疱所用者亦只此，而为味则迥然不同，所以然之故，在火候与分量，无他谬巧也。近人多喜用伤寒方，而不明病理与病候，动辄以仲景之徒自命，脉案则必引用《伤寒论》成文，用药则桂枝之量以一钱半为率，附子倍之，石膏又倍之，此真平原君好客，徒豪举耳，幸而病愈，则自以为功，决不云幸中也，不愈则多为曲说以自解，苟有可以委过者，则委过于人，不肯一返省也，此种都是医者通病。不佞早岁亦喜用附子重剂，亦喜引用《伤寒》《内经》以自豪，特不屑文过，不敢自欺，曾屡经颠踬，屡经返省，深思穷想，资以经验，然后稍稍有得。夫学医费人，自古已然，医者治病，譬刑官折狱，终岁治狱千百起，不能无一二失人失出，医则尤甚，此当处处临深履薄，知所戒惧，固无所用其讳饰，抑学问无止境。遂伯玉行年五十而知四十九岁之非，则今兹所认为是者，安知其是否真是，不过丁现时代中医现状，无论主张新旧，愚虽不敏，窃比当仁矣，以故千虑一得，不敢自秘，读者苟能虚心听受，庶岁于昔贤著书救世之志，得收功于补苴罅漏矣乎。

民国十九年十二月八日铁樵自识

惊风详说

　　小儿因食积、风寒、惊恐而发热，往往容易成惊，其成惊之理由，因小孩饱食不病，但略受风寒亦不病，必既饱食，又受风寒，加以惊恐，则无有不病者。惟其病因决不单纯，所以病则胃气上逆，热壮胃热，肝胆亦热，热则上行，血聚于头部，脑当其冲则惊；食积不得消化，不知节食，旧者未化，新者复加，肠部窒塞，胃部扩大，肠胃都有神经与头脑息息相通，肠胃病此神经亦病，影响及于头脑，则亦惊。凡惊风以此两种为最多，故治惊风之法，大半当清热与消导。（此专指急惊，其慢惊另一种病理。）

　　惊风之为病，最初有朕兆，俗医都讲究看指纹，那是靠不住的胡说的。何以言之？指纹是皮肤下浅在静脉，因发热脉管兴奋充血，则此纹显静脉之在食指内侧者，有小有大，大者因管中含血较多，色隐青紫；小者含血少，色映淡红，俗医不推究其理，妄将指之三节，定风关、气关、命关等名目，又定紫、红、青、黑、白五色，又定分歧、不分歧，纹向里弯、向外弯等，每一种指纹，妄定一种病名与之相合，委是痴人说梦。又业推惊者，亦有种种名目，如摇头惊、肺喘惊、攀弓惊之类，亦是痴人说梦。余因此事耿耿于心者十余年，从科学方面、经验方面推考，然后得其梗概，指纹之说，全非事实，亟宜改革。惊风之最初朕兆，在唇舌与手指及眼睛与人王部，兹分别说明之。

　　发热而唇红且干，常有之事也，若见唇红且干，舌色亦干绛，是内热甚盛之证，若其唇常动，舌尖常舐出唇吻，便须注意，因此是惊风朕兆之一。

　　两手或开或握，均无甚关系，惟无论或开或握，总以松软温润为宜，若指尖冷，是热向里攻，其心下必温温欲吐，人王部之青色，辄与之并见；若肌瘠肤燥暵热，是热病末传阴虚而热之候；若手握有力，食指与拇指相附著，却非佳朕；若复握拳，拇指出于中指食指之间，尤非佳朕；手指瞤动，当然更劣，但至手指瞤动已尽人知为惊风；若上举仁者，乃惊风之朕兆也。

面部之中央鼻孔之两旁，其地位名人王部，可以候病儿胸脘中感觉。若病儿胸中不适，温温欲吐，则人王部隐青色，所以隐青色，不外乎血管收小，其处血少，则较之他处为青。血在脉管中行，全赖神经为之调节，今胃中不适，此处独青，是此处与胃神经有直接关系也，此亦惊风朕兆之一。

眸子之黑色部分为虹彩，白色部分为眼白，其外层为巩膜，凡小孩发热，眼白发红，有红筋现于巩膜之下，便不妥当，因血菀于上故也。此亦惊风朕兆，乃将作惊风之候，此时失治，其惊可立见，继此以往，既手指睏动，寐中惊跳，更进一步，四肢抽搐，目则上视，热已入脑，惊风已成矣，然此时惊风虽成，犹其浅者，更进一步，其病乃深。

凡病之涉及神经者，皆阵发性，即时而病状甚急，时而较缓。凡见阵发性者，可谓病候更深一步，惊风在惊发之后，往往神气如常，惟眸子总有异征，不是目光无神，即是瞳孔互异。所谓目光无神者，并非眊而不明，乃运掉不甚灵活之谓；所谓瞳孔互异者，亦非眼孔有大小之谓，乃两黑珠之位置不作一直线，两眼恒微歧，及惊风发作，则手脚牵掣，目上视，面部肌肉痉挛，种种恶候一时并见，发作既罢，仍复如常，此病之剧者，可一昼夜十余次乃至二十余次发，不知治法则死，误治当然亦死。然有似是而非之治法，当时似乎得不遽死，变为脑脊髓膜炎或慢脾，延至数月乃死者，病家受祸更酷于速死，此种医术，造孽更甚于孟浪杀人，则用药不当为之也。以我所知，有最恶劣两种药，其一为回春丹，其二为羚羊角。羚羊之为物，当惊风发作时，服二三分许，其惊可以立刻不作，惟病儿却从此迷睡无神，不能啼，并不能惊，一二日后，有颈项反折，变为脑脊髓膜炎症者，亦有变为脑水肿症者。推究所以然之故，急惊之为病，由于热与积与惊怖，清热导积，弛缓神经则愈，清热必须热有出路，宜疏解清透，即使有积，亦不可峻剂攻下，须防其陷，当以消导药与透发药并用，故麻黄葛根不妨用，而大黄芒消不可轻易尝试。羚羊之为物，专能泻汗，泻汗是诛伐无罪，且惊搐所以频发，正因正气不虚，生活力能起救济之故，今用羚羊泻肝，是本不虚者使之虚也，若复与大黄芒消同用，或与回春丹、牛黄丸同用，是专与生理为难，病无不陷者，以故犀角可用，羚羊不可用。回春丹所以不可用，因蛇含石与犀黄，诸牛黄丸不可用，因犀黄，由经验言之，犀黄专能血毒，而清血毒之药，专不利于出痧子。惊风之为病，因风寒而病卫气，因卫气病而停食积，复因风寒食积而病神经，神经既病，不能调节血行，新陈代谢失职，血中即多沉淀。此即自身中毒，其惟一救济之法，即是发斑出疹，使血中蕴毒从皮肤宣泄。大份病初起时失治，郁之既久，与夫痧疹流行之顷，什九必发斑出疹，而发斑出疹之为病，以面红者为顺，面白为逆，此病机也，盖面红则有外达之倾向，面白则有下陷之倾向，故面红者多剧咳，而白者多咳不爽而泄泻，若用葛根、麻黄、犀角、薄荷、川芎诸药，则本来面白者能红，若用消黄、羚羊、犀黄，则本来面红者亦白，白即大逆，变症百出。通常必见点而后知为痧疹，又于病儿发热惊跳手指瞤动之时，大胆用羚羊、回春丹、牛黄丸，皆庸之庸者，前者坐不知病机，后者不明病理，不知利害。《易系辞》云：知机，其神医者能知病机。虽不必神，能寡过是真确的。今之医者，其心目中认为最要者是效方，而轻视病理，病理不明，不能知其所以然之故，则于危险未来之时，不能知机，于危险既来之顷，不能知变，一见惊风，羚羊角、回春丹摇笔即来，是亦势使然也，于是至死不明其故，覆辙相循而不知悔，不亦大可哀乎，今余试与读者详言病理。

照西国学说，神经系之解剖，极为繁复，神经系之病症及其变化，尤不可究诘，不佞仅能知其大略，因我治此病之经验甚多，就形能悟出许多解释，较我读西国医籍所得者为多，颇堪为后来者识途之导也。习见病症关涉于神经者，仅能明白神经系统之大略，已可了解，例如小孩之惊风，所以必由于食积者，因肠胃皆有神经丛之故。生理学家以躯体之各官能由意志命令而运动者，谓之动物官能，其不由意志命令而运动者，谓之植物官能，肠胃之运动，皆不由意志命令者是植物官能，此两处工作其重要意义是消化与吸收。胃主消化，小肠主吸收，胃之下口以下，小肠之上口以上，有一节名十二指肠，最居重要地位，消化与吸收两个作用均有之，而十二指肠之构造甚屈曲，凡天然设置之物，皆有意味，不似人工造作，有时为绝对无意识者。故吾人苟能潜心考察，辄能于平淡之中，悟出甚效之方法，此所谓活医学也。十二指肠何故屈曲，考之胎生学，消化器本是一个管子，此管子若是不长，则食物经过其中之道路不远，在势不得充分消化，不得充分消化，即不得充分吸收，故此管之长，过于人身数倍，既过于人身数倍，而又装置于躯体之中，在势不得不屈曲，故大肠曲，小肠、十二指肠亦曲。然有不曲者，上部胃上口至于喉间，食道是也，下部大肠尽处至于肛门，直肠是也。食道欲其入，直肠欲其出，皆无消化吸收作用，无取乎曲，故亦竟不曲。胃为消化之主要部分，故胃之装置，不但屈曲，且扩大地位，而上下口均有括约筋司启闭，所以必如此造作者，为能多容食物，为消化作用之集中点也。十二指肠与小肠之屈曲，使已消化之食物纡缓而下，所以为吸收作用之集中点也。何以胎生期只是一个管子，后来却生出如许关目，则因人类有甚悠久之历史，此种变化，乃由物竞天择而来，其不适于生存者，已淘汰净尽，故其设施皆有甚多之意味，耐人探讨也。十二指肠更有第二次消化之作用，此第二次消化，是继胃部第一次消化而加以更精密之工作者，故其地位甚重要。消化工作有两个方法，一个方法是蠕动，胃能蠕动，肠亦能蠕动，胃之蠕动，其命意在使食物之入胃者频频翻动，得均匀受胃壁分泌之消化液；肠蠕动之意义，在使食物之已经被吸收而变为渣滓时，得渐渐下行，达于直肠。消化第二个方法是分泌，胃壁有分泌，其重要者是胃酸，十二指肠壁亦有分泌，其重要者是胆汁，大份得酸质则食物腐，得胆汁则起化学变化，故胃可称为磨荟消化，十二指肠可称为化学消化。以胃与小肠比较观之，胃主消化，小肠主吸收，胃未尝不吸收，特重要在消化，小肠亦未尝不消化，特重要在吸收，而十二指肠则介乎二者之间，此三处乃消化系最重要部分，其蠕动，其分泌，其吸收，乃其分职之工作，此种工作，全不受意志命令，所谓植物性官能也，其所赖以操纵调节者，全赖有神经，此种神经，皆属交感神经。

读者欲知何者为交感神经乎，是须先明全体神经之纲要，此种学问，在解剖学中为最繁复，最入细而难知者，吾所能言者，为大略之大略，假使中医可以无须乎此，则亦何必费此脑力。然事实上殊不尔，岂但改革中医必须研究此事，内景不明，终竟不能胸中了了，言下无疑，且中医而能略明神经系，其治病之效力，必远过西医。盖凡百学问，由两个系统化合而成者，必发生新效力，医学自不能为例外，吾盖证之实验而后为此语，非想当然之谈，亦非敢漫为大言欺人也，兹且告读者以神经系之大略。

神经者，头与全躯体各官能、各脏器、各组织互相联络之纤维也，大别之有三种，曰脑神经，曰脊髓神经，曰自主神经。

脑神经有十二对，凡主运动者，曰传出神经；发生于脑内之细胞群，名起核；凡主感觉者，为传入神经；发生于感觉器内之细胞而终于脑内之细胞群，名终核。十二对之名目如下：嗅神经、视神经、动眼神经、滑车神经、三叉神经、外展神经、面神经、听神经、舌咽神经、迷走神经、副神经、舌下神经，凡声色香味诸感觉，动目瞬睫咀嚼诸运动，皆此种神经专司其事，就中惟迷走神经从颈静脉孔出下锁骨至胸腹布于各神经丛中。

脊髓神经凡三十一对：颈八、胸十二、腰五、骶五、尾一。此种神经，在上者人上肢、颈项、缺盆、胸膜、肋膜、背脊，在下者入下肢、腰腹诸肌，其主要司肌肉、手足诸伸缩运动，其分枝则与交感及副交感神经合组诸神经丛。脑神经及脊髓神经，可谓大部分皆管辖动物性官能者。

自主神经亦从脑部及脊髓部发生，而与前两项不同者，其所主管皆小随意动作诸藏器，所谓植物性官能也，且其纤维自成系统，故当是脑神经、脊髓神经之外另一种神经。自主神经复分两种，曰交感神经、曰副交感神经。

凡神经之在脑部者为中枢神经，其纤维之达于各藏器者为周围神经，在脑部之菱形沟内有多数小体为各神经所发生者谓之神经核。在躯体诸神经丛内各藏器之内壁，亦有分布之小体，或为神经纤维之终点，或为所经过，谓之神经节。自主神经中枢部居脑脊髓内，为中后脑及脊髓之神经细胞群所构成之神经核所发生，其纤维之入体中者，不直接达于各藏器，必先终于神经节，由神经节另发纤维，达于所欲之之处。每一神经节发出之纤维与其邻近藏器中之纤维合组如网状而成一神经丛，此一丛，即有其专责之职司。甲丛与乙丛有相通之纤维，是名交通枝，凡甲丛之感觉运动联带而及乙丛者，皆赖交通枝传递，然其分职之界限绝严整，各丛之权限极清楚，不病时各司其职，不相蒙混，病则病能亦仅及其本丛之领域，以故在生理学上有神经单位之称。

交感神经占自主神经之大部分，其神经节为最多，分之为中枢节、侧节、终节三种。中枢节为多数神经节连接而成，在脊柱之两旁左右各一行，谓之交感干，此干从颅底至骶尾，几与脊椎等长。分颈胸腰骶四部。

侧节分胸、腹、盆三部，胸部之节，左右各成一行，每行系十二个小体排列而成，亦联以细小之干，位于肋骨头之前及胸膜之后；腹部有四小节，在脊柱之前腰大肌之内侧缘，盆部有四或五小节，位于骶骨之前。

终节位于各藏器之内壁，所谓各藏器心、肺、肝、脾、胰子、大小肠、血管、淋巴管等皆是也。交感神经从脑至交感干为节前神经，从交感干至各藏器为节后神经，节前神经有髓质之鞘护之，节后神经则仅仅白色纤维，于此有可理想推测者，神经由脑髓发生，即藉脑髓为养。由脑与脊至于各藏器，为途甚远，若中间无媒介机关，势必失其传递之效力，此殆有节之命意。若仅仅有媒介机关，无物为之养，则其效用必不健全，譬之人事千里馈粮，则士有饥色，此殆有髓鞘之命意。准此以谈，必脑髓充实然后神经健全，而就形能观之，凡忧郁多内者，其意志必薄弱，神经辄过敏，忧郁则肝虚血少，多内则肾亏精竭，血虚精竭，首当其冲者，即为头脑，是《内经》之言，处处可以徵信。而患瘵之人，性欲反炽盛，不可抑制，是肾腺之作用，并不因多内而消失，然则近顷西国医学家，专以割换腺体为延长寿命之妙法，其尚非探本之论欤（《内经》谓肾者作强之官，技巧出焉。意谓精满则脑健，作强字含有志气发扬意，患瘵则意志薄弱，精空则坐立不安，或为卑慑，无复有坚强之意志，是可以反证经言不误。而劳瘵垂死，必有一时期性欲反炽盛，脑力坚强志愿伟大之人物，恒不屑意于儿女之私，世有广蓄姬妾以好色自豪者，类多鄙夫，无高深学术之辈，为此反复推勘，觉生理神秘，绝非割换肾腺可以解决人生问题者）。又交感神经纤维在躯体内，成无数神经丛，所管辖者，为心肺之弛张，肠胃之蠕动，血之运行，淋巴与腺体之分泌，然不能单独集事，必须与副神经及迷走神经合作。盖交感纤维有促进各藏器运行之功用，而迷走神经与副神经，则有制止运行过当之功用，互相颉颃，即互相扶助，惟其如此，则交感系统中，有收纳脑神经系统纤维之必要，其收纳场所，厥惟神经节，是殆有神经节之第二个意义。既明以上大略，然后小孩之惊风有可得而言者，根据症象，推断病理，用药胥有标准，更本诸经验心，知药效，纵变化层出，应付裕如矣。

神经系病理治要第二期

恽铁樵 著

于是当研求肠胃之交感神经，交感神经最大之丛，厥惟胸腹盆三部，凡三总丛，腹丛最大，腹腔有较大之二神经节，两节之间，有神经网，此网与节，即腹丛纤维所自出也，此两神经节，位于膈肌脚之前，与肾上腺邻近，在右者位于下腔静脉之后，两节之上份收纳内藏大神经，下份收纳内藏小神经，两节放出之纤维，即成腹丛，更由腹丛产生许多小丛，其数凡十，曰肝丛、曰膈丛、曰脾丛、曰胃上丛、曰肾上腺丛、曰肾丛、曰精索丛、曰肠系膜上丛、曰肠系膜下丛、曰腹主动脉丛。

上十丛，肝丛为最大，收纳左迷走神经及右膈神经，支纤维循肝动脉门静脉之小脉络而分布于肝藏，其一部份之纤维，循胃与十二指肠之动脉至胃大弯，即胃下丛，此丛原与脾丛通连。

脾丛为腹腔丛，并左腹腔节，及迷走神经所发之纤维组成，循脾动脉而分布于脾。胃上丛，循胃左动脉，至胃小弯，与迷走神经之胃枝相连。

肠系膜上丛，即腹腔丛延下之份，收纳右迷走神经之一枝，围绕肠系膜之动脉，循该动脉入肠系膜之二层，随其枝布于胰腺、空肠、回肠、升结肠及横结肠等，该丛之上份，在附近肠系膜上动脉之起处有一节，名肠系膜上节。

所谓内藏神经者，亦即交感神经之胸神经节所产生之物，内藏大神经起于胸节第五至第十节，终于腹腔节，是为有髓神经，小神经起于胸节第九、第十或第十一节，与内藏大神经并行，贯过膈肌脚，终于主动脉，肾节亦属有髓神经，是为大略之大略。

有老妪于此，见小儿下青色粪，谓此因受惊之故，须防起惊，此其诊断不可谓不高明。何以故？因受惊确是下青粪之原因，而青色粪确是惊风之前兆，探源像后，均极正当，虽同恒一方，何以加之，不过老妪能言之，却不能知所以然之故，是须我辈为之笺释。青色是胆汁乃从干输胆管送入十二指肠者，胆汁之入十二指肠，专为第二次消化而设，若消化工作循序竞事，则所下之粪仅微带褐色，褐色即胆汁余影，若消化工作未竞，遽尔泄泻，胆汁与未化食物并下，其粪乃青。然此与惊怖何与？曰：惊则神经兴奋骤，仓猝之间，藏气可乱，故受惊则心房震荡，面色骤青，甚且呕吐，是其证也。神经之为物，用则发育，不用则否，尝谓知识阶级中人，思想独健，譬之政治，是中央集权式；劳动阶级中人，筋肉发达，是地方自治式，此虽戏言，其实罕譬而喻之语，是用则发达之明证也。小孩发育未全，仅知吃乳饮食，故肠胃神经先发育，而值惊怖之事起变化者，亦惟肠胃神经为最著。神经之大部份，虽分脑—脊髓与自主三种，然三种皆有连带关系，或同出于神经干，或同入一神经节，其纤维则交互组织而成丛，以故往往牵一发而动全局。小孩神经之用，限于胃肠，故受病之处，亦限于胃肠之神经，虽属交感系统，此系之神经与他系相连，故交感神经受病，辄见手脚抽搐，乃运动神经为病，属于脊髓神经者也。惊风有一定程序，必先见朕兆，然后手指瞤动，然后手脚抽搐，然后知识昏蒙，最后乃见阵发生性而目歧或上视。此因病起于胃肠，胃部、肝部及十二指肠之神经丛皆属腹丛分枝，其丛中纤维，含有脊髓神经，故初起仅指头瞤动，因瞤动为运动神经失职，乃抽搐前一步事，运动神经从脊髓出也。吾人见小孩下青粪，则知其病在十二指肠，知其第二次消化已不能循常轨，第二次消化既病，第一次消化无有不病者，故又可以测知其胃中分泌亦不能循常轨，不能循常轨则体工起救济，此时之神经，乃竭其能力以促进胃壁肠壁之分泌，在不病时，当然令出惟行，不生问题，病则处处不能应，命神经乃非常兴奋，兴奋过其适当程度，则异常紧张，见之于外者，则为指头瞤动。

凡忧郁惊怖诸情感上事，肝主之，《内经》上本如此说，验之形能，极真确，兹且不与，其附属之腺体为病，某物失职则某项效用反常，故同是某藏病可以其病不同。今小孩因惊怖而见青色粪，是十二指肠病，其源在肝，其病之症结是肝丛神经，因此神经丛之分枝循胃与十二指肠动脉，故惊则神经兴奋，以迫促血行与肠之蠕动，各腺体之分泌，血行太速，胃肠肝脾皆此神经丛势力所及，胃肠肝脾皆充血，余处则比较贫血，此时见于外者，则为面部发青。肠之蠕动所以迫食物下行，蠕动过当，则未及消化之物，本不当下者亦下，则为泄泻，各腺体之分泌，与各组织之需要，生理上常保持其恰恰相当之数，藏气乱则分泌过多，此所以既泄泻而又粪青也。

凡病既起，能自愈者居少数，渐深者居多数，其渐深之程序，亦循生理自然之动作。小孩之惊风，初起在胃肠肝部之交感神经，然最初病起于惊怖者，只在肝丛；起于食积者，只在胃丛；其病起于风寒者，在自主神经之末梢，观病型之传变，凡感寒者必停积，是末梢神经受病亦胃丛受之。假使三个原因全具，则肝丛、胃丛并病，否则或仅病肝丛，此种当是初步，由分丛传至总丛，更由总丛影响分丛，即腹丛神经病，凡由腹丛分出之十丛胥受影响，此时当感非常不适，在内则肝、肾、脾、胃、胰腺、大小肠皆起恐慌，同时各藏之血管及腺体亦起变化，见之于外者，则为面青或赤，唇燥指头凉，泄泻青粪，溲赤或白如米泔，指头瞤动，多啼或迷睡，或见两三症，或诸症并见，则视其所感受之重轻而异，如此者当是第二步。此时自主神经节，因容纳迷走神经之故，则由迷走神经分纤维直传延髓是为一路，因交感神经之节前纤维，从脊柱两旁发出之处，多与脊髓神经交互，今大部分之交感神经既非常兴奋以为救济，则脊髓神经亦起变化而相助为理，此为事理所必至者，脊髓神经主运动者也，是为又一路，于是在上则延髓紧张，见之于外者，为项强，或项反折，或角弓反张，在肢体则见抽搐，而有诸不随意动作，是为第三步。延髓为诸神经总汇之区，各纤维相形沟中神经核密布，强半为各种神经之根，就中有大核曰视神经床者，有多数神经由此核体通过而达大脑皮，而视神经床乃目系所从出，神经索中若有某缕纤维紧张，而此紧张之一缕，若与视神经床之神经有连带关系，则因该纤维紧张之故，牵掣视神经床，使倾侧于一方，当此之时，见于外者，则为目歧视，或上视，或直视不能转动，是为第四步（凡病起于甲神经单位传递于乙神经单位，或丙、丁单位，或单纯，或复杂，或始终竟不波及，皆有其一定程序，此即所谓病能，外国之生理学与我国古代之医经，皆研究此病能者也）。以上四步，逐步递深，至第四步已登峰极，无可更进，神经紧张则血与淋巴之运行，腺之分泌，皆非常激增，迨紧张过甚则痉挛，当其痉挛之顷，促进之作用消失，各种工作皆停顿，则见假象的缓和，缓和则痉挛暂罢，而紧张依然，如此则为间歇的阵发。此所以为阵发性，假使仅仅阵发，不复增进，亦尚不至于死，当此之时，苟无良法以为治疗，则病决不退，不退斯进，更无永久中立之理，继此而见之变化更有四种，皆极人世惨酷之境，兹更为分疏如下。

生理有公例，血与淋巴之运行，腺之分泌，组织之吸酸除炭，细胞之死亡生殖，凡此皆所以营其新陈代谢之工作，与时俱进，无时或已，至于老死，如是种种可总名之曰生活力，当其不病时，分职进行，秩然不紊，病则此种生活力集中于病灶所在。若多数藏器为病，亦必有其重心，生活力则集中于其重心所在之处，其集中乃其所以为救济也，结果适得其反，使病之势益增顽强，如此相持，延日既久，则成痼疾，各种病得如此结果者，殆居半数。惊风至前述三、四步之顷，其重心辄在延髓，因该处为各神经纤维总汇之区，纤维相集而成索，重心在此固宜。病儿有至三四步病候时，忽见颈项反折，抽搐不作，若本来发热者，热则不盛，脉则反沉迟，血色不足，默然不啼，多寐，其为状有一二分与《伤寒论》中所谓少阴症者相似，此时医者辄用附子为治，卒之不但无效，反促其生，若听其自然，虽五七月婴儿，可以不变不动，延至一候以上，此即西国所谓脑脊髓膜炎证乃症之重心在延髓，生活集中于延髓，所以致此也。此种为由惊风传变之脑脊髓膜炎，在西医籍谓之转属证，因延髓紧张之故，其头常左右摇动为机械式，左旋至若干度，右旋亦若干度，且每一次摇动，其相距之时间为平均的，业推惊者谓此种为摇头惊风。余每值病家问此是何病，亦辄答以摇头惊风，旧式儿科或笑余拾人唾余，彼不自研求，心怀嫉妒，固当作此语，但有不可不知者，转属之脑脊髓膜炎，有先见摇头而后项反折者，亦有项反折而不摇头者，《伤寒论》之痉病，所谓独头动摇者，亦即是此种，是为继前第四步而见之变化之一。

三叉神经者，脑神经中之最大者也，此为颅顶盖与面部之感觉神经，有大小二根，著于桥髓之前面，小根在前，为运动根，大根在后，为感觉根，所谓根即神经核纤维所从出也。

此神经之纤维，共分三股，曰眼、曰上颌、曰下颌。感觉根出一分枝，在桥脑内，分为升降二股，升枝终于桥脑外侧之神经核，降枝分股甚多，其主枝终于延髓。运动根所出之纤维与之相连者，有四神经节，曰睫状节，与眼神经相连；曰蝶颚节，与上颌神经相连；曰耳节、曰颔下节，均与下颌神经相连。病至上述之第四步，即有非常复杂之关系，影响尤易者，即为牵涉最多之三叉神经。凡感觉纤维皆传入的，累及此种纤维，即知识昏蒙；凡运动纤维皆传出的，累及与眼神经相连之处，即戴眼歧视，是即旧医籍所谓天吊，累及与上下颌相连之处，即口唇努动不已，颊车作咀嚼运动式，不能自制止，其外观所见之形状，大类鱼之噞喋，故旧医籍名此为鱼口惊风，是为继前四步而见之变化之二（此第二步之变化，犀角往往不能愈，当用羚羊，其分量每剂药中用一分，研末即得，此为近来实验所得者）。

此外更有一最恶劣之变化，曰解颅。解颅者大头病也，其头放大之速度，极为可惊，大约一个月之内，颅可大至四倍以上。此于形状分别之有二种，一种作方形，一种作圆形。方形者两日角与头角均显然隆起，其头顶则平，自上观之作长方形，前窄而后奢；圆形者，则浑圆如西瓜，大小亦略同西瓜之大者，所以有此两种，当是根于病儿骨格本来之方圆，未必于病理上有何区别。头之放大限于颅骨，面部则不放大，当头将放大未放大之顷，有一特征可以预知，此特征在两眼，眼之黑珠向下而不向上，上面露白，眼孔作圆形，其上眼廉之边缘作直线，下眼廉之边缘作弧线，与无病人之下眼廉边缘作直线，上眼廉边缘作弧线，恰相反。

解颅之病有一定例，此病皆从惊风传变而来，可谓只有转属症，并无特发证，患此病者固然必死，然死期殊不定，有数日即死者，亦有延长至十余年者，因其头颅大于常人者数倍，其颈项不能支持，常须以物支撑之，而肢体之增长，则极有限，是虽生犹死也。所可异者，知识似乎不受影响，虽不能与时俱进，如学习语言、认识人物，则与常儿略同，听觉、嗅觉、味觉亦不起若何变化，是为不佞对于此病之知识。

至考之西国医学，此病名为脑水肿，其解剖上之变态，为脑膜缺血而湿润，脑膜内部与其下部多积水，此水即脑膜自身所渗出者，其脑质较之常人特殊，肿而光亮，其病源是否因血少，不能确定，一侧性惊厥，及神经瘫之与慢性肾为关连者，或与脑水肿相伴，又无语言能者，或亦因脑水肿而起，总之脑水肿之与中毒贫血等同起者不少，故欲于临症之际指明其究竟因何者而致，实不可能也（以上节录《欧氏内科学》）。

就我近来经验所得，脑水与神经瘫确是相伴而见，盖脑既积水而肿，则其细胞无弹力，脑为神经所自出，脑既无弹力，神经当无有不瘫者，更就他一方面言之，凡神经瘫者，皆与脑水肿同一病理。成人颅骨已硬，脑虽积水而肿，其颅不放大，小孩囟未合颅骨未固定，脑肿则颅大，故解颅之病，限于小孩。

神经病之抽搐瘛疭者，确是神经紧张，其所以紧张之故，在小孩惟一之原因为食积。停积固是积，由惊怖而病从肝之胃者，由风寒而病从神经末梢之胃者，亦是积，盖惊怖则肝气逆，感冒则胃不消化，惊怖虽神经紧张，无物为之梗，则紧张者必旋自恢复，感冒虽末梢神经当其冲，如其胃中无积，则其所病者为营卫，其传变之路径为伤寒，不必成惊。惟其有积为之梗，则神经紧张，有积与之对峙，此如争讼之有两造，仅仅一造，何从成讼，积既不因神经紧张而除，神经乃紧张不已，而成一往不返之局。不过病有主从，有缓急，初非一下可以济事者，故有时当苦降，有时当弛缓神经，有时当消导，综病情与药效观之，瘈疭之为神经紧张，殆甚真确而无疑义者，神经瘫之为神经弛缓，当然变甚确，惟其是神经弛缓，故手足不能动，其甚者至无语言能，尤甚者口涎不摄。而解颅为病，证状虽劣，惟所以有延至十余年者，正因颅不固定能让出地位，俾脑质肿大者有地位可容之故，其成人神经瘫，脑质亦必肿大，惟因颅骨固定，脑肿无可容，则其死更速，此皆可以推理而得者。然则谓神经瘫是一种病，解颅又是一种病，非通论矣，此病之诊断与治法详下篇，是为前述惊风四步后之变化之三。

惊风之为病，无论第一步至第四步，病症虽极剧烈，而脉则缓滑有胃气，除特发性或由转属而成之脑脊髓膜炎症，因迷走神经兴奋之故，有脉沉迟者外，其余无论病情若何沉重，苟非至于临命之顷，脉则缓和若无病者，向来旧医治病以脉为标准，今惊风病病状甚凶，而脉甚平善，乃愈觉手足无措。平心而论，此事甚奇，凡动脉管壁，皆有纤维神经密布，而此种神经，且同是自主系之交感神经，在理惊风从交感神经起病，波及运动神经，然后抽搐，脉当无不变之理，然非至四步以后，决不变动，是心房不易受病也，此亦生理上当注意之一件事。顾惊风当起病时，心房虽不易受病，肺则极易受病，急性肺病与惊风或流行性脑脊髓膜炎症并发者，几占十之七八。凡急性肺病与惊风并发者，先病肺后起惊者，居大半，先起惊后病肺者，居小半，前者属流行感冒，大都先伤风咳嗽既而发热，热盛成惊，成惊之后咳仍未除，此种可说伤风是发热前驱，惊风是热病转属，发热则停积，因积胃逆则咳剧，剧咳不已又热不退，则成急性支气管炎，更有惊风续发，则为病之重可知，后者属惊风本病之传变。

惊风之病灶在胃肠，何以伴发者多肺病？通常所见者，多属气管支炎症，惊风为神经病，是必肺之神经与胃肠有相通之处。按：肺有前后丛神经、其后丛神经，本由肺根后方之迷走神经分枝与交感干第三、四胸节所发之纤维，合组而成，从肺后发出纤维，下行于食管后面，更与左迷走神经之分枝合组而成食管丛，从此丛仍向下循，食管后面，过横膈肌裂子L而入腹，在腹部分胃与肠腔二枝，胃枝布于胃之后面，腹腔枝终于腹腔节，却更分数纤维入肝、脾、肾之上腺、肠系膜等神经丛中，其十二指肠、胃小弯、肝门、幽门管等处，各有一神经丛，却都是一个系统，都是从肺根之左膈神经分枝与胸交感干第三、四节所发之纤维，合组，不过不如此单纯。胃与十二指肠等神经丛均从腹丛出，而旁纳从肺丛放出之纤维枝，至气管与支气管，则有从延髓交感神经节放出之纤维，成为交感神经丛，据此则胃与十二指肠等处，与肺相通之途径有两路，即其一从肺后丛来，以左右迷走神走神经之纤维为媒介，其二从支气管丛来，以交感节为媒介，第一路较近，第二路较远。大约热盛见气急者，当是胃肠神经波及肺后丛之故，历久失治，而见气息喘促鼻孔扇动者，当是因延髓受病，由交感干胸节传病于支气管神经丛之故。

惊风初起即与急性肺炎并发者，自较单纯惊风为难治，其中途见气急者，或因复感或因误药，若末传引起支气管炎症，则复感误药之外，复有正气不能支持之故在，乃肺气垂绝之候，第一种可治，第二种视病因之深浅，然无论深浅皆极危险，第三种乃临命之顷，无可挽救者也，是为前述四步后之变化之四。

上列四步四变，惊风病之变化大略已备，兹当言其治法。

神经系病理治要第三期

恽铁樵 著

凡病皆从小疾起，无有开场即大病者，即使各种不可治之症，如寻常所习闻之风劳臌膈，其先亦不过涓涓之流，病者既不能谨小慎微，医者复不能见微知著，于是有不可收拾之一日，此言其慢性者，欲免此危险，自当以知养生为主。若夫急性病，如各种热病，其初胥是小小感冒，而杀人强半是此种病，则其咎大半在医者不能澈始澈终，知其变化，仅知某方某药是治某病，追治之而不效，则束手无策，病则随手而变，既变之后，复云某药可治，乃治之而不效，病则又变，如此递变递深，以至于死，尚云药都无误，奈病不愈，是有命也，其实医者不知病理耳，何尝是命。例如伤风咳嗽，常有之事，伤风咳嗽之病理是肺为风束，宣肺则愈，然伤风咳嗽之后一步为发热，为喉痛，为支气管炎肿，此三种亦是常有之事，此三种传变各有其朕兆，医者不察，只予以宣肺药，咳则不愈，而三种变化接续发见。见发热，予以豆豉、豆卷，以为退热也；见喉痛，予以牛蒡、僵蚕、石膏；见急性支气管炎，以为肺气上壅，予以葶苈泻肺。然发热为伤寒系温病，仅仅豆豉、豆卷，病则循经传变；喉痛之后一步为猩红热，仅治喉疹不得出，得石膏反致内陷；支气管炎证予葶苈泻肺，病即死于支气管炎，然而医者都以为不误，而病则不愈，此为现在习见不鲜之事，此非个人之命运，或者人民之劫运乎？喉症痧子，治法详痧子篇；伤寒系风温，治法详热病常识篇；惊风治法详本篇，三种病多有从伤风起者，言病理处各篇交互，未能截然分界，读者参观之可也。

伤风咳嗽，喉痒多痰多涕，甚则呕，稍久则渴，唇干绛，此种为肺为风束，宣肺为主。

象贝（三钱）、杏仁（三钱）、桑叶（三钱）、橘红（一钱五分）、淡芩（一钱）、防风（八分）、炙草（六分），多涕者、唇干绛渴者加花粉（一钱）、芦根（四寸）；

痰不爽者以瓜蒌霜易花粉；渴而胸闷者以半夏（一钱）、瓜蒌（一钱五分）、川连（三分）同用；无涕者，前胡弗用；气粗者，加炙苏子（三钱）；溲不利者，加赤猪苓（三钱）、通草（八分）；若引饮多溲不利者，更加车前（一钱五分）；形寒者，加荆、防各（八分）；形寒而发热者，加葛根（一钱五分）；发热而躁烦渴引饮者，加石膏；诸热症毕具如上述却无汗而喘者，葛根、石膏之外更加麻黄。

上所列加减法，为有一症即有一药，凡由咳嗽而发热，无论有汗无汗，都属伤寒系温病，其前半之伤风，为后半发热之诱因，亦可谓之前驱。诱因者，诱起发热也，然使各藏器血液皆健全，决不发热，无从引诱，既本是有热欲发，特先之以伤风则前驱而已，详说在热病常识篇。

咳嗽发热，指头凉，人王部隐青色，唇舌皆绛而干，此须防其作痉。指头凉、人王青为热向里攻，症结在胃，前已言之，此虽病势不廉，不必作痉，伤寒亦有此症。若唇舌皆干绛，是惊风之病机也，何以言之？伤寒发热，不过体温集表，所谓卫气为病，其热是全身体温集表，浥彼注此，虽热唇舌必不干绛，啼必有泪，涎唾从唾腺出，泪从泪腺出，腺体皆一个系统，涎干然后唇舌干绛，涎所以干，因唾腺不能分泌，唾腺不能分泌，泪腺无单独能分泌之理，故见唇舌干者，知啼必无泪。绛者血中液少，酸素自燃，红色单独显著，此较之浥彼注此之体温集表发热，实深一层，详察此时内部之变化，实因血中液少，腺体不能充分得原料以制造内分泌，泪腺、唾腺乃其著于外者，虽不必如温病末传之阴虚而热，其实已危机四伏，分泌失职，神经必起变化以为救济，是惊风即在幕后，行且立刻登场，履霜可知坚冰，此所谓机也，宜宣肺解肌，益以凉血稀血，方如下。

象贝　杏仁　桑叶　橘红　鲜生地　薄荷　葛根　芦根　黄芩　黄连

肺清热，治如伤寒系风温，薄荷协葛根为清透凉解之计，芩连旧说黄芩清胃热，川连泻心，此二味于人王部隐青色、指头凉，用之最妙，因此为热向里攻之症，而此二味则有消炎作用，且指头凉、人王青，其症结在胃，黄芩为胆与胃之专药，川连泻心，实非心房，其效力专能解胸脘痞闷，故用此二味，恰恰与病相当。鲜生地、芦根所谓凉血稀血也，凡病初起，当然不虚，初起而便见唇舌干绛，血液少，腺体干，则体中固有之水分，何时被消耗而至于此极，是亦当有之疑问。吾尝留心考察，觉此种病，其干专在身半以上，唇舌虽燥，啼尽无泪，而腹满或溲多且清，或泄泻，则常见之事，是殆因燥热而病，所谓火曰炎上，惟其是燥热为病，症结在上，则逼水分下行，以故溲多，如其小便不利，大便必泻，被逼之水分，须寻出路也。泻于此种病最不利，无论为风温为痉，因泻则陷，其热必高，而不得退，胸痞必不得解，咳必不得畅，郁之既久，血中自身中毒，虽本来不是痧疹，结果亦必出痧疹，乃解，若不止其泻，虽欲出疹而不得，咳与热总无法可以解除，延至两月之久而成慢脾，柏特利医院邓姓小孩之病是也。若误认其泻为热结旁流，为协热下利，而攻下之，则药力专与体工为难，肺部风邪无法自解，则成支气管炎；因咳剧而又不畅，肋膜震痛，重心转移，则成肋膜炎；因攻药腹部受伤，重心在肠，则为肠炎，在腹膜则为腹膜炎，此等皆与内肾地位为近，容易转属排泄失职，则为肾炎，延日至两候以上，无不由实转虚，随所投之药而呈变化，兼症甚多，莫名一病。中医于此，芒然无所措手足，西医则随指一处，皆可名病，择其重要者而治之，或验血，据血中微菌而定病名，注射血清以治之，其兼症为肺部支气管炎肿，则用喷雾机喷酸素以助呼吸，兼症为肠炎，为肾炎，为支气管炎，都有转属脑症之倾向，则勉强用冰枕以预防之，此种都是根据科学而产生之治法，却都是干涉体工自然救济之治法。质言之，凡所设施，无一不与体工为难，病人因冰枕血行不至头部，因喷雾机初得酸素，呼吸似乎较畅，历三点钟之久，气管起麻痹性，非增加酸素之量不为功，气管愈益麻痹，酸素则愈增加，以至于无可再加，而气管之窄如故，气急鼻扇如故，而因吸多量酸素之故，心房之变化随之而起，病乃愈治愈多。至血清注射，本是用以杀菌，病人血中所以有菌，并非自己产生，乃由空气中来，因病无抵抗力，故菌得繁殖于血中，而都市秽浊空气中，微菌之种类据廿年前微菌学专家所发表，有二十六万之多，现在少数之血清，何能应付，是则尚在试验中而已，病人体中自然机能既已隳坏，终竟非幼稚之科学，简单之手术，能整理之，再造之，则惟有死而已。吾虽不满西国治法，平心论之，病经多次误药，由实转虚，莫名病症之时，本无健全方法以为救济，西法治之，固死，中法治之亦何尝不死，特西法实非法，国人都不审，故吾特著之于篇。至于用豆豉、豆卷、葶苈等药于病无死法之时，造成必死之局，此等医法，非从速改革不可，长此以往，中医何能有立脚处哉？上列之方，以消炎凉血之药，用之于唇舌干绛之症，则可以减少内部恐慌，免致燎原之祸，以葛根、薄荷凉透解肌之作用，与芩、连、地黄、芦根之消炎稀血之作用协调，则无凉遏使病邪无出路之虞，故可以使病必已，此则其妙用也。发热剧咳不爽，气急鼻扇，胸脘胁下或腹部均痛，复兼见指头凉、人王部青，唇舌俱干绛，口无津，啼无泪，是必寐中惊跳，且咬牙，方如下。

象贝（三钱）　杏仁（三钱）　葛根（一钱五分）　黄芩（一钱）　川连（三分）　鲜生地（五钱）　芦根（四寸）　枳实（一钱）　竹茹（一钱）　防风（一分）薄荷（一钱后下）　橘红（钱半）　细辛（一分半）　炙草（六分）　无汗者加麻黄（四分）

上挈症有两重要之点，其一为气急鼻扇，其二为惊跳咬牙。何以气急，为呼吸窒也，呼吸何以窒，为气管收小也，此因剧咳与发热之故，生活力集中于肺络（即支气管）以为救济，致气管炎肿，所以收小，因气管收小，呼吸窒不得通，故鼻翼努力开张，以减其困难，此亦生理上此呼彼应之自然功能，故见鼻扇，即可以知支气管发炎，寐中惊与咬牙，因液干血行不流利，寐中不能充分供给各组织之需要，其变化与醒时受惊，肝藏骤受刺激略同，故惊跳，古人肝藏魂之说，当即从此处悟得。咬牙者，胃中津干，牙龈属阳明胃经也，龈与胃之关系，犹之鼻黏膜与肺之关系，盖齿牙为清化第一道工作，犹之鼻黏膜为肺之第一道防线也，胃液干，神经失养，因见咬牙，此时在肺则见气急鼻扇之支气管炎证，在肝胃则见咬牙与寐中惊之神经硬化证，是较之仅仅唇舌干绛、啼无泪之病候，更深一层。若复胁痛脘痛，则虽未经误药，所谓莫名一病之危候，此时已具雏形，此时若不能用适当之药，使病速愈，其危险有不堪设想者，诊婴儿当注意其咳之形状，若咳甚不爽频作，而不肯用力，咳罢辄啼，啼时复不肯用力，咳时钻眉者，必胁痛，兼溏泄者，必腹痛也，此与《伤寒论》中语声啾啾者，其痛在头同理，方意与前略同。细辛一味，专为气管炎而设，此物为肺肾两经药，就经验上言之，有两事宜知者。其一虽云肺肾药，却随副药而改变其发生效力之场所，例如女人小腹痛，痛时有筋若掣，此本是局部感寒，乃得之房后寒邪乘虚而入，俗所为夹阴，其浅者，只须阳和膏加麝香外贴即效，有甚重者，其痛刻不可忍，或且发热，外贴膏药，必不能取效，则须细辛；又男子疝气，睾丸一颗胀大，通常用小茴香、荔枝核即效，其有得之内与忍精者，则茴香、荔枝不效，此病之变化甚劣，有成㿉疝，完全不知痛痒，逐年增大，至其极度，可以如西瓜，累然下垂不便步履者，有竟溃烂须外科疗者，当其初起，用茴香、荔核不效，即须改用细辛，可以免除后来之大患，此两种皆须川楝肉为副药。又有头痛须臾不可忍者，用寻常头痛药不效，用细辛则其效若响，可以顷刻定痛，此种当以防风、藁本为副药。其次此物性悍烈过于麻黄倍蓰，至危极险之症，用之不得过三分，且用以治肺，必须与五味子同用，若肾亏者，在禁忌之列。吾曾见伧医用至七八分，而病人剧咳出血；用之肾亏之人，不与五味同用，药量亦只七八分，下咽仅刻许钟，猝然脱绝；又见用麻黄附子细辛汤者，细辛用至一钱以外，其人失神而死是，皆可为鉴戒。然此药用之而当，实有奇效，且病之重者。委实非此不可，即如急性支气管炎，苟不用此药，竟无愈理。惟一分半虽少，已足愈大症。吾人治医以愈病为目的，非以眩人要誉为目的，吾经屡次试验，一分已足济事，则可见重用之非是矣。本条气管炎与惊风两病，皆极重，惟惊风（原稿不清楚）面以细辛协宣肺药，使乍起之气管炎急速消除，惊既可以不作咳，亦可以立止，纵有余波，容易料理，是实弭患无形也。

证如前条手指瞤动，目光转动不甚灵活，手握有力，是已入惊风第一步之候，原方加胆草二分或三分，须用酒炒过，更加归身三钱；其与支气管炎症并见者，仍得用细辛一分；无汗者。仍得用麻黄三分。惊风原理如第一卷所言，胆草苦降者也。此物与川连同用，凡病因肝胆之气上逆者，得此便能下行。凡惊厥神志不清楚，昏不知人者，得此便恢复知识，惟性甚克伐，不可多服，多服则气下脱，药后病人常欲大便如厕，而又无粪者，是气从下脱之朕兆也，见此朕兆即不得更用胆草。故每剂仅二三分，且须与当归、生地同用。其有末传虚多外感少之热证而见惊风，不得已须用胆草，当用人参须，或西洋参以调节之。

凡惊风初步，勿遽用惊药，抱龙丸、回春丹尤劣，羚羊角尤劣之劣者，犯之多不救，以此等药服之，则泻青粪，凡泻青粪，为不当下而下，病邪逐陷，正气逐虚，嗣后用药，不免左支右绌，棘手万分矣。又兼气急鼻扇者，虽虚洋参不可用，因洋参专能补肺，急性肺病得此，病牙乃一发无出路也。

症如前条见泄泻者为危候，多半所泻是水，所以有此见症。即因身半以上暵热，逼水分下行之故，此种不得根据《伤寒论》用理中。理中之证，腹部受寒，所谓寒冷邪直中太阴，实际是肠胃无弹力，水分下行，故腹满而泻，用姜所以刺激肠神经，用术所以增加各组织弹力，若犹不足，则加附子，故有附子理中之制。此症则全非是，热在上逼水分下行，复因热故溲不利，水寻出路，故泄泻，又因神经受病，不能调节，泻乃益频，《伤寒论》厥阴篇论厥阴下利，为阴阳不相顺接，实在即此病病理。通常泥於三阳，皆实，三阴皆虚，以为从太阳传至厥阴，必经许多时日，嗣见有不必经许多时日，而确为厥阴者，则创寒邪直中之说。又读《伤寒论》者，大都先横一个寒字在胸中，嗣见用温剂病随药变，至于杀人，用凉剂或有得愈者，于是权利为厥阴有纯寒证，（原稿不清楚）先不了了，读者逐无人能了了，则不能根本解决之过也，须知此病因肠神经不能调节而泻，用寻常止泻药止之，当然不效，又此病之病形，在上则热而上行，在下却洞泄，于是就此两点斟酌下说明，乃用阴阳不相顺接字样，后人无从知此，于阴阳不相顺接句，不得其解，又仲景厥阴自利，用乌梅丸，其中特效成分是细辛、川椒，后人不知此，既不明病理，复不知药效，于是乌梅丸，虽常用之药，而界说用法，总不能充分明了。余有治董老太案，他日当追纪之，至于本条挈症，却又不得引用厥阴篇语，而用乌梅丸，因此为热症，乌梅丸不适用也，宜于原方加扁衣、建曲、伏龙肝以止之，甚者加犀角二分，理由如下。

扁衣、建曲、伏龙肝，皆健脾止泻药，凡泄泻不可温者，皆适用之，然其材料，只是处于副药地位，因性平力薄，不足独当一面，本条之加此，亦是用为副药，其主要止泻药乃方中芩、连、生地、葛根、薄荷，因病理既是热甚逼水分下行，消炎即是止泻，故芩、连等，并非止泻药，而止泻功能则居主要地位，进此药有时泻仍不止者，则因神经化硬，不能调节。犀角专能弛缓神经，机括一转，其泻立止，故不必多用也。凡热病皆忌泻，痧疹流行时热病尤忌，其非由神经硬化而泻者，葛根、薄荷已足，当然不用犀角，是否由神经硬化而泻，以有无神经性见症为标准。

神经系病理治要第四期

恽铁樵　著

脉缓面青，唇舌干绛，手足抽搐，一日二三次，或十余次发，此为前述之第三步见症，以脉不缓弱者为轻，脉缓弱者为重。脉于惊且热时，不当缓弱，其缓弱者，迷走神经兴奋之证，婴儿不能言，惊而见缓弱之脉，即知病涉及延髓，其后脑必酸，头项反折即在幕后矣，方如下。

胆草（三分，炒）、蝎尾（二分，炙研冲）、乌犀尖（二分，研冲）、细生地（三钱）、川连（三分）、川贝（三钱）、薄荷（一钱）、防风（一钱炒）、枳实（一钱）、竹茹（一钱半）、回天丸一粒，四分之一药化服。

胆草苦降，三分为中剂，成人肝风重者，可多用，最重之内风症，有用至一钱者，若小儿惊风，三分已属重剂，此方每六点钟服药一剂，三六十八点服药三剂，共得胆草九分，犀角、蝎尾各六分，虽甚重之惊风，愈之已绰有余裕也。凡急惊皆属热，亦皆不虚，热固有证可见，如唇舌干绛，唾少无泪，人王隐青，指头凉皆是，不虚之理，亦甚易明了，惊之为病，热向上行，瘛疭作时，昏不知人，是即《内经》所谓厥颠疾，故通常又谓之惊厥。其昏不知人，乃因脑被热炙而然，并非脑不得血所致，其厥已而苏，所谓阵发性，乃神经起救济作用，其神经紧张之意义，是因胃肠有物，欲驱而去之，非若中毒性之神经麻痹，失血症之神经失养，此其不虚之理，岂不甚为显著，惟其不虚而热，故当用川连，亦惟其不虚而热，热向上行，故当用胆草，川连、胆草皆苦绛，皆克伐，但观多用川连，能使人胸脘空而恐慌无主即知此药之悍，不多用者，恐病本不虚，用药而虚故也。川贝、枳实为食积而设，所以仅消导而不攻下者，神经因驱积而痉，重心在痉，自当以弛缓神经为先务，而以消导药佐之，藏气得和，则积可以缓下。凡食物所以成积，皆因食物之量过于胃中能容之量，胃之中部膨胀，则胃下口之括约筋收食物通过，是故胃中部膨胀逾恒，括约筋之收缩亦逾恒，此亦物理之显著者。今若以消黄等悍药攻积，此等汤药入腹后，假使用非其当，可使腹部疼痛，胸脘痞闷，如被石压，是其物理方面之力量甚为显明，由是可知攻之则括约筋收缩加甚，积则不去，积既与神经为难，药更与神经为难，于是痉乃加甚，病乃愈难。然则古人非不知攻积，因攻之有时反足增病，故不敢毅然主张也，犀角、蝎尾、回天丸，皆为弛缓神经而设，犀角之用更有各种不同之处，泻而用犀角，为弛缓肠神经，兼有举陷之意，中毒性而用犀角，有消毒意，血热而用犀角，有清血热之意，本条之用犀角，固是为弛缓神经，更有副作用，是与胆草协调，凡升降之作用，往往不能单调，单调即起反应，胆草苦降，用之过当，固有下脱之虞，然尽至下脱内热炎上之势，经用胆草后或且加甚，常人于此，必以为用之不当矣，不知此乃体工之反应也，体工之有反应，乃医学之立脚点，轩岐立法，只是利用反应，老熟症所以不能治，即因其无反应之故。明乎此，则寒热温凉攻补诸般用药，皆不能单调，已不待烦言，可以了解，胆草降，犀角升，合而用之，则升清降浊听吾人之指挥，无意外之反应，而取效可以操券，此诚鄙人千虑之一得，前人所未言，今人所不晓也。方中蝎尾一味，人皆畏之，此因吾人习闻蛇蝎为秽恶之形容词故，其实绝非事实，蝎尾之毒，为虫药中最初级者，此物弛缓神经，有绝大功效，而神经紧张，亦非此不为功，古方之治惊有效者，无不以此为骨。吾因药蛊而病大风，遍尝各种毒虫，惟蛇蝎为最平善，今病愈十年，绝无遗患，是可证也。回天丸中有效成分为蕲蛇、麝香，然不止此，此丸是千金派，吾已于丸药仿单说明之，蕲蛇以地名，此种即白花蛇，亦即东国人所谓反鼻，用此丸治成人中风，为效颇良，惊风须用特制者，因丸药少服力薄不能取效，多则小孩不能服。特制者系用金钱白花蛇，此物价值甚贵，吾用四十条合丸一料，其为效之良，胜于寻常倍蓰，凡前卷所述三四步惊风，均得适用此方。第四步病较重，亦只用此方，而小促其时间，每两点钟服药半剂，十二点钟尽药三剂，为效甚良，可以十愈八九。以上所述治法胥甚效，初起咳嗽发热，得方便愈，可以不复见惊，或急性肺炎；当见急性肺炎时，得方便愈，不复有何种病变，纵有未除，余波而已；既见惊之后，第一步治之不复有第二三步，第三四步时治之，不复有以后四变，非谓第一步用某药之后，复见第二步病也。

发热抽搐，目上视，头后仰，背反张，每越两三时辄发作，病儿能言者，此时辄作谵语，其卧床皆不能贴席，后脑着床，颈则上曲，不能枕，亦不能仰卧，此即脑脊髓膜炎之完全症状，所谓四步后之第一变，亦有不由惊风转属而特发者，症状虽凶，倘未经误药，可愈。其有证状不完全，但目光不灵活，头作机械式动摇，项反折亦不甚，手凉肤津者，必曾经误药，或用羚羊，或泻药，或灌肠，如此其病多凶，不可治，方如下。

胆草（四分炒）、乌犀尖（四分，磨冲）、干地黄（三钱）、川连（三分）、归身（三钱）、独活（一钱）、虎骨（三钱，炙）、天麻（三钱，煨）、防风（一钱，炒）、秦艽（一钱半）、川贝（三钱）、蝎尾（三分，炙研冲）、安脑丸（三粒，研冲）

上药每剂分三服，每服相距时间约一点半钟，一剂尽，再照方配药，继续予服，凡未经误药者，约此方三剂可愈，天麻、独活、秦艽治风，虎骨、蝎尾皆弛缓神经要药，故古人谓为驱风药，就中独活、蝎尾尤为不可少之品，此种药，定风不泻肝，犀角则能弛缓神经，能安神，能透发斑疹，能解毒，故与羚羊不同。本方三剂，犀角、胆草均得一钱二分，乃药量之最重者，安脑丸之用，亦与回天丸同，回天丸性温，然于满纸凉药之中，用之有反佐之效，故虽温无害，安脑丸副药以疏解外邪为主，其性平，此与特制回天丸皆用金钱白花蛇为主药，其功效用法均在伯仲之间。回天丸治厥最效，凡阵发性猝然昏不知人者，得之即瘥，安脑丸治目上视或歧视有良效，是病涉及大脑神经者，此丸有特长也。

上所言者，为摇头惊风，其鱼口惊风，极难治，盖摇头为延髓紧张，鱼口则纯粹三叉神经为病，是有脊神经与脑神经之分，自是更深一层之病，第一卷中未曾分别言之，故补述于此，凡见鱼口惊风，非金蜈散不效。

蜈蚣（一节，去足，炙）、蝎尾（五分，炙）、元寸（一绿豆许）

上药研细为散，须令极细如香灰，每用一米粒之量，和入前犀角方中服，至多两次，其努唇咳喋之状即止，止后仍须犀角、胆草、西洋参、生地频频予服，至惊症全除为止，否则再发，再发则不救也，蜈蚣力量远非蝎尾可比，故用量亦迥乎不同，吾用此得三种经验，均极有价值。其一即治鱼口惊风。其二曾用此药愈一大症，一三岁小孩，患惊失治，手脚皆反掜，脚踵在前，趾在后，手拘挛，瘛疭不可以次数计，当时以为必死，其家固请挽救，乃与金蜈散，属每次服一挖耳之量，以犀角地黄汤下之，翌日再诊，手脚均复常，瘛疭亦不作，问服药之量仅两次，不过两挖耳之量耳，嗣后以犀角地黄调治之，竟得全愈。其三当吾自身大病时，遍尝各种虫药，觉惟蜈蚣为最燥，二两药中加蜈蚣三节，其重可一分耳，制之成丸，每丸不过绿豆大，重亦不过二厘，服药三丸，微觉燥渴，鼻黏膜干痛，计所食蜈蚣之量仅得六厘百分之一，而其力量如此，此真非躬自尝试不能知者，以故凡服丸散，有蜈蚣者，必须西洋参、生地等调节之，而用量亦决不能多也。

惊风第三步变化为脑水肿，照前卷所推论，脑水肿与神经瘫，并非两种病，脑水肿无治法，神经瘫之初步则有治法，然则欲免脑水肿，须先治神经瘫，而欲能治神经瘫，须先能识何者是神经瘫症。

脉迟迷睡郑声，（即谵语之无力者）肌肤津，手凉，四肢郑重不能转侧，纯似《伤寒论》中少阴症，而目斜，项强，此时若予以犀角地黄则胸益闷，而上列诸症愈益加甚，必至完全无语言能力，若予以附子，则唇焦舌枯，津液涸竭，多予则面色苍白，气骤促寒颤，而旧有各症，丝毫不见减退，且此症予附子而见气促寒颤，则去死期不过三五日，无药可救，然则奈何，曰是须明白其来路。

神经瘫即柔痉，无论小孩、成人，均有患此种病者，细别之有四种，其一由伤寒转属者，其二由刚痉转属者，其三由潜伏性梅毒而成者，其四由失血过多而来者，四种病理不同，治法自异，为分疏之如下。

伤寒转属柔痉者，居最少数，因平日所见热病，十之九非真伤寒症，其末传用附子可愈者，乃仲景所谓少阴症，不是柔痉，余有徐家汇史姓小孩案，确是柔痉。其病初起不过发热，其后用大建中汤而愈，既非流行性脑炎，亦非由急惊转变，当是伤寒转属证。其证颈软若无骨不能自举，其头向前，则颔著胸，向后则后脑著背，其上下目睫缘弧形亦转换，惟目珠不向下而向上。此为七年前事，此孩病时才六岁，去年见之甚健全，假使此病在三岁以前，必头颅放大，当时所用附子约八分，川椒四分，每日一剂，九剂全愈，尚有他种副药，已不记忆，他日当检旧存医案详之。

由刚痉转属者，大半因用凉药、泻药过当之故，寻常有所谓慢惊者，即非医界亦都耳熟能详，然吾遍考之旧籍，迄不得其界说，大约古人不能了了神经系之病症，故多模糊影响之谈。商务书馆《辞源》以慢惊当西国脑脊髓膜炎，此在十年前之医界，自不免有此错误，慢惊亦绝非神经瘫，是当从速纠正。庄在由号称善治慢惊，今考其所著《福幼编》中方药，实柔痉与慢脾混合，未能画清界限。又小孩重症，刚痉、柔痉、慢脾之外，别无所谓慢惊，而沈金鳌《幼科释迷》平列急慢惊、慢脾，观其所列症证，竟无柔痉，所谓慢惊、慢脾，同是一种虚损症，是皆不可为训。盖古人所谓慢惊，乃惊风或伤寒之后见虚象者，咸属之；所谓慢脾，乃疳积症，腹膨大四肢瘦削，毛发自落者，此两种不过有深浅之殊，实非两种病。吾所谓急惊或伤寒后转属柔痉者，乃指确有神经瘫见证者而言，凡由急惊转属之柔痉，不可用辛温，宜师大建中意，去附子用川椒，合以他种副药，质言之，川椒为神经瘫特效药而已。

刚痉得药后已不瘈疭，却手脚都软，目精不和，神昏迷睡，口涎不摄，是转属柔痉也，若病孩在三岁以内，上下睫弧形相反者必解颅，盖初见柔痉症状脑质即已软化，若复目睫变异，脑已开始发肿也，方如下。

川椒（三分去目）、乌犀尖（一分，研冲）、归身（三钱）、川贝（三钱）、茯苓神（三钱）、虎骨（炙三钱）、乳没药（各三分，纸包压去油）

口涎不摄，是柔痉确证，寻常小孩漏涎者甚多，并非口涎不摄，所谓口涎不摄者，乃唾腺作钝麻性分泌，病与不病固一望可辨者，况柔痉必神昏迷睡，其涎之不摄，自非平日漏涎可以相混。

川椒虽温性，较吴萸为平善，且柔痉得此良效，而绝无相忤之处，柔痉之为病，又易识，固不虞用之或误也。乳没、虎骨为副药亦稳妥有良效，余从治懈㑊得此方，因思柔痉同是神经瘫用之当效，试之果然，此亦一种法门，以此为例，旧方成效之继续发见者，必不可胜用也。伤寒转属症用大建中效，刚痉转属症用此方效，执果溯因，显然是两种病。

由潜伏性梅毒而成者，此种在成人中风或其他风病，有显著之症象可见，如爪疥、鹅掌是也，小孩亦有显著之症象可见，如颅骨不圆整，头上湿疮是也，此种之为梅毒，从经验上可得之常识如下。常人仅知梅毒能透顶，有灭鼻之凶，医籍亦仅言杨梅广疮，鲜有能详其由浅入深之变化者，最新之西籍，则侧重微菌，而略于症状，近来沪上风俗每况愈下，潜伏性梅毒几于触目皆是，兹就余经验所得，详析言之，或者青年知所警惕，民德归厚则国家元气所关，医学又其小焉者矣。但余所能言者，仅其症状，与其流弊，若此病之生理，病理，则当先明解剖学、生理学是，为专门学问本编尚谢未遑。

旧时治梅毒特效药为轻粉，此物能使毒自下上升，表面可以刻期而愈，然结果不良，凡透顶开天窗，皆因用轻粉升提之故。迄今报端许多广告，谓治毒如神，如何灵捷，大半仍不外轻粉，西法用甘汞通大便，其流弊亦同。近来有六〇六注射之发明，以为花柳病从此解决，然十余年来经反复试验，西医籍已自己宣布其效果不良。余有二友，其一略知医不精，因治游患浊，自知不妙用大黄大剂泻之数次，又用治浊验方萆薢、土茯苓等利溲，病良已，然十余日后，胸脘鸠尾骨下，忽起一核，初起大如钱，久之如杯如碗，多方求治，竟不效，可半年许，困顿以死。嗣后余值此种病，十五年中，约五六人，其核初起在胁下，既而移至中脘，问其先曾患淋浊否，曾用大剂大黄否，则如出一辙，此一例也。又一友亦治游，患浊用市上毒门医生之药而愈，愈后数月忽左手右脚不仁，予以秦艽、独活等病良已，仍治游，继又患浊，为介绍妥当西医注身六〇六又愈，其后再蹈覆辙，再注射六〇六面部忽肿，耳聋，脚不仁，杖而行，如此者两年余，乃死。据医界友人言，注射六〇六头肿脚、不仁、耳聋者，频有所闻，此又一例也。又有友之妾本勾栏中人，余为治病十余年矣，其面部有潜伏性梅毒证据，其夫亦然，因灼热知为由女人传染男人者，既而男至五十外患内风，女患骨劳，骨劳最无治法，西医籍谓是骨细胞不规则增殖，若问何以患此，则潜伏梅毒发作之一种耳。吾曾值少年患骨劳症者，疑是遗传，此又一例也，此皆其稍稍特异者。此病初起患淋浊下疳等，即世人所习知之花柳病，既病之后，无论用中法用西法，治之而愈，必有十之一、二余毒不能荡涤净尽，此余毒从肾腺传各腺体，渐渐遍布于全身，而血液变性，内分泌变性，约两三年之久，面部变黑，毛孔开张，皮脂腺粒粒耸起，舌苔渐剥，或无味蕾，其舌面恒绉，口臭耳鸣，头眩骨楚，饮食无味，咳嗽常作，容易伤风，癣疮作痒。就其舌无味蕾饮食无味言之，为胃病；就容易伤风咳嗽常作言之，为肺弱；就骨楚癣疮言之，为风湿；医生都如此说，其实此种诊断，何尝真确，就其所见之病状，对证论治，照例头痛医头，脚痛医脚，不能取效，病则日进，至病深时，其见之于外者，为鹅掌，为爪疥，为咳嗽吐血，为鼻渊，为鼻中息肉，迨年事至五十外，则为中风。男有伏病者，则传于其妻，女有伏病者，则传于其夫，在此种夫妇，照例不能有子女，即幸而生育，其小孩亦必患遗传，多不能长成，初生时胎毒重，褓褓中容易惊风，凡惊风之转属神经瘫者，余每注意其父母则十之九其父母面部有梅毒证据，又余每值面部有潜伏性梅毒证据者，询其有子女几人，或曰无之，或曰已死矣，如此展转印证，余口虽不言，心下了然明白。更转换余之眼光，向社会上一加考察，则淫书淫画媚药之广告，方充斥于报端，而游戏场、跳舞场、大小旅馆，表面极繁华绚烂，里面无在不有不可究诘之黑幕，嗟乎，是何因缘，造成此局。凡神经瘫证，含有梅毒性者，为中毒性神经麻痹，浅者可治，深者不可治，成人小孩皆然，成人中风凡十指皆爪，疥及有鹅掌者，多不治，仅一二指有爪疥者，可治，小孩仅仅有湿疮者可活，若头部湿疮密布者不治，颅骨不整者尤无幸免理，方如下。

乌犀尖（三分，磨冲）、生甘草（一钱）、川椒（三分，去目）、蝎尾（二分，炙研冲）、独活（一钱）、防风（一钱）、归身（三钱）、大生地（五钱）、虎骨（三钱，炙）、天麻（三钱）、桑寄生（三钱）、二妙丸（一钱，入煎）、川连（三分）、安脑丸、特制回天丸亦可用。

由失血多，神经失养，而见之柔痉，惟产妇有之，其症状知觉并不昏蒙，惟瘖不能言，不但无音，舌本不能运掉，四肢瘫痪，不能举动，此为无血，神经失养，误用羚羊泻肝则死，亦有见刚痉者，皆当以补血为主，以治痉药佐之，须屏除一切克伐之品，方如下。

归身（三钱）、细生地（三钱）、川椒（三分）、钗斛（三钱）、麦冬（三钱）、阿胶（三钱）、艾叶（八分）、天麻（三钱）、川贝（三钱）、佛手（一钱半）、至宝丹（一粒药化服），童便半杯冲。

惊风第四种变化为肺病，其初起与惊风并发者，方已见前急性支气管炎症条，其由惊风转属者，乃临命之顷，所见肺绝症，无治法。

小孩之惊风，即成人之中风，惊风多在三岁以后，八岁以前次之，八岁以后，此病绝少，成人中风，多在五十以后，五十以前亦甚少。惊风之总因为脾胃有积，曰痖曰厥惊风之类似症曰痫。痹无湿毒不成，厥非肝肾并虚不成，痫无先天症不成，惟流行性脑炎，不限年龄，亦与肝肾肠胃无关，盖纯粹燥气为患，综括言之，皆神经系病也。此虽言其大略，然较西人脑充血及微菌之说，为比较真确。或谓小孩之慢脾，即成人之劳病，此说殊可商，成人劳病为肺肾病，小孩慢脾乃慢性肠胃虚弱病，病源完全不同，且小孩肺病仅急性支气管炎症为最多，若肺结核则罕见，不似惊风与中风，同是神经系病也。庄氏《福幼编》中荡惊汤，似不能治刚痉，并不能治柔痉，虽气候变迁有时可用多量之附子，亦须以吾说为骨干，则举措有标准，无以病试药之弊，庶几寡过之道也。

风劳鼓病论

卷 一

武进恽铁樵 著

受业江阴章巨膺 参校

中 风

古人不知中风之病理，仅就病状推测，发为种种议论。今日为时医所为知而犹祖述其说者，曰东垣主虚，河间主火，丹溪主痰。自馀明清医家大都调和其说以为说，无有于三说之外别有建树者。详乐垣所以主虚。因中风之病必三十五，四十以后，其五十以后者尤多。若三十五以前，罕有病中风者，然则理推之，谓此病由虚而得，固未尝不可。丹溪主痰，则因中风之病。什九皆肥人，且中风之病症，什九皆见顽痰为梗，故毅然以痰为说。河间主为者，既患偏中，神经不能调节血行。血中炭养失其平衡，酸素自燃，而见血色殷红。急予大剂甘凉之药，其热象可以应手而减，是就药效以求病因，主火不为臆说也。三家对于中风之病。议论夥多，后世本此三说以为书，无虑汗牛充栋。其实三说精义，不过如我所言。此外无非阴阳五行，引几句《内经》，笼统说法，作势翻腾而已。

虚何以不为他病，而为中风，火为中风后一种病状，痰实因既中之后，体工起变化而后有，非因有痰而中风。例如咳嗽亦有痰，不必见中风证状，是痰火虚三说未为圆满，甚属显明，而祖述三家者，迄未一措意何也？

读者须知中风之为病，是纤微神经断绝之故，因所断绝者，为司运动之神经，故肢体不仁而知识无恙（而西医则谓血管爆裂，按纤微神经断绝与血管爆裂不能混为一谈。血管爆裂者，谓血管之壁破裂也，凡血管皆有神经绕之，谓血管破裂，其纤维神经自无不断，其说近是。然中风之轻者，治之得法，可以恢复如常人，岂血管已裂者能自再生乎？愚则以为凡中风之轻者，治之可愈，乃其神经原未断绝，不过钝麻、凡断之先一步，必为钝麻、为变硬。用风药使神经弛缓，硬者得柔，已钝麻者遂能自恢复，故可愈。似较血管破裂说为长，抑血管破裂说是否，仅为非医家言之，取其容易了解。余未尝学问，无从臆度）。若问何以神经有断绝之患，则吾亦将归咎于虚。不过此虚字颇耐人寻味，既不能谓之血虚，亦不能谓之气虚。直是细胞崩坏，内分泌失职之故，何以知是细胞崩坏，内分泌失职？此非可以空言说明者，请证之事实，余所治中风大证颇多，论成绩，大约十愈其七，吾因之得尽见此病之变化。今详述之如下：

民十，家眉卿先生邀治其老姨太太，其时为端午黄昏，病者年五十余，因食角黍，卒然不省人事，眼闭口开，舌缩手纵而遗尿，脉尚起落分明。余用苏合香丸一粒，和开水灌之，尚能咽，须臾，更以多量淡盐汤予之，遂得吐。吐两次而口闭目张，手亦微握，乃以胆星、竹沥、羌独、秦艽煎汤，化大活络丹一粒灌之，当时亦无所谓好歹，能进药而已。明日再诊，颇见热象，乃于前方中加杭菊、钩尖，鲜生地、天冬。药后目能视，右手能动，惟不能言，仍见热象，乃加重诸凉药，竹沥自一两加至二两，鲜生地从五钱加至一两。如是者七八日，病人知识，颇见恢复，能寻觅其最关心之储藏首饰小箱。侍婢以箱进，渠更摸索贴身所佩之锁钥。既得钥，始安心熟寐，惟仍不能言。余见其热象虽减，舌色则糙，乃用鲜生地四两、天冬四两，捣汁，文火收膏，和前药予服。其大活丹则改用回天再造丸，每日一剂。连进三五剂，舌转润而神色较好，亦能进食，惟总不能言，然其舌伸缩自如。自中风日起，两星期始有大便，衡量病情，药实中肯，乃不复更张，不过分量略有增损。直至六月六日，侍妪进菜粥，病人啜之，忽曰咸，从此便能言而话甚多，久之，眠食如常，惟左手足拘挛日甚，如是五年。至去年腊月，旧病复发，进前药无效而殁。五年中，曾有多次小感冒，其脉悉与常人同，用药亦与寻常感冒同。其不遂之半身，肌肤爪甲均不变色，惟四指皆拘挛。知识方面亦无异征。

余有族叔祖母。六十九而中风，病状与普通中风略同，惟既中之后半个月，病势已渐定，忽患脚肿，其肿之原因，为误食碱水面食。余以龟龄集疗之。尽龟集六钱而肿退。通常治此病，以增多血中液体使不发热为主。故鲜生地、钩尖、菊花乃重要副药、惟此病不用甘凉而用温补，乃例外者。

敝邑某绅，讳其名，年五十左右，患病多年不愈。去年延诊，其病状颇车唇吻、喉舌不能动，食物须流质，灌入口中，听其自下，居恒以巾围项间及胸前，涎唾涔涔下，以唇舌皆不能动之故。目光直视，眼球亦不能动，健忘，手足与寻常人略同，惟异常衰弱而已。凡诊三次，第二次往诊，病人方与其眷属作叶子戏，可见局部虽病，知觉情感仍在，病家谓我病已八年，前后历医生无数，西医谓是脑病，中医谓是奇病，大约与少壮时色欲斫丧有关，按此病亦中风也。其所断绝者，为颜面及舌咽运动神经，故眼皮颊辅之肌肉均不能动，喉舌眼球亦不能动。其灶当在神经索，或中枢神经为病，决非末梢神经为病，故西医谓是脑病。中医奇病之说，固属不识病，然谓与色欲斫丧有关，则甚真确，此不须解释，仅将多数病者比类而观，便显然可见。

族叔祖母四太太，年六十四，患中风，初起口眼㖞斜，左半身不遂，不能言，其病状不过普通中风病状。初延余诊治。第一日，脉带数而硬，予以大剂甘凉及回天丸，佐以风痰药。二日夜后，脉顿软缓，余知有希望。语其家人曰：是虽不能言，然病势顿趋缓和，可以静待开口。翌日，忽延西医康科，则因献殷勤者多，病家慌乱无主张。康科见病势缓和，声言能治，病家自不免贵耳贱目，以为外国博士自较自家人为优，遂决计延康治。惟仍一日两次延余诊脉，余乃悉心静气，详觇病候，以外国博士之成绩，与余向来治此病之成绩，一相比较。病之第三日，即康科接手诊治之第一日，病情色脉无甚出入，不进亦不退。第二日之下午，脉微数，爪下及口唇均作殷红色，此为阴液渐涸，酸素自燃，病人危境之最初一步也。病家问何如？余曰：就色脉论，实为病进。旋康科来诊已。病家问何如？康曰：药效尚未著，病无出入。第三日，即得病之第五日，上下午色脉均与前一日同，德医循例诊脉去，未有何说。病家问余。余曰：以今日与昨日较，可谓维持现状。以昨日与前日较，则病进而色弊，以理衡之。此现状恐不能维持，明日其有变乎！病家大恐，家四叔祖欲舍康科而就余。余曰：此不能矣，余仅凭色脉言耳，若举棋不定，必促其生而无益。第四日，即得病之第六日，上午脉益硬，口角见白沫，呼气从口出，一目闭，一目微张。强启其眼帘视之，黑珠皆斜，余知病已无望。须臾，医来诊已。病家问何如？康言病增重，且言所以增重之故，因此病不能断饮料，看护人不知常予水饮，故病变。余固心知其故，彼所言常予水饮，即所以保存血中液体，不使酸素燃烧之谓。然何以不用盐水针，使血液稀薄，以事挽救。岂康此时已知其无益。故不为耶。若仅不断水饮，则其法不为健全，远不如中法用大剂甘凉。是日下午病状益劣。病者之手频频自举，为不随意之机械动作。口中白沫愈多，目光已如鱼目。如是者又一昼夜。乃逝。

去年八月中，有一男子，年三十余，来门诊。其病为舌颤，舌本掉运不灵，语言不清，他无所苦。据云患此已数月，服药无效。余以回天丸治之，凡来三次，服丸七八粒，病愈八九。此盖舌面神经钝麻为病，亦中风之类也。

中风病每月遇之，多乃有胜记忆。上述各节，取足以说明病理，故不及其他。

上一案为中风之正轨。如此者最多。古人谓舌缩为心绝。遗尿为肾绝，不可治。观此可证其说之非，但亦有说。大约得病即治，可以免除危险。若经过六点钟乃至十点钟不与药。则危，予药而不当，亦危，因可治之病机已逸也。然则此六点钟，可名为可治期。初中之时，其病猝然而来者，未病之时，神经未断。神经之断。乃俄顷间事，故病猝然而作。神经之断，体工不及救济，藏气则乱。其病灶在脑，则与各种神经皆生连带关系，视神经床与各种神经连带关系为直接的，故病者眼必斜。舌咽神经受间接影响，则舌缩。此病有男子阳缩，妇人乳缩者，则其病之发源地恒在肝脏。因肝与脑与腺双方有密切关系。他脏不如是也。若食中者，多半由饱食而起，则胃神经紧张为之病源，但所断者决不是胃神经。大约胃神经虽紧张，不致于断，而胃神经之紧张，却能为运动神经断绝之诱因。此中之因缘若何，不得而知，因神经断绝影响极大，首当其冲者，为心与肺。肺气窒塞，各毛细管分泌多量之液体以事救济，则为痰涎。血液既变为痰涎，吸人之空气复少，酸素不足供应，本体贮藏者，乃自燃以为救济，则见舌绛唇殷。口中液涸之火象，此所以痰火两种见证也。大约初一步猝然不能言，继一步喉间有痰涎壅塞，后一步唇殷舌燥。既至唇殷舌燥，则可治之病机已逸。多不救矣。故治此病最正当之法：第一步吐其所食，使府气先通，不能为梗。第二步弛缓神经，兼用除痰清热之药。第三步用甘凉稀血，使不至于化火。如此维持于一星期以上，藏气之乱者，乃渐自恢复，而局势徐定。此一星期可名为中风之险时期，过此殆无生命之忧。调理得法，乃渐就平复。饮食起居如常。惟不遂之半身，无论如何不能恢复，则断者不能复续也。此病得最正当之治法，可以贞疾延年。惟贞疾延年亦有限制，大约不出五年。此则因人之秉于天者，不过如此，既病之后，当然不能为无限期之延长。其有例外延至九年者，则天事、人事有特殊之关系使然，不可据为定例矣。

上第二案为中风险证，因年事较高故也。脚肿为虚。碱水面食不过诱因，脾胃无权，气不能摄。龟龄集是太原出品秘方，其中何药不可知，惟知其性温补肾，能治血亏气弱。照例虚肿，助其正气气能摄，肿自退，此为中风病范围以外之事。此病愈后迄今已八年。古稀高年，贞疾延喘至如此之久，诚属例外者也。

上第三案，病人年龄不过五十余，据其家人自言斫丧过当，则其人之多欲，已不待言。凡多欲之人。无不早衰，而早衰之证，大多数见风病。其首先败坏者，必为腺体与神经，故吾谓中风之真因，为细胞崩坏，内分泌失职，至于何故断颜面舌咽神经。而不断四肢运动神经，则其理不可晓矣。

上第四案乃失治证，可以证明可治时期与危险时期两时期定名之真确。至初中时，仅不省人事，必经过三数日失治，而后起不随意筋动作。此亦大可注意之一要点，其理由如何，将来总有证明之机会也。

上第五案乃舌咽神经钝麻为病，因尚未断绝，故可以治之使愈。然三五年后必再发，此亦历验不爽者，再发则断，故医者皆谓中风第一次可治，第二次难治，第三次不治。其实苟初次中风即神经断绝者，初次即难治。若复用药不当或治之太晚，可治时期已过，第一次即不治耳。

前年江浙战争时，有苏州彭姓，避难来申。延诊，其人年可五十余，其病为两脚不仁，不能行步。询悉旧有此病，此次剧发，余用回天丸、天麻、虎骨等愈之。迨战定返里时，躬自来谢，则步履如常人。此亦内风为病，然不过是风痹，并非中风，故能治之全愈。鄙意凡半身不遂或颊车舌咽不能动者，乃中枢神经为病。若痹症不过末梢神经钝麻，当如此分别，较为真确。古人名一中即死者为真中，半身不遂者为类中。《千金》以喑不能言者为风痱，半身不遂、口眼㖞斜者为风懿。《内经》以风寒湿三气分行痹、着痹、痛痹。此种种名词颇嫌未能划一，似当参考西国生理病理重定名词，乃为妥当。例如着痹乃深在感觉神经钝麻，死肌乃浅在感觉神经钝麻，历节、痛风新陈代谢病，不得一律以风为名也。

卷　二

武进恽铁樵　著

受业江阴章巨膺　参校

虚　劳

痨病殆无有不咳者，旧说分五痨七伤。所谓五劳者，谓五脏皆有劳也。肺劳固有咳，肝肾心脾之劳亦咳，故劳字所包含之意义，甚为主泛。精密言之，劳病云者，乃病至某程度之谓，不可认为一种病名。若病名则必於劳字之上更加一限制词乃得，如童劳、蓐劳是也。

因劳病无有不咳，故通常以西医籍之肺病当中国之劳病。然其中纠纷殊甚。西医籍中肺病自肺病，肾病自肾病。中医籍中言劳病，多数肺肾并为一谈。又童子发育障碍，多半属腺病，中医则谓之先天不足，概名为童劳。又如吐血，肺部血管破裂，本是肺病，而中医就病症定名，有肝血、胃血、脾血、肾血之不同，转不名为劳病。必待初期症状已过，见潮热掌热，然后谓之劳病。诸如此类，不胜屈指，若欲一一比附为之纠正，无论学力有所未逮，抑亦治丝而棼，断无良好之结果。所以然之故，西籍以病灶言，中医以病之形能言也。

以五行说病，既不合生理病理，亦为近顷科学所不许，然劳病各脏之交互关系，有时用五行为说，精到有不可思议者，是古人之说，有未可尽删者在。又肺病西国无治法，其由他种病转属而成肺病者，西医亦未有若何成绩可言，而吾国对于劳病自成一种学说。古人如葛可久、李士材均以擅场得名，即晚近时医，亦间有能愈重证者，是吾侪于此不可不潜心探讨也，兹用《尊生方》为蓝本，更采明清诸家之说以附之，略加注释之外不复赘鄙说，因无如许经验故也，于所不知，付之盖阙，大雅宏达，或无讥焉。

虚损劳瘵，真元病也。虚者，气血之虚。损者，藏府之损。久虚致损，藏府皆有。损肺伤气，毛槁皮焦；损心伤神，血脉不荣；损肝伤筋，筋缓不收；损肾伤精，骨髓消减；损脾伤仓廪，饮食不为肌肤。

五脏虽分，五脏所藏无非精气，其所以致损者有四。曰气虚，曰血虚，曰阳虚，曰阴虚。阳气阴血，精义为血之本，不离气血，不外水火。水火得其正，则为精为气，失其和则为寒为热（铁樵注：此两语稍嫌笼统。吾人既知寒热是荣卫方面事。精是无管腺内分泌方面事。呼吸之气在肺，营养躯体阳和之气生于精血，则古人所言无在不可理会，且较古人所知者为清楚也）。此虚损之大概，而气血阴阳各有专主，认得真确，方可施治。气虚者，脾肺二经虚也。或饮食或劳倦，气衰火旺，四肢困热，无气以动，懒于言语，动作喘乏，自汗心烦，必温补中气，宜补中益气汤（铁樵注：气衰火旺为荣不足，四肢为脾之领域，呼吸为肺之职司，自汗心烦属心，亦营血方面事）。血虚者，心肝二经虚也。吐血泻血，女人产后或崩漏，或诸血失道妄行，眼花头晕，渐至吐血不止或干血劳，宜四物汤、当归补血汤（铁樵注：以干血劳、吐血并列，是泛论血不归经，故云心肝二经虚）。而阳虚、阴虚又皆属肾。阳虚者，肾中真阳虚也。真阳即真火，审是火虚，右尺必弱，只宜大补元阳，亦不可伤阴气，忌凉润，恐补阴邪也，尤忌辛散，恐伤阴气也，惟喜甘温益火之品，补阳以配阴，沉阴自敛，阴从乎阳矣。所谓益火之原，以消阴翳也，宜附桂八味丸。阴虚者，肾中真阴虚也，真阴即肾水，审是水虚，脉必细数，只宜大补真阴，亦不可伐阳气。忌辛燥，恐助阳邪也，尤忌苦寒，恐伐元阳也，惟喜纯甘壮水之剂，补阴以配阳，虚火自降而阳归于阴矣。所谓壮水之主，以镇阳光也，宜六味丸加杞子、鱼鳔。而二者之为病，亦各有异。阳虚所生病为热劳口干，咽痛舌疮，涕唾稠粘，手足心热。大便燥，小便赤，至咽疮失音或尫羸，阳不举，脉细无根，脉数不伦，渐已成瘵而难救，宜逍遥散、坎离既济丸。阴虚所生病为虚劳，吐痰白色，胃逆，不思饮食，恶食，食不化，遗浊，便溏泄，至泄不已，神瘁肉削，渐已成瘵而难救，宜人参养荣汤、三白广生汤。二病之源皆由劳心好色，以致真阳衰备，邪火盛炽，真阴亏损，虚火炎烁。由是火蒸于上，则为咳血，为潮热；火动于下，则为精浊，为泄泻，诸症蜂起矣（铁樵注：阳虚非寒，观所列症状，均属热象。口干咽痛，其津必枯，所谓肾阳不能上承而为津液也。舌疮涕吐稠粘者，即是反应起救济之证，盖津液之涸，因吐腺分泌失职，他种机体勉强起而救济，但能兴奋，不能得液体，则干裂而为疮疡。舌膜最薄，故疮先见于舌，涕吐稠粘者，并非津液，疑是肺部细胞崩坏。失音，则喉头腺体坏。阳不举，则生殖腺坏。本是阳虚则寒，此反见热象者，乃真寒假热，故补阳配阴，益火之源，可以消阴翳。然惟浅者可治，深者不可治，是当见机于早。图之于豫。至于阴虚本生内热，而肺肾病虚劳证之阴虚，是水不能涵火。阳者亲上，热在上，斯寒在下，故上见煎厥之白痰而下见便溏之假寒，此最难治，又病至于此，阴阳往往互见，不截然分明也）。然病之原虽属阴阳之虚，而其症必各见于一经。就其症之所见，以审知为何经，而因以辨乎阴阳之所属，然尽可与疗治。何以言之？如现患精浊，又见胫酸、腰背拘急，知其病在肾也。宜大菟丝子丸、补中地黄丸。现患喘咳嗽血，又兼皮枯鼻塞声重，知其病在肺也，宜保和汤。现患咯血多汗，又兼惊惕，口舌疮，知其病在也，宜圣愈汤。现患梦遗，又见胁痛、善怒、项强，知其病在肝也，宜补肝汤、柴胡疏肝散。现患溏泄，又患腹痛痞块，饮食无味，四肢倦怠，知其病在脾也，宜调中益气汤。此皆有阴阳之虚，以致病成于五脏者也。

古人云阳生则阴长，又云血脱者补气，实以气药有行血之功，血药无益气之理（铁樵注：此两语颇扼要。凡治病皆利用体工之自然反应，药物非能于体内本无者加以辅益。近顷西国发明之血清，是增加体内抗毒素以杀微菌。此法既行而向来不为人害之微菌，亦能杀人。所以然之故，因既用人力以增加体中之抗毒素，而本有之抗毒机能，即因而退化，而微菌害人之势反于无形中增加。又如近顷之生殖灵，亦与此同一流弊，以人力加增内分泌，而本有之内分泌机能即退化也。又如返老还童术之割换生殖腺，生殖机能抗进，他部分不能与之协调，则成尾大不掉之局。今割腺术之利尚未大著，害亦未大著，然以理衡之，他日必能证实吾言。此以人力增益体工，总非医学上乘。气药有行血之功，血药无益气之理两语，殊耐人寻味）。又况血药滞腻，非痰多食少者所宜，血药清润，久久用必多泄滑之患乎。

阴虚火动，内热烁金，必致损肺，虚热内炽，多服寒凉，必致损脾。补脾必碍肺，须知燥热能食而不泄者，急当润肺兼补脾，宜滋阴清化丸加白术、建莲。若虚羸食少而肠滑者，虽喘嗽不宁，但当补脾而清润宜戒，以土能生金，金不能培土，故补脾尤要也。又如脾肾两虚，法宜兼补。但甘寒补肾，不利于脾，辛温快脾，益伤于肾，即两者而衡之，土能生金，金为水母，即肾宜补，当更扶脾，即欲健脾，不忘养肾，或滋肾而佐以沉、术、砂、莲，或快脾而佐以菟丝、五味（铁樵注：脾胃健，则肺之弱者亦渐强，此为培土生金。肺虚咳嗽，服参颇效，是其证也。凡天冬、麦冬、杏仁、桑叶、桔梗等润肺药无不滑肠，故大便溏泄者，病肺清肺皆有窒碍，是生金不能培土也。又色欲过度者气喘，是肾病者其肺必病。凡事武术锻炼躯体，其强弱之差，全在肺量，而欲肺量增加，第一要义即在保肾。是就消极、积极两方观之，肺肾关系甚为显明，故古人谓乙癸同源。又患吐血肺劳至末期，辄纵欲无度以至于死，此即水不涵火之故，肾中真阳外越而然。是之谓金为水母，此皆古人潜心体会而得，验之事实而信，且历千百万人而不爽，虽以五行生克为说，迥非星相无稽之谈可比，且此等处实为现今医化学所不能窥见之事，故当存而不删，以待后贤之探讨也）。

经曰：阳虚生外寒，阴虚生内热，阳盛生外热，阴盛生内寒。而寒与热二者常相因，而热为甚，故治之者，必以热为凭而寒为验。盖劳病必发热，其发热之由不一。有气虚热，必兼少气自汗，体倦心烦，宜八珍汤加减。有血虚热，必兼燥渴，睡卧不安。宜圣愈汤、人中白丸。有往来潮热，必兼自汗食少、膝软骨节疼，宜参苓建中汤。有骨蒸热，必兼肌瘦、舌红、颊赤、宜鳖甲散、河车丸、二仙胶。有五心热，必兼体疼口干、颊赤发热，宜逍遥散、十全大补汤。有遍体发热，必兼瘦削神困，宜十四味建中汤。有病久结痰成积，腹胁常热，惟头面手足于寅卯时乍凉，宜六君子汤送滚痰丸，加姜汁、竹沥尤妙。此热之见于身材显而可验者也（铁樵注：凡外感发热，乃体温集表而热。内伤发热，血中液少酸素自燃，其一也；内分泌失职，津液枯涸，其二也；荣衰失润，毛细管及细胞非常兴奋。其三也，水不涵火，髓中磷质自燃，其四也。凡此皆虚劳发热，病深而难治，迥然与外感不同。此外各种发热之下，赘以兼证，即所以示人内伤热与外感热之区别法）。

若五脏之热，尤不可不审。大约肺热，轻手即得，略重全无，肺主皮毛也，日西尤甚。必兼喘咳，洒淅善嚏，善悲，缺盆痛，胸中及肩臂皆痛，脐右胀痛，小便数，皮肤痛及麻木。宜茯苓、麦冬、五味子、山药、紫菀、百合以补之，桑皮、葶苈、枳壳、苏子以泻之，干姜、豆蔻、木香、款冬花以温之，知母、贝母、沙参、玄参、山栀、黄芩、花粉、兜铃以凉之（铁樵注：温凉补泻，教人斟酌所宜，随证施治，非谓可并用也。）心热，微按之，皮毛之下，肌肉之上乃得，心主血脉也，日中尤甚。必兼烦心，掌热而呕，善笑善忘，善惊不寐、筑筑然动，舌破，消渴口苦，心胸间汗。宜丹参、龙眼、茯神、归身、麦冬、山药以补之，黄连以泻之，菖蒲、益智以温之，竹叶、犀角、连翘、朱砂、牛黄、天冬以凉之，脾热，轻重按俱不得，热在不轻不重间，脾主肌肉也，夜尤甚。必兼怠惰嗜卧，四肢不收，无气以动，泄泻溺闭，面黄口甘，舌强痛，吐逆，不贪食，不化食，抢心善味善饥善噫，当脐痛，腹胀肠鸣，肉痛足肿。宜参、苓、术、草、陈皮、扁豆、山药、苡仁以补之，姜、附、丁、桂以温之，石膏、滑石、玄明粉以凉之。肝热，按至肌肉之下，骨之上乃得，肝主筋也，寅卯时尤甚。必兼多怒，多惊便难，转筋挛急，四肢困热，满闷，筋痿不能起，头痛耳聋，颊肿面青，目肿痛，两胁小腹痛，呕逆作酸，睾疝，冒眩，多瘛。宜阿胶、山药、木瓜、枣仁以补之，青皮、青黛、柴胡、白术、黄连、木通、龙胆草以泻之，木香、吴萸、肉桂以温之，甘菊、车前子、柴胡、山栀以凉之。肾热，极重按之至骨乃得，肾主骨也，亥子时尤甚，必兼腰膝脊臀股后痛，耳鸣遗泄，二便不调，骨痿不能起，眇中清，面黑口干，咯血，饥不欲食，腹大胫肿，少腹气逆急痛，下肿，肠澼，阴下湿痒，手指青黑厥逆，足下热，嗜卧，坐而欲起，善怒，四肢不收，宜地黄、杞子、山药、桑螵蛸、龟版、牛膝、山萸、杜仲、五味子以补之，知母、泽泻以泻之，鹿茸、肉桂、附子、鹿角胶、补骨脂、沉香、苁蓉以温之，知母、黄柏、丹皮、地骨皮以凉之，以上皆劳成于五脏，其热之发，因而各异者也（铁樵注：所谓轻手按之，重手按之，按之至骨等语，无标准可言，且虚劳为病，多半大肉已削，轻手按之，早已著骨，读者将若何领会？故鄙意认此等为语病，与《脉经》之三菽六菽，《灵》《素》之人迎大于气口三倍二倍，同为无可遵循之文字，不过旧说相传如此，无从改易，删去亦不妥当。学者仍以证为主，于热在肤腠，热在肌骨，参之证情，自有可以领会之处，重按轻按之文，弗泥焉可也）。

痨病多吐血，吐血之原，未有不由五脏来者，咳嗽血出于肺，因悲忧所致也，宜二冬、知母、贝母、桔梗、黄芩。痰涎血出于脾，因思虑所致也，宜生地，石斛、葛根、丹皮、甘草、茯苓、陈皮、黄芪。吐血出于心，因惊恐所致也，宜丹参、山药、麦冬、茯神、当归、生地。吐血多块于出于肝，因恚怒所致也，宜柴胡、芍药、山栀、丹皮、枣仁、生地、沉香。咯血出于肾，因房欲所致也，宜生地、丹皮、茯苓、远志、阿胶、知母、黄柏、呕血出于胃，中气失调，邪热在中所致也，宜犀角、地黄、丹皮、甘草、玄明粉。其余致血之由正多，而止血之法又必各从其类。有由酒伤者，用解止之，宜葛根、蔻仁、侧柏、茆花。有由食积者，用消止之，宜白术，陈皮、山楂、神曲，有由血热者，用凉止之，宜山栀炭、黄连炭。有由血寒者，用温止之，宜血余炭、干姜炭。有由血滑，用涩止之，宜棕炭、荷叶炭，有由血虚者，用补止之，宜发灰、地黄炭，有由怒伤肝木，血菀于上者，必令人薄厥，用平止之，宜沉香、木瓜、青皮、丹皮、白芍。有由血瘀在中者，必脉沉实，腹中满痛，用行止之，宜当归、降香、木香、蓬术、桃仁、延胡索、赤芍。有由血溢者，被触伤破，泉涌不止，用补止之，宜十全大补汤频频多服。有由血脱者，九窍齐出，亦用补止之，宜急用发灰、大蓟汁、人参汤调服。此外有积劳吐血，久病后吐血多而久不止者，并宜独参汤，内多干血，肌肤甲错，两目暗黑，宜大黄䗪虫丸。七情妄动，形体疲劳，阳火相迫错行，必脉洪，口渴便结，用凉药救之。宜黄芩、黄连、生地、竹叶、麦冬、丹皮。若气虚挟寒，阴阳不相为守，血亦妄行，必有虚冷状，盖阳虚阳必走是也，宜八味丸或理中汤加乌药、木香。总之，治血之法，不外治肝、而肝之余，必兼补水顺气。盖气有余即是火，血随气上，补水则火自降，顺气则血不升也（铁樵注：咳且喘，痰中夹血者，为嗽血，不咳，一咯即出者，谓之咯血。倾盆盈碗出者，谓之呕血。其不能以此分别者，统谓之吐血，以嗽、吐、咯、呕分藏府，不的确，当以见证为主。本节所言，大略已备，用以治病尚嫌太略，葛可久《十药神书》最妙，《内经》云：凡风寒暑湿燥火，六气之变，皆能失血，若不察其所因，概予凉折，必生变，医者不可不知。古人治血。多以胃药收功，如乌药、沉香、泡姜、姜枣称为虚家神剂，医者又不可不知）。

痨病必咳嗽，或由阴伤阳浮水涸金燥，喉痒而咳，宜用甘润养肺，水旺气复而咳自已。宜麦冬、花粉、生地、杏仁、橘红、阿胶、桔梗（铁樵注：水涸金燥，即荣枯肺燥，不必泥定肾水肺金字样）。或由脾胃先虚不能制水，水泛为痰，水冷金寒而咳，宜立效方加羌活、陈皮、白术。或由火烁肺金而咳，宜六味丸。或由命门火衰，气不化水而咳，宜天治咳药中加附子、肉桂、人参、羌活。至痨嗽失音，肺气郁也，宜杏仁膏。痨嗽兼喘，痰涎涌也，宜五汁膏。痨嗽痰热渴汗，心脾伤也，宜滋阴清化丸（铁樵注：脾胃虚不能制水云云，当是积饮，其理同于聚水。肺寒而咳，不胜外界冷空气压迫而咳也，火烁肺金，即肺中虚热，抵抗外界冷空气而咳也，命门火衰，即下部虚寒，肾阳不能上承而为津液之谓，痨嗽失音，乃腺体已坏，不能分泌，音带失润所致。伤风亦有失音者，乃音带为风热熏炙之故，稍久即能自复，二者之别，当以他种兼证别之）。

经言五脏之咳，移于六府，其症状如下：肺咳之状，喘息有音，甚则吐血。咳不已，大肠受之，咳则遗屎。心咳之状，心痛，喉中介介如梗状。甚则咽肿喉痹。咳不已，小肠受之，咳则矢气，气与咳俱失，脾咳之状，右胁下痛引肩背，甚或不可动，动则咳剧。咳不已，胃受之，咳则呕或长虫出。肝咳之状，左胁下痛，甚则不可以转，转则两胁下满。咳不已，胆受之，咳则呕胆汁，肾咳之状，腰背相引痛，舌本干，咽作成，甚则咳涎。咳不已，膀胱受之，咳则遗溺，久咳不已，三焦受之，咳则腹满，不欲饮食。心胞络咳，心胸间隐隐作痛。

虚痨之属有桃花痒，其症面色不衰，肌肤不瘦，外如无病，内实虚伤，须审现在何症及伤在何脏以治之，大概宜苏合香丸、紫金锭、回春辟邪丹等方。又有传尸劳，乃鬼作虫而为祟，其症沉沉默默，不知所苦，经时累月，渐渐羸顿，至于死亡。治法以固本为先，祛虫为次。固本宜人参养荣汤、八味丸。祛虫宜十痒丸、桃奴丸，紫金锭（铁樵注：桃花痒症曾风之，而未为之治疗，不知苏合丸、紫金锭等有无功效。传尸痨则不止沉默默，鬼作虫之说，亦甚费解。《千金方》鬼痒病即传尸痨。余所见者，极可怖。痒本注字，去三点偏旁加广，意谓由一人患此，死则更转痒他人也，余族中有一家，其先若何，余未及见，第就余所见者言之。其人有子女十人、胞侄二人、孙男妇八人。四十年中，死于同样之劳病者九人。其病恒发于十七八岁，乃至廿七八岁。其病状咳嗽发热，肌肤锐瘠而遗精，自愆不能兴，卧床之日起，扣足一百日死。自余为童子时，即习见此等病状。数年前，其孙女复患此，自他省遄归，强余疗治。一见即觉其病不可为。辞之不得，勉强处方。因其病起于产后，从蓐痨治，旋又延西医打针，结果自卧床之日起，扣足百日而逝。简直药物于病丝毫无益。亦竟丝毫无损，此殊令人爽然自失者，古人谓传尸痨限于骨肉至亲，观此信不我欺。而此病之传染与寻常迥异，可以三五年或十余年始一见，使人不觉其为传染，衡量症情，未必是遗传关系，当是伏根甚深，必待某种透因而发见。其未发之时，亦必有特征可以预知。特吾侪经验浅，未能知耳）。丹溪云：一水既亏，不胜五火，虚症蜂起。先当和解微下，次用调补。若邪未除便用补剂，邪入经络。深为可悲，惟无积人脉举按无力者，方可补之，此诚治虚损痨瘵之要道也。

诸名家议论（仅摘录切要可法者）

《纲目》曰：虚者，皮毛肌肉、筋脉骨髓、气血津液不足是也。《入门》曰：凡饮食减少，精神昏短，遗精梦泄，腰背胸胁筋骨引痛，潮热自汗，痰盛咳嗽，是虚劳常症也。又曰：虚损皆由水火不相济，但以调和心肾为主，兼补脾胃，则饮食加而精神气血自生矣。

《直指》曰：三阳实，三阴虚，汗不出。三阴实，三阳虚，汗不止。又曰：虚劳之症百脉空虚，非滋润粘腻之物以养之，不能实也。切不可妄施金石燥热等药。

东垣曰：肺损益其气，心损调其营卫，脾损调其饮食，适其寒温，肾损益其精。肝损缓其中。缓中者，调血也。宜四物汤，以其中有芍药也。

《得效》曰：虚损之证，峻补乌、附、天雄、姜、桂等；润补鹿茸、当归、苁蓉等；清补二冬、从参、地黄等。

《入门》曰：虚脉多弦，弦而濡大为气虚，沉微无力亦气虚，甚弦而微为血虚，涩而微为血虚甚至。形肥面白者阳虚，形瘦面苍黑者阴虚。房劳思虑伤心肾，则阴血虚；饥饱劳役伤胃气，则阳气虚。

海藏曰：呼吸少气懒言语，动作无力，目无精光，面色㿠白，此兼气血虚也。

《回春》曰：虚劳之病不受补者难治，喉中生疮，声音哑者不治，久卧生胝者不治。虚极之病，火炎面红，发喘痰多，身热如火，跗肿溏泄，脉紧不食者，死不治。

五痨六极七伤

五痨，谓五脏劳也。劳病既成，渐生六极。六极云者，谓痨病至峰极之程度，其证有六也。七伤殊未达其义，要是治医者，所不可不知，故并录焉。

《金匮》曰：五劳者，心劳神损，肝劳血损，脾劳食损，肺劳气损，肾劳精损。

《入门》曰：数转筋，十指爪甲皆痛为筋极，宜并服滋补养荣丸。牙痛、手足痛，不能久立为骨极，面无血色，头发堕落为血极，宜补荣汤。身上往往如鼠走，体上干黑为肉极，宜参苓丸。气少无力，身无膏泽，翕翕羸瘦，目无精光，立不能久，身体若痒，搔之生疮为精极，宜巴戟丸。胸胁逆满，恒欲大怒，气少不能言为气极，宜益气丸（铁樵注：六极云者，可以备一说，不足据为典要。鄙人三十八九岁病最剧时，一身而有五极，然且作文编书酬应，日不暇给，既未用补，补亦不应，后用大毒药攻之而愈，然则未可以一概论也）。

《入门》曰：七伤，一阴寒，二阴痿，三里急，四精漏，五精少，六精清，七小便数。《医鉴》曰：七伤者，一阴寒，二精寒，三精清，四精少，五囊下湿痒，六少便涩数，七夜梦阴人，其人小便赤热或如针刺（铁樵注：五痨七伤既为骈举之名词，五痨分隶五脏，七伤何以专说肾病，抑肾病亦不止如所举七者，是七伤之说，较六极尤无理致）。

劳伤形证

《千金方》云：忽喜怒，大便苦难，口内生疮，此为心劳。短气面肿，鼻不闻香，咳嗽唾痰，两胁胀痛，喘息不定，此为肺劳。面目干黑，精神恍惚，不能独卧，目视不明，频频泪下，此为肝劳。口苦舌强，呕逆醋心，气胀唇焦，此为脾劳。小便黄赤，兼有余沥，腰痛耳鸣，夜间多梦，此为肾劳。

《入门》曰：心劳之症，血少面无血色，惊悸盗汗，梦遗，极则心痛咽肿。肝劳之症，筋骨拘挛，极则头目昏眩。脾劳之症，胀满少食，极则吐泻肉削，四肢倦怠。肺劳之症，气乏，心腹冷痛，极则毛焦津枯，咳嗽哄热。肾劳之症，腰脊痛，遗精白浊，极则面垢，脊如折。又曰：心劳则口舌生疮，语涩肌瘦。肝劳则胁痛，关格不通。脾劳则气急，肌瘦多汗。肺劳则气喘面肿，口燥咽干。肾劳则尿赤阴疮，耳鸣面黑。

铁樵按：以上所言虚劳症状略备，治法亦略备。若再求细密，在学者自己领会，非仓猝可以杜撰者。劳病为最难治之病，用药固难，调护尤难，其病为慢性，动须经年累月。谚云夜长则梦多。时间既久，与病为缘之事，如饮食男女，喜怒哀乐，在在皆足为患，所以防不胜防，制不胜制，例如肝虚者易怒，肾虚者多欲，家庭琐屑，房闱隐秘，不与怒期而怒自来，勉强节欲，而欲愈炽，病者不知利害，总无可愈之理，此劳病之所以难治也。《尊生方》于此下有煎厥、解亦两证。煎厥证引《内经》阳气者，烦劳则张一节为说，其实煎厥即阴亏火旺，病证已详于前。解饰另是一种病，不当与劳病相混，故不录。

治虚损劳瘵选方

四君子汤　人参　茯苓　白术　甘草（补气）

八珍汤　人参　茯苓　白术　甘草　川芎　当归　白芍生地（虚热）

十全大补汤　八珍汤加黄芪　肉桂（调卫）

八味丸　地黄　丹皮　茯苓　泽泻　山萸　山药　附子　肉桂（补火）

金刚丸　草薢　苁蓉　菟丝　杜仲　酒煮猪腰子丸（益精）

煨肾丸　牛膝　苁蓉　菟丝　杜仲　防风　蒺藜　肉桂　草薢　故纸　葫芦巴　酒煎猪腰子和蜜丸（益精）

补中益气汤　人参　黄芪　白术　炙草　升麻　柴胡　归身　陈皮（温补）

四物汤　川芎　当归　白芍　生地（诸血）

当归补血汤　四物加黄芪　乌梅　陈皮　荆芥（诸血）

六昧丸　地黄　丹皮　茯苓　泽泻　山萸　山药（补水）

逍遥丸　当归　白芍　柴胡　薄荷　黄芩　白术　甘草　煨姜（阳虚）

坎离既济丹　苁蓉　枸杞　归身　白芍　天冬　麦冬　人参　枣仁　生地　熟地　丹皮　茯苓　茯神　泽泻　山萸　五味　远志　黄柏（阳虚）

人参养荣汤　人参　茯苓　白术　甘草　当归　白芍　地黄　黄芪　陈皮　远志　肉桂　五味（阴虚）

三白广生汤　白术　白芍　茯苓　山药　丹皮　陈皮　甘草　地骨皮　芡实　莲肉　枣仁　贝母　乌梅（阴虚）

五汁膏　梨汁　蔗汁　藕汁　人乳　萝卜汁（以上五汁）　犀角　羚羊角　生地　丹皮　天冬　麦冬　薄荷　茯苓　贝母　阿胶　水八杯，煎各药至三杯，去渣，入五汁。阿胶另炖烊加入，文火收膏，以入水不化为度（咳血）。

清骨散　银柴胡　鳖甲　青蒿　知母　胡黄连　秦艽　甘草　地骨皮（潮热）

大菟丝子丸　鹿茸　附子　肉桂　茴香　五味故纸　川断　巴戟　覆盆子　螵蛸　牛膝　苁蓉　杜仲　菟丝　泽泻　茯苓　石龙芮　萸肉　防风　熟地　川芎　沉香　毕澄茄（补肾）

补中地黄汤　地黄　丹皮　茯苓　泽泻　山药　萸肉　人参　黄芪　白术　归身　升麻　生姜　大枣（积劳）

保和汤　贝母　知母　天冬　麦冬　五味　杏仁　桔梗　紫菀　款冬　兜铃　阿胶　归身　苡仁　百合　百部（肺病）　失血加炒黑蒲黄、生地、小蓟；痰加瓜蒌、茯苓、橘红；喘加苏子、桑皮。

圣愈汤　人参　黄芪　川芎　当归　生地　熟地（心病）

补肝汤　山萸　肉桂　甘草　茯苓　防风　细辛　桃仁　柏子仁　红枣（肝病）

柴胡疏肝汤　香附　柴胡　陈皮　枳壳　川芎　白芍　甘草（肝病）

调中益气汤　人参　黄芪　白术　甘草　升麻　柴胡　当归　五味子　陈皮　白芍（脾病）

调荣养卫丸　人参　茯苓　黄芪　白术　当归　白芍　山萸　生熟地　山药　麦冬　远志　陈皮　五味　鸭血和蜜丸

鹿胎丸　鹿胎一具，去秽熬膏　熟地八两，用人乳、粉山药各一两拌蒸九次　菟丝子十两，酒煮　枸杞八两　乳浸人参四两　炙芪五两　制首乌十两，乳浸，日晒夜露九次　巴戟肉五两，酒炒　钗石斛六两　巴戟、石斛煮汁去渣，和前药同捣丸（房痨）。

十四味建中汤　十全大补汤加附子　苁蓉　麦冬　半夏（积痨）

麦煎散　当归　生地　鳖甲　柴胡　干漆　常山　赤芍　石膏　甘药　小麦（干血痨）

补血养阴丸　当归　白芍　生地　丹皮　茯苓　麦冬　五味　牛膝　枸杞　川断　鳖甲　青蒿　益母膏丸（干血劳）　咳加枇杷叶；咳甚加贝母、沙参、百部；痰多加橘红；热甚加胡黄连、银柴胡。

清离滋坎丸　生地　熟地　山药　山萸　丹皮　茯苓　泽泻　天冬　麦冬　白术　白芍　知母　黄柏　当归　甘草　吐血加童便、陈墨；痰加竹沥、姜汁；汗多加黄芪、枣仁；热加地骨皮；咳加五味；精关不固加龙骨、牡蛎、莲须、杜仲；脘闷加陈皮；咽痛加桔梗、玄参；喘加苏子、杏仁、瓜蒌仁、贝母；久咳加阿胶、五味子。

滋阴清化丸　二地　二冬　当归　白芍　茯苓　甘草　贝母　花粉　五

味　鳖甲　阿胶　山药　蜜丸合化（痰热）

人中自丸　生地　熟地　白芍　白术　当归　阿胶　鳖甲　羚羊角　青蒿子　人中白　百部膏丸（血热）

参苓建中汤　人参　茯苓　甘草　当归　白芍　陈皮　半夏　肉桂　麦冬　前胡　细辛（潮热）

鳖甲散　柴胡　鳖甲　青蒿　当归　知母　秦艽　乌梅　地骨皮（骨蒸）

河车丸　柴胡　鳖甲　阿胶　百部　人参　五味　秋石　地骨皮　河车青蒿　陈酒　人中白　童便熬膏丸（骨蒸）

二仙胶　鹿角胶　龟版胶　人参　枸杞（骨蒸，亦治遗精）

六君子汤　人参　茯苓　白术　炙草　陈皮　半夏（结痰）

独参汤　人参　一味浓煎（久血）

理中汤　人参　白术　干姜　甘草（阳虚）

立效方　贝母　杏仁　款冬　天冬　桔梗　五味　葱白　瓜蒌仁　川椒共为末，与猪肺同蒸，取汁服（痰嗽）。

十痊丸　雄黄一两　人参五钱　细辛五钱　巴豆霜一两　皂角五钱　桔梗五钱　麦冬五钱　附子五钱　川椒五钱　甘草五钱　上药蜜丸如梧子大，每服五丸，温水化下。此药并治一切鬼气。

桃奴丸　桃奴七个，另研　玳瑁镑细末，一两　安息香去渣，一两　上三味同入银器中熬成膏。朱砂五钱　犀角五钱　琥珀三钱　雄黄三钱　麝香二钱　冰片二钱　牛黄二钱　桃仁麸炒，十四个　安息香膏丸芡实大，阴干封固。每服一丸，人参汤下。

葛可久治劳十方

保真汤　人参　白术　炙草　当归　白芍　生地　黄芪　地骨皮　天冬麦冬　陈皮　知母　黄柏　五味　柴胡　赤白苓　莲肉　熟地　生姜　大枣　此方专治虚劳骨蒸潮热，盗汗等证。惊悸加茯神、枣仁、远志；尿浊加猪苓、泽泻、草薢，尿涩加木通、石苇、篇蓄；遗精加牡蛎、莲须；燥热加石膏、滑石、青蒿、鳖甲；盗汗中浮小麦、牡蛎、麻黄根。

保和汤 天冬 麦冬 知母 贝母 苡仁 杏仁 款冬 五味子 兜铃紫 菀 花粉 百合 当归 生地 阿胶 桔梗 薄荷 苏叶 炙草 生姜 此方专 治虚劳咳嗽，肺痿唾脓血。血甚加蒲黄、茜根、藕节；痰盛加南星、半夏、陈皮、 枳壳、瓜蒌仁；喘加桑皮、陈皮、葶苈；热盛加栀子、黄芩、连翘；外感加防风、 荆芥、金沸草；肺寒加人参、桂枝。

太平丸 天冬 麦冬 知母 贝母 款冬 杏仁 生地 熟地 当归 阿 胶 蒲黄 京墨 桔梗 薄荷 先用银器炼白蜜，再下诸药末，搅匀。文为熬数 沸，入麝香再熬数沸，作丸龙眼核大。食后细嚼一丸，薄荷汤下。每次噙化一丸， 每日二服。痰盛者，先用饴糖拌消化丸吞下，却噙此丸，仰卧，使药气入肺，则 肺清润，其嗽退除，七日病痊。此方专治虚劳久嗽肺痿。

消化丸 明矾 皂角 胆星 半夏 茯苓 青礞石煅如金色 陈皮 枳实 枳壳 薄荷 沉香 黄芩 姜汁浸神曲作糊丸。此方专治虚劳，肺萎咳嗽，热痰 壅盛。

润肺膏 羊肺一具 杏仁一两 柿霜一两 羊酥一两 蛤粉一两 白蜜一 两二钱 先洗净肺，次将诸药拌入肺中。白水煮熟，随量食之，与太平丸、消化 丸相间服亦得。

白凤膏 黑嘴白鸭一只 黑枣半斤，去核，每个纳参苓平胃散，填令满先将 鸭颈割开取血，和热陈酒，随量饮之（此能直入肺经润补）。却将鸭干挦去毛， 于胁边开一孔，去肠杂，试干。将枣填入鸭腹，麻扎定。用大砂罐置鸭及酒，四 围用火慢煨，酒量多寡以盖鸭为度，直煨至酒干为止。其鸭肉可随意食之，其枣 连药研烂为丸，早晚空腹服。服此药后，随服补髓丹。

补髓丹 雄猪脊髓一条 羊脊髓一条 鳖一个 乌鸡一只 将四物漂净，鸡 鳖去骨取肉，用酒一大碗，砂锅内煮熟，打烂。再入山药五条、建莲肉半斤、大 黑枣百个、柿饼十个，四味洗净，用井华水一大碗，砂锅内煮烂，与前肉合，慢 火熬之，再下黄明胶四两、黄蜡五两，二味逐渐添下，与前八味和打成膏，再用 平胃散末、四君子汤末、知母、黄柏末各一两，共和加入。如干，入蜜同熬，令 相得。取出，于青石臼中以木槌打如泥，为丸。每服三钱，不拘时，枣汤下，此 方专治虚痨羸瘦，能补髓生精，和血顺气。

十灰散 大蓟 小蓟 侧柏 荷叶 茆根 茜根 大黄 栀子 棕皮 丹

皮等分，烧存性，出火毒，研细。用藕汁或莱菔汁磨京墨，调服五钱。此方专治虚劳。心肺损，大吐血及咯血、吐血，服此即止。如不止，用花蕊石散。

花蕊石散 花蕊石煅研极细　童便一杯　温调下三钱，醋与童便各半和调尤妙。此方专治虚劳吐血，五内崩损，涌出升斗者，宜服此，使瘀血化为黄水，继服独参汤以补之。

独参汤 人参三钱和枣一二枚，以长流水浓煎，此方专治吐血后羸弱气微。

铁樵按：右列十方，即所谓《十药神书》也，为医林最著名之作。其保和汤及花蕊石散，均经鄙人躬自试验而有效，则馀方亦必甚效可知。惟原书药量有少至数分者，颇不中理，故从删节，其前列各方中有填分量者，乃鄙人以意拟之也。

陈藏器诸虚用药例

虚劳头痛身热，枸杞、玉竹；虚而欲吐，人参；虚而多气微嗽，麦冬、五味子；虚而不宁，人参；虚而腰胁不利，杜仲、煅磁石；虚而多梦，龙骨；虚而多痰气粗，半夏、枳实、生姜；虚而溲少，茯苓、泽泻；虚而大热，黄芩、天冬；虚而溲多，龙骨、桑螵蛸；虚而多热，地黄、地肤子、牡蛎、甘草；虚而渴，天冬、麦冬、知母；虚而惊悸兼冷，甘草、紫石英；虚而惊怖，沙参、龙齿；虚而客热，沙参、地骨皮、龙齿；虚而健忘，茯神、远志；虚而髓竭，熟地、当归；虚而大冷，肉桂、附子；虚而溲赤，黄芩；虚而溺白，厚朴；虚而冷，川芎、干姜、当归；虚而损，苁蓉、巴戟。

心虚，人参、茯苓、石菖蒲。沈金鳌云：心虚者，心家血不足，致成虚劳，宜古庵心肾丸、大五补丸。

肝虚，川芎、防风、天麻。沈云：肝虚者，肝家受损面无血色，筋缓目暗也。宜拱辰丸、滋补养荣丸。

脾虚，白术、白芍、益智仁。沈云：脾虚者，肌肉消瘦，饮食不进也。宜橘皮煎丸、大山芋丸。

肺虚，天冬、麦冬、五味子。沈云：肺虚者，咳嗽痰盛气急或吐血也。宜人参典芪散、补肺散。

肾虚，熟地、丹皮、远志。沈云：肾虚者，水火不足也。水虚宜太极丸、无比山药丸；火虚宜增损归茸丸、玄兔丸。

胆虚，枣仁、细辛、地榆。沈云：胆虚多惊多畏，不能独处，如人将捕之也。宜仁熟散、温胆汤。

古庵心肾丸　生地二两　熟地三两　山药二两　茯神三两　当归一两半　泽泻一两半　萸肉六钱　枸杞一两　丹皮一两　龟版一两　牛膝一两　生姜三钱　川连四钱　鹿茸炙酥，一两　黄柏盐酒炒，一两　上药蜜丸，每服钱半，盐汤下。

大五补丸　天冬　麦冬　菖蒲　茯苓　人参　远志　枸杞　地骨皮　熟地　益智仁　蜜丸。

滋补养荣丸　人参　黄芪　白术　川芎　当归　白芍　陈皮　生熟地　茯苓　山药　山萸　远志　五味子　研末　蜜丸。

橘皮煎丸　橘皮　归身　牛膝　苁蓉　菟丝　杜仲　草薢　阳起石　巴戟　附子　肉桂　干姜　吴萸　厚朴　石斛

大山芋丸　山药　人参　阿胶　白术　白药　川芎　麦冬　杏仁　防风　茯苓　桔梗　柴胡　甘草　当归　熟地　桂枝　神曲　干姜　红枣　白蔹　大豆黄卷　本方即薯蓣丸。

人参黄芪散　人参　桔梗　秦艽　鳖甲　茯苓　半夏　知母　桑皮　紫菀　柴胡　黄芪　共研粗末，每服五钱。

补肺散　兜铃　杏仁　炙草　茯苓　阿胶　糯米　同研，每用二钱煎服。

太极丸　黄柏　知母　桃肉　砂仁　补骨脂　上五味蜜丸。空心盐汤下三五十丸。

无比山药丸　五味　苁蓉　菟丝　杜仲　山药　山萸　茯神赤石脂　巴戟　牛膝　泽泻　熟地　蜜丸，酒或米汤下。

归茸丸　当归　鹿茸　上药各一两，乌梅肉为膏酒下。

仁熟散　熟地　人参　五味　枳壳　山萸　肉桂　甘菊　柏子仁　茯神　枸杞

温胆汤　半夏　枳实　竹茹　橘皮　炙草　白茯苓

铁樵按：上方不赘分量者，以原书所载分量不适用也。方后注明服法者，恐读者误会，以为一剂顿服也。阙者甚多，《尊生书》本注明方附后，乃遍索不得，从他书中查抄补之。查未得者，付阙如也。通常以能读陈修园，上溯守真、戴人者，谓之伤寒派。治《温病条辨》《温热经纬》，宗叶天士者，谓之叶派。泛涉景岳、石顽，上溯东垣者，谓之调理好手，或曰丹溪之学。以上所述治劳之说与方药是也。至于治《伤寒论》，上溯《灵》《素》《难经》者，则谓之治汉医者，或曰经方家。以我所知，世之号称经方家者，什九不能治病。所以然之故，以五谷不熟不如荑稗也。故经方家反不为世所重，病家对于经方家之医生，辄恐怖不敢承教，以其既不能愈病，而复嚣然自大，且用药奇重，这福不足，为祸有余。故时医之黠者、排挤胜己者，辄尊之曰经方家。而病家之稍有经验者，已闻弦歌知雅意，不敢以身试其方矣。其世俗所谓伤寒派者，多盛行于中下社会。守真、戴人之学，治流行感冒之热病，固自游刃有余地，取效既速，药价复廉，故人乐就之。世有行医十年，门庭如市者，多属此派。其结果仅用最普通之一方，初因每日门诊七八十号，不及思索而然。再传而后，遂仅有刻板方药一纸，其他一无所知，而门庭如市如故，叶派盛行于上海、苏州等处，其流弊已详前。调理云者，与前数种迥异。其基础建筑于疏肝养荣，健脾补肾，如上文所述之虚劳治法是也。其用药则四君、六君、八珍、四物、十全、六味、八味、归脾、养阴、清肺、滋肾、补中、而其末流仅执数十味清补之药，如洋参、石斛、天麦冬之类、不复知有医理。此中窟宅，庸手至伙。江浙两省号称知医者，如此之类占大多数，以此等伎俩与西医相见，宜乎望风而靡，此其大较也。读吾书者，于经义既能窥见一斑，则调理正非难事，治医至此，为糊口计，为自卫计，其成绩均已在七十分以上。第能敬慎将事，不必求胜时下之中医，已可无往不利，而治病之效果，且远在普通西医之上。但此仅言当前事实，若就学问言之，造诣初无止境，更进一层，在学者之志趣与毅力矣。

劳瘵虚损之难治。固因病关本元，半在病者之不知利害。而尤要者。却在咳嗽。虚劳鲜有不咳，又鲜有不由肺坏而死者，吾今乃言咳之大略。

张介宾曰: 咳嗽一症，窃见诸家立论太繁，皆不得其要，至后人临症莫知所从，所以治难得效。以余观之，咳嗽之要，只有二端，一曰外感，二曰内伤，尽之矣。外感之咳必由皮毛而入，皮毛为肺之合，外邪袭之，则必先入于肺。久而不愈，则必自肺而传于五脏也。内伤之咳必起于阴分。盖肺属燥金，为水之母，阴损于下，则阳孤于上，水涸金枯，肺苦于燥，肺燥则痒，痒则咳不能已也。咳症虽多，无非肺病，而肺之为病，亦无非此二者而已。但于二者之中，当辨阴阳分虚实耳。盖外感之咳，阳邪也，阳邪自外而入，故治宜辛温，邪得温而自散也。内伤之咳，阴病也，阴气受伤于内，故治宜甘平养阴，阴气复而咳自愈也。然外感之邪多有余，若实中有虚，则宜兼补以散之。内伤之病多不足，若虚中挟实，亦当兼清以润之。于此求之，自得其本，则无不应手。巢氏十咳，陈氏三因，徒乱人意耳。

又云：经曰：五脏六腑皆令人咳，非独肺也。又曰：五脏各以其时受病，非其时各传以与之。然则五脏之咳，由肺所传，则肺为主脏，五脏其兼者也。故五脏各有其证，正以辨其兼证耳。有兼证自有兼治，而皆以肺为主。

张景岳曰：外感之咳，其来在肺，故心由肺以及脏，肺为本而脏为标也。内伤之咳，先因伤脏，故必由脏以及肺，脏为本而肺为标也。凡治内伤者，使不治脏而单治肺，则真阴何由以复，阴不复则咳终不宁。治外感者，使不治阳而妄治阴，则邪气何由以解，邪不解则咳终不愈。经曰治病必求其本，何今人之不能察也。

铁樵按：外感而咳，即流行感冒，共有三种。其一即伤风。咳嗽鼻塞，喉痒多痰，多涕声重。一候之后，喉痒瘥，痰稠咳少，渐自愈。其二为风温症。初起与伤风略同，三数日后，则发热、鼻塞、喉痒之外，更见舌绛唇干，头痛骨楚、形寒。旋形寒罢，而热壮咳转杀，是咳嗽不啻为此种热病之前驱症。其三，发热与咳俱来，愈咳愈剧，至于气急鼻扇，无论童稚成人皆见此症状，即今西医所谓急性肺炎。治之不得当，可以致命。其主要在咳，而热反为副症。此中稍有曲折，再分别说明之。伤风咳嗽，诚不足为病。然当初起时，与风温及急性肺炎殆无甚至分别。此种病与气候极有关系，苟非骤寒骤暖，则无有此病。又与肺气之强弱亦极有关系，例如向来锻炼体魄，肺宽量者，虽天时有非常寒暖，患伤风者什九，肺强之人，亦决不咳嗽。反是，若向来有肝胃病、脾肾病者，但衣被小小不谨，便尔伤风。然则外感为病，仍关内因，未可截然分说。不过伤风为病之小者，虽有内因，但治其外，例无不愈。又有一节，亦甚有研究之价值。伤风本不发热，然苟不忌荤食肥肉，则必发热，此屡试不爽者。故《肉经》热病禁肉食，常人以为苟非胃病，无忌口之理。其实寒暖不时，肥甘不节，皆酿病之原因，病随之变，正非异事。

风温症，亦流行感冒病，其治法当以热为主，以咳为副。最要先退其热，热退则咳不能为患，往往热退之后，剧咳数日即愈，所谓余邪以咳为出路也。退热当用伤寒法，若以叶派药治之，变端百出。吾书中以谆谆以叶派为戒者，均属此种。药庵医案中有数案，皆此等病误治之后，至于燎原而后为焦头烂额之上客者也。

急性肺炎病，初起病症亦复相同，其与风温症异者，风温多属胃热，而急性肺炎多属肺寒。吾所以为此言者，非从西医书研究而得，乃从病症及药效研究而得。风温初起，即风舌绛唇红燥，以凉胃之药与解肌发表药并用，其效如响，故云胃热。急性肺炎初起，却舌润，以温肺药治之，可以曲突徙薪，故云肺寒。又两种病之变化，亦复不同。风温者，伤寒系热病也，其伟变与伤寒同。急性肺炎则从肺之支气管而入肺络，继见郁血脑病，其势甚捷，可以自始至终不见阳明证，故是别一种病，不能与风温并为一谈。治急性肺炎，当以麻桂为主，有时当用小青龙。此外感咳嗽之大较也，景岳一例以温为言，是其偏处。又云有时当补，外感咳嗽实未见有可补者，其说亦可商。

至于内伤咳嗽，则原因甚多而且复杂。鄙人亦苦经验不富，不能言之详尽。若欲明其大略，则有两种。其一由于血液少而咳，即所谓阴虚咳嗽；其二由于肺失弹力而咳，即所谓阳虚咳嗽。兹再分别说明之：

阴虚咳嗽：阴虚谓荣不足。血管所分泌液体，因血少亦少，其人恒苦内热，其脉必带数，其唇舌必绛，其神经必敏。其所以咳，则因肺热，肺所以热，则因肺虚，不胜外界冷空气之压迫，体内存积之酸素自燃以为救济，故化热。里面愈热，则与空气冷暖之差愈甚，在健体里热，则欢迎外界之冷，虚热则抵抗外界之冷。咳嗽者，肺脏抵抗外力侵入之工作。故无论阴虚阳虚，虚甚者，无有不咳。从鼻孔至咽喉气管，其途径颇长，所以必须此长途径者，以情理衡之，当有两个意义。其一，使外来之空气渐温，俾与肺相得。其二，使鼻腔粘膜直接与空气相接，气管壁膜间接与空气相接。即鼻腔粘膜为第一道防线，气管壁膜为第二道防线，途径既远，内部可以从容变化，以为应付故也。故嚏为第一道防线之抵抗工作，咳为第二道防线之抵抗工作，此为防护设施之一种。更有第二种防护设施，即管腔壁之分泌物是也。此种分泌物，可以骤多，可以骤少，其分泌力视内部与外界热度相差以为低昂。在鼻腔者为涕，在气管者为痰。阴虚者，既肺管不胜冷空气之压迫，一方酸素自燃化热以为抵抗，一方既分泌痰液以为防护，同时却用咳之方法以事驱逐。喉间之痒为冷空气侵入，故痒亦为欲使管壁分泌多量液体，故痒为驱逐侵入之冷空气而咳，亦为驱逐阻碍气道之痰液而咳，亦为制止喉痒而咳。如此种种救济作用同时并起，而各种作用复互相牵引，遂成肺病矣。

　　阳虚咳嗽：阳虚谓无火也。此火字指肾火而言，所谓肾火即是生气。若从科学言之，此生气即是各细胞仁中所含之不可思议之物原，不专属肾脏，中国以肾为说，是就生理形能言之。凡色欲过度者，往往索然无生气，故谓肾中有真火，是生命之原。《内经》中所谓阳，如阳气者，精则养神，柔则养筋等，即是指肾中真火。若欲用科学方法证明中国旧说为是，或反证旧说为非，皆非吾侪今日所能。今所可得而言者，不过从形能说明，较之旧说，此善于彼而已。阳虚者多肥人，多痰，多汗，多形寒，多喘。喘，古人谓之肾不纳气。若就病位言之，喘是肺之呼吸为病，而阳虚之喘，其原因在肾。凡色欲斫丧太甚者，则病喘，此就来路可以证明肾病。又凡治阳虚之喘，得附桂温肾则愈，用艾灸关元、气海亦愈，此从药效可以证明肾病。古人所谓肺肾同源，故两脏有密切关系。凡在上见肺虚久咳之症，在下必见遗精白淫诸病，此为事实，非可以口舌争者。至于生理及解剖上究竟若何生此关系，则鄙人于西医学未尝学问，不能言其所以然。观西医之治肺劳，并不兼治肾病，或者西国并无此说。凡阳虚而咳者，其初痰薄而味咸，其后痰涕汗并见，诚有溃溃乎若坏都，汨汨乎若不可止之雅，而最后辄见透明胶粘之痰，病乃在不可救药之数。鄙意以为此透明胶粘者，乃肺细胞崩坏之所致也。因细胞崩坏，生气已索，故肺无弹力而成肺萎。古人有言肺萎肺叶焦者。则阴阳并虚之症也。以上所说，虽仅以阴阳为言，其实各种咳嗽皆是此理，举凡单声咳、干咳、金空肺瘖，皆可隅反。

卷 三

武进恽铁樵　著

受业江阴章巨膺　参校

鼓 胀

丹溪谓风劳鼓格为真脏病，绝难治。风之定名，从《易经》风以动之来，《保赤新书》中已言之。劳为虚损，其病如其名之字义。鼓以病形言，格以病能言。噎格已详十二经穴病候撮要。鼓胀较烦复，故专篇纪之。

鼓胀之种类

鼓胀仅一笼统名称，分别言之，有脉胀、有肤胀、有五脏胀，有六腑胀、有水仲、有益胀、有单腹胀、有石水。鼓之形，皮急紧张，以上所述诸病，皆有皮急紧张之象，故总名为鼓胀。

脉胀：《内经》云：五脏六腑，各有畔界，病各有形状。营气循脉，卫气逆之为脉胀。

肤胀：《内经》云：卫气并脉循分为肤胀。沈云：分谓肉分之间。又曰：肤胀者，寒气客于皮肤之间，鼞鼞然不坚，腹大，身尽肿，皮厚，按其腹窗而不起，腹色不变，此其候也。

五脏胀：心胀者，短气烦心，卧不安。肺胀者，虚满而喘咳。肝胀者。胁下满而痛引小腹。脾胀者，善哕，四肢烦冤，体重不能胜衣，卧不安。肾胀者，腹满引背央央然，腰髀痛。

六腑胀：胃胀者，腹满，胃脘痛，鼻闻焦臭，妨于食，大便难。大肠胀者，肠鸣濯濯而痛，冬日重感于寒。则飧泄不化。小肠胀者，少腹膜胀，引腰而痛。

膀胱胀者，少腹满而气癃。三焦胀者，气满于皮肤中，轻轻然不坚。胆胀者，胁下痛胀，口中苦，善太息。

水肿：《内经》云：水之始起也，目窠上微肿，如新卧起之状，其颈脉动，时咳，阴股间寒，足胫肿，腹乃大，其水已成矣。以手按其腹，随手而起，如裹水之状，此其候也。沈云：颈脉者，足阳明人迎，阳明胃脉起自人迎，下循腹里，水邪乘之，故颈脉动。水之标在肺，故咳。阴邪结阴分，故阴股间寒也。经又曰：三阴结，谓之水。二阴者，太阴脾也。太阴为六经之主，三阴邪结，脾不得运。肾为水脏，独主于里，其气更盛，反来侮土，肾盛不与肺相应，肺气不得不通调，斯寒水不行而壅，故成水肿之病。

蛊胀：蛊胀者，虫胀也。沈云：由脾胃家湿热积滞或内伤瘀血而成。盖人之腹中，虽长蛔、寸白，皆赖以消宿食，然太多即为病。况如白蛲、三尸、食肛、应声赤、九种肠痓、疳、痨、瘕等虫，为类不一，皆能使心腹痛而胀，甚则面青口涎（铁樵注：沈氏此说盖本《千金方》，然长蛔、寸白，实非人人皆有者。盖此等皆属肠中寄生，由不洁之食物而来，非赖以消宿食之天然应有品。西籍谓盲肠中有一种微菌，能助消化，是则天然应有品。然其菌非显微镜不能见。至三尸、食肛等，则与胀同为大病，而症候各异。鄙意蛊之为病，由于血毒，非积年不成，非毒药不救。迨既成胀之后，什九不治。其来源则酒色为最多，其次则为特殊之食品，如中毒之类。大约本原不败者，可用毒药攻治，如鄙人所患之药蛊是也。凡成蛊者，无论酒色，皆非一朝一夕，心沉溺甚深，然后得之。既成之后，言语动作及面色均有异症。凡见该项异症者，可以服毒药，否则不胜毒药。至已非服毒药不可之程度，方可谓之蛊。此种病，年来留心观察，种类之多，不胜枚举，蛊胀即其中之一种。以我观察所得，蛊之可治者，不过十三四。不可治者，竟得十之六七。由色欲来者，什九不可治。《千金方》中所言，尚能得其大略，其余各种医书所说者，都不免隔靴搔痒，孙思邈盖曾躬患此病者。鄙人因患药蛊，中西医皆不识为何病，嗣服千金耆婆丸、九江散得效。三年小愈，五年之久，内部廓清。因又日与病人相接，故能领会及此。至面色异症若何？除已散见其他各书外，亦不能以文字告读者以更详之情状也）。

单腹胀：单腹胀。俗名蜘蛛鼓，其症四肢不肿，但腹胀，腹臌绝大，而四肢则奇瘠如柴。古人但言此种为脾虚真脏伤，鄙意必腺体有变化，其来源恐甚远，决非得之偶然者，不过真相如何，无从得知。

石水：《内经》云：阴阳结邪，多阴少阳曰石水，少腹肿。沈金鳌云：阳结肿四肢，是在阳之发处。阴结便血，是在阴之聚处。今邪交入阴阳，而交结之势必结于阴阳之所共生处矣。生阴惟肾，生阳惟胆，皆根原下焦。而肾职行水，胆职沁水，若两家交壅，正所谓不能通调水道也。然阴多阳少，则肾病为多，肾病则阴之真水沉寒，而无阳以化气。此病固不在膀胱而在肾，肾既留水，不能化精，故石坚一处，惟见少腹而不及他所也。

鼓胀之诊断

胀与肿辨别：胀与肿外形相似，内因不同。辨别之法，先腹大，后四肢肿者，为胀病。先头足肿，后腹大，是水肿也。但腹肿，四肢竟不肿，是胀病。脐腹四肢悉肿，是水肿也。皮厚色苍或一身皆肿，或自上而下，是胀病。皮薄色白，自下而上者，是水肿也。

胀与肿病源：肤胀、鼓胀，皆气化病。鼓胀异于肤胀者，以腹有筋起为辨。其病源亦异，肤胀根在肺，鼓胀根在脾。脾阴受伤，胃虽纳谷，脾不运化，或由怒气伤肝，脾虚之极，阴阳不交，清浊相混，经坠不通，郁而为热，热留为湿，湿热交阻，故其腹大，中空无物，外皮绷急，且食不能暮食，至于脐突，腹见青筋，皮光如油，皆不治。至于水肿之病，其源在肾，亦在肺，肾为本，肺为标。《内经》谓肺移寒于肾，谓之涌水。涌水者，水气客于大肠，如囊裹浆者，是水肿之候也。沈氏有最精数语云：脾虚不能制水，水逆上行，干及于肺，渗透经络，流注溪谷，灌入隧道此其说聚水之由，实与新生理吻合。

肿胀虚实辨：先胀于内，后肿于外，小便赤涩，大便闭结，色泽红亮，声音高爽，脉滑数有力，实热也。先肿于外，后胀于内，小便淡黄，大便不实，气色枯白，语音低怯，脉细微而无力，虚寒也。

水肿与五脏之关系：凡水肿，必目胞上下浮胖，肢体沉重，咳嗽怔忡，腰间清冷，小便黄涩，皮肤发亮。若心水病，心兼身重少气，不得卧，烦躁，其阴必肿大；肝水病，必腹大不能转侧，胁痛肠痛，口多津，溲频数；肺水病，必身肿，小便难，大便弩溏；脾水病，必腹大，四肢重，津液不生，少气溲难；肾水病，必腹大脐肿，腰痛，不得卧，阴下湿，足逆冷，面黄瘦，大便反坚。审其属于某脏，即用前某脏引经药以为佐。又五脏各有败症，唇黑者肝败，缺盆平者心败，脐突者脾败，背平者肺败，足底平者肾败。五脏败症悉见者，不治。

鼓胀之治法

胀与肿不同，即胀亦种种不同，病既不同，治法自异，兹分列之如下。

五脏六腑胀治法：藏府之胀，统以理气为主，藿香正气散、木香调气散、苏子汤三方为主，各加引经药为佐。心胀，黄连、细辛；肺胀，桔梗、升麻、白芷；肝胀，柴胡、川芎、青皮、吴萸；脾胀，升麻、苍术、葛根、白芍；肾胀，独活、知母、细辛、肉桂；胃胀，白芷、升麻、葛根、右膏；大肠胀，白芷、升麻、黄芩、石膏。小肠胀，黄柏、藁本、赤苓、木通；膀胱胀，滑石、羌活；三焦胀，柴胡、连翘、地骨皮；胆胀，柴胡、青皮、连翘。

单腹胀治法：水肿治法，后方专论之。石水亦归入水肿中。古人谓肿胀之病，惟水肿为最难治。鄙意单腹胀、蛊胀、血蛊，无一不难。若论可愈之成分，水肿可得十之四，蛊胀、单腹胀或不逾百分之十。沈氏主用调中健脾丸，仅有一方。读者不知其用法，亦是徒然。近人常熟余听鸿先生得孟河派真传，其遗著《诊余集》中有治单腹胀案甚佳，录之以资参考。

常熟西弄少府魏葆钦先生之媳，因丧夫悒郁，腹大如鼓，腰平背满脐突，四肢瘦削，卧则不易转侧。余于壬午秋抵琴川，季君梅①太史介绍余至魏府诊之。面色青而脉弦涩。余曰：弦属木强，涩为气滞，面色青黯，肢瘦腹大，此乃木乘土位，中阳不运，故腹胀硬而肢不胀也。中虚单腹胀症。虽诸医束手，症尚可挽。以枳、朴、槟榔等味，治木强脾弱，中虚症。如诛伐无罪，岂不偾事，恐正气难支，亟宜理气疏肝，温中扶土抑木。进以香砂六君汤，加干姜、附子、蒺藜、桂枝、白芍、红枣、檀香等。服五六剂仍然。然终以此方为主，加减出入，加杜仲、益智、陈皮等，服四五十剂，腹胀渐松，肢肉渐复，服药百余剂而愈。再服禹余粮丸十余两、金匮肾气丸三四十两，腹中坚硬俱消，其病乃痊。今已十五年，体气颇健。吾师曰：胀病当先③分脏胀、腑胀，虚胀实胀，有水无水等因。寒凉温热，攻补消利，方有把握。若一见胀症，专用枳、朴、楂、曲、五皮等味，无故攻伐，反伤正气，每致误事耳。

余听鸿之师为费兰泉，时当清咸同间，乃孟河派中费马前之著名者。孟河派最善治此等病，其享盛名亦以此，读者所当注意者，即在数十剂、百余剂。须知此等病与热病异治，伤寒温病，出入只有两三剂之间。鄙人治伤寒、温病、喉痧、痢疾等，以三五七日为期，过七日不愈，便是医误。治劳病内风，期以二百四十日，而治自身之药蛊，延长至于五年。所以然之故，气化为病，一拨便转。真脏为病，须细胞新陈代谢，至旧者尽死，新者重生，然后愈耳。若五六剂不效，便改弦易辙，反误入歧途矣。

水肿治法：水肿号称难治，然苟知其治法，取效颇捷。苟不知治法，虽有多方，丝毫无用。以我经验所得，觉水肿之病较之劳病，难易不可同日语。遍身漫肿，可以治至与健体相同，而劳病之已成者，卒无术能使更生也。水肿最古之治法，为《内经》开鬼门、洁净府鬼门，即玄府，亦即汗腺。净府谓膀胱。开鬼门即发汗，洁净府即利小便也。然二者之用，亦有标准。盖肿在身半以上者当发汗，肿在身半以下者当利小便，上下分消，使阴阳平治，水气可去，且此法贤于西医之放水。盖放水之后，其肿暂消，旋即复作。开鬼门，洁净府，则肿消而不复作。所以然之故，放水是完全人为的，开鬼门、洁净府，却是体工之自然而加以补助的，此即顺自然与反自然之辨。开鬼门，宜麻黄、羌活、防风、柴胡、牛蒡、葱白、忍冬藤，外用柳枝煎汤熏洗。洁净府，宜泽泻、木香木通、甘草、灯心、冬葵子、蜀葵子、防己、昆布、海金砂、赤小豆、云苓、猪苓、海蛤。水去肿退，则当健脾理气，使脾气实而健运，则水自行而体自健。如其不效，则当通大便。大抵水肿多由肝盛脾约，肝盛则多怒，气上升而不降，脾约燥湿不能互化，则大便不通。脉坚实任按者，可以攻下。沈氏主张用硝黄，然硝黄能下积，不能下水。当十枣汤，仍佐以泄肺利溲等药。泄肺，桑皮、葶苈、桔梗、苏子等。利溲，五苓、防己、木通等。惟用十枣，宜于脉实任按者。凡服十枣，取其能下水，水从大便出，其溲亦通，二便通，肿无不消。其视十枣较稳而取效亦速者，用猪牙皂荚，烧灰存性，神曲为丸。若下水而兼有健脾者，莫如《内经》之鸡矢醴。其法用鸡矢炒枯，绢袋盛，浸酒，空心服，神效。又方，青蛙入猪肝煮食，弗加盐豉，亦效。又有肿而喘满，舌绛苔黄，脉虽盛而苔紧砌，攻之则嫌于虚虚，不攻则无以去病，而又生死呼吸，延缓不得，则莫如西瓜散。其法用黑皮西瓜一个，开顶空其肉，人砂仁末四两，大蒜头十二两，仍将瓜顶盖好，蔑片签牢，处涂酒坛泥寸许厚，炭火上炙至干焦，存性，研极细末，好瓶密藏，不令泄气。每服一钱，开水下。轻者五六服，重者十余服，奇效，忌荤腥、盐、面食，永远勿服西瓜，犯则再发，不可救治。又水肿禁忌有二：《入门》曰：凡治水肿，极忌甘药，助湿作满。《本草》曰：病嗽及水，全宜忌盐。

治鼓肿选方

藿香正气散　藿香　柴苏　白芷　厚朴　桔梗　茯苓　半夏　陈皮　甘草　腹皮　灯心

木香调气饮　蔻仁　砂仁　木香　藿香　甘草

苏子汤　腹皮　苏子　草果　半夏　厚朴　木香　陈皮　木通　白术　枳实　人参　甘草

以上皆统治胀病之药，治水肿须忌甘草。

加味枳术丸　枳壳　桂心　紫苏　陈皮　槟榔　桔梗　白术　五灵脂　木香　黄芩　半夏　甘草　生姜（虚胀）

调中健脾丸　人参　苍术　黄芪　吴萸　茯苓　白术　沉香　莱菔子　陈皮　半夏　香附　楂肉　苡仁　黄连　白芍　五加皮　苏子　泽泻　草蔻　恬楼　川椒　石碱　荷叶　腹皮　煎汤，和黄米粉丸（鼓胀）

《金匮》肾气丸　熟地　山萸　山药　丹皮　茯苓　泽泻　附子　桂心　牛膝　车前（虚胀）

疏凿饮子　泽泻　商陆　羌活　椒目　木通　秦艽　槟榔　茯苓皮　腹皮　赤小豆（水肿）

实脾饮　厚朴　白术　木瓜　附子　木香　草果　干姜　茯苓　腹皮　生姜（水肿）

十枣汤　大枣　芫花　甘遂　大戟（水肿）

妇科大略

妇科大略

武进恽铁樵　著

受业江阴章巨膺　参校

绪　论

　　读吾书者，知吾所著书，重疾病之形能，生理之形能，虽未可云精深，盖具有纲要矣。古人有言，苟知其要，一言而终，不知其要，其道无穷。夫云一言而终，原不免失之太简，吾书处处从根本解决，读者于病理有所领会，自不难执简御繁，所当注意者，经验效方耳。妇人科，鄙人所知者不多，故学理方面，仅就妇人特有之病，言其大略，其疾病生理之形能，已散见所著各书，不暇多详，可以隅反，故本编所述，多列效方。

　　我国医籍，说理多不明了。晋以前文太古而书有残缺，晋以后语既肤浅，头脑复颠顸。儿科、妇科现存者，无宋以前书籍，故病理无可言者，而妇科尤甚，良以妇人多隐曲，又向无生理解剖，乃益无学理可言，是故《千金方》中，大都有方无说。金元以后，无不简略，傅青主在明末享盛名，陆九芝特采其女科两卷入《世补斋医书》之中，以为女科善本，无逾此者。今观其书，全无学理，则此科一向晦盲否塞，甚于其他各科，不待言矣。今兹所言，仍略参西说，证之经验，较之他科，虽较简略，本吾之说，以读古书，则少疑义，以临床诊病，则不啻读书，原非谓即此可以自划也。

　　妇科所以特异者，全在生殖。观阉宦之为中性，则知生殖器既异，全体生理悉异。又观童稚，男女之差别甚微，则可推知男女之所以异者，不在藏府，而在腺体。又观男女生殖腺发育成熟者，则男子有精，女子有月事，其未成熟者则否，乃知《内经》所谓天癸，即指生殖腺。所谓天癸至，即是指此腺之成熟。

在西国生理家言月事者为子宫与输卵管所流之黏液与血液，乃因下腹骨盘腔有交感神经节，以调节血行，而血之循环运行在生殖器血管中，因紫血回流较迟于赤血输送之故，常有剩余，故至一定时期，而使血管充血。致行经之期，则子宫黏膜变厚而软，子宫腺肿大，此时血管中紫血之回流愈较赤血之输送为迟，致子宫黏膜表面毛细管充血亦愈甚，红血球乃从管壁渗漏而出。因有神经司调节之故，子宫腺乃愈增分泌之作用，而生过多之黏液，此黏液与血液相合，乃月经也。居温带之人，大多数十四岁而有月事，行经之期，大多数以二十八日。至何故必十四岁？何故必二十八日？西人未有定论，今根据《内经》之意，谓生殖腺成熟而后有月经，乃至真确之事实也。

女子天癸至，月事下，则两乳发育，孕则乳黑，产则经阻潼流，此生殖腺与乳腺关系之显然可见者。患狐臭者，腋下腺分泌物为之也。患口臭者，唾腺分泌物为之也。此两种病，童年恒不甚显著，迨男至二八，女至二七，则此两种病乃与天癸俱来，此生殖腺与腋下腺、唾腺关系之显著者。音带发音，与喉头扁桃腺有密切关系。无论男女，天癸既至，喉音辄宽，而童伶之倒仓者，恒由于未至青春期而斲丧太早，此生殖腺与喉头扁桃腺关系之显著者。瘰疬，西人所谓七腺病者也。初起时项下起核三五枚，相连如贯珠，溃则不易收拾，《千金》谓之蝼蛄漏，其地位乃甲状腺及其旁小腺为病。凡患此者，其病初起即不月，是生殖腺与甲状腺关系之显著者。肝藏为纯粹腺体，肝气条达者，月事以时下，肝郁者，经行不调，肝气横逆而病者，多不下。男子肝郁甚深者，亦往往患阳痿。此肝藏与生殖腺关系之显著者。故吾谓全身各腺，皆有连带关系，观其此崩彼应，直是一个系统，特其中细微曲折，尚未大明耳。

女子之与男子异者在生殖，病之无关生殖者与男子同治，病之关系生殖者与男子异治。然则所谓妇科者，界说不烦言而可定也。生殖之种种病症，其主要在月经。月经之来原，其主要为生殖腺。而就形能言之，遍身各腺体之交互关系，彰彰可见，则谓之一个系统，亦不为过。诸腺以肝为最大，是肝藏者，腺体之主脑也。肝又为藏血之藏，遍身血液供求不相应时，赖其所藏，以资调节。是不但就腺体言，肝与月事有关，即就血液言，亦与月事有关。又《灵枢》《素问》皆言，冲脉为诸经之海，藏血最多。《灵枢》则谓冲脉起于胞中，凡冲气上逆之病，女子所恒有者，逆则月事不行而头痛，而冲气上逆之证，类皆上盛下虚，荣气少而肝王。是生殖腺、子宫、月经、血海、冲脉、胞、肝藏，种种名目虽异，汇诸说而观之，其理皆通也。因此之故，所以妇科治病，以肝为主。吾始见妇科调经，皆主疏肝，而无有说明其理者，徵之实验，又确有肝病见证，投以疏肝之药，亦有特效，而其理难明。询之老于医者，仅言女子善怀，女子多郁，故当治肝。鄙意以为此其说不圆满。沈金鳌《妇科玉尺》序文，竟谓女子以身事人，性多躁，以色悦人，性偏妒，此其说之不通无价值，更不待言。必如吾说，然后可以涣然无疑义也。此义既明，妇科治法，触处可以迎刃而解。兹为学者便利起见，博采诸家学说，以王宇泰《证治准绳》为蓝本，上至《千金方》《巢氏病源》，下至盛清诸家，加以剪裁，间附鄙说，期于简要，有当实用。又吾所为，颇自具锤炉，学者勿以钞胥等闲视之，则于此道当收事半功倍之效。本编所辑，起调经，迄产后，其伤寒温病杂病与男子同治者，皆不赘述。

《证治准绳·女科》序文云：孙真人著《千金方》，特以妇人为首，盖《易》基乾坤，《诗》首关雎之义。其说曰："特须教子女学习此三卷妇人方，令其精晓，即于仓猝之秋，何忧畏也。"而精于医者，未之深许也。唐大中初，白敏中守成都，其家有因免乳死者，访问名医，得咎殷《备集验方》三百七十八首以献，是为《产宝》。宋时濮阳李师圣得《产论》二十一篇，有说无方。医学教授郭稽中以方附焉，而陈无择于《三因方》评其得失确矣。婆医杜荍又附益之，是为《产育宝庆集》。临川陈自明良甫，以为诸纲领散漫而无统，节目阙略而未备，医者局于简易，不能深求遍览，有才进一方不效，辄束手者，有无方可据，揣摩意度者，乃采摭诸家之善，附以家传验方，编辑成篇，凡八门，门数十体，综二百六十余论，论后列方，纲领节目，灿然可观，是为《大全良方》。《良方》出而闺阃之调将大备矣。然其论多采《巢氏病源》，什九归诸风冷，药偏犷热，未有条分缕析其宜否者。近代薛己新甫，始取《良方》增注，其立论酌寒热之中，大抵依于养脾胃，补气血，不以去病为事，可谓救时之良医也已。第陈氏所辑，多上古专科禁方，具有源流本末，不可昧也。而薛氏一切以己意芟除变乱，使古方自此湮没，余重惜之。故于是编，务存陈氏之旧而删其偏驳者，然亦存十之六七而已。至于薛氏之说则尽收之，取其养正为主，且简而易守，虽子女学习无难也云云。王氏此序，于女科各书粗具源委，其所论列，皆学者所当知，故备录之。至其理论，揆之学理，实多未妥。试申吾意，供后来之探讨。凡为名高者，为个人之私言，为明理者，为天下之公言。吾说不必便是，而用意则公而非私，学者本吾意以治医，于古书当知所别择，而似是而非之曲说，不能淆听闻也。王氏于《千金方》而曰精于医者未之深许，又云陈氏所辑，多上古专科禁方，具有源流本末，而不可昧。夫真正之上古专科禁方，胥在《千金方》中，若真知源流本末不可昧，岂有精于医而敢薄《千金》之人？特《千金方》颇不易用，浅人而用大方，犹之稚子而持利斧，此吾治自己之病躬自尝试而知之。然则彼薄《千金》者，乃自身之医术未精耳。其于薛氏，多其养脾胃补气血，而云立论酌寒热之中，此说大可商榷。丹溪、东垣，医非不精，而中国医术之退化，实由于朱李之学盛行所致。东国当明万历间，有留学我国，得丹溪学说以归者，用之百年而吉益东洞出，悉反时师所为，以仲景之学为主，于是彼邦学者，靡然风从，谓前此医界奄奄无生气，皆滋补之说为之厉也。据此，则养脾胃补气血之无益于医，灼然可见。又序文有："不以去病为事，可谓救时之良医"，此言尤属无理。试问既为医生，不事去病，将以何者为事？养脾胃补气血，不事去病，得毋以敛钱为事乎？去病之药，施之不当，坏象立见，滋补之药，能杀人而不任咎？苟不能灼知病理，则去病之药不能用也。《千金方》之可贵，亦即在此，王氏非之，真能读书者，不当如此。

经候总论

《准绳》云：冲为血海，任为胞胎，二脉流通，经血渐盈，应时而下，常以三旬一见，以象月盈则亏。若遇经行，最宜谨慎，否则与产后相类。若被惊恐劳役，则血气错乱，经脉不行，多致劳瘵等疾，若逆于头面肢体之间，则重痛不宁。若怒气伤肝，则头晕、胁痛、呕血，而瘰疬痈疡，若经血内渗，则经行淋沥无已。薛氏云：血者水谷之精气也，和调五藏，洒陈六府，在男子则化为精，在妇人上为乳汁，下为血海，故虽心主血，肝藏血，亦皆统摄于脾，补脾和胃，血自生矣。凡经行之际，禁用苦寒辛散之药。

铁樵按：脾亦腺体，倘吾说而信，全体之腺皆一个系统，宜乎肝脾有连带关系，即肝与脾皆与经有密切关系，其统血之说，当是任脉。

调经

经黑

经不调，色黑　川芎、当归、白芍、生地、黄芩、黄连，为末，醋糊丸服。

铁樵按：原文云：四物四两，芩连各一两，此方分量殊妥未当。川芎性上行，通常用，当当归四之一。川连多服，则苦寒化火，只能当当归十之一。即当归一两，川芎当二钱半，川连当一钱也。若举陷或安胎，川芎不妨略多，川连总不宜多。

经黑，渴，倦，气短，色黑，脉不匀似数　赤芍五钱、香附五钱、黄檗三钱炒、黄芩三钱、甘草二钱为末，醋丸，白汤下五六十丸。

经阻二月忽行，小腹痛，有血块色紫　白芍五钱、白术五钱、陈皮五钱、黄芩二钱、川芎二钱、木通二钱、甘草少许。

经或前或后，色紫，口苦，两腿外廉麻木，有时痒，生疮，大便闭　麻仁二两、桃仁二两、芍药二两、枳壳五钱、白术五钱、归尾五钱、威灵仙五钱、诃子肉五钱、生地黄五钱、陈皮五钱、大黄七钱，研末，粥丸梧子大，白汤下五六十丸。

铁樵按：以上皆言经黑者，采自朱丹溪医案。朱云：血为气之配，气凝则凝，气滞则滞。往往见有成块者，气之凝也。将行而痛者，气之滞也。来后作痛者，气血俱虚也。色淡者，亦虚，而有水混之也。错经妄行者，气之乱也。紫者，气之热也。黑者，热之甚也。今人但见紫者、黑者、作痛者、成块者，率指为风冷，而行温热之剂，则祸不旋踵矣。《病源》良由论月水诸病，皆由风冷乘之，宜其相习而成俗也（此下有黑为北方水，热甚则兼水化等语，甚为无谓，删去不录。又丹溪亦有妇人性执见鄙等语，均从删）。

王肯堂于此节加注云："冷证，外邪初感，入经必痛，或不痛者，久则郁而变热矣。且寒则凝，既行而紫黑，故非寒也。"此说较胜。然寒热虚实，要自有种种证据，何得作如此臆度语。经之颜色，仅凭病者自述，据其所述，以辨寒热，宁足为训。黑与淡与红，自是不同，不可不问，却不能仅据此一节，以定用药方针。所谓证据者，即吾人平日所探讨之医理。例如月经不调，病缘于肝。肝气条达，则胃健而意志发舒，自无月经不调之患。若肝郁，则胃纳减，而月事不以时下矣。所谓条达者，谓肝气能下行也。肝气下行，不但胃健，大便亦以时行，而头目清楚。所以郁者，谓上逆也。肝气上逆，不但胃家消化不良，大便且苦燥结，而头目则眩晕昏吪，而脉则弦。更辨之于面色，辨之于舌色，灼然可见。有人于此，经不调色黑，假使脉弦、头眩、目眵、便闭、消化不良，则可以断定是因肝郁之故，然尚未可以断定然也。其人体瘠而精神旺，则为火重阴虚之体质，

《经》所谓能冬不能夏者，黑为瘀，瘀者当通，阴虚火重之人，自当于通药之中，兼用凉药。若其人虽因肝郁，而别有寒因，如本不腹痛，当经行之顷引冷，如多食瓜藕梨橘之类，遂腹痛而经紫黑。此其人本因火重，平素引冷，已成习惯，值经行时，不能自禁，遂有此病。是虽阴虚火重，而局部则寒，则当于清药之中，参用温药，所谓清上温下者是也。又化热云者，乃阴阳胜复之事，体温为病者，最宜注意，若郁血，正未必化热，是王说亦可商。以上所说，仅举一例，若必欲详为之说，则更仆不能尽，此所谓活法在人。吾侪治医，临床之顷，当前之病人，有种种证据，平日之书本，有种种学理，最忌囫囵整个，如混沌未凿而无窍，若能将病证与学理，条条比附，层层商榷，操之既熟，其效如神。

经淡

丹溪云：经色淡者，气血俱虚也，宜八物汤，如见他证，随证加药。

楼全善云：妇人年四十八，因有白带，口渴，月经多，初血黑色，后来血淡，倦怠，食少，脐上急者，用白术、木通、砂仁、白芍、枳壳、炙草、陈皮、黄芩、红花，煎汤下保和丸三十粒，抑青丸二十粒，神效。（抑青与佐金同，佐金丸吴萸一黄连六，抑青丸萸连等分。）

经多

王肯堂云：经水过多，为虚热，为气虚不能摄血，宜四物加黄芩白术汤。

一妇人脉弦大，形肥，初夏时，感倦怠，经来甚多。丹溪云：此气弱，气不足摄血，故行多。予人参、白术、黄芪、陈皮、甘草而愈。

经少

王肯堂云：经水少，为虚为涩，虚则补之，涩则濡之，宜四物加葵花汤，即四物汤加葵花、红花，见愁血。

铁樵按：涩字濡字，均稍费解。四物加葵花汤是行经药，则所谓涩，谓经行不畅耳。健体偶因感寒停食而经少，第去其病，第二月能自恢复。若因郁怒，当疏达肝气。因虚而经少，必有其显之证据，酌量进补必效。丹溪补法，四物倍熟地、当归。

经一月再行

王肯堂云：观《金匮》土瓜根散，乃破坚下血之剂，则经不及期，有瘀血者矣。欲知瘀血有无，须以小腹满痛与否别之。土瓜根方为土瓜根、赤芍、桂枝、蟅虫等分，酒服方寸匙，日三。

铁樵按：经月一再行，属瘀者甚少，如其是瘀，不但小腹满痛，其经行必甚少也。通常多属血热妄行，凡属血热妄行者，其舌必绛，味必苦，口必渴，必兼见肝王而体瘠，宜四君子加冬、地、归、芍、陈皮。

月经过期

丹云：过期色淡者，痰多也，二陈汤加芎、归。过期色紫有血块者，热也，必作痛，四物加香附、黄连。

薛云：经过期有因脾经血虚者，宜人参养荣汤。有因肝经血少者，宜六味地黄丸。有因气虚血弱者，宜八珍汤。

月经不调，气上逆

《济生方论》云：《经》有所谓七气者，喜怒忧思悲恐惊是也。有所谓九气者，七情之外，益以寒热二证而为九也。盖人身血随气行，气一壅滞，则血与气并，或月事不调，心腹作痛，或月事已行，淋沥不断，或遵腰胁或引背膂上下攻刺，吐逆不食，甚则手足搐逆，状类惊痫，或作寒热，或为癥瘕，肌肉瘦削，凡如此者，其气皆上逆。

铁樵按：肝胆肠胃皆下降，七情为病，则胆能上逆，肝亦上逆，肝胆既逆，胃亦上逆。心阳不呈者，肾水亦能上逆。阴虚不能涵火者，冲气亦上逆。凡上逆，当审其何证而调之，忌镇坠压抑，不知此而贸然用代赭、沉香等药，冀得收效，病必增剧。

经不行，骨蒸潮热

万全云：经闭而骨蒸潮热，脉虚，用增损八物柴胡汤。热甚，服此不平者，加干姜灰，神效。经闭，发热咽燥，唇干脉实者，四物凉膈散。

经不行，血枯血隔辨

张介宾曰：血枯、血隔，本不同。隔者，阻隔。枯者，枯竭。阻隔者，邪气隔滞，血有所逆也。枯竭者，冲任亏败，源断其流也。凡妇女病损至旬月半载之间，未有不经闭者，正因阴竭，所以血枯。枯之为义，无血而然。故或赢弱，或困倦，或欬嗽，或血热，或饮食减少，或亡血失血，及一切无胀无痛、无阻无隔而经不至者，皆血枯经闭之候。欲其不枯，无如养荣，欲以通之，无如充之（沈金鳌云：此诚要义）。医者不察，甚有专以桃仁、红花通利为事，岂知血滞者可通，枯者不可通乎？

经血暴下

成无己云：妇人年五十以上经血暴下者，大都因暴喜、暴怒、忧结、惊恐所致，切不可作冷病治，用峻热药必死，只可用黄连解毒汤以清于上，更用莲壳炭、棕皮炭以渗于下，然后用四物加延胡索散凉血和经之药是也。

经行腹痛

张从政曰：经来腹痛，由风冷客于胞络冲任，或伤手太阳少阴经，用温经汤、桂枝桃仁汤。若忧思气郁而血滞，桂枝桃仁汤、地黄通经丸。若血结成块，万病丸。铁樵按：万病丸不可用，说详方后。

刘守真曰：气冲经脉，月事频并，脐下痛，芍药六合汤。若经欲来，脐腹绞痛，八物汤。

丹溪云：经过作痛者，虚中有热也。经将来作痛者，血实也，四物加桃仁、黄连、香附。临行腰痛腹痛，乃郁滞，有瘀血，四物加红花、桃仁、蓬术、延胡、木香、香附。发热加黄芩、柴胡。紫色成块者，热也，四物加黄连、柴胡。经行微少，或胀或疼，四肢痛，四物加延胡、没药、白芷为末，淡盐汤下。经不调，心腹疼痛，只用芎、归二味，名君臣散。经欲行，脐腹绞痛，四物加延胡、槟榔、苦楝、木香。

张介宾曰：凡经期有气逆作痛，气滞而不虚者，须顺气，宜调经饮。甚者，排气饮。气血俱滞者，失笑散。若寒滞于经，或因外寒所逆，或平日不慎寒凉，致凝聚作痛而无虚证者，须祛寒，宜调经饮加姜、桂、吴萸，或和胃饮。若血热血燥，涩滞不行作痛，加味四物汤，或保阴煎去续断加减。若痛在经后，多由血虚，宜八珍汤，然必察其寒热虚实，以为佐使自效。其有余滞未行者，决津煎最妙。

治经选方

小柴胡汤 柴胡 黄芩 人参 法半夏 生姜 红枣 治妇人经病发热者，用此加减最妙。

二陈汤 陈皮 半夏 茯苓 炙草 多痰气滞者宜之。

八珍汤 参 苓 术 甘 芎 归 芍 地 治气血两虚。

调经汤　当归　延胡索　白术　香附　川芎　陈皮　丹皮　甘草　益母草　白芍　生地　经行日，食前服。治瘀积经闭。

逍遥散　当归　白芍　柴胡　白术　茯苓　甘草　治血虚经闭。

必效散　棕皮炭　木贼炭各一两　麝香五分　每服一钱匙，开水下，食前服。治经不调及崩漏。

大温经汤　当归　川芎　人参　阿胶　桂心　白芍　吴萸　丹皮　炙草　麦冬　半夏　生姜　治崩中经闭，产后停瘀，凡属寒者悉治之。

八物汤　四物汤加　延胡　苦楝子　木香　槟榔　治临经腹痛。

和血通经汤　当归五钱　三棱三钱　蓬莪术三钱　木香二钱　熟地三钱　桂心五分　红花二钱　苏木三钱　研末，酒下一钱，日二次。

艾附丸　蕲艾二两　香附半斤　当归二两　附、归两味，半酒炒，半醋炒。气闷，气痛，加枳壳、陈皮各二两。瘠弱加人参一两、白术二两、茯苓二两。身热加柴胡二两。研末，醋丸，每服三钱。治气滞经阻。

苍术香附丸　苍术　三棱　神曲　厚朴　生地　莪术　当归　香附各二两　明矾四两　治气郁成块，每服一钱。

归尾丸　槟榔　秦艽　归尾　延胡索　木香　桃仁　丹皮　干姜炭　治血结成瘕，研末丸，每服二钱。

破结丸　琥珀　延胡索　降香　五灵脂炒　莪术　牛膝各五钱　桃仁　归尾各一两　桂心　血竭各三钱　治经闭由过食生冷者，每服二钱。

凉血调经丸　黄芩　黄柏炒　枸杞　鳖甲　榆皮　治血热经闭。

香附芎归丸　川芎　当归　香附　白芍　蕲艾　熟地　麦冬　杜仲　橘红　甘草　青蒿　治行绎后期。

胶艾丸　香附　生地　枳壳　白芍　砂仁　艾叶　阿胶　山药糊丸　治行经后期。

越鞠丸　香附　苍术　川芎　山栀　山楂　神曲　治肝郁气滞，膈胸痞闷，腹胀，不思饮食，吞酸嗳腐，女人经病。

桃仁承气汤　桃仁　桂心　甘草　芒硝　通经。

黄连解毒汤　黄连　黄柏　黄芩　山栀　治经血暴下。

补气固经丸　人参　炙草　茯苓　白术　黄芪　砂仁治经病气虚。

姜棕散 棕皮炭一两　炮姜二钱　研末，酒煎乌梅汤下。治虚寒崩漏。

芩心丸 黄芩心二两，醋浸七日，炙干，又浸七次，醋糊丸，酒下。治年老经行不止。

琥珀丸 黄芩　香附　当归　川芎　三棱　琥珀等分饭丸，每服一钱，食前服。

万病丸 干漆即生漆之干者，炒令烟尽，牛膝酒浸焙，各一两，研末，用生地二两打碎绞汁，熬至可丸，每服五分，空心米饮下。治经阻绕脐痛。

铁樵按：干漆破血，牛膝则引药向下，凡瘀不定在下，此丸名万病，殊失实。曾遇老女科用此致不可收拾，而求鄙人挽救，故不可用。

柴胡抑肝汤 柴胡　赤芍　丹皮　青皮　连翘　生地　地骨皮　香附　苍术　山栀　川芎　神曲　甘草　治寡居独阴，寒热似疟，经阻不行。

半夏麦通汤 白术　茯苓　木通　半夏　甘草　治气痛。

黄连白术汤 黄连　白术　陈皮　丹皮　木通　茯苓　山萸　人参　炙草治月经来止多少不匀。

失笑散 蒲黄　五灵脂　每末二钱，醋调膏，开水冲服。治月经时行时止，心痛。

加味四物汤 四物汤加柴胡　丹皮　山栀　治血热。

抱胆汤 黑铅　水银　朱砂　乳香　等分，先镕铅化，入水银，候结砂子，再下后二味，柳木槌研匀，丸芡子大，每服一丸，冷水下，病者得寐，勿惊。治室女经乍行时，受惊而闭。并治男女一切惊恐风狂，神效。

铁樵按：此是镇坠之剂，有大毒，勿轻用。

菖蒲饮 人参一钱　菖蒲一钱　茯神一钱　远志八分　麦冬三钱　山药三钱　珍珠三分　琥珀三分　金箔一片　胆星一钱　牛黄二分　元寸五厘　天竺黄六分　雄黄二分　朱砂二分　治因惊经阻，每服末一钱匕。

星芎丸 胆星　香附　川芎　苍术　等分研丸。治痰多经阻。

红花散 当归　没药　红花　桂心　赤芍　苏木　青皮　治气滞经阻而腹痛者。

茄子散 黄茄子一味，阴干为末，酒下。

交加地黄丸 生地老姜各一斤捣汁存渣　延胡　当归　川芎　白芍各二两

没药　木香各一两　桃仁　人参各五钱　香附半斤　共研末，用姜汁浸地黄渣，地黄汁浸姜渣，晒干研末，共十一味合研细，醋糊丸，空心姜汤下，每日三钱。治月经不调，血块，气瘕腹痛。

桂枝桃仁汤　桂枝汤加生地桃仁　治经前腹痛不可忍者。

延胡索汤　延胡索　当归　赤芍　炒蒲黄　官桂各五钱　姜汁炒黄连、木香、乳香、没药各三钱　炙草二钱　研粗末，每四钱加姜五片煎服，如素患吐逆加半夏橘红各五钱。治室女七情伤感，致血与气并，心腹作痛，或连腰胁，或引背膂，上下刺痛，甚则作搐搦，经候不调，凡一切经病，血气疼痛，并可服之。

铁樵按：官桂与猺桂迥殊，通常皆用猺桂，猺桂价昂，且不可煎，亦无用至数钱之理，此既煎服，当是官桂，非猺桂。但官桂向不入煎剂，似当减少分量，用猺桂为是（照本方他药之分量，用猺桂至多一钱）。

七制香附丸　香附米十四两，分为七份，一同当归二两酒浸，一同蓬术二两童便浸，一同丹皮、艾叶各一两米泔浸，一同乌药二两米泔浸，一同川芎、延胡各一两水浸，一同红花、乌梅各一两水浸，各浸春五夏三秋七冬十日，晒干，只取香附研末，以所浸药汁泛丸，临卧酒下五六十丸。治月事不调，结成癥瘕，或骨蒸发热。

琥珀调经丸　香附一斤，分两份，一用童便，一用醋，各浸九日，和净熟艾四两，米醋一斤，砂锅内炒，干研末，另琥珀一两、川芎、当归、熟地、白芍、生地、没药各二钱，各研末，更与前香附末和研醋和丸，每服三钱。治妇人胞冷，能调经种子。

当归散　当归　赤芍　刘寄奴　枳壳　延胡索　没药　等分研丸。治妇人积瘀疠痛，小便刺痛，四肢无力，每服二钱，酒下，不拘时。

柏子仁丸　柏子仁炒另研　牛膝　卷柏　泽兰　川断　熟地　各药研末同熟地、柏子仁捣如泥和蜜丸。治血虚有火，月经耗损，渐至不通，日渐羸瘦，而生潮热。兼治室女思虑过度，经闭成痨，宜与泽兰汤同服。

泽兰汤　泽兰三两　当归　白芍各一两　甘草五钱　研粗末，每用五钱并服。

芎归丸　人参　当归　川芎　茯苓　吴萸　桔梗　厚朴　白芍　各二两，水煎分三服。治妊娠中寒，心腹痛如绞。

和胃饮 厚朴　陈皮　炮姜　炙草　治孕妇胃寒，正气未虚，胎气上逼者。

保阴煎 生熟地　白芍　山药　川断　黄芩　黄柏　生草　各一钱，食远温服，治胎气不安属热者，亦治产后淋沥不净。

决津煎 当归　泽兰　牛膝　肉桂　乌药　熟地（气血虚弱者，不用乌药）治产去血过多，无外感者。亦治胎气已动，去血多，势难保留者。

人参养荣 八珍去川芎，加黄芪、陈皮、桂心、五味子、远志肉　治气血俱虚，虚热形寒。

保和丸 山楂　半夏　橘红　神曲　麦芽　云苓　和血行经，兼治食积，痰饮，吞酸，腹痛。

带下总论

带为妇人月经之一种分泌物。经为必有之物，带非必有之物，然妇女有此者为多。尽有健体无病而患此者，种类甚多。最普通者，为白色之液。有为量甚多，而腥臭特甚者，则名为白淫白崩。有黄色甚臭者，则属淋病。西医籍以病灶分之，则有腟炎，子宫炎，卵巢炎等。病因某处炎肿，则某处分泌物增加。我国则统谓之带下。西国虽于病位较详，而我国对于此等病之治法，却多特效，此中盖有两种原因：其一，西国科学之观念胜，故恣意研求图形解剖，不厌其详，我国则礼教之习惯深，凡西国人所能为者，皆为我国社会习惯所不许，以故医者对于此种病，病灶所在，不能详言；其二，我国医术，本以形能为主要，既讲形能，则方法与实地研究之医学完全不同，故不必知病灶所在，而能有良好成绩。按《灵》《素》谓带脉如带，横束于腰，凡妇人患带者，其腰必酸，是就形能说，乃带脉为之病源，此带下之所以名也。

沈云：带下之因有四：曰气虚，脾精不能上升而下陷也；曰湿热、曰人痰，流注于带脉，溢于膀胱，故下液也；曰内伤，五藏受病，故五色带下也；曰风寒下受，入于胞门，中于经脉，流传藏府，因带下也。沈氏所说，自是根据旧籍，然不必尽确。即就形能说，亦当有更精密之研究乃得，此则学者以后之责任。究源竟委，今兹尚有未遑。至于带下白色者，谓属于气分，红色者，谓属于血分，则犹是头脑颟顸之谈，不足与言进化，故一切旧说，概屏不录，录其病名与方药，庶几临床诊脉时，知所应付尔。

通常带下，属湿热，属虚寒，多由肝郁。湿热盛者，属肝属脾；虚寒甚者，属肝属肾。肝宜疏达，脾宜升燥，肾宜补涩。有色如浓米泔者，湿热甚也，宜苍白术、黄芩、黄柏、半夏、车前、升麻、柴胡。有状如鸡子白者，腰腿酸面浮肿，脾肾虚也，宜归脾汤、八味丸。又有忧患恚怒，伤损心脾，血不归经，则患赤白带下，当疏肝补脾，宜补中益气汤加茯苓、枣仁、山药、苍术、黄柏、麦冬、杜仲、牡蛎、牛膝、海螵蛸。若阴虚火盛，以滋阴清火为要，宜六味丸加五味子、枸杞、黄柏、车前、菟丝子。

白带腥臭，多悲不乐，见阳气虚衰证者，宜附、桂。赤白带下，脉沉微，腹中痛，阴中亦痛者，为子宫虚冷，宜元戎六合汤。白带久不止，脐腹冷痛，阴中亦痛，经漏不止，或因崩后，脉弱无力而酸痛，皆属大虚，宜东垣固真丸。产后去血多，经水不调，白带如倾，淋沥臭秽，属大虚，宜卫生汤。脉数，赤白带下者，热也，宜枸杞、生地。阴虚烦热，赤白带下，或七情所伤，脉数带下属热，宜二黄三白丸、白芷散，或益母草末酒服。肥人带下，阴中痛，身黄，皮缓，体重，湿也，宜升麻燥湿汤。湿而挟热，大便或泄或闭，小便少，脉数而气盛，湿热也，宜十枣汤。身半以下恶寒，带下如鸡子白，脾肾虚惫也，宜补骨脂丸加肉桂。赤白带下，面黄肢弱，月事不调，下液如栀子汁，如屋漏水，属虚寒，宜血虚带下方。

成无己曰：东垣谓血崩久则亡阳，故白滑之物下流，未必全由于带脉，亦有湿痰流注下焦，或肾肝阴淫之湿胜，或因惊恐而木乘土位，或因思慕而为筋痿。戴人以六脉滑大，而为宣导之法，泻其实也。东垣以脉细沉紧或洪大，用补阳调经，责其虚也。丹溪用海石、南星、椿根皮之类，乃治其痰也。窃谓前症皆当壮脾胃升阳气为主，佐以各经见症之药。色青属肝，小柴胡加山栀、防风。湿热壅滞，小便赤色，龙胆泻肝汤。肝血不足，或燥热风热，六味丸。色赤属心，小柴胡加山栀、当归。思虑过伤，妙香散。色白属肺，补中益气汤加山栀。色黄属脾，六君子加山栀、柴胡。不应，归脾汤。色黑属肾，六味丸。气血俱虚，八珍汤。气血下陷，补中益气汤。湿痰流注，前汤加茯苓、苍术、黄柏。气虚痰饮下注，四七汤送六味丸。不可拘肥多痰，瘦多火，而以燥湿泻火药轻心掉之。

武之望曰：白婬一曰物婬，如白精之状，又有日夜津流如清米泔或如黏胶者，谓之白崩，与白婬略同，多由忧思过度所致，用平补镇心丹。思虑伤脾者，四七汤下白丸子。痞闷少食者，沉香降气汤。劳伤肾气，心肾不交者，金锁正元丹。

治带选方

胶艾四物汤　四物汤加阿胶　艾叶　治赤带。

桂附汤　肉桂一钱　附子二钱　黄柏　知母各五分　如食少常饱，有似腹胀，加白芍五分。不思饮食，加五味子二十粒。烦恼，面上麻木如虫行，乃胃中元气极虚，加黄芪二钱、人参七分、炙草三分、升麻五分。【原注】此方乃阳气极虚，用知柏为引，升降阴阳。治自带腥臭，多悲不乐，大寒。

铁樵按：而上麻木如虫行，乃内风，若言生理，乃面部浅在感觉神经钝麻，绝非胃中元气虚实关系，亦绝非参、芪、甘草能治之病。且人参七分，无济于事，升麻五分，则嫌太重，皆不可为训。此等皆属以讹传讹，不可为训，非纠正不可。类此者甚多，不过不易觉察。若《寓意草》中之旋覆代赭，亦属此类，而为害较烈。

元戎六合汤　四物汤加附子、肉桂　治赤白带下，脉沉微，腹痛或阴中痛。

东垣四真丸　白石脂煅一钱　柴胡一钱　酒煮龙骨飞二钱　酒洗当归三钱　干姜炮四钱　黄柏、白芍各五分　末丸，每服一钱，带饥时服沸汤下，少顷以粥压之，忌生冷硬物。治白带大下不止，脐腹痛，寒如冰，阴中亦然，目溜火，齿恶热。

卫生汤　白芍　当归　黄芪　炙草　治带下由于热者。

二黄三白汤　酒炒侧柏　川连　黄柏各五分　白石脂醋炒香附　白术　白芍各一两　椿根皮二两　治同上。

铁樵按：照上列药量，是宜丸不宜煎者。

白芷散　白芷一两　海螵蛸三钱　胎发煅一钱　每末二钱，酒下，治赤白带。

补骨脂丸　补骨脂　杜仲　醋煅牡蛎　五味子各三两　车前子二两　艾叶一两　治老年久带。

老年白带方　黄柏　五味子　杜仲各四钱　萸肉五钱　补骨脂　牡蛎煅各三钱　醋炒香附八钱　砂仁　川椒　川芎　茯苓　车前子各二钱　醋炒艾叶一钱　醋化阿胶五钱　白芍六钱　鹿角胶丸盐汤下　治同上。

血虚带下方　八珍加陈皮　杜仲　黄芪　香附　砂仁　黄柏　知母　蜜丸

乌金丸 乌头 乌附 莪术 艾叶 共用醋煮，烂捣如泥，再用熟地、当归各四两，白芍、川芎各二两研末，和前药丸，淡醋汤下。治赤白带下。

赤淋丸 茯苓 生地 黄柏 知母 续断 杜仲 丹参 甘草 白芍

龙胆泻肝汤 龙胆草 泽泻 生地 车前子 木通 当归 山栀 黄芩甘草 治带下由于肝经湿热者，其见症胁腹痛，小便涩少，肝旺阴亏。

妙香散 人参 炙草 桔梗各五钱 茯苓 茯神 远志 黄芪 姜汁炒山药各一两 朱砂另研三钱 麝香另研煨木香三钱 每服药末二钱，温酒下。治心气不足，精神恍惚，虚烦少寐，盗汗，亦治阴虚带下。

四七汤 姜夏 苏叶 厚朴 茯苓 治七情郁结成痰，或如梅核，梗于喉中，或中脘停痰气痞，或痰壅气喘，或痰饮呕逆恶心，亦治带下有痰者。

禹功散 黑牵牛头末四两 炒茴香一两 木香一两 每末一钱，临卧姜汤下。治赤白带下当利水者。

芩柏樗皮丸 黄芩 黄柏 樗白皮 川芎 滑石 海浮石 青黛 当归白芍 醋糊丸 治瘦人多热，因致带下。

芩术樗皮丸 黄芩 白术各三钱 黄柏一钱半 樗皮 白芍 山萸各二钱白芷 川连各一钱 酒糊丸 治孕妇白带。

琥珀朱砂丸 琥珀 木香 当归 没药各四钱 乳香一钱 麝香 朱砂各二分半 水丸芡子大，每一粒温酒磨下。治室女带下。

震灵丹 乳香 五灵脂 没药另研去砂各二两 朱砂飞一两 禹余粮醋淬捻得碎为度

一名紫金丹，治妇人气血不足，崩漏，虚损带下，子宫寒冷无子。

苦楝丸 苦楝子碎酒浸 小茴香炒 归身三味等分，酒糊丸，每服二钱。治赤白带下。

酒煮当归丸 归身一两 小茴香五钱 炮附子七钱 良姜七钱 四味，研粗末，酒一升半，煮至酒尽时为度，焙干研细末，入炒黄食盐、丁香各五钱，全蝎、柴胡各二钱，升麻根、木香各一钱，苦楝子、炙草各五分，延胡索酒炒四钱。酒煮神曲糊丸，枵腹淡醋汤下，每服二钱，忌油腻酒面食。治白带下，兼治患癫痫或脚气腰以下冷等症。

解带散 酒炒当归 醋炒香附 白芍 白术 苍术 茯苓 陈皮 丹皮川

芎　延胡　炙草　生姜　治湿热痰郁带下。

侧柏樗皮丸　椿根皮　醋香附　白芍　白术　侧柏叶　川连　黄柏　白芷
米汤丸　治七情所伤白带。

延胡苦楝丸　延胡二分　苦楝子一分　黄柏一分　附子三分　肉桂三分
炙草五分　熟地一钱　治大寒带下。

金锁正元丹　苁蓉　巴戟　葫芦巴各一斤　补骨脂十两　五倍子八两　茯
苓六两　朱砂三两　龙骨二两　研末，酒丸，每服钱许。治真气不足，呼吸短气，
四肢倦怠，脚膝酸软，目暗，耳鸣，盗汗，遗精，及妇人白浊白带等症。

白蔹丸　白蔹　金毛狗脊去毛各一两　醋艾煎汁，打糯米糊和丸。治室女
带下。

崩漏总论

大凡女子白天癸既通而后，气血调和，则经水如期，自无崩漏之患。若劳动，
若房室，若忧郁过当，则伤冲任，不能约束其经血，使之如期而下，故或积久，
或不须积久，忽然暴下，若山之崩者曰崩，如器之漏者曰漏。

铁樵按：此节文字，非《尊生书》之旧，乃鄙人以意改作者，原文此下有原
因六大端，皆含混不可为法，删之。

《素问》曰：阴虚阳搏谓之崩。又曰：少阳司天，初之气，风胜乃摇，候乃
大温，其病血崩。

铁樵按：此虽经文，然简之又简，无从知崩之真相。曰少阳司天，风淫候温，
则似该上逆之血而言，不必如今日吾人所谓血崩也。

陈自明曰：妇人血崩而心痛甚，名曰杀血，由心脾虚也。若小产去血过多而
心痛者亦然。用乌贼骨炒为末，米醋汤调下妙。失笑散亦妙。

铁樵按：杀血字不知何本，"杀"字无论读入声读去声皆无正意义，"名曰
杀血句"可删。

严用和曰：妇人平居，经脉调适，冲任二脉，互相涵养，阴阳二气，不相偏
胜，则月事时下。若将理失宜，喜怒劳役过度伤肝，肝为血库，伤之则不能藏血
于宫，宫不能传血于海，所以崩漏。漏下者，淋沥不断，病之轻者也。崩中者，

忽然暴下，乃漏症之甚者也。倘久不止，面黄肌瘦，虚烦口干，脐腹冷痛，吐逆不食，四肢虚困，甚则为胀为肿者，不治。

铁樵按：此条文字虽不工，而言血崩，最是切实完全。其他各说，不过将阴阳虚实，随意翻腾，不如此条切于实用甚远，兹复缀鄙说于下。

血崩之为病，无有初起即崩者，崩之成，皆从漏起。小产亦然，纵因倾跌负重而致动胎，绝无初起即崩山倒海而来者。必先见红，若有若无，继而渐多，继而溃决，涓涓不塞，将成江河。生理与事理竟无二致。至其真相若何，则有可得而言者。古人言奇经最重要者，曰冲任督带。此四种脉可以指实而言者，仅有督脉。督脉从延髓直下，循脊椎至尾闾。任脉则仅云行身之前，而无其物。冲脉亦然。通常恒言冲任为血海，冲与任分合如何，莫得而指名。凡病小腹有气上冲者，谓之冲气上逆。小腹有块忤硬，向上逆作痛者，谓之冲疝。妇人月事不能以时下，则调其冲任。凡此皆冲脉为病。而今日西医则谓是子宫病，卵巢病。《内经》则言冲脉盛，则月事以时下。太冲脉衰，则天癸竭绝。是可知冲脉云者，乃妇人月经分泌之机关，肾藏势力之领土，该子宫、卵巢诸生殖腺而言者也，其地位在小腹，其脉络与肝相通。肝气上逆者，月事不调。肝气虚衰者，天癸竭绝。故云肝藏血，而冲为血海，此第就生理与病理之形能说。至其经络相通之路径，真相若何，则不能明了，抑亦非古人所注意。今日西医学知某处是子宫，某处是卵巢，某处内肾，某处肾上腺，某处海绵体，某病之病灶在某处，某腺之功用为某事，其言精矣。然治经血为病，不知治肝，治肝胆为病，不知治脑，治神经为病，不知养血（如近顷西医治中风，行静脉放血。彼意以为中风是脑充血，放其静脉管中血，则血之充于上者，可以下行，而神经失血为养，愈见不仁，结果甚劣。然静脉放血之法，乃最近三数年中所发明者，假使正告之曰，是不宜放血，彼必不信，因此术乃彼中博士新近发明之创论，经医学会所公认者，汝等中医，乌足以知之，其不听宜也。然近两月中，值两人皆中风，皆经西医放血，结果皆不良。其一为宁波谢蔼窗先生之太太，其二为杉板厂源顺木行主人沈姓。谢太太中风，延西医及余，西医主放血，余因前此未曾见放血之效果，仅言照中医见解，恐不能放血，西医毅然谓放血无害，余即不争执。放后果稍痊，明日再放，又明日放第三次。第一二次每次放血半茶杯，第三次乃得血仅涓滴，而病人发狂，笑啼并作。其先之半身不遂，仅病及运动神经，此时则病及识阈，全脑坏矣。通常中风，即至殒身，亦仅病运动神经而止，必至临命之顷，然后昏不知人。今忽由中风转属癫狂，纵让一步说，癫狂之原因非放血，而放血之无益于中风，已可见矣。沈姓本无病，因无子纳妾，复恣服鹿茸生殖灵，则纵欲可想见。年已五十一，至五月初，遂猝然中风。至余寓就诊时，其手足尚能动，惟舌咽不灵，涎吐自下，此与《风劳鼓病论》中敝乡某绅病同。本可延喘数年，然来诊时，已经西医放血，余不敢断言其后来之变化。后其家决计专延余诊。放血之翌日，渐见半身不遂，知识昏蒙，频频呃逆，故决舍西医而就中医。余撰此书时，尚在治疗中，能否挽回，尚未敢预言也。），凡此皆不知从形能着想之故。生理至微妙，就有迹象处求之，假使无科学器械，简直莫明其妙。今日之科学程度，不为不精，然可知者，大约不过十之六七，故仍多原因不明之处。而中国医法，从病与生理之形能所著以为治，转能题无剩义，所谓"超乎象外，得其环中"，洵非夸语。西医皆承认中药有效，而同时否认中医之学说，又岂知所否认之学说，非中医之精者哉？是故妇人之有月经，乃生殖之预备作用。其储积收放之机关为冲任，其荣枯消长之机枢在肾藏，其根源在肝脑，是故崩之为病，必先见漏，漏之见，必先冲任中病。冲任之病，不外数种：曰忧郁，曰盛怒，肝病也；曰操心虑患，曰恐怖烦恼，脑病也；曰服食大热之物，曰下受寒湿之气，致冲任不能营运，则因藏气病而冲任病也；曰房室，曰强力操作，则因肾藏病、气血病而冲任病也。至治疗之方法，疏肝益肾，扶正祛邪。视其见证，大约相火当泻，真阳当补，祛痰化湿当补脾阳，安脑疏肝不离养血，知此者是为知本，选用方药自能左右逢源。

丹溪治崩，用白芷汤调百草霜末，甚者用棕皮炭，后用四物加炒干姜调理。因劳用参芪，带升补药。因寒用干姜，热用黄芩。崩过多，先用五灵脂末钱许一服，盖五灵脂能行能止。亦当分寒热，紫色成块者热也，四物加芩连之类。李梴曰：崩漏之由，虚与热而已，治法多端，随症制宜。如经行犯房，劳役过度，气血俱虚，忽然暴下者，宜大补气血，四物加参芪，血虚四物加胶艾炒干姜。虚寒脐腹冷痛，伏龙肝散。膏粱厚味，致脾湿下流，与相火合为湿热，迫经下漏者，解毒四物汤、四物坎离丸。饮食失节，火乘脾胃下陷，容颜似无病，而外见脾气困倦，烦热不舒者，宜补阴泻阳，升阳调经汤、升阳举经汤。

徐春甫曰：崩漏最为大病。年少之人，火炽血热，房事过多，经行交感，俱致斯疾，大都凉血固涩，升气益荣可愈也。中年以上人及高年寡妇，多是忧虚过度，气血俱虚，此为难治，必须大补气血，养脾升胃固血，庶保十之一二，若不早治，正如圮厦之难支也。盖血崩证，有因虚，有因热，虚则下陷，热则流溢，视其缓急标本治之。缓用四物加条芩、附子，急用神效丸。有因血虚藏冷，宜四物加黄芩、阿胶、参、芪。

王肯堂曰：冷者，脉紧细，手足寒，红而淡黑，或五色，当归建中汤加龙骨、血竭、附子，送下紫石英丸。热者，脉洪，四肢温，心烦，口苦燥，血沸而成，黄芩汤、清心莲子饮加竹沥、生地，甚者生地汁磨京墨，百草霜冷服。虚者，胶艾汤加鹿茸、麦冬、龙骨、枣仁。实者，腹中痛，四物加香附。心虚者，恍惚多梦，健忘，舌强，盗汗，小便多而红，柏子仁汤、酸枣仁汤加龙骨、京墨、百草霜。若崩中作麝香、当归香者，心气已绝，急服龙骨、灵砂等。凡血崩，脉沉弦而洪，或沉细而数，或崩而又兼久泻者，皆胃气下陷也，以升举为要。

万全曰：崩中，多因气虚不能摄血，加以积热在里，迫血妄行，故令暴崩，崩久不止，遂成下漏。

铁樵按：此是文字语病，并非漏在崩后，盖谓崩竭暂止，血少而为漏，血聚则仍崩。治法，初病宜止血，四物调十灰散，以血止为度，次则清热，用凉血地黄汤，如血未尽，再吞十灰丸，血已尽止，里热尽除，然后补其虚，宜加味补中益气汤、地黄丸、参术大补丸，以平为度。

治崩选方

补中益气汤　人参　黄芪　白术　当归　炙草　陈皮　升麻　柴胡　治脾胃虚损崩漏。

凉血地黄汤　生地　归尾　川连　黄柏　知母　藁本　川芎　升麻　防风　羌活　黄芪　细辛　荆芥　炙草　蔓荆子　红花　治血崩由于阴虚肾亏者。

归脾汤　人参　黄芪　白术　当归　茯苓　远志　龙眼　红枣　木香　炙草　治思虑伤脾不能摄血。

河间地黄散　生地　熟地　白芍　黄芪　天冬　杞子　柴胡　地骨皮　便血者加地榆　治脉虚洪，血紫黑。

金华散　延胡索一两　瞿麦穗一两　当归一两　丹皮一两　干姜五钱　石

膏一两五钱　威灵仙五钱　桂心三钱　蒲黄炒五钱　每末二钱，煎枵腹服。治血室有热而崩漏。

丁香胶艾汤　当归　白芍　熟地　川芎　丁香　艾叶　炒阿胶　治漏下如屋漏水状。

鹿茸丸　鹿茸酥炙　赤石脂煅　禹余粮煅　炮附子　艾叶　柏叶　当归熟地　川断　蜜丸，治崩漏因风冷客乘胞中。

伏龙肝散　川芎　伏龙肝　赤石脂　艾叶　熟地　麦冬　当归　干姜　肉桂　甘草　治崩因气血劳伤，冲任脉虚。

升阳举经汤　肉桂　川芎　红花　细辛　人参　熟地　附子　独活　羌活甘草　藁本　防风　白术　当归　黄芪　柴胡　桃仁　治饮食倦劳，暴崩不止，或下水浆，怠惰嗜卧，四肢困倦，及带下经漏。

铁樵按：凡原注药量不可为训者，悉从删节。

升阳除湿汤　苍术　升麻　柴胡　防风　神曲　泽泻　猪苓　陈皮　甘草麦芽　姜枣　治湿盛血崩。

解毒四物汤　四物各之一钱　加黄芩　黄连　黄柏　山栀名一钱　治崩漏面黄腹痛。

妇科杂病

妇女病之最普通习见者，即经、带、崩漏，如上所述，已可知其大略。此外有由前四者转属而成之病，如经不调之甚而为干血痨，崩漏之后一步变为血瘅，变为肿胀者是也。有由冲任受病，在下为癥为瘕，在上为天白蚁。虽非常见之病，然既治医，自在不可不知之列，兹就吾所经历及古书中近理可法者，择要言之。

沈云：痨瘵有数种，有因先天不足者，其症乍寒乍热，不思食饮，旭羸无力，或衄血、吐血、发热、盗汗、款嗽、心悸，猝致经行不调，甚则心肺俱损，血脉虚弱，皮粗毛落，此因先有病根，而后月事不调者，治法以补虚为主，滋阴百补丸、滋阴地黄丸，其主要方也。其有先经水不调而后致痨瘵者，其见证五心烦热，寒热如疟，或烦热、潮热、盗汗、欬嗽，治法以疏肝通经为主，加味逍遥丸，其主要方也。其室女经闭者，多因思虑拂逆，甚则面黄肌瘦，潮热骨蒸，此为干血痨，只宜益阴血，制虚火，勿轻用通经破血之药，宜柏子仁丸、泽兰汤。有因产后早犯房事，而致骨蒸潮热，肌肉日削者，名产后痨，宜人参鳖甲散、胡氏牡丹散。又产后气血大亏，无论感风感寒，其病候与寻常不同，辄羸瘦憔悴，饮食不消，喘款头昏，百节疼痛，背膊烦闷，四肢沉重，则当从虚体感冒例，就所见症象，消息用药。

铁樵按：妇人因有月经，尤易病癥瘕，癥瘕者，腹中硬块也。古人以推之不动者为癥，动者为瘕，谓癥关藏气，瘕则纯关月事。至何以能动？何以不能动？则未言其故。鄙意此等处不事解剖，总不能明了，即言解剖，生理之微妙，仍有不能彻底明了者，此事殆中西医各得其半，两皆未能彻底也，兹就吾所经历者两事，详述之以资考镜。

其一、为钱琳叔先生之女公子，当未出阁时，即左乳有一核，如龙眼核大，不痛不痒，以无所苦，即亦置之。嫁后数年，一日，忽此核胀痛，医敷以药，痛止。然嗣是每月事行则痛，每痛一次，核必增大，可年余，其核大小与乳房相等，全乳硬矣。常州医不能治，乃往苏州天赐庄求治于西人。西人谓非割不可，割固不必万全，然不割则可以断定必死也。病者不肯割，试更求治于上海宝隆医院。西医曰：此乳岩也。必割，否则必死。病人不可，家人咸怂恿之，不听，而硬块继续增大不已。吾乡孟纯生先生于钱为中表，先生之孙病伤寒垂危，余为起之，在此事之前一年，钱女士既遍求中西医，无一可以免割者，乃造余寓求诊。详告始末，余曰：割治效果不良，不割却亦无法。无已，余有丸名丙种宝月丹，可试服之。宝月丹者，余自制之调经丸药，当时因其乳核与月事有关，故以此付之。两月后，钱女士复来，欢谢曰：尽药四十丸，乳核全消矣。今已八年，病不复发。

其二、为王襄候之夫人，王君为海军中职员，其夫人年可四十许，初因腹痛，经西医治之，去血甚多，旋右腹角起一块，隐隐作痛，每日下午发寒热，块则日见其大。西医治之三月不效，乃由其戚某介绍延余诊治。其腹角之块大可三寸，径高可一寸半，整圆如覆碗，不能移动。余先用柴胡、鳖甲、青蒿，治其寒热，服七八剂完全退清，块则依然。西医亦谓非割不可，谓假使不割，万难幸免，割则希望较多。余谓割则危险，不割未尝不可愈。因此处既属冲任领域，则微丝血管不可断，既欲去如许大块而动刀，断无不损及血脉之理，此不待烦言而可决者也。王君固右袒西医，主张割治，其夫人则希望不割能愈。既闻余言未尝不可治，则欲余包医。余笑谢之，江湖医生有包医之说，其实何尝能包？若鄙人则向无包医办法，然虽不包，治病未尝不尽心，尽余能力可矣。因用人参鳖甲散煎汤下丙种宝月丹二十日，腹角之块完全消失。既无痛苦，亦无何等恶现象，且眠食俱较安善，肌肤日见充盈。块除之后，予以补血之剂，其病若失。综计为时不及一月，易方不过五次。事后襄候赠予银盾一座，余不敏，未能淡然忘之。以为此两事可以证明中医有存在价值也。

然余虽能治之，毕竟癥瘕之真相如何，却未能明了。古书皆言血结，但此血之结在血管外乎？假使在血管之外，则当溃脓。在血管之内乎？何以纵横联络之微丝血管中聚血，而有三寸径覆杯之形状乎？又何以用调经活血之药而能复元？此在习惯解剖者或能知之，余不畏识者齿冷，殊未敢自文其陋。而此两病经过多数西医，皆谓非割不可，然不割竟谓不可幸免，是西医之诊断，未确也。故余谓中西医皆在得半之数，皆未能彻底也。兹将治癥瘕各方选录于后，旧说多不可通，不足当学理两字者，概屏不录。

天白蚁症不常见，其实并非奇病，苦于不明病理。见已成者谓之天白蚁，其将成未成者，则不能识耳。兹录医案一则于后。

商务印书馆张菊生先生侄媳，患病延诊。病人年二十二，体肥。当余诊时，见其肌肉丰腴，脉亦平正，面色肥白而红润，无丝毫病容，呼吸亦平顺，而卧床不能动，两目无所见，其目睛突起颇高，据云不病时亦如此，今稍甚耳。其所以不能动，则因头痛。先是未出阁时即头痛，而头痛之原因，则因经不畅行，自十五龄通经后，即不畅。每经行一次，头痛一次，经则愈行愈少，头则愈痛愈剧。既嫁，头痛有增无减，曾产一女，不育，产后头痛益甚。延中西医诊治均不效。西医取其头部之血验之，则其中有微生物甚多，经精密考察，而断定其为梅毒。但菊老之侄甚规矩，从未涉及平康，且亦无病，则非由丈夫传染可知。西医则谓是先天梅毒。然病者之母家为南浔刘氏，病人之父为世家子而耽于文学ц吾曾见之，五十许一老儒，状貌极安详，生平不好色，无姨太太，一望而知非患梅毒者。病者之母，则一安详之世家妇也。当然绝对不承认遗传梅毒之说。西医则又谓是隔代遗传。当问病人之祖父母、外祖父母，梅毒非名誉事，又属隐秘病症，如此牵涉，在势无从究诘，亦万无可以证明非梅毒之方法。而西医则凭其科学上之学理，与验得血中微菌之证据，毅然下断语，无稍疑义。刘氏因剖白无从，缄口结舌，海枯石烂，无从一雪此冤抑矣。然西医照梅毒治疗，绝无功效，头痛如故。病人之母恨甚，以中西医既皆不能治此病，不但绝望，更节外生枝，添一无可剖白之梅毒疑团。于是出其家藏之大山人参一大枝，煎汤尽予之。盖宿闻大山参能起死回生，希冀孤注幸中，不图服参后头痛不能动，而两目遂盲。此延余诊治以前之情形也。

愚按：此即所谓天白蚁也。妇人月经，以不多不少如期而至者为无病，反是则病。小不调则小病，大不调则大病。而经不调者，其头必痛，其痛与寻常风寒不同。风寒之头痛在两太阳，痛而带胀。经不调之痛，如系崩漏，则头常空痛，如其经阻，则痛在巅顶。盖崩漏则血下注，脑筋无血为养，故感空痛。经阻者，其肝胆之气咸上逆，血随之上行，上行不下，则菀于上，以故古人谓冲脉上通于巅顶。此纯从病能上看出，非想当然之颠顶语也。血菀于上，为古人之恒言。菀即郁字，《诗经》菀彼柳斯，菀字之音义皆如郁也。《韩非子》云："户枢不蠹，流水不腐。"此可以证明天白蚁之为病。血既菀，则为渊淳静止之血，非复循环运行之血。既渊淳静止，则比之止水之腐，虫生宜矣。吾闻西医用蒸馏水贮净器中，置露天经宿，用显微镜检视，即有微菌，空气澄洁处较少，人烟稠密处较多，此即微菌之所由来。健体血行不息，菌虽入血，不能生存，是即所谓抗毒素，是故先有病而后有菌，并非先有菌而后有病。今乃倒因为果，执定血中之菌为梅毒，已非是。更据此菌断定其为先天梅毒，尤属不通。至谓是隔代遗传，则尤属无理之无理。所谓隔代遗传者，不过验之于植物动物，多数之中得其公例，非血中梅毒微菌之谓。某杂志译西报谓恶浊空气中微生物，区别之可得二十余万种，则此事本难究诘，而该西医见类似之菌，遽谓是梅毒，武断甚矣。数十年前，尝见笃信程朱之迂夫子，拗执之牛性，往往令人蹙额，今日之笃信科学，偏执误事者，正复相似，前者失之空，后者失之实。人类之进步无穷，宇宙之事理无尽，所以亘千百年不知究竟，此言研求学问则然，若论应付当前事物，吾宁如鼹鼠饮河，满腹而止也。

至于目盲服大山参之由，则因血菀于上而头痛。其初起痛时最剧在经期，入后逐渐加甚，是其痛有辍有作，非无间断者。痛既有间断，则知体工救济，尚有回旋余地。自服参后，痛遂无间断，是人参之补，不啻断体工救济之后路，上菀之血，绝无退步，故如此也。至于何以盲目而不聋耳，亦有当研究之问题。惟真象如何，尚未明了。通常患病总先见于目而不及于耳，例如中风、惊风诸脑症，恒见目上视或歧视等恶候，其有耳聋者，亦必先见目珠有异征，转是热病少阳症，则先见耳聋，却不见目歧。古人定少阳耳聋，厥阴亦耳聋，热病属少阳，脑病自属厥阴。又《本草经》人参主补脾，目为精明，补脾过当，坏目不坏耳。假使多食黄芪，并不坏目。是皆不能言其理，而当强记其事实者。食参盲目，张氏之外，曾更值一人，以无可记之价值，已不甚记忆。《名医类案》及近人著《诊余集》中，皆有食参盲目案一则，而《诊余集》所言较有价值，兹节录于后。

木商某，畜一鸭，已十余年。适有友自吉林归，赠以大参三枝。渠乃宰鸭入参，将鸭煨熟尽食之。木商本无病，仅闻人言老鸭煨人参为大补品，故漫然食之。初仅觉饱闷，十余日后，目光渐模糊，两月后完全不能见一物，就医求治，医不能识。时马培之已有盛名，尚在孟河，间关而往，培之诊之曰：既因食参而起，不须服药，现有青皮梨，恣食即愈。问：食梨约几何？曰：以担计。大便泄泻则益佳，目明为度。木商尽梨三石，病遂霍然。

菊生先生延余诊视其侄媳，此事于今十年矣。当时余曾详陈其委曲，微言西人微菌之说，并非真确之事实，并言当先解参毒，可恣服梨汁取泻，目当复明。结果病者服梨七八个，未效而罢。其后更复延十余月，遍尝各药而死，亦云惨矣。自今思之，鄙人当日之见解甚谬。欲解参毒，何必泥于梨汁？梨以担计，取泻而已，但求泄泻，不伤肠胃。蔗汁亦可，西瓜亦可，石膏、麻仁、郁李仁，乃至麻油，皆俯拾即是之物，必泥于梨汁，可谓食古不化，是医学程度太幼稚也。又近年来，中医杂志等虽甚嚣尘上，无一能非难西医者，纵或有之，亦属个人私见，非天下公论，搔不着痒处。况在十年之前，以故西医谓是隔代遗传，竟无从知其所根据之理由，遑论反驳，而当日如今日拙著之书，更无从觅得片纸只字，菊生先生又非知医者，宜吾说之无由得伸，而刘氏之蒙垢，刘女士之惨死，吾今详言之，将来或于医学史中占短短篇幅焉，未可知也。

又旧说妇人瘕症有八方，并列后（一）黄瘕，产后血气未定，藏府空虚，或当风便利，阴阳开阖关节四边中于风湿，邪从下入于阴中，积留不去所成。其症寒热身重，淋露，不食，在胁下有结气，拒按。宜皂荚散。（二）青瘕，由新产起行，浣衣太早，阴阳虚，产门四边解散，子户未安，骨肉皆痛，手臂不举，又犯风湿所成。其症苦寒洒然入腹，烦闷，结热不散，恶血不除，聚于两胁下，藏于背膂，其后月水不通，或反不禁。宜青瘕坐导方。（三）燥瘕，由月水未尽，或以举重汗出，猝以恚怒，致月水与气相搏，反快凉饮，月水横流，溢入他藏，有热则成燥瘕。大如半杯，上下腹中，痛连两胁，上引心而烦，喜呕吐，腰背重，足酸削，忽遗尿，月闭。宜疗燥瘕方。（四）血瘕，由月事中止，饮食过度，五谷气盛，溢入他藏，或大饥寒，呼吸未调，而自劳动，血下未定，左右走肠胃间，留络不去，内有寒热，与月水合会而成。其症不可俯仰，横骨下有积气坚如石，少腹急痛，背疼，腰腹挛痛，阴中若有风冷，月水来止不常。宜疗血瘕方、桃仁煎。（五）脂瘕，由月信初来，或生未满月而交，胞门伤，子户失禁，关节散，藏府津流，阴道眴动，百脉四解，子精与血气相遇，不能成子，而成脂瘕。其症少腹重，腰背如刺，四肢不举，卧不安，左右走腹中，痛时少气头眩，身体懈休，苦寒恶风，二便血，月事来止不常，宜疗脂瘕方、导散方。（六）狐瘕，由经来悲忧或惊恐，且受湿，心神恍惚，四肢振寒，体倦神散，邪入阴里不去而成。其症少腹滞，阴中肿，小便难，胸膈腰背痛，气盛，善食，多所思，如有身状。宜疗狐瘕方。（七）

蛇瘕，由经新止，阴阳未平，饮污井之水，食不洁之物，误吞蛇鼠之精，留藏不去而成，其症长成蛇形，在脐上下或左右胁，不得吐气，上蚀心肝，少腹热，膀胱引阴中痛，腰痛，两股胫间痛，时寒热，月水或多或少。宜疗蛇瘕方。（八）鳖瘕，由月水新至，其人作劳，适受风湿，恍惚觉悟，心尚未平，复见所好，心为开，魂魄感动，五内消脱，或沐浴不以时出而神不守，水气与邪气俱入至三焦中幕，玉门先闭，津液妄行，留络不去而成。其症形如小秤，小腹切痛，左右走，上下腹中痛，持之跃手，下引阴里痛，腰背亦痛，不可以息，月事不通。宜疗鳖瘕方。

又有近脐左右各有一条筋脉急痛，大如臂，小如指，因气而成，如弦之状，名曰痃者。又有僻匿在两胁间，时痛时止，名曰癖者。皆由阴阳乖，经络痞，饮食滞，邪冷搏而成也，俱宜麝香丸。

又有藏府虚弱，气血劳伤，风冷入腹与血相结，留聚浮假而痛，推移则动，名曰疝瘕者，乃由经产后，胞中有恶血，复为邪结而成也，宜干漆散、黑神丸。

又有所谓肠覃者，寒客大肠，与胃相搏，大肠为肺传送，寒则浊气凝结，日久便生瘜肉，始如鸡卵，大如怀胎，按之坚，推之动，月则时下，此气病而血未病也，宜稀露或二陈汤加香附。

又有所说石瘕者，寒客下焦，血气俱为所闭，寒客益大，亦如怀子，但不得推移，且多坠小腹，与肠覃相类而实异，宜见睨丸。

妇女浮肿之病，有先断经而后致四肢浮肿，小便不通者，乃血化为水，古人谓之血分，宜椒仁丸、人参丸。亦有先因小便不通而后身面浮肿，竟至经水不通者，乃水化为血，古人谓之水分，宜葶苈丸。其原皆由外伤六淫，内伤七情，饮食失度，起居失宜，渐至脾胃受伤，失生发统摄之节，气与血俱乖而后然也。至薛氏云：月水不通，凝结于内，久而变为血瘕。血水相搏，亦为水肿。夫血凝成瘕，因而致肿，亦属于水。此症之故，则以血水相搏，既凝之血，亦从乎水者矣。

铁樵按：此种实即血疸、血肿两症，皆见于妇人崩血之后者。崩后黄，今谓之贫血。崩后肿，其状与水肿同，而必兼黄，皆难治。

杂病选方

补中益气汤 人参 黄芪 白术各一两 炙草五分 升麻 柴胡各二分 当归 陈皮各七分 本方加生地、花粉，名加味补中益气汤。治形神劳倦，或饮食失节，致脾胃虚损，清气下陷，发热头痛，四肢倦，心烦肌瘦，日渐羸弱。

补肺汤 人参 黄芪 紫菀 五味各五分 熟地 桑皮各一钱 入蜜少许，食后服。治劳嗽，五藏亏损，晡时发热，自汗盗汗，吐痰喘逆。

滋阴百补丸 香附一斤用酒醋盐童便各浸一分焙 益母草半斤 酒洗当归六两 熟地姜汁炒 川芎 白术各四两 白芍三两 延胡 人参 茯苓各二两 炙草一两 蜜丸，空心下五六十丸。治妇人劳伤气血，诸虚百损，五劳七伤，阴阳不和，乍寒乍热，心腹疼痛，不思饮食，尪羸无力。

附子理中汤 人参 白术 炙草 干姜 附子等分每四钱 加姜十片煎。治真阳不足，饮食难化，大便不实，肠鸣腹痛，畏寒，手足逆冷。

十全大补汤 人参 白术 茯苓 甘草 川芎 当归 熟地 白芍 黄芪 肉桂各二钱 治妇人冷劳最妙。

逍遥散 酒洗当归 酒炒白芍 茯苓 柴胡各一两 炙草五分 姜三片薄荷少许，一方无薄荷，加麦冬二十粒。热甚加丹皮、山栀。骨蒸加知母、地骨皮。款嗽加五味、紫菀。痰多加半夏、贝母、瓜蒌仁。饮食不消加山楂、神曲。发渴加麦冬、花粉。胸中有热加黄连、山栀。心慌加远志、枣仁。吐血加生地、阿胶、丹皮。自汗加黄芪、枣仁。久泻加炮姜。遍身痛加羌活、防风、川芎。手足颤抖加荆芥、防风、薄荷。胸膈痞闷加枳实、青皮、香附。怒气伤肝眼目昏花加龙胆、黄连、山栀。小腹痛加香附、延胡索。经闭不通加红花、桃仁、苏木。左腹血块加三棱、蓬术、桃仁、红花。右腹气块加木香、槟榔。治血虚劳倦，五心烦热，肢体痛疼，头目昏重，心忡颊赤，口燥咽干，发热盗汗，减食嗜卧，及血热相搏，月水不调，脐寒胀痛，寒热如疟，又主室女血弱，阴虚营卫不和，痰嗽，潮热，羸瘦，骨蒸。

白茯苓散 茯苓一两 四物汤各五两 炙草 人参 肉桂各五钱 用水三

盏，先煮猪腰子一对，姜三枣三，至二盏煎服。治产蓐劳，头目四肢疼痛，寒性如疟。

黄芪丸 黄芪 鳖甲 当归各一两 川芎 白芍 肉桂 川断 牛膝 肉苁蓉 柏子仁 沉香 枳壳各七两半 五味 熟地各五钱 蜜丸，治蓐劳，寒热进退，头目眩痛，骨节酸痛，气力羸乏。

人参鳖甲散 鳖甲 黄芪各一两 牛膝七两半 人参 茯苓 当归 白芍 麦冬 熟地 桃仁 桂心 甘草 桑寄生各五钱 川断二钱半 先煮猪腰子一对，姜五枣三，取汁入药末二钱，葱白三寸，乌梅一个，荆芥五穗，煎服。治动作劳伤，蓐劳。

胡氏牡丹散 当归 人参 白芍 五加皮 地骨皮各五钱 丹皮三钱 桂心 没药各二钱 每末二钱，入开元一枚，麻油蘸之，煎服，煎不可搅，吃不可吹。治产后虚羸，发热自汗，欲变蓐劳。

柏子仁丸 柏子仁 牛膝 卷柏各五钱 泽兰 川断各二两 熟地三两炼蜜丸。治血虚有火成劳。

泽兰汤 泽兰三两 当归 白芍各一两 甘草五钱 为粗末五钱 煎服，治同上，并与前方兼服。

皂荚汤 川椒 皂荚各一两 细辛一两半为末 以三角囊贮之内阴中，欲便则出之，便已复内之，恶血出，洗以温汤，三月勿近男子。治黄瘕导方。

青瘕坐导方 戎盐一升 炙皂荚五钱 细辛一两 治法照前方，但卧，瘕当下，青如葵汁，养之如产法。

疗燥瘕方 大黄如鸡子许 干姜二两 黄连三两 厚朴四两 桂心 郁李仁各一两 䗪虫三枚 鸡肫皮炙一枚 每末三钱，清早酒服，瘕当下，养如产法，三月勿交，无子者当有。

疗血瘕方 大黄 当归各五两 皂荚 山萸各一两 细辛 戎盐各二两半 猪脂丸如指大，每一丸，绵裹，内阴中，正坐良久，瘕当下，养如乳妇法。

桃仁煎 桃仁 大黄各一两 虻虫一两炒 朴硝另研一两 醋二升半，煎取升半，下大黄桃仁虻虫，搅煎至可丸，下硝出之，搅匀，丸梧子大，前一日不吃晚饭，五更温水下五丸，日午下如赤豆汁，或如鸡肝虾蟆衣状，未下，再服，如鲜血来，以调补气血药补之，气虚血弱者忌用。治血瘕，血积经候不通。

导散方 炙皂荚　吴萸　当归各一两　川椒　干姜大黄　戎盐各二两　细辛　矾石烧五味各二分　为末，以绢袋盛之，内阴中，坐卧随意，则勿走，小便时去之，别换新者。治同上。

狐瘕方 取新死鼠一枚，裹新絮，涂黄土，穿地坎，足没鼠身置其中，桑柴火灼其上，一日一夜取出之，研为末，桂心末二钱半，酒服二方寸匕，病当下，甚者不过再服。

蛇瘕方 大黄　黄芩　芒硝各五钱　甘草大如指者一尺炙　乌贼鱼骨二枚　皂荚酥炙六枚　水六升，煮数沸，下渣，下硝，适寒温服之，十日一剂，空腹服之，瘕当下。

鳖瘕方 大黄一两五钱　干姜　侧子各五钱　附子　人参各三钱七分五细辛　土蛆各七钱半　蟅虫一寸匕熬　桂心二钱半　白术一两　为末，酒服方寸匕，日三。

麝香丸 麝香另研五钱　阿魏二钱半　五灵脂七钱半　三棱七钱半　桃仁七钱　芫花醋炒　槟榔各一两　蓬术　桂心　没药　当归　木香各五分　饭丸每服十丸，淡醋汤下，不拘时。治妇人疭癖，冷气疰气，心腹痛不可忍。

干漆散 干漆炒　木香　芫花醋炒　赤芍　桂心　当归　琥珀研　川芎各五钱　大黄炒二两　牛膝七钱半　桃仁一两　麝香二钱半　每末一钱，不拘时，酒下。治妇人疝瘕久不消，令人黄瘦尫羸，两胁妨闷，心腹疼痛。

黑神丸 神曲　茴香各四两　川椒　丁香各五钱　槟榔四枚　漆六两半生，半用重汤煮半日，令香。

右除椒漆外皆半生炒为细末，用前生熟漆为丸弹大子，又用茴香末十二两铺阴地，阴干，并茴香收器中，至极干去茴。治肾气膀胱疭癖，及疝坠，五膈，血崩产后诸血，漏下赤白，并一丸分四服下，死胎一丸，皆绵灰酒下，难产炒葵子四十九枚，捣碎，酒煎下。诸疾不过三服，疭气二服，膈气癥瘕五服，血气三丸，当瘥。治疝瘕。

见睍丹 炮附四钱　鬼箭羽　紫石英各三钱　泽泻　肉桂　延胡索　木香各二钱　血竭一两半另研　水蛭　槟榔各二钱半　桃仁卅个研　三棱五钱大黄七钱　酒糊丸每三十丸，醋汤食前下。治寒客下焦，血气闭塞而成瘕，日以益大，状如怀子，名曰石瘕。

铁樵按：凡用诸虫，皆当去翅足炙用，水蛭，尤须用猪脂炙透。

椒仁丸　椒仁　千金子去皮研　甘遂　炮附子　郁李仁　黑丑　五灵脂　当归　延胡　木香　吴萸各五分　芫花醋浸　石膏各三钱　胆矾一钱　蚖青斑蝥各十个　面糊丸梧子大，每陈皮汤下一丸。治先经断，后浮肿，血化为水，名曰血分。

葶苈丸　甜葶苈炒另研　千金子另研各五钱　干笋一两　枣肉丸梧子大，每七丸，扁竹汤下，如大便利者，减葶苈、千金子各一钱，加白术五钱。治先小便不利，后浮肿，水化为血，名曰水分。

人参丸　人参　当归　大黄纸裹蒸切炒　瞿麦穗　桂心　赤芍　茯苓各五钱　葶苈炒研一钱　蜜丸，每十五丸至二十丸，空心米汤下。治经脉不利，血化为水，名曰血分。

抑气散　香附四两　陈皮　茯苓　甘草各一两　治气盛于血。

黑香四神散　香附四两　陈皮　乌药各二钱　甘草一钱　姜　枣　治同上。

人参荆芥散　人参　荆芥　生地　柴胡　枣仁　鳖甲　白术　枳壳　羚羊角各七分五　桂心　当归　川芎　防风　丹皮　赤芍　甘草各五分　姜二片　治妇女虚劳。

滋血汤　当归　白芍　山药　炙黄芪　熟地各一钱半　人参　川芎　茯苓各七分　治同上。

滋阴地黄丸　山萸　山药　天冬　麦冬　生地　知母　贝母　当归　香附各二两　茯苓　丹皮　泽泻各一两半　熟地四两　蜜丸，治同上。

茯神汤　茯神一钱半　茯苓　人参　菖蒲各一钱　赤芍五分　治同上。

神仙聚宝丹　琥珀研　当归各一两　乳香　没药俱另研各二钱半　朱砂研　木香　麝香俱另研各一钱　水丸，每两作十五丸，每服一丸，酒磨，温酒下。治积块。

保赤新书

《保赤新书》卷一

武进恽铁樵　著

受业武进徐衡之　江阴章巨膺　参校

小孩难育之故

小孩子总是要长大的，若是小孩子不长大，世界上也没有人了。话虽如此，但是有一等人家，小孩非常之矜贵，每到两岁三岁就生病死了，至多也不过六七岁，十一二岁。他家的小孩，除非不病，病了总是不可救药。请小儿科会死，请大方脉也会死，请中国医会死，请西医也会死，弄得做爷娘的，遇到小孩生病，心惊胆裂，简直无法可想，这是何等可惨的事。在身当其境的想来，别人家的小孩，长大成人很是容易，独有我家小孩，竟是天不许他长大的。不过老天既不许他长大，为甚又许他生出来呢，这不是不讲理么。只为世上怨天恨地之人多了，亦许老天爷要我为他辩护，所以我就觉得不得已似的做了这本书。

小孩子总是要长大的，若是小孩有不得长大的，不是小孩子不好，也不是老天爷不好，还是做爷娘的不好。生男育女是人生一件大事，凡是动物，都知道传种保种。传种保种的思想是天赋的，如今有许多新人物，主张节制生育，为的是生活艰难，教育不易，想使他的子女有才能，能自立，能再传种下去，所以不得不节制。儿女少就容易培植，如此讲来，那节制生育，是精致的传种保种思想罢了。所以无论何等样人，既然生了子女，没有不希望他长大成人的。做父母的有如此好心，怎说小孩夭折是父母的不好呢？假如有人这样说，我就回答他道：做父母的心都是一样的好，领小孩的方法就有好有坏了。小子在十五年前，就是子女很矜贵的一个，也是遇到小孩生病便心惊胆裂、手足无措的一个。我曾死过三个儿子，六个女儿，最小的几个月，最大的十一二岁。我的九个小孩，死法个个不同。有的是出痧子，有的烂喉痧，有的慢惊、疳积，也有伤寒、温病、急惊。总之凡是小孩会生的病，我的小孩都病过，而且不病则已，病了是由轻变重、由重而死。我在上海二十年，有名的中医请教过二十余人，中国人留学回来的西医请教过七八位，真正地道西洋来路货，黄头发绿眼睛的著名西医也请教过三位。更有推惊的、挑痧的，教会里童真姑娘，还有算命的瞎子，解星宿的道士，关亡的巫婆，都是每年要请教几次的。唉，不必说了。单就我所请教的人物看来，就可以知道我们当日的苦况，真是甜酸苦辣，无味不尝。我从三十五岁那年起，从无可奈何之中，生出一个觉悟来，以为求人不如求己，发愤读医书，发下重誓，要做一个能自救兼能救人的医生。直到如今整整十五年，《伤寒》也通了，《内经》也有些发明。然而医病，单讲儿科，还是不能全。岂但不能全，而且屡次弄得垂头丧气、束手无策。我常常想，假使我能做一个医生，遇着人家小孩生病，假如他的病是我的儿女生过的我都能救他，那就我的儿女不算白死了。我如今有五个小孩，两个儿子三个女儿，最小的儿子也有十岁了，他是从没有吃过别个医生的药。医生不进我的门，算来整整有十三年了。别的都是空口说白话，单这一层可要算得小小一些成绩。小子因为有了这许多经验，然后知道小孩子长不大，的的确确是做爷娘的自己不好，此话怎讲，读者如要明白，请看以下各节。

胎　教

　　什么叫作胎教？就是夫妻俩预备生育子女时，当子女没有生时，先要修身节欲，勿使胎儿受恶影响，这就叫作胎教。子女同父母息息相关的，未出世以前是先天，既出世以后叫作后天。先天的善恶，根子在父母的居心行事；先天的强弱，根子在父母的起居饮食。后天的善恶，根子在爷娘一个教字；后天的强弱，根子在爷娘一个育字。这是一个大问题，包括着许多科学。若要悉数明白，莫说我这本小书装他不下，便是小子这点知识也讲不周全，只好长话短说，粗枝大叶的说两句罢。

　　胎教是中国的古话，是指小孩在娘肚里时，做母亲的应该修身节欲的话。如今外国人讲胎生学，更讲到遗传，那就讲到小孩在他老子身上做精虫的时代了。那是更深一层，如今不怕他深，遗传、胎教两层都要说个明白。

　　遗传是有凭有据的。老子会吃酒，儿子也会吃酒。老子会念佛修行，儿子就会胎里素。老子杀人报仇，儿子就会白昼抢劫。至如老子若有梅毒，儿子至少也要有恶疮或是鬎鬁等等。最妙的是《晋书》上说江东王氏世代齇鼻，即俗名酒糟鼻子，这件事有两个可异之点。据《史书》上说，王氏世代齇鼻，但是初生出来的小孩是不齇的，要到三十多岁就齇了，你道奇不奇。其次当东晋刘宋时代江东姓王的、姓谢的，是天字第一号的大绅士，所以人家说起来，都是王谢并称。他们两家，因为门当户对，彼此交互结婚。久而久之，王谢两姓，重重姻娅。偏偏姓王的世代齇鼻，姓谢的可绝无其事，只齇鼻限于男性遗传，也像草头医生的秘方，传子不传女的，岂不是一件怪事么。人类做精虫时代，已经埋伏了三十多岁齇鼻不齇鼻的根脚，这真是有种像种。照此说来，我们要得儿子做一个正人君子，先要自己不欺心昧良，否则是极可怕的。须知做精虫的时代埋了齇鼻子的根，到三十多岁就不能不齇。若是做精虫的时代埋了盗贼的根，到三十多岁的时候就不能不盗贼啦。这是讲道德方面的话，若讲到体魄健全，也是一例。我们若要儿子容易长大，从小少病少痛，太初第一步工夫，就在我们自己讲究卫生，锻炼体魄。

　　胎教最讲究的，莫过于孟夫子的母亲仉老太太。这位老太曾说，她怀孕在身，目不视恶色，耳不听恶声，心不妄想，非礼勿动。归结生了孟子这样大人物的儿子，这仉老太太要算是女中尧舜，古今少有的，如今世界又哪里去寻这样的女子。所以如今人讲胎教，也只好讲那浅近易行的，不必好高骛远，当戒慎的事情如下。

七情方面当戒的

第一是怨恨。凡是吃了人家的亏，势力不敌，不能反抗，则怨；既不甘心，又无可奈何，则恨。这怨与恨是闷在肚里无可发泄的，影响于胎儿的生理极大，非设法戒除不可。如其不然，生出来的儿子一定性气乖张，既不易教，亦不易育。要解除这个，也并非难事，只须将眼光放大了看。须知世界人类的权势地位，相差的级数何止千倍。你说你有势力，比你势力大的真是车载斗量，你会欺侮我，就会受人欺侮。如此一想，怨字可以解释许多。又须知人生在世，仔细想来，没有一个真称心的，女人更甚了，便是做了总统夫人，姨太太有三五七个，又何能事事称心，况且除掉夫妻母子是终身相守解不开的，此外都不必认真。你和姓赵的打不来交道，还有姓钱的、姓孙的、姓李的，只要问心过得去，天空海阔，何处不可以寻一些人生的乐趣，何必丁是丁卯是卯，定要在你姓赵的身上出了这口恶气才罢呢。如此一想，那恨字也可以解释许多。

第二是盛怒。怨恨两字，是我受了人家压迫，生出来的反动。盛怒虽亦是反动却是不以人家为然，由我发生一种势力去压迫他人，人非圣贤，横逆之来，岂有不生反感之理！怒固不免，但是盛怒却要衡量事情。大约一个人的盛怒，多半是意气用事，十次常有九次用之不当，事后一反省，没有不觉得自己局量偏浅的。但能常常反省，疾言厉色，必能减少许多。胎儿感受恶影响，亦自减少，自然和气致祥。其次当戒慎的是欲。既然有孕，就不可有房事，否则小孩胎毒必重，麻痘定多险症。不过要丝毫没有，这句话却难说。少年夫妻，自然加一个更字。据我看来，还是纯任自然。不过亲贤远佞，屏绝郑声，那就在乎做丈夫的了。

以上都是能自主的，此外还有不能自主的三件事：一者是惊恐，二是忧郁，三者是悲伤。三者之中，惟有惊恐是或然的，固然无可避免，却也居最少数。忧郁与悲伤两层，仔细想来，颇有些意味。古今多少豪杰，十个就有九个是贫苦人家的孩子，寡妇的遗腹子能赤手空拳做一番事业的，更是常见常闻的故事。这个据小子的愚见，一半关于出世以后的教育和环境的刺激，一半是他在娘肚里感受了忧郁和悲伤的影响，早已种下刻苦自励的根因。若说忧郁悲伤有损于胎儿，理论与事实不符，就不能算得圆满之说，因此可知老天爷最是平等不过的。悲伤忧郁，既是处逆境的人无可避免，也就于胎儿不生恶影响，试想造物的手段，何等高妙呵！

饮食方面当戒的

辣椒、胡椒等辛辣之物不可吃，吃了胎火重，小儿多患眼目病。人参、猪肉，不可多吃，吃了胎儿肥大，难于产出。酒不可吃，多吃酒使小儿愚蠢。獐兔野味不可吃，吃了使小儿多惊。恶劣的书籍不可看，卑鄙的戏曲不可听，因为脑筋中的感触，和胎儿的影响是最大的。

《保赤新书》卷二

武进恽铁樵 著

受业武进徐衡之 江阴章巨膺 参校

种 痘

小儿各种病症，只要调护得法，医生用药得当，没有不好的。独有天花，却就难说。小孩何以要出天花，据中国旧医书上说，是先天的欲火。父精母血，阴阳鼓铸而成胎。当这成胎之顷，就埋伏了一点天花的根子在内。据外国医书上说，麻疹、痧疹、天花、水痘、猩红热、发疹伤寒，这几种病都是急性传染病，都是皮肤上见红点子的，但是病源都不明了。又说天花的病源，大概是一种微生物，但是否细菌还是原虫，那就不得而知，病毒之侵人大约由于呼吸器。东西医学，本是绝不相同的，即如欲火与微生物两说，太觉背道而驰了。照欲火说，是内因，是人体本有的东西，从内里发出来的。照微生物说，是外因，是病毒由外界侵入的。中说若是，西说就不是；西说若是，中说就不是。据小子的愚见，若说完全是内因，为甚要痘毒流行时再发作。可见让一步说，就算是内因，也必定要由外因引诱，然后发作。若说纯粹外因，这话也不对。何以每人只出一次天花，而且种过牛痘的大多数不复传染，岂不是人体本有的病毒，经一次发泄之后，已经净尽，所以无可再发么。西医书上说，一度传染，终身免疫，又说此病对于未种牛痘的感受性最敏。那就是了。种牛痘，就是用痘浆引诱本身病毒外泄，既种过牛痘，本身毒素发泄无余，所以外界虽有毒素侵入，因为没有内因，病不起来，这是最明白的理论。诸君休笑话小子调和中西，认是骑墙派蝴蝶党。小子对于中西医学，有一个平允的议论，爽势不辞词费，说出来大家赏鉴赏鉴。中国医学，照《内经》看来，本是一种天人合德的学说，虽所讲的阴阳昏晓，生长收藏，原是有凭有据，但总带些玄学的色彩，断然不如科学的精密。况且西国医学，研求入细，切实讲究，无微不至，例如红血球、白血球、纤维神经、细胞、原子，以及菌学，断非解剖两字可以该其特长，亦菲天人合德之空想可以望其项背。然而论病之原理，固极精微之能事，而治疗之方法，则除血清抗毒及特效药之外，不过对证及预防两种。往往取袖手旁观态度。听病毒之进行，其功效实等于不服药。至病毒深入，强心保肺护脑等法，则近于救火于燎原之后，不免焦头烂额。近来特效药虽日有发明，但治愈往往去毒不净，留有他日再发他病之根因，这个实不能说他是健全的治疗方法。中国的麻黄、桂枝、葛根、柴胡、白虎、承气、通脉四逆，实能于病浅时徙薪曲突，病深时起死回生。世有兼明中西医学的人，就知小子这话，并非阿私所好。不过中医仅仅有这一点特长，哪里便可以自满。况且现在能用这特长的中医，又是百不得一，所以益发相形见绌了。鄙意中医总当兼治西学，以补不足才行，所以努力著书，就是为此了。读者诸君对于小子这番议论以为何如，请下个批评，等我再版时刻出来，也是集思广益之道。如今闲话少说，言归正传罢。

天花病状

天花变化最多，要详细说得明白，非出专书不可。本编主意在劝人家早种牛痘，所以只拣要紧的说。

天花是俗名，医书上谓之痘。就病状说，可以分为六期。初起发热三天，为痘之前驱，谓之发热期。三天之后见点，先头面，次躯体；先上半身，次下半身。从初见点至于周身全有，也是三天，谓之发斑期。第六天之后，斑点逐渐扩大，中心高起，其形圆整，谓之发蕾期。嗣后圆蕾渐变透明，形同水泡，谓之水泡期。发蕾、水泡两期，共是三天，至第九天而痘形完成，嗣后水泡变黄，病势转剧，热度增高，往往喉舌均见痘点，是为化脓期。化脓期亦三日，嗣后热度下降，脓色渐干而结痂盖，是名干燥期。此时期中病状虽退，危险转甚，传染他人，亦以此时为最有力。继此痂盖渐脱，病人亦日见爽慧，名落屑期，始无险矣。

以上除落屑期无险外，其余每期三天，三六十八天，天天在危险之中。每期亦有两天半的，亦有四天的，就大多数说，却是三天，只都无关紧要，最要紧的是辨顺逆。

天花初起，无有不发热的，发热必有诱因，没有凭空发热之理。诱因最普通的有三种：第一种是伤风，第二种是食积，第三种是倾跌惊恐。三种诱因之中，倾跌惊恐最厉害。若是吃饱之后再倾跌惊恐，更是厉害。不必天花，便是伤寒温热，若是惊恐食积两样并起来做了诱因，病情总是逆而不顺的。若在天花流行之时，多半是重伤风起头。

天花的第一步，发热咳嗽，和流行性感冒极相似。医书上说，耳后有静脉一条，像红丝线般显出的，名为痘纹。若有这个，可以预知是天花。小子曾留心这一点，觉得痘纹之说，不甚靠得住。因为这痘纹与指纹一样，既发热就会见。大概小孩子皮肤薄，一遇发热，静脉在皮肤浅层的，最容易显出，决不能说这个是天花的证据。书上又说耳朵、鼻尖、手指发冷的是天花，这更靠不住。凡是表层壮热，无论是否天花，都不会冷。若是热聚于里，不是天花也会冷。小子曾仔细考察，只有一件极靠得住。发热第二天，小孩胸部见红点隐隐，仿佛痧疹似的，这点子见后，不过五六点钟，再看时又都不见了，凡是如此的，就可以断定是天花。因为这个点子并非痧疹，乃是天花的预兆，所以西医书上名为前兆发疹。此外发热时目眶含润，两眼带赤。兼有呵欠或喷嚏，亦是前兆。不过这个前兆，痧子也有。但在天花流行之顷，小孩发热而见此种前兆，那小孩又是没有种过牛痘的，就有八九分可以断定是天花了。

咳嗽不爽，舌苔黄厚，大便不通，小便短赤，口渴烦躁，种种见症，都是常有的。如其上述各证全见，是重证不是逆证。如其手脚冷，面色青，干呕，气急，鼻扇，大便泄泻，无汗，以上种种只见其一，便是逆证。重证虽重不险，逆证就危险了。凡是逆证，非赶紧延医不可。

发热期内见逆证，自然危险。若发斑时疹点太细碎，或初见即是粗点，也不好；发蕾期根脚不分明又不好；水疱期，顶不满，色不明，亦不好；化脓期，脓不厚，不黄亦不好；许多水疱相连又不好；颜色不红活又不好。至于前述逆证，无论何期，均不可见，见了总是凶多吉少。

时间如此之长，险证如此之多，调护小有不慎，用药小有不当，立刻有生命之险。若更兼有先天恶因，那就百无一生。所有一切热病，一切发疹的热病，例如痧子、猩红热、烂喉痧、发疹伤寒等等，病情虽险，只要调护适宜，用药得当，医了前半，就可以免了后半。小子著的《伤寒研究》里说，病在太阳，治疗得法，就愈于太阳，不会再见以后种种险象，所以《内经》有上工治未病之说。独有天花是例外的。当他发热时，你想用药退热，使他不出疹点；当他发斑时，你想用药化斑，使他不发蕾疹，不成水疱，那是做不到的事。所以古人说天花是先天欲火，从内里发出来的，也就为此。因为既有病在内，不发泄净尽，总无半途即愈之理。如此险证，若是无法避免也就罢了，既然种牛痘可以免此危险，如何不赶紧种牛痘呢？

鼻　苗

我国当清初时代，曾有人发明种痘之法，用出天花小孩的痘痂，研碎了和在新棉花絮里，搓成小团，塞在婴孩鼻孔之中，谓之鼻苗。小孩经用了鼻苗之后，一两天中就会发热，三天就会见点，一色起蕾灌浆，却较自然发生的天花稳当，经过的时间也短，症状也轻。仅仅较现在牛痘略重一点，然而有一样好处，经一次用鼻苗发痘之后，终身免疫。直到如今，内地乡僻之区，仍旧有沿用这老法子的，为的去毒能净。成绩较牛痘更好的缘故，在发明这鼻苗的人，理想极通。天花既是外感、食积、惊恐为诱因，病源复杂，传变自然厉害，若用痘苗引痘，那就纯粹的内因，病源单纯，自然危险，岂不是极通极通么。论理，此人在医学上有如此发明，应当予以博士学位，许他戴得桂花帽子才是，可惜现在已无从得知发明的姓甚名谁了。据《张氏医通》上说："尔年有种痘之说，始自江右，达于齐燕，近则遍行南北。详究其源，云是玄女降乩之方，专取痘气熏蒸，发胎毒于安宁无病之时，则开发之机裕如，不似正痘之天人合发，内外合邪，两难分解也。原其种痘之苗，别无他药，惟是盗取痘儿颗粒之浆，收入棉内，纳儿鼻中，女右男左。七日，其气宣通，热发点见，少则数点，多则一二百颗，亦有面部稍见微肿，胎毒随解。大抵苗顺则顺，必然之理。如痘浆不得盗，痘盖亦可发苗。"据此，在发明之人恐不能取信于大众，却要托之玄女以自重。在医家之评论，全不计发明之功，反要科其盗窃之罪，这就是中国医家不发达之原因了。鼻苗的确永远免疫，不过症状较牛痘略重些。牛痘的效力，据西人说只有十年。不过国人事事崇尚欧化，所以鼻苗竟无人道及。小子的内人，就是种鼻苗的，所以知之最详。

牛　痘

　　牛痘是西洋来的，和鼻苗种痘是一个理。据说最初因乡里的女子，无意中将牛身上的痘浆涂在手上，齐巧涂浆的地方被荆棘了一下，始而红肿，继而起疱、化脓、结痂，岂知从此便不出天花。后来女孩子故意用牛痘浆涂了，用荆棘刺破皮层，也是一样起蕾灌浆，从此也不再出天花。于是此法辗转相传，乡里地方，竟没有麻面的女子。后来医家有留心及此的，就得了一个种牛痘的法子。所以种牛痘甚简单的，到如今也没有什么进步，不过刀针消毒，种痘的地方皮层上消毒，将皮层刺破，痘浆涂上，就完事了。人家总说种牛痘的时期，以春秋二季为最佳，西医书上也是这样说。其实不过取那天气不冷不热就是了，别无其他深意。若要避免天花，什么时候都可以种。往往听得人家说，秋花不如春花，八九月甚好的天气不种，偏要等到明年春天，不幸那年冬季天花流行，这小孩的性命就可危了。我尝问为甚秋花不如春花，却没有一个人回答得出理由，大约是《奶奶经》上的话，万不可误信，致贻后悔。又有一等人家，因为实爱小孩，怕小时种痘当不住，等他略大一些再种。问他如何大才担当得住，有何标准，也是答不出来。这都是无理由的溺爱，可谓爱之适以害之。须知种牛痘无论怎样小都当得住，出天花就无论怎样大都当不住。况且还有一个极明白的理论，天花流行的时候，不问你小孩大小，都会传染。我说当小孩会传染的年龄，就是可以种痘的年龄，让一步说，就算太小了不种，到一百二十天就非种不可了。

《保赤新书》卷三

武进恽铁樵　著

受业武进徐衡之　江阴章巨膺　参校

痧　疹

痧子不如天花之险，初起时治之得法，可以十愈其十。然而不可误治，既误之后，虽有善者，亦不过十愈二三。天花不常有，痧子常有。天花因种牛痘可以避免，所以小孩因此夭折的尚少。痧子则初起时误治，因致不可救药的，比比皆是。况且天花只出一次，痧疹可三五次，没有一定哪。小子因此不嫌辞费，详详细细的说，深愿有小孩人家，将我这本书仔仔细细地看。小孩长大成人，病痛总是有的，果真看了我这书，定然减少许多危险，那就我以前的儿女不白死，我这书也不白做了。

痧子病状与初起三大时期

出痧子有三大要件：一者是咳嗽，二者是发热，三者是心里难受。咳嗽有轻重，发热也有轻重，有极轻的咳嗽，极微的发热，而出痧子的，断无丝毫不咳嗽、丝毫不发热会出痧子的。若是热重咳不畅。更是痧子最普通的证候。大约此病之来，先咳嗽，有眼泪鼻涕，并且有喷嚏呵欠。小孩子有这个症状时节，保护人总当他是重伤风，但是十次有八九次是出痧子。实在这个不是伤风，乃是痧子的前驱，可以说是前驱期。继咳嗽而起的是发热，但是发热之后，咳嗽并不减少，或者还更厉害。有咳甚至于呕吐的，但是这个时期与前驱期不同，前驱期光光咳嗽，这个时期是发热与咳嗽同见，而且两样都逐渐加重。重要症状是咳甚而呕吐，或者完全咳不出不爽快，面色绯红，眼睛亦红，神气昏沉，常默默不肯多话。这时期虽发热咳嗽并见，而发热为主，可以名为发热期。

发热或三天或两天，就见疹点了，亦有初热便见疹点的，不过大多数总是三天。这见点时候可不能说他是发疹期，因为痧子见点，式样最多，有顺有逆，顺的平安，逆的危险。而逆证变化，尤其捉摸不定，所以鄙见将这初见点时划分为一个时期，名为传变期。

最初三逆证

咳嗽无论如何重，咳至呕吐，不算逆；完全咳不出，亦不算逆。若见气急鼻扇，就是逆证了。逆证有危险，不是逆证没有危险。若问何以气急鼻扇就有危险，因为气急鼻扇，是气管枝发炎的证据。从咽喉直下是总气管，总气管之下分做两枝，两边肺叶里各有一个气管，这叫作支气管。支气管再分枝，分至极细，遍布于全体肺叶之内，就是医书上所谓孙络。出痧子前驱期总是咳嗽，咳嗽原因，因为气管中有风，咳的作用，就是要风外出。风不得出，咳就格外厉害，喉咙气管都会红肿起来，这就叫做发炎。起初气管发炎，后来就会支气管发炎，再后来就会孙络发炎，一步重一步，这就叫做传里。大约到支气管发炎，就有气急鼻扇的见证，这是前驱期第一个险证。

其次发热，热度高、指头寒是痧子普通有的，原不算险症。若是高热无汗，面部、鼻旁、口唇发青，那就危险了。若问所以然之故，病毒内攻，胃不能受，温温欲吐，则面部发青。鼻准两旁，医书上谓之人王，人王是属胃的，我们要知道病人胸中难受与否，只要看这人王部发青与否。若是鼻准旁边连及近口唇地方一大片都是青的，那病就更深一步，危险也更加一层。此时手脚的冷必定更厉害，这个见证，有寒有热，有虚有实，用药略为错一点，变端非同小可，这是发热期内一个很大的逆证。

痧子见点的时候，讲究很多，历来传说的话，都不很靠得住，后文再仔细讨论，如今长话短说。我不是定这一时期为传变期么，这传变期内最要紧的是大便不可泄泻，泻则下陷，痧子不得出，以后就步步棘手。这个病有一件奇处，病毒一定要从皮肤里出来。所谓出来就是见红点，红点越见得多，病势越见轻减。若是红点见之无可再见，就是病毒净尽，病就好了。若是泄泻，红点就不见，或见得很少；若是泻得厉害，红点已经见的，就会忽然没有，病必增剧，那病毒断断不从大便里出去的，所以泄泻是痧子最危险的逆证。

三 逆证治法

要知道第一个逆证（即前驱期的气急鼻扇）的治法，先要明白为什么气急鼻扇。须知咳嗽不是病，是体功的自然作用。譬如吃饭时候，偶然发笑，饭米弄到气管里去，那就顿时大咳特咳，必使误入的饭米咳出来才罢。此时的咳嗽，并非故意要咳，亦不能用意制止，是不受我们意识指使的，所以叫作体功自然作用。这个作用是专为保护气道，不使有妨碍的东西阑入而设。好比一公共场所贴着游客止步的条子，你若冒冒失失闯进去，就会有人驱逐你出来，正是一样的理。痧子的咳嗽，为的是风寒袭肺，气管发痒，自然作用要驱逐这风寒，所以咳嗽。不过饭米咳嗽便驱逐得出，风寒却驱逐不出。因为驱逐不出，愈咳愈甚。至于喉间各种机体兴奋异常；气道呼吸为之不利，后来又因为气道不利，咳嗽更甚。如此迭为因果，增进不已，保护肺脏的自然作用，反而为肺脏之害，称之为病，亦不为过，所以医书上都说咳嗽是肺脏之病。既然知道此理，对于第一逆症的治疗就容易着手了。只要帮助肺脏驱逐风寒，就是正当不误的方法。若是用药制止咳嗽，就是大错特错的方法。所以当此之时，若是无汗，便用麻黄发表；若是有汗，便用荆芥、防风、葛根等药疏散，却用杏仁、象贝、桑叶、橘红等宣肺化痰之品为副药，便是正当不误之药。若不知以疏散风寒为主，专门治咳，只将副药用为主药，便已落后一着，不能说是正确不误方法，更莫说用远志或肺露等等了。

要知第二个逆证治法，先要明白手冷面青是热向内攻。前文说有寒热虚实，此处何以说是热向内攻，安知不是寒聚于里呢。这却有一个讲究表里两个字的意义。表为皮毛，里为藏府，但是热病初起（此指健全的小孩，若向来有病的不在此例），照《内经》的规矩，只病三阳，不病三阴的。痧子是发热的，自然在热病范围之内。如此表里两个字的意义，表为太阳，里为阳明，太阳就是皮毛，阳明却是肠胃，发热手冷，人王部位发青，在医学上讲是阳明经证，既是阳明经证，自然是热不是寒了。热向里攻，与内陷不同。内陷是泄泻，因为下面泄泻，津液奔迫向下，痧子因而不能达表。热向里攻却只在中焦胃家，是因为表闭的缘故。表层既闭，热不得出，不出则入，所以向里攻逼。因为向里攻逼，所以手冷，也因为向里攻逼，胃中非常难受，所以人王之部发青。若青色连及口唇，就是虚象，就是正气不能胜病毒，浸浸乎有变成泄泻而下陷之倾向。因为环唇是太阴部位，就是拙著《伤寒研究》里面所说的"实则阳明，虚则太阴"了。既明白这个道理，第二个逆证的治法，也就不烦言可解。既是表闭是手冷面青的原因，正当治法自然解表，还是无汗用麻黄发汗，有汗用葛根解肌。若是舌润苔腻，用厚朴为副药；若是舌绛口苦，用黄芩为副药；若是舌干汗多烦躁，用石膏为副药；咳甚用象贝、杏仁、橘红为副药；痰多热重，用瓜蒌、桑叶、黄芩、黄连为副药。如此用药，就是正当不误的方法。若见口渴，一味劫津，用石斛养阴；若见神昏，以为热入心包，用各种牛黄丸以及各种香药（凡有麝香的丸药统谓之香药）；见有食积，就用保赤丹；病理不明，只知将他在师傅那里写方子时学来的本领漫然尝试，那就是大错而特错的方法。

要知第三个逆证治法，须先辨寒热。若是热泻，舌色必红绛而干燥，粪必甚臭，带老黄色。其余辨证方法虽多，大半是纸上谈兵。不能据以为准。高手必将脉象、面色、证情、舌苔四面合拢来考虑，然后似是而非处识得透、把得定，这个不是一件容易事情。本书目的是将病的常识告知病家，稍深之处，恕不详说了。单就舌色、粪色辨泄泻的寒热，除掉一二种疑难病病证，其余也就十不离八。若是属热的，是两阳合病；若是属寒的，是太阴中寒。热的以葛根为主，寒的是炮姜为主。痧子最怕出不出，或一出就没，所以总以葛根为主，取其辛凉透达。就是寒证炮姜为主，还得用葛根为副药，最好加柴胡。柴葛并用，既能解肌退热，又能升举下陷，凡是陷的证候都当升。所以《内经》上说：高者抑之，陷者举之。如今为容易明白起见，将当用之药，以及无用敷衍之药，一一说明如下。

《保赤新书》卷四

武进恽铁樵　著

受业武进徐衡之　江阴章巨膺　参校

痧疹之用药

痧子最要药及次要药

麻黄，葛根，柴胡，炮姜。

以上四味是最要紧的主药，不过麻黄用时较少，炮姜用得更少，麻黄必须无汗，然后可用，炮姜只有泄泻属寒的用得着。

黄芩，黄连，石膏，竹叶。

以上四味是清热药，凉性，必须阳证热病，可以用为重要副药。若见太阴证者，此四味不可用。

杏仁，象贝，川贝，桑叶，橘红，瓜蒌，半夏，枇杷叶。

以上八味，宣肺化痰，性平，为痧子重要副药，因痧子十九都见咳嗽之故。

枳实，槟榔，腹皮，山楂炭，枳壳，焦谷芽。

以上六味消导药，性平，痧子兼有食积时，此为重要副药。

赤苓，猪苓，通草，六一散，泽泻，车前。

以上六味利小便药，性平，咳嗽利害，小便短赤，以及泄泻不止之症，此为重要副药。

以上二十九味是最要药，亦最为平正王道之品，用之得当，可以随手而愈，免却许多危险。以下是次要药。

荆芥，防风，葱白，豆豉（以上发汗）；扁衣，芡实（以上止泻）；栀子，连翘，蝉蜕，元参，天花粉（以上清热）；牛蒡，马勃（咽喉红肿者用此），西河柳，蒡根（二味可为代茶品），地枯萝，莱菔子，冬瓜子（以上化痰）。

以上共十八味，为次要副药。重要正药及副药，用之得当，可以弭患无形；用之不当，却有生命之险。这无所用其怕，既名为药，原是补偏救弊的，当与不当，自然大有出入。但是次要副药却不然，用之而当，固然也有功效；用之不当，也无甚大危险。不过又有坏处，当病的来势很重时节，想靠这个去病，却嫌力量太薄，委实靠不住。若当吃紧关头用这种药，反能延宕时日，错过愈病机会。所以古人对于此等药不甚重视，以为成事不足，败事有余。近人却喜欢用这种药，以为虽不能愈病于反掌，却可以无大过失。又说与其孟浪图功，毋宁小心寡过。这话听来未尝无理，然而卤莽灭裂，有膪脐痛悔之时；首鼠犹豫，有稍纵即逝之憾，功固难图，过亦不寡。鄙意以为这个全是学识问题，单单从图功寡过方面着想，恐怕无有是处。不过见仁见智，在乎各人才地，却也无从勉强。说到这里，却有几句医学以外的闲话，要请病家注意：从前汉文帝不能用云中守魏尚，却拊髀太息，并世无廉颇、李牧，可见贵耳贱目，贤者不免。所以医生之难，难在识病；病家之难，难在识医。用药不当，病固无从得愈；信任不专，医生且无从用药矣。

痧子不可用之药及其理由

此外又有不可用之药，第一是石斛，第二是远志，第三种玉枢丹（即太乙丹，又名紫金锭）、保赤散、回春丹、至宝丹、牛黄丹、万氏牛黄丸、金鼠矢。不可用之药何限？一部《本草纲目》，除去几样可用之药，其余统是不可用的，何以单单提出这几种。若问这个理由，并无别的缘故，不过小子常常看见，用以上各种药而误事的甚真且确，所以特地提出来讨论一番。假使病家医家都能虚心听受，保全的小孩就不啻恒河沙数了。

为什么要用石斛呢？用的人自然也有他的理由。他说小孩子热甚，最怕是壮热将阴液烧干，阴液既涸，病就不可救了。若用石斛，舌苔很糙的立刻就会转润，舌苔既润，阴分不涸，虽发热也就不要紧了，这就是用石斛的理由。又各种养阴药都嫌滋腻，惟有石斛绝不滋腻，所以放胆用之，别无顾忌。鄙见这话有个商量，须知热甚阴涸，是少阴经的事，换一句话说，就是热病末传才见的证候，大约古人用天冬、玉竹、阿胶、鸡子黄的证候，用石斛是可以的。若是病在三阳，也可用石斛，那就仲景的学说完全错了，《内经》也完全错了。《内经》上说病温虚甚死，虚字指的是阴虚，也就指的是病之末传。若病在三阳，万无阴虚之理，拙著《内经讲义》论之最详，这个时候，贸然养阴，他只知道舌润阴可不竭，又岂知养阴病不得出呢。病毒经甘凉抑遏之后，胸膈痞满，变为烂喉、口糜、白痦种种恶候，都是不易收拾的。时医经验多些的，一面用石斛，一面却关照病家说，恐怕这病要出白痦。等到果然出了白痦，病家以为医生能预先知道，功夫不错。医生因为自己能预知白痦，已得意得胡天胡地，至于病人死活，不暇问了。病家至死不悟，家中有别人病时，仍延此医。医生也至死不悟，替别人诊病时，还是用他的石斛。这个小子无以名之，只好说是劫数。石斛不可用于伤寒系之温病，尤不可用于痧子。"伤寒系温病"五字，是鄙人杜撰。然读者参观《温病讲义》卷四，当知此语绝不费解，且极重要。痧子之为病，译本《病理总论》谓原因不明了，然白药效言之，此病无汗者，当麻黄解表；有汗者，宜葛根透发，与伤寒方向一蹊径，则此病亦为伤寒系温病无疑。至于痧子何以必须从皮肤透发，余别有发明，当著专篇详之。至于石斛所以不可用，当是因此物能助腺体分泌之故。第观胃中干则口中无津，津液从唾腺来，唾腺与胃腺必有密切关系，故胃中得水，能止口渴。鲜生地虽与石斛相似，其功用在能清血中亢热，增血中液体，与石斛完全不同。故当痧子已化燥未尽达之时，可以用鲜生地，不可用石斛。一用石斛，未尽达之痧子必不能达。惟热病末路，阴亏津涸，即吾《脉学讲义》中所谓阴虚而热之症，唾液涸竭，舌干而劫津，血液干极，热炽而神经失养，虽法当从治，而阴虚之甚，不能任药，自非霍石斛、鲜生地并用，不能有挽回万一之希望（此就充分言之：凡治病不可失病机，表邪既解，热则未除，阴虚已见，石斛有可用之理，惟消息至微耳）。今之时医，往往一见舌干，即用石斛，甚且舌不干者亦用石斛，其弊在不知阴阳虚实，此则余所深恶痛绝者也。《条辨》《经纬》两书谬点奇多，而尤谬者无过于《广温热论》及《叶案》。石斛用于热病，实自叶始，而白痦见于旧籍亦从叶始，此最耐人寻味者也。小子对于此事曾几次受切肤之痛，所以体会得出来，白痦疑即西国人名为急性粟粒结核（详拙著《伤寒辑义》按）。

至于远志，是为止咳而用的。那误用远志的见解，较之误用石斛更是不如。

误用石斛，是不知先后；误用远志，却是全不识病。凡是咳嗽，都是体功自然作用，所以保护气道的。伤风咳嗽，是因为喉管发痒而咳。肺痈咳嗽，是因为肺络热郁发炎而咳。肺萎咳嗽，是因为肺虚、肾虚，阴虚生内热，肺部不胜外界冷空气压迫，里面热就觉得外界冷，里面是实热，自然欢迎外界的冷；里面是虚热，却又抵拒外界的冷。是因抵拒外冷而咳。老年人多咳嗽，因为气管壁膜常生黏痰，为驱逐黏痰而咳。所以常生黏痰，则因肾虚，肾阳不能上蒸所致。远志能补肾火，往往其效如响。因既补肾阳，气管壁膜上黏痰就不生了。小孩子痧疹咳嗽，是风寒袭肺，气管发痒。前文所列主药麻黄、葛根，副药杏仁、象贝，乃是对证之药。若用补肾火的远志，岂不去题万里。然小子尝亲见小孩咳嗽厉害，有人妄用远志，希图幸中，别人见了，不问情由，居然效颦。一时对于风寒袭肺的咳嗽，用远志的竟习见不鲜。这个自然也有来历，不过我不知道出何典记罢了，然而不问是出何典记，总之是医学上不彻底的缘故，所以有此等谬妄举动。

玉枢、保赤等丹，为甚不好用呢？保赤丹是巴豆、胆星为主，其效用是攻食积与痰，且亦甚有效验，并无不可用之处。不过攻泻之药，要没有太阳表证方才可用，就是要发热有汗，手脚不冷，舌苔黄厚，方才可用。大分各种热病，手脚冷许是积，痧疹手脚冷多半是表闭热向里攻，若再用保赤丹，就无有不内陷了。所以传变以后，或者可用；在初起三个时期内，断不可用。我所见的痧子逆证，多半是误用保赤丹。所以误用，大概有两层道理：第一是以意会之，以为小孩的病，没有别样，不过是风寒食积，既是食积，自然可攻。第二抱定一个成见，以为伤寒下不厌迟，温病下不厌早，又以为南方无真伤寒，所有热病都是温病，于是凡是发热，只要用泻药一泻可以完事。他又何尝知道医学的难处，若是中国医学不过这样简单，可就真不值钱了。齐巧痧子最忌大便不实的，若是齐巧遇着这温病下不厌早的学说，这小孩就冤了。

牛黄丸、回春丹的不可吃，关系就更大了。这件事要说明，却关系到一点稍深的医学，不免累赘些，仔细说个明白。读者须知本书绝非纸上谈兵，凡是学说不切实用的，都是没有彻底明嘹的缘故。那种废话，本书是没有的，所以话虽略多，未必便浪费了阅者的工夫。

痧疹照古书上讲，是肺胃两经病。因为热是阳明胃，咳是太阴肺。譬如发热不咳嗽，或是咳嗽不发热，都不是痧子。两样并见，就大半要出痧子，这两样有交互的关系。咳若不畅，热就郁而不达，不肯遽退，热势增高，咳就格外厉害。咳若能畅，痧子便鲜红的透发出来。咳若不畅，痧子便不得出，不出即入，手脚就会冷，热就会向里攻，肺的方面就会气促鼻扇，胃的方面就会面青呕吐。所谓正当治法，就是一面疏散肺中的风，一面清凉胃家的热。石斛所以不可用，就因为吃了石斛咳就不爽。所以用正当治法，一百个就愈一百个。用石斛，就百个之中要死九十多了。这都是前文说过的，重说一遍，应该格外清楚些。但是为什么回春丹、牛黄丸等香药不可用呢？要知道这个，先要问为什么要用香药，各种儿科书上都说小孩面色发青是痰，这句话先不妥当。因不是本书范围之内，姑且搁起不论，读者只要知道面青不是痰就是了。惟其有痰的一说，所以小孩手脚牵动，都归咎于痰，吃了回春丹，痰就会从大便里出来，益发误认惊风的原因是痰。又见小孩气促，以为因痰而闭，麝香是能开闭的，儿科书中，理论如此，所以惊风总是用有牛黄、麝香的丸药。甚至于小孩手脚并不牵动，但见热甚，就先用回春丹、牛黄丸等预防起惊，这就是痧子吃香药的缘故。这件事真正失之毫厘、谬以千里啦。

痧子是热病之一。热病的变化，总是由外之内，其先太阳，其后阳明，正气既虚，就是少阴。只要将拙著《伤寒研究》涉猎一过，便是外行也可以懂得。照《伤寒论》上讲，以病毒传到少阴为最厉害。但是照事实上讲，病毒不止传少阴，明白些说，就是热病在太阳、阳明经的时节，传变的路上不止少阴一条，它还能传人神经咧。

神经总汇之区是延髓，延髓和后脑相连。若是热甚，延髓受了影响，神经就会紧张起来，神经一有变化，手脚就会牵动起来，头颈就会向后仰，背就会攀起弓来。所以一见手脚牵动，就可以断定病毒已经侵及神经系。若还见角弓反张，即俗名扳弓惊的，就可以断定延髓受了影响。似这样的病，高手见了无有不束手的，倒是号称懂得推拿的，倒有办法，不过生命总是危险罢了。

《伤寒论》上的痉病，《千金方》里的痉病，后世医书上的惊风，都是一类的神经系病。不过病毒有浅深，病性有缓急，在西国医书上名为延髓炎、脑膜炎的，便是这个了。《伤寒论》上将痉病提开，大约因为伤寒传少阴的多，传神经系的少，所以痉病在《金匮》里另为一门。但是《伤寒论》中也曾说汗多再汗遂能成痉，可知热病传神经的一条路，古人已经明明说出。或者又说中国医书从来不说脑，既不说脑，自然不知有神经了。此话亦不然，须知《内经》上屡说规矩权衡，这规矩权衡四个字，明明指出脑病症状的反面，不过读的人不懂罢了。

热病传变有两条路，一条是少阴，一条是神经系。热病传神经系也有两条路，一条是误汗，一条是误用香药。误汗是本来发热汗多，因为想他退热，再用药发汗，就传入神经而为痉病。这个《伤寒论》中已经明白指示出来，误用香药，却是仲景没有说过的。麝香会入脑，犀黄也入脑，各种牛黄丸以及回春丹、太乙丹、神犀丹、至宝丹、金鼠矢、紫雪丹，重要成分总离不了这几样入脑的药。热病在太阳及阳明经的时候，本来要向阳明腑顺传，或向少阴经逆传，若用这些香药，病就换了一条路，直向神经系传了。病既入神经系，就显出种种败象。病家手忙脚乱，不惜重金延聘名医，而名医大半都是熟读《伤寒论》的，用的药不外乎附子、吴萸、干姜、桂枝。这是用仲景治三阴的法子来治神经系的病证，文不对题，当然不效。又岂知用香药引病入神经系，是仲景不知道的呢。

从古以来，都知道病人阴经是极重的重证。然而遇着高手，果真有功夫的，确能十愈其七。若是病入神经系就糟了，至多十愈三四，还是轻的。若是真真痉病，简直百无一愈。小子的愚见，病人发热时节，千万不要存一个预防起惊的成见，孟浪用香药。就是热度高、神志昏迷、手脚微见牵动，千万不要误信王孟英、吴鞠通的谬说，以及各种儿科书上的梦话，轻易用香药尝试。须知高热用香药，是平白地引狼入室。神志昏迷、手脚微见牵动，是热甚神经受了影响，尚未到真个延髓发炎地位，此时只须用疏散、解肌、消导、清热种种方法，使得高热速退，其病自差。至于热入心包的话，乃是的的确确的胡说，非从速纠正不可。我辈以医为业，一半是自身生计，一半是病家性命。小子因为身受切肤之痛，竭力研究，然后明白这些道理，所以不敢自秘者，实实在在是枯鱼过河之泣，不是老女炫嫁之谈。本书本为病家而作，本节不因不由地说了些较深的道理，小子说句不自量的话，同道若能虚心听受，包管临床时保全不少婴儿，读书时减少许多疑义。更说句迷信闲话，多生少杀，冥冥之中积有福德，会当俟报有时。若是多杀少生，恐怕地狱正非为他人而设。

痧痘之原理

此本是甲子年旧稿。当著此书时，尚未有办函授学校的计划。书中所谓较深之医理，当时因千头万绪，无从说起，今则略具于《新生理》《脉学》《伤寒》三种讲义之下，读者当能理会，无待赘言。今有当申说明白者，条例如下。

一、痧子必须从皮肤透发之理。就病之形能推考，人体蕴毒，皆以皮肤为宣泄之出路，此是体工自救之惟一妙法。例如痧子、天花两种病，是先天毒，非由外面侵入者。此毒深伏在内，以适当时期外达。所谓适当时期，有两个条件。第一，须俟体内各脏器发育至于雏形悉具，然后此毒方外达；故小孩出痧子、出天花，总在乳齿既生之后。若乳齿未生以前，罕有见出痧子、天花者，有之，亦属千分之一之例外。盖乳齿未生，雏形未具，藏府肌肉血液腺体，皆未有截然分工之界限故也。第二，痧子、天花，绝不无因而见。所谓因，即外感。四序之寒暖，有非常之时，最能使小孩伤风伤寒，此伤风伤寒为外因，而外因却能为内病发作之诱因。故认痧子、天花为传染病，非充分切合事实之理论。盖就表面观之，甲病，乙不病；然使甲乙两孩同居一室，甲孩病，乙孩即无有不病，而且病状相同，谓为传染，似无不合。然自真际言之，病毒本潜伏于躯体之内，发不发乃迟早问题。天花、痧子之主因是先天病毒，伤风伤寒不过副因。与病人同室，不过非时寒暖之外，加有病菌空气，可谓双料副因。而此双料副因，毕竟非时寒暖为宾中之主，其病菌空气，实宾中之宾。故使离群独处之小孩，若遇非时寒暖、伤寒伤风，亦可以出痧子、天花。若已经出过天花、痧子，短时期中即与病孩同室，亦不传染，岂非传染云云非切合事实之理论乎。其一例也。

又如花柳毒。初期无论为白浊，为横痃，为鱼口下疳，亦无论用西法或中法，治之使愈，愈后辄患皮肤病。花柳非本体内蕴之毒，其初由于外铄，毒既入体，蕴酿而为病。如法治之而愈，十九皆有一部分药物不能涤除之病毒。此病毒潜伏于躯体之中，则遍身骨楚而感不适，乃其最后辄发泄于皮肤，剧者为疬为癣，轻者亦为红点，通常谓之湿气。《霉疮秘录》谓之痧仁疬。痧仁疬之为状，介乎天花、痧子之间，其红点视痧子为大，其异于天花之处，在点疏而不灌浆，其性质与痧子、天花全异。盖痧子、天花为急性，而此则慢性也。然因药力不能荡涤之余毒，卒之体工自起救济，驱之使从皮肤发泄，则与天花、痧子同一蹊径。其二例也。

又如酒客沉溺于饮，因醉而血行失其常度，积年累月，血中新陈代谢之机能以渐失职，经遂溪谷中老废物不及疏泄向外，则壅滞而沉淀，则为痛风，痛风之末路为血枯，为痉挛，为局部不仁，如此则为痼疾。假使不逐渐趋重，体工之能力有活动余地，则能驱之向外，而使皮肤发红点作痒，则为风湿，以故酒客多风湿。假使用药外治风湿，则痛风必增剧；假使风湿愈发愈多，则痛风必以渐差减。筋骨内之痛风，与皮肤外之风湿，互为消长，乃知确是体工驱病毒使外达也。其有风病不因饮酒而来者，古法辄治之以酒。《千金方》有醉仙酒，《内经》有醪醴治病法，乃知古人默会体工之形能，而利用其自然力以治病，故有此发明。其三例也。

此外默察形能之机转，可得而言说者尚多，今姑省之，仅就以上三例。凡躯体内有蕴毒，体工之自然力苟尚有活动余地，必能驱之向外，以皮肤为宣泄之尾闾，殆甚真确而无可疑者，此则天花、痧子之原理也。既明此理，则治痧子自当以透发为主，病有向外之机转；而用甘凉遏抑之石斛，内窜蚀脑之香药，岂不悖谬之甚也哉！

《保赤新书》卷五

武进恽铁樵　著

受业武进徐衡之　江阴章巨膺　参校

惊　风

发明惊风原理上及钱氏喻氏各家学说

恽铁樵曰：病之最普通习见而为吾侪所最当提前研究者，无过于伤寒温病，其次即为幼科。此而不明，不足以为医。此处既明，则凡病皆头头是道。自余各节，皆易晓也。吾初意以为治伤寒既通，则凡病可以尽通，古人亦多持此说者，继乃知其不然。盖伤寒之法，可以贯彻各种急性内科病，伤寒之理，且可以贯彻各种慢性内科病，然独不可以概括儿科，儿科盖别有蹊径。苟未尝专精研究，则治法鲜有能取效者。吾于前一二卷所言痧疹治法，多与伤寒法相通，此特一小部分耳。盖痧子之原理，与伤寒相同，幼科之其他治法，则与伤寒不同也。

幼科大别之，可分为三大部分。其一曰初生；其二曰急、慢惊风；其三曰痧痘。天痘最难治，今既有种痘法，鼻苗终身免疫，牛痘不限于幼时，则痘症问题已解决泰半。痧疹治法，既与伤寒相通，吾前卷所言，亦尚能与实际不背，且吾十余年来于痧疹，除坏病外，无有一次失败者，则痧疹问题，亦可谓解决泰半。至于初生，专指婴孩出世之最初一百二十日。此一百二十日中，种种疾病，均与成人不同，且婴儿太小，不能服药，此真儿科专家所当有事者。然此时期之病，轻者颇易治，以其无变化也。重者不可治，以其事全属先天，当注意于胎教。且婴儿除先天梅毒及脑水肿等数种不治之症外，其余非常之病，简直非医学范围内事，则初生虽有待于研究，尚非甚急之问题。若急、慢惊风，则不同矣。

惊风之所以异于伤寒者，伤寒是体温反应为病。虽湿、暍两种病，因空气中酸素关系，在伤寒范围之外，然毕竟病形尚与伤寒相滥。且治湿、暍，以清暑化湿为主，而目的却是退热。若惊风虽亦有因热而惊者，然既惊之后，热反处于宾位，徒退其热无益，惊即足以致命。因此病全属神经系，与伤寒截然不同。若以伤寒法施之，轻药丝毫无用，重药适足以促其生而已矣。须知此病与成人之风懿（即中风）、《金匮》之痉病同为脑症，古人不知此类病属脑，强以阴阳气血五脏分之。金元间人分中风为真中、类中，东垣以为是火，丹溪以为是痰，其实无一不误。《金匮》以瓜蒌、葛根治痉亦误，《伤寒论》以刚柔分痉，刚痉无汗，柔痉有汗，此说吾亦疑之。仲景既未言治法，《金匮》有治法亦不效。且汗为腺体方面事，为体温方面事，与神经绝少关系。惟大汗，血中液汁骤竭，神经可以枯燥而见抽搐痉挛，即所谓误汗成痉。除误汗可以成痉之外，更无与汗有何关涉之处，则痉之为病，何必问有汗、无汗，则刚痉、柔痉之定名，已先有商量之余地矣。惟我国旧习惯，苟一怀疑古之圣贤，社会辄予以叛徒之恶谥，相习成风，遂并当该怀之处而亦不敢。其实尊敬圣贤，自有尊敬之道，中庸以诚为教，以毋自欺为教。若明知前人之学说有可商之处，而曲为回护，无乃不诚，不诚岂是尊敬之正轨。至如喻嘉言，乃以刚痉、柔痉及仲景桂枝汤大辟后世惊风之说，此即近人所谓高压主义，亦即鄙人所谓捧金香炉论调，自有喻说。而惊风之治法，乃多一层障碍矣。

嘉言之言曰：惊风一门，古人凿空妄谈，后世之小儿，受其害者，不知千百忆兆。盖小儿初生，阴气未足，性属纯阳，身内易致生热，热甚则生风痰。亦有恒有腠理不密，易生寒邪，寒邪中人，先入太阳经。太阳之脉，起于目内眦，上额、交颠，还出别下项，夹脊，抵腰中，是以病则筋脉牵强，遂有抽掣、抽搦。妄用金石脑麝开关镇坠之药，引邪深入藏府，千中千死。不知小儿易于外感，惟伤寒为独多，世之妄称惊风者，即此也。又伤寒门中，刚痉无汗，柔痉有汗。小儿刚痉少，柔痉多。世俗见其汗出不止，神昏不醒，便以慢惊为名，妄用参、芪、术、附闭塞腠理，热邪不得外越，亦为大害，但比金石差减耳。所以凡治小儿之热，须审其本元虚实，察其外邪轻重，或阴或阳，或表或里。但当撤其外邪出表，不当固邪人里也。仲景原有桂枝汤，舍而不用，徒事惊风，毫厘千里，岂胜言哉。

又云：小儿外感壮热，多成痉病，后世多以惊风立名。又四证八候之凿说，实则指痉病之头摇手动者，为惊风之抽掣；指痉病之卒口噤、脚挛急者，为惊风之搐搦；指痉病之背反张者，为惊风之角弓反张。不治外淫之邪，反投金石之药，千中千死而不悟。（以上所录文字略有删节，意义无出入。）

按嘉言所言，其大旨认痉为太阳病，谓小儿之惊风，由发热传变而来。夫由热盛而惊，本所常见，然不过惊之一种。其不发热而惊者，实居多数。无论发热与否，均非可以伤寒法疗治者。况由发热而惊，乃热盛神经被灸而起变化，虽其病由伤寒转属而来，但既惊之后，即非体温反射为病。桂枝汤乃治疗太阳反射之药，不得混为一谈，甚为明显。度嘉言当日对于此病，未尝不有一种疑莫能明之痛苦，不过好为高论，显得自己见解高人一等，故抬出仲景，以为高压。世故不乏有经验之医生，明知嘉言所言非是，而无术驳回，遂缄口结舌，不复申说。而治惊风之验方，则深闭固拒，不肯公开。于是高谈医理之医生，无一人能知惊风治法，巫觋稳婆，转得拾一二秘方以谋衣食。至今日，惊风一门，业医者亦自认不能治。无知村姬之秘方，有时乃以神效特闻。此种状况，若长久不变，不但小孩枉死者多，于医学前途，亦属一大障碍。吾非欲取彼巫觋稳婆之饭碗而代之也，彼等毫无医学知识，仅有秘方，则病之与彼秘方合者可愈，与彼秘方不合者不能变通，则必反受其害。是须以病就方，不能以方治病，此中利害，有显然者。吾尝思之，惊风治法所以有效方者，其最远之来源，仍不外乎书籍，断非巫觋授受，别成系统。其所以分歧之故，不外乎医家高谈空理，嚣然自大，其实不得真传；而得真传者，则深秘固拒。又凡治神经系病之药，迥非寻常药品。苟非做成丸药，秘不示人，则一经公开，必遭指摘，病家必不敢服，可断言也。今吾以钱仲阳以下著名幼科较近情理之学说，辑为一编，而以生平经验，附说明于各节之后，务期稳妥有效，亦务期开诚布公，扫除客气。其有疑不能明者，未能详备者，后来明达，匡辅不逮，是所望也。

楼全善曰：惊搐一也，而有晨夕之分、表里之异。身热力大者为急惊，身冷力小者为慢惊。仆地作声、醒时吐沫者为痫，头目仰视者为天吊，角弓反张者为痉，各不同也。

钱仲阳云：因潮热发搐，在寅卯辰时者，为肝病；身壮热，目上视，手足动摇，口内生热涎，颈项强急，为肝病。因潮热发搐，在巳午未时者，为心病；心惕，目上视，白睛赤色，牙关紧急，口内生涎，手足动摇，为心病。因潮热发搐，在申酉戌时者，为肺病；不甚搐而喘，口噤斜视，身热如火，睡露睛，手足冷，大便淡黄水，为肺病。因潮热发搐，在亥子丑时者，为肾病；不甚搐而卧不稳，身体温，目睛紧，斜视，喉中有痰，大便银褐色，乳食不消，多睡不省，为肾病。

按：以上肝、心、肺、肾，凡四脏，不言脾者，以脾属慢惊也。循绎其文，用意颇深远。所谓肝病者非肝病，心病者非心病，乃脏气病也。脏气所生者，为生长化收藏。肝病者逆生气，心病者逆长气，肺病者逆收气，肾病者逆脏气也。言寅卯巳午申酉亥子者，一日之生长化收藏也。《内经》之法分三级，生长老病已统一身言之，生长化收藏统一年言之，鸡鸣平旦日中合夜统一日言。今以小儿之病分隶一日之二分二至，与《内经》之法相合，此必有所受。钱氏医术虽精，若谓能戛戛独造，与《内经》相暗合，智力或尚未及此。抑钱氏若本《内经》之法，创为学说，必声明其所由来。今书中只言其然，而不言其所以然，可知非是。审是，则自《颅囟经》失传而后，能略存古意者，当以《小儿药证直诀》一书为巨擘矣。古经方失传之后，一二存者，胥在《千金方》中。《颅囟经》失传之后，古意一二存者，胥在《药证直诀》之中。然其方则是，其说病理亦多费解之处。鄙人亦未能一一为之诠释，聊选数节，以当尝鼎一脔。

钱氏又云：肝病者，当补肾治肝，补肾地黄丸、治肝泻青丸。心病者，当补肝治心，补肝地黄丸，治心导赤散、凉惊丸。肺病者当补脾治肝治心，补脾益黄散、治肝泻青丸、治心导赤散。肾病者，当补脾治心，补脾益黄散、治心导赤散、凉惊丸。各方列后。

地黄丸　生地八两，萸肉四两，山药四两，丹皮三两，泽泻三两，茯苓三两，本方加防风、羌活各二两，名加味地黄丸。

按：此即崔行功六味丸，分量乃丸药一料之量，就中萸肉一味太重，此药酸敛异常，等于五味子，宜轻用。鄙意小儿惊风服此，以煎剂为宜，分量准原方二十分之一为一剂。其萸肉一味，但用四分足矣。

泻青丸　当归、龙胆草、川芎、山栀、羌活、制军、防风，以上各等分，蜜丸，竹叶汤下。

按：此是钱氏自制之方药，以苦降为主，甚为合法。当归一味，意在补血，宜用归身。川芎一味，为当归之佐。归当重，芎当轻。胆草为泻肝主药，熟军为佐药，二味皆为劫药，有大力量，宜少不宜多。羌、防为风药，须视外感为进退。此方本宜制丸，惟制丸则药量不能活变，仍以煎剂为适当。

导赤散　生地、木通、甘草，等分，研末。清水加竹叶七片煎汤过服，每服三钱，一方不用甘草，用黄芩。

按：此方分量，亦须变通。生地质重，木通质轻，不可等分。甘草亦宜轻，非不可重，为其甜也。此方以木通为主药，分利小便，所谓心邪从小肠泻也。心配赤色，故名导赤。

凉惊丸　龙胆草三两，防风三两，青黛三两，钩尖二两，川连五两，犀黄一字，麝香一字，冰片一字，面糊，粟米大，每服三五丸，金银花汤下。

按：此亦钱氏自制方，就中川连当作三钱，青黛无甚关系，可减为一钱，犀、麝、冰片属伤寒系，各热病忌用，不可轻忽。所谓一字者，古人以五铢钱抄药，药量仅盖钱之一字，谓之一字，约半分许。惊风用此，转嫌太轻，当以一分为是。

益黄散　陈皮一两，青皮五钱，诃子肉五钱，炙草五钱，丁香二钱，研末，每服二钱。

按：此亦钱氏自制方，分量可以不改。脾配黄色，补脾故名益黄。凡胃喜湿，脾喜燥，阳明从燥化，太阴从湿化也。方中二陈、丁香为温燥之品，故补脾，热壮、面赤、唇红、燥者忌用。

以上五方，最为平稳适当之剂。苟能辨证真确，施之无不立效，而所难者即在辨证真确。以故前此本校讲义皆注重理论，嗣后当稍稍侧重实用方面。学者苟不将前此各讲义理论注意研求，徒有方药无益也。

钱氏又云：急惊本因热生于心，身热面赤引饮，口中热气出，二便黄赤，剧则发搐。盖热盛则风生，属肝，此阳盛阴虚也。利惊丸主之，以除痰热，不可用巴豆及温药大下之，恐搐虚，热不消也。小儿热痰客于心胃，因闻大声非常，则动而惊搐矣。若热极，虽不闻声及惊，亦自发搐。

利惊丸　轻粉一钱，青黛一钱，牵牛末五钱，天竺黄一钱，蜜丸如小豆，薄荷汤下。

按：此方治急惊痰热潮搐。轻粉能下痰，于小儿惊风颇效，虽是大毒，药证则无妨。惟不宜多服，一粒、两粒已足。

按：自来医籍，皆言抽搐是肝，盖本《内经》肝之变动为握。然就病之形能言之，慢性者当属肝，急性者实属胃。操心虑患，忧郁过甚，可以筋惕肉瞤，甚且拘挛，是肝之变动为握也。其来以渐，须以年计。若急性之拘挛如成人之中风，往往在饱食之顷，小孩惊风多数亦因饱食，而热甚则惊，或饱食而受恐怖则惊，须知热所以盛，正因胃家实，不必闻声及惊亦自抽搐，乃神经被炙而紧张也。此种由伤寒转属而惊者，其面多赤，面赤为实热，亦阳明也。若面色苍白，其来以渐者，为慢惊。虽亦胃中有物，其病则属脾。脾为脏，胃为腑；腑为实，脏为虚。虚则为脏病，故慢惊对于急惊而言，故谓面赤为心热，面青为肝热，实非确论。惟有一种壮热抽搐，指头寒、面青、啼哭无泪，起病一日即如此。未病之前，故甚壮实。若此者，并非虚证。若以《伤寒论》辨阴阳之法衡之，多不合。谓为阳证、实证，则面青唇白，甚且大便溏泄。而粪作青色；谓为虚证阴证，则热壮声高，脉弦而洪实。若问其来源，大半由惊怖而起，此却是肝胆为病。古人谓肝藏血，确是事实。因解剖时所见全肝是血，因此推知肝是全身血管之调节器，脚用力则脚需多量之血，手用力则手需多量之血，脑用力则脑需多量之血，需之甚骤，供给亦骤。若仅移彼就此，则不健全甚矣。其中必有一藏血之所以资输转，藉曰有之，殆舍肝脏莫属。肝血之出入，司调节者，当然是神经。神经起变化，则出入必不流利。不能照常供给，则神经失养而抽搐作矣。此中消息甚微，各脏器无不交相互助，成则俱成，败则俱败。小儿惊风之面青，与成人肝郁之面无血色，皆因肝脏不能供给而感贫血之故。《内经》治肝之法，曰木郁达之，即是此理。

《保赤新书》卷六

武进恽铁樵　著

受业武进徐衡之　江阴章巨膺　参校

沈氏惊风说

发明惊风原理下及沈氏学说

乾隆间，无锡沈芊录金鳌著《尊生方》，旧医书中善本也。幼科门中《幼科释谜》一编中有惊风篇，沈氏自撰小引，文属韵语，便于诵习。兹录之如下。

小儿之病，最重惟惊。惊必发搐，惊必窜睛。惊必牙紧，惊必面青。惊必鱼口，惊必弓形。心经热积，肝部风生。肝风心火，二脏交争。血乱气壅，痰涎与并。百脉凝滞，关窍不灵。或急或慢，随其所撄。急由阳盛，慢属阴凝。急缘实病，慢自虚成。急惊之症，暴疾难名。种种恶候，一一并呈。迨其发定，了了神清。搐厥所由，调护失情。昼抱当风，夜卧厚衾。多食辛辣，偶触鼓钲。跌仆嚷叫，人物雷霆。凡诸惊恐，动魄乱经。一旦病作，讵比寻恒。慢惊之证，睡卧靡宁。乍发乍静，神思昏瞑。大抵久病，逐渐势增。吐泻疟利，消耗匪轻。脾虚胃弱，阳常不升。虚邪火旺，肝不来乘。淹延困顿，遂致命倾。有慢脾风，症更堪憎。慢惊之后，虚极难胜。病全归脾，故慢脾称。脾家痰饮，凝聚胸膺。脾家虚热，来往相仍。脾困气乏，肢冷目瞪。频呕腥臭，微搐焦声。无风客逐，无惊可平。十不救一，魂魄归冥。又有天吊，状若祟凭。头目仰视，身热不停。爪青肢疯，是真病情。邪热毒气，壅遏心精。颇难调治，医学速营。诸惊疾发，诊视察听。表里虚实，尤贵详明。惊风之属，痫痓易醒。更多兼症，一一细评。毋轻心掉，毋躐等行。方治无误，医始称能。

按：沈氏此文，乃举急、慢惊风概括言之，文字虽不多，惊之病状已尽于此。至其原理，虽十万言不能尽。旧籍医方可采者甚多，说理则汗牛充栋之书皆非是。兹就鄙人所知者，大略为之说明如下。

发搐，手脚抽掣也；窜睛，目斜视也；鱼口，谓病儿之唇吻作势前努、呭弄不已，恰如鱼之努唇唼喋也；面青，谓颜额鼻旁色泽晦滞，隐隐显青色也；弓形，头项背脊劲强，反张向后作弧形也。以上皆急惊症象，自"心经积热"句起，至"了了神清"句止，综言急、慢惊病状及病理。"搐厥所由"句起，至"讵比寻恒"句止，推究惊风之由来，示人以调护避免之方。其说半数可以取法，却不全合真际，兹再释之如下。

第一段文字，言惊风必见症，但非必全见，见其一即是。云心经积热，实是阳明经病，并非手少阴经病。自愚意言之，所谓心经积热，盖指面赤者言之。惊风家既以面青者属之肝，自以面赤者属之心矣。然《内经》之法，心不受邪，故后世皆言心包络，而仲景《伤寒论》独不言心包络。今按心包络即心囊，并不能发热，亦不能使人神昏谵语，则热入心包云云，自当纠正。再小儿手足抽搐，热壮面赤者，皆属胃中有积，为易愈之症。说详前卷及《伤寒讲义》，心经积热一语，委实可商。

肝部生风云者，即因其动。抽搐是动，筋惕肉瞤亦是动，皆不由意志命令而自动者；小孩手足牵动谓之风，成人口眼㖞斜亦谓之风，皆指不由意志命令而动之谓。故阳明腑证之循衣摸床、撮空理线，少阴证之循衣摸床、撮空理线（此两语皆所以形容手动之状。古人于少阴证则用此两语，于阳明证则谓之手舞足蹈，其实是无意识的分别，故纸上空谈，言之凿凿，临床之顷涉疑似，便尔束手，读者但观拙著医案便知，故余不复分别）。时医皆谓之动风。推究此"风"字之所由来，《易经》"风以动之"一语，实其语根，《左传》"风淫末疾"亦是。是"风"字之命名，由来旧矣。但有一不可思议之点，此所谓风，不过因其动耳，并非风云雷雨之风，甚为明显。《易经》谓云从龙，风从虎。韩退之《杂说》谓龙嘘气成云，古语有"虎啸生风"之说。按之事实，恐未必确。盖云为地气，并非由龙嘘；风为空气动，并非由虎啸生。治文学可以据为典实，治科学则不足据为典实。然所谓风从虎，是指风云雷雨之风，却无疑也。又《本草》独活条下李时珍云：独活一茎直上，无风则摇，有风反不动。此亦事理所无，然所谓无风有风，亦指风云雷雨之风无疑。乃医籍谓虎骨可以治风，独活可以定风。此两味药之为风药，极为普通。凡稍稍涉猎医籍者，无不知之，且用以治风病，亦极有效验。此何说欤？将谓人身不由意志命令之动之为风，与风云雷雨之风为一物欤？假使以此问题征答案，则一般医生当曰：人身一小天地，人体动风之风，等于天地之风。问即使相等，何故虎骨与独活可以治风，则彼当曰：此所谓医者意也，如事事无理由可言，医学安得有进步。

风药入人体中，血输起若何变化，筋骨脏器起若何变化，此或当俟医化学进步之后，然后知之。第就鄙人所得者言之，似虫类能治内风者甚多。其所以能治内风，似病人得虫类制成之药品，则纤维神经之紧张者便得缓和。鄙人所以能知此者，则因躬自试验之故。吾于三十五岁患耳聋，百药不效。嗣服药太多，遂致腹胀心跳，脚软手颤，胃呆便闭。种种病证，自腹胀、胃呆言之，颇近《灵枢》所谓积聚，而攻之不效，意属胃病。而治肝胃不效，嗣以《千金》耆婆丸攻之则效。耆婆丸中有蜈蚣、蜥蜴、芫青诸虫类者也，乃悟贱恙竟是药虫。自服耆婆丸后，得黑粪多次，积聚去而风则大动。嗣后一意以虫药为治，得虫便觉神经弛缓，手亦不颤，先时手颤之程度颇剧，饮茶不能持满，握笔不能成字，今则丝毫不颤，能作小楷矣。因此悟得回天再造丸、大活络丸之治中风，用蕲蛇与乌梢、白花蛇、全蝎等，及惊风门之用虫类，均是此意。《野史》载清初海兰察多御女而生食蜘蛛。《阅微草堂笔记》谓有生吞赤练蛇，自言能增里者，见者惊诧，其实皆祛风之故耳。夫所谓内风，既专指不随意动作而言，即无非神经紧张之故。神经紧张则不能调节血行，木强而体弱，缓则能调节血行，柔和而体健。虎骨、独活等之能治风，则因先有单方之故。章太炎先生谓药物疗病，大抵起于单方。盖草昧之时，未有医术，偶患何病，偶服一草得愈，遂传之他人，历试不爽，遂著为《本草》。即唐宋以来增附药品，亦非医生自知其效，必有单方在前耳。今西药中金鸡哪，即彼中患疟者所自求也。太炎先生精医学，又精朴学，其言自有价值。又吾前所记种牛痘之法，亦是得之偶然。又彼某甲之吞赤蛇，海兰察之吞蜘蛛，亦是如此。抑尤有说者，某医案载有患阳明腑证者，医禁食生冷，病人乃自起恣饮冷水两碗，霍然而愈。又数年前，有友人患热病，大肠绞闭，热不得退，梦食柿甚适，醒而闻巷口有叫卖朱柿者，购食五七枚，病遂霍然。凡若此者，皆谓之生理自然需求。此自然需求在最初当为医药起点之惟一原因，惟其生理有自然需求，然后药效有偶然发现之可能。其后经验既多，由甲及乙，有理可推，遂成医学。然则谓虎啸生风，故虎骨可以愈风病；独活见风不摇，故独活可以愈风病，此等说法，皆附会之谈而已。故鄙意肝生风云者，只是神经起变化。种种泻肝、柔肝之药，亦只是柔缓神经。不过由食积发生之病，其源在胃。由惊怖发生之病，其源在交感神经节。然则古书所谓肝病，殆即交感神经节为病也。（交感神经节亦是设想如此，未能证实，神经径路大略详后。）

慢惊是虚证，故楼全善以身冷力小者为慢惊，沈氏则史于慢惊之外出慢脾之名。以病状分之，却有此种症象，惟界限总不易明了。此亦犹伤寒六经兼证多，专证少。临床之顷易迷惑也。焦声、啼声异常，如猫叫也，目斜焦声，皆不救之证。目斜是滑车神经宽紧不匀之故，焦声当是腺体与神经并病，故喉头音带起非常变化。其病视目斜为更深，尤属必死。天吊，后世医籍以两目上视者为天吊。沈氏兼言头仰，是即真延髓炎症，与角弓反张不同。角弓反张，头项与背全作弧形向后，病作则反张颇甚，少顷仍能恢复原状。若真延髓炎症，但颈项反折，既见之后，便一往不复，不能恢复，幸而愈者，百不得一。盖角弓反张，乃运动神经纤维痉挛，天吊乃延髓膜挛急，成人亦有患此者，即古所谓痉。西医行脊椎穿刺，换去督脉管中液汁，有幸而愈者。小孩则不能任穿刺，故无治法。近顷有用热水袋熨脑后一昼夜，竟得渐愈者。老友王钝根之两岁儿病此，试之而效。然吾仍疑不能明，或者病机迟早有关系，否则病之性质有不同，须再研究也。

沈氏又云：治慢惊者，古书亦无可根据，惟称急惊为阳痫，慢惊为阴痫而已。盖慢惊属阴，阴主静而抽缓，故曰慢。其候皆因外感风寒，内作吐泻，或得于大病之后，或误治传变而成。目慢神昏，手足偏动，口角流涎，身微温，眼上视，或斜转，或两手握拳而搐，或兼两足掣动。各辨男女左右，男左搐者为顺，反则逆；女右搐者为顺，反则逆。口气冷而缓，或囟门陷，此虚证也。脉沉无力，睡则露睛，此真阳衰耗而阴邪独盛。阴盛生寒，寒为水化，水生肝木，木为风化，木克脾土。胃为脾之腑，故胃中有风，瘛疭渐生。其瘛疭状，两肩微耸，两手下垂，时复动摇不已者，名曰慢凉。宜以青州白丸、苏合丸人姜汁杵匀，米饮调下。虚极者加金液丹。

按：阴痫、阳痫，仅有其名而无其理。本节所言之理，又以五行生克为说，不可为训。其男左女右云云，亦是想当然之说，未见真确，此因不知各神经中枢皆有特殊领域之故。

按：神经系最复杂，仅仅欲明大略，已非精图与模型不办。本书力有未逮，兹仅就形能说法，言其大略之大略。凡神经可分为两部：其一曰中枢神经，原动力之所在也；其二曰末梢神经，势力之所及也。中枢神经专指在大小脑及延髓脊髓之内者而言；末梢神经则指遍体分布之纤维。就其能力言之，可大别为两种：曰运动神经，曰感觉神经。凡属知的方面，皆属于感觉神经。如耳目口鼻之有色声香味诸觉，肌肤之有触觉感觉之种种不同，由于各感觉神经之发源与终了地位各自不同之故。凡属于动的方面，皆属于运动神经。肌肉肢指之运动，各有专职，各不失职者，由于有起迄不同之各运动神经专司其事之故。寻常之动作为随意运动，乃由官能受意志命令而动者，其非常动作，不由意志命令而动者，乃反射运动，是即痉挛抽搐之类。

仅手抽搐而脚无恙者，上肢神经受病也；仅脚抽搐而手无恙者，下肢神经受病也。上、下肢神经，均发源于大脑正中回转之大脑皮。下肢神经之起点在正中回转之最上部，上肢神经起点在其中央。更有司面部肌肉运动及舌咽运动之神经，其起点在正中回转之最下部。此三种神经，从起点处过大脑向小脑至于延髓，更从延髓下入脊髓，其终点名前角神经细胞，中枢神经至此告一段落。前角细胞复放出纤维，分布肢体各区域，是为末梢神经。前角细胞者，末梢神经之起点也。

大脑与小脑之间有一髓体，专为联络大、小两脑者，西国学名，谓之 Varolio 氏桥。吾人可弗深求，为便于记忆起见，名之曰桥髓。大脑皮与桥髓之间更有一重要机件，为神经所通过者，谓之内囊，发源于大脑皮之神经，至内囊部有一约束，自此约束之后变换其地位，发源于大脑皮最下部之舌咽神经，占内囊部之上部，司面部之运动神经次之。自大脑皮中部而来之上肢神经，占内囊脚之中部，自大脑皮上部而来之下肢神经，占内囊脚之下部，更进而通过大脑脚之中央，至于桥髓。

小脑有横行纤维，各神经从桥髓入小脑，因经横行纤维之故而分离，至延髓则复行集合而成神经索，谓之锥体。至延髓与颈髓交界之处，锥体分而为二：其一曰锥体前索道，其二曰锥体侧索道。此两索之神经颇多交互，大分从前索移入侧索，从延髓至颈髓交互尤多。亦有从侧索直下脊髓而不交互者，至脊髓之前角细胞,为中枢神经之终点。更从前角细胞发出纤维,入于肢体各部之筋肉与各官能。

脑髓之形,回环往复而多折叠。每一回环谓之一回转,每一襞褶谓之沟。其最重要者,正中沟也。正中沟之内部,非常重要之机件咸萃集之。此最重要部分,前至大脑,后至延髓之一区域,名菱形窝。菱形窝中有多数之核,为各种神经所自出,曰神经核。内囊部附近有名视神经床者,神经核之大而重要者也。目系之视神经从此核发生。其肢体、面部、躯干各神经,亦强半经过此核,而与此核发生连带关系。故偏身劲强,四肢瘛疭,目珠辄上视或斜视,即因此故;《内经》所谓诸脉皆属于目者,即是指此。诸脉皆属于目一语,就病之形能推勘而得。其云脉,非指动、静脉之脉,乃指筋。《经》文诸筋皆属于肝,诸脉皆属于目。此筋与脉,实是遍身分布之末梢纤维神经,此丝毫无疑义者。

是故两手瘛疭者,上肢神经受病也;两脚瘛疭者,下肢神经受病也;手脚均瘛疭者,众神经集合之神经索受病也;成人半身不遂者,内囊脚受病也(西医籍谓脑出血侵及内囊脚,则半身知觉运动均感不仁,是必神经纤维过内囊脚时,左右肢之中枢分属之故)。左手、右脚,或右手、左脚不仁者,神经之交叉点受病也。无论何种瘛疭,眼珠必斜视或上视者,因神经与视神经床有连带关系也。他若一肢动摇或独摇者,单独之神经纤维受病也。准此,则谓男左手脚抽搐为顺,右手脚抽搐为逆,女子反是者,其说不可通。因抽搐时左右不同者,可以男女为言,其上肢、下肢不同者,则何如?又左手、右脚,或右手、左脚抽搐者,又何如?故曰是想当然之说,不可为训也。

《保赤新书》卷七

武进恽铁樵　著

受业武进徐衡之　江阴章巨膺　参校

惊风成方甲并说

吾人既略明神经径路，乃知古人所言之惊风病理强半非是；男左女右顺逆之说，既显然非是；即血虚肝王火动生风等语，亦复似是而非；乃至四证八候等说，无一非模糊影响之谈。所谓四证八候者，惊、风、痰、热，谓之四证；搐、搦、掣、颤、反、引、窜、视，谓之八候。吾尝一再思索，竟不知其命意所在。热谓发热，痰谓多痰；惊与风二字，若何分法，则不可知？又窜视谓目上视或歧视也，反引谓项背向后反张也。颤谓颤动，掣谓抽掣，搐、搦谓手指拘挛。就字面解释，不过如此。然若何是八候？搐、搦、掣、颤，总而言之，不过痉挛。若云分之为两候，既未明痉挛之原理，何能别手指拘挛与手脚抽搐之不同？且手脚抽搐者，手指殆无不拘挛，又何从分之为两候？至于反张与窜视，固明明是两种病状，但既不明反张、窜视之所以然，而漫然为之别曰，此为一候，此为两候，究竟于治病何补，此非无意识之分别乎？又所言惊风病源，亦多半不可为训。例如沈金鳌所谓"搐厥所原，调护失情。昼抱当风，夜卧厚衾。多食辛辣，偶触鼓钲。跌仆嚷叫，人物雷霆。凡诸惊恐，动魄乱经"。此其所言者，亦复不甚的确。吹风与跌仆，为小孩不可避免之事。吹风跌仆，亦不定起惊。且多吹风则皮肤致密，抵抗力强，不易受感冒。彼渔船上小孩，终年不病，其明证也。跌仆，凡活泼之小孩皆有之。病孩终日偃卧者，乃不跌仆；跳跃运动，肌肉即赖以发育。今以惊风归咎于昼抱当风与跌仆，是欲将小孩禁锢于密室而不许跳跃，即使不惊，已奄奄无生气。所谓调护不失情者，当如是耶？古人对于惊风病理，既多谬妄；对于惊风病源，复不的确。然则旧说不足存欤？是又不然。

鄙人于惊风经验苦不足，于中风则能辨死活、决愈期；于其他内风诸病；亦尚能知其所以然之故。且于各种风药，十九皆躬自试服，而心知其效力。本吾种种知识，以观惊风门诸成方，而决其必然有效。又观古人所辑惊风医籍，往往附有惊风不治证数条。既有不治证，益可反证其他可治证必能取效矣。但病理模糊，病源不确，则不能为有条理之言，俾后人可以取法。故惊与风分为两层，风与搐又分为两层，而不能为分明之界说。后人读其书者，只觉纠缠不清，无从领会治法（李仲南有云：病在惊，不可妄治封盖。惊由痰热，只可推热化痰，而惊自止。病在痰不可妄治，惊急须退热化痰。病在风，不可便治搐，该风由惊作，只可利惊化痰，其风自散。若惊亦有搐，用截风散，至妙之道；若治惊而痰不化热，亦不退云云。此段文字委实莫名其妙，盖非文字程度关系，乃病理不明故也）。然则虽有效药，亦幸中而已。今为医药谋进步起见，不辞僭妄。以吾个人意见，将各方分为三级，系以说明。庶几读者手此一编，可以施诸实用。其未能人细之处，限于能力，进一步之研究，尚有待于后来也。

惊风成方甲级

辰砂膏　辰砂三钱，硼砂一钱半，元明粉二钱，全蝎一钱，真珠粉一钱，元寸一字，元寸即麝香之最佳者，一字约五厘。

上七味，分别研末，用煮烂红枣五枚，去皮核，调和密泥。每用豆大一粒，薄荷汤调服。

上方治诸惊潮热。月内婴儿，乳汁调涂乳头，令吮。

宣风散　全蝎二十一个，去头尾，酒涂炙，研细，加麝香少许。每用半字，银花汤调服。

上方治断脐后外伤风湿，唇青撮口，多啼不乳，吐白沫。

丹溪金乌散　蜈蚣半条（酒浸，炙），川乌尖三个。

元寸少许，同研末，密泥勿泄气。每用半字，银花汤调服。

上方治脐风。

调气益黄散　蜈蚣一条（酒炙），蝎尾四个，僵蚕七个，瞿麦五分。

上四味，研细末。每用一字，吹鼻中取嚏，嚏者可治。仍用薄荷汤调一字服。

上方治惊风噤口，撮口脐风。

夺命散　铜青二钱，朱砂二钱，轻粉五分，元寸五厘，蝎尾十四个（去针）。

每用五分，薄荷汤下。

上方亦研末用，治天吊，脐风，卒死，撮口，鹅口，木舌，喉痹，痄腮，风壅，吐涎，药后得定，依症调理。

演山截风丹　全蝎（去毒炒）、僵蚕（炒）、白附子（泡）、南星（泡）、天麻各二钱半，朱砂一钱，蜈蚣一条（酒炙），元寸一字，蜜丸绿豆大。

上方治急惊，每用三丸，银花、薄荷汤调下。

全蝎散　全蝎二十四个，薄荷叶（包，炙）。

僵蚕（去丝及嘴）五钱，薄荷叶（包，炙），南星一两，用姜一两、鲜薄荷二两，同捣做饼，晒干（如急惊，不用南星，加煨大黄一两）。白附子（泡）三钱，防风、天麻、炙草、朱砂、川芎各五钱，共为末。一岁儿服一字，二岁儿服半钱，量岁数大小病情轻重加减。身热发搐，火府散调下，慢惊生姜汤下。

附火府散方　生地、木通各一两，黄芩、炙甘草各五钱，每用二钱，水煎温服。

郑氏驱风膏　辰砂、蝎尾、当归、山栀、川芎、胆草、羌活、防风、大黄、甘草。

以上十味，各一钱，加元寸一字，炼赤砂糖丸如芡实大。三岁以上病重者三丸，三岁以下者一丸。薄荷汤化下。

上方治肝风筋脉拘急，面红，面青，眼上视。

南星散　南星八九钱重者一个，掘地坑，深尺许，用炭五斤，烧通红，醋一碗，洒坑中，即投南星，以火炭密盖，又用盆覆。时许取出，研为末，入琥珀、全蝎各一钱。每用二字，生姜防风汤下。

上方治慢惊，祛风豁痰。

本事保命丹　虎睛一对（瓦上炙干），朱砂五分，全蝎、麝香各五分，蜈蚣二条（去头、尾），天麻三钱。

上药研末，蜜丸，又入水麝窨定。急、慢惊风均可服，每次豆大三丸，薄荷汤下。

牛黄丸　胆星二钱半，全蝎一钱半，蝉蜕一钱半，防风一钱半，牛黄一钱半，白附子一钱半，僵蚕一钱半，天麻一钱半，元寸一分。

上药研细末枣肉丸绿豆大，每服三五丸，荆芥姜汤下。

上方治小儿惊痫，迷闷，抽掣，涎痰。

钩藤饮　钩尖五钱，人参五钱，犀角五钱，全蝎一钱，天麻二钱，甘草五分，研末，每用一钱，煎服。

上方治天吊潮热。

天麻丸　南星二钱，天麻二钱，白附子一钱，牙硝一钱，川灵脂一钱，全蝎一钱，轻粉五分，巴豆霜二钱。

上药研细末，粥汤和丸，如麻子大。每服十丸，薄荷汤下。

上方治小儿食痫有痰。

罗氏牛黄丸　白花蛇肉、全蝎、白附子、生川乌须（一枚重半两者）、天麻、薄荷各五钱，以上六味先为末，后药另研加入，雄黄五钱，朱砂三钱，冰片五钱，牛黄三钱，元寸一钱，以上五味各研与前药和匀。

另用麻黄去根二两，酒一升。煎至一盏，去渣，入前药，熬令相得，勿至焦。众手疾丸如芡实大，密藏勿泄气。每丸作五服，金银薄荷汤下。大能发散惊邪。

上方治急、慢惊风，五痫，天吊，潮涎灌壅。

一字散　南星（泡）五钱，蝉蜕、全蝎、僵蚕各五分。

上方研细末，入荞麦面一钱，用石榴壳一枚，内诸药，盐泥封固，于灶中漫火上烧之，泥燥为度。每服一字，酒下。此方大能醒风爽精神。

牛黄散　牛黄五钱，天竺黄、朱砂、麝香各一钱，钩尖、蝎尾各一钱。

上药研末，每服一字，水下。

此方清心截风，有奇效。

三解牛黄散　僵蚕、全蝎、防风、白附子、桔梗、大黄、炙草、茯苓、黄芩、人参、郁金。

上药等分，研细末。每服五分至一钱，量儿年龄、病轻重加减。薄荷汤调下。

上方治实热潮热。

牛黄膏　蝎尾四十九枚，巴霜一钱半，冰片一分，朱砂二钱，郁金三钱，牛黄一分，元寸一分。

上药研末，每服一分，蜜水调下，量年龄虚实下药。

上方治壮热，咽喉涎响，不省人事，左右手偏搐，或唇口眼鼻颤动。此热涎内蓄、风邪外感也，宜急服之。

至宝丹　生犀角、生玳瑁、琥珀、朱砂、雄黄各一两，金箔、银箔各五十片，黄牛五钱，元寸一钱，安息香一两半。

以上各药，分别研末。安息香研后用酒淘去沙，酒煎成膏。更入各药末，拌匀。如嫌干，酌加熟蜜。丸如桐子大，每用一二丸，参汤下。

上方治惊痫心热，卒中客忤，风涎搐搦。

蚕蝎散　全蝎七个，蝉蜕二十一个，南星一枚，甘草分半。

上药研粗末，每二钱，加姜一片、枣两枚煎服。

上方治慢惊阳症。

蝎附散　泡附子二钱，泡南星、泡白附子、木香各一钱，全蝎七个。

上药研粗末，每末一钱，加姜两片煎。

上方治慢脾风，回阳豁痰。

牛黄夺命散　黑白牵牛头末各五钱半（生半炒），槟榔二钱半，大黄一两，木香钱半，轻粉半分。

上药研细末，每末一钱，蜜水调下，微利为度。

上方治小儿肺胀胸满，喘粗气急，肩息鼻张，痰壅闷甚，死在旦夕者。

以上共二十一方，治惊之方药，十九已具于此。概括言之，凡急、慢惊皆见手足抽搐，或指头筋肉眴动。不抽搐眴动者，不名为惊风。抽搐眴动，神经反射挛急所著之现象也。凡惊风，虫类为特效药，此是事实上积久之经验。执果溯因，可以断定虫类能弛缓神经挛急。现在之生理医化学，尚嫌程度幼稚，不足以知其所以然之故也。虫之入药，其来已旧，其名目繁多。《千金方》中芫青、斑蝥、蝼蛄、蜘蛛、虻虫、蜥蜴，乃习见不鲜之药。惊风家所常用者，不过前列数种耳。准此，是蜈蚣、全蝎常人视为可畏者，正无须疑虑也。顾虽如此，假使未见抽搐，则不得试服前列各方。惊风有朕兆，老于医者，一望能知。例如面青唇干，啼时无涕泪，手握有力，拇指食指作交叉式，皆可知其将作惊风。但当此之时，自有种种病症，按症施治，使之速愈，即所以防微杜渐。盖此时不过风寒食积，病不在神经。若先用惊风药，则引热入脑。以吾所见，小孩发热，当将惊未惊之时，病家为便利稳当起见，辄予以小儿回春丹或金鼠矢。医家于小孩发热予以疏解套方，如荆、防、清水豆卷等，不能退热，则亦予以回春丹或太乙丹。如此，其结果十九不良，泰半皆极惨酷。回春丹、金鼠矢，何以不可服？既不可服，何以医家屡屡用之而不知变计，且惨酷之程度若何？既此时此等药不可服，当服何药？凡此问题，试为解答如下。

等一当知者，惊风将成未成之顷，热未入脑，不过风寒食积。风寒食积，何故有见惊风朕兆者，有不见惊风朕兆者？佛家说因果，因果两字，吾人固习知之。而不知因与果之间，尚有一缘字。有有因而无果者，有同因而异果者，则缘为之也。人事物理，罔不如此，病理亦然。小孩饱食酣眠之外，别无所事，但得饱食为之因，酣眠为之缘，则当得躯体肥硕之结果。所谓苟得其养，无物不长也。若饱食为之因，而感寒受热为之缘，则病为之果，因有感寒受热之缘。脾胃消化失职，于是停食，更复进乳不已，则为食积。胃不知则不得酣眠，因缘全异，当然不得长之结果，而为病之结果。此病之单纯而浅者，去其外感，导其食积，节其寒暖饮食，病无不除，是可谓适当之药为因，适宜调护为缘，则为除病之果也。又如风寒食积为之因，不正之气候为之缘，当得流行病为之果，如痧子、猩红热是也。若风寒食积为之因，恐怖为之缘，则当得惊风之果矣。然此不过一种，多数惊风病之原因，绝不如此简单。盖因有正因，有副因，有远因，有近因，是当先明惊风之各原因。饱食则胃撑大，饱食而有外感而不消化，既不消化，复进食，则胃撑大过当，欲收缩而不能，胃神经乃起反应以为救济，则异常紧张。体温本当集表驱逐外感，因胃中有积，反因急于救里，而表热不壮，则胃中温温欲吐而面青，紧张之胃神经受影响愈甚，全体之运动神经皆见紧张。其着于外者，则为手指瞤动，或拇指食指交叉，且握固而有力。握固交叉，乃痉挛瘛疭之最初一步也，此其一。猝然与惊怖之事相值，则心跳。心跳者，非心跳，乃心肌神经欲疾速供给多量之血于大脑，俾得应付外界可怖之事。因为势太骤，秩序凌乱，瓣膜启闭失职，故感震荡。从此等形能观之，可知神经之源在大脑，而其关键在胸前之交感神经节，故心跳而头不痛。凡心肌神经、胃神经，肺与肝胆之神经纤维，皆一个系统，而神经节为之总约束。故凡感惊怖者，心无不跳，而与心跳同时并见者，呼吸如窒，胃中痞满，下粪作青绿色，面无血色。其面无血色，即所谓面青，乃肝病；呼吸窒，乃肺病；粪作青绿色，乃胆汁不循常轨；胃中痞满，乃胃神经紧张也。凡此，皆神经反射动作。反射动作，不由意志命令，不过阻力，则其势力自消。若有物为梗，则其势力增进。心肺肝脏，皆无物为神经之阻力。若胃中空虚，亦无物为阻力，故饥时纵遇恐怖，亦不必即病。惟当饱食之后而遇惊怖，则胃中食物，乃与神经为难矣。饱食而遇恐怖，所以能成瘈疭之惊风者，其理由如此。此其二。倾跌固无不与惊怖为缘，而倾跌之受伤者，则更与惊怖之外多一创痛。创痛乃末梢神经直接受伤，此有浅深两种。浅者为皮感觉，深者为肌感觉。此种感觉神经，其源来自延髓中之神经索。故因跌仆受伤而病者，往往易病颈项反折之脊髓膜炎症，是较一二两项胃神经起反射者更多一种副因。此其三。

发热殆为小孩不可避免之事，古人所谓变蒸是也。痧子亦为不可避免之事，天花可以种痘，痧子则无法预防。伤寒亦为不可避免之事。盖人体对于某种疾病容易传染、不易传染及绝对不传染皆有一定年龄。小孩则富于感染性，老人则绝对不传染，故罕有老人而病伤寒者，却绝无小孩而不病伤寒者。变蒸易愈，《世补斋医书》中之不谢方，足以济事。痧子亦易愈，学者仅信仰本书前一二卷所言者，已如无厚入有间，游刃有余地矣。伤寒犹之易愈，学者仅潜心研读拙著伤寒温病各讲义，及《药盦医案》中伤寒各案，不假外求，其愈病之分数，已不止如《金匮》中所言上工十愈六七。此非鄙人之自伐，委实事实如此，无如时医不然也。治西医者，平日高视阔步，不可以一世，迨临床一遇伤寒症，即绝不犹豫，脱口而出曰：是须二十一日，谓此病无特效药，只有听其自然传变。西医所谓对症治疗，即是听其自然。夫听其自然传变，至于二十一日，此长时间中，与危险为缘之事，不胜屈指。热壮胃实皆有入脑之可能，于是冰枕涤荡肠诸法，为其牢不可破之不二法门。此不二法门，未尝不可愈病。然而较之仲景法，相差不可以道里计。至若以此不二法门施之婴儿，则危险在百分之九十以上矣。至时下中医则又不然，彼所横梗于胸中者，为江南无正伤寒一语，以为凡伤寒皆温病。而对于温病，亦自有其不二法门，曰温病忌表。于是病在太阳，举凡麻桂青龙，胥非所取，仅用清水豆卷、淡豆豉敷衍数日，既不能辨何者是温病，何者是伤寒，更不能辨何者是痧子。豆豉、豆卷之外，紫贝齿、路路通、天浆壳，种种魔道之药，摇笔即来，写满九味药，每药三字，齐齐整整，便是名医方子。痧子用此方，温病用此方，伤寒犹之此方。数日之后，病渐化燥，唇干舌绛，更不劳费心。鲜石斛、钗石斛、霍山石斛、铁皮石斛、耳环石斛诸名色，又复摇笔即来。于是病毒为甘凉遏抑，无可发泄，里热炽盛，神经被炙，成人则神昏谵语，婴儿则啼哭无泪，手指瞤动，喉间痰声，气急鼻扇。彼等于此时更不假思索，羚羊角、保赤散、抱龙丸、太乙丹、牛黄丸、葶苈、猴枣诸药，又复摇笔即来。此等医生，滔滔皆是。仅挟此等伎俩而能博厚利者，则全赖做品。何谓做品，江湖而已。自我视之，此等人当前之幸运，正为他日入地狱张本，不足羡，亦不足责。所可惜者，中国西学为此辈败坏至于此极耳。石斛、羚羊、抱龙丹、保赤散，夫岂不能治病？所恶于此等药者，为其用之不当。伤寒痧子，最初皆有太阳症，皆当发表。不敢发表，而用无用之敷衍药，继之以甘凉，继之以攻下，是太阳始终未罢也。太阳未罢而误下，热陷病深，安得不波及神经？此则由药误而造成之惊风，为惊风第四原因。

《保赤新书》卷八

武进恽铁樵　著

受业武进徐衡之　江阴章巨膺　参校

惊风成方乙并说

此外惊风之原因，更有两种，其一曰秉赋，其二曰环境。其父母以脑力自存于世者，则婴儿多聪慧；其父母以力食自存于世者，则婴儿多顽强；其父母席丰履厚，无所用心，惟以饮食男女为事者，则婴儿多脆弱而愚钝。由前二者言之，箕裘弓冶，西方进化说之所由来也；由后一者言之，盛衰转毂，东方循环说之所由来也。其它特异之嗜好，偏执之性情，婴儿之于父母，殆无不如影随形，如响斯答，欲穷其说，累纸不能尽言。若其父母多抑塞愤懑，则婴儿多神经质，不病则已，病则必惊，惊且难治，是为远因。寻常处境素丰者多骄，处境觳觫者多谄。若濡之以学问，渐之以阅历，则又适得其反。富贵而能好礼，贫贱而反骄人。此两种孰是孰非，乃解决人生问题所当有事。若问何以有此变化，则神经应付环境之作用也。自有知识之日，即神经应付环境起变化之日，故婴儿之脑筋，亦复有此作用。世有初生即不得于父母者，又有抚育于残酷之后母者，如此婴儿，其知识辄早熟，虽在襁褓之中，已自知其笑啼足以取罪，而善于望颜色承色笑，此为人生最惨酷之境界。而言病理则为造成惊风之一种原因，是为远因中之近因。更有婴儿之患疮疡者，因血少神经枯燥，发热则易见抽搐，此固非常见之事。又有乳姆有隐忧悲感，会逢其适，婴儿亦有容易成惊之理，惟此事较为不可捉摸。然此二者，苟其有之，必为惊风之重要副因，可断言也。谚云：单丝不成线，凡病皆非单纯一个原因。惊风为神经系病，较之伤寒为深。其来源较为复杂，至少当具上列原因三个以上。若仅仅两个原因而成惊风者，甚为罕见。例如惊怖与饱食，最是能造成惊风之事，然仅仅惊怖饱食，不病也。当时纵神色异常，须臾即能自恢复。盖生理之自然弛张力，与自然抵抗力，足以胜之。故婴儿偶然啼哭不止，或神气不敏活，只须少予食物，一二日便能勿药自愈。若抚育者漫不经心，恣予食物，则因惊怖之故，已食者不能消化，继进者遂如积薪，而养生之品，反与本身为难。两个原因以外，加第三个原因矣。既有三个原因，自无不病之理。然病发仍有迟早，则因自然抵抗力与弛张力，未至竭尽无余之故。但此时必已有显然可见之病状，如不思食，不大便，或便溏、溲赤、口渴、躁烦、痰多之类，意近人所谓前驱症潜伏期，即是指此种病候。继此而有第四原因，病乃立发。所谓第四原因，随处皆是，不召自来。即如和风晴日，为卫生上最有价值之物，至此亦皆与疾病为媒。因既有以上三个原因，本体所有弛张抵抗之能力，已极形恐慌，无复有对付外界之作用，外界万事万物皆得而侮之也。

以上所言，为最普通最多数酿成惊风之途径。若复值疫疠流行之顷，喉症或痧子、猩红热与惊风并发，则原因更复杂，病乃重险，多数不可救药。若各种原因之中，并未受恐怖，即使发热，亦不必成惊。然必治之得法，然后可免。若伤寒见太阳证，当然以仲景法为准。无汗者当汗，不得横亘一温病忌表之谬说于胸中，致失表延日，坐令热壮。痧子、猩红热亦复如是。然仅仅失表，犹之可也。轻药延宕三数日，太阳证仍在者，仍可用麻黄、葛根等汤挽救。若犯以下两事，则病深而必成惊风矣。其一，见其唇干舌燥，恣用石斛凉遏，使热无出路，则神昏谵语而抽搐。其二，见其喉间有痰，妄用回春丹等攻下之药，致胸脘痞结，表热陷里，肢寒头热，大便泄泻。此种因误药而成之惊风，极难治。当其既经误药尚未成惊之时，亦极难治。盖此为坏病，麻黄、葛根等已不适用。且正气被伤，邪热反因正虚而炽盛也。惊风原因，以误药为最恶劣。以云挽救，实无善策。吾今所以重叠言之，不能自己者，愿天下阅吾书者咸能了了于胸中，不致使庸医为刀俎，而以自己子女为鱼肉也。

既明以上理由，则前列之惊风甲级廿一方，当用于已成惊风之后，不许尝试于将成惊风之时，已不待烦言，可以了解。惟对于此廿一方，尚有数语宜赘者：凡全蝎、蜈蚣、僵蚕、蕲蛇、虎睛，乃弛缓神经之正药，抽搐拘挛，撮口直视，得药可制止。惟其能制止，故有截风撮风诸方名。而此数种虫类之中，亦有等级。

蜈蚣为最猛，全蝎为最平，有用全蝎蝎尾不能制止之风，用蜈蚣则无有不止者。然亦有宜、有不宜，惊风以撮口为最酷烈，非蜈蚣不能取效。寻常抽搐，则全蝎足以济事，不宜蜈蚣也。蜈蚣所以不相宜，正为其性太猛悍，此物服后，眼鼻均觉干燥异常。此为他人所不知，而吾独知之。神经赖血为养，血行则赖神经调节。此从形能上考察，殆甚真确而无疑义者。既二者有互助作用，则弛缓神经，不宜燥血。今服蜈蚣而眼鼻俱干，是蜈蚣能令血燥也。一方面弛缓神经，一方面令血液化燥，则血既燥之后，神经失养，行且变硬。既变硬，纵欲弛缓之，不可得矣。故蜈蚣之熄风，乃不得已偶一用之，非可视为延寿丹、长生果者。抑凡药物治病，无非不得已偶一用之。人参常服且不可，何况此等毒药！若全蝎则较平和，僵蚕次之，蝉蜕直无甚用处。蕲蛇亚于全蝎，少用无效，多用味腥，令人作呕。虎睛每对价可十四五元，余曾购之，拟合丸，未自服，亦未用过。药店出售之虎睛丸，曾见人用之，不效。以虎骨之有效推之，虎睛富有效，悬拟之，谈不足凭，是当证诸实验，此风药性味雄烈与和平之大较也。

古人治风，尝兼养血。记得丹溪、河间、景岳、石顽均有此议论。此盖从病能上经验得之，适与鄙论吻合者，此治成人风懿所以必须当归、生地等药为佐，且须重用。因蜈蚣固燥血，各种虫类殆无不燥血，不过有等差尔。然婴儿惊风，既不能多服药。若重用养血副药，则减轻风药之量而难收成效；若单纯用风药，又有燥血之弊随其后，救济之法，最好用当归、地黄等煎汤下药。然则前列之廿一方，方后注用蜜调服及钩藤薄荷汤调服等语，乃在可商之列矣。凡惊风，用甲级方治之。其拘挛抽搐，得药而定，定后便如常人。然不可恃，须臾且复作，有迟至一两日后而再作者，再作更予以甲级方，却往往不应。故于第一次风定之后，亟须设法以善其后，善后之古方有可取者，即吾所谓乙级方也。

六神散　茯苓、扁豆、人参、白术、山药、炙草。

上方药性平和，分量可以自酌。原注：每用末一钱，姜枣煎，治腹冷痛，夜啼。鄙意惊后面色不华、大便溏泄、无外感者宜之；若呼吸不舒、常作太息状者，参术忌服。

半夏丸　生半夏二两，赤苓一两，枳壳一两，风化硝三钱。

上药姜汁糊丸，每服淡姜汤下三十丸，量儿大小增减。原注：若惊搐后痰涎潮作者，服之神效。

宽气饮　枳壳、枳实各一两，人参、甘草各五钱。

每服药末五分至一钱。

上药治惊后搐搦尚有余波者，寒证淡姜汤调下，热甚者入宽热饮，薄荷或蜜水下。主胸膈痞结，消痰逐水。

又方：枳壳一两，人参五钱，天麻、僵蚕、羌活、炙草各三钱。

每服用粗末二钱，加姜三片煎。

原注：治小儿风痰壅满，风伤于气，不能言语。

宽热饮　枳壳一两（巴豆十五粒，去心，膜同炒，去巴豆），大黄一两，甘草七分半，元明粉二钱半。

上药研细末，每服用五分至一钱，婴儿小者用一字，姜蜜或薄荷汤调下。

按：有食积证据者，固当攻下，然此不宜单独用于惊后，恐犯虚虚之禁。

五和汤　当归、赤芍、赤苓各五钱，炙草、大黄、枳壳各四钱。

上药研粗末，每服二钱。

调荣卫，导积滞，为惊后最稳妥之药。后三味本各七钱半，今由鄙意改定，然无积者仍不可用。

安神镇惊丸　天竺黄、人参、茯神、南星各五钱，枣仁、麦冬、生地、当归、赤芍各三钱，黄连、薄荷、木通、山栀、朱砂、犀黄、龙骨各二钱，青黛一钱。

蜜丸绿豆大，每服三五丸，姜汤下。

原注：惊退后，安心神，养气血，和平预防之剂也。鄙意"预防"字当易"善后"字。

按：此方药味与拙见理论颇合。

青州白丸子　半夏七两，南星三两，白附子二两，川乌（去皮、脐）五钱。

四味皆用生者，研末，以生绢袋盛之，向清水中摆动，滤出细末。未出者再研再滤，弃渣。将所滤药汁入磁盆中，听其沉淀；连水日晒夜露，隔一宿换新水，再晒再露。春五日，夏三日，秋七日，冬十日，已乃去水晒干，再研，糯米粥丸绿豆大。每服三五丸，薄荷汤下。

按：此亦劫药，可以荡涤余波，非可恃以善后。

醒脾散　白术、人参、甘草、全蝎、橘红、茯苓、半夏、木香各五钱，白附子（泡）、南星（泡）各一钱，莲肉一钱。

上药研末，每天一钱，若顿服必吐。

按：此方既清余邪，又培正气，甚佳。吐因南星，鄙意凡南星当用胆星。

黄芪益黄散　黄芪二钱，人参、甘草、陈皮各一钱，白芍七分，茯苓四分，黄连少许，水二盏，煎五六沸。

按：此亦惊风善后方。虚甚，臀部皮宽可用。原注：谓治胃中风热，不通，分量亦不妥。甘草太甜，当少；白芍、茯苓当多；黄连少许亦非是。当云黄芪、茯苓各二钱，人参、陈皮、白芍各一钱，甘草四分。黄连二分。大约儿科书以讹传讹，尤甚于他种医书。例如《幼科释谜》抱龙丸下注云：治伤寒瘟疫中暑，已荒谬之极。其下更赘四字曰"儿宜常服"，尤属无理。今之儿科，胆敢常用抱龙丸以草菅人命，当即奉此等谬说为鸿秘之故。我辈治医，处处从根本解决，当胸中自具机杼。吾恐诸同学治医日浅，或者犹不免盲从，故特举此一端，以资隅反。

天麻散　半夏七钱，天麻二钱半，炙草、茯苓、白术各三钱。

水一盏，姜三钱，同煮干，焙为细末。每服钱半，姜枣汤下。原注：治急慢惊风及半身不遂。鄙意此只是善后方，若用为治风主药，必不效。

按：天麻即赤箭根，《本经》上品，虽能祛风，却性味和平。并非劫药，当与半夏等分。原注分量不可从，脾虚痰盛者宜之。

神芎丸　生军、黄芩各一两，生牵牛末一两，滑石四两，黄连、薄荷、川芎各五钱。水丸梧子大，每服三四丸，温水下。原注：治风热壅滞，头目昏眩，口舌生疮，牙齿疳蚀，或疮疥、咬牙、惊惕、烦躁、作渴，或大便涩滞，或积热腹满、惊风潮搐等症。

按：生军下积，牵牛利水化痰，薄荷、川芎举陷，芩、连、滑石清热。口舌生疮，牙龈疳蚀，惊惕烦躁，皆腑气不通为病，故此方可用。鄙意用之惊定之后，则有釜底抽薪之妙；若用之惊前，则不免有误下热陷之弊。

茯苓补心汤　茯苓四钱，甘草、桂心各三钱，人参、麦冬、紫石英各一钱，枣二枚。

原注：治心气不足，喜悲愁怒，衄血面黄，五心烦热，舌强。

按：此方不注服法，既名为汤，当是顿服，然分量必不可从。桂不过二分，甘草不过五分，且必须无外感者方可用。

薏苡汤　苡仁、当归、秦艽、防风、枣仁、羌活。

上药等分，研末，蜜丸芡实大，每服一丸至二丸。

按：当云每服十丸至二十丸，煎服。

上乙级方十五首，大致实者虚之，虚者实之，寒者温之，热者清之，陷者举之，湿者化之通之，随见证而选用，方不必拘，药不必泥，心知其意，则可以应用无穷，刻板文字，不能尽也。清初程、喻诸家，佥谓婴儿不当服参，其意以为婴儿饱食酣眠，即是补益，第去其病，更无余事。此于风寒、食积、变蒸等，确是正当议论。惊风殊不尔，证诸事实，惊后虽发热，亦属虚热为多，进参有奇效，吾侪宜注意辨别虚实，不当有偏执之成见也。

丙级方乃指惊风将成未成之时当用之药，此种吾欲以仲景伤寒方当之。喻氏论惊风，谓宜用桂枝，正是此种病候。儿科书中，往往有一种套方，谓可治伤寒温病，均不可从。盖彼幼科专家，于《伤寒》未尝学问，对于伤寒法，盲无所知，仅从《外台》《圣济总录》等书拾一二成方，以为应付热病之用，此宁可为后世法者，吾同学第于伤寒学加深工力，已题无胜义也。

《保赤新书》终

幼　科

幼科学第一期

恽铁樵　著

种　痘

　　小儿各种病症，只要调护得法，医生用药得当，没有不好的，独有天花，却就难说。小孩何以要出天花，据中国旧医书上说，是先天的欲火，父精母血，阴阳鼓铸而成胎，当这成胎之顷，就埋伏了一点天花的根子在内；据外国医书上说，麻疹、痧疹、天花、水痘、猩红热、发疹伤寒，这几种病都是急性传染病，都是皮肤上见红点子的，但是病源都不明了，又说天花的病源，大概是一种微生物，但是否细菌还是原虫，那就不得而知。病毒之侵入，大约由于呼吸器，东西医学，本是绝不相同的，即如欲火与微生物两说，太觉背道而驰了。照欲火说，是内因，是人体本有的东西，从内里发来的；照微生物说，是外因，是病毒由外界侵入的。中说若是，西说就不是；西说若是，中说就不是。据小子的愚见，若说完全是内因，为甚要痘毒流行时再发作，可见让一步说，就算是内因，也必定要有外因引诱，然后发作；若说纯粹外因，这话也不对，何以每人只出一次天花，而且种过牛痘的大多数不复传染，岂不是人体本有的病毒，经一次发泄之后，已经净尽，所以无可再发么。西医书上说，一度传染，终身免疫。又说此病对于未种牛痘的感受性最敏，那就是了。种牛痘，就是用痘浆引诱本身病毒外泄，既种过牛痘，本身毒素发泄无余，所以外界虽有毒菌侵入，因为没有内因，病不起来，这是最明白的理论。诸君休笑话小子调和中西，认是骑墙派蝴蝶党，小子对于中西医学，有一个平允的议论，爽势不辞词费，说出来大家赏鉴赏鉴。中国医学，照《内经》看来，本是一种天人合德的学说，虽所讲的阴阳昏晓，生长收藏，原是有凭有据，但总带些玄学的色彩，断然不如科学的精密，况且西国医学，研求入细切实讲究，无微不至，例如红血球、白血球，纤微神经细胞原子，以及菌学，断非解剖两字可以该其特长，亦非天人合之空想可以望其项背。然而论病之原理固极精微之能事，而治疗之方法，则除血清抗毒及特效药之外，不过对证及预防两种，往往取袖手旁观态度，听病毒之进行，其功效实等于不服药。至病毒深入，强心、保肺、护脑等法，则近于救火于燎原之后，不免焦头烂额。近来特效药虽日有发明，但治愈后往往去毒不净，留有他日再发他病之根因，这个实不能说他是健全的治疗方法。中国的麻黄、桂枝、葛根、柴胡、白虎、承气、通脉四逆，实能于病浅时徙薪曲突，病深时起死回生，世有兼明中西医学的人，就知小子这话，并非阿私所好。不过中医仅仅有这一点特长，那里便可以自满，况且现在能用这特长的中医又是百不得一，所以益发相形见绌了。鄙意中医总当兼治西学，以补不足才行，所以努力著书就是为此了。读者诸君对于小子这番议论以为何如，请下个批评，等我再版时刻出来，也是集思广益之道，如今闲话少说，言归正传罢。

天花病状

天花变化最多，要详细说得明白，非出专书不可，本编主意在劝人家早种牛痘，所以只拣要紧的说。

天花是俗名，医书上谓之痘，就病状说，可以分为六期。初起发热三天，为痘之前驱，谓之发热期；三天之后见点，先头面，次躯体，先上半身，次下半身，从初见点至于周身全有，也是三天，谓之发斑期；第六天之后，斑点逐渐扩大，中心高起，其形圆整，谓之发蕾期；嗣后圆蕾渐变透明，形同水泡，谓之水泡期，发蕾水泡两期，共是三天；至第九天而痘形完成，嗣后水泡变黄，病势转剧，热度增高，往往喉舌均见痘点，是为化脓期，化脓期亦三日；嗣后热度下降，脓色渐干而结痂盖，是名干燥期，此时期中病状虽退，危险转甚，传染他人，亦以此时为最有力；继化痂盖渐脱，病人亦日见爽慧，名落屑期，始无险矣。

以上除落屑期无险外其余每期三天，三六十八天，天天在危险之中，每期亦有两天半的，亦有四天的，就大多数说，却是三天，这都无关紧要，最要紧的是辨顺逆。

天花初起，无有不发热的，发热必有诱因，没有凭空发热之理。诱因最普通的有三种：第一种是伤风，第二种是食积，第三种是倾跌惊恐。三种诱因之中，倾跌惊恐最利害，若是吃饱之后再倾跌惊恐，更是利害。不必天花，便是伤寒、温热，若是惊恐、食积两样并起来做了诱因，病情总是逆而不顺的，若在天花流行之时，多半是重伤风起头。

天花的第一步，发热咳嗽，和流行性感冒极相似，医书上说，耳后有静脉一条，像红丝线般显出的，名为痘纹，若有这个，可以预知是天花。小子曾留心这一点，觉得痘纹之说，不甚靠得住。因为这痘纹与指纹一样，既发热就会见，大概小孩子皮肤薄，一遇发热，静脉在皮肤浅层的，最容易显出，决不能说这个是天花的证据。书上又说耳朵、鼻尖、手指发冷的是天花，这更靠不住，凡是表层壮热，无论是否天花，都不会冷，若是热聚于里，不是天花也会冷。小子曾仔细考察，只有一件极靠得住，发热第二天，小孩胸部见红点隐隐，彷佛痧疹似的，这点子见后，不过五六点钟，再看时又都不见了，凡是如此的，就可以断定是天花。因为这个点子并非痧疹，乃是天花的预兆，所以西医书上名为前兆发疹，此外发热时目眶含润，两眼带赤，兼有呵欠或喷嚏，亦是前兆，不过这个前兆，痧子也有，但在天花流行之顷，小孩发热，而见此种前兆，那小孩又是没有种过牛痘的就有八九分可以断得定是天花了。

咳嗽不爽，舌苔黄厚，大便不通，小便短赤，口渴烦躁，种种见证，都是常有的，如其上述各证全见，是重证不是逆证。如其手脚冷，面色青，干呕，气急，鼻扇，大便泄泻，无汗，以上种种只见其一，便是逆证。重证虽重不险，逆证就危险了，凡是逆证，非赶紧延医不可。

发热期内见逆证，自然危险，若发斑时疹点太细碎，或初见即是粗点，也不好；发蕾期根脚不分明又不好；水泡期顶不满色不明亦不好；化脓期脓不厚、不黄亦不好；许多水泡相连又不好；颜色不红活又不好。至于前述逆证，无论何期，均不可见，见了总是凶多吉少。

时间如此之长，险证如此之多，调护小有不慎，用药小有不当，立刻有生命之险，若更兼有先天恶因，那就百无一生。所有一切热病，一切发疹的热病，例如痧子、猩红热、烂喉痧、发疹伤寒等等，病情虽险，只要调护适宜，用药得当，医了前半就可以免了后半。小子著的《伤寒研究》里说，病在太阳，治疗得法，就愈于太阳，不会再见以后种种险象，所以《内经》有上工治未病之说，独有天花是例外的。当他发热时你想用药退热，使他不出疹点；当他发斑时你想用药化斑，使他不发蕾疹，不成水泡，那是做不到的事，所以古人说天花是先天欲火，从内里发出来的也就为此。因为既有病在内不发泄净尽，总无半途即愈之理，如此险证若是无法避免也就罢了，既然种牛痘，可以免此危险，如何不赶紧种牛痘呢？

鼻　苗

我国当清初时代，曾有人发明种痘之法，用出天花小孩的痘痂，研碎之和在新棉花絮里，搓成小团，塞在婴孩鼻孔之中，谓之鼻苗。小孩经用了鼻苗之后，一两天中就会发热，三天就会见点，一色起蕾灌浆，却较自然发生的天花稳当，经过的时间也短，症候也轻，仅仅较现在牛痘略重一点。然而有一样好处，经一次用鼻苗发痘之后，终身免疫，直到如今，内地乡僻之区，仍旧有沿用这老法子的，为的去毒能净，成绩较牛痘更好的缘故。在发明这鼻苗的人，理想极通，天花既是外感，食积、惊恐为诱因，病源复杂传变自然利害，若用痘苗引痘，那就纯粹的内因，病源单纯自无危险，岂不是极通极通么？论理此人在医学上有如此发明，应当予以博士学位，许他戴得桂花帽子才是，可惜现在已无从得知发明的姓甚名谁了。据《张氏医通》上说："迩年有种痘之说，始自江右，达于齐燕，近则遍行南北，详究其源，云是玄女降乩之方，专取痘气薰蒸，发胎毒于安宁无病之时，则开发之机裕如，不似正痘之天人合发，内外合邪，两难分解也。原其种痘之苗，别无他药，惟是盗取痘儿颗粒之浆，收入绵内，纳儿鼻中，女右男左，七日其气宣通，热发点见，少则数点，多则一二百颗，亦有面部，稍见微肿，胎毒随解，大抵苗顺则顺，必然之理。如痘浆不得盗，痘盖亦可发苗。"据此在发明之人，恐不能取信于大众，却要托之玄女以自重，在医家之评论，全不计其发明之功，反要科其盗窃之罪，这就是中国医学不发达之原因了。鼻苗的确永远免疫，不过症状较牛痘略重些，牛痘的效力，据西人说只有十年，不过国人事事崇尚欧化，所以鼻苗竟无人道及。小子的内人，就是种鼻苗的，所以知之最详。

牛　痘

牛痘是西洋来的，和鼻苗种痘是一个理，据说最初因乡里的女子，无意中将牛身上的痘浆涂在手上，齐巧涂浆的地方，被荆棘刺了一下始而红肿，继而起泡、化脓、结痂，岂知从此便不出天花，后来女孩子故意用牛痘浆涂了，用荆棘刺破皮层，也是一样起蕾灌浆，从此也不再出天花，于是此法转辗相传，乡里地方，竟没有麻面的女子，后来医家有留心及此的就得了一个种牛痘的法子。所以种牛痘甚简单的，到如今也没有什么进步，不过刀针消毒，种痘的地方皮层上消毒，将皮层刺破，痘浆涂上，就完事了。人家总说种牛痘的时期，以春、秋二季为最佳，西医书上也是这样说，其实不过取那天气不冷不热就是了，别无其他深意。若要避免天花，什么时候都可以种，往往听得人家说，秋花不如春花，八、九月甚好的天气不种，偏要等到明年春天，不幸那年冬季天花流行，这小孩的性命就可危了。我尝问为甚秋花不如春花却没有一个人回答得出理由，大约是奶奶经上的话，万不可误信致贻后悔。又有一等人家，因为实爱小孩，怕小时种痘当不住，等他略大一些再种，问他如何大才担当得住，有何标准，也是答不出来，这都是无理由的溺爱，可谓爱之适以害之。须知种牛痘，无论怎样小都当得住，出天花就无论怎样大都当不住，况且还有一个极明白的理论，天花流行的时候不问你小孩大小都会传染，我说当小孩会传染的年龄，就是可以种痘的年龄，让一步说，就算太小了不种，到一百二十天就非种不可了。

痧　疹

痧子不如天花之险，初起时治之得法，可以十愈其十，然而不可误治，既误之后，虽有善者，亦不过十愈二、三。天花不常有，痧子常有，天花因种牛痘可以避免，所以小孩因此夭折的尚少，痧子则初起时误治，因致不可救药的，比比皆是。况且天花只出一次，痧疹可三五次，没有一定哪，小子因此不嫌辞费，详详细细的说，深愿有小孩人家，将我这本书仔仔细细的看。小孩长大成人，病痛总是有的，果真看了我这书，定然减少许多危险，那就我以前的儿女不白死，我这书也不白做了。

痧子病状与初起三大时期

出痧子有三大要件：一者是咳嗽，二者是发热，三者是心里难受。咳嗽有轻重，发热也有轻重，有极轻的咳嗽，极微的发热，而出痧子的断无丝毫不咳嗽，丝毫不发热会出痧子的，若是热重咳不畅，更是痧子最普通的证候。大约此病之来，先咳嗽有眼泪鼻涕，并且有喷嚏呵欠，小孩子有这个症状时节，保护人总当他是重伤风，但是十次有八、九次是出痧子，实在这个不是伤风，乃是痧子的前驱，可以说是前驱期。继咳嗽而起的是发热，但是发热之后，咳嗽并不减少，或者还更利害，有咳甚至于呕吐的，但是这个时期与前驱期不同，前驱期光咳嗽，这个时期，是发热与咳嗽同见，而且两样都逐渐加重，重要症状是咳甚而呕吐，或者完全咳不出，不爽快，面色绯红眼睛亦红，神气昏沉，常默默不肯多话，这时期虽发热咳嗽并见而发热为主，可以名为发热期。

发热或三天或两天，就见疹点了，亦有初发热便见疹点的，不过大多数总是三天。这见点时候可不能说他是发疹期，因为痧子见点，式样最多，有顺有逆，顺的平安，逆的危险，而逆证变化，尤其捉摸不定，所以鄙见将这初见点时划分为一个时期，名为传变期。

最初三逆证

咳嗽无论如何重，咳至呕吐，不算逆，完全咳不出，亦不算逆，若见气急、鼻扇就是逆证了，逆证有危险，不是逆证，没有危险。若问何以气急、鼻扇就有危险，因为气急、鼻扇，是气管枝发炎的证据。从咽喉直下是总气管，总气管之下分做两枝，两边肺叶里各有一个气管，这叫做支气管，支气管再分枝，分至极细，遍布于至全体肺叶之内，就是医书上所谓孙络。出痧子前驱期总是咳嗽，咳嗽原因，因为气管中有风，咳的作用，就是要风外出，风不得出，咳就格外利害，喉咙气管都会红肿起来，这就叫做发炎。起初气管发炎，后来就会支气管发炎，再后来就会孙络发炎，一步重一步，这就叫做传里，大约到支气管发炎，就有气急、鼻扇的见证，这是前驱期第一个险症。

其次发热，热度高，指头寒，是痧子普通有的，原不算险症，若是高热无汗，面部鼻傍口唇发青，那就危险了。若问所以然之故，病毒内攻，胃不能受，温温欲吐，则面部发青。鼻准两旁医书上谓之人王，人王是属胃的，我们要知道病人胸中难受与否。只要看这人王部发青与否。若是鼻准旁边连及近口唇地方一大片都是青的，那病就更深一步危险也。更加一层此时手脚的冷必定更利害，这个见证有寒、有热、有虚、有实，用药略为错一点，变端非同小可，这是发热期内，一个很大的逆症。

痧子见点的时候，讲究很多，历来传说的话，都不很靠得住，后文再仔细讨论，如今长话短说。我不是定这一时期为传变期么，这传变期内最要紧的是大便不可泄泻，泻则下陷，痧子不得出，以后就步步棘手。这个病有一件奇处，病毒一定要从皮肤里出来，所谓出来就是见红点，红点越见得多病势越见轻减，若是红点见之无可再见，就是病毒净尽病就好了。若是泄泻，红点就不见，或见得很少，若是泻得利害，红点已经见的就会忽然没有，病必增剧，那病毒断断不从大便里出去的，所以泄泻是痧子最危险的逆证。

三逆症治法

要知道第一个逆证（即前驱期的气急、鼻扇）的治法，先要明白为什么气急、鼻扇，须知咳嗽不是病是体功的自然作用，譬如吃饭时候偶然发笑，饭米弄到气管里去那就顿时大咳特咳，必使误入的饭米咳出来才罢，此时的咳嗽，并非故意要咳，亦不能用意制止，是不受我们意识指使的，所以叫做体功自然作用。这个作用，是专为保护气道，不使有妨碍的东西阑入而设，好一比，公共场所贴著游客止步的条子，你若冒冒失失闯进去，就会有人驱逐你出来，正是一样的理。痧子的咳嗽为的是风寒袭肺，气管发痒，自然作用要驱逐这风寒，所以咳嗽。不过饭米咳便驱逐得出，风寒却驱逐不出，因为驱逐不出愈咳愈甚，至于喉间各种机体兴奋异常，气道呼吸为之不利，后来又因为气道不利咳嗽，更甚如此迭为因果增进不已，保护肺脏的自然作用反而为肺脏之害，称之为病亦不为过，所以医书上都说咳嗽是肺脏之病。既然知道此理，对于第一逆症的治疗就容易著手了，只要帮助肺脏驱逐风寒就是正当不误的方法，若是用药制止咳嗽，就是大错特错的方法。所以当此之时，若是无汗，便用麻黄发表，若是有汗，便用荆芥、防风、葛根等药疏散，却用杏仁、象贝、桑叶、橘红等宣肺化痰之品为副药，便是正当不误之药，若不知以疏散风寒为主，专门治咳，只将副药用为主药，便已落后一著，不能说是正确不误方法，更莫说用远志或肺露等等了。

要知第二个逆症治法，先要明白手冷面青是热向内攻。前文说有寒热虚实，此处何以说是热向内攻，安知不是寒于里呢？这却有一个讲究表里两个字的意义，表为皮毛，里为藏府，但是热病初起（此指健全的小孩，若向来有病的不在此例）照《内经》的规矩只病三阳不病三阴的痧子，是发热的，自然在热病起范围之内，如此表里两个字的意义表为太阳，里为阳明，太阳就是皮毛，阳明却是肠胃，发热手冷、人王部位发表青在医学上讲是阳明经症，既是阳明经证，自然是热不是寒了。热向里攻与内陷不同，内陷是泄泻，因为下面泄泻，津液奔迫向下，痧子因而不能达表，热向里攻，却只在中焦胃家，是因为表闭的缘故，表层既闭热不得出，不出则人，所以向里攻逼，因为向里攻逼，所以手冷也，因为向里攻逼，胃中非常难受，所以人王之部发青，若青色连及口唇就是虚象，就是正气不能胜，病毒浸，浸乎有变成泄泻而下陷之倾向，因为环唇是太阴部位，就是拙著《伤寒研究》里面所说的，实则阳明虚则太阴了，既明白这个道理，第二个逆证的治法也就不烦言可解。既是表闭是手冷面青的原因，正当治法自然解表，还是无汗用麻黄发汗，有汗用葛根解肌，若是舌润苔腻用厚朴为副药，若是舌绛口苦用黄芩为副药，若是舌干汗多烦躁用石膏为副药，咳甚用象贝、杏仁、橘红为副药，痰多热重用瓜蒌、桑叶、黄芩、黄连为副药，如此用药就是正当不误的方法。若见口渴以为劫津，用石斛养阴；若见神昏以为热入心胞用各种牛黄丸以及各种香药（凡有麝香的丸药统谓之香药）；见有食积，就用保赤丹，病理不明只知将他在师傅那里写方子时学来的本领漫然尝试，那就是大错而特错的方法。

要知第三个逆症治法须先辨寒热，若是热泻舌色必红绛而干糙，粪必甚臭带老黄色，其余辨证方法虽多大半是纸上谈兵不能据以为准，高手必将脉象、面色、证情、舌苔四面合拢来考虑，然后似是而非处识得透把得定，这个不是一件容易事情。本书目的是将病的常识告知病家，稍深之处恕不详说了，单就舌色、粪色、辨泄泻的寒热除掉一二种疑难病证，其余也就十不离八。若是属热的是两阳合病，若是属寒的是太阴中寒热的，以葛根为主寒的，是炮姜为主。痧子最怕出不出，或一出就没，所以总以葛根为主取其辛凉透达，就是寒证炮姜为主还得用葛根为副药，最好加柴胡、葛、柴并用，既能解肌退热，又能升举下陷，凡是陷的证候都当升，所以《内经》上说高者抑之，陷者举之，如今为容易明白起见，将当用之药，以及无用敷衍之药，一一说明如下。

痧疹之用药

痧子最要药及次要药

麻黄　葛根　柴胡　炮姜

以上四味是最要紧的主药，不过麻黄用时较少，炮姜用得更少，麻黄必须无汗然后可用，炮姜只有泄泻属寒的用得着。

黄芩　黄连　石膏　竹叶

以上四味是清热药，凉性，必须阳证、热症可以用，为重要副药，若见太阴证者，此四味不可用。

杏仁　象贝　川贝　桑叶　橘红　瓜蒌　半夏　枇杷叶

以上八味宣肺化痰，性平，为痧子重要副药，因痧子什九都见咳嗽之故。

枳实　槟榔　腹皮　山查炭　枳壳　焦谷芽

以上六味消导药，性平，痧子兼有食积时，此为重要副药。

赤苓　猪苓　通草　六一散　泽泻　车前

以上六味利小便药，性平，咳嗽利害，小便短赤以及泄泻不止之症，此为重要副药。

以上二十九味是最重要药，亦最为平正王道之品，用之得当，可以随手而愈，免却许多危险，以下是次要药。

荆芥　防风　葱白　豆豉（以上发汗）　扁衣　芡实（以上止泻）　栀子连翘　蝉蜕　元参　天花粉（以上清热）　牛蒡马勃（咽喉红肿者用此）　西河柳茅根（二味可为代茶品）　地枯萝　莱菔子　冬瓜子（以上化痰）

以上共十八味，为次要副药。重要正药及副药，用之得当，可以弭患无形，用之不当，却有生命之险。这无所用其怕，既名为药原是补偏救弊的，当与不当，自然大有出入。但是次要副药却不然，用之而当，固然也有功效，用之不当，也无甚大危险。不过又有坏处，当病的来势狠重时节，想靠这个去病，却嫌力量太薄，委实靠不住，若当吃紧关头，用这种药，反能延宕时日，错过愈病机会。所以古人对于此等药不甚重视，以为成事不足败事有余，近人却喜欢用这种药，以为虽不能愈病于反掌，却可以无大过失。又说与其孟浪图功，毋宁小心寡过，这话听来未尝无理，然而卤莽灭裂，有噬脐痛悔之时，首鼠犹豫，有稍纵即逝之憾，功固难图，过亦不寡。鄙意以为这个全是学识问题，单单从图功寡方面着想，恐怕无有是处，不过见仁见智，在乎各人才地，却也无从勉强。说到这里，却有几句医学以外的闲话，要请病家注意，从前汉文帝不能用云中守魏尚，却拊髀太息，并世无廉颇、李牧，可见贵耳贱目，贤者不免。所以医生之难，难在识病；病家之难，难在识医，用药不当病固无从得愈，信任不专，医生且无从用药矣。

痧子不可用之药及其理由

此外又有不可用之药：第一是石斛，第二是远志，第三是玉枢丹（即太乙丹，又名紫金锭）、保赤散、回春丹、至宝丹、牛黄丸、万氏牛黄丸、金鼠矢。不可用之药何限，一部《本草纲目》，除去几样可用之药，其余统是不可用的，何以单单提出这几种。若问这个理由，并无别的缘故，不过小子常常看见用以上各种药而误事的甚真且确，所以特地提出来讨论一番，假使病家、医家都能虚心听受，保全的小孩就不啻恒河沙数了。

为什么要用石斛呢，用的人自然也有他的理由，他说小孩子热甚，最怕是壮热将阴液烧干，阴液既涸，病就不可救了，若用石斛，舌苔很糙的立刻就会转润，舌苔既润，阴分不涸，虽发热也就不要紧了，这就是用石斛的理由。又各种养阴药都嫌滋腻，惟有石斛绝不滋腻，所以放胆用之，别无顾忌。鄙见这话有个商量，须知热甚阴涸是少阴经的事，换一句话，说就是热病未传才见的证候，大约古人用天冬、玉竹、阿胶、鸡子黄的证候用石斛是可以的，若是病在三阳也可用石斛，那就仲景的学说完全错了，《内经》也完全错了。《内经》上说病温虚甚死，虚字指的是阴虚，也就指的是病之未传，若病在三阳万无阴虚之理，拙著《内经讲义》中论之最详。这个时候贸然养阴，他只知道舌润阴可不竭，又岂知养阴病不得出呢。病毒经甘凉抑遏之后，胸膈痞满变为烂喉、口糜、白痦，种种恶候都是不易收拾的。时医经验多些的，一面用石斛，一面却关照病家说，恐怕这病要出白痦，等到果然出了白痦，病家以为医生能预先知道，工夫不错，医生因为自己能预知白痦，已得意得胡天胡帝，至于病人死活，不暇问了，病家至死不悟。家中有别人病时，仍延此医，医生也至死不悟，替别人诊病时，还是用他的石斛，这个小子无以名之，只好说是劫数。石斛不可用于伤寒系之温病，尤不可用于痧子。伤寒系温病五字，是鄙人杜撰，然读者参观《温病讲义》卷四，当知此语绝不费解，且极重要。痧子之为病，译本《病理总论》谓原因不明了，然白药效言之，此病无汗者，当麻黄解表，有汗者宜葛根透发，与伤寒方同一蹊径，则此病亦为伤寒系温病无疑，至于痧子何以必须从皮肤透发，余别有发明，当著专篇详之。至于石斛所以不可用，当是因此物能助腺体分泌之故，第观胃中干则口中无津，津液从唾腺来，唾腺与胃脾必有密切关系，故胃中得水，能止口渴，鲜生地虽与石斛相似，其功用在能清血中亢热，增血中液体，与石斛完全不同。故当痧子，已化燥未尽达之时，可以用鲜生地，不可用石斛，一用石斛，未尽达之痧子必不能达，惟热病未路，阴亏津涸，即吾《脉学讲义》中所谓阴虚而热之症，唾液涸竭，舌干而劫津，血液干极，热炽而神经失养，虽法用从治，而阴虚之甚，不能任药，自非霍石斛、鲜生地并用，不能有换回万一之希望（此就充分言之，凡治病不可失病机，表邪既解热则未除阴虚已见，石斛有可用之理，惟消息至微耳）。今之时医，往往一见舌干，即用石斛，甚且舌不干者亦用石斛，其弊在不知阴阳虚实，此则余所深恶痛绝者也。《条辨》《经纬》两书谬点奇多，而尤谬者无过于《广温热论》及《叶案》，石斛用于热病实自叶始，而白痦见于旧籍亦从叶始，此最耐人寻味者也，小子对于此事曾几次受切肤之痛，所以体会得出来，白痦疑即西国人名为急性粟粒结核（详拙著《伤寒辑义按》）。

至于远志是为止咳而用的，那误用远志的见解较之误用石斛更是不如，误用石斛是不知先后，误用远志却是全不识病。凡是咳嗽都是体功自然作用，所以保护气道的。伤风咳嗽是因为喉管发痒而咳；肺痈咳嗽是因为肺络热郁，发炎而咳嗽；肺萎咳嗽是因为肺虚肾虚，阴虚生内热，肺部不胜外界冷空气压迫（里面热就觉得外界冷，里面是实热自然欢迎外界的冷，里面是虚热却又抵拒外界的冷），是因抵拒外冷而咳；老年人多咳嗽，因为气管壁膜常生黏痰为，驱逐黏痰而咳。所以常生黏痰则因肾虚，肾阳不能上蒸所致，远志能补肾火，往往其效如响，因既补肾阳，气管壁膜上黏痰就不生了；小孩子痧疹咳嗽是风寒袭肺气管发痒，前文所列主药麻黄、葛根，副药杏仁、象贝乃是对证之药，若用补肾火的远志，岂不去题万里。然小子曾亲见小孩咳嗽利害，有人妄用远志，希图幸中，别人见了，不问情由，居然效顰，一时对于风寒袭肺的咳嗽，用远志的竟习见不鲜，这个自然也有来历，不过我不知道出何典记罢了。然而不问是出何典记，总之是医学上不彻底的缘故，所以有此等谬妄举动。

玉枢、保赤等丹，为甚不好用呢？保赤丹是巴豆、胆星为主，其效用是攻食积与痰，且亦甚有效验，并无不可用之处，不过攻泻之药，要没有太阳表证方才可用，就是要发热有汗，手脚不冷，舌苔黄厚方才可用。大分各种热病手脚冷许是痰，痧疹手脚冷多半是表闭热向里攻，若再用保赤丹就无有不内陷了，所以传变以后或者可用，在初起三个时期内断不可用。我所见的痧子逆证多半是误用保赤丹，所以误用大概有两层道理。第一，是以意为之，以为小孩的病没有别样，不过是风寒、食积，是食积自然可攻。第二，抱定一个成见，以为伤寒下不厌迟温病下不厌早，又以为南方无真伤寒，所有热病都是温病，于是凡是发热只要用泻药一泻可以完事，他又何尝知道医学的难处，若是中国医学不过这样简单，可就真不值钱了，齐巧痧子最忌大便不实的，若是齐巧遇着这温病下不厌早的学说，这小孩子就冤了。

牛黄丸、回春丹的不可吃，关系就更大了，这件事要说明，却关到一点稍深的医学，不免累赘些仔细说个明白。读者须知本书绝非纸上谈兵，凡是学说不切实用的，都是没有彻底明了的缘故，那种废话，本书是没有的，所以话虽略多，未必便浪费了阅者的工夫。

痧疹照古书上讲，是肺胃两经病，因为热是阳明胃，咳是太阴肺，譬如发热不咳嗽，或是咳嗽不发热，都不是痧子。两样并见就大半要出痧子，这两样有交互的关系，咳若不畅，热就郁而不达，不肯遽退，热势增高，咳就格外利害，咳若能畅痧子便鲜红的透发出来，咳若不畅，痧子便不得出，不出即入，手脚就会冷，热就会向里攻，肺的方面就会气促、鼻扇，胃的方面就会面青、呕吐。所谓正当治法就是一面疏散肺中的风，一面清凉胃家的热，石斛所以不可用，就因为吃了石斛咳就不爽，所以用正当治法，一百个就愈一百个，用石斛就百个之中要死九十多了。这都是前文说过的，说一遍，应该格外清楚些，但是为什么回春丹、黄丸等香药不可用呢，要知道这个先要问为什么要用香药，各种儿科书上都说小孩面色发青是痰，这句话先不妥当，因不是本书范围之内姑且搁起不论，读者只要知道面青不是痰就是了。惟其有痰的一说，所以小孩手脚牵动都归咎于痰，吃了回春丹痰就会从大便里出来，益发误认惊风的原因是痰。又见小孩气促以为因痰而闭，麝香是能开闭的，儿科书中理论如此，所以惊风总是用有牛黄、麝香的丸药，甚于小孩手脚并不牵动，但见热甚就先用回春丹、牛黄丸等预防起惊，这就是痧子吃香药的缘故，这件事真正失之毫厘，谬以千里啦。

痧子是热病之一，热病的变化总是由外之内，其先太阳，其后阳明，正气既虚，就是少阴。只要将拙著《伤寒研究》涉猎一过，便是外行也可以懂得，照《伤寒论》上讲以病毒传则少阴为最利害，但是照事实上讲，病毒不止传少阴，明白些说，就是热病在太阳、阳明经的时节，传变的路不止少阴一条，他还能传入神经咧。

神经总汇之区是延髓，延髓和后脑相连，若是热甚延髓受了影响，神经就会紧张起来，神经一有变化，手脚就会牵动起来，头颈就会向后仰，背就会攀起弓来。所以一见手脚牵动就可以断定病毒已经侵及神经系，若还见角弓反张，即俗名扳弓惊的，就可以断定延髓受了影响，似这样的病高手见了无有不束手的，倒是号称懂得推拿的倒有办法，不过生命总是危险罢了。

《伤寒论》上的痉病，《千金方》里的痉病，后世医书上的惊风都是一类的神经系病，不过病毒有浅深，病性有缓急，在西医国书上名为延髓炎、脑膜炎的便是这个了。《伤寒论》上将痉病提开，大约因为伤寒传少阴的多，传神经系的少，所以痉病在《金匮》里别为一门，但是《伤寒论》中也曾说汗多，再汗遂能成痉，可知热病传神经的一条路，古人已经明明说出。或者又说中国医书从来不说脑，既不说脑，自然不知有神经了，此话亦不然，须知《内经》上屡说规矩权衡，这规矩权衡四个字，明明指出脑病证状的反面，不过读的人不懂罢了。

热病传变有两条路，一条是少阴，一条是神经系。热病传神经系也有两条路，一条是误汗，一条是误用香药。误汗是本来发热汗多，因为想他退热，再用药发汗，就传入神经而为痉病，这个《伤寒论》中已经明明指示出来。误用香药却是仲景没有说过的，麝香会入脑，牛黄也入脑，各种牛黄丸以及回春丹、太乙丹、神犀丹、至宝丹、金鼠矢、紫雪丹重要成分总离不了这几样入脑的药，热病在太阳及阳明经的时候，本来要向阳明腑顺传，或向少阴经逆传，若用这些香药病就换了一条路直向神经系传了，病既入神经系就显出种种败象，病家手忙脚乱不惜重金延聘名医，而名医大半都是熟读《伤寒论》的，用的药不外乎附子、吴萸、干姜、桂枝，这是用仲景治三阴的法子来治神经系的病证，文不对题，当然不效，又岂知用香药引病入神经系，是仲景不知道的呢。

从古以来都知道病入阴经，是极重的重证，然而遇着高手，果真有工夫的，确能十愈其七，若是病入神经系就糟了，至多十愈三四，还是轻的，若是真真痉病，简直百无一愈。小子的愚见，病人发热时节千万不要存一个预防起惊的成见孟浪用香药，就是热度高神志昏迷手脚微见牵动，千万不要误信王孟英、吴鞠通的谬说，以及各种儿科书上的梦话，轻易用香药尝试。须知高热用香药是平白地引狼入室，神志昏迷手脚牵动是热甚神经受了影响，尚未到真个延髓发炎地位，此时只须用疏散解肌、消导清热种种方法，使得高热速退，其病自瘥。至于热入心胞的话，乃是的的确确的胡说，非从速纠正不可。我辈以医为业，一半是自身生计，一半是病家性命，小子因为身受切肤之痛，竭力研究然后明白这些道理，所以不敢自秘者，实实在在是枯鱼过河之泣，不是老女炫嫁之谈。本书为病家而作，本节不因不由的说了些较深的医理，小子说句不自量的话，同道若能虚心听受，包管临床时保全不少婴儿，读书时减少许多疑义，更说句迷信闲话，多生少杀，冥冥之中积有福德，会当食报有时，若是多杀少生，恐怕地狱正非为他人而设。

痧痘之原理

此本是甲子年旧稿，书中所谓较深之医理，当时因手头万绪，无从说起，今则略具于生理、脉学、伤寒三种讲义之中，读者当能理会，无待赘言，今有当申说明白者，条列如下。

一、痧子必须从皮肤透发之理。就病之形能推考，人体蕴毒皆以皮肤为宣泄之出路，此是体工自救之唯一妙法，例如痧子、天花两种病，是先天毒，非由外面侵入者，此毒深伏在内，以适当时期外达。所谓适当时期，有两个条件。第一，须俟体内各脏器发育，至于雏形悉具，然后此毒方外达，故小孩出痧子、出天花，总在乳齿既生之后，若乳齿未生以前，罕有见出痧子、天花者，有之，亦属千分之一之例外，盖乳齿未生，雏形未具，藏府肌肉血液腺体，皆未有截然分工之界限故也。第二，痧子、天花决不无因而见。所谓因，即外感四序之寒暖有非常之时，最能使小孩伤风、伤寒，此伤风、伤寒为外因，而外因却能为内病发作之诱因，故认痧子、天花为传染病非充分切合事实之理论。盖就表面观之，甲病乙不病，然使甲、乙两孩同居一室，甲孩病乙孩即无有不病，而且病状相同，谓为传染似无不合，然自真际言之，病毒本潜伏于躯体之内，发不发乃迟早问题，天花、痧子之主因是先天病毒，伤风、伤寒不过副因，与病人同室不过非时寒暖之外加有病菌空气，可谓双料副因，而此双料副因毕竟非时寒暖为宾中之主，其病菌空气实宾中之宾，故使离群独处之小孩，若遇非时寒暖伤寒风，亦可以出痧子、天花，若已经出过天花、痧子，短时期中即与病孩同室亦不传染，岂非传染云云非切合事实之理论乎，其一例也。

又如花柳毒，初期无论为白浊、为横痃、为鱼口下疳，亦无论用西法或中法，治之使愈，愈后辄患皮肤病。花柳非本体内蕴之毒，其初由于外铄，毒既入体，蕴酿而为病，如法治之而愈什九，皆有一部分药物不涤除之病毒，此病毒潜伏于躯体之中，则遍身骨楚而感不适，乃其最后辄发泄于皮肤，剧者为疬为癣，轻者亦为红点，通常谓之湿气，《微疮秘录》谓之痧仁疬。痧仁疬之为状，介乎天花、痧子之间，其红点视痧子为大，其异于天花之处，在点疏而不灌浆，其性质与痧子天花全异，盖痧子、天花为急性，而此则慢性也，然因药力不能荡涤之余毒卒之体工自起救济驱之，使从皮肤发泄则与天花、痧子同一蹊径，其二例也。

又如酒客沉溺于饮，因醉而血行失其常度，积年累月，血中新陈代谢之机能，以渐失职，经隧溪谷中老废物不及疏泄向外，滞壅而沉淀，则为痛风。痛风之末路为血枯、为痉挛、为局部不仁，如此则为痼疾，假使不逐渐趋重，体工之能力有活动余地则能驱之向外而使皮肤发红点作痒，则为风湿，以故酒客多风湿，假使用药外治风湿，则痛风必增剧，假使风湿愈发愈多，则痛风必以渐瘥减。筋骨内之痛风与皮肤外之风湿，互为消长，乃知确是体工驱病毒使外达也。其有风病不因饮酒而来者，古法辄治之以酒，《千金方》醉仙酒，《内经》有醪醴治病法，乃知古人默会体工之形能，而利用其自然力以治病，故有此发明，其三例也。

此外默察形能之机转，可得而言说者尚多，今姑省之，仅就以上三例。凡躯体内有蕴毒体工之自然力，苟尚有活动余地，必能驱之向外，以皮肤为宣泄之尾闾，殆甚真确而无可疑者，此则天花、痧子之原理也，既明此原理，则治痧子自当以透发为主病，有向外之机转而用甘凉过抑之石斛，内窜蚀脑之香药，岂不背谬之甚也哉。

梅疮见垣录

梅疮见垣录

佛说：娑婆是秽土，西方是净土。又说：即心即土，心净土净。是土之不净，由于心之不净。若现时代之中国，最是通商大埠之上海，可谓秽之尤者矣。海淫之事，既无所不用其极，其结果梅毒横流，甚于洪水，上而至于大洋房，下而至于夹层里。其人躯体中之血，多半是梅毒螺旋菌之窟宅。乃至穷而无告之叫化，其面部有梅毒证据者，十人而八九，何其秽也。回想四十年前之社会，尔时虽百不满意，自今日观之，犹是成康之世。究竟此短时期中，何故随落至此，以余之陋，可得而言者如下。

先说血中有螺旋菌，则面色有特征，不啻挂一招牌。究竟何故挂招牌？其招牌又为何等？如何可以认识？此事当从头说起。初一步两性媾合，其一有毒，其一无毒，有毒之体必传其毒于无毒之体。受毒从输精管逆入，至于膀胱下口之底面，则其毒不得再入。因其处有腺体，此腺体能滤毒，不许不纯之物质向里，起滤毒作用。其腺则炎肿，其附属连带之组织亦炎肿，分泌增加，此时则显病态。尿道痛而尿混浊，男子则为白浊，女子则为带下。其轻微者，所下之物微带黄色，痛亦不甚，量亦不多；其重者，痛甚量多，色黄而腥臭；其尤甚者，尿道之出口亦炎肿作痛；更进一步则溃烂，如此者谓之鱼口、便毒。又有阴茎之腺，及其附属之小腺，焮肿作痛而溃烂者，谓之下疳。又有袴褶间最大之腺体，因滤毒而肿硬，其形如鸡蛋，则谓之横痃。凡此诸病，统谓之花柳病。而女人尿道痛，下黄带，腺体炎肿类，都不知是花柳病，因女体不易内传故也。此种病，其血中皆含毒菌，其菌之形状为螺旋形，故云梅毒螺旋菌。中国旧法，所用药方常有轻粉，此病得轻粉，其愈甚速，不过三五日，病者即霍然无所苦。然从此其毒内传，不向他处，专入督脉，当病毒在督脉时，完全潜伏，无特征可见，而其进行奇缓，可以二年、三年绝无病状，最甚者，可以至十四五年，大约与躯体盛衰有关系。病者若二十许受病，则三十五必发作；若三十许受病，则四十五必发作。其发作之处所，在喉头上颚，盖由督脉上行，逆入延髓，至会厌而出。初发作时，觉喉痛，继一步㿠肿，再一步有白腐，喉头不甚痛，头则剧痛。医者不识，往往误认为喉症。喉症为疫毒，病从胃来，其势疾；梅毒病从督脉来，其势缓。疫喉腐烂处在扁桃腺；梅毒腐烂处在喉头后壁，连及上颚鼻腔。疫喉或愈或致命，不过三五七日；梅毒则十日、半月，乃至一月、二月，无甚变动。疫喉常兼发热，梅毒则否。此其外面之症状，里面之来路不同，大略如此。病者喉痛十日、半月或一月、二月，乃渐渐溃烂，入于鼻腔，脓涕从眼鼻流出，其鼻筛骨下之肉团溃烂至尽，此时鼻梁及鼻准都发黑。最后一步鼻准亦溃烂，乃至鼻梁骨脱落，面部之正中显一大圆孔，而其人不死。岂但不死，饮食、睡眠、二便都如常，如此者谓之开天窗。此外又有一种不烂鼻而烂脑。当其喉痛头剧痛之时，初一步见小疮疖，继一步疮疖渐多，约数十百枚，如瘌痢，其后头皮完全脱落，头骨之罅缝中可以见脑髓，如此者亦不死。盖此时其毒已完全向外，体内无毒，故得不死。治愈之后，不过头顶有甚大之瘢痕，其余则与常人无异。大约男子多开天窗，女子多烂头顶，此因冲任之脉通于颠顶，督脉之上通于鼻，男子受毒循督脉上行，女子受毒则冲任首当其冲故也。又有一种花柳病，治愈之后，数月或三五七年，病者无端觉鼻塞涕多，多误认为伤风。然而伤风多咳嗽，此则不咳嗽；伤风见黄涕则愈，此则不愈。初起鼻塞涕多，其后亦见黄涕，而自觉鼻腔热甚，此即鼻腔发炎之故，因鼻腔发炎，其涕则黄而干，如脓而粘韧，往往于早起从鼻孔中取出两条，似鼻涕，亦似脑髓，日日如此，病者不自知其故，医者复不识，只有听其自然，如此者日复一日，至于三五七月，其鼻梁低陷，甚者与面部平，而鼻准仍不动，此名为柱塌陷。既至柱塌陷，然后知其为梅毒，用梅毒法治之，其病可愈，但其已陷之鼻梁骨，则不能复生。如此者，其人终身如受劓刊。以上三种，都是旧医法之流弊，大约都因初步用轻粉之故。凡花柳医生所谓包愈，所谓限日断根都是用此等药，故从前都说梅毒开天窗。近来医者病者都知此种流弊，只有少数江湖医生仍用轻粉，仍以包愈限日断根为言，其稍知自爱者都不肯用此等药。故现在梅毒虽盛行，而开天窗者甚少，开天窗之惨剧既不少概见。而治游者乃肆无忌惮矣。

中国已数百年无医政，医界有学识者如凤毛麟角。若花柳医生则更鲜有道德心、责任心者。本来无学识，亦且无从用功，如此者，当在天然淘汰之列，于是西医起而代之。今日上海之花柳医生，即不必真是西医，亦多用西药。前十余年盛行六〇六，近来则盛行九一四黄色素，此等药之发明，都从细菌学来。大约从病者血中取出梅毒菌，用适当方法培养其菌，然后用种种药试验，若某种药细菌遇之而慴伏不动者，谓之有凝集反应，则取其药制成注射剂。又将细菌种于家兔之躯体中，经若干时，验其血，则所种之菌必甚繁殖，用制成之注射剂，注入种菌之兔体，经若干时，更验其血，若血中菌已净尽，则此项药为治此病之特效药。前之六○六，今之黄色素，都是梅毒特效药。然而梅毒不能消除，岂但不能消除，且为虐愈甚，所以然之故，药能杀菌，菌亦能抗药。大约初一步注射，菌则为药所制，菌消灭而病愈，但愈病之成效不能充分。譬如百分之九十五以上之菌为药所杀，百分之四五之菌则起变化而能抗毒，且因注射之故，大部分之菌已不能存在，其少数之菌则逃避而至药力不及之处。若再用注射剂治之，药力过猛，则伤及藏气，药力不及，则不能杀菌。于是其病内传，既经内传，则其病状病候与前迥然不同。例如初起是横痃、下疳、白浊，其后是心脏病，是肺病，是胃病。医者见各种病证，用各种方法治之，其为状恰如医生与病毒赛跑，病毒常在前，医生常在后，结果总是病毒胜利，医生失败。此是现在新医学大概情形，不止梅毒如此，而梅毒所以不能消除，则无非因此缘故。

人身卫气循环，荣血循环，淋巴液循环，内分泌循环。前两者较粗，后两者较细。从医学上潜心探讨，皆有迹象可见，此为生理上运行常规。清浊相干，寒热反应，气与血局部不利，溲便分泌失常，呼吸失节律，心神不清明，喜怒不中节，运动感觉起变化等，为病理上之变态。现在之医学只能知其粗，不能知其纽。凡一种病渐次内传，有其彼此呼应之途径，由浅入深之程序，欲明其所以然之故，苦于程度不及，若由病变之迹象言之，则固如指上螺纹，数之可数。就我经验上所得言之，梅毒菌之传变如下：

（甲）花柳病经过六○六或黄色素治疗后，病者绝无所苦，病状亦不可见，通常以为如此者其病已愈。若其人再事治游，发第二次花柳病，更用前法治之，则不得效，而其病辄上行，头眩，耳鸣，面部肿，手脚不仁而耳聋，口臭，知识曚昧，如此则无办法，唯有听其自然，其人乃同废物，延喘三五年，然后死。

（乙）花柳病治愈之后，不再治游，病者可以二三年无所苦。二三年之后，因气候关系，人事之转变，而发特殊之病症。若其人本来肺弱，或因其职业关系，肺部受病，则容易伤风，而长久咳嗽，医者不知此故，照伤风治，旋愈旋发。病人自以为容易伤风，中医不识，妄用疏解药敷衍，西医不识，断为初期肺病，中西医用药都不中肯，于是其病愈演愈进。初一步常常伤风，继一步腰酸气急，第三步两臂酸痛，第四步痰中带血，此时已成真肺病。此后复有两种，一种见自汗、盗汗、潮热、吐血，至死。又一种，手指两面突起，指头作鼓槌形，肺量促，呼吸短，痰腥而遗精，如此者则为慢性肺病，亦不免于死。

（丙）花柳病愈后三五年，其人因环境关系，肝气郁逆，此为其主因，天气变迁为其副因，人事之偶然，如饮酒盛怒，及猝遇变故，为之诱因，则猝然而发特殊之病症。有最恶劣之一种，其人忽然吐黑水，一发不可制止，吾所见有三五日死者，有立刻死者。其所吐之水如淡墨汁，非胆汁，非胃酸，亦不可谓是血，大约因中毒之故，血清变性而然。余虽能知其来由，而不知其治法。第二种其人猝然呕血，所呕之血黑色结块，量多，一次之呕可至半面盆许。余曾值此病用大剂补血止血之品，止之得止，其后用徙薪丹去毒，幸而得愈。第三种因气候燥热之故，病毒从肝胆之经气上行入脑而为中风。此种中风，二十年中所见十四五人，其病多见风缓证，病者往往目连搭，无语言能，如此者都不可治，其有幸而愈者，不过百分之一二。第四种见爪疥鹅掌，筋骨酸楚，应节气而发，浑身拘急，都无所可，其最后之变化为麻风，亦有入肺、入脑成中风、成肺痨者。

（丁）花柳病愈后三四年，病者患咳，患遗，腰酸，面色苍白，精神委顿，气短浅，自汗盗汗，气急多痰，骨蒸潮热，合目则梦或见鬼，无论见鬼或梦，辄遗精。其见之于上者则为耳聋、耳鸣，目光无神，同时甲状腺、腋下腺辄肿痛而为瘰疬，如此者其病是瘵。

以上甲乙丙丁四种病，有不从花柳余毒而得者，但居少数，从花柳得者，居多数。其从花柳得者有特征：（一）面部见小痤痱，约十数点，其痤痱不甚大，颜色亦不变；（二）面部作棕红色，黯然而暗；（三）掌皮厚硬而亮，所谓鹅掌；（四）爪疥，即石灰指甲；（五）鼻中息肉；（六）黄涕，女人黄带。凡见此种特征，而患上述甲乙丙丁四种病，都不可治。凡此种特征不知者，见小痤痱，以为丘疹；见棕红面色，以为其人面色本来如此；见爪疥、鹅掌、黄涕、黄带，以为特殊之病。其知者，对此种种，知其无非为螺旋菌潜伏躯体之变相。故云有潜伏梅毒者，其人面部有招牌，此事西医知之，东人亦知之。曾见东国医报，有梅毒家族之名词。不知者，唯我国人，及滥竽医界之中医耳。

上述甲乙丙丁四种之外，尚有各种微细证据之梅毒病，不胜枚举，而尤可怕者是遗传。凡青年无论男女，苟罹梅毒，便不能生育，其较轻者即使能生产，其小儿亦多不育，其可得而指数者如下：

一种，初生婴儿，头骨不圆整，所谓不圆整，并非㖞斜之谓，乃是不圆满，一块突起，或一块坳下。二种，无论天痘、痧麻，各种生理上必定经过之病，如有潜伏性梅毒遗传于婴儿之躯体，则痧麻天痘发作时，无有不逆者，逆则必死。不知者，以为医生用药不适当，岂知事实不如此也。三种，婴儿常患惊，惊亦常事，但有先天性梅毒者，其惊风十九都转属风缓症，或者死于风缓，或者不死于风缓而转属为解颅。解颅者，大头病也。二十年前，见游戏场中有以大头病婴儿陈列，俾众人观览而输钱者，常人不知，医生亦不知，自我观之，此事可谓中国医界之奇耻大辱也。四种，初生婴儿，照例无多病，若有潜伏性梅毒，则变端百出，有盲者，有聋者，有哑者，有口中生疮溃烂者，下部生疮溃烂者，自明眼人观之，无非一幕惨剧。无知众人不知，医生不知，对于此种含毒性病证，妄造丹毒、慢惊、流火，种种模糊影响之名词，用药则如盲人瞎马，可以寒心。然而社会中优秀分子，苟其囊中有钱，则狎伎跳舞，挥斥千金，买勾栏中人为妾，自以为豪举，岂知充量言之，其祸可以斩嗣灭族。吾尝思之，所以短时期中成此现象，有两种原因。其一是中国固有的，其二是外国输入的。所谓中国固有的，淫书是也。佛说人身由父母精血媾合而产生，是种子不净。凡人皆有性欲，即因此根本不净之故。圣贤知此，故立礼教之大防，但礼教只防得表面，其里面实非礼教所能及，不过礼教能养人廉耻，则人知自爱，教人报施，则人负责任，是故礼教亦能征服其种子不净之恶根性，有礼教毕竟胜于无礼教。礼教既坏，宜其淫书淫画充斥于国中矣。人之贫贱，所急者在救饥寒，且贫贱则不见可欲，心不为乱，富贵则反是。故云：饱暖思淫欲。由此之故，淫书之传布，多在饱暖阶级。又凡读书则知，不读书则愚。然读书有多种，词章是一种，性理是一种，考据是一种，经济又是一种，要之以经史为根柢，经史不但文章茂美，亦教人修身。然文学之事，近世剧变，经史既束置高阁，作诗古文词者极少，作词曲小说者多，作淫书者尤多。此因人类种子不净，有恶根性，故其变化江河日下，乃必至之趋势。然而不读书，不识字，无从知美妙之文学，亦无由见秽浊之淫书，则愚蠢胜于智慧矣。

所谓外国输入的，欧化是也。欧洲文化是物质的，是讲乐利主义的。唯其讲乐利主义，故廉耻报施种种，都不若中国之讲究，只重公德，不重私德。唯其是物质文明，故凡可以发展乐利主义之设施，无所不用其极。然彼邦亦自有其道德，如崇拜英雄、尚勇、爱国等等。五十年来，欧风东渐，只有乐利主义，殆未有彼邦所谓道德。同时，我国固有之礼教多被打破，所不打破者，却是小说淫书，此实造成今日局面之原因。上海是欧化最浓厚的地方，是礼教最薄弱的地方，是全国财产集中的地方，是故上海为梅毒菌繁殖之适当区域。

或言如上所说，是冶游为害，倘不冶游，而广纳姬妾，即无如此流弊。答曰：是又不然。须知多内有两不可。其一是事理上不可，其二是生理上不可。所谓事理上不可，有妾者往往无家政可言，争妍则财用不节，妒宠则骨肉不亲，因嫡庶之故，以致后嗣阅墙聚讼者甚多。其他如绿衣、如墙茨、如凯风、如新台，其流弊有不可胜言者。横观社会，纵览历史，皆有其事，无可幸免。况现时代重婚有干例禁乎？所谓生理上不可，人世一切烦难问题，皆赖忍耐力解决之；一切重大事业，皆须有志者成就之。此忍耐力即《内经》所谓作强，亦即吾《讲义》中所谓生殖腺向上发展者也。人生斯世，严格论之，我慢之心不可有，然而浩然之气，却从我慢生。所谓富贵不淫，贫贱不移，威武不屈，非我慢而何？所以有此精神，所以有此气概，皆肾腺之内分泌为之。若多内精空，则其人必无大志，并我慢而不能，更何论其他一切？

或又曰：梅毒菌入人躯体，其面上既有招牌，假使有特别眼力，能认识此招牌，岂非可以自恣而无祸患？余笑曰：梅毒菌入血，若五脏递传，则面上有招牌可见；若入督脉、冲任，却无招牌可见。鄙人行医二十年，潜心研求，仅知少数变化，尚有多数变化，为余不知者。又余所业者为内科，常见有花柳科西医，其自身亦患梅毒，则特别眼力之靠不住可知矣。总之人生不过数十年，鸟兽孳尾，尚有时节，何必于此中求乐，戕贼其身，遗害子孙。作此自焚之事为哉！自我观之，今日社会底层有一最毒之物，潜伏种各罪恶，其动机皆此物为之，假使不设法除去，其势力可以亡国灭种，此何物乎？淫书是也。人生至可宝贵者，莫如聪明，聪明之基础在生殖腺，生殖腺之发育完成，在二十以前青春时期，而淫书之为物，最能于此一时期中，摧残发萌滋长之肾腺。其摧残之程度有等差，最甚者，可使终身为白痴，其次则为痨瘵，又次则愚蠢而志气短浅，其最低程度，亦能减少人生伟大事业之成就。青年当未结婚以前，无物能损害其生殖腺，有此能力者，厥唯淫书。故此物之毒，甚于洪水猛兽。举凡虎力拉、鼠疫、种种凶恶病症，都不能拟其酷烈。然则最无聊之事业，莫过于以文人而著淫书。以现时代出版事业之进步，印刷容易，流传容易，而底层社会迫于饥寒，因卖淫书，有微利可图，遂趋之若鹜，于是淫书传布之速，如大火燎原，不可扑灭。然著者既造此孽，以事理推之，其受苦之程度期限，将与淫书传布之数目为正比例。正恐其人当入地狱，虽有佛菩萨之宏愿力，亦不能超度。古人有言，饿死事小。欲免饥死而造此不可超度之孽，委实不值得矣。

《素问》"七损八益"句极费解，余曾仔细推求，而未得惬心之说。然本文云：能知七损八益，则二者可调，不知御此，则早衰之节也。详其语意，不过是调和阴阳，以免早衰。而马元台直以采补释之，此实甚大之谬误。盖言医学者有房中一门，即根据于此。然黄老之学，以无为恬淡为主，其养生之要，以摇精劳神为戒，断乎不言采补。采补之术，即使得其真传，亦是一种魔道，若以意为之，可以遗患无穷。二十年前，国人生计为西洋机器所夺，生齿繁而经济力绌，于是节育之说，深中人心。当时遂有种种非法媾合之方法，公然宣布此事，尽人知之，而其流弊，则尽人不知。余以职业关系，颇窥见里面之苦境。大约节育方法，大部分是忍精不泄，亦有所谓物理的节育方法者。忍精不泄，败精为患，就地发生疾病，则为癫疝，为木肾。若循淋巴液传于溪谷、关节，则为癞风。若兼有中毒性，则二种病均起恶劣之变化，其患木肾者睾丸可至溃烂；其患癞风者可至苟性癞风，男子浸淫于面部，女子发生于颠项。两种病之外，更有一种从腰尻骶骨部分发生痈疽，即所谓肾俞发者。凡此皆极惨酷，而医生大抵仅知其为性病，不知其来源如此也。节育之害如此，采补之不可为训，可以推理而知。故鄙意以为言医学者。房中一门当废。孟子谓君子不立乎岩墙之下。此事之危险，实十百倍于岩墙也。物理的节育，其结果常患食㑊病，女子多患子宫病，医者因不知其来源，展转错误，至于不可救药，乃习见不鲜之事。吾尝诊八十余九十余之老人，有得天独厚者，有营养甚良者，大都自幼得良好教育，清心寡欲，然后能致上寿，其脉常彻底清楚，与常人迥然有别。大约能清心寡欲者，虽至九十以外，其神明不衰。若仅恃营养良好者，虽脉好体健，而记忆力不良，精神昏惰。由此可悟养生之道，自古相传，若八段锦、十二段锦、太极拳之类，无非能使全躯体脉络通沏。准此以谈，则《千金方》所列衍宗丸、庆云散之类，都不可为训。孔子谓：血气未定，戒之在色。性欲冲动，人类所不能免。心神方面，当以道德自克；躯体方面，当以锻炼自全。更远离淫书、淫画，是不但个人修身养性之正轨，如其风气转移，国脉民命之前途，实利赖之矣！

十二经穴病候撮要

十二经穴病候撮要

武进恽铁樵　辑

受业江阴章巨膺　参校

手太阴肺

手太阴之脉，起于中焦，（中焦在胃中脘，主熟腐水谷精微，上注于肺，肺行荣卫，故十二经脉自此为始，所以手太阴之脉起于中焦。）下络大肠，（大肠为肺之雄，故肺脉络大肠。）环循胃口，（胃口为胃之上口，贲门之位也。）上膈属肺，（手太阴为肺之经，故其脉上膈属肺。）从肺系横出腋下，（腋谓肩之里也。）下循臑内，（臑谓肩肘之间。）行少阴心主之前，（少阴在后，心主处中，而太阴行其前。）下肘中，（尺泽，穴分也。）循臂内上骨下廉，（上骨谓臂之上骨，下廉谓上骨之下廉。）入寸口，（经渠穴在寸口中。）上鱼，（鱼谓手大指之后，以其处如鱼形。）循鱼际，（鱼际谓手鱼之际，有穴居此，故名曰鱼际。）出大指之端；（少商，穴分也。）其支者，（《针经》曰：支而横者为络。此手太阴之络别走阳明者也，穴名列缺。）从腕后直出次指内廉，出其端。（手太阴自此交入手阴明。）是动则病，（手太阴常多气少血，今气先病是谓是动。《难经》曰：是动者气也。）肺胀满膨膨而喘咳，（膨膨谓气不宣畅。）缺盆中痛，（缺盆穴名，在肩下横骨陷中，谓其处如缺豁之盆，故曰缺盆。）其即交两手而瞀，（《太素》注云：瞀，低目也。）是谓臂厥。（肘前曰臂，气逆曰厥。）主肺所生病者，（邪在气留而不去，则传之于血也，血既病矣，是气之所生，故云所生病也。难经曰：所生病者，血也。）咳嗽，上气喘渴，烦心胸满，臑臂内前廉痛，掌中热。气盛有余，则肩背痛风，汗出中风，小便数而欠，（数，频也。欠，少也。谓小便数而少也。）气虚则肩背痛寒，少气不足以息，溺色变。卒遗失无度。（下略。）

手太阴肺经（左右凡二十二穴）

少商（在手大指端内侧，去爪甲角如韭叶。）

鱼际（在手大指本节后散纹中。）

太渊（在掌后陷中。）

经渠（在寸口脉中。）

列缺（在腕后一寸五分。）

孔最（去腕上七寸。）

尺泽（在肘约文中。）

侠白（在天府下二寸动脉中，尺泽上五寸。）

天府（在腋下三寸，臂内廉动脉中。）

云门（在巨骨下气户旁，二寸陷中，动脉应手，举臂取之。）

中府（在云门下一寸六分，按乳头往上数至第三肋间，动脉应手者。）

手太阴肺之病候曰肺胀，曰肺萎，曰肺痈，曰息贲，曰咳嗽，曰哮喘，曰诸气，曰疹子。

肺胀 《沈氏尊生书》云：肺胀，肺家气分病也。仲景曰：咳而上气烦燥者，为肺胀，欲作风水，发汗自愈。又曰：咳而上气，此为肺胀，其人喘，目如脱状，脉浮大者，越婢加半夏汤主之。又曰：肺胀咳而上气，烦躁而喘，脉浮者，心下有水气，小青龙汤加石膏主之。丹溪曰：肺胀而嗽，或左或右，不得眠，此痰挟瘀血，凝气而病，宜养血，俾流动以平气降火，疏肝以清痰，四物汤加桃仁、诃子、青皮、竹沥之类。沈金鳌云：肺胀为肺经气分之病，故宜以收敛为主，即挟痰挟血者，亦不离乎气，不得专议血，专议痰也，宜清化丸。

清化丸方 贝母（一钱） 杏仁（五钱） 青黛（一钱） 姜汁砂糖丸含化

铁樵按：婴儿有猝然喘满，手脚牵掣，俗名肺喘惊风者，实即肺胀之候。所为肺喘凉风，病者之胸背皆高起，此种乃大危险症候，实无善法。《保赤新书》中有牛黄夺命丸治此病，然亦未曾实验，恐不能取效，因上膈及背皆骨骼，喘满至于骨骼变更地位，肺胀之剧烈可见。又有此病有慢性者，可以延喘至十余年，更无办法。谢蘅窗先生之老太太患此，中西名医毕集，无药不尝，卒未得一当也。

肺痿 肺痿久咳，肺虚而热，在上焦病也。其症状必寒热往来，自汗，气急，烦闷，多唾或带红线脓血，宜急治之，宜举肺汤、元参清肺饮，切忌升散温热辛燥。仲景云：或有患此症吐涎沫而咳者，有吐涎沫而不咳者，其人不渴，必遗尿小便数。所以然者，以上虚不能制下故也，此为肺中冷，必眩多吐涎，必温之，宜生姜甘草汤；又有火盛者，宜人参平肺散；有喘急而面浮者，宜葶苈汤。大约此症总以养气、养肺、养血、清金、降火为主，若肺萎将变为痈，又必兼理脓毒，宜紫菀散。

举肺汤 桔梗　甘草　天冬　竹茹　阿胶　沙参　贝母　百合

元参清肺饮 元参　柴胡　陈皮　桔梗　茯苓　麦冬　苡仁　人参　甘草　槟榔　地骨皮　童便

生姜甘草汤 生姜　炙草　人参　红枣（此方治肺寒咳吐）

干草干姜汤 炙草　干姜炭（此方治吐而不咳）

人参平肺散 桑皮　知母　人参　地骨皮　炙草　天冬　赤苓　青皮　陈皮　五味子　生姜

葶苈汤 炒葶苈为末，大枣十枚煎汤，调末服。（原注云葶苈末二钱，照经验上言之，万不可用二钱，此物甚悍，三四分已足。）

紫菀散 紫菀　人参　知母　五味子　桔梗　贝母　茯苓　阿胶　甘草　生姜

肺痈　肺痈，肺热极而成病也，其症痰中腥臭或带脓也，宜清金散，是脾虚肺弱，虚火上燔之败症，故补脾亦是要着。初起时咳嗽气急，胸中隐痛，吐痰如脓，宜麦冬平肺饮；或咳吐脓痰，胸膈胀满，气喘发热，宜元参清肺饮；或病重不能卧，宜宁肺桔梗汤；或已吐脓血，必以去脓补气为要，宜排脓散。勿论已成未成，总当清热涤痰，使无留壅，自然易愈。凡患肺痈，手掌皮粗，气急脉数颧红鼻扇不能饮食者，皆不治。

清金散 苡仁　橘叶　黄芩　花粉　贝母　桑皮　桔梗　牛蒡　蒌蒌

麦冬平肺饮 麦冬　人参　赤芍　槟榔　甘草　赤苓　陈皮　桔梗

元参清肺饮 元参　柴胡　陈皮　桔梗　茯苓　麦冬　苡仁　人参　炙草　槟榔　地骨皮　童便

宁肺桔梗汤 桔梗　贝母　当归　黄芪　枳壳　桑皮　防己　瓜蒌仁　甘草节　五味子　百合　苡仁　葶苈　杏仁　地骨皮　知母　咳甚者倍百合，发热加柴胡，便闭加大黄。（大黄不过三五分，不可多。）

排脓散　人参　黄芪　白芷　五味子（等分）

息贲　息贲，肺积病也，在右胁下如覆盆状，令人洒洒然寒热，背痛呕逆喘咳。发肺痈，脉必浮而长，肺气虚痰热壅结也，当以降气清热开痰散结为主，宜息贲丸。

息贲丸　川连（一两二钱）　厚朴（八钱）　干姜　茯苓　紫菀　川椒（钱半）　人参（二钱）　桂枝　桔梗　三棱　天冬　陈皮　川乌　蔻仁　青皮（各一钱）巴豆霜（四分）　茯苓另研，余为末，筛过和茯苓研匀，再入巴豆霜研匀，蜜丸梧子大。初服二丸，每日加一丸，渐加至大便微溏，再从两丸加服，积去大半便勿服。

咳嗽　病源方药详风劳鼓病论，《病理各论》。

哮　哮，肺病也，哮与喘与短气三症相似而不同。《入门》曰：哮以声响言，喘以气息言。盖哮无不与痰俱，喉间沙沙有声，病作时，肺管中皆痰也。古人辨此，说多而不甚清楚，兹以吾意说之。气道窒痰鸣者哮也，气息壅涌呼吸如不及者喘也，或谓抬肩摇身者为哮。按：抬肩云者，即所谓肩息。摇身者，谓呼吸困难，身为动摇。此二字，哮有之，喘亦有之，若以意会之，恐失之弥远，惟以寒热虚实为辨，则灼然可见。凡病暴者多实，久者多虚；暴者属热，久者属寒。暴病有属寒者，乃中寒，阴盛于内，阳亡于外之候，故其症必有汗。久病有属热者，乃阴分既虚，水不涵火之候，故其舌必干绛，两颧必发赤。哮吼之病，往往完全不见热象，且此症恒见之于童年，终身不能愈，以云病久，无有更久于此者。秋杪即剧，春暮乃瘥，其为肺寒，不胜外界冷空气压迫，极为显著，故《全生集》用豆豉、白信石治此病，其为寒证甚确。李士才谓是寒包火，谓于八九月未寒时，用大承气下其热，至冬寒无热可包，便不发作，此说甚不经。患哮病者，无有不虚，用大承气岂非犯虚虚之禁乎？沈金鳌云：哮症大都感于幼稚之时，客犯盐醋，透渗气脘，一遇风寒，便窒塞道路，气息急促，故多发于冬初，必须淡饮食，行气化痰为主，禁凉剂，恐风邪难解也，禁热剂，恐痰火易升也。苏子、枳壳、青皮、桑皮、桔梗、半夏、前胡、杏仁、栀子，皆治哮必用之药，验方列后。

千金汤　麻黄　桑皮　苏子　杏仁　白果　黄芩　半夏　甘草　款冬花（此方能治一切哮症。）

水哮方　芫花　紫背浮萍　米粉和为颗，清水煮熟恣意食之。（水哮谓哮而兼饮者。）

皂荚丸 皂荚去皮子弦蜜丸（二钱） 明矾、杏仁、白牵牛头末（一钱） 紫菀、炙草、桑皮、石菖蒲、半夏（各二钱） 胆星（一钱半）

上药研末用百部一两二钱煎膏丸（此方治久哮，每服一钱）

千缗导痰汤 姜半夏（二钱） 胆星、陈皮、赤苓、枳壳（各一钱） 皂荚、甘草各一寸并蜜炙姜五片煎服。（此方治风痰哮。）

参苏温肺汤 人参 紫苏 木香 肉桂 五味子 桑皮 陈皮 半夏 白术 茯苓（各一钱） 甘草（五分） 姜（三片） 煎服。（此方治肺寒而哮。）

诸气（《内经》谓诸气皆属于肺，故凡气为病者皆肺经病。）

中气 中去声，如中风之中。中气暴病也，暴喜伤阳，暴怒伤阴，忧愁怫意，气多厥逆，皆能致中气之病，要惟忿怒为尤甚。怒则肺举叶张，气有升而无降，可以痰涎壅塞，牙关紧闭，一时昏倒，不省人事，若以姜汤急灌之，立时可醒。既醒之后，随症调治，非若中风之病，一发便不易挽救也。《入门》曰：中气之病，虚者八味顺气散，实者四七汤。

八味顺气散 人参 白术 云苓 炙草 青陈皮 白芷 乌药

四七汤 姜夏 茯苓 厚朴 苏叶 生姜

短气 短气有虚实两种，元气虚乏，呼吸浅促，对面微闻声息者，当补气，不可泻肺。无急病者，当视其所亏何藏，斟酌调理；急病末路，见呼吸出多入少者难治，宜生脉散。仲景曰：平人寒热短气不足以息者，实也。又曰：短气有微饮，当从小便去之。

生脉散 人参 麦冬 五味子 加阿胶、白术、陈皮者名加味生脉散。

气逆 气逆，火病也。《内经》曰：诸逆冲上，皆属于火，今所见者，以妇人为多，其病多属冲任肝胆。沈云：治逆惟有散火，火清而逆自平，宜退热清气汤；火盛者，滋阴降火汤。

丹溪云：病人自言冷气从下而上者，此上升之气自肝而出，中挟相火，其热为甚，自觉其冷，非真冷也。又曰：气之上逆属阳，无寒之理，觉恶寒者，乃火极似水也。

退热清气汤 柴胡 陈皮 赤苓 半夏 枳壳 香附 川芎 砂仁 木香 炙草

滋阴降火汤 白芍 当归 熟地 天冬 麦冬 白术 生地 陈皮 知母

（蜜炙）　黄柏（蜜炙）　炙草　生姜　大枣

气痛　三焦内外俱有病也。《入门》曰，人身元气与血循环，凡横于藏府之间而为疼痛。积聚、疝癖壅逆胸臆之上，而为痞满刺痛等症，皆由气结，甚则为痰饮。初起宜辛温，开郁行气、豁痰消积，久则宜用辛寒，降火以除根。沈云：气滞上焦则为心胸痞痛，宜枳橘汤、清膈苍莎丸；凝滞中焦则腹胁刺痛，宜木香破气散、撞气阿魏丸；凝滞下焦则为疝瘕腰痛，宜四磨汤、木香槟榔丸；凝滞于内则为癖积疼痛，宜化积丸、三棱散；凝滞于外则为遍身刺痛，或浮肿或膜胀，宜流气饮子。

枳橘汤　枳壳　陈皮　生姜

清膈苍莎丸　苍术　香附　黄连　黄芩　瓜蒌

木香破气散　香附　乌药　姜黄　炙草　木香

撞气阿魏丸　莪术　丁香　青皮　陈皮　川芎　炙草　茴香（各一两）　砂仁肉桂　白芷（各五钱）　胡柳（二钱五分）　阿魏（一钱五分）

酒浸一夜打糊，生姜四两切片，用食盐一两淹一夜，炒至褐色，共为末。以阿魏糊丸芡子大，朱砂为衣，每服三丸，带饥时服，细嚼姜汤下，亦治一切气痛。

四磨汤　枳实　乌药　槟榔　沉香虚者加人参　此方治下焦气痛

木香槟榔丸　大黄　黑牵牛　黄芩（各二两）　木香　槟榔　黄连　当归枳壳　青皮　香附　陈皮　莪术　黄柏各一两研末水泛丸每服一钱

化积丸　三棱　莪术　阿魏　海浮石　瓦楞子　香附　雄黄　五灵脂研末水泛丸

三棱散　三棱（八钱）　川芎（四钱）　煨大黄（一钱）

流气饮子　大腹子（一钱）　陈皮　赤苓　当归　白芍　川芎　黄芪　半夏枳实　甘草　防风（各七分半）　苏叶　乌药　青皮　桔梗（各一钱半）　木香（一钱）　姜（二片）　枣（两个）

疹子　疹子亦肺病之属，故其症必咳，已著专篇，在《保赤新书》中。

手阳明大肠

手阳明之脉，起于大指次指之端内侧，（次指之端，商阳穴在焉。）循指上廉，出合谷两骨之间，（合谷，穴名。在此两骨之间）上入两筋之中，（阳溪督穴所在。）循臂上廉，（臂之上廉，遍历之分，手阳明之终也。（铁按语：甚费解，义未详。））入肘外廉，（曲池穴分。）上循臑外前廉，上肩，出髃骨之前廉，（髃骨，谓肩髃之骨。肩髃亦穴名，在此髃骨之端。）上出柱骨之会上，（"气府论"注云：柱骨之会乃天鼎穴也，在在颈缺盆上，直扶突、气舍后，同身寸之半寸是也。）下入缺盆络肺，（肺为大肠之雌，故大肠脉络肺。）下膈属大肠；（手阳明为大肠之经，故其脉属大肠。）其支者，从缺盆上颈（结喉之后曰颈，颈后曰项。）贯颊，（颊谓面旁。）入下齿中，还出挟口，交人中，（人中一名水沟，在鼻柱之下。）左之右，右之左，上挟鼻孔。（手阳明自此交入足阳明。）是动则病（手阳明常多气少血，今气先病是谓是动。）齿痛顿肿，（�谓准之秀骨）是主津所生病者，（血受病于气，是气之所生，故云所生病也。手阳明血气常多，乃人之常数也，亦有异于常者。《灵枢经》曰：手阳明之上，血气盛则髭美，血少气多则髭恶，血气皆少则无髭。手阳明之下，血气盛则腋下毛美。手鱼肉以温血气皆少，则手瘦寒。由此则手阳明血气多少可得而知也。）目黄口干，鼽衄（王冰曰：鼻中出水曰鼽，血出曰衄。）喉痹，肩前膈痛，大指次指痛不用。气有余则当脉所过者热肿，虚则寒栗不复。（栗，战也。阴气盛，阳气不足，则为寒栗。）

手阳明大肠经（左右凡四十穴）

商阳（一名绝阳，在手大指次指内侧，去爪甲角如韭叶。）

二间（一名间谷，在手大指次指本节前，内侧陷中。）

三间（一名少谷，在手大指次指本节后，内侧陷中。）

合谷（一名虎口，在大指岐骨间。）

阳溪（一名中魁，在腕中上侧，两筋陷中。）

偏历（在腕后三寸。）

温留（在腕后，小士五寸，大士六寸。）

下廉（在辅骨下，上廉一寸。）

上廉（在三里下一寸。）

三里（在曲池下二寸。）

曲池（在肘外辅骨，屈肘曲骨之中。）

肘髎（在肘大骨外廉陷中。）

五里（在肘上三寸，行向里大脉中）

臂臑（在肘上七寸。）

肩髃（在肩端两骨间。）

巨骨（在肩端上行，两叉骨间。）

天鼎（在颈缺盆，直扶突后一寸。）

迎香（一名冲阳，在禾髎上，鼻孔旁五分。）

扶突（在人迎后一寸五分。）

禾髎（一名长频，直鼻孔挟水沟旁五分。）

手阳明大肠病候，曰肠痈，曰脏毒，曰肠鸣，曰脱肛，曰肛门痒痛。

大肠痈　大肠痈，因七情因饮食，或经行产后瘀血留积，以致大肠实火兼热所生病也。经云：关元穴属小肠，天枢穴属大肠，丹田穴属三焦。其穴分隐痛者为疽，上肉微起者为痈，是古人之分大小肠痈，只以发现于本位者名之，而其为病则相似，故古人之书概曰肠痈也。仲景云：肠痈为病，小肠肿而强，按之则痛，小便数似淋，时时汗出，发热而复恶寒，身皮甲错，腹皮急如肿状，甚者腹胀大，转侧有水声，或绕脐生疮，脓从疮出，或有出脐者，惟大便下脓血者自愈。沈金鳌云：小便数似淋，惟小肠痈有之，大便下脓血，则大肠痈居多。盖小肠痈竟有脓血自小便出者，大肠痈脓血断无自小便出者也。腹皮急，按之濡，身不热者，乃阴寒所成，宜牡丹散、内托十宣散加茯苓。其小腹痞坚，按之痛，身发热者，乃结热所成，宜大黄牡丹汤、黄黑散。此病寒热皆不离乎湿，治法更有先后，脉迟紧者，脓尚未成，急解毒使毋内攻，兼须止痛，宜通肠饮或大黄汤下之。脉滑数则脓已成，以下脓为主，宜太乙膏。脉洪数，小腹痛，尿涩，则为脓滞，以宣通为要，宜牡丹散。腹濡痛时时下脓，则由元气虚，当于下脓药中，兼补益，宜丹皮散。溃后疼痛过甚，淋沥不已，则为气血大亏，宜用峻补，宜参芪地黄汤。尤要者，凡患肠痈，不可受惊，惊则肠断而死，宜静摄，食物勿过饱。

丹溪曰：肠痈大肠有积热死，血流注，宜桃仁承气汤加秦艽、连翘下之。

《疡科选粹》曰：大便或脐间出脓者不治。

牡丹散　人参　丹皮　天麻　茯苓　苡仁　黄芪　桃仁　白芷　当归　川芎　猺桃　甘草　木香（本方去猺桂、天麻加白芍名丹皮散。）

内托十宣散　人参　黄芪　当归　厚朴　桔梗　猺桂　川芎　防风　白芷

甘草

大黄牡丹汤 大黄 芒硝 瓜蒌仁 丹皮 桃仁

黄黑散 大黄（一两，取末四钱半） 破故纸（一两，取末二钱） 半蒡（一两，取末一钱） 黑牵牛（一两，取末二钱） 上药和匀，蜜调服二钱，不知再服以利为度。

脏毒 脏毒之候，由大肠血热或平素喜食辛燥煎煿之物而成病也，其患在大肠尽处肛门之内，往往溃烂至于肛门之外，治法大约与肠痈相仿，而主药必以忍冬藤麦冬为主，并多加地榆薄黄。

肠鸣 肠鸣之候，大肠气虚为病也。大小肠部位，小肠在胃之左，胃下口曰幽门，即小肠上口，小肠盘十六曲，至下口曰阑门，主别清浊，即大肠上口。大肠即回肠当脐之右，亦盘十六曲，至广肠。广肠者，即直肠至肛门。其所以鸣者，一由中气虚，若用破气药，虽或暂止亦不愈，宜补中益气汤加炮姜；一由脏寒有水，宜理中汤加肉桂、茯苓、车前；一由火欲上升击动其水，宜二陈汤加黄芩、黄连、山栀；一由泄泻，宜升阳除湿智半汤；一由下气，暂止复响，宜益中汤；一由疾行，如囊裹水之声，宜河间葶苈丸。

《灵枢》曰：大肠病者，肠中切痛而鸣濯濯。又曰：腹痛肠鸣，气上冲胸，喘不能久立，邪在大肠也。又曰：肠中寒则肠鸣飧泄。《入门》曰：肠虚则鸣。又寒气相搏则为肠鸣。

补中益气汤 人参 黄芪 白术 当归 升麻 柴胡 陈皮 炙草

理中汤 人参 白术 甘草 干姜

二陈汤 陈皮 半夏 茯苓 甘草

升阳除湿智半汤 益智仁 半夏 苍术 防风 白术 茯苓 白芍 生姜

益中汤 人参 白术 黄芩 黄连 枳壳 干姜 甘草

河间葶苈丸 甜葶苈 泽泻 杏仁 椒目 桑白皮 猪苓 各四钱蜜丸葱汤，下利为度。

脱肛 脱肛大肠气虚病也，大肠之气虚衰下陷，又或兼湿热，故成此症，治虽不同，要以升提为主。李士材云：脱肛一症，最难用药，热则肛门闭，寒则肛门出，宜内外兼治。沈云：宜补中益气汤重用参、芪、升麻。或由于胃家之热移注大肠者，兼宜清热，宜四君子汤加黄连、黄柏，而外以涩剂煎汤洗之。

肛门痒痛 肛门痒痛为湿火之候，大肠有湿流注于肛门则作痒，宜秦艽羌活汤；甚或生虫其痒难当，治法与虫痔同，宜神应黑玉丹、扁蓄汤外，以苦楝根煎汤熏洗；大肠有火，郁闭不宣，则肛门作痛，宜七圣丸、秦艽白术散，甚或大便燥硬弩出肠头下血，宜当归郁李仁汤。

秦艽羌活汤 羌活（钱半） 秦艽 黄芪（各一钱） 防风（七分） 升麻（三分） 麻黄（三分） 柴胡（五分） 藁本 红花（各五分） 细辛（一分）

上方兼治痔漏成块下隧，不胜其痒者。

神应黑玉丹 猬皮（四两） 猪悬蹄（二十五个） 牛角䚡（三两） 乱发败棕（各二两） 槐米（一两半） 雷丸 胡麻（各一两） 研粗末磁器内煅存性，研细入乳香去油（五钱） 麝香（二钱） 和匀酒糊丸，先嚼胡桃肉一枚，以温酒吞丸三钱，食前带饥服，三服除根，兼治诸痔。

扁蓄汤 扁蓄一握，水一碗，煎取半碗，隔夜先勿食翌晨食前服。

七圣丸 郁李仁 羌活 煨大黄 桂心 槟榔 木香 川芎（各五钱）蜜丸（白汤下一钱）微利为度。

当归郁李仁汤 郁李仁 皂甲仁（煅）（各一钱） 枳实（七分） 秦艽麻仁 归尾 生地 苍术（各五分） 煨大黄泽泻（各三分）

铁樵按：上各节，独无肠风下血，似大肠痈即属肠风下血，然通常习见之便血症，实为肠痈之前一步病。凡便血初起治之而愈者，皆未成痈者也，屡痉屡发则肠壁坏矣，往往为终身之累。《千金》方中言之最详，然亦无法可以除根。此病以槐花为特效药，初起即治，愈后慎摄，可不再发，若发至三、五次以上，便成痼疾，在肛门者曰外痔，在直肠者曰内痔，皆肠风之属也。西医治此，以割为根治，然戚友中经西医割治者，雅不乏人，而结果无良好者。凡病当谨小慎微，已成之后，总难全也，故孔子所慎曰：斋、战、疾，不曰斋、战、病。

足阳明胃

足阳明之脉，起于鼻交频中，（两目之间鼻拗深处，谓之频中。）旁约太阳之脉，（足太阳起于目眦，而阳明旁行约之。）下循鼻外，（迎香穴分。）入上齿中，还出挟口环唇下，交承浆，（承浆，穴名，在颐前唇下宛宛中。）却循颐后下廉，出大迎，（大迎之穴，在曲颔前，同身寸一寸二分陷者中。）循颊车，（颊车谓颊之牙车也，言足阳明之脉循此颊车而行，故颊车穴在耳下曲颊之端陷中。）上耳前，过客主人，（客主人穴，在耳前起首开口有空处。）循发际，至额颅；其支者，从大迎前下人迎，（人迎在结喉两旁，大脉动应手是也。）循喉咙，入缺盆，下膈属胃（足阳明胃之经，故其脉属于胃。）络脾，（脾也胃之雌，故胃脉络于脾也。）其直者，从缺盆下乳内廉，下挟脐，入气冲中；（气冲，穴名，在股下挟两旁，相去同身寸之四寸，鼠鼷上身。云：在毛际两旁鼠鼷上，乃三焦之道路，故云气冲。或曰：在归来下同身寸之一寸。）其支者，起胃下口，（胃下口即小肠上口，此处名幽门。）循腹里，下至气冲中而合，以下髀关，抵伏兔，（伏兔穴在膝上同身寸六寸。）下入膝膑中，（膑谓膝之盖骨。）下循胫外廉，（胫外廉，三里穴分也。）下足跗，（跗谓足上也，冲阳穴在焉。）入中指内间；（铁按：凡足经之指当作趾。）其支者，下膝三寸而别，以下入中指外间；其支者，别跗上，入大指间，出其端。（指间，次指之端也，厉兑所居。《素问》云：阳明根起于厉兑，足阳明自此交入足太阴。）是动则病，（足阳明常多气多血，今先气病，是为是动。）凄凄然（凄凄然，不乐之貌。）振寒，（寒气客于经，则阴气盛阳气虚，故为振寒。）善伸，（伸，谓努筋骨也。）数欠，颜黑，（颜，额也。）病至恶人（足阳明厥则喘而惋惋，则恶人。）与火，（足阳明气血常盛，邪客之则热，热甚则恶火。）闻木音则惕然而惊，（胃，土也，木能克土，故闻木音则惕然而惊。铁按：虚则闻声惕然，神经为热所炙亦闻声惕然，固不限于木音。以五行配五藏，谓肝乘脾为木克土，未尝说不去，以躯体之外木音为说则误矣。经文语意本极含浑，注家复循文凿说，遂为后人指摘之斑疵。须知五音、五行、五藏相配，《内经》之所谓木音即是角音，不必指树木之木，五音旋相为宫，原无定程，谓声浪政密至某程度，则病人惕而惊，理较圆满。）心动，（谓心不安也。）欲独闭户牖而处，（阴阳相薄，阳尽阴盛，故欲独闭户牖而居，以其恶喧尔。）甚则欲上高而歌，（甚，谓盛也。阳盛则四肢实，实则能登高也。歌者，以阳主喜，故其声为歌耳。）弃衣而走，（热盛于身故弃衣，阳主动故走。）贲响腹胀，是为骭厥，（骭，胫之别名。）是主血所生病者，（血受病于气，是气之所生，故云所生病也。足阳明血气常多，乃人之常数也，亦有异于常者。《灵枢》曰：阳明之上，血气盛则美髯长，血少气多则须短，气少血多则须少，血气皆少则无须髯，两吻多画。足阳明之下，血气盛则下毛美，长至胸；血多气少则下毛美，短至脐，行则善高举足，指少肉，足善寒；血少气多则肉面善瘃；血气皆少则无毛，有则稀枯悴，善瘈厥足痹。又云：美髯者，阳明多血，由此则足阳明血气多少可得而知也。）狂疟，（足阳明病发则多狂妄。）温淫汗出，（其体温壮浸淫可止，汗出乃已，然已而复起。）軦衄口喎唇胗，（胗，谓唇疡。）颈肿喉痹，大腹水肿，（胃为水谷之济，气虚弱则不能传化水谷，令水肿，因而留滞肠胃之间，其腰大，故曰大腹水盛。）膝膑肿痛，循膺乳，（胸旁曰膺，膺下曰乳。）街股伏兔，（街，谓气冲。股，谓膝上。）骭外廉、足跗上皆痛，中指不用。气盛则身以前皆热，（气盛身热说在下文。）其有余于胃，则消谷善饥，（胃为水谷之海，其气有余则能消化气谷，故病善饥。）溺色黄。气不足则身以前督寒，（腹为阴，背为阳。足阳明行身之阴，其气盛，故身以前皆热；其气不足，故身以前皆寒栗。善行身之阳者，足太阳之谓也。）胃中寒则胀满，（寒者，阴气也，阴主下，若阴气盛，则复上行，故病胀满。（此从影印大定本缮录，就中不可解处，疑有讹误。））

足阳明胃经（左右凡十穴）

历兑（在足大指次指端，去爪甲如韭叶。）

内庭（在足大指次指外间陷中。）

陷谷（在足大指次指之间本节陷中，去内庭二寸。）

冲阳（一名会元，足跗上五寸骨间动脉上，去陷谷三寸。）

解豀（在冲阳后一寸半，腕上陷中。）

丰隆（在外踝上八寸，下廉、骭外廉间，别走太阴。）

下巨虚（一名下廉，在上廉下三寸。）

条口（在下廉上一寸。）

上巨虚（一名上廉，在三里下三寸。）

三里（在膝下三寸，骭骨外大筋内宛宛中。）

犊鼻（在膝膑下骭骨上，挟解大筋中。）

梁丘（在膝上三寸两筋间。）

阴市（一名阴鼎，在膝上三寸，伏兔下。）

伏兔（在膝上六寸，起肉是。）

髀关（是在膝上，伏兔后交分是。）

气冲（在归来下，鼠鼷上一寸，动脉中。）

归来（在水道下二寸。）

水道（在大巨下三寸。）

大巨（在外陵下一寸。）

外陵（在天枢下一寸。）

天枢（一名长谿，一名谷门。在肓腧旁一寸五分，挟脐二寸。）

滑肉门（在太一下一寸。）

关门（在梁门下一寸。）

梁门（在承满下一寸。）

承满（在不容下一寸。）

不容（在幽门旁，相去各一寸五分，下同。）

乳根（在乳中下一寸六分陷中，仰面取之。）

乳中（当乳中是也。）

膺窗（在屋翳下一寸六分。）

屋翳（在库房下一寸六分陷中。）

库房（在气户下一寸六分陷中。）

气户（在巨骨下，腧府两旁，相去各二寸陷中，下同。）

缺盆（一名大盖，在肩下横骨陷中。）

气舍（在颈直人迎下，挟天突陷中。）

水突（一名水门，在颈大筋前，直人迎下，气舍上。）

人迎（一名五会，在颈大脉动应手，挟结喉旁一寸五分。）

大迎（在曲颔前一寸三分，骨陷中动脉。）

地仓（一名胃维，挟口吻旁四分外，跻脉、足阳明之交会。）

巨髎（挟孔鼻旁八分，直目瞳子。）

四白（在目下一寸，直目瞳子。）

承泣（在目下七分，直目瞳子。）

颊车（在耳下曲颊端陷中。）

下关（在上关下，合口有空。）

头维（在额角入发际本节旁一寸五分。）

足阳明胃之病候，曰胃痛，曰胃痛，曰霍乱，曰诸痿。

沈云：脾与胃均属土，脾内而胃外，以藏府言也；脾阴而胃阳，以表里言也；

脾主运而胃主化，以气化言也。故脾与胃相连，顾胃当相火居正之地，而其地又为太阳、少阳部位相合而明之处，故曰阳明。凡三焦胆之所游部，心胞络之所总司，皆与胃同有腐熟水谷之妙用。经曰：阳明者午也，午为夏之中，相火之本职。又三阳之合气，故于十二经气独盛血独旺，热极多，而心胞络之代心以主相火者，皆与胃同其功用也。故就胃言之，实营卫之大主，五藏之宗主，其气腾而上盛，则脉倍见于人迎，其精充而下输，则脉涌盛于趺阳。仲景治病，必三部候脉，两手之外，必兼诊两夹喉动脉之人迎，两足趺之卫阳，盖以肾为先天之本，胃为后天之本，胃强则后天强，而先天于以补助；胃绝则后天绝，虽先天足恃，七日不食亦死。故胃虽府，其脉能大，见于寸口，五藏亦待以养也。阳明之经，既气独旺血独盛，故其为病，亦皆实热有余之症。试观狂疟、温淫汗出、鼻衄、口㖞、唇胗、腮肿、喉痹斑黄、狂乱谵妄、潮热、登高而呼、弃衣而走、骂詈不避亲疏，凡其在经、在络、在府，无不以气实血热为显症，非以其府两阳合明之故乎。仲景曰：阳明之为病，胃家实也。是实固指气血独多，热独多，所发之病，皆为有余而言，非仅燥满便硬下焦坚实之谓也。虽然胃家病，虽属有余，而亦有不足，譬如相火既虚，不能为胃蒸化，胃气即不能旺，即怯而不支，故亦有虚寒之症。

胃痈　《圣济总录》云：胃脘痈由寒气隔阳，热聚胃口，寒热不调，血肉腐坏，气逆于胃，故胃脉沉细。阳气不得上升，人迎热甚，令人寒热如疟，身皮甲错或咳嗽或呕脓血。若脉洪数，脓已成也，急用排脓之剂；脉迟紧属瘀血也，急当议下，否则毒气内攻，肠胃并腐，其害不小。但此症非比肺痈之可认，苟不呕脓血，未免他误矣。

沈云：胃痈之由，端由胃阳之遏，其所以致遏，又必有因，不仅是寒。大分先由饮食积聚，或好饮醇醪，或喜食煎煿，一种热毒之气，累积于中；又或七情之火，郁结日久，复感风寒，使热毒之气，填塞甲脘，胃中清气下陷，故胃脉沉细，惟为风寒所隔，故人迎紧盛也。若有此二脉，非胃痈而何，然症之成也必以渐，而治之之法，亦不可混施。如初起寒热如疟，咳吐脓血，宜射干汤；后必有风热固结唇口瞤动者，宜薏苡仁汤；有因积热积聚者，宜清胃散、芍药汤；有胸乳间痛吐脓血腥臭者，宜牡丹散，宜各因其症而以药瘳之也。

《内经》曰：诊此者，当候胃脉，其脉当沉细。沉细者，气逆也，逆者，人迎甚盛，盛则热。人迎者，胃脉也，逆而盛，则热聚于胃口而不行，故胃脘为痈也。

《灵枢》曰：中脘穴属胃，隐隐痛者胃脘痛也。

《入门》曰：外症寒热如疟，胃浊则肺益失养，故身皮甲错，或咳或呕，或唾脓血，射干汤主之，《千金》内消散、内消沃雪汤、东垣托里散皆可服。

射干汤　射干　山栀　赤苓　升麻　赤芍　白术

薏苡仁汤　苡仁　防己　赤豆　炙草

清胃散　归身　生地　丹皮　黄连　升麻　石膏　细辛　黄芩

芍药汤　赤芍　石膏　犀角　麦冬　木通　朴硝　荠苨　升麻　元参　甘草

牡丹散　丹皮　地榆　苡仁　黄芩　赤芍　桔梗　升麻　甘草　败酱草

《千金》内消散　大黄　银花　归尾　木鳖子　赤芍　白芷　乳香　没药　皂角刺　姜蚕　瓜蒌仁　花粉　甘草节　穿山甲　水酒煎

内消沃雪汤　归身　白芍　甘草节　黄芪　射干　连乔　白芷　贝母　陈皮　皂角刺　花粉　穿山甲　金银花　木香　青皮　乳香　没药　大黄　水酒煎

东垣托里散　金银花　当归　大黄　牡蛎　花粉　皂角刺　连翘　朴硝　赤芍　黄芩　水酒煎

胃痛　胃痛，邪干胃脘病也，胃禀冲和之气，多气多血，壮者邪不能干，虚则著而为病。偏寒偏热，水停食积，皆与真气相搏而痛，惟肝气相乘为尤甚，以木姓暴，且正克也。

铁樵按：此节措词稍费解，今为释之如下。邪字为正字之对，凡体工所应有者，皆谓之正，所不当有者皆谓之邪。故风寒为邪，食积亦为邪，聚水亦为邪，热向内攻亦谓邪，胃能行使职权，邪从而为之梗，则痛。假使胃败不能行使职权，虽有邪，胃亦不以为忤，则并不能痛矣。此行使职权之能力，谓之真气，故云与真气相迫而痛。五藏之气，强抑之皆能反应，肝尤甚，故《内经》谓肝为将军之官，将军字所以形容其不受压抑之强项态度，故云木性暴。肝所分泌之液体，专能助胃肠消化，故肝气条达，胃力则健；肝失其职，胃则痛而呕逆，是肝能病胃，故云木能克土。肝失其职，不但病胃，亦能病肾、病脾，然不如肝胃关系之密切，肝病胃即病，其影响为直接的，故云正克。

痛必上支两胁，里急，饮食不下，膈咽不通，名曰食痹，谓食入即痛，吐出乃止也，宜肝气犯胃方。

胃经本病，或满或胀，或呕吐吞酸，或不食，或便难，或泻利，或面浮黄，四肢倦怠，此等本病，必与客邪参杂而见。盖胃病有因外吸凉风，内食冷物，猝然痛者，宜二陈汤加草蔻仁、干姜、吴萸；有因寒者，宜草果、厚朴、良姜、菖蒲；寒且甚者，宜毕澄茄纳去核红枣中，水草纸包煨存性，米汤下，日一枚，七日愈；（铁樵按：原文云用毕澄茄一枚，毕澄茄性味均与吴萸相似，并非甚猛悍之品，一粒太少，疑有讹误。）有因火者，宜清中汤；有因瘀血者，宜桃仁承气汤；有因气壅者，宜沉香降气汤；有因酒者，宜干姜、蔻仁、砂仁；有因痰者，宜南星安中汤，甚者加白螺蛳壳一钱许；且有因痰火者，宜炒白矾朱砂醋糊丸，姜汤下；有因诸虫者，宜剪红丸；有因食积，按之满痛者，宜大柴胡汤；有因虚寒者，宜理中汤。大约心痛病源，多属七情，胃痛多食积、痰饮、瘀血，按之痛止者为虚，按之反甚者为实，虚宜参术散，实宜栀萸丸，其大较也。凡痛不可补，气旺不通，则痛反剧。《脉诀》曰：沉弦细动，皆是痛症，心痛在寸，酸痛在关，下部痛在尺。

丹溪曰：心胃痛，须用劫药，痛方止，如仓痛散、愈猝散皆能治之。又曰：心胃痛用山栀劫药。又发前药必不效，加元明粉即止。又曰：心胃痛时，虽数日不食，不死。若痛止便食，痛即复发。

平胃散　苍术　厚朴　陈皮　甘草　姜　枣

异功散　四君汤加陈皮姜枣

肝气犯胃方　乌药　枳壳　白芍　木香　灶心土　砂仁

二陈汤　陈皮　半夏　茯苓　甘草

清中汤　黄连　山栀　陈皮　半夏　茯苓　甘草　草蔻　生姜

沉香降气汤　沉香　香附　乌药　砂仁　甘草

剪红丸　雄黄　木香　槟榔　三棱　莪术　贯中　干漆　陈皮　大黄

仓猝散　山栀（四十九个，连皮炒）　大附子（一个，泡去皮脐）

上二味，研粗末，每药末五钱，水一坏，煎七分，入盐少许，加川芎一钱尤妙，此方能治气自腰腹间挛急疼痛，不可屈伸，痛不可忍，自汗如两，手足冰冷，垂死者。

愈痛散（劫药）　五灵脂　延胡索　莪术　良姜　当归

上药等分，每末二钱，淡醋汤调服。

霍乱　霍乱为脾胃升降失职，故亦属之阳明，已著《霍乱新论》不赘。

诸痿　沈云：诸痿，热伤血脉病也，古人治痿，独取阳明，其理由如下。经云：真气与谷气并而充身。又云：阳明为藏府之海，阳明虚则五藏无所禀，不能行气血，濡筋骨，利关节，故肢体中随其不得受水谷处而成痿。又云：冲为十二经之海，主渗灌谿谷，与阳明合于宗筋，而阳明为之长，皆属于带脉，络于督脉，阳明虚则宗筋缓，故足痿不用。统观经旨，阳明为诸痿之源，齐其阴阳，调其虚实，和其逆从，斯宗筋润筋骨束，机关利而病已也。经又言五藏之痿，其病候亦为医者不可不知。经曰：肺气热，叶焦，则皮毛虚弱急薄，而生痿躄。盖肺痿者，皮毛痿也，躄者足弱不能行也。又曰：心气热，则下脉厥而上，上则下脉虚，虚则生脉痿，枢折挈，胫纵而不任地。盖心痿者，脉痿也。下脉，指三阴在下之脉。枢折挈者，如枢纽之折而不能提挈。胫纵者，纵弛也。又曰：胆气热则胆泄口苦，筋膜干则筋纵而挛，发为筋痿。盖肝痿者，筋痿也。胆附于肝，肝热则胆泄，故口苦。筋膜受热，则血液干，故拘挛而为筋痿也。又曰：脾气热，则胃干而渴，肌肉不仁，发为肉痿。盖脾痿者，肉痿也。脾与胃以膜相连，而关窍于口，故脾热则胃干而渴，且精竭而肌肉不仁也。又曰：肾气热，则腰脊不举，骨枯而髓灭。盖肾痿者，骨痿也。腰者肾之府，腰贯脊，主髓，故肾热而见症若此也。此五痿者，必外征之色，肺热色白而毛败，心热色赤而络脉溢，肝热色苍而爪枯，脾热色黄而肉濡，肾热色黑而齿槁。五痿论治，各有所宜，方药列后。而五痿之外，又有属湿热者，宜加味二妙丸；属湿痰者，宜二陈加黄柏、竹沥、姜汁；属血虚者，宜四物汤、二妙丸合用；属气虚者，宜四君子汤、二妙丸合用，再加当归、地黄、龟板、虎骨；有属食者，宜木香槟榔丸；有属死血者，宜归稍汤；有属脾气太过者，必四肢不举，宜承气下之；有属土气不及者，亦四肢不举，宜四君子汤加当归；有属热而痿厥者，宜虎潜丸；有痿发于夏者，俗名疰夏，宜清暑益气汤。

东垣治痿，以黄柏为君，黄芪为佐，而无一定之方，随其症之为痰为湿，为热为寒，为气为血，各加增药味，活泼制方。斯真能治痿者，然必其人能休养精神，淡泊滋味乃可。另有阴痿，则命门火衰，痿焦虚寒之故，即所谓肾痿也。

丹溪曰：肺体燥而居上，主气，畏火者也；脾性湿而居中，主四肢，畏木者也。火性上炎，若嗜欲无节，则水失所养，火寡于畏，而侮所胜。肺得火邪而热矣，木性刚急；肺受热则金失所养，木寡于畏，而侮所胜，俾得木邪而伤矣。肺热则不能管摄一身，脾伤则四肢不能为用，而诸萎之病作矣。泻南方，则肺金清而东方不实，何脾伤之有？补北方，则心火降而西方不虚，何肺热之有？阳明实则宗筋润，能束骨而利机关矣，治萎之法，无出于此。

铁樵按：丹溪之说，本于《内经》《内经》学说，本有各方面，其最精处，与易相通，其说形能，与现在生理学、医化学相通，推说五行生克，则于理不可通，亦为现社会指摘丛集之焦点。五行之说，来源亦正古，惟春秋以前，虽有其说而不盛，至东汉，则凡百学说，皆以五行为言，不仅医也，故吾疑凡《内经》中涉及生克之说，皆为另一家言，而为汉人掺入者。不仅天元配以下篇为不伦，本节所言，其所本者，即《内经》侮所不胜而薄所胜，所不胜爱之所生为病数语，其云泻南方谓泻心也，补北方谓补肾也，泻心不助肝气，故云东方不实，补肾不伤肺气，故云西方不虚，此等说法，极为笼统，无论何病，皆可随意论议，澜翻不穷，其实于医学无与，古人汗牛充栋之医书，什九皆属此类，孟河学派，是其后劲，晚近执医界之牛耳者，几五十年，是吾侪既治医，不可不略加探讨，故着其说于此。所谓略加探讨者，即此已足，毋更深求，须知鄙人对于五行生克，所知虽少，然丹溪所知者，亦未必能更多也。丹溪谓治痿不可用风药；河间谓痿由于燥，燥之为属，血衰不能营养百骸，故手足痿弱，此二说极有理。就今日吾人所知者言之，手足弛缓，乃因司运动之纤维神经弛缓之故，而此种纤维神经，赖血以为养，血衰不能荣养，宜其痉也，不能用风药，亦是一个理由。因风药燥血之故，然痉与痿同是纤维神经为病，产后失血致痉者，旧医籍亦谓之血不养筋。但痿为弛缓，痉为紧张，既同是血不养筋，同是纤维神经为病。何以有紧缓两种，其真相如何，尚待研究，若就病能说，则中枢神经不病者多弛缓，中枢神经病则多紧张，故痉病者什九皆不知。人痿病，则神志清楚。又痉病与中风，初起昏不知人，迨病势大定则知识恢复；痿病初起神志清楚，迨年久成痼疾，则言语不伦健忘善怒。然则可以断言痉病者，由中枢神经先病，而后及纤维神经痿病者，由纤维神经先病而后及中枢神经也。又痿病不能用风药，语意尚嫌含浑。痿病用虎骨四斤丸颇效，而虎骨明明是风药，故当云，治痿不可燥血非不可用风药也。

《正传》曰：肝肾俱虚，筋骨痿弱，宜加味四斤丸、五兽三匮丸；湿热痿弱，宜神龟滋阴丸、三妙丸、加味二妙丸；长夏暑湿成痿，宜健步丸、四制苍柏丸、清燥汤。

犀角桔梗汤（肺痿） 黄芪 石斛 天冬 麦冬 百合 山药 犀角 通草 桔梗 黄芩 杏仁 秦艽

铁粉丸（心痿） 铁粉 银屑 黄连 苦参 石蜜 龙胆草 龙齿 牛黄 秦艽 丹皮 白藓皮 地骨皮 雷丸犀角

紫犀汤（肝痿） 紫葳 天冬 百合 杜仲 黄芩 黄连 草薢 牛膝 防风 菟丝子 蒺藜

二陈汤（脾痿） 茯苓 陈皮 半夏 甘草

金刚丸（肾痿） 草薢 杜仲 苁蓉 菟丝子 等分酒煮，猪肾打泥为丸。

加味二妙丸 归尾 防己 草薢 苍术 黄柏 牛膝 龟板

归梢汤 归梢 赤芍 莪术 桃仁 红花（归梢即归尾，当归梢也）

虎潜丸 龟板 黄柏（各四两） 熟地 知母（各二两） 牛膝（三两半） 陈皮（七钱） 干姜（五钱） 白芍（一两半） 锁阳 虎骨 当归（各一两） 加附子（二两）更妙

酒糊丸，治痿厥如神。

加味四斤丸 牛膝（两半） 川乌 虎胫骨 苁蓉（各一两） 乳香 没药（各五钱） 蒸热木瓜一个捣如泥，和酒糊丸，温酒或淡盐汤下，每三钱。

五兽三匮丸 鹿茸（酥炙） 虎骨（酥炙） 牛膝（酒浸） 狗脊（烧去毛） 麒麟、揭（各一个） 共研末，以上五兽。

附子（一个，去皮脐挖空，用朱砂末一两填满） 木瓜（一个，去皮脐挖空，纳附子于中，用附子末盖口） 用磁缸一个盛木瓜，隔肠蒸极烂（以上三匮）

将木瓜五兽末，捣烂和丸，木瓜酒下，每服三钱。

滋阴神龟丸 龟板（酥炙四两） 盐黄柏 盐知母（各二两） 五味子 杞子 琐阳（各一两） 干姜（五钱） 酒糊丸，盐酒下，治膏粱湿人伤肾，脚膝痿弱。

三妙丸 制苍术（六两） 酒黄柏（四两） 牛膝（二两） 研末丸，每服一钱，此治湿热下流，两脚麻木痿弱，或如火烙之热，皆湿热也。

健步丸 防己（一两） 羌活 柴胡 滑石粉 炙草（各五钱） 防风 泽泻（各三钱） 苦参 川乌（各一钱） 肉桂（五分） 酒糊丸，葱白荆芥汤下。

四制苍柏丸 黄柏二斤以人乳童便米泔各浸八两，酥炙八两浸炙各须十三次，苍术八两，用川椒、五味子、补骨脂、川芎各炒二两，嗣去诸药，只取黄柏、苍术蜜丸，早晚白汤下三五十九。

清燥汤　黄芪　白术（各钱半）　苍术（一钱）　陈皮　泽泻（各七分）赤苓　人参　升麻（各五分）　生地　当归　猪苓　麦冬　神曲（各二钱）　甘草　黄连　黄柏　柴胡　五味子（各三分）　水煎服。

足太阴脾

足太阴之脉，起于大指之端，循指内侧（大指内侧，隐白所居。《素问》曰：太阴之根起于隐白。）白肉际，过核骨后，（核骨之下，太白所居。）上内踝前廉，（商丘穴，居内踝之前。）上踹内，（踹，谓胫之鱼腹。）循膝骭后，交出厥阴之前，（厥阴行太阴之前，至骭骨之后而阴复在其前。）上循膝（膝下内侧阴，陵泉穴所。）股内前廉，入腹属脾（足太阴脾之经，故其咽属于脾。）络胃，（胃者脾之雄，故脾脉络胃。）上膈，挟咽，连舌本，（舌本与会厌相连，发泄声音之所也。）散舌下；（舌下有泉焉，乃脾之灵津也，道家饮此延生，号曰华池。仲长统曰：漱舌下泉而脉之名曰台仓。）其支者，复从胃，别上膈，注心中。（足太阴自此交入手少阴。）是动则病，（足太阴常多气少血，今气先病是为是动。）舌本强，食则呕，（《素问》所谓食则呕者，物盛满百上溢，故呕也。）胃脘痛，（以其脉络胃故尔。）腹胀，（素问所谓病胀者太阴子也十一月万物气皆藏于中故曰病胀）善噫，（《素问》曰：心为噫。今足太阴气盛而上走于心，故为噫耳。以其脉支者，复从胃，别上膈，注心中故也。）得后与气，则快然如衰，（十二月阴气上衰，阳气日出，故病如此。）身体皆重。（脾主肉，故脾重则身体重。）是主脾所生病者，（血受病于气，是气之所生，故云所生病也。）舌本痛，体不能动摇，食不下，心烦，心下急痛，寒疟，（凡疟先寒冷而后热者谓之寒疟，先热而后寒者谓之温疟，但热不寒者谓之瘅疟。）溏瘕泄水下，（按：《甲乙经》作溏泄疾水润。溏泄，谓如鸭之溏也。《素问》所谓溏惊者是矣。）黄疸，不能卧，强立，股膝内肿厥，（按：《甲乙经》作好卧不能食，内唇青，强立股膝内。）足大指不用。

足太阴脾经（左右四十二穴）

隐白（在足大指内侧端，去爪甲如韭叶。）

大都（在足大指本节后陷中。）

太白（在起内侧核骨下陷中。）

公孙（在足大指本一后一寸。）

商丘（在足内踝下微前陷中。）

三阴交（在内踝上三寸，骨下陷中。）

漏谷（内踝上六寸，骨下陷中。）

地机（一名脾舍，在别走上一寸空中，膝下五寸。）

阴陵泉（在膝下内侧，骨辅下陷中。）

血海（在膝腹上内廉白肉二寸。）

箕门（在鱼腹上，越筋间阴股内动脉中。）

冲门（在下府舍。）

府舍（在腹结下三寸。）

腹结（一名肠屈，在大横下三寸。）

大横（在腹哀下三寸五分。）

腹哀（在日月下一寸五分。）

食窦（在天谿下一寸六分。）

天谿（在胸乡下一寸六分。）

胸乡（在周荣下一寸六分。）

周荣（在中府下一寸六分陷中。）

大包（在润腋下三寸九肋间。）

足太阴经病候，曰痞气，曰呕吐哕，曰噎塞反胃，曰关格，曰泄泻，曰肿胀，曰痞满。

沈云，脾也者，心君储精待用之府也，赡运用，散精微，为胃行精液。故其位即在广明之下，心紧切相承，其职掌太仓之运量，而以升为德，其部当水谷之海，故患湿，其属土，居中央以灌四旁，注四末，故为六经内注。其所以为脾如此，脾有病，必波及其余四藏，四藏有病，亦必待养于脾，故古人谓脾统四藏，为后天之本。

《灵枢》曰：有所击仆，若醉饱入房，汗出当风，则伤脾。又曰：脾气虚则四肢不用，五藏不安，实则腹胀，大小便不利。又曰：邪在脾胃，则病肌肉痛。

阳气有余，阴气不足，则热中善饥；阳气不足，阴气有余，则定中肠鸣腹痛。《素问》曰：脾病者，日昳慧，日出甚，下晡静。《难经》曰：脾病之外症，面黄，善噫，内症当有脐动气，按之脾若痛，其病腹胀满，食不消，体重节痛，怠惰嗜卧，四肢不收。

脾实宜除湿清热，除湿宜健脾，白术、白蔻、砂仁、扁豆、厚朴等；宜分利，云苓、猪苓、泽泻、车前、滑石等；清热山栀、黄连、葛根等。

脾虚宜甘温，参、芪、山药、扁豆、建莲；宜辛酸，橘红、木瓜、枣仁、白芍、砂仁、豆蔻等。

脾寒宜温，干姜、附子、吴萸、厚朴、茴香、丁香等。

痞气　脾之积曰痞气，其候在胃脘，如覆盆大，久则令人四肢不收，黄疸，饮食不为肌肤，心痛彻背，背痛彻心，脉必浮大而长，由脾虚气郁所致，宜健脾，宜散结滞，宜痞气丸、增损五积丸。

痞气丸　黄连（八钱）　厚朴（钱半）　吴萸（三钱）　黄芩（二钱）　白术（二钱）　茵陈（钱半）　砂仁（钱半）　干姜（钱半）　茯苓（一钱）　人参（一钱）　泽泻（一钱）　川乌（四分）　川椒（四分）　桂心（四分）　巴豆霜（四钱）每服一钱。

增损五积丸　川连　厚朴　川乌　干姜　人参　茯苓

兼见肝症如胁痛、经阻等症，酌加柴胡、莪术、皂角刺等药；如见血热舌绛，加黄芩；虚火加肉桂；血热加丹参；寒加茯神、菖蒲等药；如见肺症，痰不活动者，加桔梗、紫苑；燥加天麦冬；湿痰加青陈皮、白蔻等；如见肾症腰酸经阻者，加延胡；相火盛者加泽泻、天冬；肾阳虚，脉硬肢寒汗多者，加附子等。

呕吐哕　呕吐哕，脾胃虚弱病也，以气血多少而分。东垣云：呕属阴明，其府多血多气，气血俱病，故有声有物而为呕，气逆者散之，故以生姜为主药；吐属太阳，其府多血少气，血病，故有物无声而为吐，以橘红为主药。哕属少阳，其府多气少血，气病，故有声无物而为哕，以半夏为主药。是三者皆本于脾虚，或为寒气所客，或为饮食所伤，或为痰涎所聚，皆当别寒热虚实以为治。又有无物无声者，曰恶心干呕，其在伤寒，为胃中寒，或胃中有热，在杂病为胃家气血两虚，胃有痰者亦干呕，其病总不离乎脾胃。

当食毕之时，亦吐亦呕者，宜橘红半夏汤；其虚而挟寒者，喜热恶冷，脉必细，宜理中汤；如得汤仍吐者，去术、草之壅，加丁香、沉香立止；其虚而挟热者，喜冷恶热烦渴，小便赤涩，脉必洪而数，宜二陈加山栀、黄连、竹茹、葛根、姜汁、芦根；中脘素有痰积，遇寒即发者，脉必沉滑，宜丁香、白蔻、砂仁、干姜、陈皮、半夏、生姜汁、白芥子；如痰满胸膈，汤药到口即吐，宜用来复丹先控其痰涎，俟药可进，然后予以二陈、砂仁、厚朴、枳实、生姜、人参；其素禀中寒，兼有肝气者，宜理中加乌药、沉香、木香、香附；其有怒中饮食，因而呕吐，胸满膈胀，关格不过者，宜二陈加木香、青皮，如不效，加丁、沉、砂、蔻、厚朴、藿香、神曲、姜、枣，更有五苓散症、吴茱萸症、乌梅丸症，均见《伤寒论》，不复赘。

易老曰：呕吐有三，曰气、曰积、曰寒。气者天之阳也，属上焦，其脉浮而洪，其症食已暴吐，渴欲饮水，大便燥结，气上冲胸而发痛，其治当降气和中。中焦吐者，皆属积，有阴有阳，食与气相假为积而痛，脉浮而强，其症或先吐而后痛，或先痛而后吐，治法当以小毒药去其积，木香、槟榔和其气。下焦吐者，皆从于寒，地道也，脉沉而迟，其症朝食暮吐，暮食朝吐，小便清利，大便闭而不通，治法当以毒药去其闭塞，温其寒气，大便渐通，复以中焦药和之，不令大府闭结而自安也。《直指》曰：阳明之气下行则顺，呕吐者，每每大便闭结，上下壅遏，气不流行，当思有以利导之。

橘红汤（干呕）　橘皮一味不拘多少煎服。

栀子竹茹汤（胃热）　山栀　陈皮　竹茹　姜汁

生姜橘皮汤（厥冷）　生姜　橘皮

生姜半夏汤（上脘吐）　半夏　生姜

二陈汤　半夏　陈皮　茯苓　甘草

调气平胃散（吐酸）　木香　檀香　砂仁　蔻仁　乌药　厚朴　陈皮　苍术
藿香　甘草

平胃散　苍术　厚朴　陈皮　甘草

人参汤　人参　黄芩　玉竹　知母　芦根　竹茹　白术　陈皮　栀子
石膏

呕吐有因下焦实热，二便不通，气上逆而然者，名曰走哺，宜上方。

噎塞反胃　噎塞为脾虚病，反胃为胃虚病。经云：三阳结谓之膈。三阳者大肠、小肠、膀胱也。结者，热结也。小肠结则血脉燥，大肠结则后不便，膀胱结则津液不行，三阳俱结，前后闭塞，下既不通，必反而上行，所以噎，食不下，即下亦复出，乃阳火上行而不下降。据此，则噎塞、反胃二者皆在膈间受病，故通名为膈也。洁古所谓上焦吐皆从于气，食则暴吐，此即噎塞病也；所谓下焦吐皆于寒，朝食暮吐，暮食朝吐，此即反胃病也。王太仆亦云：噎塞为食不得入，是有火，属于热；反胃为食入反出，是无火，属寒。然寒热云云，不可死煞句下，李士材云：脉大有力作热治，脉小无力作寒治，色黄而枯者为虚寒，色红而泽者为实热，以色合脉，以脉合症，乃得，洵为通论。

噎塞由于脾家气血两虚，而多半由血液枯干，盖入藏府之津液，灌溉百脉，皆赖脾胃运行，稍不运行，则津液壅滞而阴血不荣，故患噎塞。推其原，或起忧郁，至气结胸中而生痰，痰久成块，胶于上焦，道路窄狭，饮可下，食难入。病之初，有如此者，宜香砂宽中丸；又或有脾气亏败，血液俱耗，胃脘干枯，小便闭，大便如羊粪，隧道涩而成病，宜参用补气健脾丸；有由痰饮阻带者，宜先用来复丹控其痰，再用大半夏汤加茯苓、枳壳、竹沥等。

铁樵按：津液枯干，何以患噎塞，殊令人无从解索。既是噎塞由于津液枯干，则用药宜润不宜燥，不但厚朴、生姜在所当禁，即川连、半夏亦岂血液干枯者所能受？而木香、香附、砂仁、蔻仁，非但不禁，且为要药，何哉？鄙意此等半关病理，半亦文字有语病，其云小肠结则血脉燥，与生理真相吻合，但文字当易，为小肠结，则不能吸收。人为温带动物，至今寒热两带人至文明，不如温带，是即人类生存以适寒温为第一要义证据。小肠结者，热结也，小肠局部热结，是即局部不适寒温，而其处以吸收输送为职司，不能吸收即无物可输送，以供给血脉，斯血液感不足，夫是之谓血脉燥。天然之设施，各方面皆有其自然因应之妙用，胃肠皆以降为顺，以升为逆，小肠之所以能降，正与其能吸收为相互维系的两个互助作用，此两个作用皆肠壁为之，肠壁对于吸收工作既已失职，则其下降之工作当然同时停止。一方面见血液不足之证据，同时即见在下不通，在上呕吐之病证。故云噎塞之病，由于血液枯干，此两语，连续读之，甚为费解，其实丝毫不误，不过未将个中曲折详细说出，后人不能领会，说理乃不能圆满，而用药不免有惝恍失据之时矣。必能明白如许曲折，然后后文之香砂、宽中、辅气、运脾等方，所以不碍血液干枯，而能取效，乃灼然明了无疑义也。

东垣曰：堵塞咽喉，阳气不得出者，名曰塞。阴气不得降者，名曰噎。咽塞于胸膈之间，口开目瞪，气闷欲绝，当用辛甘升汤之品，宜参、芪、升、紫、归、益智、草蔻等，引胃气以治其本，如通塞之药以治其标，宜木香、麦芽、青陈皮等。

有梅核膈者，喉中有物，膈间痛，死血居多，宜昆布、当归、桃仁、韭汁、童便，甚加大黄；亦或因痰结，宜涤痰丸。《医鉴》谓或结于咽喉，时觉有所妨碍，吐之不出，咽之不下，由气郁痰结而然，正指此也。

反胃由于真火衰微，胃寒脾弱，不能纳食，故朝食暮吐，暮食朝吐，日日如此，以饮食入胃，既抵胃之下脘，复返而出也，宜附子理中汤；若脉数，为邪热不杀谷，乃火性上炎，多升少降也，宜异功散加沉、连、归、地；若口吐白沫，粪如羊矢，则属危笃不治之症，养气扶阳，滋血抑阴，则肺无畏火，肾渐生水，津液能荣润肠胃，亦有幸而能愈者。李绛治反胃久闭不通，攻补兼施，每用小青龙丸渐次加之，关扃自透，再用人参利膈丸。然或服通剂过多，血液耗竭，转加闭结，不可狃也。丹溪曰：血液俱耗，胃脘干槁，其槁在上，近咽之下，水饮可行，食物难入，间或可入，入亦不多，名之曰噎；其槁在下，与胃相近，食虽可入，难尽食胃，良久复出，名之曰膈，亦曰反胃。大便秘少若羊矢，然名虽不同，病出一体，其槁在贲门，食入则胃脘当心而痛，须臾吐出，食出痛乃止，上焦之噎膈也；或食物可下，难尽入胃，良久复出，其槁在幽门，此中焦之噎膈也；其或朝食暮吐，暮食朝吐，其槁在阑门，此下焦之噎膈也。

铁樵按：噎膈反胃，略如上述，题无剩义，食不入为格，故通常谓之格食。膈字出《内经》，乃实字活用，义同格，非名词也。观于二阳结谓之消句，消字与膈字对举，意义自明。噎膈反胃，当然是消化系病，与神经系无涉，乃《医林》谓噎格之症不属虚实寒热，乃神气中一点病云云。神气中一点病句，于文字为不词，于医理不澈底，不可为训。此病本有肝气关系，肝固关涉神经，然人身百脉皆通，原无一藏一府单独为病，他藏府绝不生影响之理，名从所主，噎膈而牵涉神经，岂特读者不明了，即著者亦难自伸其说也。

关格关格，《内经》三焦约病也。约者不行之谓，谓三焦之气，不得通行也。惟三焦之气不行，上而吐格曰格，下而不得大小便曰关。其所以然者，由寒气遏绝胸中，水浆不得入，格因以成；热气闭结丹田，二便不得出，关因以成也，《灵枢》曰：邪在六府则阳脉不和，阳脉不和则气留之而阳脉盛矣，邪在五藏则阴脉不和，阴脉不和，则血留之而阴脉盛矣。阴气太盛，则阳气不得相营，故曰格；阳气太盛，则阴气不得相营，故曰关；阴阳俱盛，不得相营，故曰关格，关格者不得尽其命而死矣。

铁樵按：关格之名词，数见于《灵》《素》，其意义只是上文以引数语。至《内经》人迎大于气口四倍名曰格，气口大于人迎四倍名曰关，其真意义若何，殊不可晓，说详《群经见智录》。又照《灵枢》说，亦复不能明了。曰阴气太盛，阳气不得相营，故曰格，是阳气之不得相营，坐阴气太盛之故，下之互易其辞。阴气不得相营，坐阳气太盛之故，一方太盛既不得相营，在理双方并盛当相营矣，何以并盛又为上关下格。且阴阳并虚之病，因常常遇之，阴阳并盛之病，为何病乎？曰关格者不得尽命而死，似乎垂死之人，藏气外格者，皆所谓关格，果尔，又似各种病末传之名词，是关格非病名也。曰邪在六府，则阳盛而格；邪在五藏，则阴盛而关，是藏府并病者关格，然则伤寒两感证，其关格邪。凡此皆不得不存疑。

香砂宽中丸（初起）　木香　白术　香附　陈皮　蔻仁　砂仁　青皮　槟榔　茯苓　半夏　厚朴　甘草　生姜　炼蜜丸

补气运脾丸（脾虚）　人参　茯苓　黄芪　白术　砂仁　半夏　橘红　甘草　姜　枣

滋血润肠丸（血枯）　当归　白芍　生地　红花　桃仁　枳壳　大黄　韭汁

四生丸（火热）　大黄　黑牵牛　皂角　芒硝

来复丹（痰饮）　硝石　硫黄　各一两为末，同入磁器内微火炒，柳条搅，须微火，不伤药力，至相得，候冷，研末，名曰二气末。水飞元精石一两五，灵脂去砂、青陈皮去白，各二两，研末，与二气末同丸，每服一二钱，此方一名养正丸，一名黑锡丹，又名二和丹。

大半夏汤（痰滞）　半夏　人参　白密

开关利膈丸（粟粪）　人参　大黄　当归　枳壳　木香　槟榔

异功散（火热）　人参　茯苓　白术　甘草　陈皮

涤痰丸（痰壅）　胆星　半夏　枳壳　橘红　菖蒲　人参　茯苓　竹茹甘草

清热二陈汤（翻胃）　半夏　陈皮　赤苓　甘草　人参　白术　砂仁　竹茹　山栀　麦冬　姜　枣　乌梅

泄泻　泄泻，脾病也，脾受湿，不能渗泄，致伤关门元气，不能分别水谷，并入大肠，而成泄泻，故口渴肠鸣腹痛，小便赤涩，大便反快，是为脾湿。经曰：春伤于风，夏为飧泄，则谓风，为膈季伏病。又曰：暴注下迫，皆属于热，则为热泻。又曰：诸病水液，澄澈清冷，皆属寒，则称寒泻。又曰：清气在下，则生飧泄，则为虚陷，以上风寒热虚四种泄泻，皆其脾湿在内。苟平素脾健运者，虽犯风寒热虚，不为泄泻。其夏日之飧泄，兼寒化者，宜理中；腹鸣而兼表证者，平胃散加羌、独、生、柴；热泻所下，多稠黏垢秽，宜胃苓汤加黄连；寒湿所泻为鸭塘，多脉迟溲清，宜理中；水泻肢冷有汗者，宜附子理中；湿胜气脱，脉细而濡赖，困倦少力，遇食即泻，完谷不化者，宜附子理中、参、升阳除湿汤。

此外最习见而难治者，曰痢疾，曰暑泄。痢疾别立专篇，暑泄之候，壮热烦渴尿赤，自汗而垢，暴泻清水为注，此不能温，不可误认为理中症，宜香薷汤、桂苓甘露饮加生姜。

以上所列泄泻症虽简，然尚扼要，鄙意以为太多而不得要领，反足令读者目迷五色，故原本所有者概从删节，古方治泄泻者颇详备，读者可自检也。

平胃散　苍术　厚朴　陈皮　甘草

胃苓汤　平胃散加猪云苓　泽泻　肉桂

升阳除湿汤　苍术　柴胡　防风　羌活　神曲　陈皮　猪苓　泽泻　麦芽升麻　甘草

香薷汤　香薷　厚朴　川连　扁豆子

桂苓甘露饮　滑石　赤苓　泽泻　石膏　寒水石　甘草　白术　肉桂猪苓

肿胀　详风劳鼓病论。

痞满　痞满，脾病也，本由脾气虚，及气郁不能运行，心下痞塞填满，故有中气不足，不能运化而成者，有食积而成者，有痰结而成者，有湿热太甚而成者，虚则补其中气，积则消导，痰湿热则化之，燥之清之，连、朴、枳实、竹茹、二陈、砂、蔻，酌量选用，不必重药，致伤元气。其伤寒下早，因而成痞满结胸，从伤寒法。痞与胀不同者，满痞之病，外无胀结之形，又痞满仅见于胸脘胁膈间，胀则连腹部也。

手少阴心

手少阴之脉，起于心中，出属心系，下膈络小肠;（小肠心之雄，故脉络小肠也。）其支者，从心系上挟咽喉目系; 其直者，复从心系却上肺，下出腋下，下循臑内后廉，行太阴心主之后，（太阴心主行臑之前，而少阴出其后。）下肘内廉，（肘内横纹，少海所居。）循臂内后廉，抵掌后（灵道在掌后同身一寸五分。）锐骨之端，（神门六穴也。）入掌后内廉，（少府所居。）循小指之内，出其端。（少冲居此小指内侧，手少阴脉自此交入手少阳也。）是动则病，（手少阴常少血多气，今气先病是谓是动。）嗌干心痛，渴而欲饮，是为臂厥。是主心所生病者，（血受病于气，是气之所生，故云所生病也。）目黄胁痛，臑臂内后廉痛厥，掌中热。

手太阴经（左右凡十八穴）

少冲（一名经始，在手小指内端，去爪甲如韭叶。）

少府（在手小指本节后陷中直劳宫。）

神门（一名兑冲，一名中都，在掌后锐骨端。）

阴郄（在掌后脉中，去腕五分。）

通里（在腕后一寸。）

灵道（在掌后一寸五分，或又曰一寸也。）

少海（一名曲节，在肘内廉节后陷中。）

青灵（在肘上三寸。）

极泉（在臂内腋下筋间动脉入胸。）

手少阴病候，曰伏梁，曰心痛，曰心痛，曰怔忡，曰卑愫，曰惊悸悲喜，曰健忘，曰不寐，曰癫狂，曰汗，曰涕泣。

经云：十二经皆听命于心，故为君，位南方，配夏令，属火，故为君火。十二经之气，皆感而应心；十二经之精，皆贡而养心，故为生之本，神之居，血之主，脉之宗。盖神以气存，气以精宅，其理洵不诬也。惟心精常满，故能分神于四藏；惟心气常充，故能引精于六府，此所以为心之大概也。

心与肾连。经曰：心舍脉，其主肾，经不以其克，而反以为主，故必肾水足，而后心火融，肾水不足，必至心火上炎，而心与肾百病蜂起矣。

故心当无病时，养之之法有二。一、从本经以养其气，勿过思抑志，或事未至而迎，或事已往而恋，使神明耗散。若过用其心，则伤其气，气伤并伤其精，而神无以为守。试观孔子毋意、毋必、毋固、毋我，孟子必有事焉，勿正、勿忘、勿助，养心之法，至孔、孟为已极。孔、孟并未言医，然养心之道，曷尝有外于是哉？二、从肾经以养其精，勿纵情房欲，勿贪恋女色，致相火常炎，不能握固。若守肾无节，则伤其精，精伤遂伤其气，而水不能制火，阴不能为阳宅，而水气因而凌心矣。是以象川翁曰：精能生气，气能生神，荣卫一身，莫大于此。养生之士，先宝其精，精满则气王，气王则神王，神王则身健，身健则少病。丹溪曰：主闭藏者肾，司疏泄者肝，二藏皆有相火，而其系上属于心。心君火也，感则动，心动则相火亦动，而精自走，可知精之走泄，固由于肾，累于肝，伤于心，一病则俱病。象川、丹溪，明揭其旨，固可为千古养心家炯戒也，故心失所养而心病，肾失所养而心亦病。

铁樵按：中西医学，迥然不同，前此治医者，都疑无可沟通之理，然就形能为说，则可通处甚多。余前著各书所言者，一一可以复按，常得读者来函，亦多赞成斯语。中医自西学东渐后，为社会所吐弃，自有吾书，已渐能唤起社会同情也，惟此中有显然不同之一节，而其理仍属相通者，尽人都未知晓。其事为何？即西人主脑，中国主心是已。西医谓脑为知识所从出，中国《内经》则谓心者神明所从出，然征之于生理学，则西说是而中说非，于是持调和论者，谓《内经》所言，是广义的心，假使果为广义的心，是已在医学范围以外。《内经》所言，固明明医学范围以内事，然则《内经》非欤？鄙人对于此点，别有会心，试解释之如下。

西医谓知识出于脑，知识果出于脑乎？尝谓神经为知识所行之路径，脑海为知识所居之窟宅，譬诸电线为通电之路，电池为蓄电之区，谓知识出于脑，是不啻谓电出于电池，其说之非是，不辨自明矣。心固为循环器总汇之区，然有交感神经，与肝、肺等联成一个系统，而总系于交感神经节。凡外界恐怖之事，内部欣羡、愤怒、忧患之事，此神经节皆有直接之感应，而脑筋反无震荡跳动诸表示。譬诸机器，神经节乃引擎全体最重要之部份也，谓原动力是电则可，谓原动力是蓄电池则不可，且与其谓原动力是蓄电池，毋宁谓原动力是引擎，准此，则中西两说皆非绝对真确，而中说反较长也。间尝思之，天地间自然物，人类加以说明或治理，均属假定的，非绝对不可移易的。所以然之故，因人类知识，对于自然物体，仅能达某程度，不能澈底，以故人异其说，惟其人异其说，故甲一是非，乙则为别一是非，必谓某一是非治非真确，主其一，奴其一，皆蔽也。故孔子毋固、毋我，是故中国医学以十二经为十二官，以心为君主，为神明所自出，其说有条理，其治病有效果，我则承认取一种有价值的医学。西国分类以研究人体，处处实地研求，其说有条理，其治病有效果，吾则承认为一种有价值的医学。乃至西国最新发明之细胞学说，言之成理，持之有故，吾亦承认为一种医学。本书之宗旨，不同化于人，而取诸人以为善，故所以采西说颇多，即神经节之说，亦以我所固有者，此则切磋攻错上之所许，是故故步自封，排斥他人，不可见异思迁，丧其所守，不可心惊他人之精密，而为维持饭碗计，口中却强词夺理，自护其短，不顾旁人齿冷，尤为不可。吾侪既治中医，若以为无价值，弃之可也，以为有价值，却非深思其故，有以发挥而光大之不可。数千年前先民之学说，不深思其故而为澈底解释，其不能与今人脑筋相融洽，有必然者，不能为澈底解释，听人蹂躏，非蹂躏者之罪，乃立于中医旗帜之下，而懵懵懂懂者，当尸其咎也。

至于上列沈氏养心二说，其第一说引孔、孟之言，我固是之，而犹嫌其不澈底，兹再申吾说如下。

观人之面目，可以知人之善恶，此虽非科学家言，然放诸四海外而准。故西国小说描写恶人，状其面部表情，与部位姿态之刁狡凶恶，与我国旧小说无以异也。而尤著者为屠人，凡业屠者，其脸肉多横，几乎自成一类，不必相识，而可以辨其为屠人，此无他，因屠人苟非心狠手辣，则将无以举其职业，役眶心狠习惯成自然，故面貌随之而变，观面貌随心而变，则知心动则血随之而动，心毒则血随之而毒，此种毒，殆等于西医所谓自身中毒，其影响至微，其变化至妙，显微镜所不能窥，医化学所不能测，惟积微而至于著，则见之于面，故屠人肉横，而菩萨眉低，菩萨所以眉低，以举念慈祥也，其事与屠人适相反，皆积而至于著者。又不但慈善与凶狠为然，凡刁狡淫荡，便佞卑鄙，无不一一见之于面，则血与颜面神经之受心神影响，真有不可思议者。孟子谓学者当将恻隐之心，充类至义之尽，又曰：大人者，不失其赤子之心，是固明明示人以入道之门矣。自来注家解释此种心字，皆离物质而言，即所为广义的心，而非循环总汇之心。由吾说推之若果离物质而言，不当有形色之著，不过此所谓心，当以交感神经节当之耳，悲则心酸，慈则心柔，奋则心雄，怖则心悸，淫则心荡，明明有种种感觉，在胸脘方寸之间，故知不可离物质为说。凡诸表见，皆交感神经节为之，是即《内经》

所谓君主之官，神明出焉者也，于是乎可知医学乃真真确确通乎大道。

《内经》云，心病者，胸中痛，胁支满，胁下肩背胛间痛，两臂内痛，虚则胸腹痛大，胁下与腰相引痛。就经文所言观之，病皆在血脉，而不在心之本体。沈氏以为心所主者为血脉，其所病者为经络，虚而胸腹大，缘脾胃不上纳气于心而然，虚而胁下与腰相引痛，又缘肝肾不上贡精于心而然。

铁樵按：所谓经络，即谓经气。《内经》谓五藏，各有畔岸，各有经界，初病病经气，继乃病脉络，若入藏，即真藏病矣。故经言某藏病，皆从经气说，不独手少阴为然。

伏梁　心之积曰伏梁，起脐上，大如臂，上至心下，久则令人心烦，身体胫股皆肿，环脐痛，脉沉而芤，由心经气血两虚，以致邪留不去也，治宜活血凉血散热通结，宜伏梁丸。

伏梁丸　黄连　人参　厚朴　黄芩　桂枝　丹参　茯苓　干姜　菖蒲　巴霜　川乌　红豆蔻蜜丸

铁樵按：此证不常见，妇科有类似之病症，乃肝气，此方恐亦不适用。

心痛　心痛，心胞络病，实不在心也。心为君主，不受邪，其有素无心病，卒然大痛无声，咬牙切齿，舌青气冷，汗出不休，手足青过肘膝，冷如冰，是为真心痛，且发夕死，夕发旦死，急用猪心煎汤去渣，煎肉桂附子干姜以治之，以死中求活，亦竟有得活者。

铁樵按：此症亦未经实验，猪心煎汤煎药，似乎不平正，古人治癫痫，每用猪心血为引药，亦多不效，此种以意会之之用药法，实未敢苟同。且心痛地位太高，用附子亦必不效，余有验方取效甚捷，录之如下。

豆豉（五钱）　小茴香（研，三钱）　鲜石菖蒲（二钱）　酒药（一个）香葱（五茎）　老生姜（一钱）

石臼中杵烂，加热饭两握，同捣做饼，著肉置鸠尾骨下中脘软膛，痛闷欲死，唇白面青者，顷刻即止。此方得之湘中一老医，惜已不忆其名，《伤寒广要》中有类此之方，小有出入，此药外观甚不精美，然有奇验，治大寒犯心，及寒实结胸，干呕刻不得安者，皆效。酒药湘人谓之并药，本酿酒用者，一个约重二三钱，香葱连根须茎用，姜连皮捣，鲜石菖蒲亦连根叶用，饼做成后，不必烘热，惟不可太冷耳。

九种心痛前节为真心痛，乃不经见之病，此外有九种心痛，则为习见之病，治医者不可不知也。

一曰食，必饱闷，时哕噫，作败卵气，此由食生冷或伤食也，宜青皮丸。

二曰饮，必恶心烦闷，时叶黄水，甚则摇身作水声，由伤水饮痰涎积聚也，宜小胃丹、胃苓汤；（见热症者加黄连、甘遂，寒饮加肉桂、茯苓、二陈、苍术。）水饮流注胸膈，宜三花神佑丸。

三曰风，因伤风冷，或肝邪乘心，两胁引痛也，宜羌活、荆芥等。

四曰寒，外寒当温散，内寒当温通，久则郁，当疏解，总治宜术附汤，佐药随症酌加，虚寒当温补，宜归脾汤加干姜、肉桂、菖蒲；肾寒乘心，痛则心悬如饥，泄利下重，宜五积散；寒气客背俞之脉，则血脉涩，则血虚，虚则痛，其俞注于心，故相引而痛，宜桂枝四七汤、神效散。

五曰热，必身热烦燥，掌热，口渴，便闭，面目赤黄，大热作痛，由积热攻心，或暑热入心也，宜金铃子散、剪红丸，甚者宜大承气汤；痛不止，热未清也，宜清中汤。

六曰悸，劳役则头面赤而下重自烦，发热脉弦，脐上跳，心中痛，由心伤也，宜辰砂妙香散、加味四七汤。

七曰血，脉必涩，壮盛人宜下，宜代抵当汤，虚弱人须补而带行，四物汤加桃仁、穿山甲、桂心、蓬术、降香；饮下作呃，亦须行之，宜手拈散。

八曰虫，必面色青黄，有白斑，唇红能食，或食后即痛，或痛后即能食，或呕哕涎沫，或吐青水，凡吐水者，虫痛，不吐水者冷心痛也，虫心痛，小儿多有之，先以鸡肉汁或蜜糖饮之，随服妙功丸或剪红丸。

九曰疰，鬼疰也，必心痛，神昏猝倒，昏愦妄言，或口噤，由卒感恶也，宜苏合香丸；又脾胃肝肾病而心痛者，经曰厥心痛，与背相控，善瘛，如从后触其心，伛偻者肾心痛也，宜神保丸、神圣复气汤；腹胀胸满，胃脘当心痛，上支两胁，咽膈不通，胃心痛也，宜草豆蔻丸、清热解郁汤；如以锥针刺其心，心痛甚者，脾心痛也，宜诃子散、复元通气散；色苍苍如死状，终日不得太息，肝心痛也，宜金铃子散。沈云：诸痛皆关肝肾，痛极则气上冲而发厥，故谓之厥心痛，凡痛皆当分寒热。手足厥逆，冷汗尿清不渴，气微力弱而心痛，则寒厥心痛也；身热足冷，烦燥，脉洪大而心痛甚，则热厥心痛也。

青皮丸（食痛）　青皮　山查　神曲　麦芽　草果

小胃丹（饮痛）　芫花　甘遂　大戟　大黄　黄柏　白术　煎膏,丸莱菔子大,临卧带饥服十九。

胃苓汤（饮痛）　苍术　厚朴　陈皮　甘草　白术　茯苓　猪苓　泽泻肉桂姜枣

术附汤（寒痛）　白术　附子　甘草

归脾汤（虚痛）　人参　黄芪　当归　白术　茯神　枣仁　远志　龙眼肉木香　甘草　姜　枣

金铃子散（热痛）　金铃子　延胡索　痛止再服香砂枳术丸。

加味归脾汤（悸痛）　人参　黄芪　白术　当归　茯神　枣仁　远志　龙眼木香　甘草　枣　菖蒲　桂心

手拈散（呃痛）　延胡　五灵脂　草果　没药　等分为末,每服三钱,热酒下。

妙应丸（虫痛）　槟榔（一两二钱）　黑牵牛头末（三钱）　大黄　雷丸锡灰　芜荑　木香　使君子肉（各一钱）

葱白煎浓汤,露一宿,和丸,粟米大,每服四五十丸,五更葱汤下,如取寸白虫,以石榴根皮煎汤下,三岁以内婴儿减半。此丸不损真气有虫下虫,无虫下积。

三花神佑丸（饮痛）　芫花　牵牛　大戟　甘遂　轻粉　大黄

铁樵按：既用甘遂,似不必大黄,又原方无分量,仅云不可轻用,鄙意凡用此等药,审证当确,固不待言,而用药之量,不过芝麻大三四粒,非可服几钱或几分也。丹溪常用此方,愚意与其用此,不如径用十枣汤,凡用甘遂,须米泔水浸去毒,分量不得过五分。

代抵当汤（血痛）　桃仁　蓬术　大黄　芒硝　当归　生地

剪红丸（热痛）　蓬术　三棱　雄黄　木香　槟榔　贯仲　干漆　陈皮　大黄　煎汤丸,每服一钱,米汤下。凡用干漆,须炒令烟尽,分量不可过七分。

清中汤（热痛）　黄连　山栀　陈皮　茯苓　姜夏　甘草　草豆蔻　生姜

神保丸（肾心痛）　全蝎（七个）　巴豆霜（十粒）　木香　胡椒（各二钱半）朱砂为衣,蒸饼丸,每服三分许。

神圣复气汤（肾心痛）　黄柏　川连　生地　枳壳　川芎　蔓荆子　细辛以上七味,各三分,先一宿用新汲水浸。羌活　柴胡（各一钱）　藁本　甘草（各

八分） 姜半夏 升麻（各七分） 当归（六分） 郁李仁 防风 人参（各五分）
附子炮姜（各三分） 白葵花（三朵，去心） 水五盏，煎至二盏，加黄芪 草
豆蔻（各一钱） 橘红（五分） 煎至一盏，乃取前隔宿浸之七味，连水倾入，
煎至一盏，去渣热服。

桂枝四七汤（寒痛） 桂枝 半夏 白芍 茯苓 厚朴 枳壳 人参 苏叶
炙草 姜 枣

神效散（寒痛） 木香 青皮 陈皮 麦芽 枳壳 三棱 蓬术 神曲肉桂
白芷 白芍 甘草 延胡 补骨脂（各七分） 毕澄茄 公丁香（各三分）
姜枣

辰砂妙香散（悸痛） 黄芪 山药 茯苓 茯神 远志 人参 桔梗 甘草
辰砂 木香 麝香 每末二钱 莲肉汤下

加味四七汤（悸痛） 厚朴 半夏 赤苓 茯神 苏叶 远志 炙草 姜
枣 石菖蒲

草豆蔻丸（胃心痛） 枳实 煨草蔻 白术 麦芽 神曲 半夏 干姜 青
皮 陈皮 食盐 蒸饼丸白汤下

清热解郁汤（胃心痛） 山栀（钱半） 枳壳 川芎 香附黄连（各七分）
苍术 陈皮 炮姜 炙草（各五分） 生姜（三片） 煎服，戒饮食半日，一服
即止。

诃子散（脾心痛） 炮诃子 厚朴 泡姜 草果 陈皮 良姜 茯苓 神曲
麦芽 炙草 等分研末，每服三钱，入盐少许，痛时煎服。

复元通气散（脾心痛） 白丑头末（二两） 穿山甲（炙） 小茴香（炒各
一两五钱） 陈皮 延胡 炙草（各一两） 木香（五钱） 每服末（二钱），姜
汤下。

心痈 心痈，心热病也。经云：诸痛疮疡，皆属心火。其发于他经者，且莫
不由于心火，况本经积热，而即发于本经部位者乎？其所以致热之故，则必其平
日好饮酒，或嗜食辛辣热物，以致日久凝聚而生此症也。

《入门》曰：心痈者，生于胸乳间，《灵枢》所谓一名井疽，状如豆大，
三四日起，不早治则入于腹，七日死，急用疏导心火之药，宜用清心丸、泻心汤。

《疡科选粹》曰：心痈发胸乳间者，名井疽，若在鸠尾者，最紧要，系心热

极盛者，当导心火，缓则不救，小便涩者清心散，或凉膈散去硝黄加白芷、花粉、木通、瞿麦；大便秘者，内固清心散，凉膈散去硝加白芷、花粉、生地。

铁樵按：余固不知外科，然确知以上所说不确，当纠正。丙寅四月，至友陆君延诊其岳老太太，所患为井疽，其地位恰在鸠尾，已溃烂大如三寸径碟子，形圆不红，溃处低陷二分许，脓如水奇臭，面色舌色均无热象。陆氏本世代外科，故病人就医于婿，初用成法治之，不效，乃延著名西医某君，治十余日不效，将腐肉用显微镜照视，更化验，断定是梅毒。病人为五十许宁波乡里人，且系旧家，平素极诚朴，万无患梅毒理，则云是先天梅毒，然病人之父母及外家，皆耕读良家，从无患梅毒者。然西医以科学方法证实，确是梅毒，壁垒甚坚，不容有非难余地，于是用梅毒注射药，治之十余日复不效，而病人渐呈昏瞀谵语。病家惶急，乃延余，意在一决生死，亦不冀余能治也。余候其色脉，皆阴症，为书方用附子一钱，桂枝、吴萸半之，麻黄又半之，白芥子量同，生熟地量倍附子。陆君问何如？余曰：病良险，然服此十剂当有效，此阴症，旧方书所言者非是，梅毒之说尤谬。病人固无患梅毒理，且先天梅毒是伏病，伏病之发，最迟在三十五至四十，所以然之故，因肾气由盛人衰，不发于天癸竭绝之年也。明日复延诊，病情无甚出入，药仅服半剂。余谓余方已极轻，更减半，是等于未药，当将原方分量加半，坚嘱速服勿疑。计附子一钱半，桂枝、吴萸各八分，连服七日，每日一剂，病人神清，疮口发痒。更延诊，复经一度讨论，陆君亦觉有柄握，乃将原方逐日予服，至三十余剂，霍然全愈，陆君遂令其弟从余学医。准此以谈，西医常自负谓辨症优于中医，又谓凡科学所证明者，皆铁案如山，不可移易，其然岂其然乎？至于《灵枢》之说，亦非确论，总以色脉为准，若阴症忽用凉药，固可决其七日必死也。病固不能一概而论，若阳症自当用凉药，误服附子，祸不旋踵，仍列方于后备参考。

清心散 远志 赤苓 赤芍 生地 麦冬 知母 甘草 姜 枣 加黄连尤效

内固清心散 白豆蔻 人参 朱砂 赤苓 雄黄 绿豆 朴硝 甘草 皂角（各一钱） 冰片 麝香（各一分） 每服末（一钱） 蜜水调下

凉膈散 连乔 山栀 淡苓 薄荷 大黄 朴硝 竹叶

怔忡 怔忡，心血不足为病也。人所主者心，心所主者血，心血消亡，神气失守，则心中空虚，快快动摇，不得安宁，无时不作，名曰怔忡。或由阳气内虚，或由阴血内耗，或由水饮停于心下，水气乘心，侮其所胜，心畏水不自安，或孜孜富贵，戚戚贫贱，或事故烦穴，用心太劳，甚至一经思虑，心便动悸，皆当以养心血，调心气为主，清热去饮，开郁适事为佐。

铁樵按：沈氏原文稍嫌冗沓兹特节之如上。此病最多，凡心惕不宁，气向上冲者，皆是。大约肝气稍王，上盛下虚，即不免有此病，病后虚弱，与处境拂逆，皆制造此病之大源。在今日所最普通习见者，为脉促结，而艰于成寐，其甚者，自汗盗汗，神经过敏，近人习用之药如夜交藤、合欢皮，殆就药名望文生义，丝毫无效，则因不究病理，颟顸应付，乃魔道之甚者，选方列后。

清镇汤（劳心） 茯神 枣仁 远志 菖蒲 石莲 当归 生地 贝母 麦冬 柏子仁 犀角 朱砂 琥珀 龙齿等可以酌加

养心汤（脉结代） 黄芪 当归 茯苓 茯神 川芎 半夏 远志 枣仁 人参 五味子 柏子仁 炙草 如觉胸脘有声便是停水加茯苓、槟榔。

天王补心丹（总治） 牛地 川连 菖蒲 人参 当归 天冬 麦冬 五味子 枣仁 柏子仁 元参 丹参 茯神 远志 桔梗 上方能治怔忡，宁心神，定惊悸，愈健忘。

卑慄 卑慄，心血不足为病也，与怔忡略同而较甚，其症状，胸痞不能饮食，心中常若有所失，如痴如醉，喜独居暗室，见人即惊避，似无地可自容者，每病至数年，不得以癫症治之也，宜天王补心丹、人参养荣丸、古庵心肾丸。

人参养荣丸 白芍 人参 黄芪 陈皮 肉桂 当归 白术 炙草 熟地 五味子 茯苓 远志

古庵心肾丸 生地 熟地 山药 茯神 当归 泽泻 监酒炒黄柏 山萸杞子 龟板 牛膝 黄连 丹皮 鹿耳 生甘草 蜜丸，朱砂为衣，空心盐汤下。

上方治劳损心肾虚而潮热、惊悸、怔忡、遗精、盗汗、目暗、耳鸣、腰酸脚痿并效，久服乌须发，令人有子。

惊悸悲喜等前列怔忡、卑慄，亦即是此种，所以不避繁复者，因七情之动，羌无故实，而不能自制者，皆病也，著之可以为辨症之助。且各种精神病之成，皆缘治之不早，毫毛之断，突薪之徙，防微杜渐，有不容忽视者。

惊者心与肝胃病也，心气强者，虽遇非常，亦能镇定，虚则不尔。心气之所以虚，当是由肝胃积渐而来，故《内经》言惊属肝胃，心虚甚者，多短气，自汗坐卧不安，寐则易觉，多魇，宜温胆汤、琥珀养心丹；其脉动如豆者，急当镇定，宜黄连安神丸。

温胆汤 半夏　枳实　竹茹　陈皮　茯苓　甘草

琥珀养心丹 琥珀　龙齿　菖蒲　远志　人参　茯神　枣仁　当归　柏子仁　黄连　生地　朱砂　牛黄　猪心血丸　金箔为衣

黄连安神丸 黄连　朱砂　生地　甘草　当归头

心悸者，心痹病也。不必外界有所恐怖，而心自跳动不宁，其原因水衰火王，宜天王补心丹，心下停水，亦筑筑然跳动，当利水。

悲者，心肝两虚也。心虚则神失所守，肝虚则不能生血，所谓悲者，不必可悲之事，只是怏怏不乐，宜安神补心汤。

安神补心汤 当归　生地　茯神　黄芩　麦冬　白芍　枣仁　川芎　元参　甘草　白术　远志

喜者，心肺二经病也。喜不是病，经谓暴喜伤阳，伤阳却是病。《灵枢》谓喜乐无极，则伤魄，伤魄者，伤肺也，则亦是病矣。沈云：宜定志丸加天冬、麦冬。

定志丸 人参　菖蒲　茯苓　茯神　远志　白术　朱砂

健忘，心肾不交病也。心不下交于肾，则浊火乱其神明；肾不上交于心，则精气伏而不用。火居上，则因而为痰；水居下，则因而生燥，故惟有补肾养心，使意志常治，而健忘自愈。其有兼他藏，或兼他症者，后列之方选用。

引神归舍丹 胆星（二两）　朱砂（一两）　附子（七钱）　猪心血丸黍米大　每服一钱萱草根煎汤下。（思虑过度，病在心脾者宜此方。）

茯苓汤 半夏　陈皮　茯苓　甘草　香附　益智仁人参　乌梅　竹沥姜汁（健忘兼痰饮者宜此方。）

人参养荣汤 白芍　人参　黄芪　陈皮　肉桂　炙草　当归　五味子　熟地　茯苓　远志　姜　枣　气血两虚形神不足者宜之。

朱雀丸 沉香　茯神　人参　蜜丸服。

上方心肾不交者宜之。

不寐，心血虚而有热病也，亦兼及五藏。心血虚，神不守舍，故不寐，宜琥珀养心丹；肝虚魂不守舍，亦不寐，宜珍珠母丸；肺肾并病，真阴亏损，孤阳上越者，亦不寐，宜知柏八味丸；食物不节，不能消化，胃不和者，亦不寐，宜橘红、甘草、石斛、茯苓、半夏、神曲、山查诸和胃消导药。

琥珀养心丹　琥珀　龙齿　菖蒲　远志　人参　茯神　枣仁　当归　柏子仁　黄连　生地　朱砂　牛黄　猪心血丸　黍米大金箔衣

珍珠母丸　珍珠母　麝香　熟地　当归　枣仁　人参　柏子仁　犀角　茯神　沉香　冰片　虎睛　蜜丸　朱砂金箔衣

铁樵按：此丸分量与各药多不相称，原注珍珠母、麝香各三钱，犀角、茯神各五钱，此为不伦。珍珠母乃蚌壳，何能与麝等分，且亦不可入丸。原方熟地一两半，麝得五之一，犀得三之一，皆非法。且麝太多，则开窍而耗血，其祸甚于安眠药之麻醉神经。元和陆九芝《世补斋医书》中，有重定珍珠母丸方，余复以意增损之，属用而效，兹列其方于后。

陆氏珍珠母丸　珍珠母（五钱）　川连（四分）　猴桂（三分）　薄荷（一钱）　沉香（二分）　犀角（三分）　姜夏（一钱）　归身（三钱）　白芍（三钱）　煎汤服（沉香、犀角、桂研冲）。

知柏八味丸　六味丸加知母、黄柏

诸汗，心虚病也。汗者心之液，故其为病，虽有别因，其源总属于心。然肾又主五液，心阳虚，不能卫外而为固，则外伤而自汗；肾阴衰，不能内营而退藏，则内伤而盗汗，故汗之病专属心。汗之根，未有不兼由心与肾，且肾阴既衰，心血必不足，二藏固互相承制者。自汗盗汗，有冷热之分，寒气乘阳虚而发，汗必冷；热气乘阴虚而发，汗必热。又有热聚于里，阳虚于外，其汗亦冷，古人谓之热火过极，反兼胜已之化者，误治则为祸至烈。又其他藏气虚，则亦能致汗，治当兼顾。

专由心虚而汗者，法当益其血脉，宜当归六黄汤；专由肾虚而汗者，法当助其对藏，宜五味子汤；其由肺虚而汗者，宜固其皮毛，宜黄芪六一汤；由脾虚而汗者，当壮其中气，宜补中益气汤；由肝虚而汗者，则禁其疏泄，宜白芍汤。此皆五藏之气先虚，而后汗出，非汗之出分属于五藏也，其余多症，各不胜举，既知以上各节，则三隅之反，稍有依据，不致茫无头绪矣。

当归六黄汤　当归　生熟地　黄连　黄柏　黄芪　黄芩

五味子汤　五味子　山萸肉　龙骨　牡蛎　首乌　远志　五倍子　地骨皮

黄芪六一汤 黄芪（六钱） 炙草（一两） 研末，每五钱煎服。

补中益气汤 人参 黄芪 白术 当归 升麻 柴胡 陈皮 甘草

白芍汤 白芍 枣仁 乌梅

涕泪涎唾 《难经》曰：肾主五泪，分化五藏，入肝为泪，入心为汗，入脾为涎，入肺为涕，自入为唾。

铁樵按：此说颇足与拙说互证。今考涕、泪、唾、液皆从腺出，全身之腺当以肾腺为最重要，不但健康所系，媾合传种，皆赖此物。天付动物以种种才能不过两大目的，一曰生存，二曰传种，肾腺既为第二目的之主要成分，则谓诸腺之中惟此为重，极为允当。又从生理形能详细考察，诸腺实有同荣同枯之迹象，则谓诸腺为一个系统，当亦与事实不远。今《难经》谓肾主五泪，殆亦验得各种液体有同荣同枯之迹象，故云与拙说可互证也。至于各液分隶各藏亦从病能体验得来，例如肺伤风寒，则出清涕；肺伤风热，则出黄浊涕，是涕当属之肺。又如迎风流泪，羞明出泪，用清肝药治之则效，是泪当属之肝。至于《内经》谓年四十阴气自半，年五十精气衰，涕泣俱出，则又与《难经》肾主五泪之说相通矣。

五味子汤（治肾汗。沈云：心阳虚不能卫外而为固，则自汗；肾阴衰不能内营而退藏，则盗汗。）

五味子 山萸肉 龙骨 牡蛎 首乌 远志 五倍子 地骨皮

川芎茶调散（治伤风多涕）

川芎 薄荷 羌活 荆芥 甘草 白芷 防风 研末茶调下，此方本有细辛，因小病不须重药删去。

杞菊地黄丸（治迎风流泪） 六味丸加枸杞、杭菊

汤泡散（治风热赤目流泪） 赤芍 当归 黄连（泡汤洗）

乌梅丸（治脘痛呕吐清涎，并治虫积）

乌梅 黄连 当归 川椒 细辛 附子 人参 肉桂 黄柏

此是仲景方，小病每服三四分，大病可至三钱。

手太阳小肠

手太阳之脉，起于小指之端，（小指之端，少泽所居。）循手外侧，（手外侧本节之前，前谷穴也；本节之后，后溪穴也。）上腕，（腕前腕骨，腕中阳谷。）出踝中，直上循臂骨下廉，出肘内侧两骨之间，（肘内两骨间，小海穴在焉。）上循臑外后廉，出肩解，绕肩胛，交肩上，入缺盆，向腋，络心，（心为小肠之雌，故小肠脉络于心。）循咽，下膈，抵胃，属小肠；（手太阳为小肠之经，故其脉属小肠。）其支者，从缺盆贯颈上颊，至目锐眦，（《针经》曰：目眦外，决于面者，为锐眦。）却入耳中，其支者，别颊上？，抵鼻，至目内眦，（手太阳自此交入足太阳。）斜络于颧。（颧谓颊骨。）是动则病（手太阳常多血少气，今气先病是谓是动。）嗌痛颔肿，（颔谓颊下。）不可回顾，肩似拔，臑似折。是主类，所生病者，（血受病于气之所生，故云所生病也。手太阳常血多气少，乃人之常数也，亦有异于常者。《灵枢》经：曰手太阳之上，血气盛则多须面多肉以平；血气皆少则面瘦恶色。手太阳之下，血气盛则掌中肉充满；血气皆少则掌瘦以寒。由此则手太阳血气多少可得而知也。）耳聋目黄，颊颔肿，颈肩臑肘臂外后廉痛。

手太阳小肠经（左右凡三十八穴）

少泽（一名少吉，在小指之端，去爪甲下一分。）

前谷（在手小指外侧，本节前陷中。）

后溪（在手小指外侧，本节后陷中。）

腕骨（在手外侧，腕前起骨下陷中。）

阳谷（在手外侧，腕中兑骨下陷中。）

养老（在腕后一寸陷中。原注在踝骨上一空腕在后一寸陷中，不可解，疑有讹误。）

支正（在腕后五寸别走少阴。）

小海（在肘内大骨外，去肘端五分陷中。）

肩贞（在肩曲胛下两骨解间。）

臑腧（在挟肩髎后大骨下，胛上廉陷中。）

天宗（在秉风后大骨下陷中。）

秉风（在天髎外肩上小髃后，举臂有空。）

曲垣（在肩中央，曲胛陷中。）

肩外腧（在肩胛上廉，去脊二寸。）

肩中腧（在肩胛内廉，去脊二寸。）

天容（在耳下曲颊后）

天窗（一名窗笼，在颊大筋前，曲颊下扶突后动脉陷中。）

颧髎（在面颧骨下廉。）

听宫（在耳中珠子大如小豆是。）

手太阳小肠病候，曰小肠气，曰小肠痛。

沈云：小肠者，《内经》谓是受盛之官，化物出焉。其为器亦只为胃役使，特以其经与心络并行，又与足太阳膀胱经连，故亦以三阳归之。小肠与大肠皆为胃化物之器，故其病亦与胃同，其本经与心络并行，故本经病亦延及于心。其为病，实则嗌痛颔肿，不可以顾，肩似拔，臑似折，节弛肘废，小水不利，及赤，或涩痛尿血，虚则面白苦寒，耳前热，小肠气动。

《灵枢经》曰：唇厚，人中长，以候小肠。又曰：皮厚者脉厚，小肠亦厚；皮薄者脉薄，小肠亦薄；皮缓者脉缓，小肠大而长；皮薄而脉小者，小肠小而短。又曰：中气不足，肠为之苦鸣。又曰：小肠病者，心腹痛，腰脊控睪而痛。

《入门》曰：小肠有气，则小腹痛；小肠有血，则小便涩。小腹有热，则茎中痛。小肠者，心之府也，有病宜通利。

小肠气 小肠气，小肠经病也，小腹引睪丸连腰脊痛。小肠虚，风冷乘间而入，邪气既实，则厥而上冲，睪丸上而不下也，宜楝实丸、葫芦巴散。《千金方》癀疝有四，一曰肠癀，即小肠气吊。云得之地气卑湿，宜以去湿之剂下之，以苦坚之，不可温补。

楝实丸 川楝子 茴香 陈皮 吴萸 马兰花 芫花 醋糊丸

葫芦巴散 葫芦巴 益智仁 大茴 蓬术 牵牛 山萸肉 酒牛膝 川断 川芎 防风 甘草

橘核丸 炒橘核 盐炒海藻 盐酒炒昆布 海带 炒桃仁 炒川楝子（各一两） 延胡 厚朴 枳实 肉桂 木香 木通（各五钱） 酒糊丸盐汤下三钱。

立效散 全蝎（七个） 砂仁（廿一枚） 茴香（一钱） 共为末热酒调枵腹服。

小肠痈　其症发热恶寒，脉芤而数，皮肤错纵，腹急渐肿，按之内痛，大便重坠，小便涩滞若淋，或小腹隐痛，坚硬如掌大而热，肉色如故，亦或掀赤微肿，甚者脐突腹胀，转侧有水声，宜大黄汤下之，瘀血去净则安；若体虚脉散，不可轻下，宜活血散瘀汤；痈已成则腹痛腹满，不食，便淋刺痛，宜苡仁汤；若腹满痛，小腹急，时时下脓，宜丹皮散。

大黄汤　熟大黄　芒消（各一钱）　丹皮　白芥子　桃仁（各二钱）

活血散瘀汤　川芎　当归　赤芍　苏木　丹皮　枳壳　木瓜　桃仁（各一钱）槟榔（六分）　炒大黄（一钱）

苡仁汤　苡仁　瓜蒌仁（各三钱）　丹皮　桃仁（各二钱）　白芍（一钱）

丹皮散　人参　丹皮　白芍　茯苓　苡仁　黄芪　桃仁　白芷　当归　川芎（各一钱）　肉桂　甘草（各五分）　木香（三分）

足太阳膀胱

足太阳之脉，起于目内眦，（内眦，谓目之大眦也。）上额，交颠上；（颠，顶也，顶中央有旋毛可容豆，乃三阳五会也。）其支者，从颠至耳上角；其直者，从颠入络脑，（顶为中，顶间曰囟，顶后曰脑，顶左右曰角。）还出别下项，循肩膊内，挟脊，抵腰中，入循膂，络肾，（肾为膀胱之雌，故膀胱脉络于肾。）属膀胱；（足太阳为膀胱之经，故其脉属膀胱。）其支者，从腰中下会于后阴，下贯臀，入腘中；（腘，谓膝解之后曲脚之中，委中穴分也。）其支者，从膊内左右，别下贯胛，（胛，两髀骨下竖起肉也。）挟脊内，遇髀枢，（环跳穴在此髀枢中。《素问》曰：髀枢中各一者。正谓此焉。）循髀外后廉，下合腘中，以下贯腨内，出外踝之后，（外踝之后昆仑所居。）循京骨，（京骨穴名，太阳之原，在外侧大骨下。）至小指外侧端。（小指外侧，至阴穴分也。《素问》云：太阳之根起于至阳，在太阳自此交入足少阴。）是动则病，（足太阳常多血少气，今先气病是谓是动。）冲头痛，目似脱，项似拔，脊痛，腰似折，髀不可以曲，腘和结，腨如裂，是为踝厥。是主筋，所生病者，（血受病于气，是气之所生，故云所生病也。足太阳血多气少，乃人之常数也，亦有异于常。《灵枢》经曰：足太阳之上，血气盛则美眉有毫毛；血多气少则恶眉面多少理；血少气多则面多肉血气和则美色。足太阳之下，血气盛则跟肉满踵坚；血少气多则瘦跟空；气血皆少则喜转筋踵下痛。只曰美眉者，太阳多血，由此足太阳血气多少可得而知也。铁樵按：据此影印金大定本犹且讹字不一而足，"是为"作"是谓"，"足趾"作"足指"。又本节只曰美眉句不可解。又如手太阳篇，养老二穴下注，亦不可解。是医书欲无讹字，殆事实上不易办到之事。）痔疝，狂颠疾，（《素问》云：所谓狂颠疾者，阳尽在上，而阴气从下。）头脑顶痛，目黄泪出，衄衊，项背腰尻腘腨脚皆痛，小指不用。（足太阳行身之阳，故头脑、项背、腰尻、腘腨脚皆痛，小指不用。）

足太阳膀胱经（左右凡一百二十六穴）

至阴（在足小指外侧，去爪甲角如韭叶。）

通谷（在足小指外侧，本节前陷中。）

束骨（足小指外侧，本节后陷中。）

金门（一名关梁，在足外踝下。）

京骨（在足外侧，大骨下赤白肉际。）

申脉（在外踝下陷中，阳跷脉所生。）

仆参（一名安邪，在跟骨下陷中。）

昆仑（在足外踝后，跟骨上陷中。）

付阳（在外踝上三寸。）

飞阳（一名厥阳，在外踝上七寸。）

承山（一名鱼腹，一名肠下，一名肉柱，在兑腨肠上分肉间。）

承筋（一名腨肠，在腨肠中央陷中。）

合阳（在膝约中央下三寸。）

委中（在腘中约文中动脉。）

委阳（在承扶下六寸，屈伸取之。）

浮郄（在委阳上一寸。）

殷门（在肉郄下六寸。）

承扶（一名肉郄，一名阴关，一名皮部，在尻臀下股阴上文中央。）

秩边（在第二十一椎下两旁各三寸。）

胞盲（在第十九椎下两旁各三寸。）

志室（在第十四椎下两旁各三寸。）

盲门（在第十三椎下两旁各三寸。）

胃仓（在第十二椎下两旁各三寸。）

意舍（在十一椎下两旁各三寸。）

阳纲（在第十椎下两旁各三寸。）

魂门（在第九椎下两旁各三寸。）

膈关（在第七椎下两旁各三寸陷中。）

譩譆（在肩膊内廉，挟脊第六椎下两旁各三寸。）

神堂（在第五椎下两旁各三寸。）

膏盲腧（在第四椎下近五顾上两旁各三寸。出《千金》、《外台》、《内经》。）

魄户（在第三椎下两旁各三寸。）

附分（在第二椎下内廉两旁相去各三寸。）

会阳（一名利机，在阴尾骶骨两旁。）

下髎（在第四空挟脊陷中。）

中髎（在第三空挟脊陷中。）

次髎（在第二空挟脊陷中。）

上髎（在第一空腰踝下一寸掀脊陷中，下同。）

白环腧（在第二十一椎下两旁各一寸五分。）

中膂腧（在第二十椎下挟脊两旁各一寸五分，上同。）

膀胱腧（在第十九椎下两旁各一寸五分。）

小肠腧（在第十八椎下两旁各一寸五分。）

大肠腧（在第十六椎下两旁各一寸五分。）

肾腧（在第十四椎下两旁各一寸五分。）

三焦腧（在第十三椎下两旁各一寸五分。）

胃腧（在第十二椎下两旁各一寸五分。）

脾腧（在第十一椎下两旁各一寸五分。）

胆腧（在第十椎下两旁各一寸五分。）

肝腧（在第九椎下两旁各一寸五分。）

膈腧（在第七椎下两旁各一寸五分。）

心腧（在第五椎下两旁各一寸五分。）

厥阴腧（在第四椎下两旁各一寸五分，出《山眺附经》。）

肺腧（在第三椎下挟脊相去各一寸五分。）

风门（一名热府，在第二椎下两旁各一寸五分。）

大杼（在第一椎下两旁相去各一寸五分，下同。）

天柱（挟项后发际大筋外廉陷中。）

玉枕（在络却后一寸五分，挟脑户旁一寸三分。）

络却（一名强阳，一名脑盖，在通天后一寸五分。）

通天（一名天伯，在承光后一寸五分。）

承光（在五处后一寸五分。）

五处（挟上星旁一寸五分。）

曲差（挟神庭旁一寸五分，入发际。）

攒竹（一名始光，一名光明，一名员柱，在两眉头陷中。）

晴明（在目内眦五脉之会。）

足太阳膀胱经病候，曰膀胱气，曰转胞症，曰小便窿闭，曰交肠。

膀胱气　膀胱经病也，小腹肿痛，小便闭涩，宜五苓散加茴香、葱白、盐，服药后若小便下如墨汁，膀胱之邪去矣，邪去溲通，则痛自止。

《入门》云：癀疝有四种，其一种曰水癀，外肾肿大，如升如斗，不痛不痒，是即膀胱气，与前说不同，录之广异闻。

《纲目》曰：小腹痛有三，肝病小腹引胁痛；小肠病小腹引睾丸腰脊痛；膀胱病小腹肿痛，不得小便。

铁樵按：此说最允当。

转胞症　转胞症亦名转脬症，其病由强忍小便而起，或尿急疾走，或忍尿入房，小肠之气，逆而不通，大肠之气，与之俱滞，外水不得入膀胱，内水不得出膀胱，淋沥急数，大便亦里急频并，似痢非痢，其甚者，因此腹胀浮肿，宜用凉药疏理小肠中热，仍与通泄大肠，迨其腹中搅痛，大便畅行，则尿脬随即归正，小便自然顺流。

丹溪曰：孕妇易患转脬症，禀赋弱者，忧闷多者，性急燥者，嗜厚味者，大率有之。一孕妇患此，两手脉涩，重取则弦，此得之忧患者，以参术饮空心煎服，随以指探吐，既吐，顷之，再予一剂，次早亦然，如是八帖而安。

铁樵按：此法甚妙，孕妇为宜。忆《儒门事亲》中亦有类似之案，吐下皆有通溲之理，随宜斟酌，不必拘泥。

既济丸（治膀胱虚，溲便不禁）

菟丝子　益智仁　苁蓉　茯苓　韭子　当归　熟地　牡蛎　盐黄柏　盐知母　荧肉　五味子　面糊丸，每服三钱。

葵子丸（治膀胱实热，小便不通）

冬葵子　赤猪苓　枳实　瞿麦　滑石　木通　黄芩　甘草　车前子　生姜

小便窿闭　《内经》云：肝脉过阴器，病闭窿。又云：女子督脉，入紧延孔，（原注正中直孔即溺窍。）男子循茎下至篡，（原注阴茎之端。）病不得前后。又云：三焦下俞并太阳正脉，入络膀胱，约下焦，实则闭窿，盛则遗溺。此皆探源之论，其治则在膀胱，故又曰：膀胱州都之官，津液藏焉，气化则出。

气不能化，溲不得出，须考虑其他见症，非仅用一味肉桂可以济事。例如有肺燥症者，当清金润肺，宜紫菀、麦冬、车前、丹皮、茯苓之类；有脾湿症者，当燥湿健胃，宜茯苓半夏苍白术；见肾热症者，当滋肾，宜知母、黄柏、茯苓、通草、泽泻；见心火炽盛，小肠不热者，当清心，宜天麦冬、黄连、犀角；若见肾虚者，宜《金匮》肾气丸。铁樵按：以上皆言溲不通，各从其主症为治，非今日普通所见之窿闭。今之所谓窿闭，乃小腹膨胀，里急殊甚；而溲不得出，此种见症，若无法通之，一两日内可以变为肿胀，或见痉挛，西人所谓尿中毒，亦属致命大病。西国治法，类用皮带塞入溺孔中通之；中国治法，寒闭者用猛桂为主药，热闭者用知母、黄连、黄柏，外治用井底泥，或田螺麝香同捣烂，敷小腹，并效。

丹溪治窿闭用吐法，可谓简捷，古人皆谓如滴水之器，上口通则下口亦通，其实不然。贮水于管，杜其上口，下口虽开，水不下滴，此乃上压力之作用，不能以喻人体器官。动物虽附地球以生，然是独立的，观食物下行，由于肠胃收束蠕动，逼之向下，不辟地心吸力，即可知外界天然力不能及于躯体之内。又痨病垂死时，血凝于着褥之肌肤间，即是体工全毁，血受地心吸力而沉淀之证据，知此则知滴水器之喻为不切事实。然吐法治窿，何以有效，鄙意此与翻胃病同理。翻胃病呕逆，必兼便闭，即上口闭下口亦闭故也。其所以闭，因胃中过于膨胀之故，中部膨胀，则两头收束，此是筋肉弛张关系，并非上下口压力关系。翻胃为胃胀，窿闭为胕胀，其事正同。惟胃之地位较高，上口闭，不能纳，故进食则吐，惟虽吐，病不能止，必须大便通乃止；膀胱之地位在下，窿闭之症，溲不得出，用通溲之药，可以愈通愈窒，以药吐之，则反得能通，此最耐人寻味者。《内经》谓病在上取之于下，病在下取之于上，于此得一良好证据也。

交肠症　丹溪治一妇，常痛饮，忽糟粕从前窍出，溲溺从后窍出，六脉皆沉涩，与四物加海金砂、木香、槟榔、桃仁、木通而愈。此人饮酒多，气升不降，阳极虚，又酒湿积久生热，煎熬其血，阴液大虚，阴阳俱盛而暂时活者，因其形实，而酒中谷气尚在故也，三月后必死。

铁樵按：此病原理不明了，亦未曾见过，不敢妄议，录此以备一说。

论药集

论药集

武进恽铁樵　著

受业江阴章巨膺　参校

导　言

　　相传本草始於神农，今医家用药，药肆制药，悉本明李时诊《本草纲目》。自古迄今，此事之沿革如何，类都不加深究，而浅人炫异，後喜用不经见之药以为能，此大不可也。凡药物用以治病，其效用如何，利害如何，皆当洞澈中边，小有疑义而妄用之，即撄奇祸。欲洞澈中边，除服食之後，观其反应，更无他法，若用理化学试验，则不适于应用。例如附子、干姜为大热药，以二物煎汁候冷，令平人服之，则其反应为纯热象，唇干、舌绛、目赤、脉数可以同时并见，然当其未服时，以寒暑表人药汁中则无热度也。西国近代医学，类多以动物为试验，然解剖生理试之于动物有效，药物之服食後所得结果，禽畜与人，仍有不同。例如木鳖子犬得之即死，人服之并不死也。我国医学有甚悠久之历史，绝非他国所能及，凡古人所记，皆其经验所得，极可宝贵，惜乎二千余年之中，有医政时甚少，而放任时甚多，药物之采取泡制，医生既不过问，又後无药剂师专任其事，是今後当注意者一。古人所记，自是实录，然往往苦于界说不明，不难于某病之用某药，难在于某病至某候宜用某药，某病兼某症时不宜用某药，是则病理方面有不容不澈底研究者。近有创为异议，以为旧说不可通，皆当废弃，专事研求本草即得，此非是也，是今後所当注意者二。西国现在所注意者为特效药，此事不足效法，须知生理此呼彼应，一处病则他处随之而呈变异，故病决不单纯。有先病肝、胆而後病胃者，有先病神经而後病血者，有先病肾而後病肺者，有重要藏器三五处同时并病者，有先病之处为急性病，其继起之处为慢性病者，有可以预防不使转属者，有宜兼治双方并顾者，有不治其发病之处而能刻期使其病已者，凡欲明了此种，须病理与方药合并研究。质直言之，可谓有特效方，无特效药，是今后当注意者三。吾人知高丽参为东洋货，相率不用矣，岂知半夏、附子亦东洋货耶，此於前数年报纸中偶然见之。其他药品之由东国来者，当不在少数，局外人未注意调查，局中人以无物可为替代，则隐忍不言，不必尽属不肖心理。夫日人之种药，专为渔利，不为医学，其物用之有效，则知古经所载某药产某地者，不但地利今古不同，并可知吾侪不宜墨守旧经，宜从速试种。此事职责在医生，凡业中医者，皆当兼治植物学，是今后所当注意者四。余之知医，由于多病。三十年来，躬所尝试之药，在百七八十种，就中下品毒物为多，多他人所不敢服者。然近曰好奇炫异者，流往往用僻药，且以重量相矜诩，余则以为苟未洞澈中边，在己固然未达不尝，在人亦当在不欲勿施之列。今兹所述者，仅限于曾经自服，其有他有用之而偾事为余所目击者，亦详注其病状于各条之下，以资炯戒。又方药之配制，稍有心得者，亦详著之于篇，吾所得者虽寡，然此种经验，绝非易事，弃之可惜。所言药之品性畏忌，原本古人，而体例稍异，为途亦窄，名之为恽氏论药集，差为副其实云。

药历撮要第一

旧说《本草经》神农所作，然《汉书·艺文志》无其目。《平帝纪》云：元始五年，举天下通知方术本草者，在所为驾一封轺，传遗诣京师。《楼护传》称：护少诵医经、本草、方术数十万言，本草之名，盖见于此。或疑其间所载生出郡县有后汉地名，以为似张仲景、华佗辈所为，是又不然也。《淮南子》云：神农尝百年之滋味，一日而遇七十毒，由是医方兴焉。盖上世未著文字，师学相传，谓之本草，两汉以来，名医益众，张机、华佗辈，始因古学，附以新说，本草由是见于经录。然旧经才三卷，药止三百六十五种，至梁陶隐居进《名医别录》，亦三百六十五种，因而注释分为七卷。唐显庆中监门卫长史苏恭又摭其差谬，表请刊定，乃命李世勋等与恭参考得失，又增一百十四种，分门部类，广为二十卷，世谓之《唐本草》。其后后蜀孟昶命学士韩保昇等，以《唐本图经》参比为书，稍或增广，世谓之《蜀本草》。至赵宋开宝中，诏医工刘翰，道士马志等相与撰集，又取医家常用有效者一百三十三种而附益之，仍命翰林学士卢多逊等，重为刊定镂版摹行，医者用药，乃有适从。嘉佑二年八月，诏掌禹锡、苏颂、林亿等，再加校正，颇有所增益。凡旧经未有，从经史百家及诸家本草采录者曰新补；其宋代已用诸书未见，无可考证者，从太医众论参议别立为条，曰新定，计旧药九百八十三种，新补者八十二种，新定者十七种，总新旧一千八十二种。唐永徽中删定本草之外，复有图经，《明皇御制天宝单方》亦有图，因二书失传，嘉佑六年，诏天下郡县图上所产药，用永徽故事，重命编述，是为《本草图经》。政和六年，曹孝忠等取前此二书，益以蜀人唐慎微所衍《证类医方》，更旁摭经史及仙经道书，成《政和新修经史证类备用本草》，简称之曰《政和证类本草》，即今所传最古之最完善书也。

宋代医政，最称完备，故本草一书，经三次修订，为药千八十二，其末卷有名未用者计百九十四种。至明天启中，缪希雍撰《本草经疏》，历三十年之久，然后成书，为药仅四百九十种。序曰：以约失之者鲜矣，夫药以治病原非可以贪多务博为事者。今其书俱在，学者可自考之。本书但取躬自服食者为断，每值曾收良效之品，或目击服后败事者，详言服食后所显证状，既不求其完备，亦不注意于体例，盖存余所经验，为后来之师资，此为余一家之言，不但无意务博，亦无意于为《本草经》考证笺注也。

太阳证药第二

桂 枝

桂枝有三种：曰桂，曰牡桂，曰菌桂、一曰筒桂。李时珍《本草纲目》，谓菌桂即筒桂，桂枝则在牡枝条下。张石顽《本经逢源》，谓桂枝是筒桂之枝，不当在牡桂条下，此非实地考查不可，今姑置之。

寇宗奭《本草衍义》曰：桂甘辛大热。《素问》云：辛甘发散为阳。故汉张仲景治伤寒表虚皆须此药，正合辛甘发散之意。《本经逢源》云：仲景治中风解表，皆用桂枝汤。又云：无汗不得用桂枝。其义云何？夫太阳中风，阳浮阴弱，阳浮者热自发，阴弱者汗自出，卫实营虚，故发故热汗出，桂枝汤为专药。又太阳病发热汗出者，此为营弱卫强，阴虚阳必凑之，皆用桂枝发汗，此调其营则卫气自和，风邪无所容，遂从汗解，非桂枝能发汗也。汗多用桂枝汤者，以之与芍药调和营卫，则邪从汗去，而汗自止，非桂枝能止汗也。世俗以伤寒不得无汗用桂枝者非也，麻黄汤、葛根汤未尝缺此，但不可用桂枝汤，以中有芍药酸寒收敛表腠为禁耳。若夫伤寒尺脉不至，是中焦营气之虚不能下通于卫，故需胶饴加入桂枝汤中，取稼穑之甘，引入胃中，遂名之曰建中，更加黄耆，则为黄耆建中，借表药为里药，以治男子虚劳不足。《千金》又以黄耆建中汤，换入当归，为内补建中汤，以治妇人产后虚赢不足，不特无余邪内伏之虞，并可杜阳邪内陷之患，非洞达长沙妙用，难以领会及此。

《逢源》所说，有可商之处，伤寒无汗，当然不可用桂枝，其理由如下。《伤寒论》云：翕翕发热，漐漐汗出。翕翕形容形寒，漐漐形容汗漏，汗从汗腺出，有分泌神经司启闭，有感觉神经司寒暖，热则汗腺开，寒则汗腺闭，二者本相应，今翕翕发热，却又瑟瑟恶寒，是二者均失职也。桂枝性温，其药位在肌表，其辛辣之味含有刺激性，能使颓靡者兴奋，因具此条件，故服此药，恰恰与病相合，能使恶寒罢而汗不漏。若无汗恶寒之病，正苦汗腺闭而不开，集表之体温无从疏泄，若复用桂枝，则闭者益闭，热不得解，故发热无汗之病，期期不可用桂枝也。发热无汗，用麻黄汤，其中亦有桂枝者，乃因形寒而设，桂枝是副药，麻黄能开闭发汗，协以桂枝，有两个意义。其一、取其温性佐麻黄以驱寒冷；其二、取其刺激性使汗出之后启闭不失职。有一种病，发汗之后，遂漏不止者，单任麻黄不用桂枝之过也，两力不相消，是药效之公例。故古方温凉并用，攻补兼施，能有亢坠颉颃之妙。今云非桂枝能发汗，非桂枝能止汗，则医者用药标准难矣。三阴之用桂枝，亦正因漏汗与肌表无阳，阴症之汗与阳症之汗不同，详后少阴篇。诸建中之用，亦同一个理，凡虚而阳不足自汗、盗汗者，建中为效甚良。若阴不足者，不但建中不适用，黄耆亦且是禁药。

麻　黄

麻黄苦温无毒，去根节汤泡去沫用，其根能止汗，若连根节服，令人汗出不止。《本经》主中风、伤寒、头痛、温疟、发表出汗、去邪热气、止咳逆上气、除寒热、破癥坚积聚，《逢源》云，麻黄微苦而温，中空而浮，入足太阳，其经循背下行，本属寒水而又受外寒，故宜发汗去皮后毛气分寒邪，以泄寒实。若过发则汗多亡阳，或饮食劳倦及杂病自汗表虚之证用之，则脱人元气，祸患莫测。麻黄治卫实之药，桂枝治卫虚之药，二物虽为太阳经药，其实营卫药也。心主营血，肺主卫气，故麻黄为手太阴肺经之药，桂枝为手少阴心经之药。伤寒伤风而咳嗽用麻黄桂枝汤，即汤液之源也，麻黄乃治肺经之专药，故治肺病多用之。仲景治伤寒无汗用麻黄汤，有汗用桂枝汤。津液为汗，汗即血也，在营即为血，在卫即为汗。寒伤营，营血不能外通于卫，卫气闭固，故无汗发热而恶寒；风伤卫，卫气不能内护于营，营气不固，故有汗发热而恶风。是证虽属太阳，而肺实受邪气，盖皮毛外闭，邪热内攻，肺气拂郁，故用麻黄、甘草同桂枝引出营分之邪，达之于表，佐以杏仁泄肺而利气，是麻黄汤虽太阳发汗重剂，实为发散肺经邪郁之药也。腠理不密，则津液外泄而肺气自虚，虚则补其母，故用桂枝同甘草外散风邪以救表，内伐肝木以助脾，皆是脾肺之药，是则桂枝虽太阳解肌轻剂，实为理脾救肺之药也。又少阴证发热脉沉有麻黄附子细辛汤，少阴与太阳为表里，所谓熟附配麻黄，补中有发也。《本经》云治温疟。系湿疟，乃传写之误。按：麻黄能定喘，桂枝能强心。所以能定喘，因散肺中之外感；所以能强心，因固表血液不耗损。《逢源》说：麻黄手太阴经药，桂枝手少阴经药，此即指药位与定喘、强心之事实适合，可知旧说确有价值。凡学说但能与事实吻合，便放诸四海而准，所谓殊途同归也。虚则补其母数语，是本《内经》，但尚未能以学理证明其价值，是当存而不论，惟亦为吾侪所不可不知者。又麻黄附子细辛汤，极有探讨价值，其理稍颐，其说甚长，当于少阴篇细辛附子条详之。

太阳阳明合病证药第三

葛　根

　　葛根甘平无毒，色白者良，入阳明，表药生用，胃热烦渴煨熟用。《本经》主消渴、身大热、呕吐、诸痹、起阳气、解诸毒。《逢源》云：葛根性升，属阳，能鼓舞胃中清阳之气。故《本经》主消渴、身热、呕吐，使胃气敷怖，诸痹自开。其言"起阳气，解毒者"，胃气升发，诸邪毒自不能留而解散矣。葛根乃阳明经之专药，治头痛、眉棱骨痛、天行热气、呕逆、发散解肌、开胃、止渴、宣斑、发痘。若太阳经初病头痛而不渴者，邪尚未入阳明，不可便用，恐引邪内入也。仲景治太阳阳明合病自利、反不利但呕者，俱用葛根汤；太阳病下之遂利不止喘汗脉促者，葛根黄芩黄连汤，此者皆随二经表里、寒热、轻重，而为处方，按症施治，靡不应手神效。又葛根葱白汤，为阳明头痛仙药。斑疹已见点，不可用葛根升麻，恐表虚反增斑烂也。又葛根性轻浮，生用则升阳生津，熟用则鼓舞胃气，故治胃虚作渴，七味白术散用之。又清暑益气汤兼黄柏用者，以暑伤阳明，额颅必胀，非此不能开发也。按：葛根之为两阳合病药，不但因伤寒两阳合病，仲景用此之故，凡形寒、发热、唇燥、舌绛、汗出不彻、麻桂均不可用时，得葛根良效。形寒是太阳，化热是阳明，已见阳明太阳未罢之候也，故知葛根是两阳药。凡伤寒阳明症已见，太阳未罢，得葛根良；太阳已罢，纯粹阳明经症，得葛根亦良。惟温病之属湿温及伏暑、秋邪者不适用，此当于辨症加之注意，熟读《世补斋医书》者，往往一例横施。伏暑、秋邪得此，反见白㾦，则用之不当之为害也。《逢源》引邪入里之说，亦不确，葛根本向外达，无所谓引邪入里，伤寒纯粹太阳症，本当任麻、桂，葛根非其治也。斑疹为必用之药，亦并非已见点不可用，痧、麻均以透达为主，所惧者是陷，岂有见点不可用之理。惟无论痧、麻，舌绛且干者，为热入营分，非犀角地黄不辨，误用葛根，即变症百出，是不可不知也。

　　（附）葛根花能解酒毒，葛花解醒汤用之必兼人参，但无酒毒者不可服，能损人元气，以大开肌腠，发泄伤津也。

阳明经证药第四

石 膏

石膏辛甘大寒，无毒。《本经》主中风寒热，心下逆气，惊喘、口干、舌焦、不能息，腹中坚痛，除邪鬼产乳金疮。《逢源》云：人以石膏、葛根并为解利阳明经药，盖石膏性寒，葛根性温，功用讵可不辨。葛根乃阳明经解肌散寒之药，石膏为阳明经辛凉解热之药，专治热病、喝病，大渴引饮、自汗、头痛、溺涩、便闭、齿浮、面肿之热证，仲景白虎汤是也。东垣云：立夏前服白虎，令人小便不禁，降令太过也。今人以此汤治冬月伤寒之阳明证，服之未有得安者（按：此说大谬），不特石膏之性寒，且有知母引邪入犯少阴，非越脾、大青龙、小续命中石膏佐麻黄化热之比。先哲有云：凡病虽有壮热而无烦渴者，知不在阳明，切弗误与白虎。《本经》治中风寒热，是热极生风之象。邪火上冲，则心下有逆气及惊喘；阳明之邪热甚，则口干舌焦不能息；热邪结于腹中则坚痛；邪热不散，则神昏谵语等乎邪鬼，解肌散热外泄，则诸症自退矣。即产乳金疮，亦是郁热蕴毒，赤肿神昏，故可用辛凉以解水泄之，非产乳金疮可泛用也。其《金匮》越脾汤治风水恶寒无大热，身肿自汗不渴，以麻黄发越水气，使之从表而散，石膏化导胃热，使之从胃而解。如大青龙、小续命等制，又不当以此执泥也。至於三黄石膏汤又以伊尹三黄河间解毒，加入石膏、麻黄、香豉、姜、葱、全以麻黄开发伏气，石膏化导郁热，使之从外而解。盖三黄石膏之有麻黄，越脾、青龙、续命之有石膏，白虎之加桂枝、加苍术、加人参、加竹叶，麦门冬、皆因势利导之捷法。《千金》五石丸等方法，用以解钟乳、紫白石英、石脂等热性耳，《别录》治时气头痛身热、三焦大热、皮肤热、肠胃中热气，解肌发汗，止消渴烦逆，腹胀，暴气喘息咽热者，以诸热皆由足阳明胃经邪热炽盛所致，惟喘息略兼手太阴病，此药散阳明之邪热，热邪下降，则太阴肺气自宁，故悉主之。

（附）与石膏类似者，曰精理黄石，功用破积聚，杀三虫。《千金》炼石散，醋煅水飞，同白敛鹿角，外敷石痈。

按：《逢源》谓葛根性温，殊不确，阳明经热，得葛根则解，是此药有消炎作用，绝无助热之事，何得谓之性温。葛根与石膏不同之处，葛根是向外发展，能祛散邪热，能发汗，背部虽形寒，苟已化热，不堪用麻黄者，葛根为效最良，所谓阳明症具太阳未罢是其候也；石膏则专主消炎，并不能祛散外感，凡舌色干绛，渴而引饮且烦躁者，即西人所谓炎，乃是对症之药，惟其无解表作用，故必病者自汗然后可用，如其无汗，虽渴热、烦躁、舌色干绛，必与麻黄同用，所谓青龙汤、越脾汤者是也，故葛根解肌，石膏清热。至云冬月伤寒不可服之说甚谬，夏至一阴生，冬至一阳生，盛暑则人体外热而内寒，祁寒则人体外寒而内热，故夏日多真霍乱，其病当服附子，而隆冬多喉症，其病非石膏不解，此为甚显著者，不知石顽何以此语。东垣之说，当另有缘因，不得断章取义以为口实。至壮热无烦渴者，不得妄与白虎，及外疡必赤肿，然后可与石膏，均甚确，尤有不可不知者，石膏为阳明药，阳用者不虚之病也，无论何病，虚则不适用。余分热病为四步，曰阴胜而寒，阳胜而热，阳虚而寒，阴虚而热，此本《内经》阴阳胜复之理。其第一步阴胜而寒，即太阳症；第二步阳胜而热，即阳明症；第三步阳虚而寒，即少阴寒症；第四步阴虚而热，即少阴热症，此说最为明确。石膏之用为清热，其能清之热，限于第二步阳胜而热之热，其第四步阴虚而热之热，绝对非石膏所能清，误用祸不旋踵。又余尝谓胃气上逆，假使肺有风热者，则令人剧咳，与《逢源》热邪下降肺气自宁之说不谋合合。药之反应有公例，热则上行，寒则下降也，此为阳明病主药，吾所以先举此而言者，因太阳病至此，已连及阳明。太阳病者，病之浅者也，石膏已涉及阳明，因热病本单丝不成线，胃之消化不能充分，然后易受外感，亦惟受有外感，然后消化力不充分，二者恒交互为用。故骤受非常之寒，可以发热，偶然多吃油腻，亦可以发热，此因肌表司汗腺之分泌神经、立毛神经，与胃中司胃腺之分泌神经有连带关系故也。病邪在表，汗而去之；停积在胃，涌而吐之；燥矢不下，攻而下之，是为汗吐下三法。活体感寒，必起反应而化热，既化热，则当清，清即消炎之谓，故汗吐下三法之外，又出一清法。化热已属阳明，然是寒之反应，营卫方面病，与食积之为病，迥然不同，故以清法与汗法同为一列。石膏是清药，芩、连亦是清药，但芩、连与太阳关系较少，与阳明关系较多，故列之阳明篇。恶寒无汗为太阳证，发热烦躁为阳明证，既恶寒无汗，又发热烦躁，则麻黄、石膏同用，所谓大青龙者是也。有汗恶寒为太阳桂枝证，若兼见发热烦躁之阳明证，即桂枝、石膏同用，所谓桂枝白虎者是也。病已化热化燥，背部拘急而唇干舌绛，此时本是葛根芩连证，若复见躁烦，则亦加石膏，所谓葛根葱白石膏汤是也。凡此皆参互错综之法，懂得参互错综，对于各方便迎刃而解。

阳明经府界说第五

《伤寒论·辨阳明病脉证治篇》云："阳明之为病，胃家实是也。"始吾以为《伤寒论》之说，胃与肠不甚分析，注家以胃家实为阳明府证，仲景又屡言胃中有燥矢，燥矢安得在胃，是所谓胃即是肠，所谓"胃家实"，即是指肠实明矣。今乃知不然，所谓"胃家实"乃包括胃与肠两者而言。《内经》云："肠实则胃虚，胃实则肠虚。"肠胃例不俱虚实，俱虚则饿死，俱实则难治。今就辑义本中阳明篇逐节按之，其界说甚为明显。阳明篇云：伤寒呕多，虽有阳明证，不可攻之。心下硬满者，不可攻之，攻之利遂不止者死。面合色亦（成无已云：合，通也。），不可攻之，必发热色黄者小便不利也。此三个不可攻，皆积在胃，心下硬满，胃中食不化，幽门紧闭，不许通过，重药攻之，内部受创，利不止是陷，故死。呕多，胃气逆固呕，贲门闭亦呕。成云面色通赤，为热在经，不可下。所谓在经，即停积在胃之谓。凡《伤寒论》中用大、小承气各条，如手足溅然汗出，如绕脐痛拒按，如得调胃后转矢气，皆积在肠之明证也，今以积在胃为阳明经，积在肠为阳明府，则全部《伤寒论》明白如话，不难读也。食物入胃，为第一道消化，停积在胃，则此第一道消化必然未竟其工作，故幽门不许通过，否则不停于胃中矣。其云："咽燥口苦腹（当是"胸"字之讹）满而喘身重。"胃热而逆故咽燥，胆逆故口苦，胃部窒塞，故胸满而喘，病不在营卫，故发汗反躁，内热甚，反加温针，故躁不得眠，身重者，神经弛缓也。云："下之客气动膈，心中懊憹，舌上胎者，栀子豉汤主之。"因知栀、豉是阳明经药。云："渴欲饮水，小便不利者，猪苓汤主之。"则猪苓汤亦阳明经药。他如身黄之茵陈蒿汤、栀子檗皮汤、麻黄连轺赤小豆汤，得食欲呕之吴茱萸汤，皆阳明经药。此为阳明篇中所有之方，其太阳篇中之大、小陷胸乃至诸泻心汤，亦阳明经药也，兹为次第释之。

栀豉汤瓜蒂散方药论第六

栀　子

栀子：《本经》主五内邪气，胃中热气。面赤、酒疱、皶鼻、白癞、赤癞、疮疡。《逢源》栀子仁专除心肺客热。《本经》治五内邪气，胃中热气等病，不独除心肺客热也，其去赤癞、白癞、疮疡者，诸痛痒疮，皆属心火也。炮黑则专泻三焦之火，及痞块中火，最清胃脘之血，屈曲下行，能降火从小便中泄去。仲景治伤寒发汗吐下后，虚烦不得眠，心中懊憹，栀子豉汤主之，因其虚，故不用大黄，既亡血亡津，内生虚热，非此不去也。治身黄发热，用栀子柏皮汤，身黄腹满，小便不利，用茵陈栀子大黄汤，取其利大小便，而蠲湿热也。古方治心痛，恒用栀子，此为火气上逆，气不得下者设也。今人泥丹溪之说，不问寒热通用，虚寒何以堪之，大苦寒能损伐胃气，不无减食泄泻之虞。故仲景云：病人旧有微溏者，不可与之。世人每用治血，不知血寒则凝，反为败症。治实火之吐血，顺气为先，气行则血自归经，治虚火之吐血，养正为主，气壮则自能摄血，此治疗之大法，不可稍违者也。

按：栀子性凉而下行，故能清热，而便溏者不可与，因本不便溏，得此能泻故也。伤寒吐下后，虚烦不得眠，心中懊憹，为栀豉症，此最当注意，亦最难解。懊憹谓横直都不可，即虚烦之注脚。问：何故虚烦不得眠？曰：此吐下之反应也。凡药物去病，不能不损及正气，因食物在上而吐之，黏液胃酸随食物而出，不仅所停之食物也；食物在下因而下之，肠中黏液水分随之而出，不仅粪块也。今既吐且下，所损实多，体内骤空，而余热犹在，因是病体代偿作用不健全，骤遭许多损失，仓猝不及补偿，则似嘈非嘈，似痛非痛，莫名不适，即所谓虚烦懊憹也。吐则向上，泻则向下，吐下之后，而见懊憹，其藏气有乱意。栀子性凉，豆豉性散；栀子下降，豆豉上升；栀子消炎，豆豉散结，所以能收拨乱反正之功也。药物之公例，两力不相消，故升降并用，得奏调停之效。

豆 豉

用黑豆淘净，伏天水浸一宿，蒸熟摊干，蒿覆三日，候黄色取晒下，下瓮筑实，桑叶厚盖泥封。七日取出，又晒，酒拌入瓮，如此七次。主伤寒头痛、寒热烦闷，温毒发斑，瘴气恶毒。入吐剂发汗，并治虚劳喘逆脚膝疼冷。大病后胸中虚烦，此为圣药。合栀子治心下懊侬；同葱白治温病头痛；兼人中黄、山栀、腊茶治温热疫疠，虚烦喘逆；同甘、桔蒌蕤，治风热燥咳，皆香豉为圣药。盖瓜蒂吐胸中寒实，豆豉吐虚热懊侬，得葱则发汗，得盐则涌吐，得酒则治风，得薤则治痢，得蒜则止血，生用则发散，炒热则止汗。然必江右制者方堪入药，入发散药陈者为胜；入涌吐药，新者为良。以水浸绞汁，治误食鸟兽肝中毒，服数升愈。

附诸豆

大豆 大豆曰菽，色黄者入脾，泻而不补；色黑者入肾，泻中寓补。《本经》云：生研和醋涂痈肿，煎汁饮杀鬼毒止痛。日华云：制金石药毒。时珍云：水浸捣汁，解矾石、砒石、乌、附、射、罔、甘遂、巴豆、芫青、斑蝥，百药之毒，古方取用甚多。炒熟酒淋所谓豆淋酒，用治风毒，脚气，筋脉拘挛，产后中风，口喎，头风，破伤风等。

扁豆 入脾经气分，和中止呕，得木瓜治伤暑霍乱。

扁豆花治下痢脓血，赤白带下。

扁豆叶治霍乱吐泻，吐利后转筋。叶一握捣入醋少许，绞汁服。

大豆黄卷 黑大豆发芽是也。《本经》治湿痹痉挛，《金匮》薯蓣丸用之，取其入脾胃，散湿热。

赤小豆 即小豆之赤小而黑暗者，俗名猪肝赤。其性下行，通利小肠，故能利水降火，久食令人枯燥。瓜蒂散用之以泄胸中寒实，正以利水清热也。生末敷痈肿，为伤寒发颐要药。发芽同当归治便血肠痈，取其能散蓄积之毒也。

绿豆 甘凉解毒，能明目解附子、砒石诸药毒，而与榧子相反，误犯伤人。

绿豆粉治痈疽，内托护心丹极言其效。

真粉乃绿豆所作取，陈者蜜调敷痘毒，痘疮湿烂不结痂者，干扑之良。

绿豆壳治痘生目翳。

蚕豆 性甘温，中气虚者，食之腹胀。《积善堂方》言一女子误吞针入腹，诸医不能治，有人教令煮蚕豆同韭菜服之，针自大便同出。误吞金银者，用之皆效。

刀豆子　治病后呃逆，烧灰存性，白汤调服二钱即止。按：呃有多种，寒者用丁香柿蒂良，热者犀角地黄良，因是横膈膜痉挛，兼神经性，故屡见时医用刀豆子无效。

瓜　蒂

瓜蒂《本经》谓上品，味苦性寒，主治大水，身面四肢浮肿，下水谷蛊毒，咳逆上气，及食诸果，病在胸膈吐下之。《别录》云去鼻中瘜肉，疗黄疸。大明谓吐风热痰涎，治风眩头痛，颠痫喉痹，头目有湿气。王好古云：得麝香、细辛。治鼻不闻香臭。仲景云：病如桂枝证，头不痛，项不强，寸脉微浮，胸中痞硬，气上冲，咽喉不得息者，此为胸中有寒也，当吐之。太阳中暍，身热头痛而脉微弱，此夏月伤冷水，水行皮中也，宜吐之。少阳病头痛发寒热、脉紧不大，是膈上有痰也，宜吐之。病胸上诸实，郁郁而痛，不能食，欲人按之，而反有浊涎下利，日十余行，寸口脉微弦者，当吐之。宿食在上脘者，当吐之。并宜以瓜蒂散主之，惟诸亡血家不可与瓜蒂散也。李东垣云：难经曰：上部有脉，下部无脉，其人当吐不吐者死。此饮食内伤，填塞胸中，食伤太阴风木生发之气，伏于下，宜瓜蒂散吐之。《素问》所谓木郁则达之也，吐去上焦有形之物，则木得舒畅，天地交而万物通矣。若尺脉绝者，不宜用此，恐损本元，令人胃气不复也。按：内经以五行配四时，以四时配五藏，春气主生，肝病恒当春发作，无病则意志愉快，故春配肝，春主生木为代表，故有肝木之术语，其他详拙著《群经见智录》。所谓食伤太阴，谓脾也，在生理食物不直接伤脾，其说不确，然肝与胃实有密切关系，云吐去有形之食物，则肝得舒畅，却是事实。又食物不得停上膈，上膈是食道，食物如何能停食道中，凡云食停上膈者，皆在胃也，不过胃中停积，贲门闭则食物不得入，入辄呕而膈间不适。仲景谓病如桂枝症，不头痛项强而胸中痞硬，此最足为用瓜蒂散之标准。此症小孩最多，用吐法亦最稳捷，余屡用之，惟不定能吐，药后仍须鸡羽探喉，但得吐数口，胃气得伸，贲门开则幽门亦开，其余积自能下行，从大便出。故药后所吐者，仅十之二三，所下者乃十之七八。伤寒方用瓜蒂、赤小豆、香豉，余习用者，为栀、豉加瓜蒂，取山栀能泻也，《纲目》谓须用甜瓜蒂，今药肆中仅有南瓜蒂，其分量为生山栀、豆豉各三钱，南瓜蒂两枚。

檗 皮

黄檗之皮也，苦寒无毒。生用降实火；酒制治阴火上炎；盐制治下焦之火；姜制治中焦痰火；姜汁炒黑，治湿热；阴虚火盛，面赤戴阳，附子汁制。《本经》主五藏肠胃中结热，黄瘅，肠痔，止泄痢，女子漏下赤白，阴伤蚀疮。《逢源》云：黄檗苦燥，为治湿热之专药。详《本经》主治，皆湿热伤阴之候，即漏下赤白，亦必因热邪伤阴，火气有余之患，非崩中久漏之比。仲景栀子檗皮治身黄发热，得其旨矣。（按：发黄为胆汁不循轨道，混入血中之故，胆汁为消化要素，今不向下行，第二道消化病，第一道消化亦病。故患此者，恒见舌质绛而黄苔湿润，故当列之阳明经症之中，以胃热故也，旧说湿热亦甚确。凡患此者，溲必不利而舌则常润，是体中有过剩水分也，当是其人素有湿病，胃气不伸，热而上逆，胆汁从输胆管渗漏而出，因而混入血中。凡湿家虽发热，各组织亦无弹力，檗皮燥湿者，即是能使无弹力者增加弹力之故。《伤寒论》治黄之方凡三：曰栀子檗皮汤，曰茵陈蒿汤，曰麻黄连轺赤小豆汤。论中栀子檗皮汤条下有伤寒瘀热在里身必黄之文，钱注云，瘀留蓄壅滞也。伤寒郁热，与胃之湿气互结，蒸湿如淖泽中之淤泥，黏泞不分也，此条只用栀子，不用大黄，可知积在胃。非大黄所宜。茵陈蒿汤云，身黄如橘子，小便不利，腹微满，是则兼及肠部，故用大黄。其麻黄连轺赤小豆条，则因无汗，凡黄属湿，当从汗与溲祛也。黄柏苦甚，亦燥甚，不能多用，以四分为率，若用一钱以上，流弊甚大，苦寒能化火，且戕肾也。

泻心诸汤方药论第七

黄 连

黄连苦寒无毒。产川中者，中空色正黄，截开分瓣者为上。生用泻心火；猪胆汁炒，泻肝胆虚火；治上焦热用醋炒，中焦姜炒，下焦盐水炒；气分郁结肝火，煎吴萸汤炒；血分癥块中伏火，同干漆末炒。解附子、巴豆、轻粉毒，忌猪肉。《本经》主热气目痛、眦伤泣出、明目，治肠澼腹痛下痢，妇人阴中肿痛。《逢源》云：川连性寒，味苦，气薄，味厚，降多升少，入手少阴、厥阴。苦入心，寒胜热，黄连、大黄之苦寒以导心下之实热，去心窍恶血。仲景九种心下痞，五等泻心汤皆用之。泻心者，其实泻脾，实则泻其子也。下痢胃呆虚热口噤者，黄连人参煎汤时时呷之，如吐再饮，但得一呷下咽便好。诸苦寒药多泻，惟黄连、芩、蘗性寒而燥，能降火云湿止泻痢，故血痢以之为君。今人但见肠虚渗泄，微似有血，不顾寒热多少，便用黄连，由是多致危殆，至于虚冷白痢，及先泻后痢之虚寒证，误用致死者多矣。诸痛疡疮皆属心火，眼暴赤肿痛不可忍，亦属心火兼挟肝邪，俱宜黄连当归，以能清头目，坚肠胃，去湿热，故治痢及目疾为要药。妇人阴肿痛，亦是湿热为患，尤其以苦燥之。古方治痢香连丸，用黄连、木香；姜连散用干姜、黄连；佐金丸用黄连、吴萸；治消渴用酒蒸黄连；治口疮用细辛、黄连；治下血用黄连、胡蒜，皆是寒因热用，热因寒用，而无偏胜之害。然苦寒之剂，中病即止，经有久服黄连、苦参反热之说。此性虽寒，其味至苦，入胃则先归於心，久而不已，心火偏胜，则热，乃其理也。黄连泻实火，若虚火妄投，反伤中气，故阴虚烦热，脾虚泄泻，妇人产后烦热，小儿痘疹气虚作泻，并行浆后泄泻，皆禁用。按：《逢源》所举禁用黄连诸条是也，然不明其所以然之故，闻一知一，不足以应付也。黄连之药位在胸脘，每用不可过四分，若一次服至一钱以上，能令人胸中觉空，躁扰不宁，至手足无措，故云泻心。若问何以如此，只从效力考察，便可灼知其故。凡女人旧有滑胎之病者，佐金丸服至六分以上，可以堕胎；凡健体经阻，与桃仁四物，可以不应，加佐金丸其经即行，可知此药能破血。是则凡涉及血虚之病，皆在所当禁，故肝虚、脾虚、痘疹皆在当禁之列。此物药位虽在胸脘，得吴萸则下行，身半以下主血者惟冲任，黄连下行，冲任当之，以故能堕胎行经，于此可以悟变更药位之方法，兹附诸泻心汤及方论于后。

泻心汤者，芩、连、参、半、干姜、甘草、枣也。《伤寒论》泻心汤凡五：曰半夏泻心汤，原方以半夏主，计半升；（升谓药升，约当今之一立方寸。）曰甘草泻心汤，原方重用甘草至四两；（每两当今量七分六厘，《世补斋》有考。）曰生姜泻心汤，原方加生姜四两；曰附子泻心汤，其方为大黄、芩、连、附子四味；曰大黄泻心汤，其方为大黄、黄连两味，此五方均用黄连，无黄连不名为泻心也。《伤寒论·太阳篇》有四种病，皆当入阳明经症者。其一为吐下后虚烦不得眠，心中懊憹之栀子豉汤证；其二为表未解，医反下之，膈内拒痛，短气躁烦，心中懊憹，阳气内陷，心下因硬之结胸症；其三为如结胸状，饮食如故，时时下利，关脉细小沉紧，舌上白苔滑之藏结症；其四为胸脘但满不痛者为痞之泻心汤症。此四种皆胃病，皆可谓之阳明经症，而递深递重，为四个阶级。栀豉症为拨乱反正，说详前。痞为但满不痛，其病有寒有热，表未解而下之，热入里，因作痞，此由于反应而属热者，病发于阴而反下之，因作痞，此属反应而属寒者。伤寒五六日发热而呕，柴胡证具而以他药下之，若不汗出而解，胸下满而不痛者为痞，宜半夏泻心汤。本论云，此种虽下之不为逆，既非逆，何以痞？观用半夏泻心汤，则知有痰，当是其人本有痰湿，此即药以测症之法。用此法以例其余，则知附子泻心汤有附子，复有大黄，是寒积；大黄泻心汤仅有大黄、黄连，是热积；生姜泻心是寒湿；甘草泻心是偏于虚者。凡用泻心，以其人胸满不拒按为标准，若按之痛者，便是结胸。痞之理由，什九亦属反应，吾《辑义》按中释之甚详，可以参看，但当时为旧说所拘，不悟此种皆属胃，皆当入阳明经，此层不了解，遂如隔一层膜，言之不能澈底，而总觉太阳篇头绪纷繁，无从整理也。

陷胸丸方药论第八

葶苈

葶苈辛苦寒，有小毒，酒浸焙用，疗实水满急。生用，《本经》主癥瘕、积聚、结气、饮食、寒热，破坚逐邪，通利水道。《发明》葶苈苦寒，不减硝黄，专泄肺中之气，亦入手阳明、足太阳，故仲景泻肺汤用之。肺气壅塞，则膀胱之气化不通，水湿泛滥为喘满，为肿胀，为积聚种种，辛能散，苦能泄，大寒沉降，能下行逐水，亦能泄大便，为其体轻性沉降，引肺气下走大肠，又主肺痈喘逆，痰气结聚，通身水气。脾胃虚者宜远之，大戟去水，葶苈愈胀，用之不节，反乃成病。葶苈有甘、苦二种，缓急不同，大抵甜者性缓，虽泄肺而不伤胃，然肺之水气病势急者，非此不能除，水去则止，不可过剂。

按：葶苈性甚悍，凡用此须辨是闭是水，是水可用，是闭不可用。沪上儿科，对于小孩痧子，气急、剧咳、鼻扇之急性肺炎，往往用葶苈八分一钱，乃至钱半，此误也。痧子前驱症之气急鼻扇，乃是痧不得出之故，是闭不是水。无汗者，当用麻、杏发汗，以开肺气；有汗者，当清肺胃之热，佐以透发痧子之药，如葛根、升麻之类，而监以苏子降气，一面更用芫荽外熨，无价散外达，方是根治之法。若用葶苈，此药泻肺之力量甚峻，等于伤寒太阳未罢而反下之，或且加甚，表热入里，必作结胸，而肺炎仍在，肺气则因药而虚，此其危险程度，思之可怖，虽有十之一二幸得挽救，更有其他原因，断断乎不可以此药为法也。欲知闭与水之辨，仍不能不注意于证。凡有汗者，过剩之水分，得从汗出；溲畅者，过剩之水分，得从溲出，如此而咳而喘，可以断言决非因水。凡肺水为患之病有余者，方可用葶苈，虚者决不可用葶苈，则肺痿不用，肺痈方可用。痈与痿之辨，固甚易易也，痿则面色苍白，痈则面赤；痿者咳无力，脉弱气短，痈则咳有力，脉滑大，气粗；痿属阴，痈属阳；痿必恶寒，痈必恶热。无论眼下有无卧蚕，手脚有无浮肿，汗溲均少者为水，均多者非是，如此各方考察，则病无遁形。然尤有不可不知者，肺虚之极，其咳反大有力，刻不得宁，又一种真肺病，大虚将死而恶热异常，面色亦不苍白，然实是假象。吾曾见伧医用细辛钱半乃至三钱治咳，其人药后剧咳竟无休息时，余以麦冬、五味子救之而愈。又曾治劳病吐血，冬月病者，单衣尚叫热不已。前者为肺气不敛，后者为真阳外越，皆大虚之盛候也，此种最难辨别，所以须合色脉，证病历，综合参考。若大虚之盛候而误用葶苈，祸不旋踵，可不慎哉。大陷胸丸之用葶苈，乃偏于治水者。

甘　遂

甘遂色白味苦，先升后降，乃泻水之峻药。《本经》治大腹疝瘕，面目浮肿，留饮宿食等病。取其苦寒迅利，疏通十二经，攻坚破结，直达水气所结之处，仲景大陷胸汤、《金匮》甘遂半夏汤用之。但大泻元气，且有毒，不可轻用。肾主水，凝则为痰饮，甘遂能泄肾经湿气，治痰之本也，不可过服，中病即止。仲景治心下留饮，与甘草同用，取其相反而立功也。《肘后方》治身面浮肿，甘遂末二钱，雄猪肾一枚，分七片，入末，拌匀，湿纸裹煨，令熟，每日服一片，至四五服，当腹鸣小便利，是其效也。然水肿、鼓胀类，多脾阴不足，土虚不能制水，法当辛温补脾，实水兼利小便，若误用甘遂、大戟、商陆、牵牛等味，祸不旋踵。颠痫心风血邪，甘遂二钱为末，以猪心管血，和药入心内缚定，湿纸裹，煨熟取药，入辰砂末一钱，分四圆，每服一圆，以猪心煎汤下，大便利下恶物为效，末下更服一圆。凡水肿未全消者，以甘遂末涂腹绕脐令满，内服甘草汤，其肿便去。二物相反，而感应如此，涂肿毒如上法，亦得散。又治肥人猝耳聋，甘遂一枚，绵裹塞耳中，口嚼甘草，耳卒然自通也。

《伤寒辑义》：日医丹波元坚引《周礼》释云，上地，夫一廛，夫间有遂，遂上有径，十夫有沟。邓注：沟遂皆所以通水于川也。此甘遂之所以得名，故知此为利水之主要药。按：此物有大毒，且其力量非常。余中岁曾服耆婆丸，此丸泻利之力量甚猛悍，为药共三十味，下药仅甘遂，且只一分，同知耆婆丸是总和力，不能谓全是甘遂。然此等悍药，不可尝试，甚为显著，且此等药宜于大风蛊毒，伤寒结胸症，不过太阳误下，亦非此不可耶，凡此均不能无疑义，余曾求用大陷胸汤经验，亦无有应者，是当从盖阙之列。

瓜蒌实

瓜蒌实甘寒无毒，去壳纸包，压去油用，反乌、附。《逢源》谓瓜蒌实润燥，宜其为治嗽、消痰、止渴之要药，以能洗涤胸中垢腻郁热耳。仲景治喉痹，痛引心肾，咳吐喘息，及结胸满痛，皆用瓜蒌实，取其甘寒不犯胃气，能降上焦之火，使痰气下降也。其性较瓜蒌根稍平而无寒郁之患，但脾胃虚及呕吐自利者不可用。

半 夏

半夏辛温有毒汤浸，同皂荚、白矾煮熟，姜汁拌焙干用，或皂荚、白矾、姜汁、竹沥四制尤妙。咽痛醋炒用；小儿惊痰发搐，及胆虚不得眠，猪胆汁炒；入脾胃丸剂，为细末，姜汁拌盦作曲候陈妙用。反乌、附，以辛燥鼓激悍烈之性也。忌羊血、海藻、饴糖，以甘咸凝滞开发之力也。《逢源》谓半夏为足少阳药，兼入足阳明，太阴虚而有痰气，宜加用之，胃冷呕哕方药之最要者。止呕为足阳明，除痰为足太阴，柴胡为之使，小柴明汤用之，虽为止呕，亦助柴胡、黄芩止往来寒熟也。《本经》治伤寒寒热，非取其辛温散结之力欤；治心下坚胸胀，非取其攻坚消痞之力欤；治咳逆头眩，非取其涤痰散邪之力欤；治咽肿痛，非取其分解阴火之力软；治肠鸣下气止汗，非取其利水开痰之力软？同苍术、茯苓治湿痰，同瓜蒌、黄芩治热痰，同南星、前胡治风痰，同白芥子、姜汁治寒痰，惟燥痰宜瓜蒌、贝母，非半夏所能治也。半夏性燥，能去湿豁痰健脾，今人惟知半夏去痰，不言益脾利水，脾无留湿，则不生痰，故脾为生痰之源，肺为贮痰之器，半夏能治痰饮及腹胀者，为其体滑而味辛性温也。二陈汤能使大便润而小便长，世俗皆以半夏、南星为性燥矣，湿去则土燥，痰涎不生。非二物之性燥也，古方治咽痛喉痹，吐血下血，多用二物，非禁剂也。《灵枢》云：阳气满则阳蹻盛，不得入于阴，阴燥则目不瞑，饮以半夏汤一剂，通其阴阳，其卧立至。半夏得瓜蒌实、黄连名小陷胸汤，治伤寒小结胸证；得鸡子清苦酒（即醋）名苦酒汤，治少阴咽痛生疮，语声不出；得生姜名小半夏汤，治支饮作呕；得人参、白蜜名大半夏汤，治呕吐反胃；得麻黄蜜丸，治心下悸怵；得茯苓、甘草，以醋煮半夏，共为末，姜汁糊丸，名消暑丸，治伏暑引饮，脾胃不和，此皆得半夏之妙用。惟阴虚羸瘦，骨蒸汗泄，火郁头痛，热伤咳嗽，及消渴肺痿，咳逆失血，肢体羸瘦禁用，以非湿热之邪而用利窍行湿之药，重竭其津，医之罪也，岂药之咎哉。

按：半夏、瓜蒌实皆治痰，瓜蒌与黄连药位皆在中脘，半夏之药位在胃。小结胸之硬而拒按处，正在心下，得此即解，故曰小陷胸。小陷胸与诸泻心汤略相似，而用处更多。热病无有不胸闷者，往往痞与结不甚分明，此方用为副药，尚无流弊，惟限于伤寒，其伏暑、秋邪而见白痦者不效，即石顽所谓阴虚禁用者也。

茵陈蒿汤方药论第九

茵陈蒿

茵陈蒿苦平微寒无毒，《本经》除风湿寒热邪气热结黄疸。《逢源》云：茵陈有二种，一种叶细如青蒿者，名绵茵陈，专于利水，为湿热黄疸要药；一种生子如铃者，名山茵陈，又名角蒿，其味辛苦有小毒，专于杀虫，治口齿疮绝胜，并入足太阳。《本经》主风湿寒热，热结黄疸，湿伏阳明所生之病，皆指绵茵陈而言；仲景茵陈蒿汤以之为君，治湿热发黄；栀子檗皮汤以之为佐，治燥热发黄；

其麻黄连轺赤小豆方，以之为使，治瘀热在里而身黄。此三方分治阳黄也，其治阴黄，则有茵陈附子汤，蓄血发黄，则非此能治也，《外台》治齿龈宣露，《千金》治口疮齿蚀，并烧灰涂之，有汁吐去一宿即效。

按：凡黄皆胆汁混入血中，阳黄如此，阴黄亦如此。所以分阴阳者，为虚实也，大都实者皆属热，虚则属寒。阳黄色如橘子，阴黄则作淡姜黄色。然不仅辨之于色泽，阳黄唇舌必绛，苔必黄，肤必热，溲必赤；阴黄则无论有汗无汗，肤必冷，四肢面目必有肿意，不必显然发肿，眼下有卧蚕，脚背或踝间微浮皆是也。所以然之故，凡阴黄其症结是寒湿，脾藏受创，然后黄色见之于外，无论虚实寒热，茵陈总是特效药。妇人血崩之后发黄者，谓之血疸，其面部必肿，冲任及内肾受伤也，女子冲任伤则面肿，男子肾藏伤则脚肿，此种类于大病之后见之，奇难治，幸而得愈，其人亦必不久于人世，故江浙有男怕穿靴女怕戴帽之谚。血疸乃血中色素坏变，故非茵陈所能治，其胆汁入血之黄，乃与消化系有密切关系之病，故当入之阳明经病中。

阳明府证药第十

大　黄

大黄味苦气寒，主下瘀血，血闭寒热，破癥瘕积聚，留饮宿食，荡涤肠胃，推陈致新，通利水谷，调中化食，黄芩为之使，无所畏，忌冷水，恶干漆。徐之才云：得芍药、黄芩、牡蛎、细辛、茯苓疗惊恐恚怒心下悸，得硝石、紫石英、桃仁疗女子血闭。朱丹溪云：大黄乃足太阴、手足阳明、手足厥阴五经之药，凡病在五经血分者宜用之，若用于气分，是诛伐无过矣。泻心汤治心气不足，吐血衄血者，手厥阴心包络、足厥阴肝、足太阴脾、足阳明胃之邪火有余也，虽泻心，实泻血中四经之伏火也。又仲景治心下痞满，按之软者用大黄黄连泻心汤，此亦泻脾胃之湿热，非泻心也。病发于阴而反下之，则作痞，乃寒伤营血，邪气乘虚结于上焦，胃之上脘在于心，故曰泻心实泻脾也。《素问》云：太阴所至为痞满。又云：浊气在上则生䐜胀是矣，病发于阳而反下之，则成结胸，乃热邪陷入血分，亦在上脘分野。仲景大陷胸汤、丸皆用大黄，亦泻脾胃血分之邪，而降其浊气也。若结胸在气分，则只用小陷胸汤，痞满在血分，则用半夏泻心汤矣。成无已云：热淫所胜，以苦泄之，大黄之苦，以荡涤瘀热下燥结而泄胃阳。苏颂云：梁武帝病热，欲服大黄，姚僧垣以为不可，帝不从，几殆。梁元帝有心腹疾，诸医用平剂，僧垣以为脉洪实，有宿食，非大黄不可，帝从之，遂愈。然则后世用一毒药偶中，谓此方神奇，其差误则不言，所失多矣。

按：大黄下积，用之当乃效，若服之大便不行即是误服，内部必伤。时医用二三钱，见无大便，以为药力未及觳，此大谬也。吾常治至重之阳明府证两人，其一三十余女人，所见满屋皆鬼，用大承气，大黄一钱半，分两次服，药后鬼魅全消。又尝治一小孩，脉伏、耳聋、昏不知人，伏枕作叩头状，其叩头作机械式，如此者三日夜，满舌厚腻灰苔，余见其动而不静，合之舌苔，断为阳明府证，亦予大承气，大黄亦一钱半，顿服，遂得安寐，翌日下宿粪半围桶，更予以麻仁丸三钱，又下多许，七日乃能言。然后知大黄最重剂，不得过一钱半，又此物得甘草则缓，得芒硝则悍，其猛悍与否，不在分量而在副药。则与芒硝同用，真非可轻易尝试者矣。三承气皆下肠积，调胃承气名虽调胃，亦是攻肠中宿垢。他如大柴胡汤、茵陈蒿汤、大黄泻心汤，皆是攻肠。一言以蔽之，肠无积，不得用大黄，盖此物药位在肠故也。故三承气为阳明府证药，积是否在肠，辨之之法如下。舌苔黄者，为积在肠，吴又可谓苔黄者，为温邪已到胃，所谓到胃，实是到肠。然但云黄，尚不足以明其分际，须黄厚微润者。为可攻之候，若燥甚，则胃肠两部均无液，漫然攻之，必创其内部。此其重心在胃燥热，不是肠中矢燥，矢燥舌苔不定燥。如前所述之小孩，舌苔灰厚腻润，是承气证，并不必黄。又若干黄苔紧砌，舌面如一层薄漆，此种是虚证，当补不当攻，攻之则死。更有黄厚苔带黑，其厚非常，如锅焦状，是胃败不救症，所谓舌苔大虚之盛候也。辨舌之外，更须辨之以证，绕脐痛其一，转矢气其二，拒按其三，手足絷絷汗出其四，凡此皆属燥矢已结，可以攻下之证据，虽自利粪水，亦属热结可攻之候。又吐血衄血，古人虽言可以用大黄，然其理不可通，殊未可漫然尝试。妇人不月，属瘀属实，有可用之理，惟轻者桃仁四物加黄连、川楝子已足济事，重者用虫蚁搜剔法，或䗪虫丸较稳，可以不用，宁不冒险也。

芒 硝

芒硝在朴硝条下，其硝石另是一物，余常用玄明粉，玄明粉即朴硝所提炼者。王好古曰：玄明粉治阴毒，非伏阳在内不可用，若用治真阴毒，杀人甚速。丹溪云：玄明粉火锻而成，其性当温，久服轻身驻颜等说，岂理也哉？予亲见一二朋友，不信余言而亡，故书以为戒。时珍云：《本经》朴硝炼饵轻身神仙，盖方士窜人之言，此药胃实热积滞，年少气壮者，量予服之，亦有速效，若脾胃虚冷及虚火动者，是速其咎矣。其主治心热烦燥，并五藏宿滞癥结，明目，退膈上虚热，消肿毒。

马牙硝

马牙硝甘、大寒、无毒，除五藏积热，伏气，末筛点眼赤，去赤肿、障翳、涩、泪、痛，亦人点眼药中用，功同芒硝。《内经》云：咸味下泄为阴。又云：咸以软之。热淫于内，治以咸寒。气坚者，以咸软之；热盛者，以寒消之。故仲景三承气皆用芒硝，以软坚去实热，结不至坚者不可用也，马牙硝、芒硝皆朴硝提炼之精者，朴硝涩甚质浊，不堪使用。

少阳证药第十一

柴 胡

柴胡《本草经疏》下云：仲景小柴胡汤同人参、半夏、黄芩治伤寒往来寒热，口苦耳聋，胸胁痛，无汗，又治少阳经疟往来寒热，亦治似疟非疟，大便不实，邪不在阳明者；在大柴胡汤，治伤寒表里俱急；伤寒百合证有柴胡百合汤。东垣治元气劳伤，精神倦怠用参、耆、白术、炙甘草、当归，佐以柴胡、升麻引脾胃之气行阳道，名补中益气汤，此方去当归加茯苓、猪苓、泽泻、干葛、神曲名清暑益气汤；同四物去当归，加泽兰、益母草、青蒿，能治热入血室，同升麻、干葛等能升阳散火；同生地黄、黄连、黄檗、甘草、甘菊、玄参、连翘、羌活、荆芥穗治暴眼赤。柴胡性升而发散，病人虚而气而升者忌之，呕吐及阴虚火炽炎上者，法所同忌。疟非少阳经者勿入，治疟必用柴胡，其说误甚，不可久服，亦无益精明目之理。尽信书，则不如无书，此之谓也。今柴胡俗用有二种，色白黄而大者曰银柴胡，用以治劳热骨蒸；色微黑而小者，用以解表发散，《本经》并无二种之说，功用亦无分别，但云银州者为最，则知其优于升散而非除虚热之药明矣。《衍义》所载甚详，故并录之。

冠宗爽《衍义》曰：柴胡本经并无一字治劳，今人方中，鲜有不用者，呜呼！凡此误世甚多。尝原病劳，有一种真藏虚损，复受邪热，当须斟酌用之。如《经验方》中治劳热，青蒿煎之用柴胡正合宜耳，服之无不效，热去即须急已，若或无表热，得此愈甚，虽至死人亦不悟，目击甚多，可不戒哉？日华子又谓补五劳七伤，《药性论》亦谓治劳乏羸瘦，若此等苟病无实热，医者执而用之，不死何待？注释本草一字不可忽，万世之后，所误无穷也。

按：今之习用者有银柴胡、北柴胡，又有书竹柴胡者。谓竹叶柴胡，即银柴胡也，时医认银柴胡为调理药，当即本《药性论》，曾见用此杀人者屡屡，故吾于此药，敬而远之。惟小孩伤寒系风温，咳而将作痧子者，柴胡、葛根同用，颇能收透发之效，见气急者不可用；女人经行淋沥不净，见潮热为虚，柴胡、鳖甲、青蒿同用，为效颇良。若暑湿温用之，为祸最烈，通常所见疟疾，皆兼暑湿者，用小柴胡治之，不但无效，且变症百出，若用常山三、两剂即愈。熟读《伤寒论》者，往往泥古，虽与力争，亦不信，可慨也。

常　山

常山《本经》主伤寒寒热、温疟、鬼毒、胸中痰结、吐逆。《逢源》须发散表邪及提出阳分之后服之，生用多用，则上行必吐，若酒浸炒透，则气稍缓，用钱许亦不致吐也，得甘草则吐，得大黄则痢，盖无痰不作疟，常山专在驱痰逐水。杨某云：常山治疟，人多薄之，疟家多蓄痰液黄水，或停储心下，或结癖胁间，乃生寒热，法当吐涎逐水，常山岂容不用，所在《本经》专主寒热温疟痰结吐逆，以疟病多由伤寒寒热，或时气湿痰，而致痰水蓄聚心下也。蕴热内实之症，投以常山，大便点滴而下，似泄非泄，用大黄为佐，泻利数行，然后获愈。常山阴毒之草，性悍损真气，夏伤于暑，秋为疟疾，及疟在三阴，元气虚寒人，常山、穿山甲皆为戈戟。

按：常山治疟，确优于柴胡，不与甘草、大黄同用，并不吐泻，轻者用四分许，重者用八分许，为效甚良，虽虚人亦效，凡虚羸之极者，可以副药补之，如归身、生地之类。凡用常山之标准，须先寒后热，发有定时，热退能清，否则不适用。

三阳界说并方药总论第十二

太阳之为病，头项强痛而恶寒，此为《伤寒论》第一节，古人所谓太阳证提纲。本文虽无发热字样，又后文有"或已发热，或未发热，必恶寒"之文，然伤寒是热病，不发热不名为伤寒，如今为容易明白计，可云太阳病脉浮头项强痛发热而恶寒。此有有汗无汗之辨，有汗者脉缓，为风伤卫，桂枝汤主之；无汗者脉紧，为寒伤营，麻黄汤主之。

伤寒之例，有一症斯有一药，兹列举各条如下。

桂枝症毕具，项背几几者，桂枝汤加葛根。

喘家，桂枝汤加厚朴、杏仁。

汗后汗漏不止，小便难，四肢微急，桂枝汤加附子。

下后脉促胸满，桂枝去芍药。

若下后脉促胸满，更微恶寒者，桂枝去芍药加附子。

病八九日如疟状，面反有热色，身痒，桂枝麻黄各半汤。

服桂枝，大汗，脉洪大，形似疟，一日再发，桂枝二麻黄一汤。

桂枝症热多寒少，脉微弱，桂枝二越脾一汤。

汗下后，太阳症不解，无汗，心下满，微痛，小便不利，桂枝去桂加茯苓白术汤。

太阳病下之微喘者，桂枝加厚朴杏仁汤。

汗后身疼痛，脉沉迟，新加汤主之。

发汗过多，叉手自冒，心下悸，欲得按，桂枝甘草汤主之。

汗后脐下悸，欲作奔豚，桂苓甘枣汤主之。

吐下后，心下逆满，气上冲，头眩，脉沉紧，身振振摇，桂苓术甘汤。

汗后，脉浮微热，消渴，主五苓散。

不咳主茯苓甘草汤。

伤寒阳脉涩，阴脉弦，腹中急痛，予小建中汤。

伤寒被火劫，亡阳，惊狂，卧起不安，桂枝去芍药加蜀漆牡蛎龙骨救逆汤。

烧针起核，气从少腹上冲心，与桂枝加桂汤。

火逆下之，因烧针烦躁者，桂枝甘草龙骨牡蛎汤。

伤寒六七日，发热微恶寒，支节烦疼，微呕，心下支结，柴胡桂枝汤。

外症未除，数下之，遂协热利，心下痞硬，表里不解者，桂枝人参汤。

伤寒八九日，身体疼烦，不能自转侧，不呕不渴，脉虚浮而涩者，桂枝附子汤。

风湿相搏，骨节疼烦，制痛不得屈伸，近之则痛剧，汗出短气，小便不利，恶风不欲去衣，或身微肿者，甘草附子汤。

太阳病下后腹满痛，属太阴，桂枝芍药汤，大实痛者，桂枝加大黄汤。

以上并当存疑者一节，凡二十五方，皆桂枝为主药，风湿相搏两条，桂枝、附子处同等地位，等桂麻各半，亦是君药，故连类及之，凡此二十五方，统名为桂枝系。本论尚有桃核承气汤，柴胡加龙骨牡蛎汤，柴胡桂枝干姜汤，黄连汤，炙草汤五方，桂枝处宾位为副药，不在此例。（少阴篇夏散一方，半夏、桂枝、甘草治咽痛。）

太阳症具，恶风无汗而喘者，麻黄汤。

太阳症具，不汗而烦躁者，大青龙汤。

伤寒表不解，心下有水气，干呕发热而咳喘者，小青龙汤。

发汗后表不解，无汗而喘，可与麻杏石甘汤。（此条经文为"汗出而喘，无大热者，可与麻黄杏仁甘草石膏汤。"与病理不合，疑有讹误，今以意改正，详说在《辑义按》中。）

伤寒瘀热在里，身必黄，麻黄连轺赤小豆汤。（按：有汗或小便自利者，虽有瘀热亦不发黄，不过麻黄并非治黄之药，本条经文，挈症虽只"瘀热在里，身必黄"七字，准即药可以知症之例，此必表不解而无汗者，故麻黄为主药。）

少阴病始得之，发热脉沉者，麻黄附子细辛汤。

少阴病之二三日，麻黄附子甘草汤，微发汗。

伤寒六七日，大下后，寸脉沉迟，手足厥逆，咽喉不利，唾脓血，泄不止者，为难治，麻黄升麻汤主之。

以上凡八方，麻黄处主药地位，是为麻黄系，其桂麻各半，桂二麻一，见桂枝系者，不重出，葛根汤虽有麻黄，葛根为主，列入葛根系，兹亦不赘。

太阳病项背强几几，无汗恶风，葛根汤主之。

太阳阳明合病，不下利，但呕者，葛根加半夏汤主之。

太阳病桂枝症，医反下之，利遂不止，脉促者，表未解也，喘而汗出者，葛根黄芩连汤主之。

以上三方，葛根为主药，是为葛根系，第一方为病在太阳兼见阳明，第三方为已是化热之阳明，而太阳未罢，两阳合病药也。

太阳中风脉浮紧，发热恶寒，身疼痛，不汗出而烦躁者，大青龙汤主之。

发汗后，无汗而喘，里热者，可与麻黄杏仁甘草石膏汤。

伤寒若吐若下后，七八日不解，热结在里，表里俱热，时时恶风，大渴舌上干燥而烦，欲饮水升者，白虎加人参汤主之。

伤寒脉浮滑，此以表有热，里有寒，（按：此寒字误，里寒，非白虎证，说详《辑义》按。）白虎汤主之。

以上用石膏者，凡四方谓之石膏系。石膏专能治热，热在胃而液干者，是其所主，胃热而燥，故烦躁，大汗夺液，故燥。以故大热口渴引饮，大汗躁烦，为用石膏之标准。少阴篇麻黄升麻汤中亦有石膏，则居副药地位，不在此例，前列数方乃阳明初步化燥症，其大青龙则兼见太阳者也。

发汗吐下后，虚烦不得眠，若剧者，必反覆颠倒，心中懊侬，栀子豉汤主之。

若少气者，栀子甘草豉汤主之；若呕者，栀子生姜豉汤主之。

下后心烦腹满，起伏卧不安者，栀子厚朴汤主之。

伤寒，医以丸药大下之，身热不去，微烦者，栀子干姜汤主之。

上五方皆栀、豉为主，谓之栀豉系，后两方不用豉，乃从栀豉本方加减也。尚有栀子檗皮汤，所以人之茵陈系者，因治湿热之黄，无茵陈不效，疑其方本有茵陈也。

伤寒七八日，身黄如橘子色，小便利，腹微满者，茵陈蒿汤主之。

伤寒身黄发热，栀子檗皮汤主之。

伤寒瘀热在里，身必黄，麻黄连轺赤小豆汤主之。

上三方皆所以治黄，疑皆当有茵陈，故列为茵陈系。

伤寒五六日，呕而发热，胸满而不痛，此为痞，宜半夏泻心汤。

心下痞，按之濡，其脉关上者浮，大黄黄连泻心汤。

心下痞，而复恶寒汗出者，附子泻心汤。

汗出解之后，胃中不和，心下痞硬，干噫食臭，胁下有水气，腹中雷鸣下利者，生姜泻心汤。

伤寒中风，医反下之，其人下利日数十行，腹中雷鸣，心中痞硬而满，干呕心烦不得安，医见心不痞，谓病不尽，复下之，其痞益甚，此非热结，但以胃中虚，烦不得安，医见心下痞，谓病不尽，复下之，其痞益甚，此非热结，但以胃中虚，客气上逆，故使硬也，甘草泻心汤主之。

上五泻心汤，皆所以治痞，黄连为主药，谓之泻心系，本太阳病，医反下之，热入因作痞。痞者，但满不痛不拒按者也，所谓客气上逆，即指体工之反应救济，因不当聚而聚，故谓之客气，字出《左传》，余详《辑义按》。

病如桂枝症，头不痛，项不强，寸脉微浮，胸中痞硬，气上冲咽喉，不得息者，此为胸有寒也，当吐之，宜瓜蒂散。（按：此条寒字，有疑义，胸中虚，不可吐，寒亦不可吐，《辑义》按中有详细说明，宜参看。）

结胸者，项亦强，如柔痉状，下之则和，宜大陷胸丸。

太阳病，脉浮而动数，头痛发热，微盗汗出，而反恶寒者，表未解也，医反下之，膈内拒痛，胃中空虚，客气动膈，短气躁烦，心中懊憹，阳气内陷，心下因硬，则为结胸，大陷胸汤主之。

小陷胸病，正在心下，按之则痛，小陷胸汤主之。

上瓜蒂散、大小陷胸共四方，为陷胸系。瓜蒂散主吐，陷胸汤主下，本不同科，因结胸之症，为胸中有物拒按，瓜蒂症亦然，不过其地位较高，在上者，因而越之，此所以主吐，其病则与结胸同类也。

伤寒五六日，中风，往来寒热，胸胁苦满，嘿嘿不欲饮食，心烦喜呕，小柴胡汤主之。

太阳病过经十余日，二三下之，后四五日，柴胡证仍在者，先与小柴胡，呕不止，心下急，郁郁微烦者，为未解也，与大柴胡汤下之则愈。

伤寒十三日不解，胸胁满而呕，日晡所发潮热，已而微利，此本柴胡证，下之以不得利，今反利者，知医以丸药下之，此非其治也，潮热者实也，先宜服小柴胡汤以解外，后以柴胡加芒硝汤主之。

伤寒八九日，胸满烦惊，小便不利，谵语，一身尽重，不可转侧者，柴胡加龙骨牡蛎汤主之。

上四方，柴胡为主药，谓之柴胡系，其实而当攻者，所谓少阳阳明者也。

发汗后，其人脐下悸欲作奔豚，茯苓桂枝甘草大枣汤主之。

伤寒吐下后，心下逆满，气上冲胸，起则头眩，脉沉紧发汗则动经，身为振振摇者，茯苓桂枝白术甘草汤主之。

发汗若下之，病仍不解，烦躁者，茯苓四逆汤主之。

太阳病发汗后，大汗出，胃中干，烦躁不得眠，欲得饮水者，稍稍与饮之，令胃气和则愈，若脉浮小便不利，微热消渴者，五苓散主之。

伤寒汗出而渴者，五苓散主之，不渴者，茯苓甘草汤主之。

上五方茯苓为主药，皆从五苓散化出，谓之五苓系。按：茯苓为《本经》上品，无病亦可服，不过一种副药，似不能与麻、桂、石膏等同科，不足自成一系，然荣卫瘀湿，寒热燥能病人，而聚水尤足以病人，茯苓能治水，自居极重要地位，故此系看似闰位，其实不可少也。

伤寒自汗出，小便数，心烦，胃气不和，谵语者，少与调胃承气汤。

阳明病，脉迟，虽汗出不恶寒者，其身必重，短气腹满而喘，有潮热者，此外欲解，可攻里也，手足戢然汗出者，此大便已硬，大承气汤主之。若汗多微发热恶寒者，外未解也，其热不潮，未可与承气汤。若腹大满不通者，可与小承气汤微和胃气，勿今至大泄下。

上三方即所谓三承气，皆大黄为主药，今谓之承气系，阳明府证药也。

《伤寒论》曰："病有太阳阳明，有正阳阳明，有少阳阳明，何谓也？答曰：太阳阳明者，脾约是也；正阳阳明者，胃家实是也；少阳阳明者，发汗利小便已，胃中燥烦实，大便难是也。"注家皆主太阳传入阳明者，为太阳阳明；由少阳误治而入阳明者，为少阳阳明。然仲景之答语为脾约，为胃中燥烦实，与注家之言，颇有迳庭，且脾约，胃家实，胃中燥烦实，有无分别，亦都未能言之。故陆九芝阳明病释，又有巨阳微阳之说，谓此处之太阳、少阳，非六经之太阳、少阳，则转说转远矣。今按：大论虽有麻仁丸一方，然脾约之为病，实不更衣无所苦，今试一推敲，何故不更衣无所苦，则知胃不消化，食物不入肠中，推陈致新之功用虽停止，而肠中无物增益，故无所苦。既如此，则脾约云者，病在胃，不在肠也，少阳阳明，既是发汗利小便，耗其津液因而致燥，因燥而烦，因燥而实，烦当在胃，实当在肠，是少阳阳明肠胃均病。以少阳与太阳对勘，则知其一从火化，其一从寒化，惟其从寒化，故曰太阳。然则结胸、胸痞等症，乃太阳阳明茵陈蒿证；大黄泻心症，乃少阳阳明；而三承气为正阳阳明，如此解释，实为此较心安理得也。前列诸方，麻、桂为纯粹太阳症；大青龙、桂枝、白虎、桂枝二越脾一汤、葛根汤，太阳阳明合病症也；白虎阳明燥症也；栀豉虚烦客热也；茵陈阳明热化兼有湿邪也；泻心客气动膈虚痞症也；陷胸客气动膈寒实结聚也；瓜蒂为结胸同为类而地位较高者也；五苓、因燥热消渴，因消渴停水症也；柴胡所谓少阳阳明也。口苦咽干，胁下痞满，痛而呕，往来寒热，为少阳，为小柴胡症。而大论少阳篇仅云，不可汗吐下，其小柴胡则列入太阳篇中，是殆无所谓纯少阳症，有之亦少阳阳明合病症也，凡以上所谓阳明，皆阳明经症，皆属胃部之事，三承气乃阳明府症，肠部事也，病至于阳明府可下而已，故阳明府仅有三承气。

三阴界说第十三

大论云：少阴之为病，脉微细，但欲寐也。舒驰远以此为提纲。按：仅据此六字，不足以认识少阴症。本论此下一节云：少阴病，欲吐不吐心烦，但欲寐，五六日自利而渴者，属少阴也，虚故引水自救。又脉阴阳俱紧，反汗出者，亡阳也，此属少阴，法当咽痛而复吐利。又脉暴微，手足反温，为欲解也，若利自止，恶寒而踡卧，手足温者可治；恶寒而踡，时自烦，欲去衣被者可治；手足不逆冷，反发热者，不死。一身手足尽热者以热在膀胱，必便血，恶寒身踡而利，手足逆冷者不治。吐利烦躁四逆者，死。下利止而头眩时自冒者，死。四逆恶寒而身踡，脉不至，不烦而躁者，死。息高者，死。少阴症具，吐利躁烦不得卧寐者，死。综以上各条观之，乃可知少阴症。

脉阴阳俱紧，则不当有汗，假使脉紧无汗，其人恶寒，则是太阳症，麻黄为对症之药。脉紧而反汗出，此不名为汗，乃是亡阳，属少阴矣。何以故？太阳麻、桂证为荣卫病，荣气为汗之源，汗腺为汗之门户，脉之紧缓，乃脉管壁之纤维神经与司汗腺之纤维神经变化之所著，病在表层，但治得表层，其病即已。脉紧反汗出，则不是荣卫病，乃藏器病，内藏所蕴之热力外散，血行无向心力，皮毛不能固，是以汗出，此非当汗而汗，亦非疏泄体温而汗，因是热力外散，故云亡阳。既是内藏受病，血行无向心力，则各组织当无弹力，何以脉紧？曰紧者，硬化之谓也，惟其组织无弹力，故其人但欲寐。硬化之脉，亦是纤维神经起救济。凡病初一步体工起救济，病象则随救济工能而呈变化，此时其病虽重亦浅，继一步体工虽起救济，病象不随救济工能而呈变化，则其病虽轻亦深。少阴症见硬化之脉，其一端也，热病之病位，分表里上下，通常表病者里不病，上病者下不病，以故伤寒传里，恶寒之太阳症纵未罢，其势即杀，旋且自罢。若泄泻或滞下，则头不眩痛，胃不吐逆，若表热陷里，内部即格拒，气血聚于胸脘而痞硬，肝胆气逆则头眩痛，胃气不降则温温欲吐，如此则身半以下无病。纵有腹满腹痛，其势必不甚，居于副症之列，其主要症在身半以上也。今少阴症咽痛吐利并见，咽之地位甚高，吐则在中，利则在下，故云咽痛而复吐利，是上中下并见病症也，此当是内藏阴阳不相顺接之故。寸口脉硬，乃其见端，其内藏神经亦必化硬，故阴阳不相顺接。按：阴阳不相顺接，本是厥阴症，少阴而有此者，三阴之症，本多兼见，绝不单纯也。咽痛是形能上事，阳扰于外，阴争于内，吐利并见，则有咽痛之病能。旧说少阴之络系于舌本，生理学上如何，则所未详，所可知者，此时之咽痛，绝非阳明症可同日而语。阳明属胃热，郁热上蒸而咽喉红肿，其痛为由胃热来，其他见症，皆属阳明，脉必洪滑，症必有余。少阴之咽痛，吐利汗出而外，其脉硬而不洪滑，其兼见者必为但欲寐、蜷卧诸不足症。阳明咽痛，当主石膏，以寒凉之药清热，所谓正治；少阴之咽痛当主附子、猛桂，引火归原，所谓从治。两种治法，截然不同，不得误投也。其云脉暴微手足反温为欲解，此为病为机转，本是脉硬化而紧，硬化而紧为内藏神经起救济作用，若暴微则必内部能自调和，无须此种救济，然必手足温，乃可断言是内藏自和。何以言之？凡脉微乃心房衰弱之标著，心藏衰弱至于脉微，血行必缓，组织无弹力，血行无向心力，肌表必不能自固，汗出肤津，四肢逆冷，乃必然之势。今手足温，则不亡阳，不汗已在言外，故知此脉微是硬化转和之故，不是心房衰弱之故，故云为欲解。其云恶寒身蜷而利，手足逆冷者，不治，正是与此相发。身蜷，神经酸痛故蜷，其最著者，为两脚蜷曲，即俗所谓扯篷，此与脉紧为同一神经硬化。曰恶寒身蜷而利，手足逆冷者，不治。恶寒蜷卧，手足温者，可治。是可治与否，全视四逆与否，盖肢温为藏器有权，体温能达四末，必不自利，四逆则无阳，吐利并作，内藏神经亦硬化，体工虽起救济，而阴阳不相顺接，故当死也。日利自止，恶寒而踡卧，手足温者，可治。下利止而头眩时自冒者，死。同是利止恶寒踡卧，则其人静，手足温，则藏气有权，静而藏气有权，利自止，是病之机转显然可见，故是可治。自冒则不止躁烦，藏气恐慌已甚，利止并非利止，乃虚极无物可利。少阴属肾，肾气竭绝，孤阳上燔，然后自冒，其下已无根，故当死。息高亦是无根，乃肺肾离决之象，故亦主死，烦者畏光恶闻声，躁则手足无安处，阳亡常静，阴竭斯躁。云不烦而躁，并非不烦，阴涸心寂，躁扰不宁而无脉，不但烦不足言，病人亦并不能烦也。

三阴为虚证，凡所著证象与阳症不同，然有似是而非者数端。阴明有谵语，少阴亦有谵语，阳明之谵语，如狂见鬼，少阴之谵语无力重言，故古人谓少阴之谵语为郑声，然阴症而至于戴阳，其谵语亦复如狂而声高。阳明且躁烦，少阴亦有躁烦，阳明常动，少阴常静。然阴症至阳亡阴涸之时，躁扰不宁，欲自去衣被，亦复动而不静；阳明常面赤，阴症有戴阳；阳明热盛则气粗，阴症肺气垂绝则息高。乃至阳明之旁流，阴症之自利，热深而厥深，亡阳而四逆，燥矢府气不通而脉伏亡阳，心房寂而脉不至；阳明有黄厚舌苔，少阴亦有黄厚粗苔，皆极相似极难辨。所谓大虚有盛候也，然若色脉证合并考虑，则相似之中，自有其显然明白不可混淆之处。仲景举一症必举他证，有时举证言脉，有时举症言时日，是即合并考虑。《内经》言能合色脉，可以万全，色字抱括病症、病候言也。

大论云：太阴之为病，腹满而吐，食不下，自利益甚，时腹自痛，若下之必胸下结硬。又云：自利不渴者属太阴，以其藏有寒故也，当温之，宜服四逆辈。上所举者，可谓太阴之定义，太阴病在腹部，症则自利，原因是寒，治法当温。旧说太阴属脾，然自利是肠部事，腹部亦肠之地位，吐则胃家之病，食不下而腹满，正因寒不杀谷，虚无弹力，用附子干姜温之，一则温性去寒，一则刺激组织，使无弹力者兴奋，则其病当已。若攻之，是虚虚，故起反应而胸下结硬。干姜无定位，附子之药位在身半以下，附子协干姜亦肠部事。太阴篇中有大实痛者桂枝加大黄汤主之，一节，此虽在太阴篇，其实是阳明府，乃化热以后事，惟其热，方可用大黄，能自化热，则不虚，故可攻，否则犯虚虚之禁，胸下必结硬矣。大论太阴篇甚简单者，三阴以少阴为主，太阴只在兼症之列故也，病至于虚，三阴无有不兼见者。

《伤寒论》六经，太阳寒化，阳明燥化，少阳火化，少阴热化，太阴湿化，厥阴风化，此所谓气化也。本论厥阴篇多不可解，所可知者，为厥阴之为病，为阴阳不相顺接，阴阳不相顺接，即风化之症也。何以云然？《内经》之定例，肝属风，肝之变动为握，详握之意义，实是痉挛，乃神经方面事，是神经系之病属肝也，凡血之运行，胃肠之蠕动，皆神经为之调节，今厥阴厥逆而利，肠胃及诸藏器不复能相协调，故谓之阴阳不相顺接。就形能考察，合之生理学言之，实是内藏神经硬化。由此言之，风化二字之意义，可以洞澈中边。故全厥阴篇之提纲是阴阳不相顺接，而阴阳不相顺接之真确解释，是内藏神经硬化也。大论厥阴各条详细之解释详《辑义》按，兹不赘。厥阴症亦与太阴症同为少阴兼见之副症，若单纯厥阴症乃痉病，单纯太阴症为湿病，其寒邪直中太阴，吐利并作者为霍乱，皆在伤寒范围以外也。

三阴证方药第十四

附 子

附子共有四种，皆一本所生，异名而殊功。其母根曰乌头，以形似得名；细长三四寸者名天雄；附母根而生者为附子；其旁连生者为侧子；又母根形两歧者名乌喙。

附子味辛、性热，诸家本草皆云有大毒。王好古云：入手少阳三焦命门之剂，其性走而不守，非若干姜止而不行。赵嗣真曰：熟附配麻黄，发中有补，仲景麻黄附子细辛汤、麻黄附子甘草汤是也；生附配干姜，补中有发，仲景干姜附子汤、通脉四逆汤是也。戴原礼曰：附子无干姜不热，得甘草则性缓，得桂则补命门，（按：附子不补，其云补者，谓能补火，体内无热，得附则增热之谓。）附子得生姜则能发散，又导虚热下行以除冷病。《本草衍义》云：补虚寒须用附子，风家即多用天雄，其乌头、乌喙、侧子则量其材而用之。时珍云：凡用乌、附药并宜冷服，盖阴寒在下，虚阳上浮，治以寒，则阴气益甚而病增，治以热则拒格而不纳。仲景治寒疝内结，用蜜煎乌头；《近效方》治喉痹用蜜炙附子含咽；丹溪治疝气用乌头、桅子，并热因寒用也。李东垣治马姓阴盛格阳伤寒，面赤目赤，烦渴引饮，脉来七八至，但按之则散，用姜附汤加人参，投半斤，服之得汗而愈，此则神圣之妙也。（按：阴盛格阳云者，即热力外散之谓，此种最难辨别。面赤目赤，烦渴引饮，脉七八至，完全与大热症同，仅凭此种种即投姜附，其道甚危，在诊断方面，不为健全，须合各方面考虑。既云服药得汗而愈，则未服药前无汗可知，用姜附则其人当见四逆，烦渴引饮，即仲景所谓虚故引水自救，此非荣卫病，故可用人参，是大虚盛候，故当用人参。烦则恶光恶声，是否自利，本文未言，无从测知，然就病理言，烦而四逆，真阳外越，纵不自利，亦且将作自利，就药效言，姜附所以治四逆，亦所以治自利。且外既无汗，阴寒在里，殆无不利之理，观汗出而俞，则可知阴液能作汗，阳越者则潜藏内守，已收拔乱反正之功，因人参、附子、干姜，均非发、什之品，得此药而汗，其理由是拔乱反正也。原文太简，所可知者仅此，此外无从推测，不过原理明白，则临床有心思才力可用，不至如混沌无窍。抑就余之经验言之，凡阴盛格阳大虚盛候之病，色脉症三项，皆有异乎寻常之现象，与其病候，辄不相应。例如阳明面赤，脉则洪滑，色与脉相应也，神气则见有余，戴阳为病，色如妆朱，脉数甚，无圆滑意，色与脉均异常，而神色则若明若昧，色与脉不相应矣。当衰弱而见衰弱症象为相应，当衰弱而见有余症象，且有余异常，即是不相应，不相应大虚之盛候也。）吴绶曰：附子乃阴症要药，凡伤寒传变三阴，及中寒夹阴，虽身大热而脉沉者，必用之；或厥冷腹痛脉沉细甚则唇青囊缩者，急须用之，有退阴回阳之力，起死回生之功。近世阴症伤寒，往往疑似不敢用附子，直待阴极阳竭而用之，已迟矣。且夹阴伤寒，内外皆阴，阳气顿衰，必须急用人参健脉以益其源，佐以附子温经散寒，舍此不用，尚何以救之？（按：三阴用附一语，容易了解，所难者在辨认若何是三阴，凡犹豫不敢用者，皆因此故。辨症最难，前文所载少阴诸条，明其原理，益以经验差堪寡过。所谓中寒者，寒邪直中也，伤寒由太阳传变，虚甚而见阴症，则必病少阴，纵有太阴厥阴，亦不过兼症，少阴为之主。直中则多属太阴，其病在中枢失职，恒兼胃肠两部，吐泻并作，其初一步为胸脘不适，面无血色，环唇隐青，唇色隐黑，手指冷，继一步则呕，继之以泻，其呕必频，其泻必洞泄，顷刻三数次，目眶乃下陷，全体水分急速下逼故也，继眶陷而见者，为汗出转筋四逆，汗出与寻常不同，面部额部颗粒如珠，转筋即手足痉挛，所谓四逆，手冷至肘，脚冷至膝，此即所谓真霍乱，直中就病源言，霍乱就症状言也。现在经验所得，初一步辟瘟丹最良，麝香开中脘之闭，姜、桂、附子祛胃部之寒，羚羊、犀角、蜈蚣使神经不化硬，既见洞泄眍陷，则非用大剂姜、附不能止，见转达筋之后，便难投矣。厥冷腹痛脉沉细唇青囊缩者，俗名干霍乱，厥阴症之一种症状甚明了，用大剂附子，囊缩者当复出。所谓夹阴症者，病源为房后引冷，或房后局部感寒，其见症为发热如伤寒状，而有一特异之点，小腹痛是也。此在病理，当麻黄、附子、细辛，然江、浙两省，此药不宜，轻者小腹帖阳和膏，重者用麝香、鸽子并良。）张元素曰：附子以白术为佐，乃除寒湿之圣药。又云：益火之原以消阴翳，则便溺有节，乌附是也。时珍曰：乌附毒药，非危病不用，而补药中略加引导，其功甚捷。

就以上所录者观之，附子之用法，可以明其大概，此药为最有用，亦最难用，假使病理能洞澈中边，则能辨症真确，而附子之药效与其弊害亦须洞澈中边，如此自能运用无误。

附子有大毒，然治病本非恃《本经》上中品药可以济事。又此中有一秘密，附子虽毒，用之不当，当时并不致有甚显著之恶现象，以故胆怯者畏之如虎，孟浪者却敢于尝试，甚至且以能用附子自矜诩，或竟因此得名，而冥冥中不知不觉杀人无算，是亦医家亟须注意之一事也。以我所知，此物能祛寒湿，能使自下而上之寒湿症重复下行，脚气之用萸、附是也。药位在小腹，兼治脾肾，治脾实治肠，大论中与姜同用、与大黄同用诸方皆是也，治肾则诸少阴症皆是也。其性温，走而不守，并如古人所言，其效力在刺激神经，兴奋组织，服之过当，则神经麻痹而痉挛，近日东国谓之中毒症状。余所经验而得者，中毒症状有两种，热病妄予大剂附子，病人见痉，目赤而舌润，不过三数日即死；若与黑锡丹同用，反见头汗，汗出发润诸症，医者见但头汗出且发润舌润，辄误认附子未及彀，常迷不知返，不知因悍药之故，冲任已坏，故汗出发润。何以冲任已坏，因其人面部颜色灰死，肿且喘，此种是急性的。又有人服大剂附子一二百剂，别无所苦，惟精神不爽慧，面色黄暗如吸鸦片有大瘾者，此种是慢性中毒，不知者以为附子服之不当，必七窍流血而死，其实何尝有此事。阳阴府症误服附子，病人则反侧不宁，或发狂，急用大黄下之可救；阳明经症误用附子，则面色隐青，齿鼬舌鼬不可救。在胃之坏病，关涉之藏器较多，在肠则较少故也。

细　辛

张元素云：细辛味大辛，气温，入足厥阴、少阴血分，香味俱细，以独活为使，治少阴头痛如神，亦止诸阳头痛，温少阴之经，散水气以祛内寒。东垣云：胆气不足，细辛补之。又治邪气自里之表，故仲景少阴症用麻黄附子细辛汤。（按：细辛《本经》列之上品，谓久服明目，利九窍，经身延年。《别录》亦谓安五藏，益肝胆，通精气。然此味实是奇悍之将药，不可尝试，治头痛肺闭及寒疝仅用一分，其效捷于影响。治急性支气管炎，必与五味子同用，若用之不当，过三分便能杀人，其作用略如麻黄而悍于麻黄倍蓰。

《伤寒论》用附子各方第十五

《伤寒论》曰：太阳病，发汗遂漏不止，其人恶性风小便难，四肢微急难以屈伸者，桂枝加附子汤主之。

此为用附第一方，汗漏不止是桂枝症；四肢微急，难以屈伸是附子症。恶风因漏汗，小便难因汗漏不止，得桂附漏汗止，小便难自除，恶风亦罢，余详《辑义》按。太阳病，下之后，脉促胸满者，桂枝去芍药汤主之，若微恶寒者，桂枝去芍药加附子汤主之。

按：此亦有汗者，与前条不同处在去芍药。

伤寒脉浮自汗出，小便数，心烦，微恶寒，脚挛急，反与桂枝欲攻其表，此误也，若重发汗复加烧针者，四逆汤主之。

此条因原文有疑义，故摘要备考，详说在《辑义》按中。

下之后，复发汗，昼日烦躁不得眠，夜而安静，不呕不渴，无表证，脉沉微，身无大热者，干姜附子汤主之。

此节之用附在脉沉微，当注意者在既下复汗，盖既下复汗之，脉沉微，然后身无大热，是阳虚，非服附子、干姜不可，否则既无表症，身无大热，复不呕不渴，无须重药也。

发热，病不解，反恶寒者，虚故也，芍药甘草附子汤主之。

本条之用附在虚而恶寒，用芍药、甘草是胸不满而有汗者，所以必须用附，因病不解有汗恶寒，病不解与桂枝证同，所异者在发汗之后而云虚故也，可见病在阳者不虚。

发汗若下之，病仍不解，烦躁者，茯苓四逆汤主之。

此与前第三节重发汗复加烧针用四逆略同，用茯苓与论中苓桂术甘用意同（参阅后文苓桂术甘汤一节），且须与论中"发汗发恶寒者虚故也，不恶寒但热者实也，与调胃承气汤"一条，彼此互勘。

太阳病发汗，汗出不解，其人仍发热，心下悸，头眩，身𥆧动，振振欲擗地者，真武汤主之。

按：前朱鸟、后玄武、左青龙、右白虎，见《礼记》，此四种名色亦与四时相配。伤寒桂枝汤旧名朱雀汤，桂枝和营配春；白虎清热配秋；青龙比之云行雨施，为其能作汗也；真武即玄武，配冬为北方镇水之神。由此言之，则真武乃治水之方，其药味为茯苓、白术、白芍、附子，苓术亦治水之药，与方名合，惟此方契证有心下悸头眩身𥆧动振振欲擗地之文，颇与他节不同，读者于他节不易记忆，此节则容易记忆。故谈及少阴症辄忆及真武，至于何以头眩身𥆧动振振欲擗地，则无从探讨其原理，惟有人云亦云，如此则不能运用，须知本节与苓桂术甘不甚相远，与茯苓四逆亦不甚相远。

吐下后，心下逆满，气上冲胸，起则头眩，脉沉紧，发汗则动经，身为振振摇者，茯苓桂枝白术甘草汤主之。

按：此节至脉沉紧为止，以下接苓桂术甘汤主之句，其发汗则动经两句即真武汤之挈症，者字当是衍文。下后气上冲本是可与桂枝之症，因心下逆满白芍不适用，易以苓、术，是为苓桂术甘。当苓桂术甘之症而复汗之，则身振振摇矣，是当真武，欲擗地者，因振振摇欲附于不动之物以自固之谓。身𥆧动振振摇者是真武，不摇烦躁者是茯苓四逆，观茯苓四逆用人参，则知其次于芍药甘草附子下有意思，所谓虚故也。

伤寒医下之，续得下利清谷不止，身疼痛者，急当救里，救里宜四逆汤。

本条意义自明。

心下痞而复恶寒汗出者，附子泻心汤主之。

本条用附在恶寒汗出，桂枝症亦是恶寒汗出，但心下痞而恶寒汗出则已非复太阳病，是阳明经病而兼见少阴之候。太阳汗出恶寒主桂枝，可知病在太阳不得妄用附子，欲明白此等，全在无字处悟入，今之以用附自诩者，鲜能知此。

伤寒八九日，风湿相搏，身体疼烦，不能自转侧，不呕不渴，脉浮虚而涩者，桂枝附子汤主之，若其人大便硬，小便自利者，去桂加白术汤主之。

此因风湿相搏不能转侧而用附，不呕不渴脉虚浮而涩，及方后术、附并走皮内，水气未得除故冒，均须注意。不呕病不在上、中焦，不渴桂枝可以使之燥化，术附并走皮内，可知身体疼烦不能自转侧，均因湿在躯壳经络之故。是桂枝之用，驱邪从表出，附子之用，刺激经络使增弹力，术附相济，药位在病所，使湿得化。

风湿相搏，骨节疼烦掣疼，不得屈伸，近之则痛剧，汗出短气，小便不利，恶风不欲去衣，或身微肿者，甘草附子汤主之。

骨节疼烦，不得屈伸，近之痛剧，皆风湿相搏证，汗出是附子证，短气是甘草证，虚故也。小便不利因汗出，得附汗敛，小便自行，恶风不欲去衣，不必凿解，当是汗出衣润之故。风湿相搏仍主术附，惟前节去桂字《金匮直解》谓恐汗多，殊不然，桂枝能敛汗也，是当存疑。

脉浮而迟，表热里寒，下利清谷者，四逆汤主之。

此且姜附以下利清谷之故，表面见热证，里面见寒证，则以寒为主。

自利不渴者属太阴，以其藏有寒故也，当温之，宜四逆辈。

自利不渴之为内寒，其证易辨。

少阴病，始得之反发热，脉沉者，麻黄细辛附子汤主之。

麻黄解表，附子温里，细辛散肾经之寒。其细辛能治之头痛亦属少阴，病在下见之于上，在上取之于下也，细辛之量不得过三分。此条药证，古人研究所得者可以为法，《辑义按》中所集《医贯》《医经会解》《张氏医通》各注，均宜熟读潜玩。

少阴病得之二三日，麻黄附子甘草汤微发汗，以二三日无里证，故微发汗也，无里证则有表证在言外，麻黄治表，附子治少阴也。

少阴病，得之一二日，口中和，其背恶寒者，当灸之，附子汤主之。

脉沉微、但欲寐、蜷卧、背恶寒、口中和，附子条件毕具。

少阴病，身体痛，手足寒，骨节痛，脉沉者，附子汤主之。

体痛脉沉，病不在表，此两节与真武汤、芍药甘草附子汤为类似症。

少阴病下利，白通汤主之。

少阴病，下利微者，与白通汤。利不止，厥逆，无脉，干呕烦者，白通加猪胆汁汤主之。服汤脉暴出者死，微续者生。

少阴病二三日不已，至四五日腹痛，小便不利，四肢沉重疼痛，自下利者，此为有水气，其人或咳或小便利或下利或呕者，真武汤主之。

少阴病，下利清谷，里寒外热，手足厥逆，脉微欲绝，身反不恶寒，其人面色赤，或腹痛，或干呕，或咽痛，或利止脉不出者，通脉四逆汤主之。

通脉四逆为四逆加葱，脉不出为主要症，故方名通脉四逆。

少阴病，脉沉者，急温之，宜四逆汤。

少阴病，饮食入口则吐，心中温温欲吐，复不能吐，始得之手足寒，脉弦迟者，此胸中实，不可下也，当吐之。若膈上有寒饮，干呕者，不可吐也，当温之，宜四逆汤。手足寒是热向里攻，脉弦是内藏神经紧张，脉迟是藏气被窒，吐之是助体工自然救济，干呕只是胃逆，本无物可吐，吐之是增其逆，故不可吐。

大汗出，热不去，内拘急，四肢疼，又下利，厥逆而恶寒者，四逆汤主之。

大汗若大下利而厥冷者，四逆汤主之。

此与霍乱病理略同，《伤寒论》后文有下利清谷不可攻表汗出必胀满一节，皆可以明白汗与利之关系。

下利清谷，里寒外热，汗出而厥者，通脉四逆汤主之。

下利腹胀满，身体疼痛者，先温其里，乃攻其表，温里宜四逆汤，攻表宜桂枝汤。呕而脉弱小便复利，身有微热，见厥者，难治，四逆汤主之。

伤寒本论用附子各方尽于此数，反复熟读，即题无剩义。其最显著者，为同是厥，脉滑而厥者为热，主白虎汤；脉微而厥者属寒，主附子。脉微而厥为体温不能达于四末，阳不足故也，脉滑而厥为热向里攻，有余为病非不足也，故热深厥深为热症，此其一。同是自利，自利而躁烦或干呕或恶寒或四逆皆寒症，故附子而外有时当灸。若自利而后重，热症也，故主白头翁汤。假使自利后重误用姜、附，可以百无一生，惟末期至于滑脱，或经涤肠数次，致脾家无阳者，则可用附子，然此为例外，且中途误用附子，往往便血，终属不救，不能不辨之于早也，此其二。同是汗出恶寒，有其他太阳症者，主桂枝，其传入阳明之经，太阳已罢，而汗出恶寒者，以亡阳论，附子症也，此其三。详察诸症，合之脉象，检查病历，计其日数，可以寡过矣。

诸呕用药标准第十六

《伤寒论》曰：太阳中风，阳浮而阴弱，阳浮者热自发，阴弱者汗自出，啬啬恶寒，淅淅恶风，翕翕发热，鼻鸣干呕者，桂枝汤主之。

此是纯粹太阳中风症，太阳病，阳明、少阳症不见者，为不传。干呕是胃家事，即所谓阳明症，见此者其病有傅阳明之倾向也。何以然？汗出与胃有关，表层司汗腺之神经与胃腺司分泌之神经互相呼应也。干呕是寒，何以知之？凡已化燥之口干舌燥症为阳明，桂枝当禁，如其太阳未罢有桂枝症，亦须桂枝黄芩、桂枝白虎，若主桂枝汤，必其人口中和，胃中寒也。

若酒客病不可与桂枝汤，得之则呕，以酒客不喜甘故也。

欲明白此条，须先明白所谓酒家。西医籍只言酒客能容多量酒精，是生理上关系，不言何故。中医籍则谓酒家多湿，湿属脾，《内经》五味配五藏，以甘配脾，谓稼穑作甘，甘为脾之味，脾为太阴，该肠部而言，凡湿胜者，其腹部各组织弹力较弱，而躯体恒以肉胜，如此者其人恒能食而便溏，俗说谓之胃强脾弱，此类体格之人，都喜饮酒，盖因组织弹力弱得酒精刺戟之则较舒适故也。若神经性之人感觉奇敏，得酒热化，气血皆上行，眩晕随作，故不能饮。然彼能饮酒之人因常饮多饮而频醉，各种神经因受刺戟过当而麻痹，见之于外者为汗空疏而自汗，因热化亲上之故，头部尤易出汗，如此则为酒风，其司分泌之神经已中毒也。此亦有微甚，中毒浅者酒量小，中毒愈深，酒量愈大，神经麻痹愈甚。于是有两事相因而至，其一因组织弛缓之故，淋巴不能充分吸收，皮下常有过剩之水分，聚而为瘰，是为湿疮；其二神经受病，直接当其冲者为肝藏，往往思想不健全，中年以后，则易病中风。此之谓酒家，所以不喜甘之故。生理上如何，余尚未能明其故，但湿胜者不能吃糖是事实。又酒家之湿胜多从热化，除面有风色之外，其舌质多绛，桂枝汤既甜且热，宜其得之则呕也。

伤寒脉浮自汗出，小便数，心烦，微恶寒，脚挛急，反与桂枝汤，欲攻其表，此误也。得之便厥，咽中干，烦躁，吐逆者，作甘草干姜汤与之，以复其阳。

自汗恶寒，心烦，脚挛急，是附子证。因无阳而病在里，攻表则益虚其阳，故厥。烦躁吐逆是藏气之乱，欲救济而不暇应付，故气乱，故与躁烦并见。云复其阳，意义自明，甘草干姜有补虚意。

太阳与阳明合病，不下利，但呕者，葛根加半夏汤主之。

观本方并不用凉药，则知并非因热而呕，加半夏则知呕因痰浊。生姜为止呕副药，亦是辟秽之意，不为温也。

伤寒表不解，心下有水气，干呕，发热，而咳喘者，小青龙汤主之。

观方中姜、桂并用，则知干呕是寒，虽用半夏，已居副药之列。半夏治痰，寒则痰薄，故注家皆云是饮，饮是痰水，喘即因此，故用姜桂，青龙之名亦因此。

中风发热，六七日不解而烦，在表里症，渴欲饮水，水入即吐者，名曰水逆，五苓散主之。

上条之吐，病在不能消水，主五苓则知小便不利，柯氏方氏注尚有可观。

发汗后，水药不得入口为逆，若更发汗，即吐下不止。

此条并未吐，吐与下皆肠胃中事，而其症结在发汗，然则大汗亡阳而致吐下不止，生理上之变化岂不显然。

发汗吐下后，虚烦不得眠，若剧者必反复颠倒，心中懊憹农，栀子豉汤主之。若呕者，栀子生姜豉汤主之。

病人有寒，复发汗，胃中冷，必吐蛔。

蛔不是尽人皆有，今云胃冷必吐蛔，岂蛔为生理上应用之物，非病理方面事耶，此说可商。又热病胃中热甚而吐蛔，用凉剂消炎得愈者，乃常有之事，今云胃中冷必吐蛔，亦可商。惟阴症不可发汗，误汗致胃中无阳，干呕躁烦，却是事实。

伤寒五六日中风，往来寒热，胸胁苦满，嘿嘿不饮食，心烦喜呕，小柴胡汤主之。此为少阳症呕吐，所谓不可汗下者也。少阳为胆府之经，古人以肝为甲木，胆为乙木，其经气从火化，其提纲为口苦咽干胁痛，其见症为寒热往来，其地位牵涉肝胃。因非太阳，故不可汗，肝、胆都不受压抑，故不可下。脑症之所以可下，因胃积为之症源之故。所以呕，因胆府经气上逆，其病是化热症，热故上行。方中黄芩居重要地位，半夏、人参仍是胃药，柴胡能解此经之外感，亦是汗药，用之不当，辄因过汗之故而泄泻，亦能令人虚，与不当汗而汗致吐利同。故谓柴胡不发汗乃强作解人之语，不可为训也。此药于透发痧痘有特效，时人不明症理，往往用之不当，因致虚，既虚之后，复不知汗与自利同见即是少阴，仍向少阳方面求治法，病乃日见增剧，至于不救，嗣后遂畏柴胡如虎，皆非是也。

血弱气尽，腠理开，邪气因入与正气相搏，结于胁下，邪正分争，往来寒热，休作有时，嘿嘿不欲欲食。藏府相连，其痛必下，邪高痛下，故使呕也，小柴胡汤主之。藏府相连，藏指肝，府指胆，与首句血弱气尽相应。成无已云：当月廓空时则为血弱气尽，是血弱气尽指女人月事言。肝主藏血，与冲任相连，女人肝郁，月事不以时下，即因肝气上逆之故，可以为藏府相连句注脚。邪正相搏结于胁下，其处脉络不通，血欲下行不得则痛，邪从腠理入，病少阳之经气是阳，血因邪正相搏而结是阴，故云邪高痛下。胁下既结且痛，则胃气不得下行，复有外邪病少阳之经，则胃不得安，此时自然力之救济法，惟有作恶迫病邪上吐，此所以云邪高痛下故使呕也。又观腠理开闭邪气因入句，可以证明柴胡是汗药。

得病六七日，脉迟浮弱，恶风寒，手足温，医二三下之，不能食而胁下满痛，面目及身黄，颈项强，小便黄者，与柴胡汤后必下重。本渴饮水而呕者，柴胡不中与也，食谷者哕。

本渴饮水而呕是水逆，乃五苓散症，余详《辑义》按。食谷者哕为胃中事，重心在胃，故柴胡不中与。

太阳病过经十余日，反二三下之，后四五日柴胡证仍在者，先予小柴胡。呕不止，心下急，郁郁微烦者，为未解也，与大柴胡汤下之则愈。

柴胡证仍在者，谓寒热往来发作有时胁痛而呕，先予小柴胡解少阳之邪。呕不止，心下急，微烦，为胃中有积，大柴胡表里分疏，则虽下不碍少阳经气。前一节亦胃中事，而见茵陈五苓证，故柴胡不中与。此节亦胃中事，然是柴胡证，故兼顾其积。治痉病亦然，凡痉胃中有积者，与治痉之剂辄不应，稍久变为慢性脑炎，便不救。若初起时治痉之外，予以瓜蒂散，为效甚良，余所谓瓜蒂散乃瓜蒂、桅豉，不吐即下。

伤寒十三日不解，胸胁满而呕，日晡所发潮热，已而微利，此本柴胡症，下之以不得利，今反利者，知医以丸药下之，此非其治也。潮热者实也，先宜服小柴胡汤以解外，后以柴胡加芒硝汤主之。

下之以不得利句，谓因不得利而下之，故下文云今反利。胸胁满而呕是柴胡证，见潮热而微利，是柴胡加芒硝症。其下一条，过经谵语，小便自利，脉和为内实，主调胃，以无少阳症故也。

太阳病当恶寒发热，今自汗出，反不恶寒发热，关上脉细数者，以医吐之过也。一二日吐之者，腹中饥，口不能食。三四日吐之者，不喜糜粥，欲食冷食，朝食暮吐，以医吐之所致也，此为小逆。

太阳病吐之，但太阳病当恶寒，今反不恶寒，不欲近衣，此为吐之内烦也。

此两节只是一节，吐之能使人内烦恶热，欲食冷食，却又朝食暮吐。朝食暮吐之理，为胃中无热。是恶热欲食冷内烦皆所谓客热，非真热也。于是可知以病人喜热饮、冷饮候病之寒热，其说粗而无理。

病人脉数，数为热，当消谷引食，而反吐者，此以发汗令阳气微，膈气虚，脉乃数也。数为客热，不能消谷，以胃中虚冷故吐也。

发汗令阳气微是一公例，发汗令阳微膈虚胃冷而吐，甚者肠冷而利，吐利并作而见四逆，则为姜附证，此其前一步事。

太阳病过经十余日，心下温温欲吐，而胸中痛，大便反溏，腹微满，郁郁微烦。先此时，自极吐下者，与调胃承气汤，若不尔者，不可与。但欲呕，胸中痛，微溏者，此非柴胡症，以呕故知极吐下也。

外热内攻，温温欲吐，肢必微厥，如此当从表解，不可下。吐下后虚烦，热与积有余，因而内结，可以微下，即是本条。从外之内者仍从外解，由里面自起反应者从里解故也，余详《辑义》按。

伤寒六七日，发热微恶寒，支节烦疼，微呕，心下支结，外症未去者，柴胡桂枝汤主之。

本条之呕与邪高痛下条同，彼条是少阳，故主柴胡，此条兼有太阳，故主桂枝柴胡。

伤寒五六日，呕而发热者，柴胡汤证具，而以他药下之，柴胡证仍在者，复与柴胡汤。此虽已下之，不为逆，必蒸蒸而振，却发热汗出而解。若心下满而硬痛者，此为结胸也，大陷胸汤主之。但满而不痛者，此为痞，柴胡不中与之，宜半夏泻心汤。

无少阳症，但满不痛，柴胡并不能治满，且是汗药，不当汗而汗，亡阳动经，则增泄泻，故云不中与。

太阳中风，下利呕逆，表解者，乃可攻之。其人漐漐汗出，发作有时，头痛，心下痞，硬满，引胁下痛，干呕，短气，汗出不恶寒者，此表解里未和也，十枣汤主之。

　　漐漐汗出发作有时，是内部已结之证，头痛、心下痞、硬满、引胁下痛、干呕、短气、是结之地位甚高，在胃不在肠之症，据诸家皆言治水，《医学纲目》言治痰，《辑义按》中所列各注均有研究价值。《宣明论》谓诒小儿惊搐亦有价值，《活人书》谓服此不下者，遍身浮肿而死，并可见古人对于此方之审慎。又方后三物等分强人服一钱匙，羸者半钱匙，准《千金》用五铢钱，则分量亦不为多。半钱匙之药末用大枣十枚煎汁调服，较之《圣济总录》用大枣捣药末和丸为稳，因和丸则枣之力量等于虚设，惟古人泥于十枣汤治水，则于本条尚有疑义。按：漐漐汗出为表解，云漐漐亦是里实之证，加以发作有时乃益证明里实，既漐漐汗出，水有出路，是心下痞硬满引胁下痛之结，亦非水结。其云下利呕逆，既结于内，决不能呕之使出，故下文云干呕，此条之结在胃，不是在肠，所云下利，亦不过粪水，则亦不能聚水。短气二字，有注意价值，既可峻剂攻下，自然非虚，因结在胸脘部分故短气，大约有积当攻之，攻须用快药，三承气、陷胸、十枣都有是快药，而力量有等差，各有所宜。承气是汤剂，药量以钱计，肠积宜之。十枣是散，陷胸丸是丸，药量以厘计，积停于胸脘者宜之。药力猛悍程度与用量为正比例，厘计与钱计其量相差百倍，十枣与三承气其力亦相差百倍，猛悍少用，能开通道路，并不能使积全下，惟其以开通道路为事，则非真结者不可用。以开通道路为事，则不伤及其他藏气，既云开通道路，是不能将宿积悉数驱之使下，余积由体工救济力自行驱除。故得药之后，粪水并下，粪是积，水是体工驱积之利器，乃躯体中本有之液体，此不但十枣如此，陷胸丸如此，即回春丹、抱龙丸、保赤散亦如此。然则谓十枣下水，其说非矣，由此可知非结不可用，误用则伤藏气，阴虚而热者不可用，本身无液体以为驱逐余积之利器也。凡藏伤则肿，故误服此药无物可下者，肿满而死。陷胸、十枣，怀疑十余年，今乃恍然明白，并回春丹、抱龙丸之所以误事及其用法，亦可以了然无疑，洵快事也。

　　伤寒汗出解之后，胃中不和，心下痞硬，干噫食臭，胁下有水气，腹中雷鸣下利者，生姜泻心汤主之。

　　《续易简方》谓此条是食复，干噫谓噫而无物。按：此条是伤胃，胁下水气，腹中雷鸣下利是肠部寒。

　　伤寒中风，医反下之，其人下利日数十行，谷不化，腹中雷鸣，心下痞硬而

满，干呕心烦不得安，医见心下痞，谓病不尽，复下之，其痞益甚，此非热结。但以胃中虚，客气上逆，故使硬也，甘草泻心汤主之。

此条干呕由于误下，亦是动经，但客气逆只痞，不呕下利，故呕动经故也。

伤寒发汗，若吐若下，解后心下痞硬，噫气不除者，旋覆代赭汤主之。

汗吐下后而痞，亦是客气上逆，噫气既非呕，亦非呃，方中用人参、用姜，则知噫是虚、是寒。旋覆、甘草质轻，方中皆用三两，代赭重，仅用一两，生姜用至五两，倘此药量不误，则知所重者不在代赭，近人用此三钱五钱乃至一两，药后病者辄见呃逆，呃为横膈膜痉挛，乃药力太暴，神经起反应，较之客气动膈为尤甚。既见呃，遂不得止，一因虚甚，神经失养；一因中脘与腹部气压不得中和，两者皆猝难恢复故也。《寓意草》治膈气呕吐得效，当是事实，惟说理则非是。

伤寒发热汗出不解，心中痞硬，呕吐而下利者，大柴胡汤主之。

此少阳夹食之症，其病由外之内，故用大柴胡。若客气动膈之痞硬，由误汗下反应，则附子泻心症矣，呕与小柴胡同，但多下利耳。

太阳与少阳合病，自下利者，与黄芩汤。若呕者，黄芩加半夏生姜汤主之。

观《伤寒论》凡用凉药之痞满吐利，皆未经汗下误治者，盖未经汗下，则其病属实，汗下而不愈为误治，误治即虚，任温药矣。此所谓三阳皆实，三阴皆虚也。

伤寒胸中有热，胃中有邪气，腹中痛欲呕吐者，黄连汤主之。

凡言客气，皆本身自起之反应，凡言邪气，皆外来侵袭之风寒。本条言有邪气，故主桂枝；呕是热，故主黄连；痛是寒，故主干姜，所谓有一症有一药也。胃中字最乱人耳目，主桂枝仍是从太阳解，因热向里攻，不得达表，故使呕，呕是胃家事，故云胃中有邪气，姜、连之量，随痛与呕之多寡为加减，故喻嘉言有进退黄连汤之名。

伤寒发热无汗，呕不能食，而反汗出濈濈然者，是转属阳明也。

发热无汗是太阳症，呕不能食连上句读，盖即太阳病而见阳明症，可决其必传之病，并未服药汗出濈濈然，故云而反。凡汗濈濈然，为已转属阳明也。

阳明病不能食，攻其热必哕，所以然者，胃中虚冷故也，以其人本虚，攻其热，必哕。

哕字释作呃逆，引《诗经》变声哕哕，谓发声有序，甚有理致。本条之胃字，确是指胃，不是指肠，阳明病固然是化热，太阳已罢，病在胃肠，其人本虚，并无阴症，仍是阳明。在肠者是府症，在胃者是经症，气压不匀则呃逆，骤寒骤攻骤热与液枯皆有之，本条未出方，然非附子理中，予丁香柿蒂当效。

阳明病，反无汗而小便利，二三日呕而咳，手足厥者，心苦头痛，若不咳不吐手足不厥者，头不痛。

呕厥头痛其理易明，反复言之，更明了。无汗小便利，水分下行，当令达表乃得。《辑义按》中各注皆非是。

伤寒呕多，虽有阳明证，不可攻之。

是顺生理为治，《辑义按》中按语自明，惟本文阳明证三字，似专指府证，因府症当攻，故云。

若胃中虚冷不能食者，饮水则哕。

此承上节而言，上节是四逆汤，表热里寒，下利清谷，与下一节亦相属，病理各别，文字相连也。

阳明病胁下硬满，不大便而呕，舌上白胎者，可与小柴胡汤，上焦得通，津液得下，胃气因和，身濈然汗出而解。

胎是胃气，白是表邪，可谓有表复有里，因硬满上焦不通而作呕，因津液不下胃气不和而不汗，如此其热必弛张，是见柴胡证。予柴胡解表，大便当下，上焦得通，津液下行，因胃和汗出。因字宜玩。

阳明中风，脉弦浮大而短气，腹部满胁下及心痛，久按之气不通，鼻干不得汗，嗜卧，一身及目悉黄，小便难，有潮热，时时哕，耳前后肿，刺之小差。外不解，病过十日，脉续浮者，与小柴胡汤。脉但浮无余症者，与麻黄汤，若不尿腹满加哕者不治。

按：前此第五节，攻其热必哕，是冷呃。此条身黄、鼻干、耳肿、热潮、腹满、不尿、是热呃，当是烧针致坏之重者，《辑义》中柯注较佳。经谓不治，吾人固无从反对，然本文小柴胡汤麻黄汤都可疑，因如此病不是此等药，须以无厚入有间，勿伤藏气然后焘然而解。

食谷欲呕，属阳明也，吴茱萸汤主之，得汤反剧者属上焦也。

吴萸是热药，用此必有寒证，可知呕是胃家事，本条可以证明胃是阳明经，肠是阳明府，不得泥于太阳已罢化热者为阳明，末两语未详其义。按：吴萸药位在胸脘，不可谓非上焦，纵使停食地位高于药位，苟非寒热误认，亦不至得汤反剧。

本太阳病不解，转入少阳者，胁下硬满，干呕不能食，往来寒热，尚未吐下，脉沉紧者，与小柴胡汤。若已吐下发汗温针，谵语，柴胡汤证罢，此为坏病，知犯何逆，以法治之。

呕吐多属热，干呕多属寒，故不能食，热甚虚甚，亦不能食，但不必干呕，其余语意自明。

太阴之为病，腹满而吐，食不下，自利益甚，时腹自痛，若下之必胸下结硬。

是中寒为病，准此与阳明府证比较，寒则胀，热则结，结可下，胀当温。本因中寒而胀，以寒药下之则益其寒，阴症本虚，攻之则虚虚。虚寒为病，增其虚寒，是益病非去病也，下之而胸下结硬者，病灶虽在腹，反应则在胸也，食不下而吐利，其属虚宁有疑义。吐利并作，中权失司，其内无阳，必然汗出，是皆可推理而得者。

少阴病欲吐不吐，心烦但欲寐，五六日自利而渴者，属少阴也，虚故引水自救，若小便色白者，少阴病形悉具。小便白者，以下焦虚有寒，不能制水，故令色白也。

腹满自利不渴者，属太阴，自利而渴者，属少阴。其所以然之故如何？曰：自利不渴者，寒故也；自利而渴者，唾腺不能造津液故也。此其渴与阳明渴不同，阳明因热而渴，与太阴因寒而不渴，恰恰成为对待，固然一望可辨，少阴症脉沉微但欲寐，是不热也，既不热而又渴，其所以然之故，亦一望可知。此即少阴属肾之真确意义，欲吐不吐，与干呕为近，当是中焦有寒。

病人脉阴阳俱紧，反汗出者，亡阳也，此属少阴，法当咽痛而复吐利。

此释所以吐利之故，与上节互相发明，咽痛因腺病，当在扁桃体喉蛾之类也，旧谓不红不肿，痛如刀割者非是。

少阴病吐利，手足不逆冷反发热者，不死。脉不至者，灸少阴七壮。

盖言吐利发热脉不至者可灸，脉不至手足必逆冷，《辑义》按中语，当是既吐利亦是中寒，不逆冷未逆冷耳。

少阴病吐利躁烦四逆者死。

四逆与手足逆冷，亦有微甚之辨。

少阴病，脉微细沉，但欲卧，汗出不烦，自欲吐，至五六日自利，复烦躁不得卧寐者，死。

少阴病，下利脉微者，与白通汤。利不止，厥逆，无脉，干呕，烦者，白通加猪胆汁汤主之。服汤已，脉暴出者死，微续者生。

少阴病，下利清谷，里寒外热，手足厥逆，脉微欲绝，身反不恶寒，其人面色赤，或腹痛，或干呕，或咽痛，或利止脉不出者，通脉四逆汤主之。

少阴病，下利六七日，咳而呕渴，心烦不得眠者，猪苓汤主之

咳则不用温药，是可注意之点，此条用猪苓是咳为水逆，猪苓戕肾，大虚症宜慎。

少阴病，饮食入口则吐，心中温温欲吐，复不能吐，始得之，手足寒。

弦迟者，此胸中实，不可下也，当吐之。若膈上有寒饮，干呕者，不可呕也，当温之，宜四逆汤。

厥阴之为病，消渴气上冲心，心中疼热，饥而不欲食，食则吐蛔，下之利不止。

伤寒脉微而厥，至七八日肤冷，其人躁，无暂安时者，此为藏厥，非蛔厥也。蛔厥者，其人当吐蛔；令病者静而复时烦者，此为藏寒。蛔上入其膈故烦，须臾复止得食而呕又烦者，蛔闻食臭出，其人当自吐蛔。蛔厥者，乌梅丸主之，又主久痢。此两条皆言吐蛔，第二条本文有讹字，吐蛔之义，不能澈底明了。蛔非生理上事，当然非人人所必有，吐蛔之病，今所见者，皆属热，其属寒者，未曾见过，所可知者，亦是肠胃病，而属风化兼神经性者。

伤寒热少微厥，指头寒，嘿嘿不欲食，烦躁数日，小便利色白者，此热除也。欲得食其病为愈，若厥而呕，胸胁烦满者，其后必便血。

厥而呕胁满，是热厥兼肝症，便血有其理，惟是否即后文之白头翁症，未能确言，《辑义》按谓是尿血，义亦未妥。

伤寒本自寒下，医复吐下之，寒格更逆吐下，若食入口即吐者，干姜黄芩黄连人参汤主之。

本条意义自明。

呕家有痈脓者不可治呕，脓尽自愈。

呕而脉弱，小便复利，身有微热，见厥者，难治，四逆汤主之。

干呕，吐涎沫，头痛者，吴茱萸汤主之。

呕而发热者，小柴胡汤主之。

伤寒大吐大下之极虚，复极汗者，其人外气怫郁，复与之水，以发其汗，因得哕，所以然者，胃中寒冷故也。

外阳虚竭，则生内寒，哕之理由，详《辑义》按。

巨膺敬按：先师研治药物，悉本大论，其唐宋以后发明之药，非理论确凿效能显著者不用，尤深痛恶时方俗药，如天将壳、路路通等，目为魔道药。单方流传民间沿用之僻药，更非所取，当谓用冷僻之药，以矜奇立异，试之病人，甚非恕道，若欲试病，须先自服，辨其性味作用，绝不以传闻所得而轻率用之。故其用药范围不广，虽著述等身，贡献于医学者至伟且大，而於药物则鲜发明。良以此故，盖氏著述，不以抄胥为能事，否则不难以本草为蓝本，罗辑百千味药，铺陈性味产地功效，以成巨帙，号称恽氏药物学，谁曰不宜。氏之功力不在是，此篇但撮陈大论中用药之法度，愿从之人致功力于此，不以炫怪群目为能，故题曰论药集，示人以规矩准绳而已。

论药集终

后　记

　　《历代中医珍本集成》辑刊自北齐以来历代中医古籍凡一百零三种，较诸其他类似者有以下数方面独到之处。

　　一、在选编工作中较好地把握和贯彻了既具有相当学术理论价值，而更注重临床实用价值之选编方针。为使临床治疗立足于更广阔之视野，本丛刊对众所习知之《伤寒论》《千金要方》等经典名著未予收录，而将一般医家不甚稔熟、却对临证治疗颇能启迪思路者作一精审之筛选，并从专科专著角度给予重点介绍。

　　二、在反映历代名医学术思想及其论治经验方面，本丛刊不仅辑录了孙思邈、庞安时、罗天益、许叔微、朱丹溪等名家之学术力作，而且还从实际出发，选编了秦昌遇、王士雄、陈莲舫、金子久等江南名医治验，以体现"东南卑湿之地"中医诊疗特色，这对于研究江南地区中医学术之发展，尤其是对台湾及大陆东南诸省同道颇有参考价值和实际意义。

　　三、本丛刊所辑录之历代古医籍，均由上海中医学院中医文献研究所及学院图书馆专业人员参酌馆藏版本予以校正影刊，并采取了与一般古籍校勘有所不同的做法：

　　凡有原刻本、稿本或其他善本可稽者，均据以校正，若无，则取后世通行本或精校本勘讹；

　　凡无碍于理解，或去存皆可者，概存其原貌，不作校正论处；

　　本丛刊为便利阅读，仅对明显错讹进行校正，如"硬"之讹作"鞭""彻"之讹作"澈"等，并于原文处迳改正之，不采取傍出注脚或附以"校勘表"的方式；

　　凡具有版本价值者，原则上不作修正，采取傍贴小字方式正讹；

　　如系脱讹，或采取在所脱讹处上下字之间补以傍出小字，或于上下行之间插入脱落字句以正之，等等。

　　本丛刊的付梓，对于普及和促进中医学术的发展将会起到一定的作用，亦是一件值得庆欣的事情。然而，囿于学术见识，碍难十全，混乱失误亦在所难免，尚祈海内方家不吝赐教，以使更臻完备，何幸如之！

朱邦贤　王若水

一九九〇年十月

验方新论

第二十种第一期

恽铁樵　著

毓麟丸

男子阳衰精弱，妇人经脉不调，往往难于嗣续。此丸补气养血，滋肾调经，久久服之，功效非常。每服三钱，陈酒或淡盐汤任下。

党参（二两）　杜仲（二两）　冬术（二两）　白芍（二两）　甘草（一两）茯苓（二两）　鹿角霜（二两）　当归（四两）　熟地（四两）　川芎（一两）花椒（二两）　菟丝子（四两）

上药共为末，蜜打丸。

铁按：川芎、鹿茸同用，宜于崩漏下脱，椒则宜于风缓，药效有上行极而下，下行极而上者，此丸殆上行极而下。

青娥丸

此丸能滋补下元，益肾固本，养而滋阴，发白再黑，齿落再生，有返老还童之妙。每服四钱，空心淡盐汤下。

杜仲（八两）　补骨脂（五钱）　核桃肉（四两）

大蒜头捣泥为丸。

铁按：蒜近知其有效成分为砒素，性热烈不纯，补骨脂亦热，药复太简，后一方较佳。

又方

熟地（四两）　核桃肉（八两）　大茴香（一两）　淡苁蓉（二两）　补骨脂（二

两）　杜仲（四两）　沉香（四钱）　乳香（四钱）　没药（四钱）

蜜丸，如桐子大。

铁按：妇人产后病乳用茴香效，但从此无乳，疑此物能变更组织，勿轻用。

金刚丸

肾精枯竭，复伤风湿，经络气滞，久郁不散，以致腰膝沉重，四肢无力，筋骨痿软，不能起床。是丸补精血以培元，去风湿以利气，久服血旺气充，诸恙自痊。每用三、四钱，盐汤下。

川萆薢（八分）　杜仲（八分）　淡苁蓉（八分）　菟丝子（八分）

上药共为细末，猪腰为丸。

铁按：苁蓉、萆薢均去湿，久服治慢性萎症良，名则劣。

葆真丸

人或禀赋素薄，或调理失宜，男子则衰弱无子，妇人则寒冷不孕。此丸能通十二经脉，起阴发阳，定魄安魂，开三焦之积聚，补五藏之虚损，壮筋健骨，益寿延龄，虽老年不能种子等症。每服三四钱，淡盐汤送下。

熟地（二两）　淮山药（二两）　补骨脂（一两）　龟版胶（四两）　鹿角胶（八两）　小茴（一两）　杜仲（三两）　葫芦巴（一两）　柏子霜（五钱）　萸肉（一两五钱）　云苓（二两）　菟丝子（一两五钱）　远志（一两）　杞子（一两）　怀膝（一两）　巴戟（一两）　五味子（一两）　益智仁（一两）　川楝子（一两）　枳实（一两）　石菖蒲（五钱）

用淡苁蓉四两，打烂为丸。

铁按：此丸当效，其远志一味，有驱使草木之妙。

震灵丹

治男子精元虚惫，心神恍惚，上盛下虚，头晕目眩，中风瘫痪，手足不遂，筋骨拘挛，腰膝沉重，梦遗精滑，膀胱偏坠，小便淋漓，并治妇人血海不足，崩漏带下，子宫寒冷，不能受孕等症。每服三钱，温酒下，妇人醋汤下，忌诸血。

孕妇勿服。

禹粮石（四两）　乳香（二两）　没药（二两）　代赭石（四两）　五灵脂（四两）　紫石英（四两）　辰砂（一两）　赤石脂（四两）

上药共研细末，米糊为丸。

铁按：石药化热以愈病，故服五石者，须寒食及冷水淋，无法能使恰到好处，是此丹不可用。

二味黑锡丹

治真元亏损，阳气上脱，喘急气促，厥逆不顺，头目眩晕，上盛下虚等症，服之立效。每服一钱，开水下。

黑锡化入硫磺三两，急搅成砂子，研末，酒糊为丸。

铁按：虚损之症，喘与汗皆甚微，惟恶热异常，即当此丸。

局方黑锡丹

治脾元久冷，上实下虚，肾水亏竭，心火炎盛，痰鸣壅塞，喘促气逆，或奔豚上气，脚气上冲，两胁膨胀，五种水气，及阴阳气不升降，卒暴中风，痰潮上膈，神昏不省，并小儿痘疹，各种坏症，妇人血海枯寒，不能孕育，赤白带下，一切阴火逆冲，真阳暴脱诸症，服此即可回生，慎勿轻视。每用四十丸，姜盐汤下，女人艾枣汤下。

沉香（一两）　肉果（一两）　肉桂（五钱）　葫芦巴（一两）　川楝子（一两）　黑锡（二两）　广木香（一两）　小茴香（一两）　阳起石（一两）淡附子（五钱）

黑锡化入硫磺三两，急搅成砂子，研末酒糊为丸，用袋打光。

铁按：真阳上脱，但恶热不恶寒，而症属虚损者可用。

锡与硫合，阴阳配也；桂、附合向下行也；桂、附、葫巴、阳起、川楝合，皆肾药也；木香、茴香行气，是副药。

金锁固精丸

心肾不交，气血两损，以致精关不固，无梦频遗，腰痛耳鸣，四肢困倦，虚烦盗汗，睡卧不安，一切虚劳遗泄等症。是丸交济水火，培固元阳，服之精髓充足，阴阳和平，自无滑脱不禁之证矣。每服四钱，空心淡盐汤下，忌食烧酒、萝卜、诸血，并房室劳役等事。

销阳（八两）　淡苁蓉（八两）　莲须（八两）　芡实（八两）　龙骨（四两）
巴戟（八两）　茯苓（八两）　牡蛎（四两）　鹿角霜（八两）

上药共研细末，水泛为丸。

铁按：巴戟、鹿角霜，相火易动者不宜，是有梦者，弗服为是。

滋肾丸

一名通关丸。治肾虚蒸热，脚膝无力，阴痿阴汗，脉上冲而喘益急，口不渴而小便秘，服此则蒸热自退，肾关自通。每服三钱，开水下。

知母（六两）　黄柏（六两）　肉桂（六两）

上药共研细末，蜜为丸。

铁按：当云阴萎盗汗气上冲。此丸用之当必效，挈症亦好，知母、黄柏均戕肾，不可单独用。此丸三物等分，服一钱已重剂。

东垣猪肚丸

治忽肥勿瘦，男子湿热便滩，女人淋带臭秽等症。每服三钱，食前开水下。

白术（二两）　牡蛎（四两）　苦参（三两）　猪肚（一具）

用猪肚，打烂为丸。

铁按：苦参是特效成分，能燥湿增加组织弹力，单独用，可使肠内膜破碎。

无比山药丸

治丈夫久虚百损，五劳七伤，头痛目眩，肢厥烦热，或脾疼腰腕，不随饮食，不生肌肉，或少食而胀，满体无光泽，阳气衰绝，阴气不行。每服二十丸，至三十丸，食前温酒或米汤下。

淮山药（二两）　　熟地（三两，酒浸）　　菟丝子（三两）　　赤石脂（三两）　淡附子（二两）　　淮牛膝（三两，酒浸）　　萸肉（三两）　　茯苓（三两）　　五味子（六两）　　巴戟（三两，去心）　　炮姜（二两）　　泽泻（三两）　　潞党参（一两五钱）桂心（一两五钱）　　杜仲（炒，三两）　　淡苁蓉（四两）　　柏子仁（二两）　　白术（二两）

蜜丸，如桐子大。

铁按：姜、附、桂、膝同用，温下壮肾阳，热者不可用。

脾约麻仁丸

此丸专治藏府不和，津液偏渗于膀胱，以致大便秘结，小便赤热，或因老年阴亏等症。每服三钱，开水送下。

生军（炒，二两）　　川朴（二两）　　麻仁（二两）　　杏仁（二两）　　白芍（一两五钱，酒炒）　　枳实（一两）

上药共研细末，生蜜为丸。

铁按：小便利，则大便约，不能三钱，三钱是重剂。

乌梅安胃丸

治胸膈绞痛，胃寒吐蛔，或病者静而时烦，因脏寒蛔上入其膈，为蛔厥等症。每服二十丸，每日三服，忌生冷滑物臭食等。

乌梅（三百枚，加肉十二两）　　桂枝（六两）　　干姜（十两）　　当归（四两）川椒（熬去汗，四两）　　黄柏（六两）　　人参（六两）　　川连（十六两）　　细辛（六两）　　泡附子（六个）

上药共研细末，乌梅用苦酒浸一宿，去核蒸之，用米五升，煮饭捣成泥，和药成丸。

铁按：细辛、川椒治寒厥之药，吐蛔有热症，当辨症为先务。

七味豆蔻丸

治久痢之后，元气虚陷，肠滑不固，非涩敛之药，不能收功，是丸主之，并治小儿痘后寒热，腹痛泄泻。每服三钱，开水送下。

柯子（五钱） 砂仁（七钱五分） 龙骨（五钱） 赤石脂（二两） 枯矾（七钱五分） 广木香（二钱） 豆蔻（一钱）

上药共研细末，水泛为丸。

今年苏州俞申伯即患此病，当时未想到此方，用干姜石脂不效，当枯矾、柯子也，记之以为覆车之鉴。铁樵

良附丸

治胃脘积滞未化，胸腹胀痛相连，或时作时止，或经年不愈，服此最宜。每服三钱，米饮汤下。

良姜 香附等分，水泛为丸。

铁按：良姜猛悍，甚于干姜，三钱太重。

清暑益气丸

伤暑之症，因正气不足而受邪气，炎夏之际服此，则无困倦烦燥之虞，泄泻之虑，殊有运气消暑之妙，其功不可枚举。每服二三钱，开水下。

党参（八两） 白术（四两） 陈皮（六两） 当归（八两） 升麻（二两） 苍术（八两） 青皮（四两） 黄芪（八两） 葛根（四两） 六神曲（六两） 麦芽（四两） 泽泻（四两） 五味子（四两） 黄柏（二两） 甘草（二两）

上药共研细末，蜜为丸

铁按：此丸殆出自东垣，然病理上却讲不去。

驻车丸

治暑湿郁蒸，变为下痢，红白相间，似脓非脓，腹痛力乏，里急后重，日数十次。用开水送服二、三钱。

川连（三两）　干姜（一两）　当归（一两）　阿胶（一两）

用阿胶化烊为丸。

铁按：既后重姜即在可商之列。

舒肝乌龙丹

治肝郁不达，胸腹痞闷，两胁作痛，痰饮呕吐，气逆上冲，四肢厥冷，久则遗精带下，病成虚劳。是丸平肝舒气，补虚强胃，神效无比。每服三钱，开水送下。

九香虫（三两）　杜仲（一两六钱）　于术（一两）

广皮（八钱）　车前（八钱）

上药共研细末，蜜为丸。

铁按：饮属寒，痛是内脏神经，用法以此为准。

枳实消痞丸

治脾虚不运，伤食恶食，胸腹胀闷，肢体疲倦，虚痞虚满等症，是丸利湿消痞，行气化食，去邪而不伤正。每服三钱，开水送下。

枳实（五钱）　川连（五钱）　白术（三钱）　人参（三钱）　干姜（二钱）川朴（四钱）　茯苓（三钱）　半夏曲（三钱）　甘草（二钱）　麦芽（三钱）

上药共研细末，蒸饼为丸。

铁按：此种宜煎剂，不宜丸。

阿魏消痞丸

专治一切积滞不化，及症瘕痞块，小腹有形，按之则痛等症。是丸力能破滞消积，惟药性猛烈，形实体壮者宜之。每服一、二钱，开水送下，服后食胡桃肉，以鲜药气。

连翘（五两）　麦芽（十两）　山查肉（五两）　莱服子（十两）　大贝母（五两）　风化硝（二两五钱）　阿魏（五两，醋化）　蒌仁（十两）　川连（五两）六神曲（十两）　制南星（十两）　胡黄连（五两）　青盐（二两）

上药共研细末，姜糊为丸。

铁按：阿魏消肉积，是血药，协风化硝，猛悍异常。

理疝芦巴丸

治小肠气结，奔豚瘕疝，睾丸坚硬，小腹有形，上下走痛，或绕脐攻刺，呕吐气滞。是丸散寒化滞，扶气补虚。每服三钱，淡盐汤下。

葫芦巴（十六两）　川楝子（一斤二两）　吴茱萸（十两）　川乌（一两）巴戟肉（一两）　小茴香（二十两）

上药共为细末，水泛为丸。

铁按：挈症颇好，石顽云，小腹有形窜痛，用此丸，上热下寒厥呕吐者，黑锡丹皆可循。

三层茴香丸

治寒疝腹痛，阴丸偏大，肤囊壅肿，有妨行步，或瘙痒不止，时出黄水，或长怪肉，肾肿如石，及一切小肠气等症。食前淡盐汤下。

一层　川楝子（四两）　沙参（四两）　木香（四两）

二层　毕拨（四两）　槟榔（二两）

三层　茯苓（十六两）　附子（二两制）

盖面用茴香二两。

济生橘核丸

治四种癫病，卵核肿胀，偏有大小，或坚硬如石，痛引脐腹，甚则肤囊肿胀，成疮时出黄水，或痈肿溃烂等症。每服六七十丸，酒盐汤下。

橘核（四两）　枳实（二两，麸炒）　昆布（四两）　川楝子（四两，炒）海藻（四两）　木通（二两）　桃仁（四两）　桂心（二两）　广木香（二两）海带（四两）　川朴（二两）　元胡（二两，炒）

上药共研细末，酒糊为丸。

铁按：疝气三方都妥当。

宁嗽丸

治邪留肺经，久嗽不宁，攻伐不可。惟此丸能止嗽化痰，润肺定喘，降有余之邪火，保受伤之肺金。每服三钱，开水下。

川贝（六两）　桑叶（两两）　薄荷（四两）　米仁（六两）　甘草（二两）苏子（四两）　南沙参（四两）　茯苓（四两）　前胡（二两）　姜夏（四两）杏仁霜（四两）　橘红（二两）　川石斛（四两）　谷芽（四两）

川石斛、谷芽二味，煎汤泛丸。

铁按：急性支气管炎，化热之后，用此善后良。

舟车丸

治水道壅遏，发为肿胀，口渴面赤，气阻腹坚，二便皆闭，形气俱实之症。是丸通气利水，化积退肿，服之立效，惟药力迅猛，用宜勘酌。每服一钱，开水送下。

大黄（二两）　大戟（一两）　莞花（一两）　广木香（五钱）　轻粉（一钱）槟榔（五钱）　橘红（一两）　甘遂（五分）　黑丑（四两）　青皮（五钱）

上药共研细末，水泛为丸。

铁按：轻粉以勿用为是。

局方至宝丹

此丹荟萃各种灵异，皆能补心体通心用，除邪秽，解热结，以成拨乱反正之功。专治中风不语，中恶气绝，中诸物毒，疫毒、瘴毒、蛊毒，产后血晕，口鼻出血，恶血攻心，烦躁气喘，吐逆难产，闷乱死胎不下，并用童便，姜汁磨服。又疗心胸积热呕吐，邪气攻心，大肠风秘，神魂恍惚，头目昏眩，眠睡不安，唇口干燥，伤寒谵语。用开水下，脉虚者用人参汤下。

生乌犀屑（一两）　生玳瑁屑（一两）　琥珀（一两）　朱砂（一两）　龙脑（一钱）　牛黄（五钱）　安息香（一两五钱）　金银箔（五十张为衣）　雄雌黄（一两）　麝香（一钱）

上药每料分作百丸，重七分。

铁按：伤寒无用此丸之理。

牛黄清心丸

此丸专治诸风，缓纵不随，语言蹇涩，怔忡健忘，头目眩瞀，胸中烦郁，痰涎壅塞，精神昏愦，心气不足，神志不定，惊恐怕怖，悲忧惨戚，虚烦少睡，喜怒无时，颠狂昏乱等症。用开水送下。

犀牛黄（一两五钱） 羚羊角（一两五钱） 白茯苓（一两五钱，去心） 当归身（二钱） 生甘草（一两五钱） 麝香（六钱） 生人参（一两五钱） 乌犀角（一两五钱） 冬白术（一两五钱） 明雄黄（一两五钱） 甜桂心（三钱）冰片（六钱）

上药共研细末，蜜为丸，金箔为衣，重八分。

铁按：缓纵非此丸所能治，药性可治文痴，但为效不良。

万氏牛黄清心丸

治邪热入于心胞，精神昏愦，妄言谵语，或伤寒湿热，蒙闭于上，或中风痰涎壅塞，神识不清，或五种颠痫等症。又治小儿惊风痘毒。每服一丸，开水送下。

黄连（五钱） 黄芩（三钱） 广郁金（二钱） 牛黄（三分） 山栀（三钱）辰砂（一钱五分）

上药共研细末，用腊雪水调面糊为丸。

铁按：此方劣，挈症谬，惊与痘，牛黄非宜，初生儿胎毒盛者，俗用三黄，又予犀黄，不如径服此丸。

小活络丹

此丹专治中风，手足不仁，经络中有寒湿流痰死血，以及腿臂疼痛，跌打损伤，瘀血停留，鹤膝风、附骨寒痛等症。

制川乌（姜汁炒，六两） 制草乌（二两二钱） 制胆星（六两） 没药（二两二钱） 乳香（二两二钱） 地龙（二两二钱）

上药共研细末，蜜丸重一钱。

铁按：此丸定痛大妙。

安宫牛黄丸

此丸其芳香能化秽浊，而利诸窍；其咸寒能保肾水，而安心体；其苦寒能通火腑，而泻心用。专治邪入心包，精神昏愦，谵言妄语，痰涎壅塞，神识不清等症，兼治飞尸卒厥，五痫中恶，大人小儿痉厥之因于热者。每服一丸，脉虚者人参汤下，脉实者银花薄荷汤下。病重体实者，日再服，甚或三服，小儿服半丸，不知再服半丸。

犀黄（一两）　广郁金（二钱）　大梅（二钱五分）　珍珠（五钱）

犀角（一两）　麝香（二钱五分）　川连（一两）　腰黄（一两）

黄芩（一两）　劈砂（一两）　山栀（一两）

粥汤泛丸，金箔为衣，重五分。

铁按：此丸劣，安宫字既不妥当，药亦无窍，邪入心胞，不合生理、病理。犀黄用于热病，往往致陷，本欲出痧疹者，犀黄为禁药，借用治心房病良。

海藏愈风丸

此丹专治疠风为患，手足麻木，眉毛脱落，遍身生疮，及癫风瘾疹，皮肤瘙痒，搔破成疮等症。服之神效，每服二钱，用玉屏风散煎汤送下。

金钱白花蛇　乌稍蛇　蕲蛇（以上去肠阴干，酒拌浸晒为粉）　苦参（四两）

皂角（一斤）

去膜切片，用无灰酒浸一宿熬膏打为丸，重一钱。

铁按：落眉乃皮脂腺与立毛神经坏变，苦参为特效药，然药味太简，亦是一弊，简则力专而偏，不宜久服，此可以治麻风。

养正丹

治上盛下虚，目昏头晕，咳逆反胃，霍乱吐泻，中风潮涎，不省人事，及伤寒阴盛，唇青自汗，四肢厥冷等症。此丸能升降阴阳，去邪扶正，服之立效。每服一钱，开水送下。

水银　黑锡（同煅，结砂子）　硫磺（另研）　朱砂（水飞各三两，净）

铁铫溶化，黑锡入水银，柳木搅结成砂研，再下朱砂觉，令不见星，方入硫磺末，急搅成汗和匀，焰起，醋酒候冷研细，煮糯米糊丸。姜枣参汤下，三分至一钱五分。

铁按：此不可用，不食马肝，未为不知味。

蠲痹丸

治营卫虚弱，风湿流滞，身体烦痛，手足冷痹，项背拘挛，腰膝沉重，举动艰难等症。此丸去风固卫，除湿活血，神效异常。每服三钱，开水送下：

黄蓍（三两，酒炒）　羌活（一两五钱）　当归（三两，酒拌）　姜黄（一两五钱）甘草（一两，炙）　防风（二两）　赤芍（一两五钱，酒炒）

生姜、大枣打丸。

铁按：腰膝沉重，即是风湿留滞之症，自汗脉缓，是营卫虚弱之症。方中宜加桂枝，祛风固卫除湿，均非桂枝不可。

易老天麻丸

此丸专治诸风瘫痪，筋脉拘挛，骨节酸痛，手足麻木，口眼㖞斜，半身不遂，及风痰内阻等症。每服三钱，开水送下。

天麻（六两）　熟地（三斤）　羌活（六两）　川贝（六两）

川牛膝（六两）　当归（一两）　淡附子（一两）

上药共研细末，蜜为丸。

铁按：此方虽出自易老，却是大络椎轮，挈症中所言，未必能治。

健步虎潜丸

此丸能去风活血，壮阳益精，凡老年衰迈，或壮年病后，筋骨无力，步行艰难，腿膝疼痛麻木等症。每日早晚用盐汤送服一丸，自有应效。

潞党参（四两）　茯苓（四两）　知母（八两）　白芍（四两）　枣仁（四

两）　米仁（八两）　独活（四两）　生地（八两）　防风（四两）　虎胫（八两）

熟地（八两）　沉香（二两）　杜仲（八两）　五味子（二两）　木瓜（八两）

麦冬（八两）　枸杞（四两）　淡附子（四两）　龟版（六两）　远志（八两）

羌活（八两）　石菖蒲（四两）　黄芪（六两）　当归（六两）　川柏（八两）

淮牛膝（八两）　台术（八两）

上药其共研细末，蜜为丸，重二钱五分。

又方，小粒。

川柏（三两）　知母（三两）　当归（一两五钱）　锁阳（一两五钱）　白芍（二

两）　淮牛膝（二两）　龟版（四两）　虎胫骨（一两）　陈皮（二两）　熟地（二两）

上药共研细末，用羊肉煮烂，均和打丸。

铁按：菖蒲、远志、黄柏、附子并用，开阖太甚，疑久服有弊，小粒较好，

但亦宜于老年阳萎，盛年虽病后服之，亦嫌乎严墙之下。

搜风顺气丸

此丸能润肾搜风，破滞顺气，下燥结，去瘀热，通幽利水，主治风秘气闭，

便溺阻隔，遍身虚痒，脉浮而数，及肠风下血，中风瘫痪等症。每服三钱，开水

送下。

大黄（五两）　麻仁（二两）　枳实（一两）　车前子（二两）　淮牛膝（二

两）　菟丝子（二两）　黄肉（二两）　槟榔（一两）　淮山药（二两）　防风（一

两）　郁李仁（二两）　独活（一两）

上药共研细末，蜜为丸。

铁按：攻补并用，侧重于通，新陈代谢失职者宜之。

河间地黄饮子丸

精虚血枯，内风袭络，手足麻木，心神恍惚，气喘厥逆，舌暗足废，此少阴

气厥不至，名曰风痱。是丸能回元阳，祛风火。每服三钱，淡盐汤送下。

铁按：无病人亦可服，则不能治大病可知。

六味粉（一料）　杜仲（四两）　麦冬（三两）　广皮（二两）

上药共研细末，蜜为丸。

玉屏风散

治风邪久留不散，中虚自汗不止。此丸能固表补中，久服，则正气足，而外邪自不易入。每服三钱，开水下。

炙黄芪（一两）　白术（二钱）　防风（二两）

水泛为丸。

铁按：云外邪不易入，固然，然必外邪先出，然后可服。

愈风丹

治风湿痛痒，手足麻木，及风痰入络，筋骨酸痛，肢节拘牵，口眼㖞斜，甚则瘫痪等症。此丸去风除湿，活血止痛，功莫大焉。每服三钱，开水送下。

熟地（一斤）　川草薢（六两）　当归（一斤）　元参（六两）　羌活（十四两）　天麻（六两）　杜仲（七两）　生地（一斤）　怀牛膝（六两）　肉桂（三两）　独活（五两）

上药为末，蜜丸。

铁按：此为二等药，有回天丸中温补行三字，然行字太少。

九制豨签丸

凡人气虚血弱，湿蕴痰盛，往往年逾四十，多有手足麻木，言语塞涩，遍身疼痛第病。此丸能益气行血，祛湿利痰，通经络，健脾胃，壮筋骨，疗三十六种风症，治七十二般痰疾，不论男妇，久久服之，可免中风之危。每日早起服一丸，用开水或温酒下，临卧时，再服竹沥枳术丸尤妙。

豨签草（二斤，酒拌，九蒸九晒）　威灵仙（六两）　白芍（八两）　天麻（六两）　秦芄（四两）　熟地（十二两）　木爪（四两）　川芎（六两）　人参（四两）　当归（八两）

蜜丸，重二钱五分。

铁按：此丸配合尚好，然身痛肢麻，湿蕴痰盛，当责之肾亏，主要在修养。

人参鳖甲煎丸

《金匮》云：久疟不愈，结为症瘕，名曰疟母，以此丸治之。每服七丸，每日三服，空心下一服，中饭前下一服，晚饭前下一服。体虚弱者，酌加参汤下，忌生冷、油腻、鸡蛋、豆、麦等食。

炙鳖甲（十一两）　川朴（三两）　芍药（五两）　干姜（三两）　赤消（六两）　人参（一两）　丹皮（五两）　石韦（三两，去皮）　乌扇（三两，烧）（即射干）　蜣螂虫（六两，熬汁）　蟅虫（五两，熬汁）　制半夏（一两）　大黄（三两）　黄芩（三两）　桃仁（二两）　柴胡（六两）　桂枝（三两）　瞿麦（二两）　阿胶（三两，炒）　鼠妇（三两，熬汁）　葶苈子（一两熬）　紫威（三两）　蜂房（四两，炙）

取锻灶下灰一斗，清酒一斛五斗，浸灰，候尽一半，著鳖甲于中煮，令泛烂如漆，绞取汁，纳诸药煎为丸。

铁按：蜣螂、蟅虫、蜂房并用，益以消黄、桃仁、葶苈、瞿麦，此丸力量甚大，可以代虫蚁搜剔法，每服少许，当以厘计。

圣济鳖甲丸

三阴疟疾，世所谓四日两头病也，缠绵不已，愈发愈虚，久久必变大证。此丸治疟疾，经久不愈最有奇效，无论男妇，老疟劳疟。用姜汤送下三钱，小儿减半，忌生冷、油面、鸡鸭蛋等物。

炙鳖甲（四两）　山查（二两）　广皮（二两）　厚朴（二两）　麦芽（二两）　首乌（四两）　草果（二两五钱）　莪术（一两五钱）　姜半夏（二两）　青皮（一两五钱）　六神曲（一两）　山棱（一两五钱）　黄芩（二两）　柴胡（一两五钱）　常山（五钱）

上药共研细末，姜枣汤打丸。

铁按：此丸就血分著笔，视前一方为逊，常山确是效药，五钱太少，当如柴胡之量。

半硫丸

能治积冷温脾胃，一切痃癖大便冷闭等症，并皆治之。每服十五丸至二十丸，空心温酒下，或姜汤下，妇人醋汤下。

制硫磺（醋透）　制半夏

等分为末，米糊为丸。

铁按：伤寒阴症溜腑后，以此下之效，然余已十年不用矣。

防风通圣散

此方上下分消，表里交治，妙在汗下并用，仍寓息养之意，故谓圣济。凡风寒暑湿饥饱劳役，内外诸邪所伤，表里三焦俱实，气血拂郁，憎寒壮热，目赤头痛，耳鸣鼻塞，口苦舌干，咽喉不利，咳嗽上气，大便闭结，小便赤濇，手足瘈疭，惊狂谵语，丹斑瘾疹，藏府热结，痔漏便血，疮疡肿毒，折跌损伤一切风热等症皆可治疗，小儿急惊，亦能奏效。服后避风节食，孕妇勿服。每服三钱，开水调下。

防风（四两）　滑石（八两）　桔梗（四两）　石膏（五两）　黑山栀（四两）麻黄（四两）　甘草（五两）　大黄（五两）　条芩（五两）　薄荷（五两）　白术（四两）　连翘（四两）　白芍（一两五钱）　荆芥（四两）　川芎（一两）当归（五两）

上药共研细末，用生米、朴硝化为丸。

铁按：此与双解散略同，虽云圣济，不可为训，治热病，须先通病理。

清咽太平丸

治木火上炎，肺金受伤，以致咯血于寅卯之时，两颊常赤，咽喉不清等症。此丸能消风涤热，清肺疏肝，润燥生津，升清散瘀。每服一丸，口中噙化神效。

薄荷（一两）　犀角（一两）　桔梗（二两）　生甘草（二两）　防风（二两）柿霜（二两）　川芎（二两）

共为细末，白蜜为丸，重二钱。

铁按：绝妙配合。

大温中丸

治湿热久蕴，盘结不散，气血不能流行，胸饱腹满，疼痛膨胀。二便不利等证。此丸能破滞行血，化湿理气，服之神效。每服三钱，开水送下。

香附（四两）　针砂（一两）　云苓（一两）　白术（五钱）　陈皮（一两）青皮（一两）　苍术（三钱）　山查（一两）　白芍（一两）　川朴（一两）　苦参（五钱）　甘草（二钱）

上药共为细末，醋糊为丸。

铁按：凡患此者，必无力如懈？苦参一味，即其效药，腹满属脾，故知是湿，痛则涉血，故当破结。

伐木丸

治肝木横逆，上乘脾土，心腹胀痛，中满不运，外发黄肿，状如土色等证。此丸平肝扶脾，化湿降浊，其效如神。每服二钱，开水下。

皂矾（二两）　茅术（四两）　六神曲（八钱）

铁按：血色素变化中毒性，不虚而湿胜者良。

绛矾丸

治湿热蕴结发为黄疸，腿足浮肿腹内有块，或便秘肠红等症，此丸化积去滞，退肿降浊，神效异常，每服二钱，开水送下。

煅皂矾（三两）　厚朴（一两）　茅术（三两）　广皮（一两）

上药共研末，加大枣肉，白蜜为丸。

铁按：伐木、绛矾实无大异，绛矾较平和。

益血润肠丸

能去风养血，治津液亡大肠秘，老人、虚人均可服五、六十丸，空心白汤下。

当归（四两）　生地（四两）　熟地（四两）　桃仁（四两）　杏仁（四两）麻仁（四两）　厚朴（四两）　黄芩（四两）　枳壳（四两）　生军（二两）　熟军（二两）　甘草（二两）

上药共研细末，蜜丸，如桐子大。

铁按：四物之补，不敌桃核承之克。

脏连丸

此丸能败火毒，驱湿热，消肿痛，敛脓血，专治湿热内蕴，肠胃气滞，以致浊气瘀血，流注肛门，痛痒皆作等症。

猪大肠一条，用川连粉装入，两头扎紧，酒煮烂，打糊为丸。

加味脏连丸

丹皮（三两）　泽泻（三两）　茯苓（三两）　大花粉（三两）　黄柏（酒炒，三两）　知母（三两）　怀山药（四两）　萸肉（四两）　油当归（四两）　生地（八两）　潞党参（二两）　牙皂（二两）　酒川连（三两）　槐角（四两）

上药捣粗末，入猪大肠，两头扎紧，再用糖米一升，将大肠盘于米中，煮熟取出，晒干再研细末，炼蜜为丸，如梧桐子大。

铁按：本是猪肠引经，黄连消炎，加味方则增血药，自以加味为稳。

肠风槐角丸

此丸能去风消毒，解热润脏，宽肠利气，和血定痛，专治肠风、痔漏、痛痒、火盛等症。

槐角（八两）　地榆（八两）　黄芪（八两）　油当归（八两）　升麻（八两）　生地（八两）　条芩（八两）　连翘（八两）　白芷（四两）　川连（四两）　川芎（四两）　阿胶（二两）　秦艽（八两）　防风（四两）

上药共研细末，蜜丸如桐子大。

铁按：曰升，曰消炎，曰去风，曰补，却宜煎剂，不必丸。

治浊子午丸

治心肾俱虚，梦寐惊悸，体常自汗，烦闷短气，悲忧不乐，消渴引饮，溺下赤白，停凝浊甚，四肢无力，面黄肌瘦，耳鸣眼昏，头晕恶风，怯寒等症。每服五十丸，空心浓煎草薢汤下，忌劳力房事，专心服饵渴止浊清，自有奇效。

榿子（二两，去壳）　莲肉（一两，去心）　苦楮实（一两）　白牡蛎（一两，

煅）　补骨脂（一两炒）　琥珀（一两）　芡实（一两）　巴戟（一两，去心）
白茯苓（一两）　莲须（盐蒸，一两）　白龙骨（一两）　赤苓（一两）　朱砂（一
两五钱）　杞子（一两）　枯矾（一两）　文蛤（一两）　肉苁蓉（十八两）

酒蒸烂研膏，和丸如梧桐子大，朱砂为衣。

铁按：惊悸自汗以下，是心虚；消渴以下，是肾虚。治心肾皆虚，故云子午。龙骨、牡蛎止汗，亦即补心之品，补肾泻心涩精利溲，尚嫌分利方面太少。

治浊分清丸

治湿热下注膀胱，为淋为浊，小便赤涩，溺管作痛，或心神不交，梦泄遗精等症。此丸升清降浊，祛湿泻火，俾气化行而心神通，则淋浊自止，遗泄胥愈矣。每服三钱，开水下。

茯苓（五两）　阳春砂（三两）　甘草梢（三两）　黄芩（三两）　怀山药（四两）　益智仁（五两）　石菖蒲（五两）　乌药（五药）　黄柏（三两）　红栀仁（三两）　萆薢（五两）

朱砂为衣。

铁按：消炎利泄涩精。

牛黄抱龙丸

小儿惊风，有、慢之分。急惊发于骤然身热，耳赤大小便闭，属实热，宜用清凉之品；慢惊系久病、久痢之后，精神疲竭所至，属虚寒，宜用温补之药，一热一寒，势同冰炭。此丸专治急惊风，能去风化痰，镇心益精，神效异常。每服一丸，薄荷灯心汤任下，慢惊风忌服，病家慎之。

牛黄（三钱）　天竺黄（一两二钱）　茯苓（九钱）　天麻（九钱）　川芎（九钱）　胆星（九钱）　白附（九钱）　全虫（九钱）　蝉衣（九钱）　姜蚕（九钱）　钩尖（九钱）　雄黄（六钱）　朱砂（六钱）　防风（一两二钱）　人参（六钱）　珍珠（四钱）　琥珀（八钱）　大梅（八分）　麝香（八分）

炒米糊为丸，重五分。

铁按：刚痉、柔痉及转属慢性脑症，均详医案，此所谓慢惊，乃疳积慢脾。

琥珀抱龙丸

小儿急惊风之症，身热面赤，牙关紧闭，痰涎壅塞，小便短赤，神识不清，此系实热之症，最为危险，投以清凉之品，则痰可化而热自松。此丸能去风化痰，清热定神，应验甚速，每服一丸，慢惊则忌。

琥珀（七钱）　天竺黄（一两）　胆星（一两）　甘草（一两）

沉香（一钱）　麝香（一钱）　枳壳（一两）　腰黄（五钱）

淮山药（一钱）　辰砂（一两）　月石（一两）　茯苓（一两）

上药共为细末，将胆星化烊，加曲糊为丸，重五分，朱衣。

铁按：慢惊字不妥，从来界说不清，须更正。

犀角解毒丸

治小儿胞胎积热，及痘痦余毒未清，变生疮疖，并一切口破舌痛，惊恐发搐，鹅口牙疳等症。此丸去风清热，解毒杀虫，灵效非常。月内婴孩，每服半丸，满月后至五六岁者，俱用一丸，灯芯煎汤下，忌生冷油腻煎炒等物。

犀角（一两）　牛蒡子（五钱）　防风（五钱）　黄芩（五钱）　连翘（五钱）

赤芍（五钱）　荆芥（一两）　薄荷（五钱）　当归（五钱）　细生地（七钱）

甘草（五钱）　桔梗（七钱）

上药共研细末，蜜丸，重八分。

铁按：平正可用。

五福化毒丸

治小儿蕴积热毒，实热丹毒，大小便闭，痘疹后余毒，一切火盛胎毒等症。每服一丸，开水送下。

元参（二两）　桔梗（二两）　牙硝（一两）　川连（一两）　胆草（一两）

青黛（一两）　人参（一两）　冰片（五分）　朱砂（三钱）　赤苓（二两）甘草（五钱）

蜜丸，金衣。

铁按：平正可用。

又方

犀尖（四钱）　甘草（一两）　银花（一两）　大黄（二两）　川连（一两）

蜜丸，重五分，朱衣。

铁按：此较胜。

九味芦荟丸

治小儿肝脾疳积，发热体瘦，腹胀口渴，大便不调，小便如泔，或耳内生疮，瘰疬结核，牙腮溃烂，目生云翳等症。是丸消疳杀虫化积，而清郁热，奏效如神。每服一钱，开水下。

胡连（一两）　麝香（一钱）　雷丸（一两）　川连（一两）　青皮（一两）鹤虱（二两）　白芙蓉（一两）　广木香（一两）　芦荟（一两）

水泛为丸。

铁按：挈症与方合，服量当减半。

至圣保元丹

此丹能驱风解邪，降火化痰，清心安神，专治小儿中风惊悸，盘肠搐搦，目直睛翻，头摇口噤，唇黑囊缩，腹痛气厥，口眼歪斜，二便闭塞，并治大人一切中症。俱用开水化服，大人每服一丸，症重二丸，小儿减半，孕妇忌服。

胆星（一两四钱）　姜蚕（廿八条）　全虫（廿四个）　青礞石（一两）天竺黄（八钱）　麝香（二钱）　冰片（一钱）　珍珠（四钱）　广皮（八钱）朱砂（八钱）　天麻（一两二钱）　羌活（一两）　牛黄（二钱）　茯苓（八钱）防风（一两）　血珀（六钱）　蜈蚣（四条）

上药共研细末，用钩尖（四钱）　甘草（八分）　薄荷（一两）　麻黄（一两）四味，熬成胶，加姜汁一碗，竹沥（四两）为丸，朱砂金箔衣，五分。

铁按：此方当有效，可用。